脑病中西医治疗学

主编　董少龙　古　联
主审　唐　农

上海科学技术出版社

内 容 提 要

本书在系统总结现代中医脑病学术成就和经验，吸取历代中医脑病有价值的学术思想和鲜活的临床经验的基础上，充分显示脑病中西医治疗的特色和优势。全书分总论、各论两大部分。总论主要论述脑病的相关基础理论，从中医对脑病的认识、脑病的病因病机、脑病诊法与辨证、脑病的治法、脑病的护理与康复五个方面阐述。各论则对中风、眩晕、头痛、昏迷、厥证、痫病、痴呆、郁病、不寐、痿病、痉证、颤震、痹病、口僻的中医治疗方法进行全面阐述，每个病证从中医学概述、西医学概述、病例分析三个方面进行总结。全书着眼于实用，资料全面，论述得当，条理清晰，冀为广大从事脑病的医务人员提供一定的参考。

本书可供中医、中西医临床医师、中医院校师生参考阅读。

图书在版编目(CIP)数据

脑病中西医治疗学 / 董少龙，古联主编. —上海：上海科学技术出版社，2018.4

ISBN 978-7-5478-3922-5

Ⅰ. ①脑… Ⅱ. ①董… ②古… Ⅲ. ①脑病—中西医结合疗法 Ⅳ. ①R742.05

中国版本图书馆 CIP 数据核字(2018)第 035475 号

脑病中西医治疗学

主编 董少龙 古 联

上海世纪出版(集团)有限公司
上 海 科 学 技 术 出 版 社 出版、发行

(上海钦州南路 71 号 邮政编码 200235 www.sstp.cn)

字数 750 千字 印张 31

2017 年 3 月第 1 版 2017 年 3 月第 1 次印刷

ISBN 978-7-5478-3922-5/R·1570

定价： .00 元

编委会名单

主　编

董少龙　古　联

主　审

唐　农

副主编

黄立武　窦维华　张青萍

编　委

（按姓氏笔画排序）

王天保　王晋平　邢俊娥　刘永辉　严　雁
吴　鹏　陈　清　陈风华　林　飞　胡恕艳
姜　薇　黄选华　黄勇华　黄夏冰　梁　慧
梁宝云　曾飞剑　谢娟娟　谭庆晶　谭金晶
黎晓东

秘　书

黎晓东

序 言

笔者曾在门诊接诊一位眩晕患者，学生书写病历，拟下诊断：中风后遗症。患者自诉头晕而无视物旋转，乏力而无偏瘫、偏麻，更无舌强言謇、口舌歪斜，责之学生何来中风后遗症。学生回答，曾有中风病史，并有磁共振结果为证。笔者开始有些不悦，中医看病焉能如此？磁共振提示脑梗死就是中风了吗？我问学生何为中风病之五大主症，目前患者有无中风病表现。学生始觉不妥，低头认错，将诊断改为眩晕。中西医概念混淆，思路不清，真乃现中医临床的一大流弊。学生有错，责之老师，深感中医教育仍有很多要改进的地方。

宋代苏洵《衡论·远虑》中有言："知无不言，言无不尽……"此乃为人师表的一大美德！以董少龙名老中医、古联主任医师为首的中医脑病科医师，临床上诊察秋毫，力起沉疴，治病救人，为院内脑病学科健康、快速发展做出杰出贡献。临床之余，不忘总结经验，著书立说，为培育中医接班人费尽心思，难能可贵。

《脑病中西医治疗学》一书，以中医病症分类为纲，以西医学神经内科学疾病分类为目，将中医脑病科基本理论、病因病机、辨证思路、诊断与鉴别诊断、代表方药、治疗与急救措施等重要内容娓娓道来。全书详尽介绍了中风、头痛、眩晕、痫病等中医病症，其下涵盖了神经内科学常见病症，从脑血管疾病到变性疾病，一应俱全，并以真实、具体的病例作为参考，没有千篇一律的抄袭，没有刻板的说教，令读者开卷有益。翻阅此书，有经验者可温习旧知，又可补全认识；未入门者可概览脑病科诊疗理论与方法，指导临床实践。

唯愿有更多的中医学者在临床之余，将自己的临床经验总结成册，知无不言地告诫后人，如此中医必能发扬光大，传承下去！

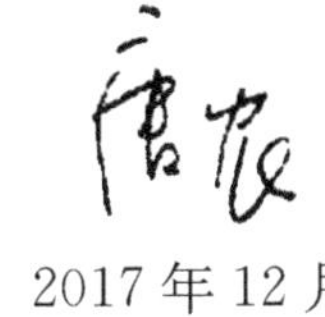

2017年12月

前　言

随着西医学的飞速发展，中西医结合亦逐步形成并发展，脑病中西医治疗学就是从中西医结合内科学中派生的一门学科。脑病中西医治疗学是综合运用中医、西医和中西医结合医学等理论研究并阐明中枢神经系统、周围神经系统及骨骼肌疾病的病因、发病机制、病理、临床表现、诊断、治疗及预防、康复的一门中西医结合的医学分支学科。

神经系统疾病的中西医结合研究始于中华人民共和国成立之后，在20世纪50年代末至60年代初期，医学期刊开始报道神经系统疾病中西医结合治疗的病例，如华北地区的流行性乙型脑炎通过运用中医辨证论治取得较好疗效，这是中西医结合神经病学初创时期的一个开端。至20世纪70年代，上海、北京等地运用中西医结合治疗颅内感染也取得了较好疗效。在脑血管病的中西医结合研究领域可谓硕果累累，使中西医结合治疗脑血管病的基础和临床研究水平有了极大提高，认识到脑血管病是以肝肾阴虚为基础，虚（阴虚、气虚、血虚）、火（肝火、心火）、风（肝风）、痰（风痰、湿痰、痰热）、气（气逆）、瘀（血瘀）等相互影响，相互作用，上犯于脑，或闭阻脑脉，或血溢脉外卒而发病。中西医结合治疗脑血管病最基本的治疗原则是补益活血化痰。

脑病中西医治疗学研究内容包括中枢神经、周围神经和骨骼肌的疾病，病种包括由血管病变、自身免疫、变性、感染、遗传、营养缺陷等引起的疾病，在进行诊断时应有一个全局意识和整体观念，即要采用中西医结合的诊断思路。

本书的特点主要有四个：一是按照教材进行内容更新，每个章节均包括近年来神经病学发展的新理论、新动态、新技术和新疗法，并将循证医学和规范化治疗的理念贯穿在各论中。二是重视了相关知识的交叉融合，列入了神经系统疾病的护理、针灸及康复内容。三是提高了本书的可读性，绘有舌诊的插图，运用彩色模式图共23幅，图文并茂，直观生动。四是全书的结构合理，分总论、各论两部分，各论包括病例部分，病例部分来源于科内近几年的典型病例，均是运用中西医结合治疗，便于读者更好地在临床上融会贯通，有所借鉴。

本书是广西中医药大学第一附属医院编委们不辞劳苦、积极努力、团结协作、精心编撰的结晶。在本书编写过程中，广西中医药大学校长唐农教授作为主审为保证本书的质量付出了大量时间和精力。书中图片为我省名老中医董少龙精心拍摄。谨在此一并致以最诚挚的感谢和敬意。

编　者

2017年12月

目　录

上篇

总论

第一章
中医对脑病的认识

中医对脑病的研究已有两千多年的悠久历史，积累了丰富的经验。随着各医家在临床上不断地探索，以及对西医学的深入研究，中医脑病理论得到不断的创新与完善。

所谓脑病是指六淫、七情等致病因素作用于脑，导致脑主神明功能失调或髓失所养，思维、情志、感觉、认知、记忆、运动等功能失调，表现以动风、神机失同、思维呆滞、麻木、拘挛、痿厥、疼痛等为主症的一种疾病。

一、脑的解剖位置

脑位居颅腔之中，上至颅囟，下至风府（督脉的一个穴位，位于颈椎第1椎体上部），位于人体最上部。风府以下，脊椎骨内之髓称为脊髓。脊髓经项复骨（即第6颈椎以上的椎骨）下之髓孔上通于脑，合称脑髓。脑与颅骨合之谓之头，即头为头颅与头髓之概称。早在《黄帝内经》时对脑的解剖学地位已有论述。《灵枢·海论》言："脑为髓之海，其输上在于其盖，下在风府。""头之大骨为二尺寸。"《灵枢·经水》还提到"可解剖而视之"。可见，当时已经认识到脑的位置在颅内，上至头盖骨，下至风府，并有大致的尺寸。经现代测算符合解剖结构实际。

脑由精髓汇集而成，不但与脊髓相通，"脑者髓之海，诸髓皆属于脑，故上至脑，下至尾骶，皆精髓升降之道路也"（《医学入门·天地人物气候相应图》），而且和全身的精微有关。故曰："诸髓者，皆属于脑。"（《素问·五脏生成》）头为诸阳之会，为清窍所在之处，人体清阳之气皆上出清窍。"头为一身之元首……其所主之脏，则以头之外壳包藏脑髓。"（《寓意草·卷一》）外为头骨，内为脑髓，合之为头。头居人身之高巅，人神之所居，十二经脉三百六十五络之气血皆汇集于头。故称头为诸阳之会。

二、脑在脏腑中的地位

脏腑学说是通过观察人体外在现象、征象，来研究人体内在脏腑的生理功能、病理变化及其相互关系的学说。它包括构成人体的基本结构：五脏、六腑、奇恒之腑、经络等全身组织器官的生理、病理及其相互关系；构成生命活动的物质基础：精、气、血、津液的生理、病理及其相互关系和与脏腑的关系。

脑属于奇恒之腑之一，《素问·五脏别论》："脑、髓、骨、脉、胆、女子胞，此六者，地气之所生也，皆藏于阴而象于地，故藏而不写，名曰奇恒之腑。"脑虽为奇恒之腑，但由于脑是诸阳之会、神明之府、髓之海，因此，具有重要的地位。

三、脑的生理功能

1. *脑为髓之海*　脑为髓之海，诸髓皆统归属于脑，肾主骨、生髓，髓海的生理活动与肾的生理活动是密不可分的。《灵枢·海论》言："脑为髓之海，其输上在于其盖，下在风府。"以"髓海有余，则轻劲多力，自过其度，髓海不足，则脑转耳鸣，胫酸眩冒，目无所见，懈怠安卧"。《类经·九卷》注："凡骨之有髓，惟脑为最巨，故诸髓皆属于脑，而脑为髓之海。”肾主骨、生髓，脑为髓之海的理论一直指导临床工作。

2. 脑为精明之府 《素问·脉要精微论》云：“头者精明之府。”说明脑是精髓和神明高度汇聚之处，总统神、魂、魄、意、志诸神。脑之元神的神机之所以能使脏腑经络、肢体百骸的生理活动若一，必须有脑髓的阴阳相互磨砺，又同脑的元神之机作用，并能使之“散细微动觉之气”。此气能使人体内外各种生理活动统一。这种生理活动联络渠道除经络之路外，脊髓、任督二脉起传导之功，上下互接，内外相感，形神相应，以协调阴阳平衡，营卫和谐，以达安内攘外的作用。头脑为神、魂、魄、意、志会聚之所。因此，神统五脏精华之血，六腑清阳之气皆上奉于脑，温养诸窍，而生精神、感觉、意识、思维、记忆、运动以及喜、怒、忧、思、悲、恐、惊、哀、乐、爱、憎、视、听、嗅、味、语言等。

3. 脑为诸阳之会 头居于上，手足三阳经均上交布于头面部，督脉和足太阳经直接入络于脑，故头为诸阳之会，是阳气最盛的地方。

4. 脑为诸脉之聚 《灵枢·邪气脏腑病形》曰：“十二经脉，三百六十五络，其血气皆上于面而走空窍。”此语说明人身十二经脉与其相通的三百六十五络所有的气血运行都上达于头面部，通过头面空窍连于脑，故脑与全身经脉相联系。其中督脉和足太阳经直接入络于脑，其余一些或通过经别从目系和脑相联系，或通过经筋从目周围的孔窍联系于脑。

第二章
脑病的病因病机

第一节　脑病的病因

病因就是导致人体相对平衡状态紊乱或破坏从而发生疾病的原因，又称为致病因素，主要有外在因素和内在因素。外在因素有六淫、疠气、外伤等，内在因素有七情、饮食及先天因素等。病机是疾病发生发展的机制，有邪盛搏体、正虚邪实、正邪皆虚等。

脑是奇恒之腑、神明之府，又有脑之络脉之别；脑为巅顶之上，与其他脏腑不同。因此，它的致病因素和发病机制也有所不同。

一、外邪致病

（一）六淫致病

风、寒、暑、湿、燥、火是自然界气候的变化，在正常情况下，并不会导致疾病的发生，称之为六气。但在太过或不及或者是未有其时而有其气的情况下，则可导致人体不适而发病，称之为六淫。

1. 风邪犯脑

(1) 风为阳邪，其性开泄，易袭阳位，头为诸阳之会，易受风邪侵袭。如《素问·太阴阳明论》："伤于风者，上先受之。"若化生火热，为燔扰于脑，则发生狂乱无知。《黄帝内经》："重阳者狂。"《诸病源候论》："狂病者，由风邪入并于阳所为也。"

(2) 风性善行而数变，起病急，致病后变化多端，且易引起各种变证。如中风，起病突然，在短时间内即致病情危急，且病后极易伴发各种变证。

(3) 风邪为百病之长，易与他邪合而犯脑。如风寒、风火、风痰、风热等，所致疾病表现为头痛、头晕、半身不遂、高热抽搐等。

(4) 风邪致病，多出现感觉、温度觉、肢体觉等方面的异常，如头痛、头晕、身痛、半身麻木、多汗身热、面赤恶风、昏迷、高热、抽搐、身重、骨节酸痛等。

(5)《素问·风论》："风气循风府而上，则为脑风。"风性向上，风府为督脉穴，自风府而上，是脑风产生的途径。可见，头风、头面中风、目痛或痒、偏风、首风等，都与风邪犯脑有关，只是有在风府、在脑户、入脑的差异。

2. 寒中于脑

(1) 寒邪易袭虚阳：头为诸阳之会，阳虚之人寒邪易中于脑。足太阳为巨阳，而巨阳通于脑，故寒入太阳，亦易入脑。另外，督脉循上入于脑，寒与肾均属水，寒喜中肾，肾由督脉而通于脑，终至伤脑。

(2) 厥头痛：寒性收引则易导致经脉拙急而气血不能运行，产生疼痛。《素问·奇病论》："人有病头痛以数岁不已，此安得之？名为何病？岐伯曰：当有所犯大寒，内至骨髓，髓者以脑为主，脑逆，故令头痛，齿亦痛，病名曰厥逆。"肾阳亏虚之人，触犯大寒，大寒入骨，髓冷脑逆，头齿俱痛。《河间六书》曰："肾虚犯大寒，头痛齿亦痛，痛至数不已者是也。"此则真头痛。

(3) 寒性收引凝滞，阳气郁遏，脑之真气不得敷和布达，则脑络不通，多引起各种头痛病证，

《素问・举痛论》:"经脉流行不止,环周不休,寒气入经而稽迟,泣而不行,客于脉外则血少,客于脉中,则气不通,故卒然而痛。"

(4) 寒为阴邪,若脑之阳气虚,则寒客之,阴寒内盛,则发生癫病,《黄帝内经》:"重阴则癫。"

3. 暑扰神明　暑邪致病有明显的季节性,多见于盛夏炎热季节或高温作业之人,暑扰脑神,可发为脑病。暑邪致脑病有如下特点。

(1) 暑为阳邪,其性炎热,热盛蒸脑,脑之正常生理功能受到干扰,就会出现头痛、烦躁、神昏谵语等症。

(2) 暑性升散,易伤津耗气,复致气阴大亏,不能上承于脑,而出现嗜寐怠惰,甚至暑厥等症;筋脉失养可出现颈项强直、口噤不语、抽搐等。

《素问・生气通天论》云:"因于暑,汗,烦则喘喝,静则多言。"临床上多见于中暑、暑风(多见于流行性乙型脑炎)、暑厥等。

4. 湿蒙清窍

(1) 湿为阴邪:久居湿地或冒雨涉水,易感受外来之湿邪。湿为阴邪,易阻气机。"因于湿,首如裹"(《素问・生气通天论》),湿热交结为痰,蒙蔽清窍,临床上表现为神情呆滞,喃喃独语,重者可见身形似偶的木僵状态,可见癫病痴呆、独语神昏等。

(2) 湿邪阻滞:湿邪阻滞,真气不能宣行敷布于经络,致肢体不遂、拘挛痿痱等。《素问・生气通天论》有:"湿热不攘,大筋緛短,小筋弛长。緛短为拘,弛长为痿。"《素问・痿论》曰:"有渐于湿,以水为事,若有所留,居处相湿,肌肉濡渍,痹而不仁,发为肉痿。"

(3) 湿阻阳气不升,清窍不利,则耳鸣耳聋等;脾阳不振之人每至湿从内生,湿性重浊黏滞,久留于阴,可致脑神不振而出现困倦多寐。

5. 燥伤津耗神　燥盛则干,易耗津伤液。津液相成,神乃自生。津液亏耗,则阴血衰少,血不养神,脑神失养,则神识昏乱,可见神志失常之症。此外,燥易伤肺,致肺津不能四布,脑神失养,则可见四肢痿厥不用,《素问・痿论》有:"肺热叶焦,发为痿躄。""肺主气,一身之气贯于耳,故能听声。"肺为燥袭亦可致耳鸣、耳聋等。

6. 火扰神昏　《素问・至真要大论》中论述病机,"诸热瞀瘛""诸禁鼓栗,如丧神守""诸逆冲上""诸躁狂越""诸病胕肿,疼酸惊骇""诸转反戾"等说明火邪伤神的征象。

火热灼津伤液,神失所养,可见唇焦舌燥、神昏谵语;火扰心神脑窍,脑神不和,出现烦躁、不寐,甚则狂越妄动,神昏谵语;伤寒后期,寒邪化火,可见舌绛心烦,咽痛不寐。风火相煽可出现两目直视、四肢抽搐、角弓反张等。

情志过极易化火伤神。大怒气逆,上而化火,可出现眩晕、耳鸣、急躁、失眠、多梦等。房事不节,相火妄动,上扰于脑,可见头晕、耳鸣、梦遗等。饮食失节,胃腑化热,上干于脑,则表现为不寐,亦即"胃不和则卧不安"。脑主五志,情志过极化火,在伤及相关脏腑的同时,也上扰于脑,临床上常见的手足心热、心悸虚烦、骨蒸劳热、两颊潮红等,为相伴之症。

(二) 疫毒致病

《素问・刺法论》有"五疫之至,皆相染易,无问大小,病状相似"。疠毒犯脑,《温疫论》自叙云:"温疫之为病,非风非寒,非暑非湿,乃天地间别有一种异气所感。"

疠气之为病,从口鼻而入,传变入里,其邪多属于阳邪、热邪,极易上犯脑神,蒙蔽脑窍,导致脑窍闭塞,经络营卫闭阻,气血逆乱出现神昏、谵语、厥逆、闭证等。《重订广温热论》有清楚的记载:"温热伏邪,内陷神昏,蒙闭厥脱等危症……虽由于心肺包络及胃肝内肾冲督等之结邪,而无不关于脑与脑系。盖以脑为元神之府,心为藏神之脏,心之神明,所得乎脑而虚灵不昧,开智识而省人事,具众理而应万机。但为邪热所蒸……血毒所攻,则心灵有时而昏,甚至昏狂、昏颠、昏蒙、昏闭、昏痉、昏厥,而全不省人事矣。"说明了温热疫毒犯脑髓为病。

(三) 中毒与外伤

1. 中毒　毒淫于脑,则神识淆乱,昏昧不省,语无伦次,循衣摸床,项倾头摇,犯其筋脉还可见周身抽搐、口吐涎沫等病症。

2. 外伤　多称外伤性脑病，因打仆损伤于脑、意外车祸、突然堕落等，虽然没有直接损伤于脑，亦可扰乱脑神，如恐惧、惊惕不安、梦中惊醒、怔忡难寐等。

二、内伤致病

(一) 内伤七情

1. 喜　喜为心志，是心情愉快、意气和畅的表现。在正常情况下，喜能缓和精神紧张，使营卫气血通利，心情舒畅，则心功能健全，气机畅达，神明气清。若喜无节制，暴喜过度则使心气涣散而不收，脑神失主，神无所藏而游离。临床上可出现神志恍惚、心悸、不寐、心烦、多梦等症。若喜乐太过，纵生火邪，则可见失神狂乱、狂妄无知、行为异常、不能顾及他人之症。

2. 怒　怒为肝之志，是情志不展、郁气外泄的象征。生理上的发怒可以助肝疏泄，使肝气条达不郁。若过于愤怒，则气郁不畅、脑郁不舒而善疑多虑、神志恍惚，临床上可见头晕、耳鸣、失眠、多梦；或过于愤怒，肝气横逆上冲，血随气逆，并走于上，扰乱脑神，蒙闭清窍，则见头晕目眩、面红目赤，甚至昏厥卒仆、偏身不遂、口眼㖞斜。《素问·生气通天论》说："大怒则形气绝，而血菀于上，使人薄厥。"

3. 忧(悲)　忧为肺志，是内心郁闷、思愁不解、焦虑担心的外在征兆。以情绪低落焦躁为特点，悲是表情不展、内心痛苦的表现。悲与忧皆内合于肺，过度悲忧，则使肺气抑郁而耗伤。临床多表现为少气懒言，言语低微，面色不华，行动迟缓，意志消沉，记忆力减退等失神之症。忧(悲)虽为肺所主，但为脑神所统帅，故忧(悲)必影响到脑神。伤肺扰脑、气机闭塞就会出现胸闷心悸、精神萎靡、意志消沉等症，此即所谓"悲则气消"也。

4. 思　思为脾志，是为适应事物或事态变化，集中精神，为目标的实现而进行反复的思考谋虑。思考问题全靠脑神支持，需通过脑髓而发挥作用。如果思虑太过，神志活动就会受到影响。脑主神，而神以气血为本，久思伤神过度，不仅耗伤阴血，而且暗耗脑髓，扰及神明，易出现失眠、多梦、健忘等症，并且加快脑的衰老。思虑过度，气结损脾，脾伤则气血化生乏源，气血更虚致神失其养，髓海空虚，脑失所用，失其调畅而出现烦躁、不寐等症。临床多见头晕，耳鸣，失眠多梦，健忘，心悸怔忡，腹胀便溏等一系列脑心脾综合病症。

5. 恐(惊)　恐为肾志。恐是惧怕的意思，是精神极度紧张所引起的胆怯的表现。肾气通于脑，脑需肾精的不断转化、充满，才能发挥其正常功能。若恐致肾伤，终可致脑之功能失常。再者，若精血不足，而情志神伤则惊恐更易乘之。恐则气下，故恐伤人可致机体气机逆乱，升降失常，脑之功能受到影响，形神失调而致脑病发生。

惊与恐相类似，惊则心无所倚，神无所归，虑无所定，惊慌失措，每发癫、狂、痛证。

心主神明，脑为神明之府，七情变化是人之常理，但太过则可致病，七情变化虽与五脏相关，但都因伤及神明，最终脑神被扰，神明失乱引起各种变证，主要疾病是郁病、脏躁、不寐等。另外，其所涉及脏腑损伤、影响气血津液运行产生风、痰、瘀、火而出现的如中风之类疾病，则属于内生六淫致病的范畴。

(二) 饮食劳逸

1. 饮食

(1) 饥饱失常：过饥则摄食不足，气血之源匮乏。气血不足则脑失所养，髓海失充，可发多种脑病，如脑发育不良症、脑髓消、健忘等。反之，过饱超过胃的承受能力，中焦阻滞，气机升降失常，则可致"胃不和则卧不安"；聚湿则可上蒙清窍而出现不寐、痴呆等；暴食多饮，蕴结日久，而酿痰生热，痰热上扰脑神失主，故易发狂乱或昏仆。另外，暴饮多食，营养过剩，形体肥胖，终至仆厥。

(2) 饮食不洁：进食不洁而引发脑病，临床并非少见。如疫毒痢，毒气犯脑，故症见高热神昏，甚则四肢抽搐等脑神失主之象。若误食腐败之物，常出现剧烈腹痛，吐泻交作，甚则昏迷不醒，肢厥不复。另如误食有绦虫卵污染之品，易使猪囊尾蚴寄生于脑而发为囊尾蚴病(cerebral cysticercosis)。

(3) 饮食偏嗜：人体精神气血均由五味所滋

生,如果长期偏食某种食物,就会使机体某部分功能偏盛或偏衰,久则损伤精神气血而发生多种病变。过食生冷,多见寒湿伤阳,倦怠嗜卧,少气乏力,精神萎靡;过食辛辣,灼津炼痰,痰火扰神,可病发妄言谵语,骂詈叫号,狂笑暴怒,伤人毁物之狂证,故《素问·生气通天论》有"味过于辛,筋脉沮弛,精神乃央"之谓;过食肥甘厚味,则生痰积热,乃见邪蒙清窍,身热不扬,默默欲寐,起卧不安,甚则中风昏仆;味过于咸则伤肾,肾生髓通于脑,血脉凝泣,易发脑老化之证,如《素问·五脏生成》曰:"多食咸,则脉凝泣而变色。"

2. 劳逸　正常的劳动和体育锻炼有助于气血流通,增强体质。必要的休息及安逸,可利于消除疲劳,恢复体力和脑力。长时间的过度劳累,或过于安逸,长期不劳动、不运动,同样是疾病之源。

过劳,包括劳力过度、劳神过度和房劳过度三个方面。劳力过度,挫伤机体正气,正气伤可见少气无力、四肢困倦、少气懒言、精神疲惫、喘息汗出、欲卧嗜寐等症。劳神过度易致阴血暗耗,脑神失养出现神志不安、失眠多梦、头晕健忘、魂不守舍等症。房劳过度,易伤肾精,真气受损,脑失其养,致脑髓空虚而出现头晕耳鸣、精神萎靡、健忘、耳妄闻、头痛、失眠等。

过逸也会伤气血而为脑病,长期不参加适当的劳动和体育锻炼,会使气血运行不畅,人体正气虚弱,可见精神不振、倦怠嗜卧、肢体软弱乏力、心悸。同时,对于人来说,过逸还表现在大脑久而不用,心脑消遣,思不再省,出现记忆无部,伎巧不出,神气昏庸,意识思维均显迟钝。如《素问·举痛论》:"劳则气耗。"《素问·宣明五气》:"久视伤血……久立伤骨,久行伤筋。"

(三) 先天因素

先天因素导致脑病是临床不容忽视的病因之一,它包括先天禀赋不足、母病及胎以及遗传因素等。如父母体质欠佳、精弱精病,则子代易患五迟、五软、解颅等疾病。母病及胎,胎孕调理失宜,故胎儿在母体中即疾病在身,如药物致畸胎、惊恐所致痛证等。而遗传因素致病,多因父母体内某些遗传物质缺乏或异常,引起子代发生病变,如西医学所谓的智能低下性呆小症、遗传性共济失调症、肝豆状核变性(HLD)等。或父母任一方患有脑病致其脏腑不平,影响小儿先天禀赋等。《素问·奇病论》云:"帝曰,人生而有病巅疾者,病名曰何?安所得之?岐伯曰,病名为胎病,此得之在母腹中时,其母有所大惊,气上而不下,精气并居,故令子发为巅疾也。"说明先天因素也可以导致脑病的发生。

三、诸邪凝滞于脑

(一) 痰饮和瘀血

痰饮和瘀血既是脑病的病理产物,又是引起脑病的一个原因。一方面,脑病发生后,易产生痰饮瘀血而为病理产物;另一方面,痰饮瘀血交阻脑络而发生脑病,互为因果常使病情恶化或加剧。

1. 痰饮

(1) 痰:"无痰不眩""痰火迷神""痰迷脑窍"(痰迷心窍)是痴呆、抑郁、神志错蒙、独语、喉中痰鸣等的主要因素。痰浊所致脑病,多因其阴滞经络所为。若痰浊上蒙清窍,则脑神失司,常发眩晕、癫狂、昏仆之证;临床症见神识痴呆、精神抑郁、神志昏蒙、举止失度、喃喃自语,或昏仆倒地、喉中痰鸣、口吐白沫。痰火扰神则性情急躁,两目怒视,狂乱无知,毁物伤人。痰阻脑络则中风失语,口眼歪斜,偏身不遂。总之,由于气机升降出入不利,致津液为痰为饮停聚于脑,则脑神失用,脑病随之发生。临床多种脑病,诸如中风、眩晕、头痛、癫狂、痫病、阿尔茨海默病(Alzheimer disease, AD)等,从痰论治,多有效验。

(2) 水饮:水饮在《伤寒论》中称为饮邪,其所致脑病,临床常与瘀血合而为患,并以颅脑水瘀证多见,"血积既久,其水乃成"。《金匮要略·水气病脉证并治》也有"血不利则为水"的论述。气血流通不畅,以致脑络受阻,或络破血溢,终成瘀血内留,水饮外渗。水瘀互结,阻于脑络,脑髓受压,神机失用,而诸症丛生。临床多表现为头痛剧烈,呕吐频繁,目睛外突,瞳仁缩小;重则神昏,瞳仁大小不等,二便自遗。如病发小儿,症见头颅膨大,囟张不合,双目下视,神情呆滞,头面青筋暴露等。此类病证可见于中风、解颅、阿尔茨海默病、脑瘤、脑外伤综合征多种脑病过程之中，属于西医学所谓脑水肿及脑积水范畴。

2. 瘀血　瘀血是指瘀积不行、污秽不洁和已经脱离经脉而又凝结不散的血液，同时又指某种病症影响到脉络时所出现的病变。瘀血和痰饮一样既是脑病的病理产物，又是引起脑病的原因。由于气滞、气虚、外伤、热结等多种原因导致血液瘀积不行、凝结不散、阻于脑络，致清窍闭塞而发为脑病。

(1)《伤寒论》中的蓄血发狂。

(2) 忧思恼怒太过而血瘀于脑，《黄帝内经》："大怒则形气绝，血菀于上。"

(3) 热毒瘀积上冲于脑，如《伤寒论》124 条"太阳病……其人发狂者……以太阳随经，瘀热在里"。

可见瘀血可导致诸如头痛、眩晕、昏迷、癫狂、痴呆、颤震等多种病症，而治疗从瘀血入手，均能取得一定的临床疗效。王清任从瘀血论治脑病，并创造了诸如癫狂梦醒汤、通窍活血汤、补阳还五汤等多个治疗脑病卓有成效的方剂，为后世医家研治中医脑病提供了新的思路。

第二节　脑病病机特点

一、易虚易实

脑髓受头颅、脊骨卫护，至清至静之地，受浊邪则病，病理上表现出易虚易实的特点。易虚者是因为脑神耗损能量较多，真精阳气易耗难补，不易代偿。易实者，非疫疠六淫之邪，即痰、瘀、水、毒为病，且部位深在，难以速去。即使以虚证为主者，因脑病多病势较长，病久入络可产生瘀滞而见虚实兼夹证，因此，在脑病的辨证过程中，必须注意邪正盛衰的变化，区别虚实的多少。

二、多变

脑为元神之府，统摄一身功能。脑髓为人体中枢，损伤后临床表现复杂，病变多端。如中风，因病因病灶的不同而表现多样，或以失语为主症，或以肢体不遂为主症，或感觉障碍比较突出，或昏迷不醒。

三、痰瘀易结

脑为至清之脏，邪不能犯，犯之则病。而脑病又易虚易实。实证中痰浊、瘀血导致的脑病占有相当大的比例。因其位居要地，痰瘀不易祛除。脑络瘀阻见头痛、肢软不用、失语、痴呆等症；痰凝脑窍，滞于经络，则可表现为精神抑郁，神识昏迷，哭笑无常，或癫痫发作，或肢体麻木不仁，或半身不遂等。痰瘀蕴积则酿生毒邪，毒损脑髓使其不用而导致脑病的发生。

总之，脑病的变化颇为复杂，但可从病变的性质、部位、趋势等方面加以概括。其病位之本在脑，病位之标在脏腑、气血、经络。病变性质则首辨阴阳，再辨虚实寒热；病变趋势则从邪正盛衰而推之。

第三章
脑病的诊法与辨证

第一节　症　　状

一、头痛

头痛，为脑病重要症状之一，亦称头疼。凡整个头部以及头的前、后、偏侧部的疼痛，总称头痛。头为"诸阳之会""精明之府"，五脏六腑之气血皆上会于此。凡六淫外感，脏腑内伤，导致阳气阻塞，浊邪上踞，肝阳上亢，精髓气血亏损，经络运行失常者，均能发生头痛。从病因分，有外感头痛，可为感受风寒、风热、风湿，伤暑，火邪致痛及伤寒头痛等；有内伤头痛，可为气虚、血虚、阳虚、阴虚、肝阳、伤食、瘀血致痛等。从经络分，有三阳头痛（太阳头痛、阳明头痛、少阳头痛）、三阴头痛（太阴头痛、厥阴头痛、少阴头痛）等。从病情轻重、病程长短、发作规律及疼痛部位分，有真头痛、头风、偏头痛、雷头痛、脑风、巅顶痛、久头痛等。亦有称脑痛，如《脉因证治・头目痛》："脑痛，乃风热乘虚而入于脑，以辛凉之药散之行之。"王肯堂《证治准绳・杂病》认为："医书多分头痛、头风为二门，然一病也。"

头痛可见于感染发热性疾病引起的头痛、高血压性头痛、低血压性头痛、高颅压头痛、低颅压头痛、偏头痛、紧张性头痛、丛集性头痛等。

二、眩晕

眩为眼花，晕是头昏眩。轻则闭目或静坐片刻即止，重则如坐舟车，旋转不定，不能站立。眩晕，又称眩运、头旋眼花。眩，视物黑暗不明或感觉昏乱；晕，感觉自身与周围景物旋转。故《灵枢・口问》曰："上气不足，脑为之不满，耳为之苦鸣，头为之苦倾，目为之眩。"即指此而言。是由于清窍失养，脑髓不充所致。如《灵枢・海论》曰："髓海不足，则脑转耳鸣，胫酸眩冒，目无所见。"中风之先兆、中风诸病多见眩晕。

《医碥・眩晕》："眩，惑乱也，从目从玄。玄，黑暗也，谓眼见黑暗也，虚人久蹲陡起，眼多黑暗是也；晕与运同，旋转也，所见之物皆旋转如飞，世谓之头旋是也。"《证治汇补・眩晕》："其状目暗，耳鸣，如立舟车之上，起则欲倒，不省人事。盖眩者言视物皆黑，晕者言视物皆转，二者兼有，方曰眩晕。"多因外感六淫，内伤七情，或气血衰弱，脏腑阴阳失调等所致。《东医宝鉴・外形篇》："眩晕，有风，有热，有痰，有气，有虚，有湿。"历代医家有不同论述。如刘河间主风火。《素问玄机原病式・五运主病》："所谓风气甚，而头目眩运者，由风木旺，必是金衰不能制木，而木复生火。风火皆属阳，多为兼化，阳主乎动，两动相搏，则为之旋转。"朱丹溪主痰。《丹溪心法・头眩》："无痰则不作眩。"张景岳主虚。《景岳全书・杂证谟》："无虚不能作眩。"根据病因、症状之不同，可分为痰浊中阻、风阳上扰、气血亏虚、肝肾阴虚、瘀血阻窍等证。

眩晕可见于高血压、低血压、贫血、阵发性心动过速、心动过缓、前庭周围性眩晕、前庭中枢性眩晕、脑外伤、颅内血管性病变、药物中毒及晕动病等。

三、不寐

不寐，又称不得眠、不得卧、目不瞑，是指入睡困难或维持睡眠障碍（易醒、早醒和再入睡困难），睡眠时间减少，质量下降，不能满足个体生理需要，影响日间活动及生活质量。表现为精神疲劳、头昏眼花、头痛耳鸣、心悸气短、记忆力不集中、工作效率下降等。常见病因有：① 情志所伤。情志的活动以五脏为物质基础，情志之伤，影响五脏使人不寐，尤以过喜、过怒、过思、过悲最为常见。② 心脾两虚。劳心过度，伤心耗血，或妇女崩漏日久，产后失血，病后体虚，或大手术后，以及年老气虚血少，导致气血不足，心神失养而致不寐。③ 心肾不交。心主火，肾主水，肾水上升，心火下降，水火既济，心肾交通，睡眠正常。若禀赋不足，或房劳过度，或久病，肾精耗损，水火不济，则心火独亢，心阴渐耗，虚火扰神，阳不入阴，因而不寐。④ 心虚胆怯。平时心气素虚者，遇事易惊，善恐，心神不安，终日惕惕，导致不寐。⑤ 痰热内扰。饮食不节，脾胃受伤，宿食停滞，酿为痰热，上扰心神；或情志内伤，肝郁化火；或心火内炽，皆能扰动心神引起不寐。⑥ 胃气不和。饮食不节，宿食停滞，或肠中有燥屎，影响胃气和降，以致睡卧不安，而成不寐。《素问·逆调论》有“胃不和则卧不安”的论述。不寐见于精神失调、抑郁症、焦虑症、妇女围绝经期综合征等。

四、健忘

健忘，亦称善忘、喜忘、多忘，以记忆力减退、遇事易忘、精神不振为特征。明代龚廷贤《寿世保元》说：“夫健忘者，陡然而忘其事也，尽心力思量不来，为事有始无终，言谈不知首尾。”脑为髓海，为精明之府。因思虑过度，伤及心脾，则阴血耗损；或房事不节，肾精亏损，髓海不足，脑失所养，皆能令人健忘。见于阿尔茨海默病、中风后遗症、脑萎缩、颤震、脑外伤后遗症等。

五、神昏

神昏，又名昏迷，指神识迷糊、昏迷、不省人事。其程度一般由轻至重分为神志恍惚、神志迷蒙、昏迷、昏愦四个阶段。神志恍惚表现为表情淡漠，对周围事物辨认不清，精神恍惚，呼之能应答，但回答问题欠准确，答非所问。神志迷蒙表现为嗜睡、朦胧状态，但强呼可醒，醒后立即又昏昏入睡。昏迷为大叫不醒，不省人事，对外在刺激无任何反应，二便不能自控。昏愦即昏迷的进一步发展，呼之不应，或口张目合，如舌卷囊缩、汗出肢冷、手撒遗溺、鼻鼾喘促等表现。神昏多由邪阻清窍、神明被蒙所致，可见于中风中脏腑、痫病、厥证、温病等多种疾病。

六、谵语

谵语是急性热病中病邪累及心神出现的一个症状。谵语者，语言狂妄也。如颠倒错乱，语出无伦，妄有所见，神志失常，谓呢喃而语也。轻者，睡中呢喃；重者，不睡亦语言差谬。

谵语之证，有虚实之分：实者为病，其声必高，其气必壮，其色必赢，其脉必强，多昏糊烦躁，唤之亦不理睬，是热犯心神也。虚者为病，其声低微，语言反复，其气必短，其色必萎，其脉必无力。凡其自言自语，喃喃不休或惊恐不安，或问之不应，答之不知所云，沉迷昏睡，似寐非寐，呼之即醒，旋之迷糊不清者，此乃心神将脱矣。急性感染性脑病高热神昏、热扰神明可出现谵语。

七、颤震

颤震亦称颤振，《医学纲目》：“颤，摇也，振，动也。”指头部或四肢掉摇抖动之症，多由阴血不足，筋脉失养，肝阳上亢，阳盛化风，或气虚、心虚、痰浊相夹所致。轻者有时手足颤震或头摇，重则手抖不能持物，足不能行走，头摇动不止。《证治准绳·杂病》指出：“颤振，此病壮年鲜有，中年以后乃有之，老年尤多。夫老年阴血不足，少水不能制盛火。”本证常见于帕金森病（震颤麻痹）、老年性震颤、瘿气等疾病。

八、麻木

麻，非痛非痒，肌肤如有虫行，按之不止，搔之愈甚；木，不痛不痒，按之不知，掐之不觉，如木厚之感。由气血俱虚，经脉失于营养；或气血凝滞；或寒湿痰瘀停于脉络所致。麻木通常是中风之先兆，如《证治汇补·中风》曰：“平人手指麻木，不时眩晕，乃中风先兆。”

九、瘫痪

瘫痪是指四肢不用的症状，《医贯·中风论》：“瘫者坦也，筋脉弛纵，坦然而不举也；痪者涣也，血气涣散而无用也。”多由于肝肾亏虚，气血不足，复因风、寒、湿、热、痰、瘀病邪侵袭经络所致。症见四肢痿软不用，不能运动，轻则手足虽能活动，但肢节缓弱，必须扶持方能动作。若一侧肢体偏废不用，称为偏枯，亦称半身不遂。瘫痪见于脑梗死、脑出血（ICH）、脊髓病变、周围神经病变、重症肌无力（MG）、肌肉病变等。

十、脑鸣

脑鸣即头脑鸣响的简称，以自觉脑内如虫蛀鸣响为主要表现的脑神疾病。肾生髓，脑为髓之海，多因肾虚脑髓空虚，或因火郁、痰湿阻滞所致。多发于中、老年人。《杂病源流犀烛·头痛》：“有头脑鸣响，状如虫蛀，名曰天蚁者，宜茶子末吹鼻，效。”《张氏医通·诸痛门》：“头内如虫蛀响者，名曰白蚁，多属于火，亦有因痰湿在上者。”

十一、失语

失语是脑病的主要症状之一，卒中、脑外伤后会有部分患者出现失语。“失语”一词源自西医学，中医学将失语称为“风痱”“风懿”“口噤”“舌喑”“语涩”“瘖痱”“不能言”“中风失音”等。《千金要方·诸风》：“中风大法有四：一曰偏枯，二曰风痱，三曰风懿，四曰风痹。”《千金要方·风痱》：“夫风痱者，卒不能语，口噤，手足不遂而强直是也。”《千金要方·风懿》：“风懿者，奄忽不知人，咽中塞，窒窒然，舌强不能言，病在脏腑。”《杂病源流犀烛·中风源流》：“风懿，亦名风癔，其病亦在脏腑间，由痰水制火，闭塞心窍，故猝然昏倒，舌强不言。”

第二节　诊　法

中医诊断学是论述中医诊断疾病、辨别证候的基本理论、方法和技能的一门课程。诊断即对人体健康状态和病证所提出的概括性判断。它是由基础医学引申到临床医学的桥梁，具有基础理论密切结合临床实践的特点，是中医学领域的重要组成部分。

望、闻、问、切四诊，是中医认证识病的主要方法，中医脑病的诊断也离不开望、闻、问、切四诊，通过四诊合参，在确诊疾病的基础上进行辨证，包括病名诊断和证候辨别两个方面。例如眩晕是病名诊断，它又有痰浊中阻、瘀血阻窍、风阳上扰、气血亏虚、肝肾阴虚证候的不同，只有辨清病名和证候，才能进行恰当的治疗。

一、望诊

医者运用视觉，对人体全身和局部的一切可见征象以及排出物等进行有目的地观察，以了解健康或疾病状态，称为望诊。望诊的内容主要包括：观察人的神、色、形、态、舌象、络脉、皮肤、五官九窍等情况以及排出物等，现将望诊分为整体望诊、局部望诊、望舌、望排出物等进行叙述。望神、形、态、舌象、五官在脑病诊察中占有非常重要的意义。

（一）望神

望神就是观察人体生命活动的外在表现，即观察人的精神状态和功能状态。神是生命活动的总称，其概念有广义和狭义之分。广义的神，是指整个人体生命活动的外在表现，可以说神就是生命；狭义的神，乃指人的精神活动，可以说神就是精神。望神应包括这两方面的内容。神以精气为物质基础，是五脏所生之外荣。望神可以了解五脏精气的盛衰和病情轻重与预后。望神应重点观察患者的精神、意识、面目表情、形体动作、反应能力等，尤应重视眼神的变化。望神的内容包括得神、失神、假神，此外神气不足、神志异常等也应属于望神的内容。神的盛、衰直接反映脑病的轻重，望神的内容包括得神、失神、假神、神气不足、神乱五个方面。

1. 得神　得神又称有神，是精充气足、神旺的表现；在病中，则虽病而正气未伤，是病轻的表现，预后良好。得神的表现是：精神良好，神志清楚，语言清晰，面色荣润含蓄，表情丰富自然；目光明亮，精彩内含；反应灵敏，动作灵活，体态自如；呼吸平稳，肌肉不削。

2. 失神　失神又称无神，是精损气亏神衰的表现。病至此，已属重笃，预后不良。失神的表现是：精神萎靡，言语不清，或神昏谵语，循衣摸床，撮空理线，或卒倒而目闭口开；面色晦暗，表情淡漠或呆板；目暗睛迷，精神呆滞；反应迟钝，动作失灵，强迫体位；呼吸气微或喘；周身大肉已脱。见于脑病高热，热扰神明，痰热内扰，蒙蔽清窍。各种重症感染性脑病、中风病中脏腑闭证或脱证、重症脑外伤、痫病发作期可有失神表现。

3. 假神　假神是久病、重病垂危患者出现的精神暂时好转的假象，是临终的预兆，并非佳兆。假神的表现是：久病重病之人，本已失神，但突然精神转佳，目光转亮，言语不休，想见亲人；或病至语声低微断续，忽而响亮起来；或原来面色晦暗，突然颧赤如妆；或本来毫无食欲，忽然食欲增强。假神与病情好转的区别在于：假神的出现比较突然，其“好转”与整个病情不相符，只是局部的和暂时的。由无神转为有神，是整个病情的好转，有一个逐渐变化的过程。假神之所以出现，是由于精气衰竭已极，阴不敛阳，阳虚无所依附而外越，以致暴露出一时“好转”的假象。这是阴阳即将离绝的危候，古人比做“残灯复明”“回光返照”，部分脑病重症患者临终前可出现假神。

4. 神气不足　神气不足是轻度失神的表现，与失神状态只是程度上的区别。它介于有神和无神之间，常见于气血不足的脑病虚证患者。神气不足的临床表现是：精神不振，健忘困倦，声低懒言，怠惰乏力，动作迟缓等。多属心脾两亏，或肾阳不足。中风恢复期、颤震、痴呆、痫病苏醒后可有神气不足表现。

5. 神乱　即神志异常，也是失神的一种表现，一般表现为神志不宁，精神抑郁，精神狂躁，意识障碍。但与精气衰竭的失神则有本质上的不同。

神志不宁具有精神易于激动、兴奋的特点，表现为烦躁易怒，坐卧不安，失眠惊悸，多言喜动。多由里热较盛或阴虚火旺，心神被扰所致。常见于脑病情志不畅或食积化火、外感热病、久病阴亏患者。精神抑郁具有精神过度抑制的特点，表现为情绪低落，表情淡漠，默默不语，动作缓慢；或哭笑无常，焦虑恐惧，或愚笨痴呆，喃喃自语。多由情志内伤、肝气郁结所致，常见于郁病、癫病患者。精神狂躁具有精神过度兴奋、狂乱的特点，表现为狂躁乱动，言行越常，打人毁物，骂詈不避亲疏，登高而歌，弃衣而走，逾垣跃屋，力逾常人。多由于暴怒伤肝，气郁化火生痰，痰火扰神所致；多见于狂病患者。

（二）望姿态

正常的姿态是舒适自然，运动自如，反应灵敏，行动坐卧各随所愿，皆得其中。在疾病中，由于阴阳气血的盛衰，姿态也随之出现异常变化，不同的疾病产生不同的病态。望姿态，主要是观察患者的动静姿态、异常动作及与疾病有关的体位变化。如患者睑、面、唇、指（趾）不时颤动，在外感病中，多是发痉的预兆；在内伤杂病中，多是血虚阴亏，经脉失养。

四肢抽搐或拘挛，项背强直，角弓反张，属于痉证，常见于肝风内动之热极生风、小儿高热惊厥、温病热入营血，也常见于气血不足、筋脉失养。此外，痫病、破伤风、狂犬病等亦致动风发痉。战栗常见于外感邪正相争欲作战汗之兆。手足软弱无力，行动不灵而无痛，是为痿病。关节肿大或痛，以致肢体行动困难，是为痹病。四肢不用，麻木不仁，或拘挛，或痿软，皆为瘫痪。若猝然昏倒，而呼吸自续，多为厥证。痛证也有特殊姿态。以手护腹，行则前倾，弯腰屈背，多为腹痛；以手护腰，腰背板直，转动艰难，不得俯仰，多为腰腿痛；行走之际，突然停步，以手护心，不敢行动，多为真心痛；蹙额捧头，多为头痛。

(三) 望头面部

1. 望头　头为精明之府，中藏脑髓，脑为髓海，髓为精化，精藏于肾。发为肾之华，血之余，头又为诸阳之会。望头部主要是观察头之外形、动态和头发的色质变化及脱落情况，以了解脑、肾的病变及气血的盛衰。

(1) 望头形：小儿头形过大或过小，伴有智力低下者，多因先天不足，肾精亏虚。头形过大，也可因水液停聚颅脑引起。望小儿头部，尤须诊察颅囟。若小儿囟门凹陷，称为囟陷，是津液损伤，脑髓不足之虚证；囟门高突，称自填，多为热邪亢盛，见于脑髓有病；若小儿囟门迟迟不能闭合，称为解颅，是为肾气不足、发育不良的表现。无论大人或小儿，头摇不能自主者，皆为肝风内动之兆。

(2) 望发：正常人发多浓密色黑而润泽，是肾气充盛的表现。发稀疏不长，是肾气亏虚。发黄干枯，久病落发，多为精血不足。若突然出现片状脱发，为血虚受风所致。青少年落发，多因肾虚或血热。青年白发，伴有健忘、腰膝酸软者，属肾虚。

2. 望面部　脑病面部望诊要注重外形变化。仅面部口眼歪斜，多属口僻，又见偏瘫者多属中风病；面呈惊怖貌，多见于小儿惊风；面呈苦笑貌，见于破伤风患者；面无表情，“面具脸”，人呆滞，多为帕金森病(PD)。

(四) 望目

望目主要望目的神、色、形、态。

1. 目神　人之两目有无神气，是望神的重点。凡视物清楚，精彩内含，神光充沛者，是眼有神；若白睛混浊，黑睛晦滞，失却精彩，浮光暴露，是眼无神。

2. 目色　如目眦赤，为心火；白睛赤为肺火；白睛现红络，为阴虚火旺；眼胞皮红肿湿烂为脾火；全目赤肿之眵，迎风流泪，为肝经风热。如目眵淡白是血亏；白睛变黄，是黄疸之征；目眶周围见黑色，为肾虚水泛之水饮病，或寒湿下注的带下病。

3. 目形　目胞微肿，状如卧蚕，是水肿初起；老年人下睑水肿，多为肾气虚衰；目窝凹陷，是阴液耗损之征，或因精气衰竭所致；眼球空起而喘，为肺胀；眼突而颈肿则为瘿肿。

4. 目态　目睛上视，不能转动，称戴眼反折，多见于惊风、痉厥或精脱神衰之重证。横目斜视是肝风内动的表现。眼睑下垂，称“睑废”。双睑下垂，多为先天性睑废，属先天不足，脾肾双亏。单睑下垂或双睑下垂不一，多为后天性睑废，因脾气虚或外伤后气血不和、脉络失于宣通所致。瞳仁扩大，多属肾精耗竭，为濒死危象。

目的动态变化要特别注意瞳孔的变化。正常人瞳孔呈圆形，双侧等大，在自然光线下直径为2～5 mm，边缘整齐，对光反应灵敏。若瞳孔缩小，直径小于2 mm，多为中毒所致，如川乌、草乌、毒蕈、有机磷农药中毒，吗啡等药物中毒。脑病出现瞳孔缩小可见于中风危重症。若瞳孔散大，直径大于5 mm，对光反射迟钝或消失，常见于颅脑损伤。中风出现瞳孔散大是病情极重的表现。

(五) 望舌

望舌，又称舌诊，舌象是指舌质和舌苔的外部形象，能客观地反映出人体气血的盛衰、虚实、疾病的寒热、病邪的深浅、病性的转归变化，能反映出机体的生理及病理变化。特别是在出现病理变化时，舌象会出现不同的舌质色泽和苔质色泽，这些都是舌象辨证的重要依据。根据出现的不同舌象，辨证疾病的性质，分析病变的部位与轻重、转归与预后都有其重要的临床意义。下面介绍几种脑病中常见舌象。

1. 望舌色

(1) 淡白舌(附图1)

舌象特征：舌色红少白多。

临床意义：主气血虚，阳虚。

(2) 红舌(附图2)

舌象特征：舌色较淡红舌更红，呈鲜红色。

临床意义：主热证。

(3) 绛舌(附图3)

舌象特征：比红舌更深的舌质。

临床意义：主热入营血，阴虚火旺及瘀血。

(4) 紫舌(附图4、附图5)

舌象特征：全舌呈紫色。

临床意义：主热极、寒盛、血瘀和酒毒。

2. 望舌形

(1) 老舌(附图6)

舌象特征：舌体坚敛苍老，纹理粗糙，舌色较暗。

临床意义：见于实证，病邪亢盛。

(2) 嫩舌(附图7)

舌象特征：舌质纹理细腻，其色娇嫩，其形浮胖。

临床意义：多主虚证，见于气血亏虚。

(3) 胖大舌(附图8、附图9)

舌象特征：舌体较正常舌大，伸舌满口，有齿痕。

临床意义：主水湿痰饮、气虚、阳虚、津液内停。

(4) 瘦薄舌(附图10)

舌象特征：舌体比正常舌瘦小而薄。

临床意义：主气血两虚或阴虚火旺。

(5) 芒刺舌(附图11)

舌象特征：舌面上有软刺(即舌乳头)，是正常状态，若舌面软刺增大，高起如刺，摸之刺手，称为芒刺舌。

临床意义：主热证，提示脏腑阳热亢盛，芒刺越多，邪热愈甚。根据芒刺出现的部位，可分辨热在内脏，如舌尖有芒刺，多为心火亢盛；舌边有芒刺，多属肝胆火盛；舌中有芒刺，主胃肠热盛。

(6) 裂纹舌(附图12、附图13)

舌象特征：舌面上出现各种形状的裂纹、裂沟，深浅不一。

临床意义：主热证，阴虚津枯或阳明实热。

3. 望舌态

(1) 痿软舌(附图14)

舌象特征：舌肌萎缩，舌体软弱，无力运动伸缩。

临床意义：主久病气血虚衰(注：本例为运动神经元病舌象)。

(2) 歪斜舌(附图15)

舌象特征：伸舌时舌体不自主歪向一侧。

临床意义：中风口舌歪斜。

4. 望苔色　正常的舌苔是由胃气上蒸所生，故胃气的盛衰，可从舌苔的变化上反映出来。病理舌苔的形成，一是胃气夹饮食积滞之浊气上升而生，一是邪气上升而形成。望舌苔，应注意苔质和苔色两方面的变化。苔质指舌苔的形质，包括舌苔的厚薄、润燥、糙黏、腐腻、剥落、有根无根等变化。苔色，即舌苔之颜色。一般分为白苔、黄苔和灰、黑四类及兼色变化。由于苔色与病邪性质有关，所以观察苔色可以了解疾病的性质。

(1) 白苔(附图16～附图18)

舌象特征：舌面上附着白色的苔状物。

临床意义：常见于表证、寒证。

(2) 黄苔(附图19、附图20)

舌象特征：舌苔黄厚。

临床意义：主里证、热证。

(3) 黑苔(附图21～附图23)

舌象特征：舌苔焦黑。

临床意义：所主病证无论寒热，多属危重。苔色越黑，病情越重。如苔黑而燥裂，甚则生芒刺，为热极津枯；苔黑而燥，见于舌中者，是肠燥屎结，或胃将败坏之兆；见于舌根部，是下焦热甚；见于舌尖者，是心火自焚；苔黑而滑润，舌质淡白，为阴寒内盛，水湿不化；苔黑而黏腻，为痰湿内阻。

(六) 望排出物

望排出物是观察患者的分泌物和排泄物，如痰涎、呕吐物、二便、涕唾、汗、泪、带下等。审察其色、质、形、量等变化，以了解有关脏腑的病变及邪气性质。一般排出物色泽清白，质地稀，多为寒证、虚证；色泽黄赤，质地黏稠，形态秽浊不洁，多属热证、实证；如色泽发黑，夹有块物者，多为瘀证。这里重点介绍痰涎、呕吐物的望诊。

1. 望痰涎　痰涎是机体水液代谢障碍的病理产物，其形成主要与脾肺两脏功能失常关系密切，故古人说：脾为生痰之源，肺为贮痰之器。但是与他脏也有关系。临床上分为有形之痰与无形之痰两类，这里所指的是咳唾而出的有形之痰涎。痰黄黏稠,坚而成块者,属热痰,因热邪煎熬津液所致。痰白而清稀,或有灰黑点者,属寒痰,因寒伤阳气,气不化津、湿聚而为痰。痰白滑而量多,易咯出者,属湿痰,因脾虚不运,水湿不化,聚而成痰,而滑利易出。痰少而黏,难于咳出者,属燥痰,因燥邪伤肺。痰中带血,或咳吐鲜血者,为热伤肺络。口常流稀涎者,多为脾胃阳虚证。口常流黏涎者,多属脾蕴湿热。脑病中的中风、眩晕、痫病均与痰涎有密切关系。

2. 望呕吐物　胃中之物上逆自口而出为呕吐物。胃气以降为顺,或胃气上逆,使胃内容物随之反上出口,则成呕吐。由于致呕的原因不同,故呕吐物的性状及伴随症状亦因之而异。若呕吐物清稀无臭,多是寒呕,多由脾胃虚寒或寒邪犯胃所致。呕吐物酸臭秽浊,多为热呕,因邪热犯胃、胃有实热所致。呕吐痰涎清水,量多,多是痰饮内阻于胃。呕吐未消化的食物,腐酸味臭,多属食积。若呕吐频发频止,呕吐不化食物而少有酸腐,为肝气犯胃所致。若呕吐黄绿苦水,因肝胆郁热或肝胆湿热所致。呕吐鲜血或紫暗有块,夹杂食物残渣,多因胃有积热或肝火犯胃,或素有瘀血所致。脑病与呕吐有关的病为中风、眩晕,除了观察呕吐物的质、色、量外,还要注意呕吐的形式,若呈喷射状呕吐,要警惕是否为颅内压(ICP)高引起。

二、闻诊

闻诊包括听声音和嗅气味两个方面的内容,是医者通过听觉和嗅觉了解由病体发出的各种异常声音和气味,以诊察病情。闻诊也是一种不可缺少的诊察方法,是医者获得客观体征的一个重要途径。

(一) 听声音

听声音,主要是听患者言语气息的高低、强弱、清浊、缓急等变化,以及咳嗽、呕吐、呃逆、嗳气等声响的异常,以分辨病情的寒热虚实。

1. 正常声音　健康的声音,虽有个体差异,但发声自然、音调和畅,刚柔相济,此为正常声音的共同特点。由于人们性别、年龄、身体等形质禀赋之不同,正常人的声音亦各不相同,男性多声低而浊,女性多声高而清,儿童则声音尖利清脆,老人则声音浑厚低沉。声音与情志的变化也有关系,如怒时发声忿厉而急,悲哀则发声悲惨而断续等。这些因一时感情触动而发的声音,也属于正常范围,与疾病无关。

2. 病变声音　病变声音,指疾病时声音的变化。一般来说,在正常生理变化范围之外以及个体差异以外的声音,均属病变声音。

(1) 发声异常:在患病时,若语声高亢洪亮,多言而躁动,多属实证、热证。若感受风、寒、湿诸邪,声音常兼重浊。若语声低微无力,少言而沉静,多属虚证、寒证或邪去正伤之证。

(2) 音哑与失音:语声低而清楚称音哑,发音不出称失音。临床发病往往先见音哑,病情继续发展则见失音,故两者病因病机基本相同,当先辨虚实。新病多属实证,因外感风寒或风热袭肺,或因痰浊壅肺,肺失清肃所致。久病多属虚证,因精气内伤、肺肾阴虚、虚火灼金所致。

(3) 鼻鼾:鼻鼾是指气道不利时发出的异常呼吸声。正常人在熟睡时亦可见鼾声。若鼾声不绝,昏睡不醒,多见于高热神昏或中风入脏之危证。

(4) 呻吟、惊呼:呻吟是因痛苦而发出的声音。呻吟不止是身痛不适。由于出乎意料的刺激而突然发出喊叫声,称惊呼。骤发剧痛或惊恐常令人发出惊呼。小儿阵发惊呼,声尖惊恐,多是肝风内动,扰乱心神之惊风证。

3. 语言异常　“言为心声”,故语言异常多属心的病变。一般来说,沉默寡言者多属虚证、寒证;烦躁多言者,多属实证、热证;语声低微,时断时续者,多属虚证;语声高亢有力者多属实证。

(1) 狂言癫语:狂言癫语是患者神志错乱、意识思维障碍所出现的语无伦次。狂言表现为骂詈歌笑无常、胡言乱语、喧扰妄动、烦躁不安等,主要见于狂证,俗称“武痴”“发疯”。患者情绪处于极度兴奋状态,属阳证、热证,多因痰火扰心、肝胆郁火所致。癫语表现为语无伦次,自言自语或默默不语,哭笑无常,精神恍惚,不欲见人。主要见于癫证,俗称“文痴”。患者精神抑郁不振，属阴证，多因痰浊郁闭或心脾两虚所致。

(2) 独语和错语：独语和错语是患者在神志清醒、意识思维迟钝时出现的语言异常，以老年人或久病之人多见，为心之气血亏虚，心神失养，思维迟钝所致，多见于虚证患者。独语表现为独自说话，喃喃不休，首尾不续，见人便止；多因心之气血不足，心神失养，或痰浊内盛，上蒙心窍，神明被扰所致。错语表现为语言颠倒错乱，或言后自知说错，不能自主，又称为“语言颠倒”“语言错乱”；多因肝郁气滞，痰浊内阻，心脾两虚所致。

(3) 谵语和郑声：谵语和郑声均是患者在神志昏迷或朦胧时，出现的语言异常，为病情垂危、失神状态的表现。谵语多因邪气太盛，扰动心神所致；而郑声多是正气大伤，心神失养所致。谵语表现为神志不清，胡言乱语，声高有力，往往伴有身热烦躁等，多属实证、热证，尤以急性外感热病多见。郑声表现为神志昏沉，语言重复，低微无力，时断时续，多因心气大伤、神无所依而致，属虚证。

(二) 嗅气味

嗅气味主要是嗅患者病体、排出物、病室等的异常气味。以了解病情，判断疾病的寒热虚实。

1. 病体气味

(1) 口臭：指患者张口时，口中发出臭秽之气。多见于口腔本身的病变或胃肠有热之人。口腔疾病致口臭的，可见于牙疳、龋齿或口腔不洁等。胃肠有热致口臭的，多见胃火上炎、宿食内停或脾胃湿热之证。

(2) 汗气：因引起出汗的原因不同，汗液的气味也不同。外感六淫邪气，如风邪袭表，或卫阳不足，肌表不固，汗出多无气味。气分实热壅盛，或久病阴虚火旺之人，汗出量多而有酸腐之气。痹病若风湿之邪久羁肌表化热，也可汗出色黄而带有特殊的臭气。

(3) 身臭：脑病患者若身体有疮疡溃烂流脓水或有狐臭、漏液等均可致身臭。

2. 排出物气味　排出物的气味，患者也能自觉。因此，对于排出物如痰涎、大小便，可以通过问患者与陪诊者得知。一般而言，湿热或热邪致病，其排出物多混浊而有臭秽、难闻的气味；寒邪或寒湿邪气致病，其排出物多清稀而无特殊气味。呕吐物气味臭秽，多因胃热炽盛。若呕吐物气味酸腐，呈完谷不化之状，则为宿食内停。呕吐物腥臭，夹有脓血，可见于胃痈。若呕吐物为清稀痰涎，无臭气或腥气为脾胃有寒。嗳气酸腐，多因胃脘热盛或宿食停滞于胃而化热。嗳气无臭多因肝气犯胃或寒邪客胃所致。小便臊臭，其色黄混浊，属实热证。若小便清长，微有腥臊或无特殊气味，属虚证、寒证。大便恶臭，黄色稀便或赤白脓血，为大肠湿热内盛。大便溏泻，其气腥者为脾胃虚寒。

三、问诊

脑病的问诊，与其他疾病的问诊一样重要，是医者通过询问患者或陪诊者，了解疾病的发生、发展、治疗经过、现在症状和其他与疾病有关的情况，以诊察疾病的方法。问诊的目的在于充分收集其他三诊无法取得的与辨证关系密切的资料。如疾病发生的时间、地点、原因或诱因以及治疗的经过、自觉症状、既往健康情况等。这些都是脑病辨证中不可缺少的重要证据之一，掌握了这些情况有利于对脑病的病因、病位、病性做出正确的判断。

脑病问诊的内容主要包括一般项目、主诉和病史、现在症状等。

(一) 问一般项目

问一般项目包括姓名、性别、年龄、民族、职业、婚否、籍贯、现单位、现住址等。询问和记录一般项目，可以加强医患联系，追访患者，对患者诊治负责。同时也可作为诊断疾病的参考。

1. 性别　性别不同，则疾病不一。男子可有遗精、早泄、阳痿等病；妇女可有经、带、胎、产等相关疾病。

2. 年龄　年龄不同，发病亦多有不同，如麻疹、水痘、百日咳等病多见于小儿。中风先兆，同一疾病，因年龄不同而有虚实差异。一般来说，青壮年气血充足，患病多实证；老年人气血衰，患病多虚、多瘀证。中风、颤震、痴呆多见于中老年人。

3. 职业　可帮助了解某些病的病因，如水中作业易中湿邪，还可了解某些职业病，如铅中毒、硅毒等。

4. 婚姻　女子已婚可了解有无妊娠、妊娠病及生产史，男子已婚可有男子性功能衰退与过亢等病。

(二) 问主诉和病史

1. 主诉　主诉是患者就诊时陈述其感受最明显或最痛苦的主要症状及其持续的时间。主诉通常是患者就诊的主要原因，也是疾病的主要矛盾。准确的主诉可以帮助医师判断疾病的大致类别，病情的轻重缓急，并为调查、认识、分析、处理疾病提供重要线索，具有重要的诊断价值。主诉包括不同时间出现的几个症状时，则应按其症状发生的先后顺序排列。一般主诉所包含的症状只能是一个或两三个，不能过多。记录主诉时，文字要准确、简洁明了，不能烦琐、笼统、含糊其词；不能使用正式病名作为主诉；不能记录疾病演变过程。

2. 现病史　现病史包括疾病(主诉所述的疾病)从起病之初到就诊时病情演变与诊察治疗的全部过程，以及就诊时的全部自觉症状。

起病情况：脑病要特别注意询问起病的环境与时间，自觉有否明显的起病原因或诱因，起病的轻重缓急，疾病初起的症状及其部位、性质、持续时间及程度等。

病情演变过程：要按时间顺序询问从起病到就诊时病情发展变化的主要情况，症状的性质、部位、程度有无明显变化，其变化有无规律性，影响变化的原因或诱因是否存在，病情演变有无规律性，其总的趋势如何。

诊察治疗过程：要询问起病之初到就诊前的整个过程中所做过的诊断与治疗情况。疾病初起曾到何处就医，做过何种检查，检查结果如何，诊为何病，做何治疗，服用何药物，以及剂量、用法、时间、效果如何，有否出现其他不良反应等。以上都应重点扼要地加以记录。

现在症状：要询问这次就诊的全部自觉症状，这是问诊的主要内容，是辨病辨证的主要依据。通过问诊掌握患者的现在症状，可以了解疾病目前的主要矛盾，并围绕主要矛盾进行辨证，从而揭示疾病的本质，对疾病做出确切的判断。因此，问现在症状是问诊中重要的一环。为求问得全面准确，无遗漏，一般以明代张景岳概括的《十问歌》为参考。《十问歌》即是："一问寒热二问汗，三问头身四问便，五问饮食六胸腹，七聋八渴俱当辨，九问旧病十问因，再兼服药参机变；妇女尤必问经期，迟速闭崩皆可见；再添片语告儿科，天花麻疹全占验。"但要根据脑病的特点进行问诊。

(1) 问寒热：询问患者有无冷与热的感觉。寒，即怕冷的感觉；热，即发热。患者体温高于正常，或者体温正常，但全身或局部有热的感觉，都称为发热。寒热的产生，主要取决于病邪的性质和机体的阴阳盛衰两个方面。因此，通过问患者寒热感觉可以辨别病变的寒热性质和阴阳盛衰等情况。

(2) 问汗：汗是津液所化生的，在体内为津液，经阳气蒸发从腠理外泄于肌表则为汗液。正常人在过劳、运动剧烈、环境或饮食过热、情绪紧张等情况下皆可以出汗，这属于正常现象。发生疾病时，各种因素影响了汗的生成与调节，可引起异常出汗。发病时出汗也有两重性。一方面出汗可以排出致病的邪气，促进机体恢复健康，是机体抗邪的正常反应；另一方面汗为津液所生，过度的出汗可以耗伤津液，导致阴阳失衡的严重后果。问汗时要询问患者有无出汗，出汗的时间、部位，汗量有多少，出汗的特点，主要兼症以及出汗后症状的变化。

(3) 问周身：询问患者周身有无疼痛与其他不适。临床可按从头至足的顺序，逐一进行询问。

1) 问疼痛：疼痛是临床常见的一种自觉症状，各科均可见到。问诊时，应问清疼痛产生的原因、性质、部位、时间、喜恶等。

引起疼痛的原因很多，有外感有内伤，其病

机有虚有实。其中因不通则痛者，属实证，不荣则痛者属虚证。

由于引起疼痛的病因病机不同，其疼痛的性质亦不同，临床可见如下几类。

胀痛：痛且有胀感。在身体各部位都可以出现，但以胸胁、胃脘、腹部较为多见。多因气机郁滞所致。

刺痛：疼痛如针刺。其特点是疼痛的范围较小。部位固定不移。全身各处均可出现刺痛症状，但以胸胁、胃脘、小腹、少腹部最为多见。多因瘀血所致。

绞痛：痛势剧烈如绞割者。其特点是疼痛有剜、割、绞结之感，疼痛难以忍受。多为有形实邪突然阻塞经络闭阻气机，或寒邪内侵，气机郁闭，导致血流不畅而成。可见于心血瘀阻的心痛，蛔虫上窜或寒邪内侵胃肠引起的脘腹痛等。

窜痛：疼痛部位游走不定或走窜攻痛。其特点是痛处不固定，或者感觉不到确切的疼痛部位。多为风邪留着机体的经络关节，阻滞气机，产生疼痛。气无形而喜通畅，气滞为痛，亦多见窜痛。可见于风湿痹病或气滞证。

掣痛：痛处有抽掣感或同时牵引他处而痛。其特点是疼痛多呈条状或放射状，或有起止点，有牵扯感多由筋脉失养或经络阻滞不通所致。可见于胸痹、肝阴虚、肝经实热等证。

灼痛：痛处有烧灼感。其特点是感觉痛处发热，如病在浅表，有时痛处亦可触之觉热，多喜冷凉。多由火热之邪窜入经络，或阴虚阳亢，虚热灼于经络所致。可见于肝火犯络两胁灼痛，胃阴不足脘部灼痛及外科疮疡等证。

冷痛：痛处有冷感。其特点是感觉痛处发凉，如病在浅表，有时触之亦觉发凉，多喜温热。多因寒凝筋脉或阳气不足而致。

重痛：疼痛伴有沉重感。多见于头部、四肢及腰部。多因湿邪困阻气机而致。多见于湿证。

空痛：痛而有空虚之感。其特点是疼痛有空旷轻虚之感，喜温喜按。多为精血不足而致。可见于阳虚、阴虚、血虚或阴阳两虚等证。

隐痛：痛而隐隐，绵绵不休。其特点是痛势较轻，可以耐受，隐隐而痛，持续时间较长。多因气血不足，或阳气虚弱，导致经脉气血运行滞涩所致。

询问疼痛的部位，可以判断疾病的位置及相应经络脏腑的变化情况。

头痛：整个头部或头的前后、两侧部位的疼痛。无论外感内伤皆可引起头痛。外感多由邪犯脑府，经络郁滞不畅所致，属实。内伤多由脏腑虚弱，清阳不升，脑府失养，或肾精不足，髓海不充所致，属虚。脏腑功能失调产生的病理产物如痰饮、瘀血阻滞经络所致的疼痛，则或虚或实，或虚实夹杂。凡头痛较剧，痛无休止，并伴有外感表现者，为外感头痛。如头重如裹，肢重者属风湿头痛。凡头痛较轻，病程较长，时痛时止者，多为内伤头痛。如头痛隐隐，过劳则甚，属气虚头痛。如头痛隐隐，眩晕面白，属血虚头痛。头脑空痛，腰膝酸软，属肾虚头痛。如头痛晕沉，自汗便溏属脾虚头痛。凡头痛如刺，痛有定处，属血瘀头痛。凡头痛如裹，泛呕眩晕，属痰浊头痛。凡头胀痛，口苦咽干，属肝火上炎头痛。凡头痛，恶心呕吐，心下痞闷，食不下，属食积头痛。头部不同部位的疼痛，一般与经络分布有关，如头项痛属太阳经病，前额痛属阳明经病，头侧部痛属少阳经病，头顶痛属厥阴经病，头痛连齿属少阴经病。

胸痛：是指胸部正中或偏侧疼痛的自觉症状。胸居上焦，内藏心肺，所以胸病以心肺病变居多。胸病总由胸部气机不畅所致。胸痛，潮热盗汗，咳痰带血者，属肺阴虚证，因虚火灼伤肺络所致。胸痛憋闷，痛引肩臂者，为胸痹，多因心脉气血运行不畅所致，可见于心阳不足，痰浊内阻或气虚血瘀等证。胸背彻痛剧烈、面色青灰、手足青至节者，为真心痛，是因心脉急骤闭塞不通所致。胸痛，壮热面赤，喘促鼻煽者，为热邪壅肺，肺失宣降所致。胸痛，潮热盗汗，咳痰带血者，属肺阴虚证，因虚火灼伤肺络所致。胸闷咳喘，痰白量多者，属痰湿犯肺，因脾虚聚湿生痰，痰浊上犯所致。胸胀痛、走窜，太息易怒者，属肝气郁滞，因情志郁结不舒，胸中气机不利所致。胸部刺痛、固定不移者，属血瘀。

胁痛：是指胁一侧或两侧疼痛。因胁为肝胆

所居，又是肝胆经脉循行分布之处。故胁痛多属肝胆及其经脉的病变。胁胀痛、太息易怒者，多为肝气郁结所致。胁肋灼痛，多为肝火郁滞。胁肋胀痛，身目发黄，多为肝胆湿热蕴结，可见于黄疸病。胁部刺痛、固定不移，为瘀血阻滞，经络不畅所致。胁痛，患侧肋间饱满，咳唾引痛是饮邪停留于胸胁所致，可见于悬饮病。

腰痛：根据疼痛的性质可以判断致病的原因。如腰部冷痛，以脊骨痛为主，活动受限，多为寒湿痹病。腰部冷痛，小便清长，属肾虚。腰部刺痛，固定不移，属闪挫跌扑瘀血。根据疼痛的部位，可判断邪留之处。如腰脊骨痛，多病在骨；如腰痛以两侧为主，多病在肾；如腰脊痛连及下肢者，多病在下肢经脉；腰痛连腹，绕如带状，多病在带脉。

背痛：根据疼痛的部位及性质，可以判断疼痛的病位和病因。如背痛连及头项，伴有外感表证，是风寒之邪客于太阳经；背冷痛伴畏寒肢冷，属阳虚；脊骨空痛，不可俯仰，多为精气亏虚，督脉受损。

四肢痛：多由风寒湿邪侵犯经络、肌肉、关节，阻碍其气血运行所致，亦有因脾虚、肾虚者。根据疼痛的部位及性质可以判断病变的原因、部位。如四肢关节痛、窜痛，多为风痹；四肢关节痛，周身困重多为湿痹；四肢关节疼痛剧烈，得热痛减为寒痹；四肢关节灼痛，喜冷，或有红肿，多为热痹；如足跟或胫膝隐隐而痛，多为肾气不足。

周身痛：是指四肢、腰背等处皆有疼痛感觉。根据疼痛的性质及久暂，可判断病属外感或内伤。如新病周身酸重疼痛，多伴有外感表证，属外邪束表；若久病卧床周身疼痛，属气血亏虚，经脉不畅。

2）问周身其他不适：问周身其他不适，是指询问周身各部，如头、胸胁腹等处，除疼痛以外的其他症状。常见的周身其他不适症状有头晕、目眩、目涩、视力减退、耳鸣、耳聋、重听、胸闷、心悸、腹胀、麻木等。临床问诊时，要询问有无其他不适症状及症状产生有无明显诱因、持续时间长短、表现特点、主要兼症等。

头晕：是指患者自觉视物昏花旋转，轻者闭目可缓解，重者感觉天旋地转，不能站立，闭目亦不能缓解。因外邪侵入或脏腑功能失调引起经络阻滞，清阳之气不升或风火上扰，造成邪干脑府或脑府失养而头晕。临床常见风火上扰头晕、阴虚阳亢头晕、心脾血虚头晕、中气不足头晕、肾精不足头晕和痰浊中阻头晕等。

目痛：目痛而赤，属肝火上炎；目赤肿痛，羞明多眵，多属风热；目痛较剧，伴头痛，恶心呕吐，瞳孔散大，多是青光眼；目隐隐痛，时作时止，多为阴虚火旺。

目眩：是指视物昏花迷乱，或眼前有黑花闪烁，流萤幻烛的感觉。多因肝肾阴虚，肝阳上亢，肝血不足，或气血不足，目失所养而致。

目涩：指眼目干燥涩滞，或似有异物入目等不适感觉。伴有目赤，流泪，多属肝火上炎所致。若伴久视加重，闭目静养减轻，多属血虚阴亏。

雀目：一到黄昏视物不清，至天明视觉恢复正常，又称夜盲。多因肝血不足或肾阴损耗，目失所养而成。

耳鸣：患者自觉耳内鸣响，如闻蝉鸣或潮水声，或左或右，或两侧同时鸣响，或时发时止，或持续不停。临床有虚实之分，若暴起耳鸣声大，用手按而鸣声不减，属实证，多因肝胆火盛所致；渐觉耳鸣，声音细小，以手按之，鸣声减轻，属虚证，多由肾虚精亏，髓海不充，耳失所养而成。

耳聋：即患者听觉丧失的症状，常由耳鸣发展而成。新病突发耳聋多属实证，因邪气蒙蔽清窍，清窍失养所致，渐聋多属虚证，多因脏腑虚损而成。一般而言，虚证多而实证少，实证易治，虚证难治。

重听：是听声音不清楚，往往引起错觉，即听力减退的表现。多因肾虚或风邪外入所致。

麻木：是指知觉减弱或消失的一种病证。多见于头面四肢部。可因气血不足或风痰湿邪阻络、气滞血瘀等引起。其主要病机为经脉失去气血营养所致。

（4）问饮食与口味：问饮食与口味包括询问口渴、饮水、进食、口味等几个方面。应注意有无口渴、饮水多少、喜冷喜热、食欲情况、食量多少、食入物的善恶、口中有无异常的味觉和气味等情况。进食困难、饮水呛咳多见于中风患者。

(5) 问二便：是询问患者大小便的有关情况，如大小便的性状、颜色、气味、便量多少、排便的时间、两次排便的间隔时间、排便时的感觉及排便时伴随症状等。询问二便的情况可以判断机体消化功能的强弱、津液代谢的状况，同时也是辨别疾病的寒热虚实性质的重要依据。

(6) 问睡眠：睡眠与人体卫气循行和阴阳盛衰有关。在正常情况下，卫气昼行于阳经，阳气盛，则入醒；夜行于阴经，阴气盛，则入睡。问睡眠应了解患者有无失眠或嗜睡、睡眠时间的长短、入睡难易、有梦无梦等。临床常见的睡眠失常有失眠、嗜睡。

失眠：又称"不寐""不得眠"，是指经常不易入睡，或睡而易醒，不易再睡，或睡而不酣，易于惊醒，甚至彻夜不眠的表现。其病机是阳不入阴，神不守舍。气血不足，神失所养；阴虚阳亢，虚热内生；肾水不足，心火亢盛等，皆可扰动心神，导致失眠，属虚。痰火、食积、瘀血等邪火上扰，心神不宁，亦可出现失眠，属实证。可见于心脾两虚、心肾不交、肝阳上亢、痰火扰心、食滞胃腑等证。

嗜睡：又称多眠，是指神疲困倦，睡意很浓，经常不自主地入睡。其轻者神识清楚，呼之可醒而应，精神极度疲惫，困倦易睡，或似睡而非睡的状态，称为"但欲寐"。如日夜沉睡，呼应可醒，神识朦胧，偶可对答，称为"昏睡"。嗜睡则为神气不足而致。湿邪困阻，清阳不升；脾气虚弱，中气不足，不能上荣，皆可使精明之府失于清阳之荣，故出现嗜睡。可见于湿邪困脾、脾气虚弱等证。如若心肾阳衰，阴寒内盛，神气不振，可出现似睡非睡的但欲寐，可见于心肾阳衰证。若邪扰清窍，热蔽心神，即可出现神识朦胧，昏睡不醒，可见于温热病、热入营血、邪陷心包之证，也可见于中风病。大病之后，精神疲惫而嗜睡，是正气未复的表现。

(7) 问经带：妇女有月经、带下、妊娠、产育等生理特点，发生疾病时，常能引起上述方面的病理改变。因此，对青春期开始之后的女性患者，除了一般的问诊内容外，还应注意询问其经、带等情况，作为妇科或一般疾病的诊断与辨证依据。中青年妇女肝气郁结患者可有胸闷、胸胁胀痛、月经失调。步入 50 岁左右的妇女，开始出现月经紊乱，为围绝经期。

(三) 既往史、生活史、家族病史

1. 既往史　既往史包括既往健康状况，曾患过何种主要疾病(不包括主诉中所陈述的疾病)，其诊治的主要情况，现在是否痊愈，或留有何种后遗症，是否患过传染病。有无药物或其他过敏史。对小儿还应注意询问既往预防接种情况。既往的健康与患病情况常常与现患疾病有一定的联系，可作为诊断现有疾病的参考。

2. 生活史　生活史包括患者的生活习惯、经历、饮食嗜好、劳逸起居、工作情况等。生活经历应询问出生地、居住地及生活时间较长的地区，尤其是注意有地方病或传染病流行的地区。还应询问精神状况如何，是否受到过较大精神刺激；并问其生活习惯、饮食嗜好、有无烟酒等其他嗜好、起居是否正常等。生活史中的生活经历、习惯、工作情况等社会因素对患者的疾病都可能有一定的影响，分析这些情况可为辨证论治提供一定的依据。饮食的嗜欲常可导致脏气的偏胜偏衰。精神状态的变化常常是引起某些情志病的原因。过劳易伤肾，久逸易伤脾，起居失常，多扰动于心而出现各自的疾病反应。脑病患者与生活史有密切关系，要特别注意询问生活习惯与生活方式，正如《素问・通评虚实论》说："仆击、偏枯……肥贵人则高粱之疾也。"

3. 家族病史　家族病史是指患者直系亲属或者血缘关系较近的旁系亲属的患病情况，有否传染性疾病或遗传性疾病。许多传染病的发生与生活密切接触有关，如肺痨病等。有些遗传性疾病则与血缘关系密切，如进行性肌营养不良出现的痿病，是遗传性疾病。或近血缘结婚而出现的体质衰弱、痴呆等。

四、切诊

切诊包括脉诊和按诊两部分内容，脉诊是按脉搏；按诊是在患者身躯上一定的部位进行触

摸、按压，以了解疾病的内在变化或体表反应，从而获得辨证资料的一种诊断方法。

(一) 脉诊

脉诊是医者以指腹按一定部位的脉搏诊察脉象。通过诊脉，体察患者不同的脉象，以了解病情，诊断疾病。它是中医学一种独特的诊断疾病的方法。脉象即脉动应指的形象。心主血脉，包括血和脉两个方面，脉为血之府，心与脉相连，心脏有规律的搏动，推动血液在脉管内运行，脉管也随之产生有节律的搏动，因而形成脉搏，故能心动应指，脉动应指。心脏有规律的搏动和血液在管内运行均由宗气所推动。血液循行脉管之中，流布全身，环周不息，除心脏的主导作用外，还必须有各脏器的协调配合。肺朝百脉，即是循行全身的血脉，均汇聚于肺，且肺主气，通过肺气的敷布，血液才能布散全身；脾胃为气血生化之源，脾主统血；肝藏血，主疏泄，调节循环血量；肾藏精，精化气，是人体阳气的根本、各脏腑组织功能活动的原动力，且精可以化生血，是生成血液的物质基础之一。因此脉象的形成，与脏腑气血密切相关。

1. 诊脉的部位　诊脉的部位，有遍诊法、三部诊法和寸口诊法。遍诊法见于《素问・三部九候论》，切脉的部位有头、手、足三部。三部诊法见于汉代张仲景所著的《伤寒杂病论》，三部即人迎(颈侧动脉)、寸口、趺阳(足背动脉)。以上两种诊脉的部位，后世已少采用，自晋以来，普遍选用的切脉部位是寸口。寸口诊法始见于《黄帝内经》，主张独取寸口是《难经》，但当时这一主张未能普遍推行，直至晋代王叔和所著的《脉经》，才推广了独取寸口的诊脉方法。

寸口又称脉口、气口，其位置在腕后桡动脉搏动处，诊脉独取寸口的理论依据是：寸口为手太阴肺经之动脉，为气血会聚之处，而五脏六腑十二经脉气血的运行皆起于肺而止于肺，故脏腑气血之病变可反映于寸口。另外，手太阴肺经起于中焦，与脾经同属太阴，与脾胃之气相通，而脾胃为后天之本，气血生化之源，故脏腑气血之盛衰都可反映于寸口。所以独取寸口可以诊察全身的病变。

寸口分寸、关、尺三部，以高骨(桡骨茎突)为标志，其稍内方的部位为关，关前(腕端)为寸，关后(肘端)为尺。两手各分寸、关、尺三部，共六部脉。寸、关、尺三部可分浮、中、沉三候，是寸口诊法的三部九候。

寸关尺分候脏腑，历代医家说法不一，目前多以下列为准。

左寸可候：心与膻中。右寸可候：肺与胸中。

左关可候：肝胆与膈。右关可候：脾与胃。

左尺可候：肾与小腹。右尺可候：肾与小腹。

2. 脉象分类与主病

(1) 浮脉：轻取即得，重按稍减而不空，举之泛泛而有余，如水上漂木。浮脉主表，反映病邪在经络肌表部位，邪袭肌腠，卫阳奋起抵抗，脉气鼓动于外，脉应指而浮，故浮而有力。内伤久病体虚，阳气不能潜藏而浮越于外，亦有见浮脉者，必浮大而无力。

(2) 洪脉：洪脉极大，状若波涛汹涌，来盛去衰。洪脉主里热证。洪脉的形成，为阳气有余、气壅火亢，内热充斥，致使脉道扩张，气盛血涌，故脉见洪象。若久病气虚或虚劳、失血、久泄等病证而出现洪脉，是正虚邪盛的危险证候或为阴液枯竭，孤阳独亢或虚阳亡脱，此时，浮取洪盛，沉取无力无神。

(3) 濡脉：浮而细软，如帛在水中。主虚证，湿证。若为精血两伤，阴虚不能维阳，故脉浮软，精血不充，则脉细；若为气虚阳衰，虚阳不敛，脉也浮软，浮而细软，则为濡脉。若湿邪阻压脉道，亦见濡脉。

(4) 沉脉：轻取不应，重按乃得，如石沉水底。主里证。病邪在里，正气相搏于内，气血内困，故脉沉而有力，为里实证。若脏腑虚弱，阳气衰微，气血不足，无力统运营气于表，则脉沉而无力，为里虚证。

(5) 弱脉：极软而沉细。主气血阴阳俱虚证。阴血不足，不能充盈脉道，阳衰气少，无力鼓动，推动血行，故脉来沉而细软，形成弱脉。

(6) 迟脉：脉来迟慢，一息不足四至(相当于每分钟脉搏 60 次以下)。主寒证。迟而有力为寒痛冷积，迟而无力为虚寒。久经锻炼的运动员，脉迟而有力，则不属病脉。由于阳气不足，鼓动血行无力，故脉来一息不足四至。若阴寒冷积阻滞，阳失健运，血行不畅，脉迟而有力。因阳虚而寒者，脉多迟而无力。邪热结聚，阻滞气血运行，也见迟脉，但必迟而有力，按之必实。迟脉不可概认为寒证，当脉症合参。迟脉的患者临床上容易发生头晕、眩晕、晕厥，应高度重视。

(7) 结脉：脉来缓，时而一止，止无定数。主阴盛气结，寒痰血瘀，癥瘕积聚。阳气受阻，血行瘀滞，故脉来缓怠，脉气不相顺接，时一止，止后复来，止无定数，常见于寒痰血瘀所致的心脉瘀阻证。结脉见于虚证，多为久病虚劳。气血衰，脉气不继，故断而时一止，气血续则脉复来，止无定数。结脉见于心律失常患者，如心房颤动、扑动，频发室性期前收缩，此类现象极易发生脑血管梗死。发现结脉应积极预防病态的进一步发展，以防中风的发生。

(8) 数脉：一息脉来五至以上。主热证。有力为实热，无力为虚热。邪热内盛，气血运行加速，故见数脉。因邪热盛，正气不虚，正邪交争剧烈，故脉数而有力，主实热证。若久病伤阴，阴虚内热，则脉虽数而无力。若脉显浮数，重按无根，是虚阳外越之危候。

(9) 细脉：脉细如线，但应指明显。主气血两虚，诸虚劳损，湿证。细为气血两虚所致，营血亏虚不能充盈脉道，气不足则无力鼓动血液运行，故脉体细小而无力。湿邪阻压脉道，伤人阳气也见细脉。

(10) 代脉：脉来时见一止，止有定数，良久方来。主脏气衰微，风证，痛证。脏气衰微，气血亏损，以致脉气不能衔接而歇止，不能自还，良久复动。风证、痛证见于代脉，因邪气所犯，阻于经脉，致脉气阻滞，不相衔接，为实证。

(11) 滑脉：往来流利，如珠走盘，应指圆滑。主痰饮、食积、实热。邪气壅盛于内，正气不衰，气实血涌，故脉往来甚为流利，应指圆滑。若滑脉见于平人，必滑而和缓，总由气血充盛，气充则脉流畅，血盛则脉道充盈，故脉来滑而和缓。脑病中的痰湿证大多出现滑脉。

(12) 弦脉：端直以长，如按琴弦。主肝胆病，痰饮，痛证，疟疾。弦是脉气紧张的表现。肝主疏泄，调畅气机，以柔和为贵，若邪气滞肝，疏泄失常，气郁不利则见弦脉。诸痛、痰饮，气机阻滞，阴阳不和，脉气因而紧张，故脉弦。脑病中的风阳上扰、肝风内动、肝气郁结证多出现弦脉。

(二) 按诊

按诊就是医者用手直接触摸、按压患者体表某些部位，以了解局部的异常变化，从而推断疾病的部位、性质和病情的轻重等情况的一种诊病方法。按诊的应用范围较广。临床上以按肌肤、按手足、按胸腹、按脑穴等为常用，兹分述如下。

1. *按肌肤*　按肌肤是为了探明全身肌表的寒热、润燥以及肿胀等情况。凡阳气盛的身体多热，阳气衰的身体多寒。

按肌肤不仅能从冷暖以知寒热，更可从热的甚微而分表里虚实。凡身热初按甚热，久按热反转轻者，是热在表；若久按其热反甚，热自内向外蒸发者，为热在里。

肌肤濡软而喜按者，为虚证；患处硬痛拒按者，为实证。轻按即痛者，病在表浅；重按方痛者，病在深部。

皮肤干燥者，尚未出汗或津液不足；干瘪者，津液不足；湿润者，身已汗出或津液未伤。

皮肤甲错者，伤阴或内有干血。

2. *按手足*　按手足主要探明寒热，以判断病证性质属虚属实、在内在外及其预后。凡疾病初起，手足俱冷者是阳虚寒盛，属寒证。手足俱热者多为阳盛热炽，属热证。诊手足寒热，还可以辨别外感病或内伤病。手足背部较热者为外感发热，手足心较热者为内伤发热。此外，还有以手心热与额上热的互诊来分别表热或里热的方法。额上热甚于手心热者为表热，手心热甚于额上热者为里热。

3. *按胸腹*　胸腹各部位的划分如下：膈上为胸，膈下为腹。侧胸部从腋下至第 11、第 12 肋的区域为胁。腹部剑突下方位置称为心下。胃脘相当于上腹部。大腹为脐上部位，小腹在脐下，少腹即小腹之两侧。按胸腹就是根据病情的需要，有目的地对胸前区、胁肋部和腹部进行触摸、按压，必要时进行叩击，以了解其局部的病变情况。

胸腹按诊的内容，又可分为按虚里、按胸胁和按腹部三部分。

(1) 按虚里：虚里位于左乳下心尖搏动处，为诸脉所宗。探索虚里搏动的情况，可以了解宗气的强弱、病之虚实、预后之吉凶。古人对此至为重视。虚里按之应手，动而不紧，缓而不急，为健康之征。其动微弱无力，为不及，是宗气内虚。若动而应衣，为太过，是宗气外泄之象。若按之弹手，洪大而搏，属于危重证候。

(2) 按胸胁：前胸高起，按之气喘者，为肺脏证。胸胁按之胀痛者，可能是痰热气结或水饮内停。肝脏位于右胁内，上界在锁骨中线处平第5肋，下界与右肋弓下缘一致，故在肋下一般不能扪及。若扪及肿大之肝脏，或软或硬，多属气滞血瘀，若表面凹凸不平，则要警惕肝癌。右胁胀痛，摸之热感，手不可按者，为肝痈。疟疾日久，胁下出现肿块，称为疟母。

(3) 按腹部：按腹部主要了解寒热、软硬度、胀满、肿块、压痛等情况，以协助疾病的诊断与辨证。

辨寒热：通过探测腹部的寒热，可以辨别病的寒热虚实。腹壁冷，喜暖手按扶者，属虚寒证；腹壁灼热、喜冷物按放者，属实热证。

辨疼痛：凡腹痛，喜按者属虚，拒按者属实；按之局部灼热，痛不可忍者，为内痈。

辨腹胀：腹部胀满。按之有充实感觉，有压痛，叩之声音重浊者，为实满。

望、闻、问、切是中医传统的四种诊病方法，只有四诊合参，才能准确地进行辨病辨证。因此，四诊缺一不可。但现代设备对脑病的诊断有较大帮助，如计算机体层摄影(CT)、磁共振成像(MRI)、血管造影和数字减影造影(DSA)、脑电图(EEG)和脑电地形图、肌电图(EMG)和神经传导速度(NCV)、脑诱发电位、经颅多普勒超声(TCD)、脑脊液(CSF)检查等，切不可拒绝。

第三节　脑病辨证思路与方法

一、脑病辨证原则

1. 四诊材料与理化检查合参　正确的辨证离不开四诊资料，因此，首先要收集符合实际情况的四诊材料，参考相关的理化检查结果，获得对脑病客观的完整认识，这是保证正确辨证的前提。然后利用八纲辨证、气血津液辨证、脏腑辨证、病因辨证、卫气营血辨证、三焦辨证、经络辨证、六经辨证，得出客观的证候，施以治疗。

2. 掌握好脑病的病证、病机特点　脑病病证有自己的临床特点与病机变化，其病因大多以内因为主，病机以肝肾亏虚、髓海不足、肝风内动、风阳上扰、痰蒙清窍、痰瘀阻络、痰浊上扰、瘀血阻窍多见。病位以脑、心、肝肾、脾、经络为主。

3. 辨证与辨病相结合　脑病除了辨证，也要辨病，一个疾病有不同的证，不同的疾病有相同的证，因此就有"同病异证""异病同证""同病异治""异病同治"的关系。脑病的病名有其特点，有的病名自古就有，如"中风"病、"痫"病、"癫狂"病。有的却以症状来命名，如"头痛""眩晕""不寐"。以先辨病后辨证为原则，如中风病，有口舌歪斜、言语謇涩、偏瘫方能诊为中风，然后根据有无神志障碍来辨别是中经络还是中脏腑，再进行证的辨证。

二、八纲辨证

八纲，即阴、阳、表、里、寒、热、虚、实，是辨证论治的理论基础之一。通过四诊，掌握了辨证资料之后，根据病位的深浅、病邪的性质、人体正气的强弱等多方面的情况，进行分析综合，归纳为八类不同的证候，称为八纲辨证。疾病的表现尽管是极其复杂的，但基本上都可以用八纲加以归纳。如疾病的类别，可分为阴证与阳证；病位的浅深可分为表证与里证；疾病的性质，可分为寒证与热证；邪正的盛衰，可分为实证与虚证。这样，运用八纲辨证就能将错综复杂的临床表现，归纳为表里、寒热、虚实、阴阳四对纲领性证候，从而找出疾病的关键，掌握其要领，确定其类型，预决其趋势，为治疗指出方向。其中，阴阳又可以概括其他六纲，即表、热、实证为阳；里、寒、虚证属阴，故阴阳又是八纲中的总纲。

（一）表里辨证

表里是辨别疾病病位内外和病势深浅的一对纲领。它是一个相对的概念。就躯壳与内脏而言，躯壳为表，内脏为里；就脏与腑而言，腑为表，脏为里；就经络与脏腑而言，经络为表，脏腑为里等。从病势深浅论，外感病者，病邪入里一层，病深一层；出表一层，病轻一层。这种相对概念的认识，在六经辨证和卫气营血辨证中尤为重要。以上是广义之表里概念。狭义的表里是指身体的皮毛、肌腠、经络为外，这些部位受邪，属于表证；脏腑、气血、骨髓为内，这些部位发病，统属里证。表里辨证，在外感病辨证中有重要的意义。可以察知病情的轻重，明确病变部位的深浅，预测病理变化的趋势。表证病浅而轻，里证病深而重。表邪入里为病进，里邪出表为病退。了解病的轻重进退，就能掌握疾病的演变规律，取得治疗上的主动权，采取适当的治疗措施。

1. 表证　表证是指六淫疫疠邪气经皮毛、口鼻侵入时所产生的证候。多见于外感病的初期，一般起病急，病程短。表证有两个明显的特点：一是外感时邪，表证是由邪气入侵人体所引起；二是邪病轻，表证的病位在皮毛肌腠，病轻易治。

临床表现：恶寒、发热、头身疼痛，舌苔薄白，脉浮，兼有鼻塞、流涕、咳嗽、喷嚏、咽喉痒痛等证。

2. 里证　里证是疾病深在于里(脏腑、气血、骨髓)的一类证候。它与表证相对而言。多见于外感病的中、后期或内伤疾病。里证的成因大致有三种情况：一是表邪内传入里，侵犯脏腑所致；二是外邪直接侵犯脏腑而成；三是七情刺激，饮食不节，劳逸过度等因素，损伤脏腑，引起功能失调，气血逆乱而致病。里证的范围甚广，除了表证以外，其他疾病都可以说是里证。里证的特点也可归纳为两点：一是病位深在；二是里证的病情一般较重。

临床表现：里证病因复杂，病位广泛，症状繁多，常以或寒或热，或虚或实的形式出现。常见症脉有壮热恶热或微热潮热，烦躁神昏，口渴引饮，或畏寒肢冷，蜷卧神疲，口淡多涎，大便秘结，小便短赤或大便溏泄，小便清长，腹痛呕恶，苔厚脉沉。

3. 半表半里证　外邪由表内传，尚未入于里；或里邪透表，尚未至于表，邪正相搏于表里之间，称为半表半里证。其表现为寒热往来，胸胁苦满，心烦喜呕，默默不欲饮食，口苦，咽干，目眩，脉弦等。这种关于半表半里的认识，基本上类同六经辨证的少阳病证。

（二）寒热辨证

寒热是辨别疾病性质的两个纲领。寒证与热证反映机体阴阳的偏盛与偏衰。阴盛或阳虚表现为寒证；阳盛或阴虚表现为热证。寒热辨证在治疗上有重要意义。《素问·至真要大论》说“寒者热之”“热者寒之”，两者治法正好相反。所以寒热辨证，必须确切无误。

1. 寒证　寒证是疾病的本质属于寒性的证候。可以由感受寒邪而致，也可以由机体自身阳虚阴盛而致。由于寒证的病因与病位不同，又可分出几种不同的证型。如感受寒邪，有侵犯肌表，有直中内脏，故有表寒、里寒之别。内寒的成因有寒邪入侵者，有自身阳虚者，故又有实寒、虚寒之分。

临床表现：各类寒证的临床表现不尽一致，但常见的有恶寒喜暖，面色㿠白，肢冷蜷卧，口淡不渴，痰涎、涕清稀，小便清长，大便稀溏，舌淡苔白润滑，脉迟或紧等。

2. 热证　热证是疾病的本质属于热性的证候。可以由感受热邪而致，也可以由机体自身阴虚阳亢而致。根据热证的病因与病位的不同，亦可分出几种不同的证型。如外感热邪或热邪入里，便有表热、里热之别。里热中，有实热之邪入侵或自身虚弱造成，则有实热和虚热之分。

临床表现：各类热证的证候表现也不尽一致，但常见的有恶热喜冷，口渴喜冷饮，面红目赤,烦躁不宁,痰、涕黄稠,吐血衄血,小便短赤,大便干结,舌红苔黄而干燥,脉数等。

(三) 虚实辨证

虚实是辨别邪正盛衰的两个纲领。虚指正气不足,实指邪气盛实。虚证反映人体正气虚弱而邪气也不太盛。实证反映邪气太盛,而正气尚未虚衰,邪正相争剧烈。虚实辨证,可以掌握病者邪正盛衰的情况,为治疗提供依据,实证宜攻,虚证宜补。只有辨证准确,才能攻补适宜,免犯虚虚实实之误。

1. 虚证　虚证是对人体正气虚弱各种临床表现的病理概括。虚证的形成,有先天不足、后天失养和疾病耗损等多种原因。由于虚证的临床表现相当复杂。在此仅介绍一些共同的、有规律性的表现。

临床表现:常见的有面色淡白或萎黄,精神萎靡,身疲乏力,心悸气短,形寒肢冷,自汗,大便滑脱,小便失禁,舌淡胖嫩,脉虚沉迟,或为五心烦热,消瘦颧红,口咽干燥,盗汗潮热,舌红少苔,脉虚细数。

2. 实证　实证是对人体感受外邪,或体内病理产物堆积而产生的各种临床表现的病理概括。实证的成因有两个方面:一是外邪侵入人体,一是脏腑功能失调以致痰饮、水湿、瘀血等病理产物停积于体内所致。随着外邪性质的差异、致病之病理产物的不同,而有各自不同的证候表现。由于实证的表现也是多种多样的,所以也只介绍一些共同的问题。

临床表现:常见的表现为发热,腹胀痛拒按,胸闷,烦躁,甚至神昏谵语,呼吸气粗,痰涎壅盛,大便秘结,或下利,里急后重,小便不利,淋漓涩痛,脉实有力,舌质苍老,舌苔厚腻。

(四) 阴阳辨证

阴阳是八纲辨证的总纲。在诊断上,可根据临床证候表现的病理性质,将一切疾病分为阴、阳两个主要方面。阴阳可概括其他六个方面的内容,即表、热、实属阳,里、寒、虚属阴。

1. 阴证　凡符合"阴"的一般属性的证候,称为阴证。如里证、寒证、虚证概属阴证范围。

临床表现:不同的疾病,所表现的阴性证候不尽相同,各有侧重,一般常见为面色暗淡,精神萎靡,身重蜷卧,形寒肢冷,倦怠无力,语声低怯,纳差,口淡不渴,大便稀溏,小便清长,舌淡胖嫩,脉沉迟,或弱或细涩。

2. 阳证　凡符合"阳"的一般属性的证,称为阳证。如表证、热证、实证概属于阳证范围。

临床表现:不同的疾病表现的阳性证候也不尽相同,常见的有面色红赤,恶寒发热,肌肤灼热,神烦,躁动不安,语声粗浊或骂詈无常,呼吸气粗,喘促痰鸣,口干渴饮,大便秘结、奇臭,小便涩痛、短赤,舌质红绛,苔黄黑生芒刺,脉象浮数、洪大、滑实。

3. 亡阴与亡阳　亡阴、亡阳是疾病的危险证候,辨证一差,或救治稍迟,死亡立见。亡阴与亡阳是两个性质不同的病证。亡阴的根本原因是机体内大量脱失津液,从而导致亡阴。亡阳的主要病因是阳气亡脱。因为气可随液脱,可随血脱,所以亡阳也常见于汗、吐、下太过以及大出血之后,同时,许多疾病的危笃阶段也可出现亡阳。由于阴阳是依存互根的,所以亡阴可导致亡阳,而亡阳也可以致使阴液耗损。在临床上,宜分别亡阴、亡阳之主次,及时救治。

(1) 亡阴:临床表现有身热肢暖,烦躁不安,口渴咽干,唇干舌燥,肌肤皱瘪,小便极少,舌红干,脉细数无力。通常还以大汗淋漓主亡阴的特征,其汗温、咸而稀(吐、下之亡阴,有时可无大汗出)。

(2) 亡阳:临床表现有大汗出,汗冷,味淡微黏,身凉恶寒,四肢厥冷,蜷卧神疲,口淡不渴,或喜热饮,舌淡白润,脉微欲绝。

三、病因辨证

病因辨证是以中医病因理论为依据,通过对临床资料的分析,识别疾病属于何种因素所致的一种辨证方法。病因辨证的主要内容概括起来可分为六淫疫疠、七情、饮食劳逸以及外伤四个方面,其中六淫、疫疠属外感性病因,为人体感受自然界的致病因素而患病。七情为内伤性病因,常使气机失调而致病。饮食劳逸则是通过影响脏腑功能，使人生病。外伤属于人体受到外力损害出现的病变。

（一）六淫、疫疠证候

六淫包括风、寒、暑、湿、燥、火六种外来的致病邪气。六淫的致病特点：一是与季节和居住环境有关，如夏季炎热，患暑病的人多；久居潮湿之地，易感受湿邪；二是六淫属外邪，多经口鼻、皮毛侵入人体，病初常见表证；三是六淫常相合致病，而在疾病发展过程中，又常常相互影响或转化。疫疠为自然界一种特殊的病邪，其致病具有传染性强，并迅速蔓延流行的特点。

1. 风淫证候　风证是指因感受风邪而引起的一类病证。因风为百病之长，其性轻扬开泄，善行数变，故具有发病急、消退快、游走不定的特点。

临床表现：发热恶风，头痛，汗出，咳嗽，鼻塞流涕，苔薄白，脉浮缓。或肢体颜面麻木不仁，口眼歪斜，或颈项强直，四肢抽搐，或皮肤瘙痒。

2. 寒淫证候　寒证是指因感受寒邪引起的一类病证。因寒为阴邪，其性清冷，凝滞收引，故易伤人阳气，阻碍气血运行。

临床表现：恶寒发热，无汗，头痛，身痛，喘咳，鼻塞，苔白薄，脉浮紧。或手足拘急，四肢厥冷，脉微欲绝；或腹痛肠鸣，泄泻，呕吐等。

3. 暑淫证候　暑证是指夏季感受暑邪所致的一类病证。因暑性炎热升散，故为病必见热象，最易耗气伤津，且暑多夹湿，常与湿邪相混成病。

临床表现：伤暑，感热，汗出，口渴，疲乏，尿黄，舌红，苔白或黄，脉虚数。中暑，发热，猝然昏倒，汗出不止，口渴，气急，甚或昏迷惊厥，舌绛干燥，脉濡数。

4. 湿淫证候　湿证是指感受湿邪所致的一类病证。因湿性重着、黏滞，易阻碍气机，损伤阳气，故其病变常缠绵留着，不易速去。

临床表现：伤湿，则头胀而痛，胸前作闷，口不作渴，身重而痛，发热体倦，小便清长，舌苔白滑，脉濡或缓。冒湿，则首如裹，遍体不舒，四肢懈怠，脉来濡弱。湿伤关节，则关节酸痛重着，屈伸不利。

5. 燥淫证候　燥证是指感受燥邪所致的一类病证。燥邪干燥，容易伤津液，临床有凉燥与温燥之分。

临床表现：凉燥，恶寒重，发热轻，头痛，无汗，咳嗽，喉痒，鼻塞，舌白而干，脉浮。温燥，身热，微恶风寒，头痛少汗，口渴心烦，干咳痰少，甚或痰中带血，皮肤及鼻咽干燥，舌干苔黄，脉浮数。

6. 火淫证候　火证是指广义火热病邪所致的一类病证。因火热之邪燔灼急迫，为病常见全身或局部有显著热象，容易耗伤阴津，使筋脉失于滋润而动风，亦可迫血妄行而出血。

临床表现：壮热，口渴，面红目赤，心烦，汗出，或烦躁谵妄，衄血，吐血，斑疹，或躁扰发狂，或见痈脓，舌质红绛，脉洪数或细数。

7. 疫疠证候　疫疠又名温病，是指感染瘟疫病毒而引起的传染性病证。疫疠致病的一个特点是有一定的传染源和传染途径。其传染源有二：一是自然环境，即通过空气传染；二是人与人互相传染，即通过接触传染。其传染途径是通过呼吸道与消化道。疫疠致病的另一特点是传染性强，死亡率高。

临床表现：病初恶寒发热俱重，继之壮热，头身疼痛，面红或垢滞，口渴引饮，汗出，烦躁，甚则神昏谵语，四肢抽搐，舌红绛，苔黄厚干燥或苔白如积粉，脉数有力。

（二）七情证候

七情即喜、怒、忧、思、悲、恐、惊七种情志活动。当精神刺激超越了患者自身的调节能力时，便可发生疾病。七情证候均见于内伤杂病。

1. 喜伤　临床表现可见精神恍惚，思维不集中，甚则神志错乱，语无伦次，哭笑无常，举止异常，脉缓。

2. 怒伤　临床表现可见头晕或胀痛，面红目赤，口苦，胸闷，善叹息，急躁易怒，两胁胀满或窜痛，或呃逆，呕吐，腹胀，泄泻，甚则呕血，昏厥，脉弦。

3. 思伤　临床表现可见头晕目眩，健忘心悸，倦怠，失眠多梦，食少，消瘦，腹胀便溏，舌淡，脉缓。

4. 忧伤　临床表现可见情志抑郁，闷闷不乐，神疲乏力，食欲不振，脉涩。

5. 悲伤　临床表现可见面色惨淡，时时吁叹饮泣，精神萎靡不振，脉弱。

6. 恐伤　临床表现为少腹胀满，遗精滑精，二便失禁。

7. 惊伤　临床表现为情绪不安，表情惶恐，心悸失眠，甚至神志错乱，语言举止失常。

（三）饮食、劳逸证候

饮食、劳逸是人类生存的需要。但不知调节，也能成为致病因素。

1. 饮食所伤证　饮食所伤证是指饮食不节而致脾、胃肠功能紊乱的一类病证。

临床表现：饮食伤在胃，则胃痛，恶闻食臭，食纳不佳，胸膈痞满，吞酸嗳腐，舌苔厚腻，脉滑有力。饮食伤在肠，则见腹痛泄泻，若误食毒品，则恶心呕吐，或吐泻交作，腹痛如绞，或见头痛、痉挛、昏迷等。

2. 劳逸所伤证　劳逸所伤证是指因体力或脑力过度劳累，或过度安逸所引起的一类病证。

临床表现：过劳则倦怠乏力，嗜卧，懒言，食欲减退。过逸则体胖行动不便，动则喘喝，心悸短气，肢软无力。

3. 房事所伤证　房事所伤证是指性生活过度，或早婚，产育过多，导致肾亏而表现为生殖系统疾患的病证。

临床表现：头晕耳鸣，腰膝酸软，形体消瘦。男子遗精，早泄，阳痿；女子梦交，宫寒不孕，经少经闭，带下清稀量多。

四、气血辨证

气血辨证是运用脏腑学说中气血的理论，分析气、血所反映的各种病证的一种辨证诊病方法。由于气血都是脏腑功能活动的物质基础，而它们的生成及运行又有赖于脏腑的功能活动。因此，在病理上，脏腑发生病变，可以影响到气血的变化；而气血的病变，也必然要影响到脏腑的功能。所以，气血的病变是与脏腑密切相关的。气血辨证应与脏腑辨证互相参照。

（一）气病辨证

气的病证很多。《素问・举痛论》说“百病生于气也”，指出了气病的广泛性。但气病临床常见的证候可概括为气虚、气陷、气滞、气逆四种。

1. 气虚证　气虚证是指脏腑组织功能减退所表现的证候。常由久病体虚，劳累过度，年老体弱等因素引起。

临床表现：少气懒言，神疲乏力，头晕目眩，自汗，活动时诸证加剧，舌淡苔白，脉虚无力。

2. 气陷证　气陷证是指气虚无力升举而反下陷的证候。多见于气虚证的进一步发展，或劳累用力过度，损伤某一脏器所致。

临床表现：头晕目花，少气倦怠，久痢久泄，腹部有坠胀感，脱肛或子宫脱垂等。舌淡苔白，脉弱。

3. 气滞证　气滞证是指人体某一脏腑、某一部位气机阻滞，运行不畅所表现的证候。多由情志不舒，或邪气内阻，或阳气虚弱，温运无力等因素导致气机阻滞而成。

临床表现：胀闷，疼痛，攻窜阵发。

4. 气逆证　气逆证是指气机升降失常，逆而向上所引起的证候。临床以肺胃之气上逆和肝气升发太过的病变多见。

临床表现：肺气上逆，则见咳嗽喘息；胃气上逆，则见呃逆、嗳气、恶心、呕吐；肝气上逆，则见头痛、眩晕、昏厥、呕血等。

（二）血病辨证

血的病证表现很多，因病因不同而有寒热虚实之别，其临床表现可概括为血虚、血瘀、血热、血寒四种证候。

1. 血虚证　血虚证是指血液亏虚，脏腑百脉失养，表现全身虚弱的证候。血虚证的形成，有禀赋不足；或脾胃虚弱，生化乏源；或各种急慢性出血；或久病不愈；或思虑过度，暗耗阴血；或瘀血阻络，新血不生；或因患肠寄生虫病而致。

临床表现：面白无华或萎黄，唇色淡白，爪甲苍白，头晕眼花，心悸失眠，手足发麻，妇女经血量少色淡，经期错后或闭经，舌淡苔白，脉细无力。

2. 血瘀证　血瘀证是指因瘀血内阻所引起的一些证候。形成血瘀证的原因有：寒邪凝滞，以致血液瘀阻，或气滞而引起血瘀；或气虚推动无力，血液瘀滞；或外伤及其他原因造成血液流溢脉外，不能及时排出和消散所形成。

临床表现：疼痛如针刺刀割，痛有定处，拒按，常在夜间加剧。肿块在体表者，色呈青紫；在腹内者，紧硬按之不移，称为癥积。出血反复不止，色泽紫暗，中夹血块，或大便色黑如柏油。面色黧黑，肌肤甲错，口唇爪甲紫暗，或皮下紫斑，或肤表丝状如缕，或腹部青筋外露，或下肢筋青胀痛等。妇女常见经闭。舌质紫暗，或见瘀斑瘀点，脉细涩。

3. 血热证　血热证是指脏腑火热炽盛，热迫血分所表现的证候。本证多由烦劳、嗜酒、恼怒伤肝、房事过度等因素引起。

临床表现：咳血，吐血，尿血，衄血，便血，妇女月经先期、量多，心烦，口渴，舌红绛，脉滑数。

4. 血寒证　血寒证是指局部脉络寒凝气滞，血行不畅所表现的证候。常由感受寒邪引起。

临床表现：手足或少腹冷痛，肤色紫暗发凉，喜暖恶寒，得温痛减，妇女月经延期，痛经，经色紫暗，夹有血块，舌紫暗，苔白，脉沉迟涩。

(三) 气血同病辨证

气血同病辨证是用于既有气，又兼见血的病证的一种辨证方法。气和血具有相互依存、相互资生、相互为用的密切关系，因而在发生病变时，气血常可相互影响，既见气病，又见血病，即为气血同病。脑病中气血同病常见的证候有：气滞血瘀，气虚血瘀，气血两虚。

1. 气滞血瘀证　气滞血瘀证是指由于气滞不行以致血运障碍，而出现既有气滞又有血瘀的证候。多由情志不遂，或外邪侵袭，导致肝气久郁不解所引起。

临床表现：胸胁胀满走窜疼痛，性情急躁，并兼见痞块刺痛拒按，妇女经闭或痛经，经色紫暗夹有血块，乳房痛胀等症，舌质紫暗或有紫斑，脉弦涩。

2. 气虚血瘀证　气虚血瘀证是指既有气虚之象，同时又兼有血瘀的证候。多因久病气虚，运血无力而逐渐形成瘀血内停所致。

临床表现：面色淡白或晦滞，身倦乏力，少气懒言，疼痛如刺，常见于胸胁，痛处不移，拒按，舌淡暗或有紫斑，脉沉涩。

3. 气血两虚证　气血两虚证是指气虚与血虚同时存在的证候。多由久病不愈，气虚不能生血，或血虚无以化气所致。

临床表现：头晕目眩，少气懒言，乏力自汗，面色淡白或萎黄，心悸失眠，舌淡而嫩，脉细弱等。

五、脏腑辨证

脏腑辨证是根据脏腑的生理功能、病理表现，对疾病证候进行归纳，借以推究病机，判断病变的部位、性质、正邪盛衰情况的一种辨证方法，是临床的诊断基础，是辨证体系中的重要组成部分。脏腑辨证包括脏病辨证、腑病辨证及脏腑兼病辨证，其中脏病辨证是脏腑辨证的主要内容。脑为元神之府，与脏腑有密切关系，因此，脑病辨证离不开脏腑辨证。

(一) 肝与胆病辨证

肝位于右胁，胆附于肝，肝胆经脉相互络属，肝与胆相表里，肝主疏泄，主藏血，在体为筋，其华在爪，开窍于目，其气升发，性喜条达而恶抑郁。胆贮藏、排泄胆汁，以助消化，并与情志活动有关，因而有“胆主决断”之说。肝的病证有虚实之分，虚证多见肝血、肝阴不足。实证多见于风阳妄动、肝火炽盛，以及湿热寒邪犯扰等。脑病与肝胆病理改变极为密切。

1. 肝气郁结证　肝气郁结证是指肝失疏泄，气机郁滞而表现的证候。多因情志抑郁，或突然的精神刺激以及其他病邪的侵扰而发病。

临床表现：胸胁或少腹胀闷窜痛，胸闷喜太息，情志抑郁易怒，或咽部梅核气，或颈部瘿瘤，或癥块。妇女可见乳房作胀疼痛。月经不调,甚则闭经。

2. 肝火上炎证 肝火上炎证是指肝脏之火上逆所表现的证候。多因情志不遂,肝郁化火,或热邪内犯等引起。

临床表现:头晕胀痛,面红目赤,口苦口干,急躁易怒,不眠或噩梦纷纭,胁肋灼痛,便秘尿黄,耳鸣如潮,吐血衄血,舌红苔黄,脉弦数。

3. 肝血虚证 肝血虚证是指肝脏血液亏虚所表现的证候。多因脾肾亏虚,生化之源不足,或慢性病耗伤肝血,或失血过多所致。

临床表现:眩晕耳鸣,面白无华爪甲不荣,夜寐多梦,视力减退或雀目。或见肢体麻木,关节拘急不利,手足震颤,肌肉跳动,妇女常见月经量少、色淡,甚则经闭。舌淡苔白,脉弦细。

4. 肝阴虚证 肝阴虚证是指肝脏阴液亏虚所表现的证候。多由情志不遂,气郁化火,或慢性疾病、温热病等耗伤肝阴引起。

临床表现:头晕耳鸣,两目干涩,面部烘热,胁肋灼痛,五心烦热,潮热盗汗,口咽干燥,或见手足蠕动。舌红少津,脉弦细数。

5. 肝阳上亢证 肝阳上亢证是指肝肾阴虚,不能制阳,致使肝阳偏亢所表现的证候。多因情志过极或肝肾阴虚,致使阴不制阳、水不涵木而发病。

临床表现:眩晕耳鸣,头目胀痛,面红目赤,急躁易怒,心悸健忘,失眠多梦,腰膝酸软,头重脚轻,舌红少苔,脉弦有力。

6. 肝阳化风证 肝阳化风证是指肝阳亢逆无制而表现动风的证候。多因肝肾之阴久亏,肝阳失潜而暴发。

临床表现:眩晕欲仆,头摇而痛,项强肢颤,语言謇涩,手足麻木,步履不正,或猝然昏倒,不省人事,口眼歪斜,半身不遂,舌强不语,喉中痰鸣,舌红苔白或腻,脉弦有力。

7. 肝胆湿热证 肝胆湿热证是指湿热蕴结肝胆所表现的证候。多由感受湿热之邪,或偏嗜肥甘厚腻,酿湿生热,或脾胃失健,湿邪内生,郁而化热所致。

临床表现:胁肋胀痛,或有痞块,口苦,腹胀,纳少呕恶,大便不调,小便短赤,舌红苔黄腻,脉弦数。或寒热往来,或身目发黄,或阴囊湿疹,或睾丸肿胀热痛,或带浊阴痒等。

(二)心与小肠病辨证

心居胸中,心包络围护于外,为心主的宫城。其经脉下络小肠,两者相为表里,心主血脉,其华在面,又主神明,开窍于舌。小肠主受盛,具有分清泌浊、化物的功能。心的病证有虚实。虚证多由久病伤正、禀赋不足、思虑伤心等因素,导致心气心阳受损,心阴、心血亏耗;实证多由痰阻、火扰、寒凝、瘀滞、气郁等引起。

心的病变主要表现为血脉运行失常及精神意识思维改变等方面,如心悸、心痛、失眠、神昏、精神错乱、脉结代或促等症常是心的病变。小肠的病变主要反映在清浊不分、转输障碍等方面,如小便失常、大便溏泄等。

1. 心气虚证 心气虚证是指心脏功能减退所表现的证候。凡禀赋不足、年老体衰、久病或劳心过度均可引起此证。

临床表现:心悸怔忡,胸闷气短,神疲乏力,活动后加重,面色淡白或㿠白,或有自汗,舌淡苔白,脉虚弱。

2. 心阳虚证 心阳虚证是指心脏阳气虚衰所表现的证候。凡心气虚甚、寒邪伤阳、汗下太过等均可引起此证。

临床表现:心悸怔忡,心胸憋闷,畏寒肢冷,心痛,唇舌青紫,气短自汗,面色㿠白,舌淡胖,苔白滑,脉微细,或结代。

3. 心阳暴脱证 心阳暴脱证是指阴阳相离,心阳骤越所表现的证候。脑病病情危重,危症险症均可出现此证。

临床表现:在心阳虚表现的基础上,见突然冷汗淋漓,四肢厥冷,呼吸微弱,面色苍白,口唇青紫,神志模糊或昏迷,舌淡或淡紫,脉微细欲绝。

4. 心血虚 心血虚证是指心血不足,不能濡养心脏所表现的证候。

临床表现:心悸怔忡,失眠多梦,眩晕,健忘,面色淡白无华,或萎黄,口唇色淡,舌色淡白,脉象细弱。

5. 心阴虚证　心阴虚证是指心阴不足，不能濡养心脏所表现的证候。

临床表现：心悸怔忡，失眠多梦，五心烦热，潮热，盗汗，两颧发红，舌红少津，脉细数。

6. 心火亢盛证　心火亢盛证是指心火炽盛所表现的证候。凡五志、六淫化火，或劳倦，或进食辛辣厚味，均能引起此证。

临床表现：心中烦怒，夜寐不安，面赤口渴，溲黄便干，舌尖红绛，或生舌疮，脉数有力。甚则狂躁谵语，或见吐血衄血，或见肌肤疮疡，红肿热痛。

7. 心脉痹阻证　心脉痹阻证是指心脏脉络在各种致病因素作用下导致痹阻不通所反映的证候。常由年高体弱或病久正虚以致瘀阻、痰凝、寒滞、气郁而发作。

临床表现：心悸怔忡，心胸憋闷疼痛，痛引肩背内臂，时发时止。若痛如针刺，并见舌紫暗有紫斑、紫点，脉细涩或结代，为瘀阻心脉。若为闷痛，并见体胖痰多，身重困倦，舌苔白腻，脉沉滑，为痰阻心脉。若剧痛暴作，并见畏寒肢冷，得温痛缓，舌淡苔白，脉沉迟或沉紧，为寒凝之象。若疼痛而胀，且发作时与情志有关，舌淡红，苔薄白，脉弦，为气滞之证。

8. 痰迷心窍证　痰迷心窍证是指痰浊蒙闭心窍表现的证候。多因湿浊酿痰，或情志不遂，气郁生痰而引起。

临床表现：面色晦滞，脘闷作恶，意识模糊，语言不清，喉有痰声，甚则昏不知人，舌苔白腻，脉滑。或精神抑郁，表情淡漠，神志痴呆，喃喃自语，举止失常。或突然仆地，不省人事，口吐痰涎，喉中痰鸣，两目上视手足抽搐，口中如作猪羊叫声。

9. 痰火扰心证　痰火扰心证是指痰火扰乱心神所出现的证候。多因五志化火，灼液成痰，痰火内盛或外感邪热，夹痰内陷心包所致。

临床表现：发热气粗，面红目赤，痰黄稠，喉间痰鸣，躁狂谵语，舌红苔黄腻，脉滑数。或见失眠心烦，痰多胸闷，头晕目眩。或见语言错乱，哭笑无常，不避亲疏，狂躁妄动，打人毁物，力逾常人。

10. 小肠实热证　小肠实热证是指小肠里热炽盛所表现的证候。多由心热下移所致。

临床表现：心烦口渴，口舌生疮，小便赤涩，尿道灼痛，尿血，舌红苔黄，脉数。

（三）脾与胃病辨证

脾胃共处中焦，经脉互为络属，具有表里的关系。脾主运化水谷，胃主受纳腐熟，脾升胃降，共同完成饮食物的消化吸收与输布，为气血生化之源，后天之本。脾又具有统血、主四肢肌肉的功能。

脾胃病证皆有寒热虚实之不同。脾的病变主要反映在运化功能的失常和统摄血液功能的障碍，以及水湿潴留、清阳不升等方面；胃的病变主要反映在食不消化，胃失和降，胃气上逆等方面。

1. 脾气虚证　脾气虚证是指脾气不足，运化失健所表现的证候。多因饮食失调，劳累过度，以及其他急慢性疾患耗伤脾气所致。

临床表现：纳少腹胀，饭后尤甚，大便溏薄，肢体倦怠，少气懒言，面色萎黄或㿠白，形体消瘦或水肿，舌淡苔白，脉缓弱。

2. 脾阳虚证　脾阳虚证是指脾阳虚衰，阴寒内盛所表现的证候。多由脾气虚发展而来，或过食生冷，或肾阳虚，火不生土所致。

临床表现：腹胀纳少，腹痛喜温喜按，畏寒肢冷，大便溏薄清稀，或肢体困重，或周身水肿，小便不利，或白带量多质稀，舌淡胖，苔白滑，脉沉迟无力。

3. 中气下陷证　中气下陷证是指脾气亏虚，升举无力而反下陷所表现的证候。多由脾气虚进一步发展，或久泄久痢，或劳累过度所致。

临床表现：脘腹重坠作胀，食后尤甚，或便意频数，肛门坠重；或久痢不止，甚或脱肛；或子宫下垂；或小便浑浊如米泔。伴见气少乏力，肢体倦怠，声低懒言，头晕目眩。舌淡苔白，脉弱。

4. 脾不统血证　脾不统血证是指脾气亏虚不能统摄血液所表现的证候。多由久病脾虚，或劳倦伤脾等引起。

临床表现：便血，尿血，肌衄，齿衄，或妇女月经过多，崩漏等。常伴食少便溏，神疲乏力，少气懒言，面色无华，舌淡苔白，脉细弱等症。

5. 寒湿困脾证　寒湿困脾证是指寒湿内盛，中阳受困而表现的证候。多由饮食不节，过食生冷，淋雨涉水，居处潮湿，以及内湿素盛等因素引起。

临床表现：脘腹痞闷胀痛，食少便溏，泛恶欲吐，口淡不渴，头身困重，面色晦黄，或肌肤面目发黄，黄色晦暗如烟熏，或肢体水肿，小便短少。舌淡胖苔白腻，脉濡缓。

6. 湿热蕴脾证　湿热蕴脾证是指湿热内蕴中焦所表现的证候。常因受湿热外邪，或过食肥甘酒酪酿，湿生热所致。

临床表现：脘腹痞闷，纳呆呕恶，便溏尿黄，肢体困重，或面目肌肤发黄，色泽鲜明如橘子，皮肤发痒，或身热起伏，汗出热不解。舌红苔黄腻，脉濡数。

7. 胃阴虚证　胃阴虚证是指胃阴不足所表现的证候。多由胃病久延不愈，或热病后期阴液未复，或平素嗜食辛辣，或情志不遂，气郁化火使胃阴耗伤而致。

临床表现：胃脘隐痛，饥不欲食，口燥咽干，大便干结，或脘痞不舒，或干呕见逆，舌红少津，脉细数。

8. 食滞胃脘证　食滞胃脘证是指食物停滞胃脘不能腐熟所表现的证候。多由饮食不节，暴饮暴食，或脾胃素弱，运化失健等因素引起。

临床表现：胃脘胀闷疼痛，嗳气吞酸或呕吐酸腐食物，吐后胀痛得减，或矢气便溏，泻下物酸腐臭秽，舌苔厚腻，脉滑。

9. 胃寒证　胃寒证是指阴寒凝滞胃腑所表现的证候。多由腹部受凉，过食生冷，过劳伤中，复感寒邪所致。

临床表现：胃脘冷痛，轻则绵绵不已，重则拘急剧痛，遇寒加剧，得温则减，口淡不渴，口泛清水，或恶心呕吐，或伴见胃中水声辘辘，舌苔白滑，脉弦或迟。

10. 胃热证　胃热证是指胃火内炽所表现的证候。多因平素嗜食辛辣肥腻，化热生火，或情志不遂，气郁化火，或热邪内犯等所致。

临床表现：胃脘灼痛，吞酸嘈杂，或食入即吐，或渴喜冷饮，消谷善饥，或牙龈肿痛，齿衄，口臭，大便秘结，小便短赤，舌红苔黄，脉滑数。

（四）肺与大肠病辨证

肺居胸中，经脉下络大肠，与大肠相为表里。肺主气，司呼吸，主宣发肃降，通调水道，外合皮毛，开窍于鼻。大肠主传导，排泄糟粕。

脑病出现肺与大肠的病变可见于以下病证：痰湿阻肺证、大肠液亏证。

1. 痰湿阻肺证　痰湿阻肺证是指痰湿阻滞肺系所表现的证候。多由重症脑病，正气不足，脾气亏虚，或感受寒湿等病邪引起。

临床表现：咳嗽痰多质黏，色白易咯，胸闷，甚则气喘痰鸣，舌淡苔白腻，脉滑。

2. 大肠液亏证　大肠液亏证是指津液不足，不能濡润大肠所表现的证候。多由脑病素体阴亏，或久病伤阴，或热病后津伤未复所致。

临床表现：大便秘结干燥，难以排出，常数日一行，口干咽燥，或伴见口臭、头晕等症，舌红少津，脉细涩。

（五）肾与膀胱病辨证

肾左右各一，位于腰部，其经脉与膀胱相互络属，故两者为表里。肾藏精，主生殖，为先天之本，主骨生髓充脑，在体为骨，开窍于耳，其华在发。肾与脑病极为密切，又主水，并有纳气功能。膀胱具有贮尿排尿的作用。肾藏元阴元阳，为人体生长发育之根，脏腑功能活动之本，一有耗伤，则诸脏皆病，故肾多虚证。膀胱多见湿热证。

1. 肾阳虚证　肾阳虚证是指肾脏阳气虚衰表现的证候。多由素体阳虚，或年高肾亏，或久病伤肾，以及房劳过度等因素引起。

临床表现：腰膝酸软而痛，畏寒肢冷，尤以下肢为甚，精神萎靡，面色㿠白或黧黑，舌淡胖苔白，脉沉弱。或男子阳痿，女子宫寒不孕；或大便久泄不止，完谷不化，五更泄泻；或水肿，腰以下为甚，按之没指，甚则腹部胀满，全身肿胀，心悸咳喘。

2. 肾阴虚证　肾阴虚证是指肾脏阴液不足

表现的证候。多由久病伤肾,或禀赋不足,房事过度,或过服温燥劫阴之品所致。

临床表现:腰膝酸痛,眩晕耳鸣,失眠多梦,男子遗精早泄,女子经少经闭,或见崩漏,形体消瘦,潮热盗汗,五心烦热,咽干颧红,溲黄便干,舌红少津,脉细数。

3. 肾气不固证 肾气不固证是指肾气亏虚、固摄无权所表现的证候。多因年高肾气亏虚,或年幼肾气未充,或房事过度,或久病伤肾所致。

临床表现:神疲耳鸣,腰膝酸软,小便频数而清,或尿后余沥不尽,或遗尿失禁,或夜尿频多。男子滑精早泄,女子白带清稀,胎动易滑,舌淡苔白,脉沉弱。

(六) 脏腑兼病辨证

人体每一个脏腑虽然有它独特的功能,但它们彼此之间又是密切联系的,因而在发病时往往不是孤立的,而是相互关联的。常见有脏病及脏、脏病及腑、腑病及脏、腑病及腑。凡两个或两个以上脏器相继或同时发病者,即为脏腑兼病。一般来说,脏腑兼病在病理上有着一定的内在规律,只要具有表里、生克、乘侮关系的脏器,兼病较常见,反之则较为少见。因此在辨证时应注意辨析发病脏腑之间的因果关系,这样在治疗时才能分清主次、灵活运用。脏腑兼病,证候极为复杂,但一般以脏与脏、脏与腑的兼病常见。

1. 心肾不交证 心肾不交证是指心肾水火既济失调所表现的证候。多由五志化火,思虑过度,久病伤阴,房事不节等引起。

临床表现:心烦不寐,心悸健忘,头晕耳鸣,腰酸遗精,五心烦热,咽干口燥,舌红,脉细数。或伴见腰部下肢酸困发冷。

2. 心脾两虚证 心脾两虚证是指心血不足,脾气虚弱所表现的证候。多由病久失调,或劳倦思虑,或慢性出血而致。

临床表现:心悸怔忡,失眠多梦,眩晕健忘,面色萎黄,食欲不振,腹胀便溏,神倦乏力,或皮下出血,妇女月经量少色淡,淋漓不尽等。舌质淡嫩,脉细弱。

3. 肝胃不和证 肝胃不和证是指肝失疏泄,胃失和降所表现的证候。多由情志不遂,气郁化火,或寒邪内犯肝胃而发病。

临床表现:脘胁胀闷疼痛,嗳气呃逆,嘈杂吞酸,烦躁易怒,舌红苔薄黄,脉弦或带数。或巅顶疼痛,遇寒则甚,得温痛减,呕吐涎沫,形寒肢冷,舌淡苔白滑,脉沉弦紧。

4. 肝肾阴虚证 肝肾阴虚证是指肝肾两脏阴液亏虚所表现的证候。多由久病失调,房事不节,情志内伤等引起。

临床表现:头晕目眩,耳鸣健忘,失眠多梦,咽干口燥,腰膝酸软;胁痛,五心烦热,颧红盗汗,男子遗精,女子经少。舌红少苔,脉细数。

5. 脾肾阳虚证 脾肾阳虚证是指脾肾两脏阳气亏虚所表现的证候。多由久病、久泻或水邪久停,导致脾肾两脏阳虚而成。

临床表现:面色㿠白,畏寒肢冷,腰膝或下腹冷痛,久泻久痢,或五更泄泻,或下利清谷,或小便不利,面浮肢肿,舌淡胖,苔白滑,脉沉细。

六、六经辨证

六经辨证始见于《伤寒论》,是东汉医学家张仲景在《素问·热论》等篇的基础上,结合伤寒病证的传变特点所创立的一种论治外感病的辨证方法。它以六经(太阳经、阳明经、少阳经、太阴经、少阴经、厥阴经)为纲,将外感病演变过程中所表现的各种证候,总结归纳为三阳病(太阳病、阳明病、少阳病),三阴病(太阴病、少阴病、厥阴病)六类,分别从邪正盛衰、病变部位、病势进退及其相互传变等方面阐述外感病各阶段的病变特点。凡是抗病能力强、病势亢盛的,为三阳病证;抗病力衰减,病势虚弱的,为三阴病证。脑病病证有时也表现为六经病证。

(一) 太阳病证

太阳病证是指邪自外入或病由内发,致使太阳经脉及其所属脏腑功能失常所出现的临床证候。太阳是阳气旺盛之经,主一身之表,统摄营卫,为一身之藩篱,包括足太阳膀胱经和手太阳小肠经。外邪侵袭人体,大多从太阳而入,卫气奋起抗邪,正邪相争,太阳经气不利,营卫失调而发病；病由内发者，系在一定条件下，疾病由阴转阳，或由表出里。由于患者体质和病邪传变的不同，同是太阳经证，却又有中风与伤寒的区别。

太阳经证是指太阳经受外邪侵袭，邪在肌表，经气不利而出现的临床证候。可分为太阳中风证和太阳伤寒证。

1. 太阳中风证　是指风邪袭于肌表，卫气不固，营阴不能内守而外泄出现的一种临床证候。临床上亦称之为表虚证。

临床表现：发热，汗出，恶风，头痛，脉浮缓，有时可见鼻鸣干呕。

2. 太阳伤寒证　是指寒邪袭表，太阳经气不利，卫阳被束，营阴郁滞所表现出的临床证候。

临床表现：发热，恶寒，头项强痛，体痛，无汗而喘，脉浮紧。

（二）阳明病证

阳明病证是指太阳病未愈，病邪逐渐亢盛入里，内传阳明或本经自病而起邪热炽盛，伤津成实所表现出的临床证候。为外感病的极期阶段，以身热汗出，不恶寒，反恶热为基本特征。病位主要在肠胃，病性属里、热、实。根据邪热入里是否与肠中积滞互结，分为阳明经证和阳明腑证。

1. 阳明经证　阳明经证是指阳明病邪热弥漫全身，充斥阳明之经，肠中并无燥屎内结所表现出的临床证候。又称阳明热证。

临床表现：身大热，大汗出，大渴引饮，脉洪大；或见手足厥冷，喘促气粗，心烦谵语，舌质红，苔黄腻。

2. 阳明腑证　阳明腑证是指阳明经邪热不解，由经入腑，或热自内发，与肠中糟粕互结，阻塞肠道所表现出的临床证候。又称阳明腑实证。临床是症以“痞、满、燥、实”为其特点。

临床表现：日哺潮热，手足汗出，脐腹胀满疼痛，大便秘结，或腹中转矢气，甚者谵语，狂乱，不得眠，舌苔多厚黄干燥，边尖起芒刺，甚至焦黑燥裂，脉沉迟而实，或滑数。

（三）少阳病证

少阳病证是指人体受外邪侵袭，邪正分争于半表半里之间，少阳枢机不利所表现出的临床证候。少阳病从其病位来看，是已离太阳之表，而又未入阳明之里，正是半表半里之间，因而在其病变的机制上属于半表半里的热证。可由太阳病不解内传，或病邪直犯少阳，或三阴病阳气来复，转入少阳而发病。

临床表现：往来寒热，胸胁苦满，默默不欲饮食，心烦喜呕，口苦，咽干，目眩，苔薄白，脉弦。

（四）太阴病证

太阴病证是指邪犯太阴，脾胃功能衰弱所表现出的临床证候。太阴病中之“太阴”主要是指脾（胃）而言。可由三阳病治疗失当，损伤脾阳，也可因脾气素虚，寒邪直中而起病。

临床表现：腹满而吐，食不下，自利，口不渴，时腹自痛。或舌苔白腻，脉沉缓而弱。

（五）少阴病证

少阴病证是指少阴心肾阳虚，虚寒内盛所表现出的全身性虚弱的一类临床证候。少阴病证为六经病变发展过程中最危险的阶段。病至少阴，心肾功能衰减，抗病能力减弱，或从阴化寒或从阳化热，因而在临床上有寒化、热化两种不同证候。

1. 少阴寒化证　少阴寒化证是指心肾水火不济，病邪从水化寒，阴寒内盛而阳气衰弱所表现出的临床证候。

临床表现：无热恶寒，脉微细，但欲寐，四肢厥冷，下利清谷，呕不能食，或食入即吐；或脉微欲绝，反不恶寒，甚至面赤。

2. 少阴热化征　少阴热化证是指少阴病邪从火化热而伤阴，致阴虚阳亢所表现出的临床证候。

临床表现：心烦不寐，口燥咽干，小便短赤，舌红，脉细数。

（六）厥阴病证

厥阴病证是指病至厥阴，机体阴阳调节功能发生紊乱，所表现出的寒热错杂、厥热胜复的临床证候，为六经病证的较后阶段。厥阴病的发生，一为直中，系平素厥阴之气不足，风寒外感，直入厥阴；二为传经，少阴病进一步发展传入厥阴；三为转属，少阳病误治、失治，阳气大伤，病转厥阴。

临床表现：消渴，气上冲心，心中疼热，饥不欲食，食则吐蛔。

七、卫气营血辨证

卫气营血辨证是清代医学家叶天士首创的一种论治外感温热病的辨证方法。四时温热邪气侵袭人体，会造成卫气营血生理功能的失常，破坏人体的动态平衡，从而导致温热病的发生。此种辨证方法是在伤寒六经辨证的基础上发展起来的，又弥补了六经辨证的不足，从而丰富了外感病辨证学的内容。卫、气、营、血，即卫分证、气分证、营分证、血分证这四类不同证候。当温热病邪侵入人体，一般先起于卫分，邪在卫分郁而不解则传变而入气分，气分病邪不解，以致正气虚弱，津液亏耗，病邪乘虚而入营血，营分有热，动血耗阴势必累及血分。

温热病按照卫气营血的方法来辨证，可分为卫分证候、气分证候、营分证候和血分证候四大类。四类证候标志着温热病邪侵袭人体后由表入里的四个层次。卫分主皮毛，是最浅表的一层，也是温热病的初起。气分主肌肉，较皮毛深入一层。营血主里，营主里之浅，血主里之深。

（一）卫分证候

卫分证候是指温热病邪侵犯人体肌表，致使肺卫功能失常所表现的证候。其病变主要累及肺卫。

临床表现：本证的基本临床特征是发热与恶寒并见，发热较重，恶风（寒）较轻，舌边尖红，脉浮数。

（二）气分证候

气分证候是指温热病邪内入脏腑，正盛邪实，正邪剧争，阳热亢盛的里热证候。其为温热邪气由表入里，由浅入深的极盛时期。由于邪入气分及所在脏腑、部位的不同，其所反映的证候有多种类型，常见的有热壅于肺、热扰胸膈、热在肺胃、热迫大肠等。

临床表现：发热不恶寒反恶热，舌红苔黄，脉数；常伴有心烦、口渴、面赤等症。若兼咳喘、胸痛、咯吐黄稠痰者，为热壅于肺；若兼心烦懊侬坐卧不安者，为热扰胸膈；若兼自汗、喘急、烦闷、渴甚，脉数而苔黄燥者为热在肺胃；若兼胸痞、烦渴、下利、谵语者，为热迫大肠。

（三）营分证候

营分证候是指温热病邪内陷的深重阶段表现的证候。营行脉中，内通于心，故营分证以营阴受损、心神被扰的病变为其特点。

临床表现：身热夜甚，口渴不甚，心烦不寐，甚或神昏谵语，斑疹隐现，舌质红绛，脉细数。

（四）血分证候

血分证候是指温热邪气深入阴分，损伤精血津液的危重阶段所表现出的证候，也是卫气营血病变最后阶段的证候。典型的病理变化为热盛动血，心神错乱。病变主要累及心、肝、肾三脏。临床以血热妄行和血热伤阴多见。

1. 血热妄行证　是指热入血分，损伤血络而表现的出血证候。

临床表现：在营分证的基础上，更见烦热躁扰，昏狂，谵妄，斑疹透露，色紫或黑，吐衄，便血，尿血，舌质深绛或紫，脉细数。

2. 血热伤阴证　是指血分热盛，阴液耗伤而见的阴虚内热的证候。

临床表现：持续低热，暮热朝凉，五心烦热，口干咽燥，神倦耳聋，心烦不寐，舌上少津，脉虚细数。

第四章
脑病的治法

中医脑病的治疗学，其理论是严谨的，其方法是多样的。内容包括治疗原则和治疗方法。治疗原则可概括为调整阴阳，整体论治，治病求本，扶正祛邪，动中施治，调理气血，预防病变，医护结合等；治疗方法可概括为内治法和外治法两大类，其中各含有许多具体的方法。

第一节　治疗原则

治疗原则即治疗疾病的法则。它是按照整体观念和辨证论治精神制订的，对治疗过程中的立法、处方、用药等具有指导意义。

一、调整阴阳

阴阳的相对平衡维系着人体正常的生理活动，而阴阳失去平衡，出现偏盛偏衰，则是反映人体病理状态的共同特征。所以，调整阴阳的目的是使失去平衡的阴阳，重新归于调和，保持新的相对平衡。

阴阳失调的病理变化表现为阴阳偏盛、阴阳偏衰、阴阳互损、阴阳格拒、阴阳亡失，因此，调整阴阳的治疗原则有损其有余、补其不足、损益兼用三方面。

（一）损其有余

损其有余即损其阴阳之偏盛，对于阴或阳的过盛和有余的病证采用“损其有余”的方法治疗。如阳盛则热，对于阳热亢盛的实热证，用“热者寒之”的方法，应用“治热以寒”的药物以清泻阳热；阴盛则寒，对于阴寒内盛的实寒证，用“寒者热之”的方法，应用“治寒以热”的药物以温散阴寒。

（二）补其不足

补其不足即补其阴阳之偏衰，对于阴或阳的虚损和不足的病证采用“补其不足”的方法治疗。如因阳虚不能制阴的阴盛虚寒证，根据“热之而寒者取之阳”的原则，用补阳以制阴，即“益火之源，以消阴翳”；阴虚不能制阳的阴虚阳亢虚热证，根据“诸寒之而热者取之阴”的原理，用滋阴以制阳，即“壮水之主，以制阳光”。阴阳是互根互用的，故阴阳偏衰亦互损，因此在治疗阴阳偏衰的病证时，要注意“阴中求阳”或“阳中求阴”，即在滋阴时适当配用补阳药，补阳时适当配用补阴药。

（三）损益兼用

《素问·阴阳应象大论》指出：“阴胜则阳病，阳胜则阴病。”即在阴阳偏盛的病变过程中，一方的偏盛可导致另一方的不足，阳热亢盛易于耗伤阴液，阴寒偏盛易于损伤阳气，在治疗中应损其有余，兼顾其不足。若以阴阳偏衰为主，同时存在阴或阳相对偏盛的病机，则应以补其不足为主，兼顾损其有余。

由于阴阳是辨证的总纲，疾病的各种病理变化均可用阴阳失调来概况。如《素问·阴阳应象大论》所说：“其高者，因而越之；其下者，引而竭之；中满者，泻之于内；其有邪者，渍形以为汗；其在皮者，汗而发之；其慓悍者，按而收之；其实者，散而泻之。审其阴阳，以别柔刚，阳病治阴，阴病治阳，定其血气，各守其乡。”因此从广义讲，调整阴阳的原则包括解表攻里、越上引下、升清降浊、寒热温清、虚实补泻、调和营卫、调和气血等方法。

二、整体论治

由于人体的脏腑、经络以及形体诸窍构成一个完整的有机体，同时又与自然界保持密切联系。因此，人体任何局部的疾病往往影响到全身，治疗时单纯治疗局部是不够的，更应该注意整体，从调节整体达到治疗局部病变的目的；治疗中还应该结合天时、地利、体质等因素通盘考虑，采取因时、因地、因人制宜的方法，才能获得更好的效果。

（一）脑与脏腑相关

人是一个有机整体，五脏之间、六腑之间、脏腑之间在生理上相互协调，相互促进，在病理上相互影响。在中医藏象学中将脑的生理和病理统归于心而分属五脏，脑病会影响到其他脏腑，其他脏腑病变后也会影响到脑。脑居颅内，由髓汇集而成，脑为髓海，元神之府，神机之源，诸神之会，一身之主。大经小络，贯布于脑，纵横交错而为脑脉。五脏精华之血和六腑清阳之气通过脑脉滋养脑髓，脑髓下行贯注腰脊之中，统脏腑经络、四肢百骸、气血、皮肤、肌肉。脑为诸阳之会，其气下降，以助肾之作强和伎巧之所出。所以，肾气实则精足髓充，髓充则脑健。肾藏精，精舍志，志伤则喜忘前言。脑为元神之府，精灵之地，神机之源。只有脑神正常行令，肾主之志才能正常发挥其功能。肝藏血，主疏泄，气机条达，气血旺盛上奉于脑，肝肾同源，精血充足以源源不断地发挥脑神之用。因此，脑病的治疗要根据脏腑之间的生理联系和病理影响，调整其功能活动，使之各司其职，才能有利于脑髓及神机的功能正常，促进脑病的向愈。

（二）人与自然界相关

整体论治不仅把人视为一个整体，还把人与自然界视为一个整体，要求在治疗中必须从天时、地利、体质等方面综合考虑。异法方宜是要因时、因地、因人制宜。在治疗疾病时，要根据季节、地区以及人体的体质、性别、年龄等不同条件制订适宜的治疗方法。由于疾病的发生、发展与转归受多方面因素的影响，如时令气候、地理环境等，尤其是患者个体的体质因素，对疾病的影响更大。因此，在治疗疾病时，必须把以上诸多因素考虑进去，对具体情况做具体分析，区别对待。

1. 因人制宜　人有男女老少的不同、强弱盛衰的差别，在感受病邪后的发病与转归也必然因人而异。根据患者的年龄、性别、体质、生活习惯的不同进行处方用药的原则即是“因人制宜”。不同年龄的生理情况和气血盈亏不同，治法用药也会有所区别。老年人脏腑气血衰退，患病多虚，或虚实夹杂、虚中夹实，治疗宜扶正补虚，有实邪也要慎用攻法，祛邪勿伤正。青壮年患者正气旺盛，体质强健，病变多为实证，可侧重攻邪泻实，用药量亦可稍重。

男女性别不同，生理特点各异。妇女有经带胎产等情况，治疗用药时应加以考虑，治法上应配合调理冲、任二脉。如脏躁等病证以女性居多，治疗时要注意结合女性特点。

体质有强弱寒热之偏，素体阳盛或阴虚之体慎用温热之剂；阳虚或阴盛之体慎用寒凉伤阳之药。

2. 因时制宜　四时气候的变化对人体的生理功能、病理变化均产生一定的影响。根据不同季节气候特点，考虑治疗用药的原则即为“因时制宜”。天时有春温、夏热、秋凉、冬寒的变化。春夏季节，气候由温渐热，阳气升发，人体腠理疏松开泄，不宜过用辛温发散药，以免开泄太过，耗伤气阴。暑邪致病有明显的季节性，在暑热季节治病时往往加入清暑化湿之品；而秋冬季节，气候由凉变寒，阴盛阳衰，人体腠理致密，阳气内敛，当慎用寒凉药物，以防伤阳。秋季气候干燥，可酌情配伍辛凉润燥之法，正所谓：“必先岁气，无伐天和。”（《素问・五常政大论》）

另外，“非时之气”也是一种常见的致病诱

因，如夏季应热反寒，冬季应寒反暖，临床用药时应根据实际的天气寒热具体分析用药。

3. 因地制宜　根据不同地区的地理环境特点考虑治疗用药的原则为“因地制宜”。地域有东南西北、寒温燥湿的不同，这些因素都必然影响到人的生理病理。不同地区由于地势高低、气候条件及生活习惯各异，人的生理活动和病理变化特点也不尽相同，治疗时要根据当地环境及生活习惯而有所变化。如我国东南地区地势低洼，临海傍水，温热多雨，病多湿热，治疗宜清化；西北地区地处高原，气候寒冷，干燥少雨，多食鲜美酥酪骨肉和牛羊乳汁，其病以燥寒内伤病为主，治疗宜辛润。如同是外感病，东南以阳气外泄、内寒自生为主，治疗当收敛外泄阳气，温其内寒；西北则以外寒内热为主，治疗时应散其外寒，凉其内热。

三、治病求本

治病求本是指对发病的根本原因予以治疗。“本”和“标”是相对而言的，如就正邪而言，正气是本，邪气是标；就疾病先后而言，旧病、原发病是本，新病、续发病是标。通过辨证分析能够认识疾病的本质，看出标与本，从而确定相应的治疗方法。运用治病求本这一法则，必须掌握“正治与反治”“标本缓急”“病证辨治”。

（一）正治与反治

1. 正治　正治是逆其证候性质而治的一种治疗法则，又称逆治。是针对疾病性质、病机，从正面治疗的常规治法，即采用与疾病证候性质相反的药物进行治疗。正治法适用于疾病的征象与本质相一致的病证。治法中的“寒者热之，热者寒之……坚者削之，客者除之，劳者温之，结者散之，留者攻之，燥者濡之，急者缓之，散者收之，损者温之，逸者行之，惊者平之……”（《素问・至真要大论》）等均属于正治法范畴。如热病用寒凉法；病性属寒当用温热法；若属于外邪侵袭脑络者，用祛除外邪法；气血郁结，痰浊、瘀血内结于脑者，用消散法；病属脑内有坚积、癥瘕之症，当用削伐之法；经络拘急痉挛引起的疼痛不遂者，应用舒缓法；精气耗散病证用收敛法；虚损怯弱之病用温养补益法；过逸而致气血凝滞的运动障碍、瘫痪、肢体不遂等，当用行气之法；久病入络或外伤而致的瘀血阻滞者，当用活血祛瘀法。

2. 反治　反治是顺从疾病假象而治的一种治疗法则，又称从治。它是针对疾病所表现的现象而言，这种现象往往是疾病证候中所表现的假象，所采用的治法方药与这种假象相一致。本法多用于一些复杂病证的危急阶段，出现与疾病性质不一致甚至相反的征象。如“热因热用”治疗真寒假热证，“寒因寒用”治疗真热假寒证，“塞因塞用”治疗真虚假实证，“通因通用”治疗真实假虚证等。

（二）标本缓急

在复杂多变的病证中常有主次标本的不同，治疗时也宜有先后缓急的区别。标是指疾病表现于临床的现象和所表现的证候；本是疾病发生的病机，即疾病的性质，也可相对的指先病的脏腑及其病理表现。在某些情况下，标病甚急，不及时治疗可危及生命后影响疾病的治疗，则采取“急则治其标，缓则治其本”及“标本并重则标本同治”的原则。

1. 急则治其标　在疾病的发展过程中，当标病甚急，如不及时解决，则危及患者生命或影响疾病的治疗，必须抓紧时间，抓住病机，尽快解决标病，而后再治疗其本的疾病。如在脑系疾病中出现严重的脑水肿并发脑疝时，必须先解决脑水肿消除脑疝，待危急病情控制后再治疗本病。

2. 缓则治其本　在标病缓解之后或无明显危重证候的情况下，可以针对发病的根本原因或原发疾病进行治疗。此原则是对慢性病或急性病的根本原因或原发疾病进行治疗。所以，此原则对慢性病或急性病的恢复期有重要意义。例如对癫痫病的治疗，在发作期先针对不同的证型给予定痫息风、豁痰开窍以治其标，在发作间期以补虚固本治其本，预防、减少癫痫再次发作；对于中风中的中脏腑，发生闭证时，应先急予清热泻腑、豁痰息风、开窍醒脑，待病情度过危重期，神志清醒后，再对其半身不遂、言语不利、口舌歪斜等进行虚、实、风、火、痰、瘀、气、血的辨证治疗。

3. 标本兼顾　标病本病并重之时，必须两者兼顾，而不能舍本治标或舍标治本，如益气解表法或表里双解法；在脑系疾病中，大多属于本虚标实，如痴呆在病情演变过程中以肾精亏损、痰瘀内阻为病变基础，治疗时应用补肾益精、活血通络、化痰降浊之法以兼顾标本。

标本的治疗法则既有原则性，又有灵活性，但最终目的在于抓住疾病的主要矛盾，做到治病求本。

（三）病证辨治

在中医学中"病"与"证"是有区别的。病是有特定的病因、发病形式、病机、发展规律和转归的一个完整过程。证是疾病发展过程中某一个阶段的病理概括。辨病论治是在疾病被确诊后，根据疾病确定治疗原则。辨证论治是将望、闻、问、切四诊收集的资料、症状和体征，通过分析、综合，辨清疾病的原因、性质、部位以及正邪关系，概括判断为某种性质的证，根据辨证的结果确定相应的治疗方法。中医对疾病的治疗既辨病又辨证。辨证论治能辩证地看待病和证的关系，既可以看到一种病可以包括几种不同的证，又看到不同的病在发展过程中可以出现同一种证，因此，治疗中又出现了"同病异治"和"异病同治"两种情况。

"同病异治"是指同一种疾病由于发病的时间、地区、患者机体反应的不同，或处于不同的发展阶段，表现的证不同，因而治法也不同。例如中风，有中经络和中脏腑之分，中脏腑又有闭证和脱证之分，闭证又有阳闭和阴闭之别，治疗也就不同。"异病同治"是指不同疾病在其发展过程中，由于出现了相同的病机即证相同或相似，也可以采用同一方法治疗。例如中风和痴呆，两病不同，但若在疾病发展的某个阶段出现气虚血瘀的证，都可采用益气化瘀的方法，用补阳还五汤治疗；若属于血瘀实证，又都可以采用活血化瘀的方法，用血府逐瘀汤治疗。

四、扶正祛邪

疾病的发生发展就是正气与邪气相互斗争的过程。正邪相互斗争决定着疾病的进退，邪胜正则病进，正胜邪则病退。而治疗疾病就是扶助正气，祛除邪气，从而使病情逐渐好转，终至痊愈。

（一）扶正

扶正即是扶助正气，增强体质，提高机体对环境的适应能力、抗病能力和康复能力。此法则适用于疾病过程中，以正气虚为主要矛盾而邪气不盛的虚证。扶正的方法主要有益气、养血、滋阴、补阳等，具体运用手段除中药内服外还包括针灸、推拿、气功、食疗和精神调摄。脑由髓汇集而成，髓由精生，肾气实则精足髓充，髓充而脑健，对于脑病的虚证应注重补益肾气，养精益髓。

（二）祛邪

祛邪即是用泻实之法祛除病邪，从而达到邪去正安。此法则适用于以邪气盛为主要矛盾而正气不衰的实证。不同的邪气，不同的部位，其治法亦不相同，解表、攻下、渗湿、利水、消导、祛痰、化瘀等都属于祛邪的方法。对于脑系疾病，若机体失调，痰浊瘀血内生，风痰瘀血互结为患，痰瘀胶着不化，损伤脑髓，可灵活运用祛邪法。如中风中脏腑的阴闭，痰湿内盛蒙闭清窍的神志不清，用豁痰息风、开窍醒脑的方法治疗；对于肝火痰热的痫病，用清肝泻火化痰法治疗。

在具体运用扶正、祛邪法则时，还有先扶正后祛邪、先祛邪后扶正或扶正与祛邪兼用之别。

1. 先扶正后祛邪　先扶正后祛邪即先攻后补。适用于正虚邪实而以正虚为主的情况，正气不耐攻邪，则当先扶正，待正气恢复后再攻其邪；在病情甚虚甚实而病邪胶痼不易扩散时，先扶正也有利于祛邪。如脑内有虫积的患者，正气亏虚不宜驱虫，应先健脾益气以扶正，使正气得到一定的恢复后再驱虫消积。本法应以扶正不留邪，祛邪不伤正为原则。

2. 先祛邪后扶正　先祛邪后扶正即先攻后

补。适用于正虚邪实,而正气尚能耐攻,或祛邪同时扶正反会助邪的情况,故先祛邪气,邪退正虚时再予扶正;如久病体虚而骤见热毒内陷,痰热壅闭清窍,出现高热烦躁、神昏谵语、中风中脏腑的阳闭证,应急用辛凉开窍醒神的方法,以清热开窍、豁痰解毒之安宫牛黄丸,待患者神志清醒,痰热标实去后再调补,则无留寇助邪之患。

3. 扶正祛邪兼用　扶正祛邪两者兼用则扶正不留邪,祛邪又不伤正,体现了攻补兼施,适用于正虚邪实、虚实夹杂的病证。在具体运用时,要分清正虚邪实的主次关系,合并使用时亦有主次之别。正虚为主或急重症的应以扶正为主,兼顾祛邪。单纯补虚则易留邪,单纯攻邪又易伤正。如中风的气虚血瘀、脉络瘀阻的半身不遂证,治疗用补气活血、通经活络的补阳还五汤,重用黄芪大补脾胃元气,使气旺以促血行,祛瘀而不伤正。邪实为主或较急重的应以祛邪为主,兼顾扶正。

五、动中施治

疾病发生以后,疾病的过程是由不断地变化发展和相对稳定阶段组成的,疾病不断地变化发展而形成不同的传变、转归趋势。因此,必须用发展的观点、动态的观点进行观察和处理。疾病的相对稳定形成一定的阶段性。疾病的阶段性不仅能反映出病情的轻重、病势的进退等特点,还能揭示病机的变化,作为易方更药的依据。因此,动态观察病情,分阶段论治是中医临证治疗的原则之一。

在临证过程中,不仅需要掌握常法、主方,而且应该随病情的变化进行治法乃至方药的加减增损,不应一法一方守到底。

脑系疾病的过程都有一定的阶段性,既要熟悉某一阶段的特点,又要知道其转化的规律,从而能够知常达变,随证施治。如中风急性期风、火、痰、瘀、气、血互结而成实证,治疗宜息风、清热泻火、理气化痰、活血化瘀;恢复期正气已虚或虚实夹杂,则宜攻补兼施;后遗症期久病成损,则宜调气血,养五脏,促进病体康复。

六、调理气血

气血是各脏腑及其他组织功能活动的主要物质基础,是人体生命活动最基本的物质。脑与气血有着密切的联系。十二经脉三百六十五络,其血气皆上注于面而走空窍,头面诸窍又皆通于脑,血是神志活动的基础。

脑系疾病常与气血逆乱并见,如“大怒则形气绝,而血菀于上,使人薄厥”。因此,治疗脑系疾病应注意调理气血,以“有余泻之,不足补之”为原则,使气血关系恢复协调。气能生血,气旺则血生,气虚生血不足,可致血虚,或气血两虚,治疗以补气为主,兼顾补血,不能单纯补血。气能行血,气虚或气滞可导致血行减慢,瘀滞不畅,是为气虚血瘀或气滞血瘀。治宜补气行血或理气活血化瘀。气机逆乱则血行也随之逆乱,如肝气上逆,血随气逆,导致昏厥,治疗则宜降气和血。

气能摄血,气虚不能摄血,可导致血离经脉而出,如出血性中风,治疗时宜补气摄血。

血为气母,故血虚其气亦虚。血脱者,气常随血脱。治疗应根据“有形之血不能速生,无形之气所当亟固”的原则先行补气固脱。

气血失调多与脏腑功能失调相关,调理气血同时还要结合调理脏腑的功能。

七、预防病变

中医治病始终重视“治未病”的思想,强调防患于未然。预防是指采用一定的措施,防止疾病的发生与发展。医者要在疾病的发生、发展整个过程中,及时洞察一切形诸外的征象,做到未病先防和既病防变。

(一) 未病先防

在疾病发生之前做好预防工作,防止疾病的发生。疾病的发生既然取决于正邪两个方面,未病先防要从这两方面入手。

1. 精神调摄　精神活动与人体的生理病理变化密切相关。精神刺激使人体气机逆乱,气血阴阳失调而发病。情志因素影响过度可导致全身气机失调,“怒则气上,喜则气缓,悲则气消,恐则气下,寒则气收,炅则气泄,惊则气乱……思则气结……”(《素问·举痛论》)在疾病过程中,情志的波动能使疾病恶化。精神的舒畅可使人体精神内守,各种疾病的发生率降低。

神经系统疾病与情志因素的关系尤为密切。大怒迫使气血上逆而致昏厥,中风尤其与之相关,故精神调畅尤显重要。

2. *加强锻炼* 体育锻炼可促进血液流通,气机调畅,增强体质,防治疾病。如“五禽戏”,模仿虎、鹿、熊、猿、鸟五种动物的动作进行锻炼,太极拳、气功、广场舞等多种健身方法不仅能增强体质,提高健康水平,预防疾病的发生,对多种慢性疾病的治疗也有一定作用。在脑系疾病中,加强锻炼对预防中风的发生尤为重要。

3. *起居有节* 保持身体健康应懂得自然变化的规律,适应自然环境的变化,对饮食、起居、劳逸等适当地节制和安排。《素问·四气调神大论》曰:“春三月,此谓发陈。天地俱生,万物以荣,夜卧早起,广步于庭……夏三月,此谓蕃秀。天地气交,万物华实,夜卧早起,无厌于日……秋三月,此谓容平。天气以急,地气以明,早卧早起,与鸡俱兴……冬三月,此谓闭藏。水冰地坼,无扰乎阳,早卧晚起,必待日光……”要顺从四时的生长收藏规律调整行动起居。保持生活起居的规律,养精蓄锐,以应付不断变化的不良刺激和损伤。

4. *防止病邪侵害* 在提高正气抗邪能力的同时,还要防止病邪的侵害。如:“虚邪贼风,避之有时”(《素问·上古天真论》),“五疫之至,皆相染易”,应“避其毒气”等是避免六淫、疫疠的有效方法。另外,药物预防和人工免疫以及讲究卫生,防止环境、水源和食物污染也很重要。

(二) 既病防变

既病防变就是要在疾病发生后,早期诊断,早期治疗,防止疾病的发展与传变。

1. *早期诊治* 疾病的发展往往是由轻到重、由比较单纯到错综复杂。疾病初期病情尚轻,正气较盛,抗邪和康复能力均较强,及时治疗能收到良好疗效。随着疾病的发展,病情复杂多变,虚实互见,寒热错杂,治疗相对困难。中风往往会出现先兆症状,一过性的肢体麻木不遂、口舌㖞斜、语言謇涩等,若及时发现,在早期给予正确治疗可避免重症发生。因此,在防治疾病过程中,一定要掌握疾病发生、发展规律及其传变途径,做到早期诊断,有效治疗,才能防止传变。

2. *防病传变* 疾病是不断变换的,而机体是一个相互联系的整体,当某一部位发生变化时,必然相关脏腑传变,并遵循一定的传变规律。在治疗时,掌握传变规律,从整体出发,以时空动态的观点采取治疗措施,阻断和防止疾病进一步发展。在血管性痴呆(VD)的研究中发现,其自然病程分为三个阶段,即相对平稳的平台期、病情波动时好时坏或有加重趋势的波动期、病情加重倾向未及时治疗或突然加重的下滑期。了解该病的特点和动态变化规律,治疗时就可做到积极治疗早期轻重症,延长平台期,稳定波动期,防止下滑加重。

八、医护结合

中医的治疗非常重视护理,把治疗与护理结合在一起,列为辨证治疗的基本原则之一。疾病的治疗效果与调护有极为密切的关系,因此,在治疗疾病过程中,加强精神、饮食起居、服药等方面的护理,至关重要。

中医护理同样是以辨证论治做指导的,因此也当随证而异,且与治法紧紧衔接。在临床上,根据不同疾病的特点,在辨证施治的同时,采取必要的护理措施,可以提高疗效。如对风寒表证,在接受解表发汗时,护理上不仅应避免患者再受风寒外袭,还要酌加衣被,给予热汤、热粥,促其发汗。若里实热证,在护理上则要注意多给予清凉冷饮,保持室内通风,衣着宜薄,且使大便通畅,或以温浴降温。在配合药物治疗时,常加用一些针灸、推拿、拔火罐、熨法等其他治疗护理方法,以增强治疗效果。

第二节　常用治法

一、治风法

风为百病之长，故风病范围甚广，可概括为外风和内风两大类，在神经系统疾病中以内风为多见。外风是指“六淫”之中的风邪侵袭人体而致病，治疗宜疏风祛湿为主。内风是指由脏腑功能失调或邪热灼伤真阴引起，治宜平息内风为主。

疏风祛湿法是疏散外邪，解除表证及平肝息风、祛风通络以解除肌肉疼痛、经络痉挛、四肢抽搐、眩晕、震颤、口眼㖞斜及筋骨间风湿，治疗痹病的一种方法。所谓表证是指外邪侵犯人体浅表部位（皮肤、肌肉）所出现的综合征，相当于西医学的上呼吸道感染及传染病初期的症状。其临床表现有恶寒、发热、头痛、身痛、无汗或有汗、鼻塞、咳嗽、苔薄白、脉浮等。

根据药理研究，解表药有下列药理作用：① 大多数解表药有发汗作用。可使体表末梢血管扩张，促进体表的血液循环而促使恶寒症状解除。② 解热作用。通过发汗，或通过抗感染、抗菌和抗病毒等作用而促使体温下降。③ 抗感染作用。较强的抗感染作用是本类药物解除表证的重要机制之一。④ 抗菌、抗病毒作用。⑤ 镇痛作用。本类药物均有一定的镇痛作用。

痹病是指由于风、寒、湿邪阻闭肌表、经络、筋骨、关节，使气血运行不畅而引起肌肉筋骨关节疼痛、肿胀、麻木和活动困难等。痹病包括西医学中的风湿性关节炎、类风湿关节炎、肌肉风湿痛、肌肉劳损、坐骨神经痛、多发性肌炎（PM）、多发性神经炎、神经根炎等。药理研究认为疏风祛湿药有：① 抗感染作用。其抗感染作用是多途径的。② 镇痛作用。有的疏风祛湿药可使痛阈提高。③ 调节免疫功能。有的中药对机体免疫功能有明显抑制作用，有的中药或成分对免疫功能有促进作用。④ 部分药物有利尿、降压、调整血糖的作用。

（一）疏散外风

适用于治疗风邪侵犯人体肌表、经络、筋骨、关节所引起的恶寒、发热、眩晕、头痛、身痛、无汗或有汗、鼻塞、咳嗽、手足挛痛、麻木不仁、屈伸不利、口眼㖞斜等。其中以恶寒尤为重要，是诊断表证的重要依据，相当于西医学的上呼吸道感染及传染病初期的症状。恶寒症状的产生，是皮肤血流量降低的结果。

临床上根据疾病的性质，表证又分为表寒证与表热证。前者又分为表实证与表虚证。疏散外风法又可分为祛风通络、疏风祛湿和搜风通络。

1. 祛风通络　外风之邪侵犯经络、肌肉和筋骨等而致肢体筋脉挛痛、屈伸不利等病症。常见于各类痛症如外感头痛、坐骨神经痛、三叉神经痛及面神经炎等疾病的某个阶段。治疗宜祛风止痛、通络止痉。

常用方剂：川芎茶调散，芎芷石膏汤，牵正散和止痉散等。

常用中药：荆芥，防风，川芎，白芷，藁本，细辛，菊花，葛根，升麻，桑叶，辛夷花，苍耳子，白附子，僵蚕，全蝎，石膏等。

2. 疏风祛湿　由于风、寒、湿邪侵袭肌肉、经络和筋骨，闭阻经脉，阻滞气血运行，引起头身疼痛、肌肤麻木不仁、筋脉拘急和关节屈伸不利等病症。临床见于面神经麻痹、面肌痉挛、三叉神经痛、股外侧皮神经炎、吉兰-巴雷综合征（GBS）、红斑性肢痛症、雷诺病和多发性肌炎等。治疗宜祛风除湿，通络止痛。

常用方剂：玉真散，葛根汤，瓜蒌桂枝汤，独活寄生汤，羌活胜湿汤等。

常用中药：防风，羌活，天麻，白芍药，白附子，草乌，川乌，瓜蒌，胆南星，蝉蜕，僵蚕，独活，桑寄生，桂枝，川芎，蔓荆子等。

3. 搜风通络　适用于风寒湿邪留滞经脉所致的肢体筋脉痉挛疼痛、屈伸不利或疼痛游走不定等，可见于痹症、周围神经病变等。

常用方剂：小活络丹。

常用中药：羌活，地龙，独活，秦艽，桑枝，川芎，海风藤，全蝎等。

(二) 平息内风

适用于脏腑病变所致的内风病,如高热昏迷、四肢抽搐、头目眩晕,甚至昏仆、口舌㖞斜、半身不遂、舌强不语等。

1. 平肝息风　平肝息风法是用于治疗肝阳上亢及肝风内动等证的方法。肝阳上亢常见头痛、眩晕、肢体麻木等。肝风内动包括:① 肝阳化风,是肝阳上亢病情的进一步发展,除上述症状外,甚或猝然仆侧,神志不清,口眼㖞斜,半身不遂,舌强不语,或震颤、抽搐等。② 热极生风,是温热病时高热所致,表现为颈项强直,甚则角弓反张。③ 虚风内动,是阴血不足、筋失所养,表现为筋脉拘挛、手足蠕动等。此外,尚有外风引动内风,系外感热邪或寒邪郁久化热,热伤阴血所致。本法在神经科临床常用于治疗原发性高血压、高血压脑病(hypertensive encephalopathy)、脑梗死、脑出血、脑动脉炎、流行性乙型脑炎、散发性脑炎、流行性脑脊髓膜炎、急性传染病之高热惊厥、癫痫、震颤麻痹、舞蹈病、面肌抽搐、神经症。

常用方剂:天麻钩藤饮,镇肝息风汤。

常用中药:玄参,白芍药,栀子,黄芩,天麻,钩藤,石决明,牛膝,桑寄生,茵陈,川楝子,龙骨,牡蛎,代赭石,龟甲等。

2. 清热息风　适用于热极生风,症见高热神昏,躁扰如狂,手足抽搐,烦渴,项强,甚则角弓反张,两目上视,舌红绛,脉弦数。常见于神经系统感染性疾病。

常用方剂:清营汤,羚羊钩藤汤,清瘟败毒饮,犀角地黄汤,黄连解毒汤等。

常用中药:石膏,黄连,黄芩,黄柏,栀子,桑叶,菊花,竹茹,水牛角,钩藤,生地黄,白芍药,川贝母,茯神,金银花,连翘等。

3. 化痰息风　以息风和涤痰药物合用,治疗风痰阻络或痰蒙清窍,扰动神明而引起的眩晕、头痛、肢体抽搐、震颤等。临床见于眩晕,头痛,三叉神经痛,癫痫,脑囊尾蚴病等。

常用方剂:二陈汤,半夏白术天麻汤,涤痰汤等。

常用中药:半夏,陈皮,白术,茯苓,竹茹,枳实,天麻,石菖蒲,胆南星,生姜,地龙,僵蚕,党参,丹参,甘草等。

4. 滋阴潜阳息风　适用于肝肾阴虚、肝阳上亢的肝风内动之证。表现为眩晕,耳鸣耳聋,手足心热,手指抖动或肢体震颤,舌红苔少,脉虚大。临床见于震颤麻痹,肝豆状核变性,舞蹈症,运动神经元疾病。若热病末期,阴伤液耗,血不养肝,肝风内动,则见低热神倦,筋脉拘挛,手足颤动,舌红少苔,脉细数等,见于神经系统感染性疾病的恢复期,如结核性脑膜炎(tuberculous meningitis, TBM)、脊髓炎和急性感染性多发性神经炎等。

常用方剂:三甲复脉汤,大定风珠汤。

常用中药:白芍药,生地黄,麦冬,五味子,阿胶,火麻仁,龟甲,生牡蛎,鳖甲,鸡子黄,炙甘草等。

5. 养血息风　适用于邪热伤阴,血虚不能濡养筋脉之动风,虚阳不能潜藏,虚风内动而见手指蠕动,筋脉拘挛,癔病性痉挛等。

常用方剂:四物汤,阿胶鸡子黄汤,地黄饮子。

常用中药:生地黄,熟地黄,白芍药,石斛,当归,川芎,阿胶,山茱萸,肉苁蓉,牡蛎,龟甲,鳖甲,钩藤,石决明,石菖蒲等。

治风法应用注意事项:

(1) 使用治风法时要注意辨明属内风外风。

(2) 属外风发汗不宜过多,以免伤阳气;属于内风,切忌辛散。用辛温之品不可太过,以免化燥伤阴,而阴虚阳亢之证忌用。

(3) 所用之品多属辛散轻扬之品,不宜久煎,以免影响药效。

(4) 外风可以引动内风,而内风又可兼外风,治疗时应分清主次。

二、清热法

清热法是通过寒凉泻热的药物和措施,清除火热之邪的一种治疗方法。《素问·至真要大论》中"热者寒之""温者清之""治热以寒"是清热法的理论依据之一,适用于里热证的治疗。由于热邪所在部位及性质的不同,热证包括的内容也很多,所以清热的方法也较多。临床上将热证分为外感和内伤两大类，外感热病分卫、气、营、血四个阶段，内伤分实热、虚热两种，因此，清热法分为清气分热、清营凉血、气血两清、清热解毒、清脏腑热、清虚热。

热证是机体由于阴阳失调，阳处于偏盛的情况下所表现出的一组特定的症状。如发热，口渴，喜冷饮，烦躁，尿赤，便秘，舌质红，苔黄，脉数等。从西医学的观点来看，热证时，机体处于热量过剩的状态，生理功能较好，对有害病因反应力旺盛。病理形态上多见急性炎症或动脉充血与出血。虚热则与自主神经功能紊乱和内分泌腺功能紊乱有关。"热证"除了有一组共同的热量过剩的症状以外，还有不同组织、器官、脏器损害所具有的症状，这样，热证才有不同脏腑、卫气营血阶段的差异。毒是火热病邪引起的"火毒"或"热毒"，相当于感染性疾病引起的高热及其伴随的病理变化和各种毒性反应。清热法的取效原理可以归纳为：① 杀菌、抑菌作用。② 抗病毒作用。③ 抗感染作用。④ 解毒、减毒作用。⑤ 兴奋网状内皮系统，提高白细胞吞噬功能，增强机体的特异性和非特异性免疫功能。⑥ 调节体温调节中枢，抑制交感神经-肾上腺系统功能。⑦ 降压、利尿作用。⑧ 降血脂、抗血凝、抗心肌缺血、抗心律失常的作用。⑨ 抗肿瘤作用。

清热法在脑病临床上的应用可分为三类：一是传染性发热性疾病，如流行性乙型脑炎、流行性脑脊髓膜炎等；二是非传染性发热性疾病，如散发性脑炎、病毒性脑膜炎（viral meningitis）、化脓性脑膜炎（purulent meningitis）、真菌性脑膜炎、脑脓肿、脊髓炎、急性播散性脑脊髓炎（acute disseminated encephalomyelitis，ADEM）、急性感染性多发性神经根炎等；三是具有热证特征的非发热性疾病，如小舞蹈病（CM）、肢端红痛症、多发性肌炎、三叉神经痛、坐骨神经痛、多发性硬化（MS）等。

（一）清气分热

适用于邪入气分，里热渐盛，阳明经证。

常用方剂：白虎汤，竹叶石膏汤。

常用中药：石膏，知母，竹叶，粳米，麦冬，半夏，人参等。

（二）清营凉血

适用于邪入营分，神昏谵语，或热入血分，见舌红绛，脉数，以及吐血、衄血、发斑等。脑病中若出现神昏谵语，发斑发疹时均可采用清热法治疗。

常用方剂：清营汤，清宫汤，犀角地黄汤。

常用中药：水牛角，生地黄，牡丹皮，玄参，白芍药，竹叶，麦冬，丹参，黄连，金银花，连翘等。

（三）清热解毒

适用于热毒诸证。

常用方剂：黄连解毒汤，清瘟败毒饮。

常用中药：黄芩，黄连，黄柏，栀子，金银花，连翘，麦冬，玄参，大青叶，板蓝根等。

（四）清脏腑热

适用于邪热偏盛于某一脏腑，或某一脏腑的功能偏亢而发生各种不同的脏腑里热证。如三叉神经痛、眩晕、头痛等均可按照经脉的循行，清解相应脏腑之热。

常用方剂：泻白散，左金丸，当归龙荟丸。

常用中药：柴胡，栀子，黄芩，黄连，当归，龙胆草，芦荟，大黄，青黛，桑白皮，地骨皮，炙甘草等。

清热法应用注意事项：

（1）临床使用清热法首先辨明热证是属外感，还是内伤；其次应辨明热证是实热还是虚热。

（2）应辨明热证真假，如属假热真寒则不得误投寒凉之品。

（3）苦寒清热药多属性燥，易伤阴液，久服易伤中阳，因此要注意清热和滋阴、益气等法配合使用。

（4）如热邪炽盛，服清热药入口即吐者，则可于清热剂中少佐辛温之姜汁或凉药热服，此即"热因热用"的反佐服法。

三、祛痰法

祛痰法是用具有祛痰化饮作用的方药，祛除

或消散体内痰饮的一种方法。

痰之为病，无处不在，胸膈、胃肠、心脑、经络、四肢皆可有之。中医认为“痰”分有形与无形两种。痰饮既是病理产物，又可以成为致病因素。有形痰是一般呼吸道的分泌物；无形痰是指体内津液不循常道，逐渐积聚成痰。它停积在体内组织和器官中，成为一种有害的病理产物，而又可导致气机逆乱，形成各种各样的病症，故有“痰生百病，痰生怪病”之说。

根据痰饮证的主要表现及西医学病理变化，祛痰药取效原理可以归纳为：① 祛痰作用，可以加快细菌和病毒感染所引起的炎性分泌物的排出，如慢性气管炎所致的痰饮。② 镇咳平喘作用，本类药大多可扩张支气管平滑肌而止喘，部分药能对咳嗽中枢或非中枢部位的其他环节起作用，而有镇咳效力。③ 化饮药能使潴留的水液得以排出和吸收，如内耳半规管水肿所致的内耳性眩晕，脑水循环障碍的脑积水等。④ 软坚化痰药和温化寒痰药可以使病理性增生和变性得以消散和吸收，如神经纤维瘤、脊髓蛛网膜粘连。⑤ 大脑皮质中的病灶，如脑炎、脑血管疾病（CVD）等导致的脑水肿，或由于代谢障碍产生的毒性物质，对脑细胞有危害，均可产生“痰迷心窍”的病症，而涤痰开窍药可以使症状得以改善。⑥ 部分祛痰药有降脂抗凝血作用，可用于治疗心脑血管疾病。

本法在临床脑系疾病常用于治疗病毒性脑炎、脑血管疾病、内耳性眩晕、脑囊尾蚴病、癫痫、脑瘤、痴呆、精神障碍等。

由于痰饮停留的部位不同，兼夹的邪气也不尽相同，在治法上可分为燥湿化痰、清热化痰、息风化痰、行气化痰、利尿化痰。

（一）燥湿化痰

适用于脾失健运，痰湿内阻的胸脘痞闷、呕恶眩晕、困倦等症。临床见于坐骨神经痛、痴呆、眩晕、癫痫等病证。

常用方剂：二陈汤，温胆汤，导痰汤，涤痰汤。

常用中药：陈皮，半夏，茯苓，胆南星，竹茹，枳实，石菖蒲等。

（二）清热化痰

适用于痰热互结或痰郁化热上扰清窍所致的头晕、抽搐、躁动、失眠等症。临床常见于脑血管疾病、癫痫、睡眠障碍、抑郁症、发作性睡病等。

常用方剂：黄连温胆汤，芩连温胆汤，清气化痰汤，礞石滚痰丸。

常用中药：陈皮，半夏，茯苓，胆南星，竹茹，枳实，竹沥，天竺黄，大黄，黄连，黄芩，礞石等。

（三）息风化痰

适用于以内风夹痰为主，素有痰浊，肝风内动，夹痰上扰所致的眩晕、头痛、癫痫、昏厥等病证。

常用方剂：半夏白术天麻汤，定痫丸。

常用中药：半夏，白术，天麻，茯苓，胆南星，竹沥，石菖蒲，地龙，僵蚕，全蝎等。

（四）行气化痰

适用于气机郁结、痰湿阻络所致的眩晕、脘痞、梅核气、胁痛等，临床见于癔病、肋间神经痛等病证。

常用方剂：半夏厚朴汤，旋覆花汤。

常用中药：半夏，厚朴，枳实，白芥子，木香，旋覆花等。

（五）利尿化痰

适用于痰饮之邪上犯脑所致的眩晕、恶心呕吐、头痛、癫痫或脑积水等。

常用方剂：五苓散，小半夏加茯苓汤。

常用中药：茯苓，猪苓，泽泻，白术，桂枝，半夏，生姜等。

祛痰法应用注意事项：

（1）临床应用时，因寒痰、湿痰所致的病症，宜用温燥的祛痰药；因热痰所致的病症，宜用寒凉的祛痰药。

（2）阴虚火旺见眩晕、失眠、咳嗽、咯血，不宜用温燥药，以免耗伤津液。

（3）本虚标实者应注意调护肺、脾、肾三脏，标本兼治。

四、活血化瘀法

活血化瘀法属于“消法”范畴，是近年来发展较快的中医治法之一。所谓“活血”就是促进血液循环，所谓“化瘀”就是消散瘀血。活血化瘀法是针对血液瘀滞所致的“血瘀证”而设立的。

血瘀主要是由于气虚、气滞、血寒、血热，使血行不畅而凝滞；或内外伤及其他原因造成的内出血，不能及时消散或排出所形成。其中，溢于经脉外、积存于组织间隙的坏死血液为“恶血”；因血液运行受阻，瘀积经脉内或器官内的又称“蓄血”，也属瘀血的范畴。

血瘀是一个与血液循环障碍有关的病理过程。其共同症状是刺痛、痛处不移、发绀、肿块、出血斑、肌肤甲错、脉细涩等，因瘀血阻滞的部位不同而产生不同的局部症状。西医学认为“血瘀”与微循环障碍、血液循环障碍（局部缺血、瘀血、出血、血栓形成和水肿、结缔组织增生和变性）、动脉粥样斑块形成等有关。还有各种炎症、凝血机制的变化所造成的疾病也符合血瘀的概念。而微循环观察、血液流变学检查、血流动力学检查、血小板黏附集聚检查可作为血瘀证的辅助检查方法，也是客观的诊断依据。药理研究认为活血化瘀法有以下几方面的作用：① 改善血流动力学，扩张血管，减少血流阻力，增加血流量，保护缺血乏氧的脑组织。② 改善血液流变学，抑制血小板聚集、黏附，因而可以抑制血栓形成。③ 改善微循环，包括改善微血管形态和微血流，降低毛细血管通透性。④ 活血化瘀药对细胞、基质及纤维都具有一定程度的影响；对胶原的合成和分解两个方面都有一定的影响，临床治疗各种结缔组织增生性疾病。⑤ 对抗体形成有抑制作用，可能是通过加强抑制 T 细胞而表现出免疫抑制作用。⑥ 增强吞噬细胞的吞噬功能，促进对血肿包块的分解吸收，并有利于清除瘀血等有害物质。⑦ 镇痛作用，抑制肿瘤，抗菌抗感染，促进炎性渗出物吸收。这与瘀血阻滞不通则痛，而活血可以止痛，破血可以消积散结是相应的。⑧ 抑制或兴奋平滑肌收缩，调整消化道功能，提高耐缺氧能力，保护放射性损伤，调整内分泌功能，以及调节器官组织中的环腺苷酸（cAMP）、环鸟苷酸（cGMP）水平。

活血化瘀法在临床脑系疾病常用于治疗缺血性脑血管疾病，但脑出血恢复期、蛛网膜下腔出血（subarachnoid hemorrhage，SAH）恢复期亦可酌情使用。其他如颅脑外伤、原发性视神经萎缩、急慢性神经炎、脊髓炎、脑炎、脊髓灰质炎、神经根炎、各种神经痛、颅肿瘤、锥体外系疾病、肌肉疾病等均有疗效。根据血瘀证的寒、热、虚、实和部位的不同，活血化瘀法又可分为理气活血、益气活血、温经活血和养血活血等法。

（一）理气活血

气为血之帅，血为气之母，两者相依，周流不息。若气滞则血瘀，血凝则气阻，气血瘀阻则疼痛不休，所谓不通则痛是也，宜理气活血。临床常见于神经系统各种疾病出现以疼痛为主要表现的阶段，如脑血管疾病所致肩手综合征、各种神经痛、红斑性肢痛症、雷诺病、下肢不宁综合征（restless leg syndrome，RLS）等。

常用方剂：血府逐瘀汤，通窍活血汤，身痛逐瘀汤等。

常用中药：柴胡，枳实，桃仁，红花，当归，川芎，赤芍药，桔梗，牛膝，秦艽，麝香等。

（二）益气活血

气不足则无以推动血液运行，故气虚则血凝，表现为肢体瘫痪、麻木和疼痛等症。临床见于脑血管疾病及其后遗症、头痛、脊髓疾患引起的肢体瘫痪、周围神经炎等。

常用方剂：补阳还五汤，复元活血汤等。

常用中药：桃仁，红花，当归，川芎，赤芍药，地龙，黄芪，柴胡，穿山甲，大黄等。

（三）温经活血

血得寒则凝，得温则行。温经活血法可用于治疗寒客经脉，血滞不行，以致筋脉瘀阻，疼痛不已的病症。临床常见于红斑性肢痛症、雷诺病、下肢不宁综合征、坐骨神经痛、周围神经炎以及各种神经系统疾病引起的肢体瘫痪、麻木、疼痛等病症。

常用方剂：黄芪桂枝五物汤等。

常用中药：红芪，黄芪，白芍药，桂枝，生姜，红枣，炙甘草等。

（四）养血活血

《景岳全书》指出“血有虚而滞之，宜补之活之”，临床上养血活血法可用于治疗血虚血瘀，久病体虚，肢体麻木、无力、疼痛，肌肤干燥无华等症。临床见于各种原因引起的运动、感觉和自主神经功能障碍等的神经系统疾病的某个阶段。

常用方剂：桃红四物汤，当归补血汤等。

常用中药：桃仁，红花，当归，川芎，赤芍药，地黄，红芪，黄芪等。

其他诸如清热活血、滋阴活血、通下活血、活血破瘀等法，根据病情需要，也为临床所常用。

活血化瘀法应用注意事项：

（1）临床应用活血化瘀法时若女性患者在月经期、月经过多或血虚无瘀时不宜使用，孕妇忌用。

（2）有出血性疾病史者应慎用。

（3）活血化瘀药不宜久服，以免伤正，小剂量时可以久服。

（4）使用活血化瘀药应以辨证论治为依据，传统用药原则为指导。

五、泻下法

泻下法是指具有通导大便，荡涤实热，引热下行，功逐水饮、寒积功效，治疗里实证的一种方法。

由于里实证的病因病机不同，故立法各异，临床上分为攻下、润下、竣下利水、攻补兼施等。里实证是同时具有“里证”和“实证”特点的病症。因致病邪气不一，有实热、食积、瘀血、痰饮、虫积、寒实之不同。因所在部位不同，故有五脏六腑实证的区别。

药理学研究认为，泻下药具有：① 泻下作用。可以促进肠液分泌，使肠蠕动增强，排出废料及有害物质，减少大肠对细菌毒素的吸收。② 利尿作用。③ 抗感染作用。某些泻下药有抗菌、抗病毒的作用，部分药物有抗感染作用。④ 减少有害物质之毒素吸收，可以减轻神经中毒症状，对呼吸系统、循环系统、免疫系统均有益。

本法在脑系疾病常用于治疗流行性乙型脑炎、散发性脑炎、流行性脑脊髓膜炎、中毒性脑病、脑血管疾病急性期、脑寄生虫病、锥体外系疾病、脑肿瘤、脑积水、颅内高压综合征等。

由于病有寒热，体有强弱，邪有兼杂，因而泻下法有寒下、温下、润下及逐水之别。

（一）寒下

适用于里实热证，症见大便燥结、腹满疼痛、高热烦渴；或积滞生热，腹胀而痛；或肠痈为患，腑气不通；或湿热下痢；或血热妄行、吐血衄血。凡此种种，均宜寒下。

常用方剂：阳明实热用大承气汤；阳明温病，津液已伤，用增液承气汤；肠痈用大黄牡丹汤；吐血用大黄泻心汤。

常用中药：大黄，枳实，厚朴，芒硝，番泻叶，莱菔子等。

（二）温下

适用于脾虚寒积，症见脐下硬结、大便不通、腹部隐痛、四肢冰冷、脉沉迟；或阴寒内结，见腹胀水肿、大便不畅，皆可温下。

常用方剂：温脾汤，大黄附子汤，备急丸。

常用中药：大黄，附子，干姜，枳实，厚朴，芒硝，番泻叶，巴豆等。

（三）润下

适用于热盛伤津，或病后津亏，或年老津涸；或产后血虚而便秘；或长期便结而无明显兼证者，均可润下。

常用方剂：麻子仁丸，五仁汤等。

常用中药：桃仁，麻子仁，杏仁，柏子仁，松子仁，郁李仁，陈皮，大黄，枳实，厚朴，白芍药等。

（四）逐水

适用于水饮停聚体内，或胸胁有水气，或腹肿胀满，或水气内停且腑气不通，凡脉症俱实者，皆可逐水。

常用方剂：十枣汤，舟车丸，甘遂通结汤等。

常用中药：大戟，芫花，甘遂，大枣，大黄，木香等。

泻下法应用注意事项：

(1) 凡邪在表或邪在半表半里一般不可下；阳明病腑未实不可下；年高津枯便秘，或素体虚弱、阳气衰微而大便艰难者，不宜用峻下法，以免伤正。

(2) 妇女妊娠或行经期间，应慎用。

(3) 下法应以邪去为度，不宜过量，以防正气受伤。并告诉患者，如大便已通，或痰、瘀、虫积、水邪已去，则停服下剂。故《素问·六元正纪大论》有“大积大聚，其可犯也，衰其大半而止”之戒。

(4) 药后宜糜粥调养，勿骤进油腻。

六、补益法

补益法是滋养、补益人体的气血阴阳不足，或补益某一脏腑之虚损的治疗虚证的一种方法。《素问·三部九候论》中的“虚则补之”、《素问·至真要大论》中的“损者益之”、《素问·阴阳应象大论》中的“形不足者，温之以气，精不足者，补之以味”都是补益法的理论依据。《素问·通评虚实论》说“精气夺则虚”，是指人体精气耗损而出现的一系列虚损的总称。常见症状为面色白或苍白，神疲纳呆，气短乏力，五心烦热，眩晕目花，心悸失眠，自汗盗汗，形寒肢冷，遗精阳痿，舌质淡，苔白，脉细弱。

补益法重点在于通过药物的补益，使人体脏腑或气血阴阳之间的失调重归于平衡。在正气亏虚不能祛邪时，也可用补益法辅助正气，或配合其他治法达到扶正祛邪的目的。应用时根据疾病的缓急又有平补、峻补之分。根据人体脏腑的病变，又有重点补益某脏腑的区别。补益药常用甘温、甘凉之品。

补益剂的药理作用可以综述如下：① 增强或调节机体非特异性免疫功能及特异性免疫功能，具有扶正祛邪的药理作用，增强对外界恶性刺激的抵抗力。② 对物质代谢的影响。许多补益药能调节或促进核酸及蛋白质的代谢。③ 对内分泌系统的影响。补虚药有兴奋下丘脑-垂体-肾上腺皮质轴的作用，还有兴奋下丘脑-垂体-性腺轴、兴奋下丘脑-垂体-甲状腺轴的作用。④ 使下丘脑神经递质的多巴胺(DA)、5-羟色胺升高，对老年性神经退行性病变有重要意义。⑤ 补脾药可以抑制细胞突变，延长细胞寿命，对抗染色体畸变，抑制细胞增殖，因而延缓衰老，防治肿瘤。⑥ 补益药可以调整患癌机体 cAMP 与 cGMP 的比值，提高 cAMP 的相对值，抑制癌细胞生长，并有利于保护骨髓。⑦ 补脾药、补肾药含有微量元素铁、锌、铜、锰、铬等，这些微量元素进入人体以后，用于延缓衰老、防治各种退行性变化。⑧ 补肾药可有效地提高抗氧化酶能力，清除自由基。健脾药可以减少自由基及其损伤。⑨ 有些补益药可以改善造血系统，增加红细胞、白细胞和升高血小板(PLT)，增加血红蛋白含量。⑩ 补脾药有明显的抗乙酰胆碱和组胺的作用，又有提高交感神经功能、抑制副交感神经功能过亢的作用。

补益法在治疗脑系疾病中应用广泛，常用于眩晕、晕厥、短暂性脑缺血发作(TIA)、缺血性脑血管疾病、脑血管疾病后偏瘫、脑炎及脊髓炎恢复期、神经炎恢复期、神经系统的变性疾病及脱髓鞘性疾病、脊髓空洞症(SM)、肌萎缩、肌营养不良、重症肌无力、震颤麻痹、痴呆、自主神经系统疾病等。补益法分为补气、补血、补阴、补阳四种。在应用补法时应考虑到人体阴阳气血是一个统一的整体，它们之间有着相互依存、相互转化的关系。阳虚者多兼有气虚，而气虚者易导致阳虚，气虚和阳虚主要表现为机体活动能力的衰退；阴虚又可兼血虚，而血虚又可导致阴虚，血虚和阴虚主要表现在体内精血津液的耗损。因此，补气与补阳、补血与补阴往往相互为用。更有气血两亏、阴阳俱虚者，则须气血兼顾或阴阳并补。

(一) 补气

补气之法在神经系统疾病中主要用于急性炎症性脱髓鞘性多发性神经病、重症肌无力、直立性低血压(体位性低血压)、进行性肌营养不良、自发性多汗症、周期性瘫痪(periodic paralysis 又称“周期性麻痹”）、脑血管疾病后遗症以及其他一些疾病的后期。治疗宜补益脏腑之气，改善脏腑功能，从而达到治疗疾病的目的。“血为气之母”，血盛则气旺，故益气方中常佐以补血药物。

常用方剂：四君子汤，补中益气汤，八珍汤，归脾汤，十全大补汤。

常用中药：人参，茯苓，白术，当归，白芍药，熟地黄，黄芪，何首乌，川芎，龙眼肉，木香，红枣，红芪，炙甘草等。

（二）补血

补血之法在神经系统疾病中主要用于直立性低血压、神经衰弱、下肢不宁综合征、股外侧皮神经炎和震颤麻痹等病症。由于有形之血生于无形之气，所以补血方中常伍补气药物，采用补气生血，以使“气旺血生”。

常用方剂：四物汤，归脾汤，当归补血汤等。

常用中药：当归，白芍药，熟地黄，川芎，黄芪，红芪，党参，红枣等。

（三）补阴

补阴法主要用于心阴虚、肝阴虚和肾阴虚证，在神经系统疾病中主要用于抑郁症、神经症、下肢不宁综合征、震颤麻痹、运动神经元疾病和脊髓疾病等。常根据阴阳互根的生理特点，伍补阳之品，以“阳中求阴”。

常用方剂：一贯煎，六味地黄丸，左归丸，虎潜丸等。

常用中药：麦冬，生地黄，熟地黄，怀山药，山茱萸，女贞子，枸杞子，牛膝，何首乌，龟甲，鳖甲，墨旱莲，石斛，沙参，益智等。

（四）补阳

补阳之法主要用于神经症、重症肌无力、雷诺病、脊髓疾病、直立性低血压和脑血管疾病后遗症等。治疗宜温补阳气为主，并佐补阴之品，以“阴生阳长”。

常用方剂：参附汤，附桂理中丸，右归丸，金匮肾气丸等。

常用中药：人参，附子，肉桂，杜仲，桑寄生，补骨脂，菟丝子，肉苁蓉，淫羊藿，鹿茸，益智仁等。

补益法应用注意事项：

（1）在外邪未尽的情况下，不要过早地使用补法，以免留邪为寇。

（2）防止虚不受补。对于一般虚证只能缓补；急性虚脱之证，则宜投以大剂峻补，不可延误时机。

（3）运用补法时，要掌握气与血、阴与阳、阴与血、气与阳的关系及各脏腑之间的阴阳五行生克乘侮关系，以提高临床治疗效果。

七、温里法

温里法是指具有温中散寒、温肾回阳作用，治疗里寒证的一种方法。里寒证是因外寒入里，或机体自身阴阳失调，阴寒内生而致口不渴，喜热饮，畏寒肢冷，小便清长，大便稀溏，或四肢厥冷，脉微欲绝，舌苔白，舌质紫暗等。温里法常用大辛大热之品，以辛热走窜驱除寒邪。

药理研究认为，温里药有：① 兴奋作用。对中枢神经、末梢神经、交感神经有兴奋作用，可以改善全身功能低下状态。② 强心作用。可以抗心力衰竭，改善全身血液循环状态，有改善周围血液循环、回升血压的抗休克作用。③ 能增加胃液分泌及胃酶活性、唾液淀粉酶活性，使胃肠蠕动增强，提高食欲和促进消化吸收，排除胃肠积气。④ 能兴奋交感神经，使产热增加，故能温里散寒止痛。

本法在脑系疾病的治疗常用于自主神经病变，如肢端动脉痉挛症、低血压、晕厥、多发性神经炎、小儿麻痹、多发性硬化、周围循环功能不全等。临床上根据证型可分为温经散寒、温中散寒、回阳救逆等。

（一）温经散寒

适用于寒邪凝滞于经络、血脉不畅，症见四肢冷痛，肤色紫暗，面青舌瘀，脉细而涩等。

常用方剂：当归四逆汤，乌头汤等。

常用中药：当归，黄芪，桂枝，乌头，白芍药，麻黄，附子，干姜等。

（二）温中散寒

适用于寒邪直中脏腑，或阳虚内寒，症见身寒肢冷，脘腹冷痛，呕吐泄泻，舌淡苔润，脉沉迟弱等

常用方剂：理中汤，吴茱萸汤，真武汤，济生肾气丸等。

常用中药：人参，干姜，白术，吴茱萸，白芍药，附子，地黄，怀山药，茯苓，牛膝，牡丹皮，泽泻，山茱萸，肉桂等。

（三）回阳救逆

用于治疗气虚阳衰、亡阳欲脱之厥证和昏迷危重病症。表现为突然昏仆，面色苍白，呼吸微弱，四肢厥冷，大汗淋漓，舌质淡，脉细微或脉微欲绝。临床见于突发的急性重症脑血管疾病、重症肌无力危象、直立性低血压和急性炎症性脱髓鞘性多发性神经病呼吸肌受累等神经系统危重病症。

常用方剂：参附汤，四逆汤等。

常用中药：人参，附子，干姜，肉桂，炙甘草等。

温里法应用注意事项：

（1）使用本法首先应辨明寒热真假，一旦误用，危害甚大。

（2）如阴寒太盛，热服入口即吐者，可于温热药中少佐寒凉之品，或热药凉服。

八、开窍法

开窍法是用芳香开窍剂治疗神昏窍闭证的一种方法。窍闭证的主要表现为神志昏迷、牙关紧闭、握拳等。因同时出现的其他症状不同，又有阳闭与阴闭的不同。热闭兼有高热、谵语、脉数、抽搐的症状，治疗应以开窍药与清热解毒药伍用，称为凉开法。寒闭伴有面青、脉迟、苔白等症，多伍用辛温行气、化痰、化浊药，称为温开法。而神昏兼肢冷脉微、冷汗淋漓的为脱证，不宜用开窍法。

开窍法常用的药物多辛香走窜，一般都制成丸、散剂，以便急救应用。宜用温水化服或鼻饲，不宜煎服。

药理研究认为开窍药开窍醒神功效可能与下述药理作用有关：① 对中枢神经系统（CNS）的作用。窍闭证以神昏为主要表现，开窍药的应用旨在使患者苏醒。现有资料表明，其对中枢神经系统的作用与药理学中苏醒药的作用不尽相同。芳香开窍药多具有醒脑与镇静双重作用。因此难以用中枢兴奋或中枢抑制解释。如安宫牛黄丸、牛黄醒脑注射液均有镇静或抗惊厥作用。而麝香则表现了小剂量使中枢神经系统兴奋、大剂量则呈抑制的双重作用。麝香还可使中枢增强对缺氧的耐受力，苏合香、冰片可提高小鼠的耐缺氧能力，石菖蒲有降温作用。② 抗感染、抗菌作用。大多数开窍药有消肿止痛功效，用于疮疡肿毒的治疗。③ 抗心绞痛作用。冠心苏合丸、苏冰滴丸可以延长小鼠耐缺氧时间，对心肌缺血的犬可使已减少的冠状动脉血流量恢复，因而有缓解心绞痛作用。

本法在临床脑系疾病常用于治疗急性中枢神经系统感染性疾病，如流行性脑脊髓膜炎、流行性乙型脑炎，重症急性脑血管疾病、重症颅脑损伤等神经系统危重病症，全身感染引起的脑病、中毒性脑病，癫痫大发作，肝昏迷，中暑，肺性脑病，冠状动脉粥样硬化性心脏病（冠心病）等也常用此法。根据病性选择清热开窍治疗热闭；温通开窍治疗寒闭；豁痰开窍治疗痰闭。

（一）清热开窍

用于温热病毒，内陷心包，蒙蔽清窍。症见高热、昏迷和抽搐等，临床上常见于流行性乙型脑炎和流行性脑脊膜炎等。

常用方剂：安宫牛黄丸，紫雪丹，至宝丹，羚羊角汤，清营汤，犀角地黄汤等。

常用中药：菊花，夏枯草，蝉蜕，生地黄，牡丹皮，石决明，白芍药，竹沥，黄芩，栀子，石膏，石菖蒲，大黄，麝香，冰片等。

（二）温通开窍

用于寒邪或痰浊内阻、蒙蔽脑窍导致的昏

迷。症见突然昏倒，不省人事，牙关紧闭，面白唇紫，四肢不温，舌苔白，脉沉滑。临床常见于急性脑血管疾病，晕厥。

常用方剂：苏合香丸，玉枢丹，通关散等。

常用中药：苏合香，麝香，檀香，细辛等。

(三) 豁痰开窍

适用于痰阻脑窍之中风昏迷、癫痫、痴呆、癫狂、一氧化碳中毒性脑病等。症见神识痴呆，举止失常，甚至昏迷仆倒，不省人事，喉中痰鸣，舌苔白腻，脉缓而滑。

常用方剂：苏合香丸，涤痰汤等。

常用中药：人参，半夏，茯苓，陈皮，胆南星，枳实，竹茹，石菖蒲，附子，干姜，桂枝，细辛等。

开窍法应用注意事项：

(1) 临床应用开窍法时要按辨证分清热闭、寒闭，方可选用凉开法或温开法。

(2) 对于神昏所致的脱证，不宜使用。

(3) 本法为急救治标之法，且易耗伤正气，应用时中病即止，不可久服。

九、安神法

安神法是通过用重镇安神，或养血安神的药物治疗神志不安疾病的方法。

安神药多以矿石、贝壳或植物的种子入药，有质重沉降安定之性。又多入心、肝二经。“心藏神”“肝藏魂”，心、肝二脏主宰着人体的精神、意识、思维活动，故本类药具有安定神志之效。其中，矿石、贝壳类药物，重镇沉降，故有重镇安神作用；而植物种子类药物，质润滋养，多有养心安神作用。所以将安神药分为重镇安神药与养心安神药两类。

神志病在临床上常见心悸、失眠、多梦、健忘、烦躁、郁病、脏躁、癫狂、痫病等。神志失常可由多种病因引发，如心火炽盛或邪热内扰，症见躁动不安、惊悸失眠。

(一) 养心安神

用于思虑过度，阴血不足，心肝血虚，心神失养。症见头晕眼花、心悸怔忡、虚烦失眠和健忘等症。常见于脏躁、百合病、郁病等精神疾病。

常用方剂：天王补心丹，酸枣仁汤，柏子养心丸等。

常用中药：远志，酸枣仁，柏子仁，茯神，合欢皮，夜交藤等。

(二) 重镇安神

用于突受惊恐，或肝气郁结、肝郁化火，或心火亢盛、扰乱心神。症见心神不安、惊恐易怒、躁扰不宁和惊悸不眠等。

常用方剂：朱砂安神丸，磁朱丸等。

常用中药：朱砂，磁石，龙骨，牡蛎，珍珠母等。

安神法应用注意事项：

(1) 临床应用安神法时要按虚实分证论治，重镇与养血安神药区别使用，又应相互配合应用。

(2) 重镇安神药多属金属类，不宜久服，以免有碍脾胃运化，素体脾胃虚弱者应慎用，部分药物具有毒性当慎用。

第三节 治疗方法

一、内治法

1. *汤* 把药物加水煎成，去渣，取汁内服，吸收较快，易于发挥作用，涤除邪气时多用。

2. *散* 药物研成粉末为散，粗末加水煎服，细末直接冲服，亦可外用。

3. *注射液* 药物经过提取加工，制成水剂或油剂，装瓶密封，供肌内或静脉注射用。吸收快，发挥作用迅速，且不需经口服，适用于抢救及不能口服者。

4. *丸* 药物研成细末，用蜜或水，或糊，或药汁、蜂蜡等拌和，制成圆球形的大小不等的药丸，分别称为蜜丸、水丸、药汁丸、蜡丸等。服用方便，吸收较缓慢，药力较持久。

5. *膏* 分内服与外用两种。内服膏剂，又叫膏滋，是把药物和水煎熬，滤滓，加入冰糖、蜂蜜等，熬成稠厚的膏，可长期服用，具有滋补调养作用。

6. 酒　古称酒醴，现称药酒，药物浸入酒内，经过一段时间，或隔汤煎煮，滤去渣，取液服。借酒力以助发散通络。

7. 丹　依方精制的成药，一般为粉末状或颗粒状。分内服和外用两种。内服如紫雪丹、至宝丹、玉枢丹等。

二、外治法

1. 贴　药粉用油，或醋，或蜂蜜，或蛋清等，调成膏状，摊于纸或布上，置于患处。如治膨胀等用白芥子、苏子、香附、莱菔子、山楂各等量，炒研细面调匀，入七宝膏，贴脐上。

2. 涂　药粉用油或醋等调成糊状，直接涂于皮肤。如用活蜗牛 10 个，与面捣涂颈部，治虚火上炎咽痛。

3. 敷　较涂法用药多，面积大，药层厚。如治痰喘用生南星末或白芥子末适量，姜汁调敷足心。

4. 熨　将药物炒热或煎热，置于体表患处，来往移动，如霍乱以食盐炒熨胸背为治。

5. 熏　将药物煎汤用热气熏，或将药物点燃用烟熏。如伤寒不汗，用紫苏煎浓汤，熏头面及腿弯。

6. 浸　将患处放入药液中浸泡，如小便不通，用黄酒 1 000 ml 浸足。

7. 洗　药物煎煮后，洗浴局部或全身。治风瘫，用蓖麻仁 40 粒，桃、柳、桑、槐、椿枝各 200 g，加茄根 100 g，水 5 000 ml，煎洗患肢。

8. 擦　将药物调成糊状，在皮肤或患处来回涂抹。用靛花磨鹿角涂患处治疗痄腮等。

9. 蒸　将药物置于器皿中或房中，蒸之，患者置其中吸入或熏蒸。如治外感阳虚不作汗，用黄花、防风各一两蒸全身。

10. 扑法　将药粉扑撒在患处，有拍打之意。如用敛汗粉扑患处，治疗自汗。

11. 吹　将药粉吹入鼻、耳、咽等处。如发黄用瓜蒂解黄散吹鼻或棉裹塞鼻，各窍出黄水而愈，但勿深入。

12. 塞　将药末塞入耳、鼻、肛门或阴道内。如久泻用乌梅塞肛门内。

13. 填　将药末填入脐中，用布或膏药盖住。如五倍子研细，津调填脐治疗遗精。若填入阴道或肛门又称纳法。

14. 导　将药物塞入肛门，导便下行。如用蜜和盐熬导肛，治疗津枯便秘。

第五章
脑病的护理和康复

第一节 护 理

脑病多涉及精神、言语和肢体活动方面症状，如何正确科学地实施护理措施以提高患者的生存质量，是必须重视的问题。

一、日常护理

(一) 生活环境

病室及周围环境保持安静、整洁、舒适、安全；温度适宜，空气流通，定时开门通风透气，定期消毒减少细菌滋生；光线柔和，避免光线太暗或太强，避免各种不良刺激；注意防寒保暖，根据气候的变化适当增减衣物。

(二) 口腔护理

对于喉间痰鸣、流口涎患者要及时清除口腔分泌物及痰液，饭后漱口，尽可能减少口腔内的残留物，防止误吸；对于出现意识障碍或留置胃管的患者，要做好口腔护理，每日至少进行 1～2 次，气管切开患者每日应进行 4 次，保持患者的舒适度，保持口腔卫生，预防感染及治疗口腔疾病。

(三) 气道护理

保持患者呼吸道通畅，痰多不能自行咳出者，及时吸痰，动作轻柔；可沿脊柱两侧旁开 1.5 寸的膀胱经从下往上轻扣、由内向外进行循经拍背；可遵医嘱予雾化吸入，保持呼吸道通畅，嘱多饮水以辅助稀释痰液，以利于痰液的排出。对喉间痰液黏稠或伴呕吐者，头偏向一侧，随时吸出咽喉部分泌物，必要时垫牙垫，防止舌根部后坠堵塞气道。

(四) 皮肤护理

患者的个人卫生及皮肤护理极其重要，应勤洗澡更换衣物，保持皮肤干爽清洁，避免各种刺激。保持床单元干净整洁，无异物及碎屑，定时翻身拍背，更换体位时动作宜轻柔，避免强拉、强推等。对于消瘦或是过于肥胖的患者可适当卧气垫床或海绵垫，减轻对局部组织的压力；对于不能自行翻身者，做好褥疮风险评估，定时协助翻身，保持皮肤完整性，预防褥疮的发生。

(五) 体位护理

患者卧床时患肢要摆放功能位，提醒及鼓励患者多训练及应用患侧肢体，以加速其康复。其他相应的设施如便利患者上下的矮床、大型日历、指示标识、治疗简介图等，均能帮助患者康复。告知患者及家属被动活动肢体关节，按摩患侧肢体，防止肌肉萎缩和关节畸形。患肢给予夹板固定，防止足下垂；平时要使患者保持良好的躺坐姿势，尽早协助患者肢体伸展、关节活动。

(六) 语言护理

护理人员应充分利用患者残存的语言能力，逐步提高其表达能力，注意患者的发声清晰度，节奏的训练，从单字、单词入手训练患者发声。

（七）二便护理

二便护理的目的是观察患者的二便情况，观察有无尿潴留、便秘或是二便失禁等情况。

1. *尿潴留*　观察患者尿潴留的情况。做好安抚工作，指导患者不要有紧张的情绪；可在旁打开水龙头或模拟水流动，以流水的声音诱发排尿；可用热水袋放置在患者小腹，致使腹部肌肉松弛促进排尿；温水坐浴可促进排尿。留置导尿管的患者，做好尿管的护理。

2. *便秘*　观察患者大便的性质、量，患者排便的用力情况及患者有无排便恐惧症，指导患者养成规律的排便习惯，适当运动，定时排便。习惯性便秘者宜畅情志，克服对排便的恐惧与焦虑；鼓励患者多饮水，每日饮水量至少在1 500 ml以上，多食膳食纤维素丰富的食物及新鲜的水果等，禁食宜产气的食物；宜腹部按摩，取平卧位，以脐为中心顺时针按揉腹部，以腹内有热感为宜，每次20～30遍，每日2～3次；艾灸神阙、天枢、气海、关元等穴位；穴位按摩取胃俞、脾俞、内关、足三里等。

3. *二便失禁*　观察排便次数、量、质及有无里急后重，尿液的颜色、性状、量，有无尿频、尿急、尿痛等。保持会阴部及肛周皮肤的清洁干燥；使用坐便器时动作宜轻缓，避免拖、拉，以免损伤皮肤；每次便后要将肛周及会阴部皮肤清洗干净；留置导尿管的患者注意做好尿管护理。艾灸取穴为神阙、气海、关元、内关、百会、三阴交、足三里等；按摩取穴为肾俞穴、足三里、天枢等。

（八）安全护理

采取相应的安全护理措施，预防不安全事件的发生。

（1）预防坠床：对于烦躁不安不能配合的患者应上床栏，必要时使用约束带进行约束。

（2）预防跌倒：对于年老体弱、半身不遂或头晕行走不稳的患者，做好跌倒风险评估，下床活动时应有家属或陪护人陪同，选择合适的衣裤，及时清除过道上的障碍物，避免碰撞，地板宜保持清洁干燥，指导患者穿防滑拖鞋，夜间起床宜开床头灯照明等。

（3）预防误吸：对有吞咽功能障碍的患者，根据蛙田饮水实验进行吞咽功能的评定，从饮食、饮水、体位等方面对患者进行指导。

（4）预防走失：对患者做好走失风险评估，对于记忆力、认知功能下降的患者，要带记录患者姓名、医院、科别和联系电话的防水手腕带；床边悬挂“防走失”高危警示牌，并向家属做好有关的宣教，配合医务人员进行有关的治疗；班班交接，加强巡视。

（5）预防自杀：认真做好患者的入院评估，进行交接工作；加强巡视，及时疏导患者的不良情绪，鼓励支持患者与外界进行沟通；有精神障碍的患者嘱咐家属24 h进行陪护；清理病房所有的危险物品，如剪刀、刀、绳索等。

二、饮食用药护理

脑病患者饮食调护讲究三原则：一是营养支持。在患者病情允许的情况下，应尽量通过饮食提供营养，以保证人体功能的需求。对于一些慢性虚弱病症，建议提供肉类或乳制品。二是避免偏食。食物有寒、热、温、凉之性和辛、甘、酸、苦、咸五味之分，五味可入五脏。古人云：酸伤筋，苦伤气，甘伤肉，辛伤皮毛，咸伤血。所以，合理的饮食搭配才能使五脏各得其味，才能达到脏腑组织器官功能的协调运行。三是饮食有节。饮食有节是指饮食要有规律，定时定量，不可过饥过饱。因为饮食不节，暴饮暴食，最易损伤脾胃。

病情较轻者，饮食以清淡、易消化为原则，可多食新鲜蔬菜、水果、豆制品等。勿进食过饱，忌肥甘厚腻等生湿助火之品及烟酒刺激。昏迷或吞咽障碍者，予留置胃管、鼻饲饮食补充足够的水分及富有营养的流质，如米汤、果汁、牛奶、豆浆、匀浆膳、混合奶等，鼻饲前摇高床头30°～45°，鼻饲后予继续摇高床头30°～45° 0.5～1 h再放下，防止食物反流。

对不同证型的脑病患者予辨证施膳，以中风急性期为例：① 风火上扰者，应予平肝潜阳、息风通络，饮食宜清淡甘寒，如绿豆、芹菜等以助泻火。忌食辛辣刺激之品。② 风痰阻络证者，予祛风化痰通络，饮食宜清淡，多食黑大豆、藕、梨等食物，忌甜食，禁食狗肉、鸡肉、过咸等生湿酿痰之品。③ 痰热腑实者，应予通腑泻热，息风化痰，饮食宜清热、化痰，润燥为主，多食萝卜、绿豆、梨和香蕉等，忌食辣椒、大蒜、羊肉等助火之物。④ 气虚血瘀者，应予益气活血通络，多食黄鱼、鸡肉、胡萝卜。⑤ 阴虚风动者，应予息风通络，饮食宜养阴清热为主，多食百合莲子苡仁粥、甲鱼汤和银耳等以滋阴清热。

为了增强患者服药的依从性，护士应嘱患者按时按量用药，告知用药目的及注意事项，勿自行增减药量，指导患者注意观察用药后的不良反应，如有不适立即告知医务人员，如服用阿司匹林肠溶片、硫酸氢氯吡格雷片等抗血小板凝集药时要注意观察有无皮下出血点、胃脘部不适等；服用阿普唑仑、奥氮平等睡眠药时要注意有无嗜睡、头晕、乏力、尿潴留等；服用阿托伐他汀钙片、瑞舒伐他汀钙片等降血脂药时要注意观察有无便秘、胃脘胀气、消化不良和腹痛等情况。

某些神经系统疾病发生发展过程中，因寒热性质错综复杂，常有对药物发生格拒的现象。如用热药治寒证而拒热，以寒药治热证而拒寒，出现入药即吐的情况。如属真寒假热证则宜热药冷服或在温热方中少佐寒凉药物，属真热假寒证则宜寒药热服或在寒凉方中少佐温热药物，以减轻或消除药物格拒现象。对于服药呕吐患者，可加入少许姜汁或用鲜生姜擦舌，或嚼少许陈皮，然后再服汤药，或用冷服、少量频服的方法。如有神志不清昏迷患者可用鼻饲法给药。

三、情志护理

情志护理主要是通过护理人员的语言、表情、姿势、态度、行为及气质或非语言的交流方式等来影响和改善患者的情绪，以中医基础理论为指导，以良好的护患关系为桥梁，应用科学的方法解除其顾虑和烦恼，减轻、消除引起患者痛苦的各种不良情绪和行为，从而增强战胜疾病的意志和信心，使患者能在最佳心理状态下接受治疗和护理，达到预防、治疗和促进疾病康复目的的一种方法。

脑病发病存在急性期和慢性期不同阶段，情志护理方法也各有侧重。

急性期阶段情志护理的重点是尽可能使患者情绪稳定，平安度过急性期。改变患者焦虑不安或悲观的心理，帮助患者在信念上由绝望变为希望，在意志上由懦弱变为坚强，在情绪上由紧张、易激动变为稳定、平静。因而要有良好、舒适的治疗护理环境，病房空间设置要和谐、轻松，物品干净，摆放整齐、协调，使患者心情舒畅，精神宽松。医护人员态度和蔼，语言亲切，动作轻柔，尊重患者人格，同情他们的疾苦，关心他们的生活，用恰当的语言介绍病情，鼓励他们树立战胜疾病的信心。对失语或不肯说话的患者，应仔细观察他们的表情、手势，准确判断患者的意愿并做好针对性护理。可安排家属陪伴，责任护士应和家属紧密配合，做好患者的思想工作，以解除患者的心理恐惧与不安，使患者有安全感。杜绝在患者面前谈论与病情有关的刺激性言论，严禁对患者传达不利于心理方面的家庭及工作信息。

进入恢复阶段后，患者急切盼望能尽快痊愈。但当瘫痪的肢体功能恢复到一定程度，失语患者开始有含糊不清的言语，恢复速度开始减慢或停止，患者往往会出现不同的心理变化。由于疾病来得突然，自觉症状明显，患者没有足够的思想准备，因而往往产生紧张及焦虑。有的患者害怕疾病恶化，表现出急躁情绪。有些患者对入院后进行的必要诊断方法和综合治疗措施不了解，有些还会增加痛苦，在接受不熟悉的医疗操作中产生恐惧和不安心理。部分需要长期治疗的慢性患者，考虑到经济问题、老人和小孩的抚养问题，以及今后的工作、生活问题，而产生种种忧虑。某些慢性病病程较长，常反复发作，药物疗效差，患者往往对疾病的恢复缺乏信心，有的甚至产生轻生念头。此外，在急性期一切由护理人员帮助，患者产生依赖心理，进入恢复期后，尽管某些神经功能逐渐恢复，也不愿意活动。此时必须使患者树立信心，了解病情能缓解，但治疗时间较长。应以高度的责任感动之以情，晓之以理，不急躁，不厌烦，精心护理。另外，对有依赖心理的患者，要向他们讲明器官功能锻炼的重要性，可向患者介绍已愈患者的实例，使其积极配合，持之以恒进行康复治疗。

对于疾病伴随出现的精神情志改变也要针对不同的情绪变化采取相应措施。

1. *焦虑*　护理人员应根据患者产生焦虑心理特点，采取各种措施使患者了解诊疗护理的必要性、可靠性及安全性等。应让患者参与一些力所能及的活动，使其感到自己不是完全依赖别人的。要消除患者的寂寞感，护理人员主动与患者交往和鼓励患者之间的交往，可产生积极效果。应尊重患者人格，使患者感到被尊重，并消除既往与现在个人角色之间的差距，以适应“患者”这一新的角色。医务人员的良好技能、充分的信心、亲切的态度，有助于消除焦虑。

2. *疼痛*　由于疼痛的原因比较复杂，影响因素较多，护理人员应对患者进行评估，确定其疼痛的级别，以便采取有效的止痛措施，遵医嘱予口服或静脉用止痛药物，或给予推拿、理疗、针灸等。除了对机体的组织损伤给予有效的治疗措施外，采用心理治疗护理也有显著的效果。几种常用方法包括：① 催眠暗示疗法。采用良好的暗示可以消除疼痛，特别是催眠状态下的暗示，可以使患者放松，提高痛阈，取得减轻疼痛或终止疼痛的效果。② 生物反馈疗法和松弛疗法。借助于电子仪器或训练引起松弛反应，达到心理的放松和安静，以缓解疼痛。常用的有渐进性放松疗法，自身训练疗法，如气功、太极拳、五禽戏等，此外，肌电反馈治疗、脑电反馈治疗、皮肤电反馈治疗也可应用。③ 行为自我控制治疗。对患者的适当积极行为表现给予正面的鼓励和关心，对于患者不恰当的疼痛表现不予鼓励和关心，这样可以帮助患者培养健康有益的行为，以利于矫正不恰当的疼痛行为表现。④ 对慢性疼痛患者进行注意力转移，创造积极愉快的环境与情绪，对缓解或消除疼痛也很重要。

3. *恐惧*　恐惧是由于一种被认为对自己有威胁或危险的刺激所引起的不安情绪状态，要帮助患者找出合适的应付方式，以达到维持心理平衡。在心理护理上应设法减少或消除引起恐惧的促成因素。对环境陌生者，应缓慢而平静地介绍环境，环境中应光线柔和，避免各种刺激，尽量按照住院前的生活规律制订计划，鼓励其对情境逐渐掌握。在个人受到各种刺激时，护士尽量与患者在一起直到恐惧消失（也可倾听患者诉说或保持安静）。在对自尊心有威胁时，鼓励患者表达自己的感情（如感到无助、愤怒等），对其正确的估计予以支持，对正常的应付机制加以表扬。对于儿童的各种恐惧，应提供表达恐惧的机会和学习如何健康发泄悲愤和悲哀；向儿童解释疾病和疼痛，提供控制恐惧的方法，帮助父母理解儿童恐惧的心理状态与解决办法，共同做好儿童心理护理。也可采用如听音乐、呼吸练习、松弛术、引导幻想、催眠、读书及参加各种活动等方法，使患者的精神得到松弛，消除恐惧心理。

四、并发症的护理

神经系统疾病并发症常给患者带来许多功能障碍，或促发原有疾病加重甚至引发新的病症，积极预防并发症的发生，可以降低死亡率、致残率、复发率。脑病的常见并发症有脑疝、褥疮、应激性溃疡、窒息等。

（一）脑疝

患者突然出现头痛、呕吐、视盘水肿、意识障碍加重、心跳减慢、血压增高、瞳孔不等大或散大等脑疝症状时，时间就是关键，应立即进行脱水、降颅压等治疗，积极抢救生命。密切观察患者意识、瞳孔、心跳及生命体征的变化，对于呼吸骤停者，立即行人工呼吸，并进行气管内插管行机械通气；对于心搏骤停者，立即行胸外心脏按压，保持心脏泵血功能。脱水降颅内压：快速静脉滴注或静脉推注 20%甘露醇 125～250 ml，以迅速提高血浆晶体渗透压，使脑组织水分向血浆转移，产生脱水作用，降低颅内压。保持呼吸道通畅，高流量充足吸氧，通过吸氧改善脑组织的血氧供应，从而减轻脑缺氧及脑水肿。吸入氧流量为 4～6 L/min，同时保持呼吸道通畅，头偏向一侧防止分泌物、呕吐物进入呼吸道引起呼吸道梗阻。协助医师紧急进行 CT 检查，外出检查时必须有医师、护士携带抢救药械陪同，必要时送外科行手术治疗，解除或减轻颅内压增高，以快速引流脑脊液，迅速降低颅内压。

(二) 褥疮

预防褥疮关键在于消除诱发因素，护士在工作中应做到六勤：勤观察、勤翻身、勤按摩、勤擦洗、勤整理、勤更换。在工作中严格细致的交接局部皮肤情况及护理措施落实情况。避免局部组织长期受压，定时翻身，减少局部组织的压力，鼓励和协助患者经常更换卧位，建立翻身记录卡。保护骨隆突处和受压局部，使用气垫圈、海绵圈或在身体空隙处垫软枕、海绵垫等，必要时给予赛肤润等皮肤保护剂按摩保护局部皮肤。避免摩擦力和剪切力作用，保持床单元被服清洁、平整、无皱褶、无渣屑，避免皮肤与碎屑及衣服、床单皱褶产生摩擦，协助患者翻身、更换床单、衣服时，避免发生拖、拉、推等现象。避免局部潮湿等不良刺激，保持患者皮肤和床单被服的干燥是预防褥疮的重要措施，对大小便失禁、出汗及分泌物多的患者，应及时洗净擦干，局部皮肤涂凡士林软膏。

促进局部血液循环，对长期卧床的患者，每日应进行全范围关节运动，检查按摩受压部位，维持关节的活动和肌肉张力，促进肢体和皮肤的血液循环及增加营养，减少褥疮的发生。改善机体营养状况，积极治疗原发病，对易发生褥疮的患者，在病情允许情况下，应给高蛋白、高维生素饮食，不能进食患者，应考虑进行鼻饲或静脉补充。

(三) 应激性溃疡

积极处理基础疾病和危险因素，消除应激原，抗感染、抗休克，纠正低蛋白血症、电解质和酸碱平衡紊乱，防治颅内高压，保护心、脑、肾等重要器官功能。发生消化道出血时，护士能够及时发现并立即报告及时处理，加强胃肠道监护，定期监测血红蛋白水平及粪便隐血试验，应用抑酸止血及黏膜保护药物，吸氧，防误吸，密切观察病情变化，并做好记录。病情允许应尽早进行肠内营养，增强黏膜屏障功能。

(四) 窒息

对于意识障碍、吞咽咳嗽反射障碍、呕吐物不能有效排出、鼻饲管脱出或食物反流、年老体弱及进食过快者等，应对患者及家属进行预防误吸的健康教育，指导患者呕吐时应弯腰低头或头偏向一侧，及时清理呕吐物。指导患者及家属选择合适的食物，进食速度宜慢，进食过程避免说话。口舌歪斜或进食呛咳者，喂食应每次少量从健侧口角缓慢喂入；昏迷或吞咽障碍的患者留置胃管鼻饲饮食。

床旁备吸痰等急救用物，患者一旦发生窒息，立即报告医师同时迅速有效清除吸入的异物。体位引流，置患者于头低足高位或俯卧位，轻拍患者背部，及时解除呼吸道梗阻，同时给予高流量吸氧。

如果异物已经进入气管，患者出现呛咳或呼吸受阻，先用 16 号斜孔针头在环状软骨下 1～2 cm 处刺入气管，以争取时间行气管插管，在纤维支气管镜下取出异物，必要时行气管切开术解除呼吸困难。

窒息解除后，仍应密切观察病情，防止再次窒息，并注意保持安静，保证患者休息。

(五) 导管相关性感染

深静脉置管后密切观察患者病情变化，告知患者在沐浴或擦身时应注意保护导管，不要使导管淋湿或浸入水中。护士应当每日对保留导管的患者进行评估，严格执行无菌操作及手卫生规范，使用无菌透明、透气好的敷料并定期更换，每周 1～2 次。对于高热、出汗、穿刺点出血、渗出的患者应当使用无菌纱布覆盖并定期更换，每 2 d 1 次，无菌纱布覆盖面积≥12 cm^2。如果敷料或纱布出现潮湿、松动、可见污染时应立即更换。如怀疑患者发生导管相关性感染或者已经出现静脉炎时，及时抽取周围血及导管血培养，明确诊断，立即拔出导管，必要时进行导管尖端的微生物培养，合理使用抗生素。

(六) 失禁性皮炎

失禁性皮炎是指皮肤暴露在尿液或粪液中所造成的损伤。其处理一般分以下三步骤。

1. *清洁* 患者便后使用温水毛巾或含有清洁、滋润、保护成分的一次性纸巾擦拭肛门、肛周及会阴部皮肤,亦可使用免冲洗的弱酸性清洗液或温水清洁皮肤,不可使用肥皂等碱性皮肤清洁剂;擦洗时动作要轻柔,不要用力擦洗;仔细检查皮肤褶皱处,不要让尿液或粪液残留。

2. *滋润* 皮肤清洁后,使用保湿剂和润肤剂来滋润皮肤,如赛肤润或茶籽油等,不可使用高浓度保湿剂的产品(如尿素、甘油等)。润肤剂可以填补角质层细胞间的脂质,使得皮肤表面更加光滑并能填补皮肤屏障间的小裂隙,在防治上,润肤剂比保湿剂更有效果。

3. *保护* 使用含有凡士林、氧化锌、二甲硅油或这些混合物的产品来降低皮肤暴露在尿液或粪便中的风险。如果患者有频发的大便失禁,可以考虑使用高分子聚合物的皮肤保护膜,亦可使用造口袋防止大便接触患者肛周皮肤。中度失禁性皮炎患者应考虑每日使用3次含有氧化锌的产品或者将软膏涂抹在无黏性的敷料上,轻柔地放置在受损的皮肤上,不可使用胶带或黏性敷料。如发现皮肤受损区域出现红色斑点且患者主诉痛痒,可能是皮肤发生真菌感染,遵医嘱使用抗真菌的膏剂和粉剂。

第二节 脑病患者的康复

脑血管疾病特别是卒中,是一种高发病率、高死亡率、高致残率的疾病,是导致患者残疾的首要原因。研究表明:构建脑细胞代偿功能,促进病灶周围组织的功能重组,能促进脑功能的重塑。但脑功能代偿不能自动发展,而要依赖于规范的康复训练。康复训练的目的是使患者能够尽早及最大限度地恢复其日常生活活动能力,改善生活质量,重新融入社会。

康复训练能在护理的过程中促使神经功能活动出现短暂的变化并使大脑皮质的活动能力得到锻炼和加强,减轻神经系统炎症反应,促使生成新的血管,并且可增加大脑皮质厚度及蛋白质含量,能有效地减轻残损和残疾程度,提高患者的生活质量和生活水平。

一、肢体功能康复

(一) 肢体功能的评定

1. *肌力评定* 肌力是指肌肉收缩的力量,目前国际上主要采取的徒手肌力检查方法是Lovett 6级分级法(表5-1)。

表5-1 肌力评定标准

分级	评 级 标 准
5	肌肉抗最大阻力时活动关节达到全范围
5−	肌肉抗较大阻力时活动关节达到全范围
4+	肌肉抗比中等度稍大的阻力时活动关节达到全范围
4	肌肉抗中等阻力时活动关节达到全范围
4−	肌肉抗比中等度稍小的阻力时活动关节达到全范围
3+	肌肉抗重力时活动关节达到全范围,肌肉抗较小阻力时活动关节达到部分范围
3	肌肉抗重力时活动关节达到全范围
3−	肌肉抗重力时活动关节达到最大范围的50%以上
2+	肌肉除去重力后活动关节达到全范围,肌肉抗重力活动关节在全范围的50%以内
2	肌肉去除重力后活动关节达到全范围
2−	肌肉去除重力后活动关节达到最大范围的50%以上
1+	肌肉去除重力后活动关节在全范围的50%以内
1	可触及肌肉收缩,但无关节运动
0	没有可测到的肌肉收缩

2. *肌张力评定* 肌张力是指肌肉组织在静息状态下的一种不随意的、持续的、微小的收缩,即在做被动运动时,所显示的肌肉紧张度。目前临床上主要是采取肌力的分级来评定肌张力(表5-2)。

表5-2 肌张力临床分级

等级	肌张力	标 准
0	软瘫	被动活动时肢体无反应
1	低肌张力	被动活动时肢体无减弱反应
2	正常	被动活动时肢体反应正常
3	轻、中度增高	被动活动时肢体有阻力反应
4	重度增高	被动活动时肢体有持续性阻力反应

3. 平衡能力评定　平衡是指身体所处的一种姿态，或是指在运动或收到外力作用时自动调整并维持姿势稳定性的一种能力。目前对平衡能力评定的方法主要是观察法、功能性评定及平衡测试仪评定三类。

(1) 观察法：目前临床上主要使用 Romberg 检查法和强化 Romberg 检查法，还有在动态活动下是否能保持平衡法。

(2) 功能性评定：目前临床上常用的功能性评定量表有 Berg 量表、Tinetti 量表、"站走一起"计时测试法。

(3) 平衡测试仪测试：这是近年来在国际上发展较快的一种评定法式，主要包括静态测试和动态测试。

(4) 协调能力评定：协调能力是指人体产生平滑、准确、有控制力的运动能力。协调能力评定的方法分上肢协调能力评定、下肢协调能力评定。① 上肢协调能力评定常用的方法有指鼻试验、指对指试验、轮替试验。② 下肢协调能力评定常用的方法有跟-膝-胫试验。

(二) 肢体康复训练

1. 早期的康复训练　告知患者及家属早期康复的重要性、训练内容与开始的时间。早期康复有助于抑制和减轻肢体痉挛姿势的出现与发展，能预防并发症、促进康复、减轻致残程度和提高生活质量。一般认为，缺血性卒中患者只要意识清楚，生命体征平稳，病情不再发展后 48 h 即可进行；多数脑出血康复可在病后 10～14 d 开始；其他疾病所致运动障碍的康复应尽早进行，只要不妨碍治疗，康复训练开展得越早，功能康复的可能性就越大，预后也就越好。

2. 重视患侧刺激　通常患侧的体表感觉、视觉和听觉减少，加强患侧刺激可以对抗其感觉丧失，避免忽略患侧身体和患侧空间。房间的布置应尽可能地使患侧在白天自然地接受更多的刺激，如床头柜、电视机应置于患侧；所有护理工作如帮助患者洗漱，进食，测血压、脉搏等都应在患侧进行；家属与患者交谈时也应握住患侧手，引导偏瘫患者头转向患侧；避免手的损伤，尽量不在患肢静脉输液；慎用热水袋热敷等。

3. 保持良好的肢体位置　正确的卧位姿势可以减轻患肢的痉挛、水肿、增加舒适感。① 患者卧床时床应放平，床头不宜过高，尽量避免半卧位和不舒适的体位。如患手应张开，手中不许放任何东西，以避免让手处于抗重力的姿势；不在足部放置坚硬的物体以试图避免足跖屈畸形，因为硬物压在足底部可增加不必要的伸肌模式的反射活动。② 不同的体位均应备数个不同大小和形状的软枕以支持。③ 避免被褥过重或太紧等。

4. 体位变换(翻身)　翻身主要是躯干的旋转，它能刺激全身的反应与活动，是抑制痉挛和减少患侧受压最具治疗意义的活动。① 患侧卧位。它是所有体位中最重要的体位。肩关节向前伸展并外旋，肘关节伸展，前臂旋前，手掌向上放在最高处，患腿伸展，膝关节轻度屈曲等。② 仰卧位。此为过渡性体位，因为受颈牵张性反射和迷路反射的影响，异常反射活动增强，应尽可能少用。③ 健侧卧位。患肩前屈，手平放于枕头上，伸肘，下肢患侧膝屈曲，髋稍内旋。偏瘫、截瘫患者每 2～3 h 翻身 1 次。

5. 床上运动训练　正确的运动训练有助于缓解痉挛和改善已形成的异常运动模式。① Bobath握手。教会患者放松上肢和肩胛的痉挛，并保持关节的被动上举，可避免手的僵硬收缩，同时也使躯干活动受到刺激，对称性运动和负重得到改善。应鼓励患者每日多次练习，即使静脉输液，也应小心地继续上举其患肢，以充分保持肩关节无痛范围的活动。② 桥式运动(选择性伸髋)。训练用患腿负重，抬高和放下臀部，为患者行走做准备，可以防止患者在行走中的膝关节锁住(膝过伸位)。③ 关节被动运动。进行每个关节的各方位的被动运动，可维持关节活动度，预防关节僵硬和肢体挛缩畸形。④ 起坐训练。鼓励患者尽早从床上坐起来，由侧卧位开始，健足推动患足，将小腿移至床缘外。坐位时应保持患者躯干的直立，可用大枕垫于身后，髋关节屈曲 90°，双上肢置于移动桌上，防止躯干后仰，肘及前臂下方垫软枕以防肘部受压。轮椅活动时,应在轮椅上放一桌板,保证手不悬垂在一边。

二、恢复期康复训练

1. 上肢功能康复训练　上肢康复训练目的是促进上肢运动、恢复功能。

(1) 双手上举训练:患者取仰卧位或坐位,双手叉握,患侧拇指在上,掌心相对,屈伸肘关节,健手带动患侧手臂上举过头,然后缓慢放下。每次训练 2～3 min,也可根据患者的情况而定。不可过度训练,以免造成不必要的损伤。此外,在训练前可适当地按压上肢的穴位,如内关、合谷、手三里、曲池、肩峰等穴,以促进经络经气的流动。

(2) 上肢肩胛骨训练:患者坐位,上臂自然下垂,双侧用力向上耸肩并保持 3～4 s,然后放下。操作者可以适当协助,在患者向上耸肩时,用一只手将一侧肩胛骨向外上推,另一只手从肘关节上抬患侧上肢,尽量做到双侧同步并在同一水平上。此外,在进行此项训练前可适当地按压穴位,如少泽、养老、小海、肩贞等穴。

(3) 活动伸展上肢:患者取坐位,肘关节伸展,操作者辅助患者患侧肢体上举、外展、内收或旋转上肢,活动范围以患者能承受为宜,活动度由小到大。若患侧肢体的主动性增加则可相应地减少辅助力。

(4) 肘曲伸控训练:患者取坐位,肩屈曲,嘱咐患者用患侧手触碰位于前方的操作者,再回到自己的对侧肩,多次重复此项动作。当患者的肘屈曲能力提高之后,可嘱咐患者在任意位置、角度停留数秒。此外,在进行此项训练前可适当地按压穴位,如关冲、阳池、支沟等。

(5) 上肢负重训练:患者取坐位,肩关节轻度外展、外旋,肘伸展,手指伸展并撑于健侧,将重心逐渐转向患侧,持续数秒之后回到原位,可重复进行训练。但此项训练应注意重心转移至患者必须适度,以防摔倒。

(6) 手指与腕关节痉挛的抑制:操作者一只手握住患者患侧手的四指,另一只手握住患侧手的拇指,将五指及腕关节都置于伸展位置。

(7) 上肢曲肌痉挛的抑制:患者取仰卧位,操作者一手握住患者的前臂,另一手握住上臂,缓慢地将患肢肘伸直,使患侧肢体处于伸展状态,然后一手控制患肢,使肩关节外展、外旋,腕背曲,手指伸展,持续数秒,另一手轻拍上臂伸肌,以此来刺激伸肘。

(8) 前臂运动训练:前臂的运动为旋前、旋后。对前臂进行关节松动及相应的关节活动后,在患者有一定自主活动的前提下,可以适当地进行诱导,加强前臂的运动。

(9) 手的抓握与松开训练:在患侧手指已经能活动的前提下才能进行此项功能训练,过早的训练可能会加重手指的集体屈曲。抓握的器具直径应由大到小,慢慢过渡,在练习抓的同时,也要适当地进行松开训练。

2. 下肢功能训练　下肢训练的目的是恢复其功能性活动。

(1) 髋关节内收、外展的控制训练:患者取仰卧位,双膝屈曲,健侧下肢保持中立位,当患侧肢体在内收或外展时都保持不同的角度,进行髋关节内收、外展的控制训练。

(2) 髋关节伸展控制的训练:患者取仰卧位,曲双膝,双脚掌撑于床面,操作者站在患者的患侧,一只手抓住患者的膝关节,另一只手刺激臀部,同时嘱咐患者抬起臀部并保持盆骨成水平位,保持患侧髋关节伸展。若患者能独立完成之后,改为患侧肢体在下面独自支撑。当患侧肢体康复到能独立完成此项动作时,可将健侧肢体置于患侧肢体上进行伸展运动,但是要适度,不可过于劳累。

(3) 下肢屈曲、伸展的控制训练:患者取仰卧位,操作者站在患者患侧,一只手控制患者患足,保持足背屈、外旋,另一只手控制膝盖部位,嘱咐患者主动屈曲并缓慢伸展膝关节。康复训练初期患者无法自行完成时,可适当地借助外力来训练,但是要注意动作的准确性,随着患者患肢能力的提高,操作者要在保证姿势正确的前提下监督患者完成此项训练。

(4) 膝屈曲训练:患者取俯卧位,操作者站在患者的患侧,一只手握住患者的踝关节以辅助屈膝，另一只手压住患者的臀部以防止出现代偿性运动，做屈膝练习。患者也可以取坐位，操作者位于患者的患侧，一手托住患侧膝关节的下方，另一手托住患侧脚背，托起下肢，练习膝关节的屈曲。

(5) 踝背曲训练：患者取仰卧位，操作者坐在侧方，嘱咐患者屈曲下肢，同时用一只手固定在踝关节上方，另一只手协助患者踝关节做背屈、外翻。也可以在患者俯卧位屈膝时，操作者一只手固定踝关节上方，另一只手协助患侧踝关节做背屈、外翻。

(6) 伸髋、屈膝、背屈踝训练：患者仰卧位，操作者站在患者患侧，患侧腿屈膝并垂于床边伸髋。操作者托住患足，使其处于背屈位，并向头侧运动(及屈膝)，协助患者在伸髋状态下继续做屈膝和背屈踝训练。

(7) 屈髋、屈膝训练：患者仰卧位，操作者站在患者患侧，一手托住患足。患者屈膝并将患肢放到床下，在髋伸展的状态下，由操作者协助患者将患侧下肢抬至床面上。此项训练刚开始时，需要操作者协助的力量较大，随着患者能力的不断加强，协助的力度也就相应地减少。

3. 床边坐起训练　只要病情允许，应尽早采取床上坐位训练。长期在床上制动，尤其是老年人，可产生许多严重的并发症，如静脉血栓形成、坠积性肺炎、褥疮等。

(1) 坐位耐力训练：刚开始坐起来时可能发生直立性低血压，因而要先进行坐位耐力的训练。取坐位时不宜马上取 90°坐位，可先取 30°，坚持 30 min 后，再依次慢慢过渡到 45°、60°、90°。要是坐位能坚持 30 min，则可进行床边的坐起训练。

(2) 从卧位到床边坐起训练：从患侧坐起时，仰卧位，患者将患侧腿置于床边，使膝关节屈曲，开始时需要操作者协助这一动作的完成，或是用健侧腿协助患侧腿到床边。然后健侧上肢向前过身体，同时旋转躯干，健侧在患侧推床以支撑上身，并摆动健侧腿到床外，协助完成床边坐起。从健侧坐起时，先将健侧翻身，健侧上肢屈曲缩到体下，双腿远端垂直于床边，头向患侧侧屈，健侧上肢支撑慢慢坐起。当患者由床边坐位躺下时，运动的顺序与上述相反。

4. 站起和坐下训练

(1) 站起训练：患者坐位，保持躯干直立，操作者坐在对面，用自己的下肢协助患者，将患肢控制于髋关节外展，膝关节屈曲位，全脚着地。首先嘱咐患者双腿后移(偏瘫侧的脚不能后移时，操作者给予适当的帮助)，用健侧手握住患侧手前伸，上半身前倾，此时操作者向前牵引患者的双手，当双肩越过足尖后再伸膝、伸髋站起。

(2) 坐下训练：方法相同，顺序相反。

站起和坐下是步行的基础，正确的训练方式可以抑制全身的伸展模式，抑制上下肢痉挛。诱发躯干是下肢的选择性运动，但要注意的是，动作要左右对称，重心要向患侧转移，努力避免出现健侧负重，患侧下肢髋关节屈曲、内旋及足跟离地的现象。坐下时动作宜缓慢，以便于提高控制力。

5. 立位训练　立位训练是为行走做准备。

(1) 起立训练：患者双足分开约一脚宽，双手手指交叉，上肢伸展向前，双腿均匀持重，慢慢站起，此时操作者站在患者前面，用双膝支撑患者的患侧膝盖，双手置于患者臀部两侧帮助患者重心前移，伸展髋关节并挺直躯干，坐下时动作相反。但是要防止用健侧腿支撑站起来的现象。

(2) 站位平衡训练：静态站位平衡训练是在患者站起后，让患者松开双手，上肢垂于体侧，操作者逐渐除去支撑，让患者保持站立位。注意站立时不能有膝过伸。当患者能独立保持站立位时，让患者的重心逐渐向患侧转移，训练患侧腿的持重能力，同时让患者交叉的上肢伸向各个方向，并伴随躯干做出相应的摆动，训练动态站立平衡。

6. 行走训练　当患者达到自动动态平衡轴，患侧下肢的持重达到体重的一半以上，并且能独自向前迈步时，才可以准备行走训练，训练需按以下步骤进行。

(1) 步行前准备：先练习扶持站立位，接着进行患侧腿的前后摆放、踏步、屈膝、伸髋等活动，以及患侧下肢的负重，双腿交替前后迈步和进行患侧下肢的平衡训练。

(2) 扶持步行：操作者站在患者偏瘫侧，一手握住患侧手，掌心向前，另一手从患侧腋下穿出置于胸前，手背靠在胸前处，与患者一起缓慢地向前步行，训练的时候要按照正确的步行动作向前行走或是平行杠内运动，然后由扶拐杖行走到徒手行走。

(3) 改善步态：步行训练早期常有膝过伸或膝打软(膝关节突然屈曲)现象，应进行针对性的膝控制训练。如果出现患侧骨盆上提的画圈步态，说明膝屈曲和踝背屈差，应重点训练。

(4) 复杂步态训练：如高抬腿、走直线、绕圈走、转换方向、跨越障碍物等，增加下肢的力量，训练步行稳定性(如在窄宽道内行走)和协调性(如踏固定自行车)。

(5) 上下楼梯训练：上下楼梯训练时应遵照健腿先上、患腿先下的原则。操作者站在患侧后方，一手协助控制患侧膝关节，另一手扶助健侧腰部，帮助患者将重心移至患侧肢体，健足先登上一层台阶。健侧肢体支撑稳定后，重心充分前移，操作者一手固定腰部，另一手协助患腿抬起，髋膝关节屈曲，将患足置于高一层台阶。如此反复进行练习，直到患者能独立行走。

三、吞咽功能康复

中风后的患者因吞咽功能障碍引起吸入性肺炎、窒息、呛咳而导致死亡的案例每年都在增加，因而吞咽功能的康复训练不仅能有效地降低因误吸而引起的呛咳，改善患者的营养状态，还能改善患者的生活状态。

1. 吞咽功能评定

(1) 饮水试验评估(表 5-3)

表 5-3 饮水试验

分级	评级标准
1级	5 s内饮完，无呛咳、停顿
2级	1次饮完，但超过5 s，或分2次饮完，无呛咳、停顿
3级	能1次饮完，有呛咳
4级	分2次以上饮完，有呛咳
5级	呛咳多次发生，全部饮完有困难

(2) 吞咽能力评估：根据误吸的程度及食物在口腔内的加工能力，将吞咽能力分为7级(表 5-4)。

表 5-4 吞咽能力评估

分级	评级标准
1级唾液误吸	唾液引起的误吸，应行长期营养管理，吞咽训练困难
2级食物误吸	有误吸，改变食物的形状没有效果，为保证水、营养摄入应做胃造瘘，同时积极康复训练
3级水的误吸	可发生水的误吸，使用误吸防治法也不能控制，但是改变食物的性状有一定的效果，因而需要选择食物，为保证水的摄入可采取经口、经管并用的方法，必要时做胃造瘘，应接受康复训练
4级机会误吸	用一般的摄食法可发生误吸，但采取一口量调整姿势效果、吞咽代偿法等可达到防止水误吸的水平，需要就医和吞咽训练
5级口腔问题	主要是准备期和口腔期的中度和重度障碍，对食物的形态必须加工，饮食时间长，口腔内残留多，有必要对食物给予指导和监察，应进行吞咽功能训练
6级轻度障碍	有摄食、吞咽障碍，咀嚼能力不充分，有必要制成饮食、调整食物的大小，吞咽功能训练不是必需的
7级正常范围	没有摄食、吞咽问题，不需要康复

2. 吞咽康复

(1) 口唇张合训练：这项训练主要是针对口轮匝肌无力的患者。指导患者对照镜子，独立进行紧闭口训练，要是患者不能单独完成，则操作者帮助按摩放松患者口唇周边的肌肉，然后帮助患者完成紧闭口唇的训练。当患者能完成紧闭口唇动作时，指导患者用口唇将筷子用力抿住，然后将筷子向外取出，患者尽力抿住不让筷子被取出，以此来训练口唇肌。

(2) 下颌开合训练：指导患者张口、开口，不能独立完成时操作者协助患者完成。若患者肌肉高度紧张、咬反射残留时，可以对高度紧张的肌肉进行冷刺激、按摩和牵伸疗法，使咬肌放松。如果咬肌肌张力下降，可以对咬肌进行振动刺激和轻拍，也可以针灸咬肌上的穴位。

(3) 舌部训练：当患者的舌部肌肉伸展不充分时，操作者可以用纱布轻轻包住舌尖并用力向外拉，同时嘱咐患者向后收缩舌部，使舌部能同时运动。当操作者的拉出动作有困难时，可以用勺子凸面压迫舌背部使舌平展，使舌头慢慢地向前伸出。舌尖运动不良时，用勺子的凹面压迫舌的侧前方，两边交替进行，左右运动训练。当舌部能够自主运动时，嘱咐患者用舌尖将勺子向外推出。

(4) 吞咽模式训练：通过评估患者的最佳进食方式后进行吞咽功能的康复训练。患者取最佳的进食体位，集中精力张口，先含一小勺的糊状食物，然后指导患者在调神、调息的基础上，诱发舌骨上肌群收缩，使糊状食物抵达咽部，同时诱发舌骨下肌群收缩并抬头伸脖，诱发吞咽反射，使食物能顺利地进入食管，完成吞咽动作。当患者能完成糊状食物的吞咽且没有呛咳时，可逐渐过渡到粥状，再慢慢过渡到流质，每次训练 20 min。

(5) 改善吞咽反射的训练：寒冷刺激法能有效提高软腭和咽部的敏感度，使之容易诱发吞咽反射。用冷冻的湿棉签刺激软腭、腭弓、咽后壁及舌后部，连续 5～10 次。也可以让患者吞下小冰块，或每日 2～3 次从口腔咽入胃管，有加快吞咽反射的效果，对已经开始口腔进食的患者，可在进食前行口腔冷刺激和清洁，不仅能改善咽部对食物的敏感度，还能诱发吞咽反射。

(6) 使用吞咽治疗仪康复：通过中频电刺激舌骨上肌群以促使其收缩，使舌升高促使唾液进入咽喉部，进而诱发吞咽反射。同时刺激颌下腺和唾液腺，使之分泌唾液，该分泌液进入咽部则有利于吞咽反射的诱发。

(7) 手法按摩训练：可采用轻、柔的按摩手法，可分别进行面肌、舌肌及舌骨上、下肌群的按摩，以松解粘连、增加血液循环，以促进参与吞咽动作的肌肉的康复。

四、言语功能康复

1. *言语功能评定* 言语功能的评估主要是通过交流、观察、使用通用的量表(表 5 - 5)及仪器来检查，判断其语言功能程度来决定是否需要进行语言功能的康复。目前国际上多采用波士顿诊断性失语检查方法。

表 5 - 5 失语症严重程度分级

分级	评 级 标 准
0 级	无有意义的言语或听觉理解能力
1 级	言语交流中有不连续的语言表达，但大部分需要听者去推测、询问、猜测；可交流的信息范围有限，听者在言语交流中有困难
2 级	在听者的帮助下，可进行熟悉话题的交谈，但对陌生的话题不能表达出自己的思想，使患者与检查者都感到进行语言交流有困难
3 级	在仅需极少量帮助下或无帮助下，患者几乎可以讨论所有的日常生活问题，但由于语言和理解能力的减弱，使某些谈话出现困难或不大可能
4 级	言语流利，但可观察到有理解障碍，语言和思想表达无明显限制
5 级	有极少的可分辨出的语言障碍，患者主观上可能感到有点困难，但是听者不一定能明显察觉到

2. *语言康复训练* 卒中所致失语症的患者，由卒中单元制订个体化的全面语言康复计划，并组织实施；构音障碍的康复以发声训练为主，遵循由易到难的原则。具体方法如下。

(1) 肌群运动训练：进行唇、舌、齿、软腭、咽、喉与颌部肌群运动。包括缩唇、叩齿、伸舌、卷舌、鼓腮、吹气、咳嗽等活动。

(2) 发声训练：由训练张口诱发唇音(a、o、u)、唇齿音(b、p、m)、舌音，到反复发单音节音(pa、da、ka)，当能够完成单音节发声后，让患者复诵简单句，如“早—早上—早上好”。

(3) 复述训练：复述单词和词汇，可出示与需要复诵内容相一致的图片，让患者每次复述 3～5 遍，轮回训练，巩固效果。复述训练要求复述准确，语言清晰。

(4) 命名训练：让患者指出常用物品的名称及说出家人的姓名等，如果说不出，训练者可予口型、文字及图片的提示。

(5) 刺激法训练：采用患者所熟悉的、常用的、有意义的内容进行刺激，要求语速、语调和词汇长短调整合适；刺激后应诱导而不是强迫患者应答；多次反复给予刺激，且不宜过早纠正错误；可利用相关刺激和环境刺激法等，如听语指图、指物、指字。

(6) 自发口语训练：让患者看图片、漫画或情景，也可以给患者听一段音乐，鼓励患者自由叙述。也可以鼓励患者说说自己感兴趣的事。

（7）对话训练：这种训练方法中自我介绍和互相问候是必不可少的，同时也可以让患者模拟在商场、市场购物，和患者进行语言方面的训练。

五、认知功能康复

1. *认知功能评定* 认知功能是人们从周围世界获得知识及使用知识的过程，主要涉及注意力、记忆、学习、信息加工与调整、抽象思维和判断、目标行为的制订与执行等方面。卒中患者常用简明精神状态检查量表（MMSE）来进行测定（表5－6）。认知能力筛查量表见表5－7。

表5－6 简明精神状态检查量表（MMSE）

序号	提 问	正确（分）	错误（分）
1	今年的年份	1	0
2	现在是什么季节	1	0
3	今天是几号	1	0
4	今天是星期几	1	0
5	现在是几月份	1	0
6	省（市）	1	0
7	县（区）	1	0
8	乡、镇（街道）	1	0
9	现在我们在几楼	1	0
10	这里是什么地方	1	0
11	复述：皮球	1	0
12	复述：国旗	1	0
13	复述：树木	1	0
14	100－7（93）	1	0
15	93－7（86）	1	0
16	86－7（79）	1	0
17	79－7（72）	1	0
18	73－7（66）	1	0
19	回忆：皮球	1	0
20	回忆：国旗	1	0
21	回忆：树木	1	0
22	辨认：手表	1	0
23	辨认：铅笔	1	0
24	复述：44只石狮子	1	0
25	用卡片闭眼睛	1	0
26	用右手拿纸	1	0
27	将纸对折	1	0
28	放在大腿上	1	0
29	说一句完整的句子	1	0
30	按样作图	1	0

表5－7 认知能力筛查量表

序 号	内 容
1	今天是星期几
2	现在是哪一个月
3	今天是几号
4	今年是哪一年
5	这里是什么地方
6	请说出872这三个数
7	请倒过来说出刚才三个数
8	请说出6371这四个数字
9	请听清694三个数字，然后数1至10，再重复说出649
10	请听清8143四个数字，然后数1至10，再重复说出8143
11	从星期日倒数至星期一
12	9加3等于几
13	再加6等于几
14	18减5等于几？请记住这几个词，等会我要问你："帽、汽车、树、26"
15	快的反面是慢，上的反面是什么
16	大的反面是什么？硬的反面是什么
17	橘子、香蕉属于水果类，红和蓝属于哪类
18	5和2都是什么
19	我刚才要你记住的第一个字是什么
20	第二个字
21	第三个字
22	第四个字
23	110减7等于几
24	再减7等于几
25	再减7等于几
26	再减7等于几
27	再减7等于几
28	再减7等于几
29	再减7等于几
30	再减7等于几

2. 认知功能的康复

(1) 注意力训练：在一串数字中分别将某数，如“2”删除，或将词语中的某字如“子”删除，每10 min 1次，每日1次。

(2) 记忆力训练：让患者认卡片的名称，使其反复记忆10 min后请患者回忆出卡片名称，回答准确则换其他卡片并适当延长时间，逐渐增加回忆时间间隔及1次需记忆的卡片名称数，每次训练10 min，根据情况进行反复训练。

(3) 定向力训练：让患者认时钟，进行时间的推算；让其辨认家人照片、报出姓名和亲属关系，每次训练10 min，根据情况进行反复训练。

(4) 计算力训练：循序渐进进行100以内加减法，如100连续减7等，每次训练10 min。患者出院后指导家属设计一些生活事件让患者计算，如去菜场买菜、超市购物等。

(5) 语言功能训练：让患者数数字，再学说物品的名称，如“门、灯、碗、手、眼”等，逐渐增加到短句、长句，每次训练10 min。并鼓励患者多读书、读报，与人交流。

(6) 视空间与执行功能训练：用简单的拼图玩具，让患者一步一步拼，对于难点可以给予提醒和帮助，反复练习；给予患者各种物体的轮廓图案，让患者用彩笔填上正确的颜色，不正确的给予提示，直到填准正确的颜色为止，反复练习，每次训练10 min。

(7) 想象力训练：形象性和新颖性是想象活动的基本特点，它主要处理图形信息，以直观的方式呈现在人们的头脑中，而不是以词语、符号，以及概念等方式呈现。适当设计一些游戏提高患者想象能力。如猜字、虫子吃苹果、反射镜、怪物猜想、爬格子、拼图、同色相溶、推箱子等。

六、自理能力的康复

1. 自理能力的评估　自理能力的评定能较为准确地了解患者日常生活的各项基本功能情况，即明确患者怎样进行日常生活，能做多少日常活动，难以完成的项目有哪些，功能障碍的程度等，常用的标准化量表为巴塞尔(Barthel)指数(表5-8)。

表5-8　巴塞尔指数

ADL项目	自理	稍依赖	较大依赖	完全依赖
进食	10	5	0	0
洗澡	5	0	0	0
修饰(洗脸、梳头、刷牙、刮脸)	5	0	0	0
穿衣	10	5	0	0
控制大便	10	5	0	0
控制小便	10	5	0	0
上厕所	10	5	0	0
床椅转移	15	10	5	0
平地行走	15	10	5	0
上下楼梯	10	5	0	0

2. 自理能力的康复训练

(1) 进食训练：当患侧的手活动不利时，可以适当地训练健侧手，如用筷子夹小物件、写字等。患者进餐时鼓励患者用患手或是用双手将食物送进口内。使用筷子需要精细的控制，早期训练可用叉或勺子，为了方便掌握可适当地将勺子或叉子的抓柄加粗，进餐时可在餐具下放防滑垫，使用边缘带斜坡的餐具，一侧较高，食物靠近边缘及利于捞出。

(2) 穿衣训练：① 穿脱上衣训练。穿衣前指导患者先进行指关节的活动。穿衣时先将患侧肢体的衣服穿上后再穿健侧肢体的；脱衣服时先将健侧肢体的衣服脱去后再用健侧的手辅助患侧肢体将衣服脱去；解、扣扣子时可用健侧的手进行。② 穿脱裤子训练。患者坐起将患侧腿屈膝屈髋，放在健侧腿上；患侧腿穿上裤子后尽量上提，然后健侧腿穿裤子；躺下后做桥式动作把裤子拉到腰部，臀部收下，整理腰带。

(3) 从病床上起来的训练：首先指导患者把健侧的腿伸到患侧的腿下面，在肚子上交叉双手；一边用健侧的腿支撑患侧的腿，一边往健侧方向翻身；用健侧的腿支撑患侧的腿，把双脚撂到床下；把健侧的胳膊撑到床上，顶起上身；用健侧的手支撑上体，过程中保持平衡。

(4) 床椅转移：指导患者在床边坐起后，把轮椅放到床边，用健侧的手抓住轮椅的扶手部分，用健侧的手支撑身体，先站起来，再用健侧的腿配合健侧的手，慢慢地移动到轮椅的方向，一边用健侧的手支撑，一边坐到轮椅上，坐下之后调整到安全的坐姿。

（5）上厕所训练：在上述的床椅训练习惯且平衡能力训练好之后，可按照类似的方法上厕所，厕所的地面要保持清洁干燥，避免因地板太湿过滑而摔倒。

（6）洗澡训练：一般不建议使用浴缸，而是采用沐浴专用的椅子沐浴，花洒的开关不要装得过高，使患者在坐椅就能碰到为宜，指导患者使用健侧的手进行擦浴，在厕所旁和浴室里都安装有扶手，扶手最好延续到门口，以免患者在走出浴室时摔倒。

（7）平地行走训练：为了不因患侧胳膊的重量严重导致关节错位，可以适当安装胳膊固定器后再训练行走。首先用健侧的手握住扶手，手略靠前放；一边用健侧的手握住扶手，一边往前迈患侧的脚；然后往前迈健侧的腿，同患侧的腿并拢，重复1～3次，逐渐延长距离。使用拐杖训练的方法是：健侧拄拐杖，先稍稍往前伸出拐杖；一边用拐杖支撑身体，一边往前迈患侧的脚，两脚并拢，重复此项训练。

（8）上下楼梯训练：患者用健侧手扶住楼梯扶手，上楼梯时先将患侧腿抬上一层楼梯，在健侧手的支撑下再将健侧腿抬上同一层楼梯，等站稳之后用同样的方法进行重复训练；下楼梯时同样是用健侧的手扶住楼梯扶手，健侧腿先下一层楼梯，之后将患侧腿抬下同一层楼梯。待站稳后用同样的方法进行训练。训练要适度，注意安全。

（9）个人的卫生训练：包括洗手、洗脸、刷牙、梳头、刮须等。在偏瘫的早期尽早发挥患侧手的残余功能，用健侧手协助患侧手或是单独使用患侧手操作，并让患侧手使用辅助器具，如改良的牙刷、梳子、杯子、筷子等。

七、面瘫康复

1. 面神经功能的评定　面瘫是面神经炎和面神经麻痹的俗称。它是由于发病后局部面神经功能障碍，出现面部表情肌群运动功能失调的一种临床症状，主要表现为口眼歪斜、眼睑闭合不全等，目前临床上主要使用的是Huose－Brackmann量表（表5－9）来评估面神经功能。

表5－9　Huose－Brackmann量表

分级	功能障碍程度	占正常功能的百分比(%)	一般情况	症状：休息时	症状：运动时	症状：继发缺陷
1级	无	100	面肌功能正常	面肌功能正常	面肌功能正常	面肌功能正常
2级	轻度	75～90	仔细检查才能发现轻度肌无力	对称性和肌张力正常	额运动部分正常或完全正常，不论用力大小，闭眼均正常	面部轻微联带运动，无挛缩或瘫侧面部痉挛
3级	轻中度	50～75	两侧有明显的、非毁容性的差别，无功能性残损，易见但不严重的联带运动、挛缩、偏侧面部痉挛	对称性和肌张力正常	额运动轻微或无，用力可闭眼但是显然不对称	非毁容性关联，运动明显，有挛缩或痉挛者为3级，有随意运动者为2级
4级	中重度	25～50	明显的无力或毁容性不对称	对称性和肌张力正常	额运动轻微或无，用力也不能完全闭眼，口角有不对称运动	痉挛、联带运动，无论有否自主运动功能严重受损者为4级
5级	重度	1～25	仅可察觉到的运动	可能出现口角歪斜，两侧不对称，一侧鼻唇沟变浅或消失	额无运动，不能闭眼或用最大力时只有轻微的眼睑运动。口角只有轻微运动	无联带运动，瘫痪侧面部肌肉挛缩是痉挛
6级	全瘫	0	张力消失、不对称，无运动，无关联，无联带运动、挛缩或偏侧面部痉挛	无	无	无

2. 面神经功能的康复训练

（1）传统的康复训练：① 睁眼皱眉训练。涉及的肌肉为枕额肌，手指按压眉弓上缘，增加的阻力为眼睑向下，作用是恢复皱额和睁眼功能。② 闭眼训练。涉及的肌肉为眼轮匝肌，用手指按压上下眼眶，用拇指和示指分别从上下方撑开眼睑以增加阻力，功能是恢复闭眼功能。③ 提口训练。涉及的肌肉为提口角肌，颧大、小肌和笑肌，手指按压口角外上方，示指用力沿口角向内、向下以增加阻力，作用是纠正口角向健侧倾斜。④ 示齿训练。涉及提上唇肌、降下唇肌，手指按压上下嘴唇，用拇指和示指分别作用于口裂闭合的上下肌以增加阻力，作用是恢复上下移动的口角功能。⑤ 闭嘴训练。涉及的肌肉为口轮匝肌，用拇指和示指分别向口裂闭合的上下方适当增加阻力，作用是恢复闭嘴功能。⑥ 吮吸训练。涉及的肌肉是颊肌，用手指按压上下嘴唇，用拇指和示指分别向口裂闭合上方用力，作用是使嘴唇及颊紧贴牙齿以减少口腔的容积，恢复咀嚼和吮吸能力。⑦ 耸鼻训练。涉及的肌肉是鼻肌，用手按压鼻翼上方两侧，用拇指和示指向鼻翼两侧适当增加阻力，恢复鼻孔开大或缩小的能力。

（2）面肌按摩训练：一般以患侧为主，健侧为辅；先患侧，后健侧。按摩前先用热毛巾热敷面部 3～5 min，选取额部、眼部、鼻唇沟、口角、乳突 5 个瘫痪点进行穴位按摩，也可用手掌或手指于阳白、太阳、颊车、地仓和翳风上，依次从上至下或转圈按压，力度要适宜，部位要准确，每日按摩 2～3 次，从而防止麻痹肌肉的萎缩，促进康复。

（3）中药熏蒸治疗：利用一定温度的药物蒸气作用于人体达到治病的目的，具有疏通腠理、流通气血、发汗解表散寒等功效。熏洗前患者患侧面部朝上，颈部铺治疗巾，熏洗结束后立即擦干面部药液，嘱患者在室内休息 20 min 后方可离开，以避风寒。

（4）物理康复治疗：TDP 治疗每次 15～30 min，温热舒适为度，取纱布覆盖眼区，防止闭目不严灼伤眼球。照射完毕后轻揉面部以促进血液循环。

附：脑病科常用穴位的定位及作用

表 5－10　脑病科常用穴位的定位及作用

名　称	所属经络	定　　位	作　　用
阳陵泉	足少阳胆经	小腿外侧，当腓骨头前下方凹陷处	主治筋脉、经络及胆腑疾病
曲池	手阳明大肠经	位于肘横纹外侧端，屈肘，当尺泽与肱骨外上髁连线中点	主治肩肘关节疼痛、上肢瘫痪、高血压、荨麻疹、流行性感冒、扁桃体炎、甲状腺肿大、急性胃肠炎
足三里	足阳明胃经	在小腿前外侧，当犊鼻下 3 寸，距胫骨前缘 1 横指(中指)	强壮身心要穴，可调节机体免疫力、增强抗病能力、调理脾胃、补中益气、通经活络、疏风化湿、扶正祛邪。主治胃痛、呕吐、腹胀、肠鸣、消化不良、下肢痿痹、泄泻、便秘、痢疾、疳积、癫狂、中风、脚气病、水肿、下肢不遂、心悸、气短、虚劳羸瘦
血海	足太阴脾经	大腿内侧，髌底内侧端上 2 寸，当股四头肌内侧头隆起处。取穴时以医者对侧的手掌按其膝盖，手指向上伸直，拇指偏向大腿内侧 45°，当拇指端所指处	治疗血症的要穴，具有活血化瘀、补血养血、引血归经之功
三阴交	足太阴脾经	位于小腿内侧，踝关节上 3 寸，胫骨内侧后方	调理脾肾肝三阴经，对女性有特殊的保护作用，可健脾益血，也可调肝补肾，亦有安神之效，可帮助睡眠
脾俞	足太阳膀胱经	位于背部，第 11 胸椎棘突下，旁开 1.5 寸	有健脾和胃、利湿升清的功效
肾俞	足太阳膀胱经	第 2 腰椎棘突旁开 1.5 寸	调补肾经，主治腰痛、高血压、低血压、耳鸣、精力减退等

（续表）

名 称	所属经络	定 位	作 用
内关	手厥阴心包经	位于前臂掌侧，腕横纹上 2 寸处，掌长肌腱与桡侧腕屈肌腱之间	主治本经经病和胃、心、心包络疾患以及与情志失和、气机阻滞有关的脏腑器官、肢体病变
中脘	任脉	在脐上 4 寸，腹中线上，仰卧取穴，即剑突与脐的中点	任脉要穴，有重要保健作用，主治消化系统疾病
神阙	任脉	即肚脐	长寿要穴，温阳救逆，利水固脱。主治腹痛，泄泻，脱肛，水肿，虚脱
气海	任脉	位于前正中线，脐下 1 寸半处	为保健要穴，主治诸虚证
关元	任脉	在脐下 3 寸，腹中线上，仰卧取穴	保健要穴，具有培元固本、补益下焦之功，凡元气亏损均可使用。临床上多用于泌尿、生殖系统疾患
手三里	阳明大肠经	在前臂背面桡侧，阳溪与曲池连线上，肘横纹下 2 寸处	治疗手臂无力、上肢不遂，腹痛，腹泻，齿痛，颊肿等病症

下篇

各论

第六章
中　　风

第一节　中医学概述

【中医概念】

中风是以正气亏虚、饮食、情志、劳倦内伤等引起气血逆乱，产生风、火、痰、瘀，导致脑脉痹阻或血溢脑脉之外为基本病机，以突然昏仆、半身不遂、口舌歪斜、言语謇涩或不语、偏身麻木为主要临床表现的病证。根据脑髓神机受损程度的不同，有中经络、中脏腑之分。

【中医源流】

《黄帝内经》虽没有明确提出中风病名，但所记述的“大厥”“薄厥”“仆击”“偏枯”“风痱”等病证，与中风在卒中昏迷期和后遗症期的一些临床表现相似。其对本病的病因病机也有一定认识，如《灵枢・刺节真邪》：“虚邪偏客于身半，其入深，内居营卫，营卫稍衰，则真气去，邪气独留，发为偏枯。”此外，还认识到本病的发生与个人的体质、饮食、精神刺激等有关，如《素问・通评虚实论》明确指出：“仆击、偏枯……肥贵人则高粱之疾也。”还明确指出中风的病变部位在头部，是由气血逆而不降所致。如《素问・调经论》说：“血之与气，并走于上，则为大厥，厥则暴死。”

对中风的病因病机及其治法，历代医家论述颇多，从病因学的发展来看，大体分为两个阶段。唐宋以前多以“内虚邪中”立论，治疗上一般采用疏风祛邪、补益正气的方药。如《金匮要略》正式把本病命名为中风，认为中风之病因为络脉空虚，风邪入中，其创立的分证方法对中风病的诊断、治疗、判断病情轻重和估计预后很有帮助。唐宋以后，特别是金元时代，许多医家以“内风”立论，可谓中风病因学说上的一大转折。其中刘河间力主“肾水不足，心火暴甚”；李东垣认为“形盛气衰，本气自病”；朱丹溪主张“湿痰化热生风”；元代王履从病因学角度将中风分为“真中”“类中”。明代张景岳提出“非风”之说，认为“内伤积损”是导致本病的根本原因；明代李中梓又将中风明确分为闭、脱两证，仍为现在临床所应用。清代医家叶天士、沈金鳌、尤在泾、王清任等丰富了中风的治法和方药，形成了比较完整的中风治疗法则。晚清及近代医家张伯龙、张山雷、张锡纯进一步认识到本病的发生主要是阴阳失调，气血逆乱，直冲犯脑，至此对中风病因病机的认识及其治疗日臻完善。

【病因病机】

1. *积损正衰*　“年四十而阴气自半也，起居衰矣。”（《素问・阴阳应象大论》）年老体弱，或久病气血亏损，脑脉失养。气虚则血运无力，血流不畅，而致脑脉瘀滞不通；阴血亏虚则阴不制阳，内风动越，携痰浊、瘀血止扰清窍，突发本病。正如《景岳全书・非风》说：“卒倒多由昏愦，本皆内伤积损颓败而然。”

2. *劳倦内伤*　烦劳过度，伤耗阴精，阴虚而火旺，或阴不制阳易使阳气鸱张，引动风阳，内风旋动，则气火俱浮，或兼夹痰浊、瘀血上壅清窍脉络。

3. *脾失健运*　过食肥甘醇酒，致使脾胃受伤，脾失运化，痰浊内生，郁久化热，痰热互结，壅滞经脉，上蒙清窍；或素体肝旺，气机郁结，克伐脾土，痰浊内生；或肝郁化火，烁津成痰，痰郁互结，携风阳之邪，窜扰经脉，发为本病。此即《丹溪心法·中风》所谓“湿土生痰，痰生热，热生风也”。饮食不节，脾失健运，气血生化无源，气血精微衰少，脑脉失养，再加之情志过极、劳倦过度等诱因，使气血逆乱，脑之神明不用，而发为中风。

4. *情志过极* 七情所伤，肝失条达，气机郁滞，血行不畅，瘀结脑脉；暴怒伤肝，则肝阳暴张，或心火暴盛，风火相煽，血随气逆，上冲犯脑。凡此种种，均易引起气血逆乱，上扰脑窍而发为中风。尤以暴怒引发本病者最为多见。

综观本病，由于患者脏腑功能失调，气血素虚或痰浊、瘀血内生，加之劳倦内伤、忧思恼怒、饮酒饱食、用力过度、气候骤变等诱因，而致瘀血阻滞、痰热内蕴，或阳化风动、血随气逆，导致脑脉痹阻或血溢脉外，引起昏仆不遂，发为中风。其病位在脑，与心、肾、肝、脾密切相关。其病机有虚（阴虚、气虚）、火（肝火、心火）、风（肝风）、痰（风痰、湿痰）、气（气逆）、血（血瘀）六端，此六端多在一定条件下相互影响，相互作用。病性多为本虚标实，上盛下虚。在本为肝肾阴虚，气血衰少，在标为风火相煽，痰湿壅盛，瘀血阻滞，气血逆乱。而其基本病机为气血逆乱，上犯于脑，脑之神明失用。

【中医诊断】

(1) 以神志恍惚、迷蒙，甚至昏迷或昏愦，半身不遂，口舌歪斜，舌强言謇或不语，偏身麻木为主症。

(2) 多急性起病。

(3) 病发多有诱因，病前常有头晕、头痛、肢体麻木、力弱等先兆症状。

(4) 好发年龄为40岁以上。

(5) 血压、脑脊液检查，眼底检查，颅脑CT、MRI等检查，有助于诊断。

诊断时，在中风病名的诊断基础上，还要根据有无神识昏蒙诊断为中经络与中脏腑两大中风病类。

中风的急性期是指发病后2周以内，中脏腑类最长可至1个月；恢复期是发病2周或1个月至半年以内；后遗症期系发病半年以上者。

【鉴别诊断】

1. *口僻* 俗称吊线风，主要症状是口眼歪斜，多伴有耳后疼痛，因口眼歪斜有时伴流涎、言语不清。多由正气不足，风邪入脉络，气血痹阻所致，不同年龄均可罹患。中风口舌歪斜者多伴有肢体瘫痪或偏身麻木，病由气血逆乱，血随气逆，上扰脑窍而致脑髓神机受损，且以中老年人为多。

2. *痫病* 痫病与中风中脏腑均有猝然昏仆的见症。而痫病为发作性疾病，昏迷时四肢抽搐，口吐涎沫，双目上视，或出现异常叫声，醒后一如常人，且肢体活动多正常，发病以青少年居多。

3. *厥证* 神昏常伴有四肢逆冷，一般移时苏醒，醒后无半身不遂、口舌歪斜、言语不利等症。

4. *痉证* 以四肢抽搐，项背强直，甚至角弓反张为主症。病发亦可伴神昏，但无半身不遂、口舌歪斜、言语不利等症状。

5. *痿病* 痿病以手足软弱无力、筋脉弛缓不收、肌肉萎缩为主症，起病缓慢，起病时无突然昏倒，不省人事，口舌歪斜，言语不利。以双下肢或四肢为多见，或见患肢肌肉萎缩，或见筋惕肉瞤。中风亦有见肢体肌肉萎缩者，多见于后遗症期由半身不遂而废用所致。

【辨证论治】

1. *了解病史及先兆* 中老年人平素体质虚衰或素有形肥体丰，而常表现眩晕、头痛，或一过性肢麻、口舌歪斜、言语謇涩。多有气候骤变，烦劳过度，情志相激，跌仆努力等诱因。若急性起病，以半身不遂、口舌歪斜、言语謇涩为首发症状者一般诊断不难。但若起病即见神志障碍者，则需深入了解病史和体检。

2. *辨中经络与中脏腑* 临床按脑髓神机受损的程度与有无神识昏蒙分为中经络与中脏腑两大类型。两者根本区别在于中经络一般无神志改变，表现为不经昏仆而突然发生口眼歪斜、言语不利、半身不遂；中脏腑则出现突然昏仆，不省人事，以半身不遂、口舌歪斜、舌强言謇或不语、偏身麻木、神识恍惚或迷蒙为主症，并常遗留后遗症。中经络者，病位较浅，病情较轻；中脏腑者，病位较深，病情较重。

3. *明辨病性* 中风病性为本虚标实，急性期多以标实证候为主，根据临床表现注意辨别病性属火、风、痰、血的不同。平素性情急躁易怒，面红目赤，口干口苦，发病后甚或项背身热，躁扰不宁，大便秘结，小便黄赤，舌红苔黄则多属火热为患；若素有头痛、眩晕等症，突然出现半身不遂，甚或神昏、抽搐、肢体痉强拘急，属内风动越；素来形肥体丰，病后咯痰较多或神昏，喉中痰鸣，舌苔白腻，属痰浊壅盛为患；若素有头痛，痛势较剧，舌质紫暗，多属瘀血为患。恢复期及后遗症期，多表现为气阴不足，阳气虚衰。如肢体瘫痪，手足肿胀，口角流涎，气短自汗，多属气虚；若兼有畏寒肢冷，为阳气虚衰的表现；若兼有心烦少寐，口干咽干，手足心热，舌红少苔，多属阴虚内热。

4. *辨闭证与脱证* 闭者，邪气内闭清窍，症见神昏、牙关紧闭、口噤不开、肢体痉强，属实证。根据有无热象，又有阳闭、阴闭之分。阳闭为痰热闭阻清窍，症见面赤身热，气粗口臭，躁扰不宁，舌苔黄腻，脉弦滑而数；阴闭为湿痰内闭清窍，症见面白唇暗，静卧不烦，四肢不温，痰涎壅盛，舌苔白腻，脉沉滑或缓。阳闭和阴闭可相互转化，当依据临床表现、舌象、脉象的变化综合判断。脱证是五脏真阳散脱于外，症见昏愦无知，目合口开，四肢松懈瘫软，手撒肢冷汗多，二便自遗，鼻息低微，为中风危候。另外，临床上尚有内闭清窍未开而外脱虚象已露，即所谓“内闭外脱”者，此时往往是疾病安危演变的关键时机，应引起高度重视。

5. *辨病势顺逆* 临床注意辨察患者之“神”，尤其是神志和瞳孔的变化。中脏腑者，起病即现昏愦无知，多为实邪闭窍，病位深，病情重。如患者渐至神昏，瞳孔变化，甚至呕吐、头痛、项强，说明正气渐衰，邪气日盛，病情加重。先中脏腑，如神志逐渐转清，半身不遂未再加重或有恢复者，病由重转轻，病势为顺，预后多好。若目不能视，或瞳孔大小不等，或突见呃逆频频，或突然昏愦、四肢抽搐不已，或背腹骤然灼热而四肢发凉及至手足厥逆，或见戴阳及呕血症，均属病势逆转，难以挽救。

【治则与治疗】

中风急性期标实症状突出，急则治其标，治疗当以祛邪为主，常用平肝息风、清化痰热、化痰通腑、活血通络、醒神开窍等治疗方法。闭、脱两证当分别治以祛邪开窍醒神和扶正固脱、救阴回阳。内闭外脱则醒神开窍与扶正固本可以兼用。在恢复期及后遗症期，多为虚实夹杂，邪实未清而正虚已现，治宜扶正祛邪，常用育阴息风、益气活血等法。

中经络

1. *风痰瘀血，痹阻脉络*

［症状］半身不遂，口舌歪斜，舌强言謇或不语，偏身麻木，头晕目眩，舌质暗淡，舌苔薄白或白腻，脉弦滑。

［治法］活血化瘀，化痰通络。

［方药］桃红四物汤合涤痰汤。

方中桃红四物汤活血化瘀通络；涤痰汤涤痰开窍。瘀血症状突出，舌质紫暗或有瘀斑，可加重桃仁、红花等药物剂量，以增强活血化瘀之力。舌苔黄腻，烦躁不安等有热象者，加黄芩、栀子以清热泻火。头晕、头痛加菊花、夏枯草以平肝息风。若大便不通，可加大黄通腑泻热凉血，大黄用量宜轻，以涤除痰热积滞为度，不可过量。本型也可选用现代经验方化痰通络汤，方中半夏、茯苓、白术健脾化湿；胆南星、天竺黄清化痰热；天麻平肝息风；香附疏肝理气，调畅气机，助脾运化；配丹参活血化瘀；大黄通腑泻热凉血。

2. *肝阳暴亢，风火上扰*

［症状］半身不遂，偏身麻木，舌强言謇或不语，或口舌歪斜，眩晕头痛，面红目赤，口苦咽干，心烦易怒，尿赤便干，舌质红或红绛，脉弦有力。

［治法］平肝息风，清热活血，补益肝肾。

［方药］天麻钩藤饮。

方中天麻、钩藤平肝息风；生石决明镇肝潜

阳；黄芩、栀子清热泻火；川牛膝引血下行；益母草活血利水；杜仲、桑寄生补益肝肾；夜交藤、茯神安神定志。伴头晕、头痛加菊花、桑叶，疏风清热；心烦易怒加牡丹皮、郁金，凉血开郁；便干便秘加生大黄。若症见神识恍惚、迷蒙者，为风火上扰清窍，由中经络向中脏腑转化，可配合灌服牛黄清心丸或安宫牛黄丸以开窍醒神。

3. 痰热腑实，风痰上扰

［症状］半身不遂，口舌歪斜，言语謇涩或不语，偏身麻木，腹胀便干便秘，头晕目眩，咯痰或痰多，舌质暗红或暗淡，苔黄或黄腻，脉弦滑或偏瘫侧脉弦滑而大。

［治法］通腑化痰。

［方药］大承气汤加味。

方中生大黄荡涤肠胃，通腑泻热；芒硝咸寒软坚；枳实泄痞；厚朴宽满。可加瓜蒌、胆南星清热化痰；加丹参活血通络。热象明显者，加栀子、黄芩；年老体弱津亏者，加生地黄、麦冬、玄参。本型也可选用现代经验方星蒌承气汤，方中大黄、芒硝荡涤肠胃，通腑泻热；瓜蒌、胆南星清热化痰。

若大便多日未解，痰热积滞较甚而出现躁扰不宁、时清时寐、谵妄者，此为浊气不降，携气血上逆，犯于脑窍而中脏腑，按中脏腑的痰热内闭清窍论治。

针对本证腑气不通，采用化痰通腑法，一可通畅腑气，祛瘀达络，敷布气血，使半身不遂等症进一步好转；二可清除阻滞于胃肠的痰热积滞，使浊邪不得上扰神明，气血逆乱得以纠正，达到防闭防脱之目的；三可急下存阴，以防阴劫于内，阳脱于外。

4. 气虚血瘀

［症状］半身不遂，口舌歪斜，口角流涎，言语謇涩或不语，偏身麻木，面色㿠白，气短乏力，心悸，自汗，便溏，手足肿胀，舌质暗淡，舌苔薄白或白腻，脉沉细、细缓或细弦。

［治法］益气活血，扶正祛邪。

［方药］补阳还五汤。

本方重用黄芪补气，配当归养血，合赤芍药、川芎、桃仁、红花、地龙以活血化瘀通络。

中风恢复期和后遗症期多以气虚血瘀为基本病机，故此方亦常用于恢复期和后遗症期的治疗。气虚明显者，加党参、太子参以益气通络；言语不利，加远志、石菖蒲、郁金以祛痰利窍；心悸、喘息，加桂枝、炙甘草以温经通阳；肢体麻木加木瓜、伸筋草、防己以舒筋活络；上肢偏废者，加桂枝以通络；下肢瘫软无力者，加川续断、桑寄生、杜仲、牛膝以强壮筋骨；小便失禁加桑螵蛸、益智以温肾固涩；血瘀重者，加莪术、水蛭、鬼箭羽、鸡血藤等破血通络之品。

5. 肝阳上亢

［症状］半身不遂，口舌歪斜，舌强言謇或不语，偏身麻木，烦躁失眠，眩晕耳鸣，手足心热，舌质红绛或暗红，少苔或无苔，脉细弦或细弦数。

［治法］滋养肝肾，潜阳息风。

［方药］镇肝息风汤。

方中怀牛膝补肝肾，并引血下行；龙骨、牡蛎、代赭石镇肝潜阳；龟甲、白芍药、玄参、天冬滋养阴液，以制亢阳；茵陈、麦芽、川楝子清泄肝阳，条达肝气；甘草、麦芽和胃调中。并可配以钩藤、菊花息风清热。夹有痰热者，加天竺黄、竹沥、川贝母以清化痰热；心烦失眠者，加黄芩、栀子以清心除烦，加夜交藤、珍珠母以镇心安神；头痛重者，加生石决明、夏枯草以清肝息风。

中脏腑

1. 痰热内闭清窍(阳闭)

［症状］起病骤急，神昏或昏愦，半身不遂，鼻鼾痰鸣，肢体强痉拘急，项背身热，躁扰不宁，甚则手足厥冷，频繁抽搐，偶见呕血，舌质红绛，舌苔黄腻或干腻，脉弦滑数。

［治法］清热化痰，醒神开窍。

［方药］羚角钩藤汤配合灌服或鼻饲安宫牛黄丸。

羚羊角为清肝息风主药；桑叶疏风清热；钩藤、菊花平肝息风；生地黄清热凉血；白芍药柔肝养血；川贝母、竹茹清热化痰；茯神养心安神；甘草调和诸药。安宫牛黄丸可辛凉透窍。

若痰热内盛，喉间有痰声，可加服竹沥水20～30 d，或猴枣散0.3～0.6 g以豁痰镇痉。肝火旺盛，面红目赤，脉弦有力者，可加龙胆草、栀子以清肝泻火；腑实热结，腹胀便秘，苔黄厚者，可加生大黄、枳实、芒硝以通腑导滞。

2. 痰湿蒙塞心神（阴闭）

［症状］素体阳虚，突发神昏，半身不遂，肢体松懈，瘫软不温，甚则四肢逆冷，面白唇暗，痰涎壅盛，舌质暗淡，舌苔白腻，脉沉滑或沉缓。

［治法］温阳化痰，醒神开窍。

［方药］涤痰汤配合灌服或鼻饲苏合香丸。

方中半夏、陈皮、茯苓健脾燥湿化痰；胆南星、竹茹清化痰热；石菖蒲化痰开窍；人参扶助正气。苏合香丸芳香化浊，开窍醒神。寒象明显者，加桂枝温阳化饮；兼有风象者，加天麻、钩藤平肝息风。

3. 元气败脱，神明散乱（脱证）

［症状］突然神昏或昏愦，肢体瘫软，手撒肢冷汗多，重则周身湿冷，二便失禁，舌痿，舌质紫暗，苔白腻，脉沉缓、沉微。

［治法］益气回阳固脱。

［方药］参附汤。

方中人参大补元气，附子温肾壮阳，二药合用以奏益气回阳固脱之功。汗出不止加山茱萸、黄芪、龙骨、牡蛎以敛汗固脱；兼有瘀象者，加丹参。

【针灸治疗】

1. 基本治疗

（1）中经络

［主穴］内关，水沟，三阴交，极泉，尺泽，委中。

［配穴］肝阳暴亢配太冲、太溪；风痰阻络配丰隆、合谷；痰热腑实配曲池、内庭、丰隆；气虚血瘀配足三里、气海；阴虚风动配太溪、风池；口角㖞斜配颊车、地仓；上肢不遂配肩髃、手三里、合谷；下肢不遂配环跳、阳陵泉、阴陵泉、风市；头晕配风池、完骨、天柱；足内翻配丘墟透照海；便秘配水道、归来、丰隆、支沟；复视配风池、天柱、睛明、球后；尿失禁、尿潴留配中极、曲骨、关元；吞咽困难配廉泉、金津、玉液、咽后壁。

［操作］内关用泻法；水沟用雀啄法，以眼球湿润为佳；三阴交沿胫骨内侧缘与皮肤成 45°角进针，极泉避开腋毛，直刺进针，尺泽、委中均直刺，以肢体有麻胀和抽动感为度；金津、玉液用三棱针点刺出血，咽后壁用 3 寸长针点刺。

（2）中脏腑

［主穴］内关，水沟。

［配穴］闭证配十二井穴、太冲、合谷；脱证配关元、气海、神阙。

［操作］内关用泻法；水沟用雀啄法，以眼球湿润为佳；十二井穴用三棱针点刺出血；太冲、合谷用泻法，强刺激；关元、气海用艾柱灸，神阙用隔盐灸，直到四肢转温为止。

2. 其他治疗

（1）头针：选顶颞前斜线、顶旁 1 线、顶旁 2 线，毫针平刺入头皮下，快速捻转 2～3 min，留针 30 min，其间反复捻转 2～3 次，并鼓励患者活动肢体。

（2）电针：在患侧上、下肢各选两个穴位，针刺得气后留针，接通电针仪，以患者肌肉微颤为度，每次通电 20～30 min。

第二节　西医学概述

中风多属西医学卒中的范畴，指由于各种原因所导致的脑组织血液供应障碍，进一步使得脑组织发生一系列如缺血、缺氧、坏死的病理变化并出现相应的神经功能缺损症状的一组疾病，其中有近 80%为缺血性卒中。临床症状主要有发病率高、死亡率高、致残率高、复发率高且并发症多的特性，并称为“四高一多”。据统计，全球卒中年发病率为 61/10 万，病死率为 16/10 万。目前，人类的主要致死病因为心脏类病患、恶性肿瘤以及卒中。据世界卫生组织（WHO）报道，我国是脑血管疾病的高发区，我国卒中发病率、病死率均居世界首位，且每年有约 200 万例新发病例数，其中 3/4 发病者死于卒中，是继恶性肿瘤之后的第 2 位死亡原因，并成为严重危害人民健康的一大问题，也是全社会面临的一项沉重的公共卫生问题。据目前临床经验总结，各种相关危险因素可导致卒中，其中以高血压、心脏病、糖尿病、短暂性脑缺血发作、吸烟、饮酒的危险性较为肯定。特别是高血压，为缺血性卒中的首位危险因素。卒中的发生率与高血压的严重程度和时间有直接的关联。人们已经掌握的西医治疗包括抗栓治疗、抗血小板治疗、抗凝治疗和神经保护剂的应用等。而抗栓治疗则是人们公认的治疗急性脑梗死的最有效方法。缺血性卒中目前的医学现状为主要从发病的危险因素入手，以预防为主，因为并没有一种可以根治此病的医疗手段。

1. *卒中的危险因素* 卒中的分析流行病学调查研究表明，其危险因素分为可干预性和不可干预性两类。可干预性危险因素主要包括高血压、低血压、心脏病、糖尿病、高脂血症、高同型半胱氨酸血症、吸烟、酗酒、肥胖、饮食因素、口服避孕药、情绪应激、抗凝治疗等。不可干预性危险因素包括年龄、性别、种族、遗传因素等。

2. *卒中的生理病理* 缺血性卒中的基本病理变化包括血管壁病变、心脏病及侧支循环代偿功能不全等。

（1）血管壁病变：其主要原因如下。

1）高血压性动脉硬化：高血压是卒中的主要和基本病因，长期高血压状态下，小动脉平滑肌玻璃样变、坏死；小动脉壁变薄部分可在高张力下膨出成为微动脉瘤，而微动脉瘤的破裂是脑出血的主要原因。高血压还可使较大动脉分叉处形成动脉瘤，合并动脉粥样硬化则易形成梭形动脉瘤，均是蛛网膜下腔出血的常见原因。

2）脑动脉粥样硬化：是卒中的重要病因。主要发生在供应脑的大中动脉，长期使管壁增厚、管腔变窄、内膜增厚、斑块形成，在血流动力学作用下斑块可破裂、溃疡、出血、血栓形成，引起动脉闭塞及其供血区脑梗死。

3）血管先天发育异常和遗传性疾病：包括动脉瘤、动静脉畸形以及各级血管发育不全、狭窄、扩张、迂曲等。这些血管病变可引起脑出血、蛛网膜下腔出血及脑梗死。

4）各种感染和非感染性动静脉炎：是引起缺血性卒中的较常见原因之一。

5）中毒、代谢及全身性疾病导致的血管壁病变：如血液病、肿瘤、糖尿病、结缔组织疾病，淀粉样血管病也可以引起出血性或缺血性卒中。

（2）心脏疾病：如风湿性心瓣膜病、先天性心脏病、细菌性心内膜炎、心房纤颤等引起的心内栓子脱落，是心源性脑栓塞的主要原因。

（3）侧支循环代偿功能不全：如脑底动脉环先天发育缺陷是脑梗死发生和决定病情严重程度的重要影响因素。

（4）有少数中风患者病因不明：出血性卒中患者须考虑血管瘤的可能，蛛网膜下腔出血多由颅内动脉瘤或脑血管畸形破裂引起。脑实质出血多因粟粒状微动脉瘤破裂所致，多位于基底节壳部，可向内扩延至内囊部。随着出血量的增多形成血肿，破坏脑组织，其周围脑组织水肿压迫邻近组织，甚至发生脑疝。出血沿神经束扩散使其分离，导致神经纤维的生理性传导中断，这种功能障碍在超早期清除血肿后可能得以恢复。脑干内出血，出血破入脑室，则病情严重。

3. *卒中的预防*

（1）一级预防：是指发病前的预防，即通过早期改变不健康的生活方式，积极主动地控制各种危险因素，从而达到脑血管疾病不发生或者推迟发生的目的。

1）防治高血压：高血压是卒中最重要的危险因素。控制高血压是预防卒中发生和发展的核心环节。高血压的防治措施包括：限制食盐的摄入量、减少膳食的脂肪含量、减轻体重、进行适当的体育运动、戒烟限酒、保持乐观心态、提高应激能力及长期坚持降压药物的治疗。常规血压应该控制在140/90 mmHg以下。高血压合并糖尿病或肾病的患者，血压要控制在130/80 mmHg以下。

2）防治心脏病：心房纤颤、瓣膜性心脏病、冠心病、充血性心力衰竭、扩张型心肌病及先天性心脏病等都可能增加卒中的危险性。其中以心房纤颤最为重要。心脏病常引起栓塞性卒中，预防措施主要是应用抗凝药和抗血小板药。对于冠心病、心力衰竭等，还要积极治疗原发病；对瓣膜病、先天性心脏病等，可酌情进行外科手术治疗。

3）防治糖尿病：高血糖是与缺血性卒中发病相关的独立危险因素，糖尿病患者发生卒中的危险性约是普通人的4倍。卒中的病情轻重和预后与糖尿病患者的血糖水平以及病情控制情况密切相关。美国短暂性脑缺血发作防治指南建议空腹血糖应小于7 mmol/L。对糖尿病患者还要进行疾病的基础知识教育，使其合理饮食，进行适当的体育锻炼，以及坚持应用药物治疗。

4）防治高脂血症：低密度脂蛋白增高是颈动脉粥样硬化的危险因素，但高胆固醇血症却不是卒中的危险因素。防治时强调以控制饮食及体育锻炼为主，辅以药物治疗，如他汀类药物。对于其他疾病引起的继发性血脂异常，应积极治疗原发病。

5）戒烟限酒：吸烟是脑卒中的危险因素。烟草中含有的尼古丁可以使血管痉挛、血压升高及加速动脉粥样硬化等，故提倡戒烟。乙醇通过升高血压使血液处于高凝状态，引起心律失常和脑血流量降低等导致卒中的发生，长期大量饮酒和急性酒精中毒是卒中的危险因素。提倡适度饮酒以减少卒中的发生。

6）控制体重：肥胖容易导致高血压、高血脂症和糖尿病的发生，目前认为男性腹部肥胖和女性体重指数增高是卒中的独立危险因素。应当劝说超重者和肥胖者采用健康的生活方式、增加体力活动等措施减轻体重。成年人体重指数应控制在28 kg/m^2 以内，体重波动范围小于10%。

7）防治高同型半胱氨酸血症：高同型半胱氨酸血症是卒中的独立危险因素。当同型半胱氨酸高于10 μmol/L时，提示有高同型半胱氨酸血症。一般人群应以饮食调节为主，对高同型半胱氨酸血症患者，可采用叶酸、维生素 B_6 和维生素 B_{12} 联合治疗。

8）改善生活方式：主要包括适度的体育活动和合理的饮食。适当的体育运动可以改善心脏功能、增加脑血流量、改善微循环，还可以对血压、血糖和体重的控制起到保护作用。另外，过多的摄入脂肪、胆固醇以及食盐可以促进动脉粥样硬化形成。提倡饮食种类多样化，减少饱和脂肪酸和胆固醇的摄入量。提倡低钠饮食，每日盐摄入量小于8 g。

（2）二级预防：是针对已经发生1次或多次卒中的患者，通过寻找卒中发生的原因，纠正所有可干预的危险因素，达到降低卒中复发的目的。对已发生卒中的患者应选择必要的影像学检查和其他实验室检查以明确患者的卒中类型及相关危险因素。可干预的危险因素有吸烟、高血压、肥胖、糖尿病、高血脂、心脏病、高同型半胱氨酸血症等，不可干预的危险因素有年龄、性别、种族和遗传因素等。对于可干预的危险因素要进行病因学预防。对于大多数缺血性卒中后的患者，建议服用抗血小板药物干预血小板聚集，常用药物有阿司匹林、氯吡格雷等，早期应用阿司匹林还有助于防止血管性痴呆的发生。对于发生卒中抑郁的患者应选择药物治疗。首选5－羟色胺再摄取抑制剂（SSRIs），比如氟西汀、西酞普兰等。

动脉粥样硬化性血栓性脑梗死

【西医学定义】

动脉粥样硬化性血栓性脑梗死系指由于脑动脉血管壁病变，尤其是在动脉粥样硬化的基础上发生血流缓慢、血液成分改变或血液黏稠度增高而形成血栓，致使动脉管腔狭窄或闭塞，引起脑局部血流减少或供血中断，使脑组织缺血、缺氧性坏死，出现相应部位的神经系统的症状和体征。

【病理生理】

脑动脉闭塞后缺血中心区脑组织发生肿胀、软化，灰白质分界不清，大面积脑梗死时脑组织高度肿胀，可向对侧移位导致脑疝形成。显微镜下可见神经元出现急性缺血性改变，炎症细胞浸润，角质细胞破坏，神经轴突和髓鞘崩解，小血管坏死，周围有红细胞渗出及组织间液的聚集。在发病后的2～4 d，脑水肿达到高峰，7～14 d脑梗死区液化成蜂窝状囊腔，3～4周后小的梗死灶可被肉芽组织所取代，形成胶质瘢痕；大的梗死灶中央液化成囊腔，周围由增生的角质纤维包裹，变成中风囊。

【临床表现】

本病高发于中老年患者，病前有脑梗死的危险因素，常在安静状态下和睡眠中起病，约 1/3 的患者前驱症状表现为反复发作的短暂性脑缺血发作。根据脑动脉血栓形成部位的不同，相应的出现神经系统局灶性症状和体征。患者一般意识清楚，基底动脉血栓形成或大面积脑梗死时，病情严重，往往出现意识障碍，甚至有脑疝形成，最终导致死亡。下面对不同部位脑梗死的临床表现分别介绍。

1. 颈内动脉系统

（1）颈内动脉颅外段：可完全无症状或短暂性一侧视力丧失，同侧霍纳综合征，对侧三偏症状（偏瘫、偏盲、偏身感觉障碍）、失语（优势半球受累）、昏迷等。

（2）大脑前动脉（MCA）：① 主干闭塞。发生于前交通动脉之前，因对侧代偿可无任何症状；发生于前交通动脉之后可有：对侧中枢性面舌瘫及偏瘫，以面舌瘫及下肢瘫为重，可伴轻度感觉障碍；尿潴留或尿急（旁中央小叶受损）；精神障碍如淡漠、反应迟钝、欣快、始动障碍和缄默等（额极与胼胝体受累），常有强握与吸吮反射（额叶病变）；优势半球病变可见上肢失用，亦可出现 Broca 失语。② 皮质支闭塞。对侧下肢远端为主的中枢性瘫，可伴感觉障碍（胼周和胼缘动脉闭塞）；对侧肢体短暂性共济失调、强握反射及精神症状（眶动脉及额极动脉闭塞）。③ 深穿支闭塞。对侧中枢性面舌瘫及上肢近端轻瘫（影响内囊膝部及部分前肢）。

（3）大脑中动脉：① 主干闭塞。三偏症状，病灶对侧中枢性面舌瘫及偏瘫、偏身感觉障碍和偏盲或象限盲；上下肢瘫痪程度基本相等；可有不同程度的意识障碍；优势半球受累可出现失语症，非优势半球受累可见体象障碍。② 皮质支闭塞。上分支包括至眶额部、额部、中央回、前中央回及顶前部的分支，闭塞时可出现病灶对侧偏瘫和感觉缺失，面部及上肢重于下肢，Broca 失语（优势半球）或体象障碍（非优势半球）；下分支包括至颞极及颞枕部，颞叶前、中、后部的分支，闭塞时常出现 Wernicke 失语、命名性失语和行为障碍等，而无偏瘫。③ 深穿支闭塞。主要是豆纹动脉病变，对侧中枢性上下肢均等性偏瘫，可伴有面舌瘫，对侧偏身感觉障碍，有时可伴有对侧同向性偏盲；优势半球病变可出现皮质下失语。

2. 椎-基底动脉系统

（1）椎动脉：主要支配延髓、小脑，出现相应的症状和体征。① 椎动脉颅外段病变。若两侧椎动脉的粗细差别不大，一侧椎动脉病变时因其侧支循环良好，可代偿而不引起任何症状。② 双侧椎动脉病变。约 40% 的患者呈椎动脉一过性缺血发作的表现，40% 可无严重症状，20% 左右可有严重小脑受损的症状，如共济失调、平衡障碍、肌张力减低等。③ 椎动脉主干病变。常以眩晕、恶心、呕吐起病，可表现有不同程度的意识障碍、四肢弛缓性瘫痪或去大脑强直、瞳孔大小不等或为霍纳综合征、球麻痹等。如果双侧椎动脉完全关闭，常因生命中枢受损患者迅速死亡。④ 椎动脉颅内段上颈段脊髓前动脉闭塞。四肢瘫。⑤ 椎动脉颅内段下、中部病变。主要表现为小脑后下动脉病变，即延髓背外侧综合征。临床表现为霍纳综合征、小脑共济失调、前庭神经、舌咽神经、迷走神经麻痹、交叉性感觉障碍等。⑥ 椎动脉旁正中支、脊髓前动脉病变。主要为延髓内侧综合征，或称延髓腹侧综合征，表现为病侧舌下神经周围性麻痹，对侧上下肢中枢性瘫痪。

（2）基底动脉病变：① 基底动脉主干病变。即脑桥梗死，可迅速导致死亡。或闭锁综合征，是一种特殊的意识状态，主要表现为四肢瘫痪，大小便功能障碍，不能说话。患者仅能通过睁闭眼和眼球活动来表达意识。② 中脑穿通动脉闭塞。Weber 综合征，动眼神经麻痹＋对侧瘫；Claude 综合征，同侧动眼神经麻痹＋对侧肢体共济失调（累及红核）。③ 脑桥支闭塞（旁正中动脉）。脑桥腹外侧综合征，又称 Millard - Gubler 综合征，表现为展神经、面神经麻痹＋对侧瘫；脑桥旁正中综合征，又称 Foville 综合征，表现为周围性面瘫＋对侧瘫＋同侧凝视麻痹。④ 小脑前下动脉病变。病侧小脑性共济失调、神经性耳聋、周围性面神经麻痹、局部触觉障碍、霍纳综合征，对侧上下肢及躯干的痛温觉障碍。⑤ 小脑上动脉病变。小脑症状如眩晕、恶心、呕吐、眼球震颤、言语不清和共济失调，病侧霍纳综合征，病变对侧偏身感觉障碍，听力减退。⑥ 大脑后动脉病变。主干闭塞，双侧同向性偏盲，伴有黄斑回避现象（黄斑视力保存），皮质盲或失读、失用、感觉性失语症等。深支病变，出现丘脑综合征（丘脑膝状体动脉闭塞），病变对侧弛缓型一过性偏瘫或轻偏瘫、深浅感觉障碍、面部表情运动障碍、丘脑性疼痛（烧灼样痛，伴情绪反应）、舞蹈徐动症、共济失调。皮质支病变，如为一侧病损则表现为病变对侧的同向偏盲、象限盲，视动性眼球震颤，视幻觉及枕叶性癫痫发作等；如双侧枕叶受损，可出现皮质盲及各种视觉失认症。或颞叶综合征，临床表现为各种记忆障碍，如一过性遗忘综合征及精神症状等。

【辅助检查】

1. *颅脑CT* 多数脑梗死病例于发病后24 h内CT不显示密度变化，24～48 h后逐渐显示与闭塞血管供血区一致的低密度梗死灶，如梗死灶体积较大则可有占位效应。出血性脑梗死呈混杂密度改变。如病灶较小，或脑干、小脑梗死，CT检查可不显示。值得注意的是，病后2～3周（亚急性期）梗死区处于吸收期，此时因水肿消失及吞噬细胞的浸润病灶可与脑组织等密度，导致CT上不能见到病灶，称“模糊效应”，需强化方可显示。

2. *头颅MRI* 脑梗死数小时内，病灶区即有MR信号改变，早期病灶检出率为95%。弥散加权序列可于缺血早期发现病变，发病后0.5 h即可显示长T1、长T2梗死灶。

3. *计算机体层摄影血管造影（CTA）、DSA及磁共振血管成像（MRA）* 可发现血管狭窄和闭塞的部位，可显示动脉炎、脑底异常血管网、动脉瘤和血管畸形等。

4. *彩色多普勒超声检查* 可发现颈动脉及颈内动脉的狭窄、动脉粥样硬化斑块或血栓形成。

5. *单光子发射计算机断层显像（SPECT）和正电子发射断层显像（PET）* 能早期显示脑梗死的部位、程度和局部脑血流改变，PET能显示脑梗死灶的局部脑血流、氧代谢及葡萄糖代谢，并监测缺血半暗带及对远隔部位代谢的影响。可用于指导溶栓治疗，判断预后。

【诊断】

采用1995年全国第4次脑血管病学术会议的建议：① 常于安静状态下发病。② 大多数无明显头痛和呕吐。③ 发病可较缓慢，多逐渐进展，或呈阶段性进展，多与脑动脉粥样硬化有关，也可见于动脉炎、血液病等。④ 一般发病后1～2 d内意识清楚或轻度障碍。⑤ 有颈内动脉系统和（或）椎-基底动脉系统症状和体征。⑥ 腰椎穿刺脑脊液一般不应含血。⑦ 鉴别诊断困难时如有条件可做MRI或CT检查。

【鉴别诊断】

1. *与其他脑血管疾病的鉴别*

（1）脑出血：脑梗死有时与小量脑出血临床症状相似，但活动中起病、病情进展快、高血压病史常提示脑出血，常需头颅CT鉴别。

（2）脑栓塞：起病急骤，一般缺血范围较广，症状常较重，常有风湿性心脏病心房纤颤、细菌性心内膜炎、心肌梗死或其他原因容易产生栓子来源的疾病。

2. *与颅内肿瘤的鉴别* 颅内肿瘤一般表现为逐渐加重的颅内压增高及神经系统定位征，根据病史、体征特别是结合脑CT扫描不难做出诊断。但有少部分病例，特别是老年病例初期症状不典型，出现类似于缺血性脑血管疾病的起病形式，无明显颅内压增高的症状，脑CT征象又类似于脑梗死，则极易误诊。而部分颅内肿瘤患者由于瘤内出血，可使病情忽然加重，临床表现类似脑出血，所以在临床上应引起高度重视。一般颅内肿瘤患者经临床积极治疗，在降颅压后症状可有短暂性好转，但总的趋势是病情在进展。因此，对于颅内病灶，除了考虑脑出血外，也应考虑颅内肿瘤的可能。必要时，可做强化扫描。

3. *昏迷患者与其他昏迷疾病的鉴别*

（1）肝性昏迷：即肝性脑病，是由于急、慢性肝细胞功能衰竭，或广泛门-腔侧支循环形成，或门-腔静脉分流术后，使来自肠道的有毒分解产物氨、胺等绕过肝脏而经门-腔分流进入体循环，产生中枢神经系统的功能障碍，引起精神神经症状或昏迷。

(2) 尿毒症：是慢性肾功能不全最严重的并发症。

(3) 糖尿病酮症酸中毒：脑血管疾病患者常伴有糖尿病，所以应留意与糖尿病酮症酸中毒鉴别。

(4) 一氧化碳中毒：诊断主要应依靠详细的病史资料，必要时检查血液碳氧血红蛋白浓度，呈阳性反应可确诊。早期脑 CT 扫描或脑 MRI 检查有一定的鉴别诊断意义。

【西医治疗】

1. 急性期治疗

(1) 一般处理

1) 呼吸与吸氧：必要时吸氧，应维持氧饱和度>94%。气道功能严重障碍者应给予气道支持(气管插管或切开)及辅助呼吸。无低氧血症的患者不需常规吸氧。

2) 心脏监测与心脏病变处理：脑梗死后 24 h 内应常规进行心电图检查，根据病情，有条件时进行持续心电监护 24 h 或以上，以便早期发现阵发性心房纤颤或严重心律失常等心脏病变；避免或慎用增加心脏负担的药物。

3) 体温控制：对体温升高的患者应寻找和处理发热原因，如存在感染应给予抗生素治疗。对体温>38℃的患者应给予退热措施。

4) 血压控制：准备溶栓者，血压应控制在舒张压<110 mmHg。缺血性卒中后 24 h 内血压升高的患者应谨慎处理。应先处理紧张焦虑、疼痛、恶心呕吐及颅内压增高等情况。血压持续升高，收缩压>200 mmHg 或舒张压>110 mmHg，或伴有严重心功能不全、主动脉夹层、高血压脑病的患者，可予降压治疗，并严密观察血压变化。可选用拉贝洛尔、尼卡地平等静脉药物，避免使用引起血压急剧下降的药物。卒中后若病情稳定，血压持续>140/90 mmHg，无禁忌证，可于起病数日后恢复使用发病前服用的降压药物或开始降压治疗。卒中后低血压的患者应积极寻找和处理原因，必要时可采用扩容升压措施。可静脉输注 0.9%氯化钠注射液纠正低血容量，处理可能引起心输出量减少的心脏问题。

5) 血糖控制：血糖超过 10 mmol/L 时可给予胰岛素治疗。应加强血糖监测，血糖值可控制在 7.7～10 mmol/L。血糖低于 3.3 mmol/L 时，可给予 10%～20%葡萄糖口服或注射治疗。目标是达到正常血糖。

6) 营养支持：正常经口进食者无须额外补充营养。不能正常经口进食者可鼻饲，持续时间长者可行胃造口管饲补充营养。

(2) 静脉溶栓治疗：静脉溶栓治疗适用于超早期的脑梗死患者，目的是挽救缺血半暗带，通过溶解血栓使闭塞的血管再通，恢复血供。

静脉溶栓的适应证为：急性脑梗死；发病 4.5 h 内；年龄 18～80 岁；脑功能损害的体征持续在 1 h 以上，且比较严重[美国国立卫生研究院卒中量表(NIHSS)在 4～22 分]；无明显意识障碍，神志不应差于嗜睡，但椎-基底动脉血栓形成有意识障碍者，也可采用静脉溶栓治疗；脑 CT 无脑出血，未见明显的与神经功能缺损相对应的低密度病灶；血管造影证实颅内血栓及部位；患者或家属同意并签署知情同意书。

静脉溶栓治疗的禁忌证包括：CT 有明确的颅内出血证据；临床上怀疑为 SAH(无论 CT 有无阳性发现)；神经功能障碍非常轻微或迅速改善；此次卒中过程中有明确的痫性发作；既往有颅内出血史、动静脉畸形史或颅内动脉瘤史；最近 3 个月内有颅内手术史、严重的头部外伤史、卒中史；最近 21 d 有消化道、泌尿系统等内脏器官的活动性出血史；最近 14 d 内有外科手术史；最近 7 d 内有动脉穿刺史；明确的颅内出血倾向[PLT<100.1×10^9/L；48 h 内接受肝素治疗，且活化部分凝血活酶时间(APTT)高于正常上限；最近接受抗凝治疗，并且国际标准化比值(INR)>正常值 1.5 倍]；血压难以控制在 180/100 mmHg 以下；CT 显示低密度>1/3 MCA 区域(MCA 区脑梗死)。

静脉溶栓常用药物为新型溶栓剂重组组织型纤溶酶原激活物(rtPA)，剂量为 0.9 mg/kg，最大剂量为 90 mg，总量的 10%于 1 min 内静脉推入，其余剂量于 60 min 内匀速静脉泵入。或者选用尿激酶，100 万～150 万 IU，加入氯化钠注射液 100～200 ml，30 min～1 h 内滴注完毕。

静脉溶栓的流程：核实静脉溶栓的适应证和禁忌证；建立静脉通道；床旁监测心电、血压、呼吸、脉搏、血氧饱和度；根据上述标准选择溶栓药物，进行静脉溶栓干预；溶栓期间，动态监测生命体征、神经功能变化以及过敏征象。神经功能监测：静脉溶栓最初 2 h 内，每 15 min 1 次；随后定时监测，直至 24 h。过敏征象监测：注意观察患者有无皮肤瘙痒、皮疹、水肿等过敏症状和体征，如果发现应立即停药，酌情使用抗组胺制剂和糖皮质激素；24 h 后复查头颅 CT。

静脉溶栓的注意事项：溶栓过程中如果出现头痛、恶心、呕吐、急性血压增高、神经功能障碍加重，应立即停用溶栓药物，紧急复查头颅 CT。静脉溶栓后 24 h 内，一般不使用抗凝、抗血小板制剂。24 h 后如无禁忌可使用阿司匹林抗血小板聚集，对阿司匹林不能耐受者可换用氯吡格雷每日 75 mg。

静脉溶栓的并发症：① 脑出血及全身出血。静脉溶栓时，当患者突然表现意识障碍、头痛、恶心、呕吐、急性血压增高、肢体障碍加重、呕血、黑便等应考虑到脑出血或身体其他部位出血的可能，即刻停止静脉溶栓药物的使用并尽快复查头颅 CT、血常规、凝血四项、便隐血等检查明确诊断。② 再灌注损伤及脑组织水肿。静脉溶栓时，当患者神经功能曾一度改善，后神经功能障碍加重当考虑此并发症的可能。

(3) 动脉溶栓治疗：对于大脑中动脉阻塞发病 3～6 h，基底动脉阻塞≤12 h 者可行动脉溶栓治疗。动脉溶栓治疗要求患者处于经验丰富的卒中中心，中心能够立即进行脑血管造影并有训练有素的介入医师。动脉内溶栓血栓局部药物浓度高，降低颅外出血的危险性，血管再通率明显高于静脉溶栓，还可精确描述动脉解剖、血栓形态，评估治疗效果，侧支循环建立情况。其缺点是需要额外的时间进行动脉血管造影、微导管置入等操作。

(4) 防治脑水肿：脑水肿发生在脑梗死最初的 24～48 h，水肿的高峰期为发病后的 3～5 d。常用药物有 20%甘露醇注射液、甘油果糖等。由于甘露醇结晶易阻塞肾小球引起血尿或无尿等肾损害，心肾功能不良者应慎用。亦可据病情交替应用呋塞米（速尿）与甘露醇或配用人血白蛋白。

(5) 降纤治疗：可以降解血液中的纤维蛋白原，增加纤溶系统的活性，抑制血栓形成。常用的药物包括巴曲酶和降纤酶等。巴曲酶能降低血中纤维蛋白原的含量，能降低全血黏度、血浆黏度，使血管阻力下降，增加血流量。不良反应：偶见荨麻疹、焦虑、发汗、低血压及心率减慢。禁忌证：① 有出血患者（出凝血障碍性疾病、血管障碍所致出血倾向、活动性消化道溃疡、疑有颅内出血等）。② 新近手术患者。③ 有出血可能的患者（内脏肿瘤、消化道憩室炎、亚急性细菌性心内膜炎、重症高血压、重症糖尿病等）。④ 正在使用具有抗凝作用及抑制血小板功能药物（如阿司匹林）者和正在使用抗纤溶性制剂者。⑤ 用药前血纤维蛋白原浓度低于 1 g/L 者。⑥ 重度肝或肾功能障碍及其他如乳头肌断裂、心室中隔穿孔、心源性休克、多器官功能衰竭者。⑦ 对本制剂有过敏史者。降纤酶为蛋白水解酶，能溶解血栓、抑制血栓形成、改善微循环。不良反应：个别患者用药后可能出现少量瘀斑、鼻或牙龈出血，或有一过性谷草转氨酶（AST）或谷丙转氨酶（ALT）轻度上升，停药后自行消失。禁忌证与巴曲酶相似。

(6) 抗凝治疗：抗凝治疗可以阻止血栓的进展，预防卒中复发，预防脑梗死患者发生深静脉血栓形成的并发症。目前抗凝治疗的有效性和安全性仍存有争议。常用药物有肝素及华法林等。对大多数急性缺血性卒中患者，不推荐无选择地早期进行抗凝治疗。其适用于进展性卒中，或合并心房颤动和冠心病的患者，但易引起出血，应严格掌握适应证、禁忌证。

(7) 抗血小板聚集剂：该类药可能会减少微栓子的发生，对预防复发有一定疗效，主要药物有阿司匹林、氯吡格雷、噻氯匹定。阿司匹林具有抗血小板聚集的功能，减少微血栓的形成，主要不良反应为胃肠道反应，加重出血倾向，无溃疡病或出血性疾病常用该药治疗。氯吡格雷较阿司匹林胃肠道反应及出血倾向轻，临床有溃疡及出血倾向的患者多选择氯吡格雷。噻氯匹定是一种新型的血小板聚集抑制剂，与氯吡格雷都是阻碍腺苷二磷酸（ADP）介导血小板活化的药物，疗效显著，作用持久，优于阿司匹林。副作用有腹泻、食欲不振、皮疹，偶见白细胞减少和消化道出血。

（8）脑保护治疗：可采用钙离子拮抗剂、镁离子、兴奋性氨基酸受体阻断剂、自由基清除剂（过氧化物歧化酶、依达拉奉、甘露醇等）和亚低温治疗。不少神经保护剂在动物实验时证实有效，但缺乏有说服力的大样本临床观察资料。

2. *恢复期治疗*　恢复期主要进行康复治疗，提倡早期进行，并遵循个体化原则，制订短期和长期的康复方案，对患者进行针对性的体能和技能训练，促进神经功能恢复，降低致残率。恢复期还应当持续进行卒中的二级预防治疗。

脑栓塞

【西医学定义】

脑栓塞系指来自身体各部位的栓子随血流进入颅内动脉，阻塞脑部血管引起相应供血区脑组织坏死及脑功能障碍。本病占脑梗死的15%～20%。

【病理生理】

脑栓塞的栓子来源分为心源性、非心源性和来历不明三种。心源性脑栓塞是脑栓塞中最常见的类型，引起脑栓塞的常见心脏疾病有：心房颤动、心瓣膜病、感染性心内膜炎、心肌梗死、心肌病、心脏手术等。非心源性栓子主要来源于主动脉弓和颅外动脉的动脉粥样硬化性病变，斑块破裂及粥样物从裂口流入血液形成栓子，导致脑栓塞。脑栓塞能发生于脑的任何部位，由于左侧颈总动脉直接起源于主动脉弓，故发病部位以左侧大脑中动脉的供血区最多。脑栓塞突然阻塞动脉，易引起血管痉挛而加重脑组织的缺血程度。由于起病迅速，没有足够的时间建立侧支循环。所以栓塞与发生在同一部位的血栓形成相比，病变范围较大。脑栓塞发生后易导致血管壁受损使血液从破损的血管壁流出，形成出血性梗死。另外某些炎性栓子可能引起脑脓肿、脑炎及局部脑动脉炎。

【临床表现】

任何年龄均可发病，多在活动中突然发病，常无前驱症状，局限性神经缺失症状多在数秒至数分钟内发展到高峰，是发病最急的卒中，且多表现为完全性卒中。个别病例因栓塞反复发生或继发出血，于发病后数日内呈进行性加重，或局限性神经功能缺失症状一度好转或稳定后又加重。

多数患者意识清楚或仅有轻度意识模糊，颈内动脉或大脑中动脉主干的大面积脑栓塞可发生严重脑水肿、颅内压增高、昏迷及抽搐发作，病情危重；椎-基底动脉系统栓塞也可发生昏迷。

局限性神经缺失症状与栓塞动脉供血区的功能相对应。约4/5脑栓塞累及Willis环前部，多为大脑中动脉主干及其分支，出现失语、偏瘫、单瘫、偏身感觉障碍和局限性癫痫发作等，偏瘫多以面部和上肢为重，下肢较轻；约1/5发生在Willis环后部，即椎-基底动脉系统，表现眩晕、复视、共济失调、交叉瘫、四肢瘫、发声及吞咽困难等；栓子进入一侧或两侧大脑后动脉可导致同向性偏盲或皮质盲；较大栓子偶可栓塞在基底动脉主干，造成突然昏迷、四肢瘫或基底动脉尖综合征。

大多数患者有栓子来源的原发疾病，如风湿性心脏病、冠心病和严重心律失常等。部分病例有心脏手术、长骨骨折、血管内治疗史等。部分病例有脑外多处栓塞证据，如皮肤、球结膜、肺、肾、脾、肠系膜等栓塞和相应的临床症状与体征，肺栓塞常有气急、发绀、胸痛、咯血和胸膜摩擦音等；肾栓塞常有腰痛、血尿等；其他如皮肤出血点或瘀斑、球结膜出血、腹痛、便血等。

【辅助检查】

1. *头颅CT*　在12 h内常无明显改变，24 h后呈低密度病灶，部分在病灶中间或周边有点状散在高密度影。

2. *头颅MRI*　弥散加权序列可于缺血早期

发现病变，发病后半小时即可显示长 T1、长 T2 梗死灶。

3. CSF　除大面积脑栓塞外，多无压力增高，CSF 色清。生化及细胞数一般正常，在出血性梗死时红细胞增多。亚急性细菌性心内膜炎产生含细菌的栓子，故 CSF 中白细胞增加，蛋白质常升高，糖含量正常。

【诊断】

任何年龄均可发病，多为急骤发病；多数无前驱症状。一般意识清楚或有短暂性意识障碍；有颈动脉系统和(或)椎-基底动脉系统的症状与体征。栓子的来源可为心源性或非心源性，也可同时伴有其他脏器、皮肤、黏膜等栓塞症状。头颅 CT 或 MRI 有助于明确诊断。

【鉴别诊断】

其他脑血管疾病　动脉粥样硬化性血栓性脑梗死发病年龄多在 60 岁以上，起病相对缓慢，无心脏病特别是心房颤动史；脑出血多在活动中起病，病后血压较高，有明显头痛、呕吐等症，头颅 CT 或 MRI 可资鉴别。

【西医治疗】

本病治疗原则与动脉粥样硬化性血栓性脑梗死的治疗原则基本相同，主要是改善循环、减轻脑水肿、防止出血、减少脑梗死范围。注意在合并出血性梗死时，应停用溶栓、抗凝和抗血小板药，防止出血。

急性期应卧床休息数周，避免活动；患者如烦躁不安，可适当应用镇静类药物；对于伴有癫痫的患者，可适当使用抗癫痫药(AEDs)；保持呼吸道通畅和心脏功能；保持水和电解质的平衡；加强护理防止肺炎、尿路感染、褥疮和下肢深静脉血栓形成等并发症的发生。

本病强调对原发疾病的治疗，最常见的是风湿性心脏病伴二尖瓣狭窄、心房颤动等，对其治疗参照相关疾病的治疗。对于由亚急性感染性心内膜炎、败血症及其他感染所致脑栓塞，必须根据可能的病原，采用足量有效的抗生素治疗。

本病的预防治疗主要是抗凝和抗血小板聚集，由于临床上心源性脑栓塞最多见，为预防心内形成新血栓，杜绝栓子的来源，同时防止脑血管内的栓子或母血栓继续增大，以避免脑梗死范围扩大，多采用抗凝治疗。抗血小板的聚集治疗有助于预防心内新血栓的形成，防止血管内血栓继续增殖扩展，故在脑栓塞发病后就必须重视使用抗血小板聚集剂，用药同动脉粥样硬化性血栓性脑梗死章节。

脑出血

【西医学定义】

脑出血系指原发性非外伤性脑实质出血，占全部卒中 20%～30%，急性期病死率为 30%～40%。大脑半球出血约占 80%，脑干和小脑出血约占 20%。

【病理生理】

脑出血最常见的病因是高血压合并小动脉硬化，其他病因包括动静脉畸形、动脉瘤、血液病、脑淀粉样血管病、抗凝和溶栓治疗、原发性和转移性脑肿瘤破坏血管等。脑内动脉壁薄弱，中层肌细胞和外膜结缔组织较少，无弹力层，长期高血压小动脉发生玻璃样变及纤维素性坏死，血管壁弹性减弱，当血压突然升高时，血管易破裂出血。另外在血流冲击下，血管壁病变也会形成微小动脉瘤，当血压剧烈波动时动脉瘤易破裂出血。高血压性脑出血的发病部位以基底节区的壳核最为多见，主要是因为此处的豆纹动脉从大脑中动脉直角发出，其次易出血部位为丘脑、脑叶、脑桥、小脑及脑室。

高血压性脑出血因血管破裂，往往出血量较大，病情较重；血液病及部分梗死后出血，常表现为点状出血，出血量小，症状相对较轻。大脑半球大量脑出血时，血液可破入脑室系统和流入蛛网膜下腔，脑出血后由于血肿的占位效应及血肿周围的脑组织肿胀，引起颅内压增高，使脑组织受压移位。幕上半球出血时血肿向下挤压丘脑和脑干，使其变形、移位和继发出血，常出现小脑天幕疝；如中心结构受压下移可形成中心疝；如颅内压增高明显或小脑大量出血时可发生枕骨大孔疝。脑疝形成是导致患者死亡的直接原因。

新鲜的出血呈红色，红细胞降解后形成含铁血黄素而呈棕色，血块溶解后吞噬细胞清除含铁血黄素和坏死的脑组织，胶质增生，小出血灶形成胶质瘢痕，大出血形成中风囊。

【临床表现】

本病以50岁以上的高血压患者最多见。多在情绪紧张、兴奋、用力时发病，冬春季易发，发病前多无先兆，仅少数患者发病前有头痛、头昏等症状。发病突然，一般在数分钟至数小时达到高峰，根据出血部位不同，临床表现各异。

1. *基底节区出血*　为脑出血中最多见者，占60%～70%。其中壳核出血最多，占脑出血的50%～60%，丘脑出血较少，约占24%，尾状核及屏状核等出血少见。

(1) 壳核出血：主要是豆纹动脉尤其是其外侧支破裂引起。血肿常向内扩展波及内囊引起的对侧偏瘫是较常见的症状。还可表现为对侧出现偏身感觉障碍及偏盲（三偏征），两眼可向病灶侧凝视，优势半球出血可有失语。

(2) 丘脑出血：主要是丘脑穿通动脉或丘脑膝状体动脉破裂引起。较大量的出血常因压迫或损伤内囊引起的对侧偏瘫或偏身感觉障碍。感觉障碍较重，尤其深感觉障碍更明显。优势半球出血可有失语。可出现精神障碍，表现为情感淡漠、视幻觉及情绪低落等，还可出现丘脑性语言（言语缓慢、发声困难、复述差）和丘脑性痴呆（记忆力减退、计算力下降、人格改变）。

丘脑出血向下扩展到下丘脑或中脑上部时，患者两眼常向内或内下方凝视。常有双侧瞳孔不等大，一般为出血侧散大，提示已有小脑幕疝形成。大量血液破入脑室或损伤脑干时，昏迷加深，出现去脑强直或四肢弛缓，出冷汗，鼾声大作，中枢性高热或体温过低，甚至出现肺水肿、上消化道出血等内脏并发症，最后多发生枕骨大孔疝死亡。

(3) 尾状核头出血：较少见。临床表现为头痛、呕吐，对侧中枢性面舌瘫及轻度颈强；亦可无明显的肢体瘫痪。

2. *脑叶出血*　占脑出血的10%～15%，仅次于壳核出血。年轻人多由血管畸形、烟雾病引起，老年人常见于高血压动脉硬化，其次为淀粉样血管病等。脑叶出血以顶叶最多见，可见偏身感觉障碍、空间构象障碍；额叶出血可见偏瘫、失语、摸索等；颞叶出血可见感觉性失语、精神症状；枕叶出血可出现对侧偏盲。昏迷少见。

3. *脑桥出血*　占脑出血的10%左右，多由基底动脉的脑桥支破裂引起。出血量少时，患者意识可清楚，出现脑桥一侧受损体征，如Foville综合征、Millard-Gubler综合征等，系出血位于脑桥上部腹侧所致。出血量大者（>5 ml）病情严重，昏迷出现并且重，四肢瘫痪，且多呈弛缓性，少数可出现去脑强直，双侧瞳孔极度缩小呈针尖样，由于破坏了联系丘脑下部调节体温的纤维而出现中枢性高热，同时呼吸不规则，多于24～48 h内死亡。

4. *中脑出血*　较少见。轻者可表现为一侧或两侧动眼神经不全瘫，或Weber综合征；重者四肢软瘫，昏迷，迅速死亡。

5. *小脑出血*　约占脑出血的10%。多见于一侧半球的齿状核部位，小脑蚓部也可发生。发病突然，眩晕明显，频繁呕吐，枕部疼痛，病变侧共济失调，可见眼球震颤，同侧周围性面瘫，颈项强直等。病情如继续加重，颅内压增高明显，昏迷加深，极易发生枕大孔疝死亡。

6. *原发性脑室出血*　占脑出血的3%～5%。指脉络丛血管出血及室管膜下动脉破裂出血，血液直流入脑室者。55%的患者出血量较少，仅部分脑室有血，其临床表现为头痛、呕吐、项强、凯尔尼格征（+）、无意识障碍，脑脊液血性，极像蛛网膜下腔出血，预后较好；出血量大者，发病后迅速出现昏迷、呕吐、瞳孔极度缩小，两眼分离斜视或眼球浮动，四肢弛缓性瘫，可有去脑强直，呼吸深，鼾声明显，中枢性高热，预后差，多迅速死亡。

【辅助检查】

1. *头颅CT*　头颅CT为脑出血的首选检查，表现为高密度影。同时CT还可显示血肿部位、数目、大小、是否有占位效应、有无破入脑室等情况，以便决定治疗方案。

2. MRI　MRI对幕上出血的诊断价值不如CT，对幕下出血的检出率优于CT。MRI的表现取决于血肿所含血红蛋白量的变化，并可根据血肿信号的动态变化判断出血时间：① 超急性期(0～2 h)，血肿为 T1 低信号，T2 高信号与脑梗死不易区别。② 急性期(2～48 h)，为 T1 等信号，T2 低信号。③ 亚急性期(3 d～3 周)，T1、T2 均呈高信号。④ 慢性期(＞3 周)，呈 T1 低信号，T2 高信号。

3. *脑脊液检查* 脑出血者脑脊液压力常增高，多呈血性。有脑疝及小脑出血者应禁做腰椎穿刺。

4. *脑血管造影* 适用于寻找出血原因，如脑血管畸形、脑动脉瘤、脑底异常血管网等。

【诊断】

临床多见于中年以上发病，男性略多，伴有高血压史者；发病前血压明显升高，多有情绪激动、劳累、饮酒、用力排便等诱因；突然起病，进展迅速，有不同程度的意识障碍及头痛、呕吐等颅内压增高症状，有偏瘫、失语等脑局灶体征；头颅 CT 可明确诊断。

【鉴别诊断】

1. *与其他脑血管疾病鉴别* 如脑梗死、蛛网膜下腔出血，根据发病过程、症状、体征及影像学检查确诊。脑梗死的原因是脑组织缺血，常见病因是脑动脉粥样硬化，起病一般较缓，出现轻度的意识障碍，血压稍有升高，可见 CT 出现脑内低密度病灶。老年人脑叶出血若无高血压及其他原因，多为淀粉样脑血管病变所致；动脉瘤、动静脉畸形等引起者，头颅 CT、MRI、MRA 及 DSA 检查常有相应发现。

2. *颅内占位病变，颅脑外伤、脑膜炎等疾病* 根据发病急缓程度、外伤史、发热等其他临床表现以及 CT、MRI、脑脊液等检查做出诊断。脑内原发性肿瘤可出现与脑出血相类似的症状，常表现在慢性病程中出现急性加重，如头痛、呕吐及肢体症状等，增强的影像学检查可有助于诊断。

3. *昏迷患者* 应与一氧化碳中毒、肝昏迷、尿毒症、低血糖等引起的意识障碍相鉴别，主要详细询问病史、体征以及行 CT、脑脊液等检查。血液系统疾病如白血病、血小板减少性紫癜、再生障碍性贫血等，可以出现颅内出血，当怀疑有这些原因的时候需要仔细检查，排除其他原因引起的类似症状。

【西医治疗】

急性期治疗的原则为积极抗脑水肿，减低颅压；调整血压，改善循环；防止继续出血，防止血肿造成的继发性损害；加强护理，防治并发症。

1. *一般治疗* 患者卧床，保持安静，尽量少搬动，保持呼吸道通畅，痰稠不易吸出则需行气管切开，间歇吸氧。发病后 3 d 仍不能进食者，应鼻饲以保证营养。

2. *控制高血压* 脑出血后血压升高是对颅内压增高情况下，为保持相对稳定的脑血流量的脑血管自动调节的反应，当颅内压下降时血压也会随之下降，因此通常可不使用降压药。临床应根据患者年龄、病前有无高血压、病后血压情况等确定最适宜血压水平。收缩压＜180 mmHg 或舒张压＜105 mmHg 可观察而不用降压药；收缩压＞200 mmHg 或舒张压＞110 mmHg 时应降压治疗，使血压维持在略高于发病前水平；急性期后颅内压增高不明显而血压持续升高者，应进行系统抗高血压治疗，把血压控制在较理想水平。急性期血压过低者应给予升压治疗，以保障脑灌注压。

3. *降低颅内压，控制脑水肿* 脑出血后脑水肿约在 48 h 达到高峰，维持 3～5 d 后逐渐消退，可持续 2～3 周或更长。脑水肿可使颅内压增高，并致脑疝形成，是影响脑出血死亡率及功能恢复的主要因素。积极控制脑水肿、降低 ICP 是脑出血急性期治疗的重要环节；有必要及有条件时可行 ICP 监测。治疗可选用：① 甘露醇，可使血浆渗透压在短时间内明显升高，形成血与脑组织间的渗透压差。当甘露醇从肾脏排出时可带走大量水分，约 8 g 甘露醇可带出 100 ml 水分；用药 20～30 min 后 ICP 开始下降，可维持 4～6 h。如有脑疝形成征象可快速加压经静脉或颈动脉推注，但症状缓解是暂时的，只能为术前准备提供时间。冠心病、心肌梗死、心力衰竭和肾功能不全者宜慎用。② 利尿剂，呋塞米较常用，常与甘露醇合用增强脱水效果。③ 血清白蛋白，对低蛋白血症患者更适用，可提高胶体渗透压，作用较持久。

4. 外科治疗　外科治疗的主要目的是清除血肿，降低颅内压，挽救生命，其次是尽可能早期减少血肿对周围脑组织的压迫，降低致残率。还可以针对脑出血的病因，如动静脉畸形、动脉瘤等进行治疗。主要采用的手术方法有去骨瓣减压术、小骨窗开颅血肿清除术、钻孔穿刺血肿抽吸术、内镜血肿清除术、微创血肿清除术和脑室出血穿刺引流术等。应根据出血部位、病因、出血量及患者年龄、意识状态、全身状况决定。手术宜在发病后6～24 h内进行。手术适应证包括脑出血患者逐渐出现颅内压增高伴脑干受压的体征，如心率缓慢、血压升高、呼吸节律变慢、意识水平下降，或有动眼神经瘫痪；小脑半球出血的血肿＞15 ml、蚓部血肿＞6 ml，血肿破入第4脑室或脑池受压消失，出现脑干受压症状或急性阻塞性脑积水征象；脑室出血致梗阻性脑积水；年轻患者脑叶或壳核中至大量出血（40～50 ml），或有明确的血管病灶（如动脉瘤、动静脉畸形和海绵状血管瘤）等。而发病前有心、肺、肾等严重全身系统疾病者，脑干出血，大脑深部出血以及淀粉样血管病导致脑叶出血者不宜手术治疗。

5. 防治并发症

（1）感染：发病早期病情较轻的患者如无感染证据，通常可不使用抗生素；合并意识障碍的老年患者易并发肺部感染，或因尿潴留或导尿等易合并尿路感染，可给予预防性抗生素治疗，可根据经验或痰培养、尿培养及药物敏感试验结果选用抗生素，同时保持气道通畅，加强口腔和气道护理；痰多不易咳出者可及时行气管切开术，尿潴留时留置尿管应定时进行膀胱冲洗。

（2）应激性溃疡：可致消化道出血。预防可用H_2受体拮抗剂，如西咪替丁、雷尼替丁、奥美拉唑；并可用氢氧化铝凝胶口服；一旦出血应按上消化道出血常规进行治疗，可应用止血药，如去甲肾上腺素加入冷盐水中口服、云南白药口服；若内科保守治疗无效可在内镜直视下止血；应防止呕血时引起窒息，同时应补液或输血以维持血容量。

（3）抗利尿激素分泌异常综合征：又称稀释性低钠血症，可发生于约10%ICH患者，因经尿排钠增多，血钠降低，加重脑水肿，应限制水摄入量在每日800～1 000 ml，补钠每日9～12 g；低钠血症宜缓慢纠正，否则可导致脑桥中央髓鞘溶解（central pontine myelinolysis，CPM）。

（4）痫性发作：以全面性发作为主，频繁发作者可静脉缓慢推注地西泮或苯妥英钠控制发作，不需长期治疗。

（5）中枢性高热：宜先行物理降温，效果不佳者可用多巴胺能受体激动剂如溴隐亭，也可用硝苯呋海因等。

（6）下肢深静脉血栓形成：表现为肢体进行性水肿及发硬，勤翻身、被动活动或抬高瘫痪肢体可预防。一旦发生，应进行肢体静脉血流图检查，并给予普通肝素静脉滴注，或低分子肝素皮下注射。

6. 康复治疗　脑出血后，只要患者的生命体征平稳，病情稳定，停止进展，康复治疗宜尽早进行。早期（3个月）康复治疗患者获益最大，是康复治疗的最佳时机。急性期患者处于昏迷状态时，可被动活动关节，以防止关节挛缩和疼痛，还可减少褥疮和肺炎的发生率。

短暂性脑缺血发作

【西医学定义】

短暂性脑缺血发作指的是局灶性脑或视网膜缺血所致的神经系统局限性功能障碍，无脑梗死的依据，但发生脑梗死的风险很大。

【病理生理】

目前对本病病因与发病原理有多种学说，主要有以下几种。

1. 微栓塞　微栓子主要来自颈部大血管，特别是颈内动脉分叉处的动脉粥样硬化斑块、附壁血栓或心脏的微栓子脱落。这些碎片本身裂解或受挤压而脱落，随血液循环进入颅内血管，闭塞小血管而发病，由于栓子很小，又易于溶解，或经酶的作用而分解，或因栓塞远端血管缺血扩张使栓子向血管更远端移动，以致血供恢复，故栓塞很快消失,症状缓解。

2. *血流动力学障碍* 患者原脑血管壁动脉粥样硬化或管腔严重狭窄或闭塞,平时靠侧支循环尚可维持该处的血液供应,一旦血压突然发生一过性降低使脑局部缺血,常致 TIA 发作,以椎-基底动脉系统更为常见。

3. *脑血管痉挛* 血管痉挛、狭窄或受压,血流减少,出现脑缺血,发生 TIA。短时间内痉挛缓解,血供恢复,症状消除。

此外,脑外盗血综合征和颈椎病导致椎动脉受压等均可引起 TIA。

【临床表现】

本病好发于 50～70 岁,男多于女,持续时间短暂,一般为数分钟至数小时,24 h 内完全恢复,不留后遗症,但可反复发作。具体可分为颈动脉系统和椎-基底动脉系统两型。

1. *颈内动脉系统 TIA 发作* 病灶对侧轻偏瘫,偏身感觉障碍和偏盲,即三偏症状,此外优势半球病变则出现失语症,特征性改变则是一侧视力下降甚则丧失,这与供应眼部的血管眼动脉缺血有关。查体可在颈部听到血管杂音,触诊时颈动脉搏动减弱。

2. *椎-基底动脉系统 TIA 发作* 最常见的症状是眩晕、恶心和呕吐,耳鸣很少出现,伴视野缺损、复视、眼震、言语不清、共济失调、视物模糊、声嘶、呃逆等症状。此外,典型的症状是交叉性瘫和交叉性感觉障碍,这是脑干损害的表现,特有的症状是跌倒发作,即突然出现短暂的四肢无力而跌倒,但意识是清楚的,可随即自行站起,这是由于双侧脑干网状结构缺血所致,为机体肌张力突然减低所致。上述症状均是小脑和脑干的症状。

此外,还可有短暂性全面遗忘症,短暂性近记忆力下降,无其他症状,为大脑后动脉颞支或椎-基底动脉缺血,影响边缘系统即海马、颞叶、穹窿、乳头体等与近记忆力或短时记忆力有关的部位所致。

【辅助检查】

一般头颅 CT 或 MRI 检查正常,MRI 可排除极少数临床表现与 TIA 类似的小量脑出血和腔隙性脑梗死。在 TIA 发作时,MRI 弥散加权成像和灌注加权成像可显示脑局部缺血改变。如疑有严重的颈动脉粥样硬化斑块、血管狭窄或阻塞考虑外科手术时,可根据条件行脑血管造影或 DSA 或 MRA。TCD 检查可了解脑血管的功能状况及有无血管狭窄和动脉硬化的程度。

【诊断】

该病诊断主要依靠病史,中老年人突然出现局灶性脑损害症状,符合颈内动脉系统与椎-基底动脉系统及其分支缺血的表现,症状持续数分钟至数小时,24 h 内完全恢复,应高度怀疑 TIA 的诊断。头部 CT 和 MRI 检查可以正常,在排除其他疾病后可以诊断 TIA,MRI 弥散加权成像和灌注加权成像有助于发现缺血病灶。

【鉴别诊断】

1. *局限性癫痫* 是脑皮质受刺激后出现的症状,如抽搐或发麻,持续时间仅数秒至数分钟,症状常按皮质的功能区扩展。脑电图多有异常。局限性癫痫大多为症状性,辅助检查可能查到脑部局灶性病灶。

2. *昏厥* 亦为短暂性发作,但多有意识丧失而无局灶性神经功能缺失,发作时可有血压过低或心脏方面的体征。

3. *偏头痛* 首次发病在青年和成年早期,多有家族史,头痛前可有视觉先兆,表现为亮点、闪光等,先兆消退后出现头痛,神经系统无阳性体征,麦角胺制剂止痛有效。

【西医治疗】

TIA 是发生卒中的重要危险因素,尤其是在短时间内反复多次发作者,故应积极治疗以防发展为卒中。

1. *抗血小板聚集治疗* 抗血小板聚集治疗可能会减少微栓子的发生,对预防复发有一定疗效。如无溃疡病或出血性疾病常用阿司匹林治疗,其最佳剂量尚未统一,每日 100～300 mg。氯吡格雷是一种新型的血小板聚集抑制剂,疗效显著,作用持久,优于阿司匹林,用量 75 mg,每日 1 次。

2. *抗凝治疗* 如 TIA 发作频繁,程度严重,发作症状逐次加重,或对于心房颤动和冠心病的患者，且无明显抗凝治疗禁忌者（如出血倾向、溃疡病等），可行抗凝治疗。短期内频繁发作者可立即使用肝素 100 mg 加入 5%葡萄糖或 0.9%氯化钠注射液 500 ml 中静脉滴注，每分钟 10～20 滴，同时要监测部分凝血活酶时间，使其控制在正常范围的 1.5 倍之内。或选用低分子肝素 4 000～5 000 IU，腹壁皮下注射，每日 2 次，连用 7～10 d。也可选用华法林每日 6～12 mg，口服，3～5 d 后改为2～6 mg 维持。

3. 钙拮抗剂　有防止脑动脉痉挛、扩张血管等作用，常用的有：尼莫地平 20～40 mg，每日 3 次；盐酸氟桂利嗪 5 mg，每晚 1 次。

4. 病因治疗　对于 TIA 患者要积极查找病因，针对可能存在的脑血管疾病危险因素，如高血压、糖尿病、血脂异常、心脏疾病等，进行积极有效的治疗。同时应建立健康的生活方式，合理运动，避免酗酒，控制体重，病因治疗是预防 TIA 复发的关键。

第三节　病例分析

案 1

突发头痛、右侧肢体无力麻木 1 d(脑出血)。

[患者一般情况] 姓名：王某；性别：男性；年龄：58 岁；民族：汉族；婚姻状况：已婚；身高 172 cm，体重 68 kg。出生地：广西南宁；职业：退休职工。入院时间：2015－11－23；发病节气：小雪；病史陈述者：患者本人。

[主诉] 突发头痛、右侧肢体无力麻木 1 d。

[现病史] 患者于 1 d 前行走过程中突感左侧头痛，左侧颞部呈牵拉样疼痛，并出现右侧肢体麻木、无力症状，站立及行走困难，尚能扶物拖步行走，右上肢持物不稳，伴恶心，无呕吐，无头晕、视物旋转、一过性黑矇，无视物模糊、视物成双，无畏寒、发热、咳嗽、咳痰，无抽搐、意识不清，无言语不清、吞咽呛咳、大小便失禁等。当时未重视，自行在家予刮痧及患侧肢体按摩后，症状无明显好转，现为求进一步诊治来诊，门诊拟诊为"急性脑血管意外(脑梗死？脑出血?)"收治住院。患者自发病以来精神、纳寐欠佳，二便调，体重无明显改变。

[既往史] 既往有"高血压"病史 5 年，血压最高达 200/110 mmHg，不规律服用降压药物控制血压，血压控制欠佳。否认糖尿病、心脏病、肝炎、结核等特殊病史。

[个人史] 吸烟 30 年，平均 40 支/日，无饮酒嗜好。否认食物及药物过敏史。

[家族史] 无特殊。

[入院查体] T 37.3℃，P 85 次/分，R 21 次/分，BP 180/95 mmHg。内科查体无异常。中医四诊：神清，面红，舌质红，舌苔黄腻，脉弦数。神经系统查体：神志清楚，言语清晰、流利，问答查体合作。右利手。记忆力、计算力及定向力等高级皮质功能检查均正常。视力、视野粗测正常。双侧眼球活动自如，无眼震及复视。双侧瞳孔等大等圆，直径约 3.0 mm，对光反射灵敏。双侧角膜反射灵敏，无面部感觉障碍，张口下颌居中，下颌反射未引出。双侧额纹对称，右侧鼻唇沟变浅，示齿口角向左侧偏斜。听力粗测正常，Rinnie 试验阴性，Weber 试验居中。双侧软腭上抬有力，悬雍垂居中，咽反射存在。双侧转头耸肩有力、对称。伸舌偏右，无舌肌萎缩及舌肌震颤。右上肢肌力 4－级，右下肢肌力 4 级，左侧肢体肌力 5 级，四肢肌张力正常，左侧指鼻试验、轮替试验、跟膝胫试验稳准，右侧共济运动及龙贝格征因患者肌力差不能配合完成。右侧偏身深浅感觉减退。右侧腹壁反射未引出，右侧腱反射(＋＋＋)，左侧腱反射(＋＋)，右侧巴宾斯基征、查多克征(＋)，余病理反射未引出。颈软，无抵抗，脑膜刺激征阴性。

[辅助检查] 入院后查血常规示白细胞计数 11×10^9/L↑，中性粒细胞百分比 72%↑。超敏 C 反应蛋白、血生化、电解质、凝血功能、甲状腺功能、心脏标志物联合检测、心肌酶谱、肿瘤标志物测定等均未见明显异常。随机血糖为 5.8 mmol/L。糖化血红蛋白测定为 6.10%。心电图检查示窦性心律、大致正常心电图。头颅 CT 示左侧外囊区脑出血(图 6－1)。

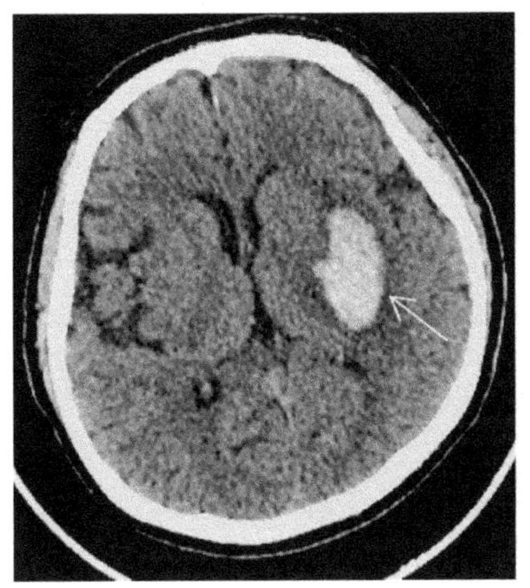
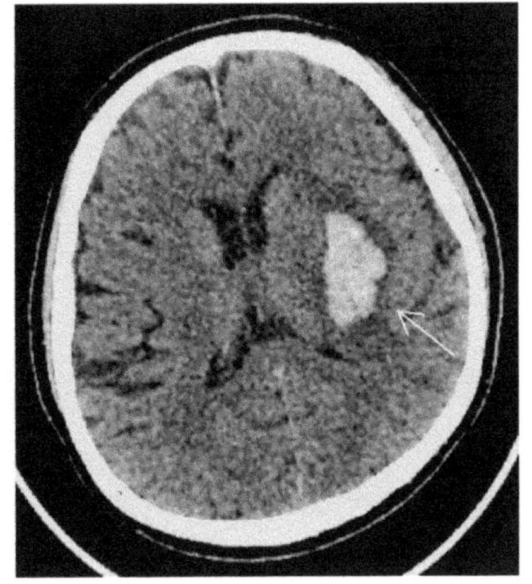

图 6-1 头颅 CT 示左侧外囊区脑出血

【病例分析】

1. 病情特点 ① 患者中老年男性，急性活动状态下发病，病情迅速进展达高峰。② 主要表现为突发的左侧头痛，伴右侧肢体无力、麻木。无呕吐，无头晕、视物旋转、一过性黑矇，无视物模糊、视物成双，无畏寒、发热、咳嗽、咳痰，无抽搐、意识不清，无言语不清、吞咽呛咳、大小便失禁等。③ 既往有“高血压”病史，血压最高达 200/110 mmHg，血压控制欠佳。④ 入院查体：T 37.3℃，BP 180/95 mmHg。右利手。右侧中枢性面舌瘫，右侧肢体偏瘫、右侧腱反射稍活跃，右侧病理征阳性(+)。右侧偏身深浅感觉减退。NIHSS 评分 3 分。⑤ 辅助检查。血常规示白细胞计数 11×10^9/L↑、中性粒细胞百分比 72%↑。头颅 CT 示左侧外囊区脑出血。

2. 诊断 中医诊断：中风，中经络，肝阳暴亢。西医诊断：① 脑出血(左侧基底节区)。② 高血压病 3 级，很高危组。

中医辨病分析：患者因“突发头痛、右侧肢体无力麻木 1 d”入院，病属中医学之“中风”范畴，无神志障碍，故属中经络。兼见头痛，面红，舌质红，舌苔黄腻，脉弦数，故证属“肝阳暴亢”。缘由患者素体肝旺，肝郁化火，致肝阳骤亢，阳化风动，夹痰走窜经络，脉络瘀阻，致半身不遂，偏身麻木；肝阳上扰清窍，则见头痛，面红；舌红，苔黄腻，脉弦数，均为肝阳暴亢之象。病位在脑，与肝密切相关，病性属实。

(1) 西医定位、定性诊断：脑出血(左侧基底节区)。

1) 定位诊断：患者右侧肢体偏瘫、腱反射稍活跃、右侧病理征阳性，考虑左侧皮质脊髓束受损；右侧中枢性面舌瘫，考虑左侧皮质脑干束受损；右侧偏身深浅感觉减退，考虑左侧脊髓丘脑束、内侧丘系受损；患者头痛伴恶心，考虑可能存在颅高压征象。结合头颅 CT 结果，可见左侧基底节区脑出血，故定位于左侧基底节区。

2) 定性诊断：患者中老年男性，急性活动状态下起病，迅速出现局灶性神经功能缺损的症状体征，伴头痛、恶心等颅高压征象，既往有控制不佳的高血压病史，结合头颅 CT 检查结果，可见左侧基底节区脑出血，故定性诊断考虑左侧基底节区脑出血。

(2) 中医鉴别诊断

1) 中风与痿病相鉴别：痿病以手足软弱无力、筋脉弛缓不收、肌肉萎缩为主症，起病缓慢，起病时无突然昏倒不省人事、口舌歪斜、言语不利。以双下肢或四肢为多见，或见有患肢肌肉萎缩，或见筋惕肉瞤。中风起病急，发病早期亦可出现手足软弱无力，但后期通常呈肢体僵硬改变，亦有见肢体肌肉萎缩者，多见于后遗症期由半身不遂而废用所致。

2）中风与口僻相鉴别：口僻主要症状是口眼歪斜，多伴有耳后疼痛，因口眼歪斜有时伴流涎、言语不清。多由正气不足，风邪中脉络，气血痹阻所致，不同年龄均可罹患。中风口舌歪斜者多伴有肢体瘫痪或偏身麻木，病由气血逆乱，血随气逆，上扰脑窍而致脑髓神机受损，且以中老年人为多。据此可鉴别。

（3）西医鉴别诊断

1）脑梗死：通常呈急性起病，出现局灶性神经功能缺损的症状体征，有高血压病史，与本病患者的临床表现相符。但脑梗死患者通常为安静状态下发病，发病多无头痛、呕吐等颅高压征象，且头颅CT上无高密度影，而本病患者于活动状态下发病，发病时伴头痛、恶心等颅高压征象，头颅CT检查可见相应部位的高密度影，据此可排除脑梗死。

2）颅内占位性病变：颅内肿瘤、脑脓肿、慢性硬膜下血肿等颅内占位性病变亦可引起局灶性神经功能缺损的症状体征，但肿瘤一般进展较缓慢，脓肿多有感染表现，慢性硬膜下血肿多有外伤史，头颅CT或MRI可见颅内水肿占位征象，据此可鉴别。

3）颅内静脉窦血栓形成：主要表现为高颅压、癫痫发作、意识障碍，腰椎穿刺脑脊液无特异性改变，主要是压力增高。头颅CT平扫最常见的直接征象是空三角征或者delta征，可见不符合脑动脉供血区域分布的梗死病灶。结合患者头颅CT检查结果，可排除。

3. 治疗方案

（1）中医治疗

治法：清热平肝，潜阳息风。

方药：天麻钩藤饮。天麻10 g，钩藤10 g，石决明30 g，黄芩10 g，栀子10 g，杜仲15 g，桑寄生10 g，茯神15 g，夜交藤10 g，牛膝15 g，益母草15 g。

每日1剂，水煎400 ml，分早、晚2次饭后温服。

针灸取穴：百会，印堂，内关（双），极泉（右），尺泽（右），委中（右），曲池（右），阳陵泉（右），三阴交（双），太溪（双），行间（双），太冲（双）。

毫针针刺，中等刺激，留针30 min，每日1次。

（2）西医治疗

1）内科治疗：① 脱水降颅压。20%甘露醇脱水降颅压。② 清除氧自由基。依达拉奉注射液30 mg每日2次静滴。③ 平稳降血压。脑出血急性期，若血压收缩压不超过180 mmHg，舒张压不超过100 mmHg，无须降压治疗，可脱水降颅压以达到降低血压的目的，避免颅内低灌注。④ 神经保护剂。奥拉西坦或脑蛋白水解物注射液或小牛血清去蛋白针、脑苷肌肽、神经节苷脂等均可。⑤ 一般治疗及健康宣教、护理方案。一般嘱患者卧床休息2～4周，避免情绪激动及血压升高，严密观察患者意识、瞳孔及生命征变化；保持呼吸道通畅，持续吸氧；维持水、电解质平衡，均衡营养；呕吐剧烈应暂禁食，避免误吸；积极防治并发症等。⑥ 对症处理及早期康复治疗。

2）请神经外科会诊，如符合手术指征应急诊行血肿清除术。

4. 住院治疗经过及其转归　入院后予患者吸氧，保持呼吸道通畅；卧床休息，避免剧烈活动及情绪激动、血压升高，保持患者大便通畅；20%甘露醇快速静滴脱水降颅压、控制血压；维持水、电解质平衡；对症处理；积极防治并发症。请神经外科会诊，考虑左侧基底节区脑出血未超过30 ml，无急诊手术指征，可先内科保守治疗，如患者出血量增多，患者昏迷或病情进一步加重，再行外科手术治疗。住院期间配合中医中药、针灸及康复锻炼等系统、综合治疗后，患者头痛症状消失，偏瘫、偏身感觉障碍等局灶性神经功能缺损的症状体征均较前明显改善，患者右侧肌力恢复至5一级，尚遗留轻度偏身麻木，21 d后复查头颅CT提示左侧基底节区脑出血灶已基本吸收（图6-2～图6-4）。住院21 d后患者好转出院，嘱低盐低脂饮食，戒烟限酒并远离吸烟场所，避免吸二手烟，加强对肢体功能康复锻炼，防治并发症。控制并监测血压，避免情绪激动、过度劳累，门诊定期随诊。

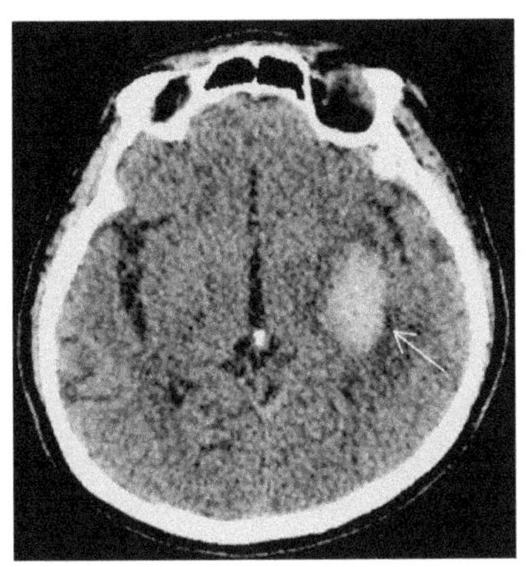
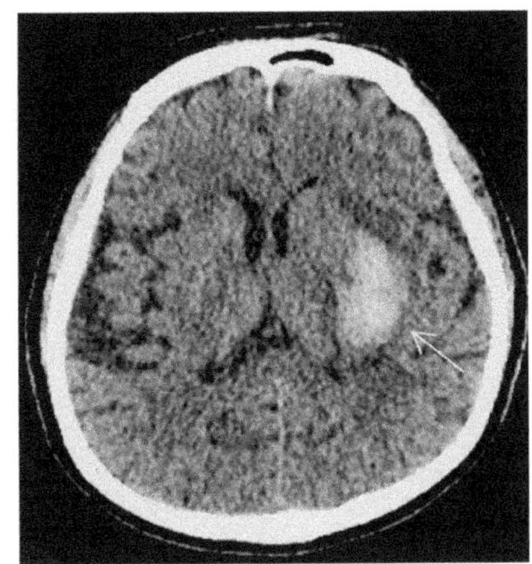

图 6-2　脑出血治疗 1 周后复查头颅 CT

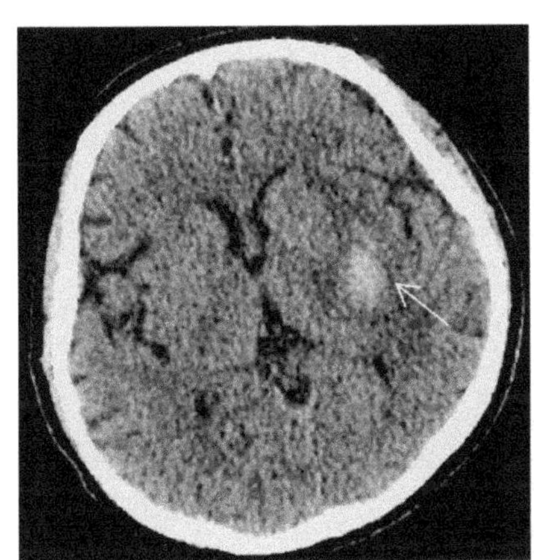
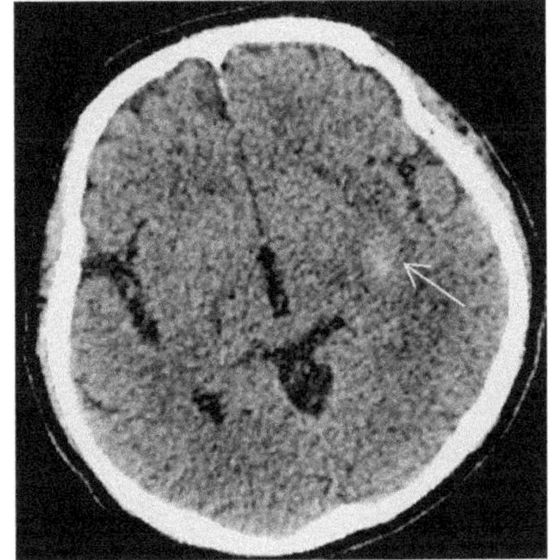

图 6-3　脑出血治疗 2 周后复查头颅 CT

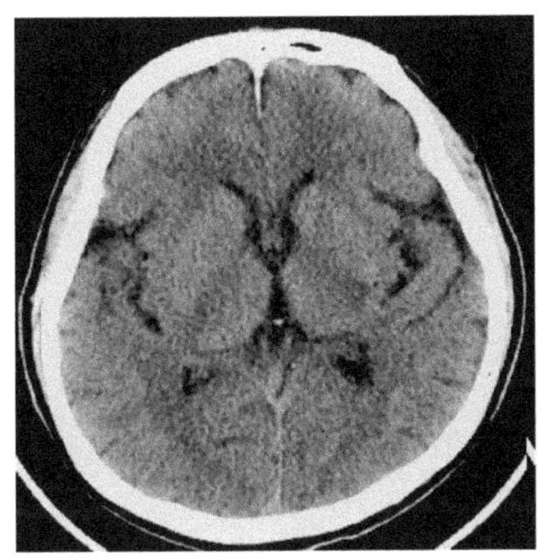
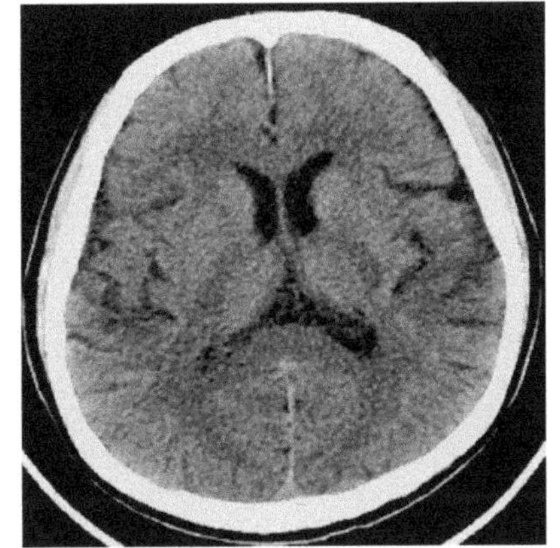

图 6-4　脑出血治疗 3 周后复查头颅 CT

案 2

右上眼睑下垂 5 d,突发剧烈头痛半日(蛛网膜下腔出血)。

［患者一般情况］姓名：单某;性别：女性;年龄：45 岁;民族：壮族;婚姻状况：已婚;身高 154 cm,体重 50 kg。出生地：广西邕宁;职业：个体户。入院时间：2016-4-6;发病节气：清明;病史陈述者：患者本人。

［主诉］右上眼睑下垂 5 d,突发剧烈头痛半日。

［现病史］患者于 5 d 前无明显诱因发现右眼睁眼困难、上睑下垂，视物成双，无头晕、视物旋转，无头痛、恶心呕吐，无畏寒发热、咳嗽咳痰，无言语不利，无耳鸣、听力下降，无肢体乏力、麻

木、抽搐等不适，当时未予重视，未进一步诊治。上症持续存在，无明显缓解，时感右侧头部隐痛。半日前患者在运货过程中突发剧烈头痛，为全脑爆炸性疼痛，伴恶心呕吐数次，呕吐物为胃内容物，无咖啡样物，非喷射性，无头晕、耳鸣，无畏寒发热、肢体乏力，无抽搐、意识不清等，为求进一步诊治入院。患者自发病以来精神尚可，纳寐欠佳，二便调，体重无明显改变。

[既往史] 既往体健。否认高血压、糖尿病、心脏病、肝炎、结核等特殊病史。

[个人史] 无烟酒嗜好。否认食物及药物过敏史。

[家族史] 无特殊。

[入院查体] T 37.1℃，P 95 次/分，R 21 次/分，BP 150/90 mmHg。内科查体无异常。中医四诊：神清，精神差，舌质红，舌苔黄，脉弦数。神经系统查体：神志清楚，精神差，急性痛苦面容，言语清晰、流利，问答查体欠合作。右利手。记忆力、计算力及定向力等高级皮质功能检查均正常。视力、视野不配合检查。右上眼睑下垂，右眼球活动受限，向内、向上活动不能，处于外下斜位，双眼向左侧视、向上方视均有重影，未引出眼震。双侧瞳孔等圆、不等大，右侧瞳孔直径约 4.0 mm，对光反射消失，左侧瞳孔直径约 3.0 mm，对光反射灵敏。双侧角膜反射灵敏，无面部感觉障碍，张口下颌居中，下颌反射未引出。双侧额纹、鼻唇沟对称，示齿口角不偏。听力粗测正常，Rinnie 试验阴性，Weber 试验居中。双侧软腭上抬有力，悬雍垂居中，咽反射存在。双侧转头耸肩有力、对称，未见胸锁乳突肌萎缩，伸舌居中，无舌肌萎缩及舌肌震颤。四肢肌力 5 级，四肢肌张力正常，双侧指鼻试验、轮替试验、跟膝胫试验稳准，龙贝格征因患者不配合故无法完成。深浅感觉无异常。浅反射存在，四肢腱反射对称引出，病理反射未引出。颈抵抗明显，凯尔尼格征(＋)，布鲁津斯基征阴性。

[辅助检查] 入院后查血常规、超敏 C 反应蛋白、血生化、电解质、凝血功能、甲状腺功能、心脏标志物联合检测、心肌酶谱、肿瘤标志物测定等均未见明显异常。随机血糖示 5.6 mmol/L。糖化血红蛋白测定为 5.80%。心电图检查示窦性心律、大致正常心电图。头颅 CT 示鞍上池、环池、外侧裂均可见高密度影，脑水肿，考虑蛛网膜下腔出血(图 6－5)。CTA、DSA 示右侧后交通动脉瘤(图 6－6、图 6－7)。

【病例分析】

1. 病情特点　① 患者中年女性，急性活动状态下发病，病情迅速进展达高峰。② 主要表现为右眼睁眼困难、上睑下垂，视物成双 5 d，突发剧烈头痛伴呕吐半日。无头晕、视物旋转，无畏寒发热、咳嗽咳痰，无言语不利，无耳鸣、听力下降，无肢体乏力、麻木、抽搐，无言语不利、意识不清等。③ 既往体健，无阳性家族史。④ 入院血压 150/90 mmHg。主要的阳性体征为精神差，急性痛苦面容。右上眼睑下垂，右眼球活动受限，向内、向上活动不能，处于外下斜位，双眼向左、向上方视有

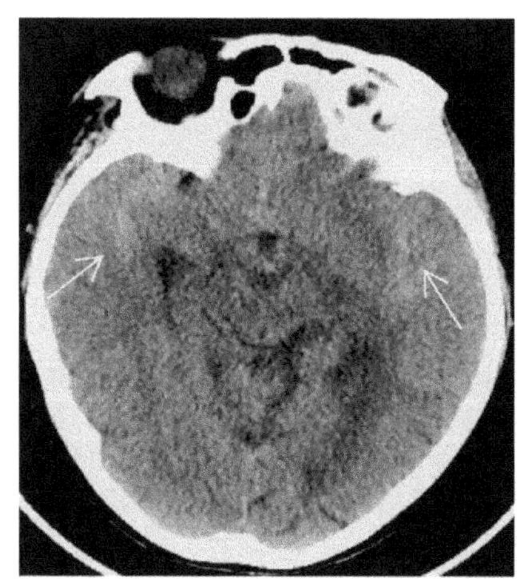
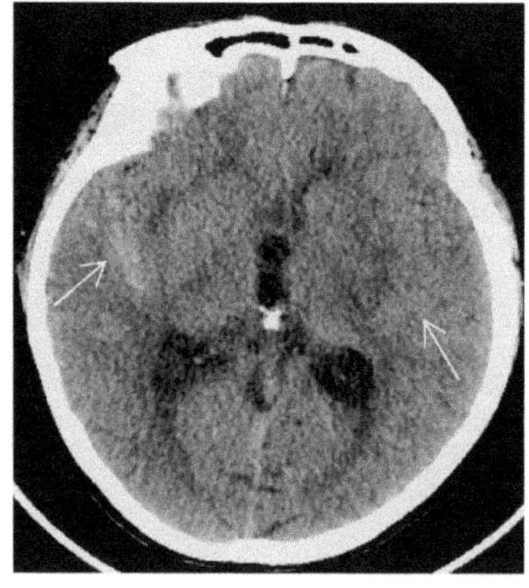
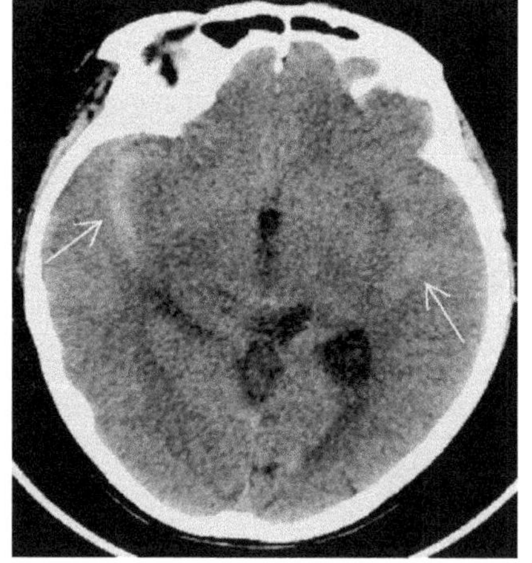

图 6－5　头颅 CT

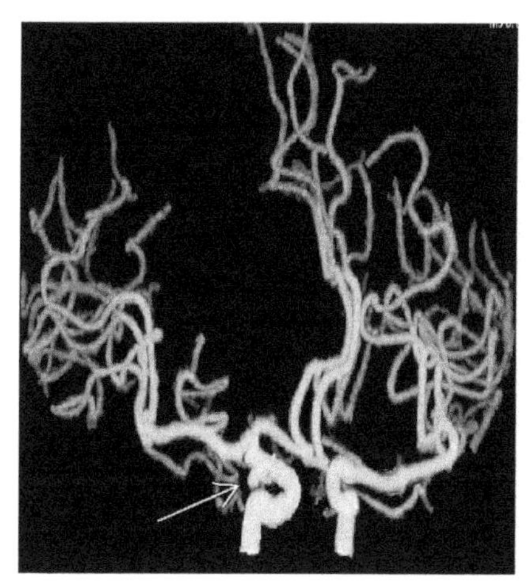
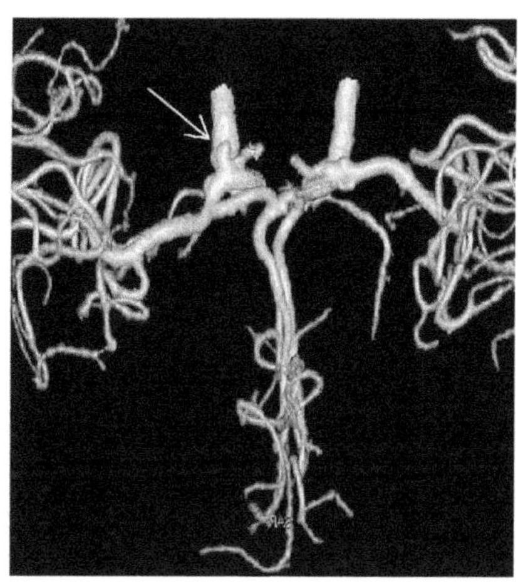

图 6-6 CTA

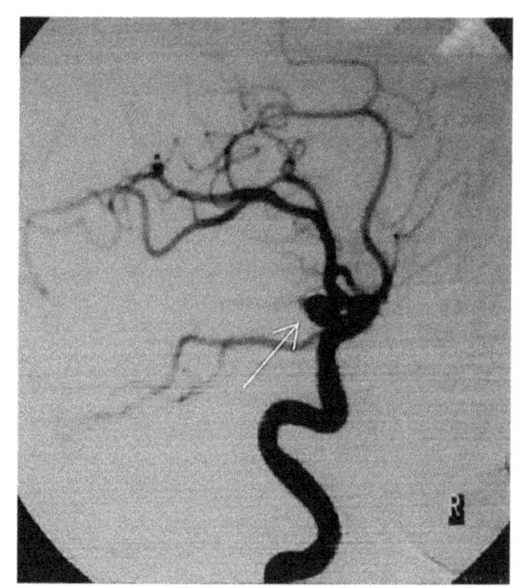

图 6-7 DSA

重影。右侧瞳孔较左侧大，对光反射消失。颈抵抗明显，凯尔尼格征(＋)。该患者 Hunt 和 Hess 临床分级为Ⅱ级。⑤ 辅助检查。头颅 CT 示鞍上池、环池、外侧裂均可见高密度影，脑水肿，提示蛛网膜下腔出血。DSA 示右侧后交通动脉瘤。

2. 诊断 中医诊断：头痛，内伤头痛(肝阳头痛)。西医诊断：① 蛛网膜下腔出血。② 右侧后交通动脉瘤。

中医辨病分析：患者因“右上眼睑下垂 1 周，突发剧烈头痛 1 d”入院，故本病当属中医学之“头痛”范畴。舌质红，苔黄，脉弦数，故证属“肝阳头痛”。缘由患者先天不足，致肾阴亏虚，水不涵木，肝阳亢盛，上扰清窍，发为本病。肝阳亢盛，上扰清窍，故头痛；舌质红，苔黄，脉弦数为肝火内炽之征。病位在脑，病性属本虚标实。

(1) 西医定位、定性诊断：蛛网膜下腔出血。

1) 定位诊断：患者主要表现为头痛、呕吐，体征上存在脑膜刺激征阳性，故定位于脑膜；右上眼睑下垂，右眼球活动受限，向内、向上活动不能，处于外下斜位，右侧瞳孔变大，对光反射消失。故考虑定位于右侧动眼神经。

2) 定性诊断：患者中年女性，急性活动状态下发病，病情迅速进展达高峰。主要表现为右侧动眼神经麻痹，继而出现剧烈头痛、呕吐，脑膜刺激征阳性，头颅 CT 提示鞍上池、环池、外侧裂高密度影，脑水肿，诊断考虑蛛网膜下腔出血。由于右侧出现动眼神经麻痹，结合 DSA 检查示右侧后交通动脉瘤，故蛛网膜下腔出血的原因考虑为右侧后交通动脉瘤破裂出血可能性大。

(2) 中医鉴别诊断

1) 眩晕：头痛与眩晕可单独出现，也可同时出现。头痛之病因有外感与内伤，眩晕则以内伤为主。临床表现，头痛以疼痛为主，眩晕则以昏眩为主。结合该患者起病急，头痛较剧烈的特点，且患者无眩晕表现，故诊断考虑外感头痛可能性大。

2) 外感头痛与内伤头痛相鉴别：外感头痛因外邪致病，属实证，起病较急，一般疼痛较剧，多表现为掣痛、跳痛、灼胀痛、重痛，痛无休止。内伤头痛以虚证或虚实夹杂证为多见，如起病缓慢，疼痛表现为隐痛、空痛、昏痛，痛势悠悠，遇劳加重，时作时止，多属虚证；如因肝阳、痰浊、瘀血所致者属实，表现为头昏胀痛，或昏蒙重痛，或刺痛钝痛，痛点固定，常伴有肝阳、痰浊，瘀血的相应证候。结合该患者起病急，头痛较剧烈，且痛无休止等表现，故诊断考虑外感头痛可能性大。

(3) 西医鉴别诊断

1) 托洛萨-亨特综合征：该病的支持点为中年患者，以眼肌麻痹和剧烈头痛为主要临床表现，且以动眼神经麻痹为主。不支持点为该患者眼肌麻痹在前，头痛在后，且头痛为全脑爆炸性疼痛；而托洛萨-亨特综合征通常头痛发生在眼肌麻痹之前或与眼肌麻痹同时出现，且头痛常表现为一侧眶后及眶周顽固性胀痛、刺痛或撕裂痛，同时可因眶部静脉回流受阻导致眼睑和结膜水肿、充血、眼球突出，病因为眶上裂或海绵窦的低度肉芽肿性非感染性炎症累及邻近硬脑膜所致。根据该患者头颅CT检查见蛛网膜下腔出血征象及DSA检查提示后交通动脉瘤，可排除该病。

2）眼肌麻痹型偏头痛：多有无先兆性偏头痛病史，女性常见，反复头痛发作后出现头痛侧脑神经麻痹，动眼神经最常受累，部分病例同时累及滑车和外展神经，出现眼球运动障碍，可持续数小时至数周不等，极少数可能持久不愈。而该患者亦为女性，以眼肌麻痹和剧烈头痛为主要临床表现，且以动眼神经麻痹为主。但头痛非单侧性，为全脑爆炸性头痛，且头痛发生在眼肌麻痹之后，既往无反复头痛病史，结合该患者头颅CT及DSA检查结果可排除此诊断。

3）颅内静脉窦血栓形成：主要表现为高颅压、癫痫发作、意识障碍，腰椎穿刺脑脊液无特异性改变，主要是压力增高。头颅CT平扫最常见的直接征象是空三角征或者delta征，可见不符合脑动脉供血区域分布的梗死病灶。结合患者头颅CT检查结果可排除。

4）高血压性脑出血：脑出血患者多有高血压病史，伴有偏瘫、失语等局灶性神经功能缺损的症状体征，多伴有头痛，有时可出现意识障碍，脑膜刺激征多为阴性（除外血肿破入脑室、蛛网膜下腔），头颅CT检查可见相应部位的脑出血征象，多为局部血肿形成。而依据该患者突然发生的剧烈头痛、恶心呕吐和脑膜刺激征阳性，既往无高血压病史，无局灶性神经功能缺损的症状体征，头颅CT检查可见脑池内与蛛网膜下腔内弥漫性出血征象等病情特点可排除。

5）颅内感染：各种类型所导致的脑膜炎如结核性、真菌性、细菌性和病毒性脑膜脑炎等，虽有头痛、呕吐和脑膜刺激征，但通常先有发热及前驱感染征象，脑脊液检查提示感染而非出血，头颅CT或MRI检查常提示额颞叶或颅底感染征象而非出血，该患者发病突然，无前驱感染征象，无发热，头颅CT检查可见出血征象，据此可排除。

3. *治疗方案*

（1）中医治疗

治法：平肝潜阳。

方药：天麻钩藤饮加减。天麻10 g，栀子10 g，黄芩10 g，杜仲10 g，益母草15 g，桑寄生15 g，夜交藤15 g，朱茯神15 g，川牛膝15 g，钩藤15 g，石决明15 g。

每日1剂，水煎400 ml，分早、晚2次饭后温服。

针灸取穴：百会，风池（双），阳白（右），攒竹（右），合谷（双），三阴交（双），太溪（双），太冲（双）。

毫针针刺，中等刺激，留针30 min，每日1次。

（2）西医治疗

1）内科保守治疗：① 脱水降颅压。常用药物为甘露醇、甘油果糖、呋塞米、白蛋白等。② 抗纤溶药物。氨基己酸，初次剂量为4～6 g溶于100 ml氯化钠注射液或5%葡萄糖中，静滴15～30 min后一般维持静脉滴注1 g/h，每日12～24 g，持续3～7 d，逐渐减量至每日8 g，使用2～3周或到手术前。也可用氨甲苯酸（止血环酸）。③ 对症处理。镇静、镇痛治疗。④ 调控血压。在去除疼痛等诱因后，如果收缩压＞180 mmHg，或者平均动脉压＞125 mmHg，可在心电监护下，临时应用短效安全的降压药物降压，保持血压稳定，一般将收缩压控制在160 mmHg以下较为合适。⑤ 预防脑血管痉挛。尼莫地平24 h持续泵入，常用剂量为每日10～20 mg，静脉滴注约1 mg/h，共10～14 d；或者口服尼莫地平片40～60 mg，每日4～6次，连用21 d。监测血压，注意预防低血压。⑥ 一般治疗及健康宣教、护理方案。保持安静，绝对卧床4～6周，保持大便通畅，避免情绪激动及血压升高，避免用力解大便、咳嗽、打喷嚏等；严密观察患者意识、瞳孔及生命体征变化；保持呼吸道通畅，持续吸氧；维持水、电解质平衡和营养；加强护理；呕吐剧烈应暂禁食，避免误吸；积极防治尿路感染、吸入性肺炎、褥疮、下肢静脉血栓形成等并发症。

2）外科手术治疗：该患者动脉瘤性蛛网膜下腔出血，Hunt和Hess临床分级为Ⅱ级，＜Ⅲ级，应积极创造条件行早期手术夹闭动脉瘤或介入栓塞治疗。如患者及其家属同意，可于病情稳定72 h内尽快行手术治疗。

4. *住院治疗经过及其转归*　入院后该患者被送入重症监护病房，绝对卧床，予患者持续吸氧，保持呼吸道通畅；避免剧烈活动及情绪激动、血压升高，保持患者大便通畅；给予心电监护监测生命征；20%甘露醇快速静滴脱水降颅压、控制血压；镇静、镇痛；氨基己酸每日 24 g 抗纤溶；尼莫地平每日 20 mg 持续泵入预防脑血管痉挛；维持水、电解质平衡；对症处理；积极防治并发症。与患者家属沟通病情，讲明行外科手术治疗动脉瘤的必要性，取得患者及家属知情理解及签字同意后，于发病后 3 d 内行血管内介入栓塞治疗，术程顺利，术后患者血压偏低，停尼莫地平，予扩容补液等对症处理，约 2 周后患者头痛症状完全消失，4 周时复查头颅 CT 示蛛网膜下腔出血已全部吸收消失(图 6－8)，患者病情好转出院。嘱门诊定期随诊，复查 DSA 及头颅 CT 了解术后情况。

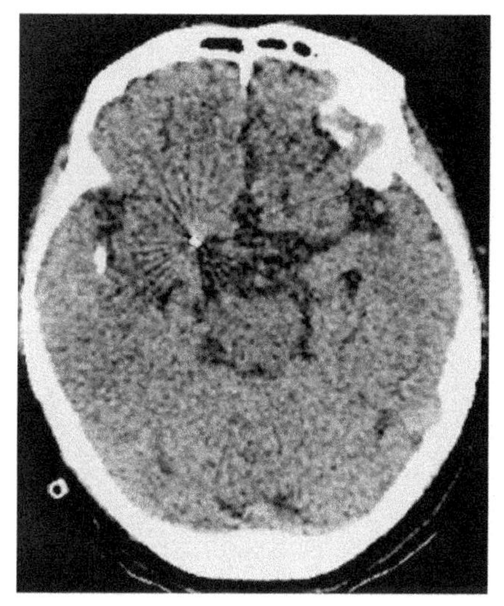
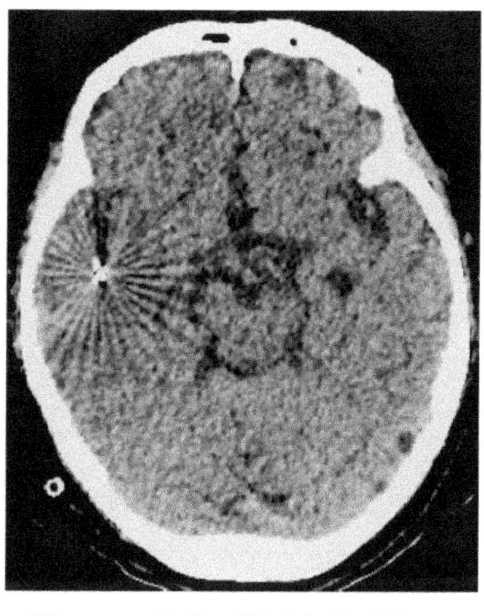
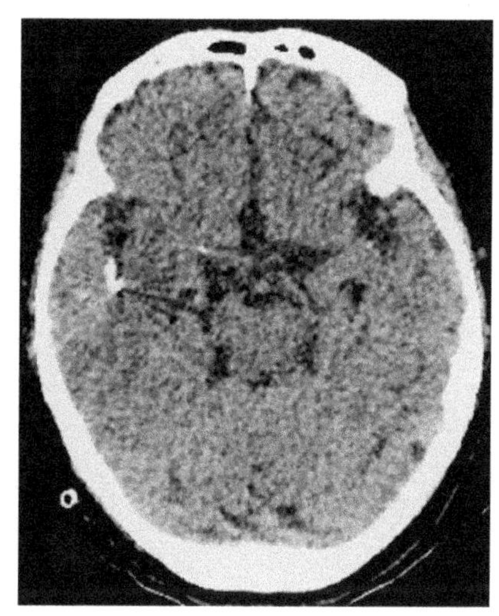

图 6－8 治疗 4 周后复查头颅 CT

案 3

左侧脑室出血治疗后 7 d(烟雾病)。

［患者一般情况］姓名：王某；性别：女性；年龄：15 岁；民族：汉族；婚姻状况：未婚；身高 162 cm，体重 50 kg。出生地：广西南宁；职业：学生。入院时间：2014－12－29；发病节气：冬至；病史陈述者：患者家属。

［主诉］左侧脑室出血治疗后 7 d。

［现病史］患者家属代诉患者于 7 d 前中午在宿舍午休过程中突然出现左侧头痛，左侧颞部呈针扎样持续性疼痛，继之出现呕吐，呕吐物为胃内容物，非喷射性，无咖啡样物及血性液，无意识障碍，无畏寒发热，无四肢抽搐，无肢体乏力、麻木，无二便失禁等症状，遂由老师急送入广西壮族自治区南宁市第四人民医院就诊。行头颅 CT 检查提示左侧脑室内出血，急诊行左侧脑室穿刺外引流术，术后病情逐渐稳定，现脑室外引流管已拔除，为求进一步诊治转院，门诊拟诊为“左侧脑室出血治疗后”收住院。自发病以来，患者神志清楚，能进食流质，留置导尿管导尿，尿色正常，能自解大便，平均每日一行。夜寐可。体重无明显改变。

［既往史］否认高血压病、糖尿病、心脏病、肝炎、结核等特殊病史。无慢性头痛病史。

［个人史］无特殊。

［家族史］无特殊。

［入院查体］T 38.1℃，P 64 次/分，R 20 次/分，BP 123/88 mmHg。内科查体无异常，留置导尿管固定通畅，尿管内可引流出淡黄色尿液。中医四诊：神清，面色稍红，舌质红，苔黄，脉弦有力。神经系统查体：神志清楚，言语清晰、流利，问答查体合作。右利手。记忆力、计算力及定向力等高级皮质功能检查均正常。视力、视野粗测正常。双侧眼球活动自如，无眼震及复视。双侧瞳孔等大等圆，直径约 3.0 mm，对光反射灵敏。双侧角膜反射灵敏，无面部感觉障碍，张口下颌居中，下颌反射未引出。双侧额纹、鼻唇沟对称，示齿口角不偏。听力粗测正常，Rinnie 试验阴性，Weber 试验居中。双侧软腭上抬有力，悬雍垂居中，咽反射存在。双侧转头耸肩有力、对称。

伸舌居中，无舌肌萎缩及舌肌震颤。四肢肌力 5 级，四肢肌张力正常，双侧指鼻试验、轮替试验、跟膝胫试验稳准，龙贝格征阴性。深浅感觉无异常。浅反射存在，双侧腱反射对称，病理反射未引出。颈软，无抵抗，脑膜刺激征阴性。

［辅助检查］头颅 CT（南宁市第四人民医院，2014 年 12 月 22 日）示左侧脑室出血。入院后行全脑血管造影术，结果显示右侧眼动脉、后交通动脉增粗，右侧大脑中动脉、大脑前动脉显影不佳，右侧脉络膜后动脉增粗、迂曲，左侧颈内动脉远端、大脑中动脉、大脑前动脉不显影，颅底可见较多新生血管影。头颅 MRI 示左侧侧脑室积血。双侧大脑中动脉流空效应减弱，周围及脑底血管网异常流空效应增多，Flair 示“常春藤”征，余脑实质未见异常信号影（图 6－9）。DSA 示烟雾病（图6－10）。血常规示白细胞计数11.2×

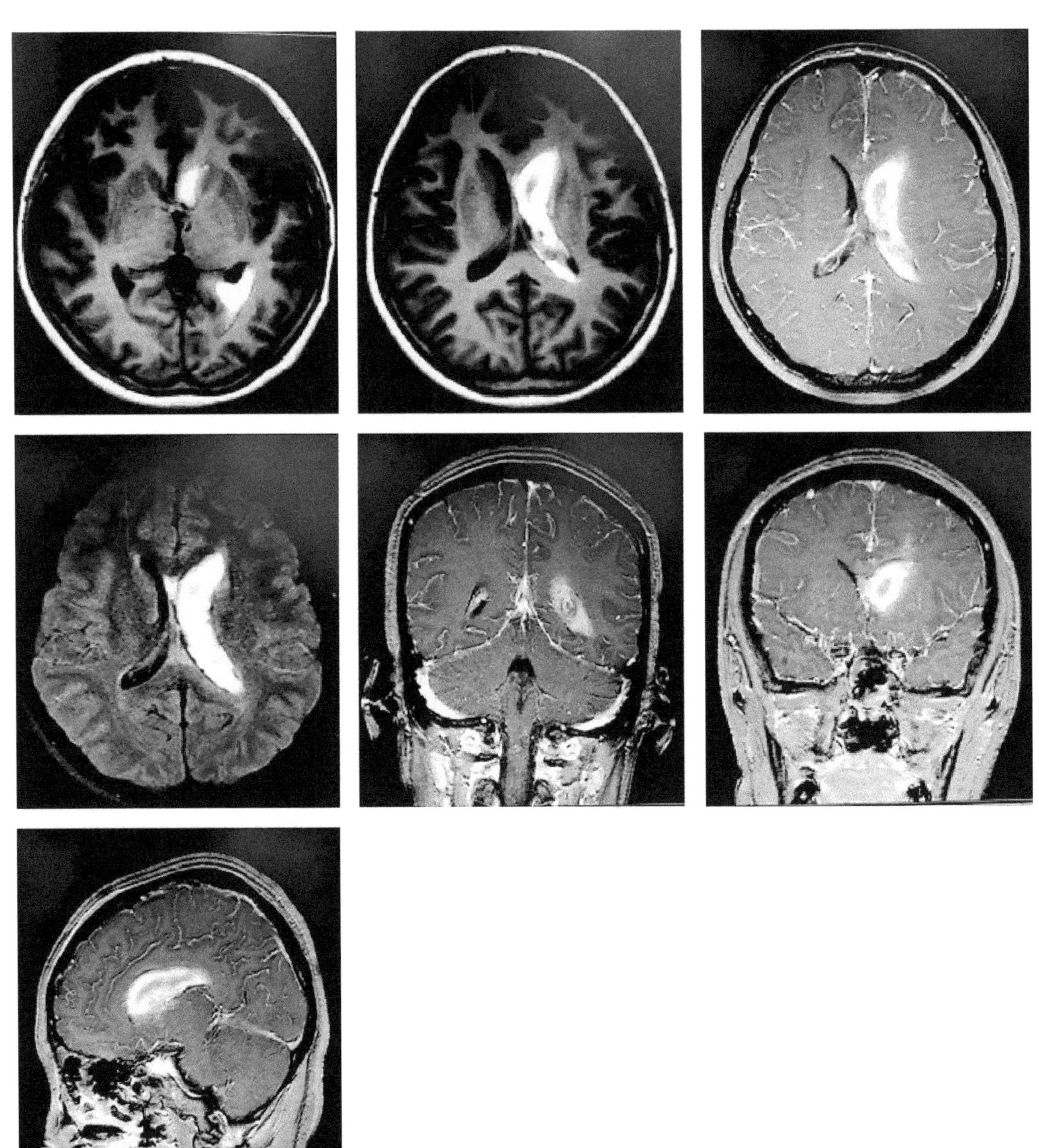

图 6－9 头 颅 MRI

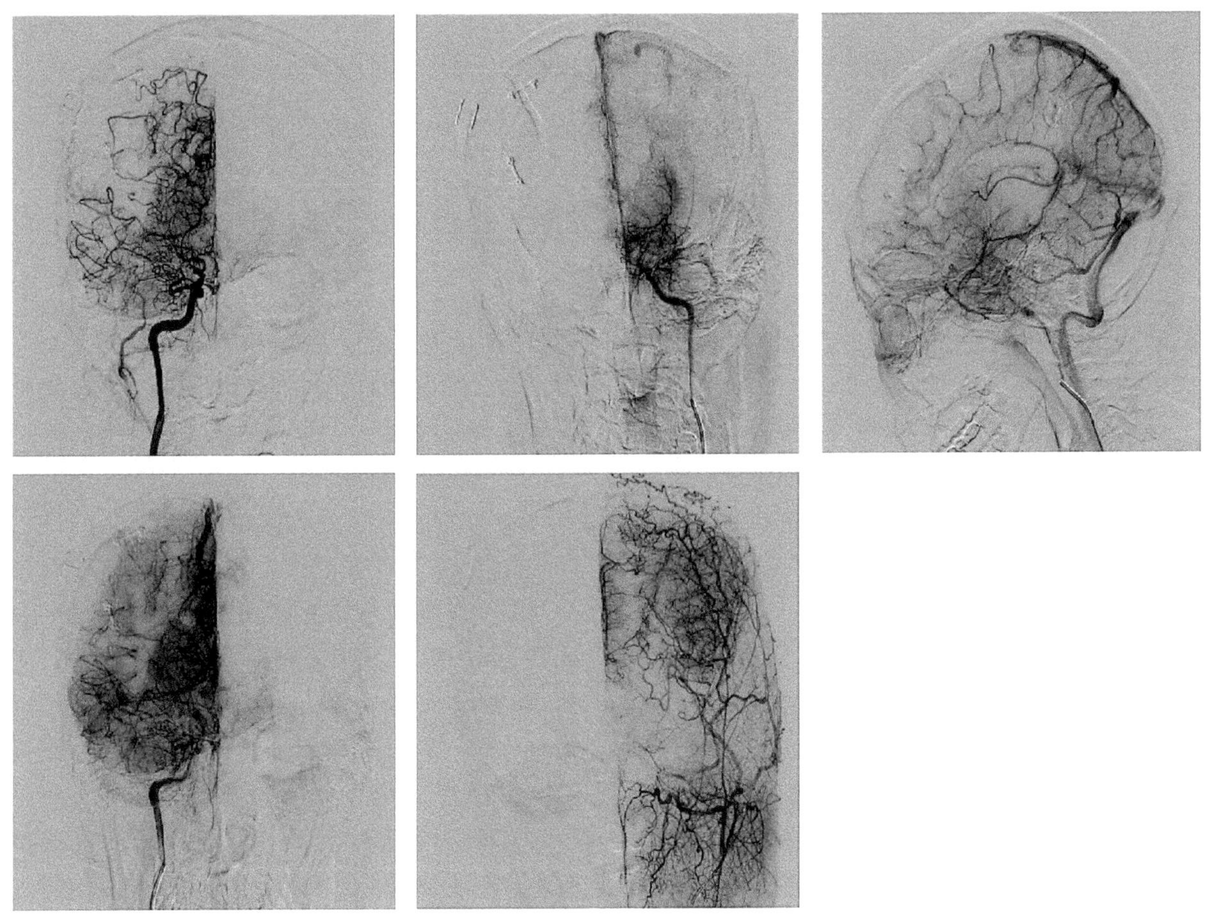

图 6-10　DSA

10^9/L↑，中性粒细胞百分比 75.1%↑。超敏 C 反应蛋白、血生化、电解质、凝血功能、甲状腺功能、心脏标志物联合检测、心肌酶谱等均未见明显异常。胸片、心电图正常。

【病例分析】

1. 病情特点　① 患者青少年，急性起病，病情迅速进展达高峰。② 主要表现为突发的左侧头痛，伴呕吐，无咖啡样物及血性液，无意识障碍，无畏寒发热，无四肢抽搐，无肢体乏力、麻木，无二便失禁等症状。③ 既往史、个人史、家族史无特殊，无慢性头痛病史。④ 入院查体，T 38.1℃，余生命征正常。无神经系统阳性定位体征。⑤ 辅助检查。头颅 CT(南宁市第四人民医院，2014 年 12 月 22 日)示左侧脑室出血。入院后行全脑血管造影术，结果显示右侧眼动脉、后交通动脉增粗，右侧大脑中动脉、大脑前动脉显影不佳，右侧脉络膜后动脉增粗、迂曲，左侧颈内动脉远端、大脑中动脉、大脑前动脉不显影，颅底可见较多新生血管影。血常规示白细胞计数 11.2×10^9/L↑；中性粒细胞百分比 75.1%↑。

2. 诊断　中医诊断：中风，中经络，肝阳暴亢。西医诊断：① 左侧脑室出血治疗后。② 烟雾病。

中医辨病分析：患者因“左侧脑室出血治疗后 7 d”入院，病属中医学之“中风”范畴，无神志障碍，故属中经络。兼见头痛，呕吐，面色稍红，舌质红，苔黄，脉弦有力，故证属“肝阳暴亢”。缘由患者素体肝旺，肝郁化火，致肝阳骤亢，阳化风动，夹痰走窜经络，脉络瘀阻致病；肝阳上扰清窍，则见头痛，面红；舌红，苔黄，脉弦数有力，均为肝阳暴亢之象。病位在脑，与肝密切相关，病性属实。

(1) 西医定位、定性诊断：左侧脑室出血治疗后。

1) 定位诊断：患者左侧头痛伴呕吐，提示可能存在颅高压征象，结合头颅 CT 检查结果，考虑定位于左侧脑室。

2）定性诊断：患者青少年，急性起病，病情迅速进展达峰。伴头痛、呕吐等颅高压征象，结合头颅CT检查结果，可见左侧脑室内出血，故定性诊断为左侧脑室出血。患者DSA结果显示颅底大动脉闭塞（颈内动脉），继之较多新生血管形成，故该青少年发生的脑出血病因考虑为烟雾病所致。

（2）中医鉴别诊断

眩晕：头痛与头晕可单独出现，也可同时出现。头痛之病因有外感与内伤，眩晕则以内伤为主。临床表现，头痛以疼痛为主，眩晕则以昏眩为主。该患者主要表现为头痛，无头晕，故排除。

（3）西医鉴别诊断

1）脑梗死：通常呈急性起病，出现局灶性神经功能缺损的症状体征，有高血压病史。但脑梗死患者通常为安静状态下发病，发病多无头痛、呕吐等颅高压征象，且头颅CT上无高密度影，而本病患者发病时伴头痛、恶心等颅高压征象，头颅CT检查可见相应部位的高密度影，据此可排除脑梗死。

2）颅内占位性病变：颅内肿瘤、脑脓肿、慢性硬膜下血肿等颅内占位性病变亦可引起局灶性神经功能缺损的症状体征，但肿瘤一般进展较缓慢，脓肿多有感染表现，慢性硬膜下血肿多有外伤史，头颅CT或MRI可见颅内水肿占位征象，据此可鉴别。

3）颅内静脉窦血栓形成：主要表现为高颅压、癫痫发作、意识障碍。腰椎穿刺脑脊液无特异性改变，主要是压力增高。头颅CT平扫最常见的直接征象是空三角征或者delta征，可见不符合脑动脉供血区域分布的梗死病灶。结合患者头颅CT检查结果，可排除。

3. 治疗方案

（1）中医治疗

治法：清热平肝，潜阳息风。

方药：天麻钩藤饮。天麻10 g，钩藤10 g，石决明30 g，黄芩10 g，栀子10 g，杜仲15 g，桑寄生10 g，茯神15 g，夜交藤10 g，牛膝15 g，益母草15 g。

每日1剂，水煎400 ml，分早、晚2次饭后温服。

针灸取穴：百会，率谷（左），外关（双），风池（双），三阴交（双），太溪（双），行间（双），阳陵泉（双）。

毫针针刺，中等刺激，留针30 min，每日1次。

（2）西医治疗

1）针对病因治疗：请神经外科会诊，转科行血管重建手术。

2）神经保护剂治疗。

3）抗感染治疗：头孢曲松钠。

4）一般治疗及健康宣教、护理方案：嘱患者卧床休息，避免情绪激动及血压升高，严密观察患者意识、瞳孔及生命体征变化；持续吸氧；维持水、电解质平衡，均衡营养；呕吐剧烈应暂禁食，避免误吸；保持尿管通畅，定期更换尿管；积极防治并发症等。

4. 住院治疗经过及其转归 入院后予患者吸氧，卧床休息，避免剧烈活动及情绪激动、血压升高，保持患者大便通畅；头孢曲松2 g，每12 h 1次静滴，抗感染治疗；注射用奥拉西坦保护脑细胞；维持水、电解质平衡；对症处理；积极防治并发症。请神经外科会诊，予转科行“双侧脑-颞肌血管连通术”，术程顺利，术后予奥卡西平片0.3 g每日2次口服，预防癫痫发作，嘱门诊定期随诊。术后7个月，患者返院复查，头颅MRI示左侧侧脑室扩大、边缘不光整，前后角周围见斑片状稍长T2信号，边界欠清，Flair呈高信号，双侧侧脑室后角旁见斑片状短T2信号影，双侧大脑中动脉流空效应减弱，周围及脑底血管网异常流空效应增多，Flair示“常春藤”征，余脑实质未见异常信号影（图6-11）。

案4

发作性左侧肢体乏力麻木伴言语不利2 d（短暂性脑缺血发作）。

［患者一般情况］姓名：李某；性别：男性；年龄：65岁；民族：汉族；婚姻状况：已婚；身高

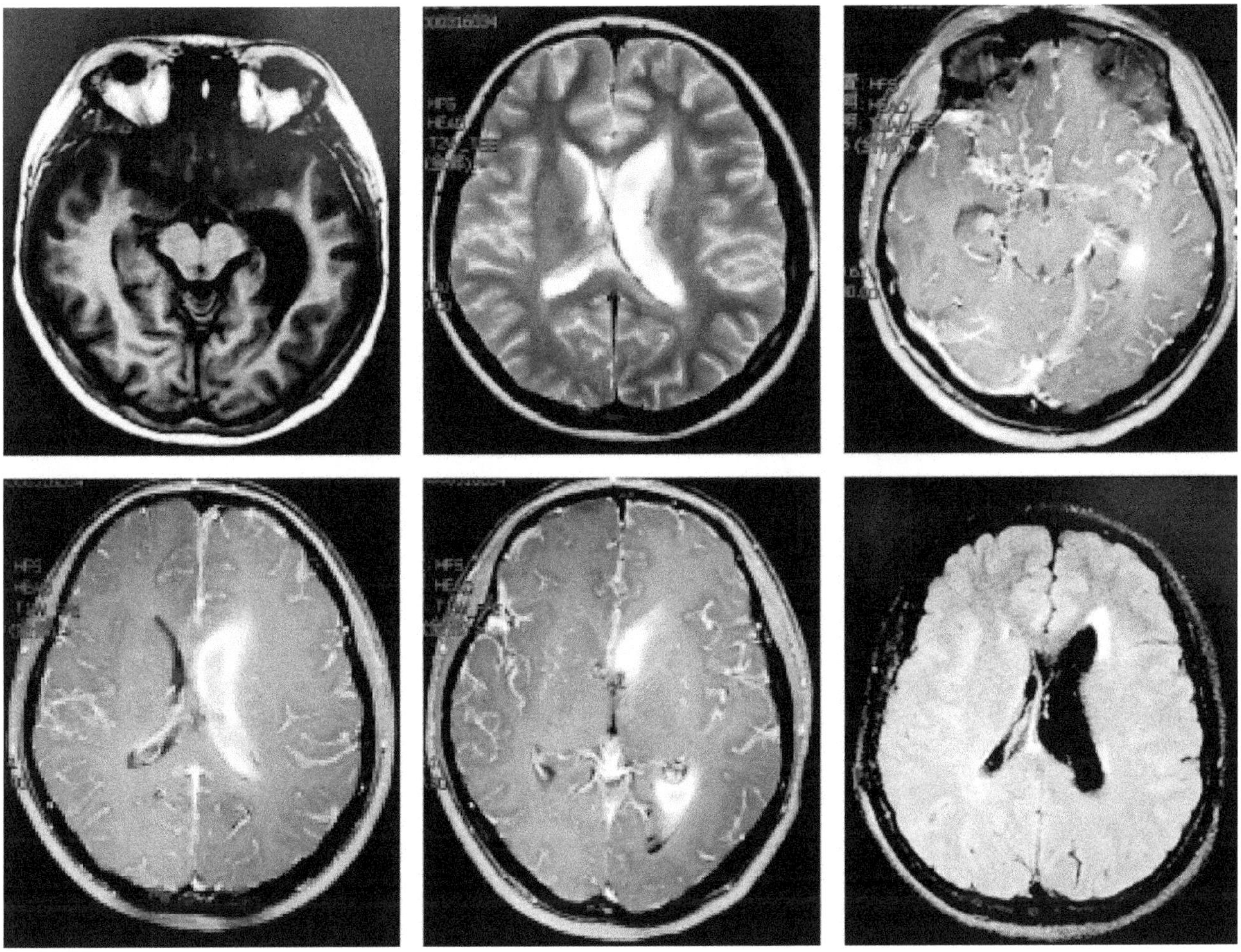

图 6-11 术后 7 个月头颅 MRI

170 cm，体重 76 kg。出生地：广西南宁；职业：退休职工。入院时间：2016-7-23；发病节气：大暑；病史陈述者：患者本人。

[主诉] 发作性左侧肢体乏力麻木伴言语不利 2 d。

[现病史] 患者于 2 d 前早上起床时无明显诱因下突然出现左侧肢体乏力、麻木，左侧肢体活动不灵，表现为左手持物不能，左上肢抬举无力，行走呈拖步，行走困难，同时伴有言语含糊不清、欠流利，当时在家自测血压为 185/105 mmHg，未予特殊诊治，上述症状持续约 8 min 可自行缓解。昨日夜间 20 点及入院前 2 h，患者再次出现上述类似症状，每次持续约 10 min 可自行缓解，自发病以来，患者无头晕、视物旋转、恶心呕吐，无一过性黑矇、视物模糊、视物重影，无耳鸣、听力下降，无头痛、抽搐、意识障碍，无饮水呛咳、吞咽困难，无咂嘴、摸索、言行异常，无尿便失禁，无心慌、胸闷、胸痛等不适，发作间歇期患者无明显不适。现为求进一步诊治来诊，门诊行头颅 CT 检查未见明显异常，遂拟诊为“① 发作性症状待查(TIA？癫痫？)。② 高血压病”收入院内脑病科。病后，患者精神尚可，纳寐可，二便调，体重无明显改变。

[既往史] 既往有“高血压”病史 5 年，血压最高达 190/110 mmHg，间断不规律服用“硝苯地平缓释片”调控血压，血压控制欠佳。否认糖尿病、心脏病、肝炎、结核等病史。

[个人史] 吸烟 30 余年，约 20 支/日。饮酒 20 余年，每日白酒 100 g 左右。爱吃肉类。否认食物及药物过敏史。

[家族史] 父亲生前亦患有“脑中风、高血压病”，有偏瘫、言语不利现象。有“高血压病”家

族史。

［入院查体］T 37.0℃，P 67 次/分，R 20 次/分，BP 175/95 mmHg。内科查体无异常。中医舌脉象：舌质暗淡，舌苔薄白，脉弦滑。神经系统查体：神志清楚，言语清晰、流利，问答查体合作。记忆力、计算力及定向力等高级皮质功能检查均正常。视力、视野粗测正常。双侧眼球活动自如，无眼震及复视。双侧瞳孔等大等圆，直径约 3.0 mm，对光反射灵敏。双侧角膜反射灵敏，无面部感觉障碍，张口下颌居中。双侧额纹、鼻唇沟对称，示齿口角不偏。听力粗测正常，Rinnie 试验阴性，Weber 试验居中。双侧软腭上抬有力，悬雍垂居中，咽反射存在。双侧转头耸肩有力、对称。伸舌居中，无舌肌萎缩及舌肌震颤。四肢肌力 5 级，肌张力正常，四肢共济运动协调。深浅感觉无异常。双侧腱反射对称存在，病理反射未引出。颈软，无抵抗，脑膜刺激征阴性。

［辅助检查］血常规、尿常规、粪常规、凝血功能、甲状腺功能、肿瘤标志物测定均未见明显异常。超敏 C 反应蛋白 17.60 mg/L↑，血生化示三酰甘油 3.56 mmol/L↑，低密度脂蛋白 4.35 mmol/L↑，同型半胱氨酸 15.60 μmol/L↑，葡萄糖 5.42 mmol/L（空腹），餐后 2 h 血糖 6.6 mmol/L。电解质正常。糖化血红蛋白 5.80%。血流变示红细胞沉降率 34 mm/h↑，全血黏度值及血浆黏度值增高。头颅 MRI＋DWI 示脑白质脱髓鞘改变，脑萎缩，颅内未见新发缺血梗死灶或异常信号灶。头颈部 CTA＋增强示头颈动脉硬化，右侧颈动脉分叉部呈偏心性狭窄（中-重度狭窄），局部可见动脉粥样硬化斑块形成。颈动脉彩超示双侧颈动脉硬化并粥样硬化斑块形成，其中右侧颈动脉分叉部局部管腔狭窄，狭窄率超过 50%，以混合斑块为主，管腔内血流阻力指数增高；双侧椎动脉及锁骨下动脉硬化。TCD 示右侧颈内动脉血流速度增快；呈脑动脉硬化频谱改变。脑电图＋脑电地形图示轻度异常脑电图、脑电地形图，未见痫性放电。DSA 显示右侧颈动脉窦部呈中度狭窄（狭窄率 50%～55%）（图 6－12）。心电图、心脏彩超未见明显异常。

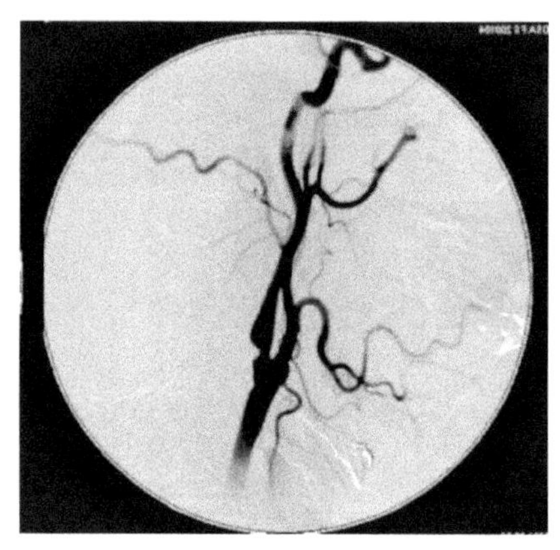

图 6－12　DSA

【病例分析】

1. 病情特点　① 患者老年男性，急性起病，安静状态下发病，病情反复，呈发作性。② 主要表现为反复发作性左侧肢体乏力、麻木伴言语不利，每次持续 8～10 min，共发作 3 次，发作间歇期无明显异常。无头晕、视物旋转、恶心呕吐，无一过性黑矇、视物模糊、视物重影，无耳鸣、听力下降，无头痛、抽搐、意识障碍，无饮水呛咳、吞咽困难，无哑嘴、摸索、言行异常，无尿便失禁，无心慌、胸闷、胸痛等不适。③ 既往有“高血压病”史，血压最高达 190/110 mmHg，血压控制欠佳。④ 有烟酒嗜好，爱吃肉类。父亲有“脑中风、高血压病”，有“高血压病”家族史。⑤ 入院查体。血压 175/95 mmHg。神经系统查体未见阳性定位体征。ABCD2 评分 7 分，ESRS 评分 3 分。⑥ 辅助检查。超敏 C 反应蛋白 17.60 mg/L↑，三酰甘油 3.56 mmol/L↑，低密度脂蛋白 4.35 mmol/L↑，同型半胱氨酸 15.60 μmol/L↑。血流变示红细胞沉降率 34 mm/h↑，全血黏度值及血浆黏度值增高。头颅 MRI＋DWI 示脑白质脱髓鞘改变，脑萎缩。TCD 示右侧颈内动脉血流速度增快，呈脑动脉硬化频谱改变。头颈部 CTA、颈动脉彩超及 DSA 均提示右侧颈动脉分叉部呈中度狭窄改变。心电图、脑电图及心脏彩超未见明显异常。

2. 诊断　中医诊断：中风先兆，风痰阻络。西医诊断：① 短暂性脑缺血发作，颈内动脉系统 TIA。② 高血压病 3 级，很高危组。③ 脂代谢异常。④ 高同型半胱氨酸血症。⑤ 右侧颈内动脉硬化性狭窄。

中医辨病分析：患者因“发作性左侧肢体乏力麻木伴言语不利 2 d”入院，病属中医学之“中风先兆”范畴，舌质暗淡，舌苔薄白，脉弦滑，故证属“风痰阻络”。原由患者素体痰湿内盛，致中焦失运，聚湿生痰，痰郁化热，热极生风，风痰互结流窜经络，血脉痹阻，气血不通故见言语不利；舌苔薄白，脉弦滑，为痰湿内盛之象，舌质暗为兼有瘀血。病位在脑，与脾、胃密切相关，病性属本虚标实。

（1）西医定位、定性诊断：短暂性脑缺血发作，颈内动脉系统 TIA。

1）定位诊断：根据患者临床表现为发作性的左侧肢体乏力麻木伴言语障碍，无头晕、视物旋转、恶心呕吐，无一过性黑矇、视物模糊、视物重影，无饮水呛咳、吞咽困难，无意识障碍等后循环缺血的症状体征，结合 TCD 检查提示右侧颈内动脉血流速度增快、颈动脉超声及 DSA 检查均可见右侧颈动脉分叉部狭窄，故考虑病变血管为右侧颈内动脉系统。

2）定性诊断：患者老年男性，急性安静状态下起病，病情迅速进展达峰，迅速出现局灶性神经功能缺损的症状体征，每次持续数分钟可自行缓解，但症状反复发作，有一定的刻板性，发作间歇期无遗留神经功能缺损的症状体征，无后循环缺血及心前区不适的症状体征。既往有高血压病史及烟酒嗜好，入院查血脂异常、血清同型半胱氨酸增高，此为动脉硬化发生的危险因素。患者无心脏病史，无反复晕厥史。入院查头颅 MRI 检查未见颅内新发缺血梗死灶或异常信号灶，且超声及 DSA 检查均发现右侧颈内动脉系统的血管硬化性狭窄，脑电图及心电图检查未见明显异常。故诊断首先考虑为颈内动脉系统的 TIA 发作，发病机制考虑为血流动力学因素低灌注所致。

（2）中医鉴别诊断

1）中风先兆与痫病相鉴别。痫病为发作性疾病，昏迷时四肢抽搐，口吐涎沫，双目上视，或有异常叫声，醒后一如常人，且肢体活动多正常，发病以青少年居多。中风先兆一般无昏仆不省人事，以发作性半身不遂、口舌歪斜、言语不利等症为主要病情特点，而痫病少见，据此可鉴别。

2）厥证神昏常伴有四肢逆冷，一般移时苏醒，醒后无半身不遂、口舌歪斜、言语不利等症。中风先兆无昏仆不省人事，无四肢逆冷等表现。

（3）西医鉴别诊断

1）脑梗死：亦好发于老年人，急性静态起病，病情迅速进展，可表现为偏侧肢体瘫痪和言语障碍等局灶性神经功能缺损的症状体征，但通常超过 24 h，持续不能缓解，头颅磁共振检查多可发现新发缺血梗死灶。而该患者每次发作的症状体征均在 10 min 左右可自行缓解，且入院查体上无神经系统阳性定位体征，头颅 MRI 检查无阳性改变，故可排除此诊断。

2）部分性癫痫：特别是单纯部分性发作，常表现为持续数秒至数分钟的肢体抽搐，从躯体的一处开始，并向周围扩展，或表现为持续数秒至数分钟的肢体抽搐或意识丧失或视物模糊、感觉异常等，病情具有发作性、短暂性、重复性、刻板性的特点，多有脑电图异常，脑电图常提示痫性发电。单纯部分性发作可表现为持续数秒至数分钟的肢体抽搐，部分病例可遗留短时间的患肢无力（Todd 麻痹），而该患者无肢体抽搐，且脑电图检查未见痫性放电，基本可排除此诊断。

3）颅内占位性病变：颅内肿瘤、脑脓肿、慢性硬膜下血肿等颅内占位性病变，在早期或因病变累及血管时，可引起短暂性的神经功能损害，出现类似 TIA 发作的症状，但详细检查可发现神经系统局灶体征，症状逐渐加重或出现颅内压增高，头颅 MRI 检查可见颅内水肿占位征象，血管造影检查亦有助于鉴别。

4）心脏疾病：如阿-斯综合征，严重心律失常如室上性心动过速、室性心动过速、心房扑动、病态窦房结综合征等，可因阵发性全脑供血不足，出现头晕、晕倒和意识丧失，但常无神经系统局灶性缺损的症状和体征，心电图、超声心动图和 X 线检查常有异常发现。该患者伴有局灶性神经功能缺损的症状体征，无心前区不适症状，无异常心电图或超声心动图表现，无晕厥病史，故排除。

3. 治疗方案

（1）中医治疗

治法：息风化痰通络。

方药：化痰通络汤。枳实 10 g，天竺黄 10 g，陈皮 10 g，半夏 9 g，茯苓 10 g，白术 10 g，天麻 10 g，甘草 6 g，胆南星 6 g，丹参 30 g，香附 15 g，大黄 10 g(后下)。

每日 1 剂，水煎 400 ml，分早、晚 2 次饭后温服。

针灸取穴：百会，印堂，风池(双)，合谷(双)，阴陵泉(双)，丰隆(双)，足三里(双)，中脘。

毫针针刺，中等刺激，留针 30 min，每日 1 次。

(2) 西医治疗

1) 抗血小板聚集：阿司匹林肠溶片 100 mg 每日 1 次+硫酸氢氯吡格雷片 75 mg 每日 1 次。

2) 调脂稳斑、抗动脉硬化：他汀类药物，如阿托伐他汀钙片 20 mg 每晚睡前 1 次或瑞舒伐他汀钙片等。

3) 平稳降血压：规律口服降压药物，选择钙离子拮抗剂苯磺酸氨氯地平片 5 mg 每日 1 次口服平稳降压，使血压控制在正常范围内。

4) 降同型半胱氨酸：维生素 B_6 片 10 mg 每日 1 次 + 叶酸片 5 mg 每日 1 次 + 甲钴胺片 0.5 mg每日 1 次。

5) 神经保护剂：奥拉西坦或小牛血清去蛋白针或脑苷肌肽、脑蛋白水解物均可。

6) 扩容补液改善低灌注。

4. *住院治疗经过及其转归*　该患者入院后经过 14 d 系统的治疗，未再出现 TIA 发作，血压控制在(120～135)/(80～85)mmHg，复查低密度脂蛋白胆固醇 2.16 mmol/L，同型半胱氨酸 9.80 μmol/L，血液流变学指标较前明显好转。患者 14 d 后出院，嘱低盐低脂饮食，戒烟限酒并远离吸烟场所，避免吸二手烟，避免大汗、脱水、腹泻、呕吐等情况发生。患者 ESRS 评分 3 分，长期口服硫酸氢氯吡格雷片 75 mg 每日 1 次，抗血小板聚集，长期服用他汀类药物抗动脉硬化，控制并监测血压、血脂及各项脑血管病危险因素相关指标，门诊定期随诊。

案 5

突发右侧肢体无力麻木伴言语不清 2.5 h(脑梗死，脑血栓形成)。

[患者一般情况] 姓名：唐某；性别：男性；年龄：72 岁；民族：汉族；婚姻状况：已婚；身高 168 cm，体重 75 kg。出生地：广西柳州；职业：退休教师。入院时间：2016 - 12 - 23；发病节气：冬至；病史陈述者：患者家属。

[主诉] 突发右侧肢体无力麻木伴言语不清 2.5 h。

[现病史] 患者于 2.5 h 前无明显诱因安静状态下突然出现右侧无力、右侧肢体活动不灵，表现为右手持物不能，行走时右下肢呈拖步，同时伴有右侧肢体麻木，言语含糊不清、笨拙，讲话费力，能部分听懂他人言语，无头晕、视物旋转、恶心呕吐，无一过性黑矇、视物模糊、视物重影，无耳鸣、耳聋，无头痛、抽搐、意识障碍，无饮水呛咳、吞咽困难，无尿便失禁等，症状持续不能缓解且逐渐加重，患者目前已不能站立及行走，现为求进一步诊治来诊，门诊测其血压为 155/85 mmHg，行头颅 CT 检查未见明显异常，遂拟诊为"① 急性脑梗死？② 高血压病"收治住院。病后，患者精神尚可，纳寐可，二便调，体重无明显改变。

[既往史] 既往有高血压病史 10 年，血压最高达 185/110 mmHg，不规律服用"硝苯地平缓释片"控制血压，血压控制欠佳。"糖尿病"史 3 年，未规律服药及监测血糖，血糖控制情况不详。否认心脏病、肝炎、结核等特殊病史。

[个人史] 吸烟 40 余年，约 40 支/日。无饮酒嗜好，否认食物及药物过敏史。

[家族史] 无特殊。

[入院查体] T 36.8℃，P 75 次/分，R 20 次/分，BP 150/90 mmHg。内科查体无异常。中医四诊：神清，面色稍暗，少华，舌质暗淡，舌苔白腻，脉弦滑。神经系统查体：神志清楚，不完全性运动性、感觉性失语，问答查体欠合作。右利手。记忆力、计算力及定向力等高级皮质功能检查均正常。视力、视野粗测正常。双侧眼球活动自如，无眼震及复视。双侧瞳孔等大等圆，直径约 3.0 mm，对光反射灵敏。双侧角膜反射灵敏，无面部感觉障碍，张口下颌居中，下颌反射未引出。双侧额纹对称，右侧鼻唇沟变浅，示齿口角向左侧偏斜。听力检查不配合。双侧软腭上抬有力，悬雍垂居中，咽反射存在。双侧转头耸肩有力、

对称。伸舌偏右，无舌肌萎缩及舌肌震颤。右上肢肌力 3 级，右下肢肌力 2 级，左侧肢体肌力 5 级，右侧肌张力稍低，左侧肌张力正常，左侧指鼻试验、轮替试验、跟膝胫试验稳准，右侧共济运动及龙贝格征因患者肌力差不能配合完成。右侧偏身深浅感觉减退。右侧腹壁反射未引出，右侧腱反射（+），左侧腱反射（++），右侧掌颌反射（+），右侧巴宾斯基征、查多克征（+），余病理反射未引出。颈软，无抵抗，脑膜刺激征阴性。

［辅助检查］入院后急查血常规未见明显异常。随机血糖示 8.2 mmol/L。超敏 C 反应蛋白 12.60 mg/L↑。凝血功能示纤维蛋白原 4.32 g/L↑，余未见异常。血生化示总胆固醇 5.60 mmol/L↑，低密度脂蛋白胆固醇 3.6 mmol/L↑，血清同型半胱氨酸 15.2 μmol/L↑，葡萄糖 8.42 mmol/L↑。电解质正常。糖化血红蛋白测定 6.80%↑。心肌酶谱示乳酸脱氢酶 248 IU/L↑，余未见异常。心脏标志物联合检测（BNP、肌钙蛋白）未见明显异常。急诊心电图检查示窦性心律、大致正常心电图。TCD 示左侧大脑中动脉血流速度增快。头颅 CT 未见明显异常。头颈部 CTA 示头颈动脉硬化，左侧大脑中动脉 M1 段重度狭窄。DSA、MRI 结果如图6－13、图 6－14 所示。

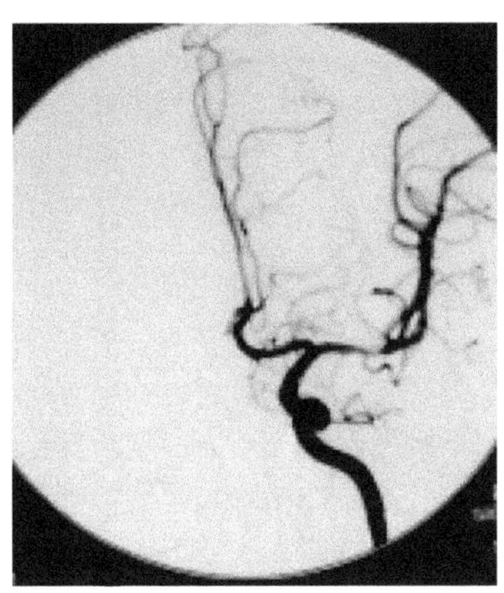

图 6－13 DSA

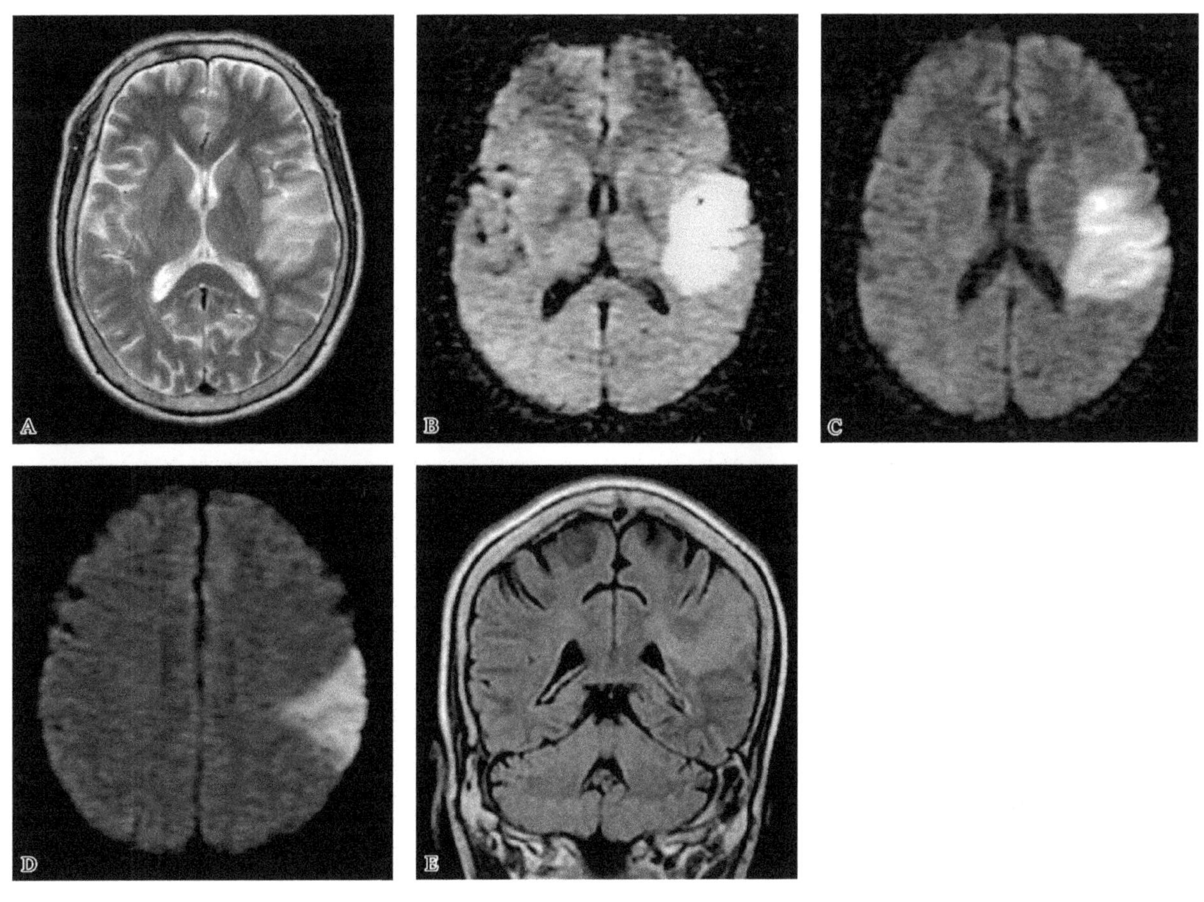

图 6－14 MRI

A. 头颅 MRI T2 加权；B～D. 头颅 DWI；E. Flair

【病例分析】

1. 病情特点　① 患者老年男性，急性安静状态下发病，病情逐渐加重达高峰。② 主要表现为右侧肢体无力、麻木伴言语不清，无头晕、视物旋转、恶心呕吐，无一过性黑矇、视物模糊、视物重影，无耳鸣、耳聋，无头痛、抽搐、意识障碍，无饮水呛咳、吞咽困难，无尿便失禁等不适。③ 既往有“高血压病”史，血压最高达 185/110 mmHg，血压控制欠佳。有“糖尿病”史。④ 有吸烟嗜好。⑤ 入院查体。血压 150/90 mmHg。右利手。不完全性运动性、感觉性失语。右侧中枢性面舌瘫，右侧肢体偏瘫、肌张力减低，右侧腱反射减弱，右侧病理征阳性、掌颌反射(+)。右侧偏身深浅感觉减退。ESRS 评分 4 分，NIHSS 评分 8 分。⑥ 辅助检查。超敏 C 反应蛋白 12.60 mg/L↑。凝血功能示纤维蛋白原 4.32 g/L↑。血生化示总胆固醇 5.60 mmol/L↑，低密度脂蛋白胆固醇 3.6 mmol/L↑，血清同型半胱氨酸 15.2 μmol/L↑，葡萄糖 8.42 mmol/L↑。糖化血红蛋白测定 6.80%↑。TCD 示左侧大脑中动脉血流速度增快。头颈部 CTA 示头颈动脉硬化，左侧大脑中动脉 M1 段重度狭窄。头颅 CT、心电图等检查均无明显异常。

2. 诊断　中医诊断：中风，中经络，风痰阻络。西医诊断：① 脑梗死，脑血栓形成。② 高血压病 3 级，很高危组。③ 脂代谢异常。④ 高同型半胱氨酸血症。⑤ 高纤维蛋白原血症。⑥ 左侧大脑中动脉 M1 段硬化性狭窄。

中医辨病分析：患者因“突发右侧肢体无力麻木伴言语不清 2.5 h”入院，病属中医学之“中风”范畴，无神志障碍，故属中经络。舌质暗淡，舌苔白腻，脉弦滑，故证属“风痰阻络”。患者素体痰湿内盛，致中焦失运，聚湿生痰，痰郁化热，热极生风，风痰互结流窜经络，血脉痹阻，气血不通故见言语不利、肢体偏瘫；舌苔白腻，脉弦滑，为痰湿内盛之象，舌质暗为兼有瘀血。病位在脑，与脾、胃密切相关，病性属本虚标实。

(1) 西医定位、定性诊断：脑梗死，脑血栓形成。

1) 定位诊断：患者为右利手，存在不全性运动性、感觉性失语，考虑定位于左侧大脑优势半球语言中枢额下回、颞上回后部；右侧中枢性面舌瘫，定位于左侧皮质脑干束；右侧上下肢肌力下降、病理征阳性，考虑定位于左侧皮质脊髓束；右侧偏身深浅感觉减退，考虑定位于左侧脊髓丘脑束及内侧丘系。根据患者临床表现为右侧肢体无力麻木伴言语障碍，无头晕、视物旋转、恶心呕吐，无一过性黑矇、视物模糊、视物重影，无饮水呛咳、吞咽困难，无意识障碍等后循环缺血的症状体征。综上所述，责任病灶定位于左侧大脑半球额颞叶可能性大。结合 TCD 检查提示左侧大脑中动脉血流速度增快(大脑中动脉为颈内动脉系统供血)、头颈部 CTA 检查可见左侧大脑中动脉 M1 段重度狭窄，故考虑病变血管为左侧颈内动脉系统、左侧大脑中动脉。

2) 定性诊断：患者老年男性，急性安静状态下起病，迅速出现局灶性神经功能缺损的症状体征，且无自发缓解趋势，急诊头颅 CT 未见出血灶，发病时间仅 2.5 h，故诊断考虑脑梗死急性期。患者既往有高血压病、糖尿病及吸烟嗜好，入院查血脂异常、血清同型半胱氨酸增高、纤维蛋白原增高，此为脑动脉硬化发生的危险因素，且患者无心房颤动、心脏瓣膜病等心脏病史，发病后病情逐渐加重，头颈部 CTA 检查可见左侧大脑中动脉硬化性狭窄，故病因首先考虑为大动脉粥样硬化性，考虑脑血栓形成可能性大。

(2) 中医鉴别诊断

1) 中风与痿病相鉴别：痿病以手足软弱无力、筋脉弛缓不收、肌肉萎缩为主症，起病缓慢，起病时无突然昏倒不省人事，口舌歪斜，言语不利。以双下肢或四肢为多见，或见有患肢肌肉萎缩，或见筋惕肉瞤。中风起病急，发病早期亦可出现手足软弱无力，但后期通常呈肢体僵硬改变，亦有见肢体肌肉萎缩者，多见于后遗症期由半身不遂而废用所致。

2) 中风与口僻相鉴别：口僻主要症状是口眼歪斜，多伴有耳后疼痛，因口眼歪斜有时伴流涎、言语不清。多由正气不足，风邪中脉络，气血痹阻所致，不同年龄均可罹患。中风口舌歪斜者多伴有肢体瘫痪或偏身麻木，病由气血逆乱，血随气逆，上扰脑窍而致脑髓神机受损，且以中老年人为多。据此可鉴别。

(3) 西医鉴别诊断

1) 脑出血：通常呈急性起病，出现局灶性神经功能缺损的症状体征，有高血压病史，与本病患者的临床表现相符。但脑出血患者通常为活动中或情绪激动后发病，头颅CT上可见高密度影，而本病患者于安静状态下发病，发病时无头痛、恶心呕吐等颅高压征象，头颅CT检查未见高密度影，据此可排除脑出血。

2) 颅内占位性病变：颅内肿瘤、脑脓肿、慢性硬膜下血肿等颅内占位性病变亦可引起局灶性神经功能缺损的症状体征，但肿瘤一般进展较缓慢，脓肿多有感染表现，慢性硬膜下血肿多有外伤史，头颅CT或MRI可见颅内水肿占位征象，据此可鉴别。

3) 代谢性疾病：低血糖发作也可出现偏瘫、失语等类似脑血管病表现，常见于糖尿病患者血糖控制不佳时，但该患者发病时血糖不低，因此可以排除。

3. *治疗方案*

(1) 中医治疗

治法：息风化痰通络。

方药：化痰通络汤。枳实10 g，天竺黄10 g，陈皮10 g，半夏9 g，茯苓10 g，白术10 g，天麻10 g，甘草6 g，胆南星6 g，丹参30 g，香附15 g，大黄10 g(后下)。

每日1剂，水煎400 ml，分早、晚2次饭后温服。

针灸取穴：百会，风池(双)，廉泉，内关(双)，极泉(右)，尺泽(右)，委中(右)，曲池(右)，阴陵泉(双)，丰隆(双)，足三里(右)，中脘。

毫针针刺，中等刺激，留针30 min，每日1次。

(2) 西医治疗：根据患者急性起病，就诊时发病时间在3 h内，发病年龄＜80岁，血压不超过180/100 mmHg，血糖在2.7 mmol/L，且有较明显的局灶性神经功能缺损的症状体征(NIHSS评分＞4分)，无癫痫病史及动脉瘤、动静脉畸形病史，近期无颅内出血及手术、外伤史，无凝血功能障碍及出血倾向，无肝肾功能损害等明确的溶栓禁忌证，符合急诊溶栓的条件。据此制订如下治疗计划。

1) 溶栓治疗：可予rtPA静脉溶栓治疗。rtPA剂量为0.9 mg/kg(最大剂量为90 mg)，该患者为75 kg，故予rtPA 67.5 mg静脉溶栓治疗。先静脉推注10%(1 min)，其余90%持续静脉滴注，60 min滴完。予吸氧，密切监测患者神经功能变化(NIHSS评分)、生命体征及指脉氧变化(心电监护)和出血征象，直至24 h。

2) 抗血小板聚集治疗：溶栓治疗后24 h内一般不启动抗血小板治疗，待溶栓治疗24 h后复查头颅CT未见颅内出血征象，遂予阿司匹林肠溶片100 mg每日1次＋硫酸氢氯吡格雷片75 mg每日1次联合抗血小板聚集治疗，共10 d，以后根据患者ESRS评分＞3分，卒中复发风险大，予硫酸氢氯吡格雷片75 mg每日1次口服维持治疗。行头颅MRI＋DWI检查提示左侧岛叶、额颞顶叶急性脑梗死。DSA示左侧大脑中动脉M1段重度狭窄(约90%)。

3) 调脂稳斑、抗动脉硬化：他汀类药物，如阿托伐他汀钙片20 mg每晚睡前1次或用瑞舒伐他汀钙片等。

4) 清除氧自由基：依达拉奉注射液30 mg每日2次静滴。

5) 保护线粒体：丁苯酞软胶囊2粒每日3次口服。

6) 平稳降血压：规律口服降压药物，选择钙离子拮抗剂苯磺酸氨氯地平片5 mg每日1次口服平稳降压，使血压控制在正常范围内。

7) 降同型半胱氨酸：维生素B_6片10 mg每日1次＋叶酸片5 mg每日1次＋甲钴胺片0.5 mg每日1次。

8) 控制血糖：采用胰岛素降糖，餐前血糖控制在8 mmol/L以内，餐后血糖控制在10 mmol/L以内，监测血糖并注意防治低血糖反应。

9) 神经保护剂：奥拉西坦或脑苷肌肽、小牛血清、脑蛋白水解物等均可。

10) 一般治疗及健康宣教、护理方案：低盐低脂糖尿病饮食，戒烟限酒，控制血压、血糖并严密监测血压、血糖控制情况，维持水、电解质平衡，积极防治并发症等。

11）早期康复治疗：患者神志清楚、生命体征平稳，病情不再进展 48 h 后，可考虑进行早期言语及肢体功能康复治疗。

4. 住院治疗经过及其转归　该患者及其家属在对溶栓治疗的必要性及其风险、获益了解清楚后，签署知情同意书，接受 rtPA 静脉溶栓治疗。经予以早期溶栓治疗后，患者神经功能缺损的症状体征得以改善，右上肢肌力恢复到 4－级，右下肢肌力恢复到 3 级，失语改善。该患者入院后经过 14 d 系统的治疗，偏瘫、失语症状明显改善，右侧上下肢肌力均恢复至 4 级，经陪人搀扶能下地缓慢行走，右上肢可持物，但灵活性欠佳。血压、血糖控制平稳，复查低密度脂蛋白胆固醇 2.12 mmol/L，同型半胱氨酸 10.0 μmol/L，血液流变学指标较前明显好转。患者 14 d 后出院，嘱低盐低脂糖尿病饮食，戒烟限酒并远离吸烟场所，避免吸二手烟，加强对言语及肢体功能康复锻炼，防治并发症。患者 ESRS 评分 3 分，需长期口服硫酸氢氯吡格雷片 75 mg 每日 1 次抗血小板聚集，长期服用他汀类药物抗动脉硬化，控制并监测血压、血糖、血脂及各项脑血管病危险因素相关指标，门诊定期随诊。

案 6

突发右侧肢体无力、言语不能 1 d(脑栓塞)。

［患者一般情况］姓名：覃某；性别：男性；年龄：78 岁；民族：壮族；婚姻状况：已婚；身高 170 cm，体重 78 kg。出生地：广西武鸣；职业：退休工人。入院时间：2015－12－27；发病节气：冬至；病史陈述者：患者家属。

［主诉］突发右侧肢体无力、言语不能 1 d。

［现病史］患者于 1 d 前与家人一起外出散步过程中突然出现右侧肢体无力、活动障碍，当即瘫坐在地上，无法站立及行走，同时出现言语不能，有时无法听懂他人言语，口角歪斜，右侧口角流涎，且双眼向左侧视，无晕厥、视物旋转、视物模糊，无视物成双，无头痛、恶心呕吐，无肢体麻木、抽搐、意识障碍，无饮水呛咳、吞咽困难，无畏寒发热、咳嗽咳痰，无精神行为异常、尿便失禁等，症状持续不能缓解，现为求进一步诊治来诊。门诊测血压为 165/95 mmHg，行头颅 CT 检查未见明显异常，遂拟诊为“急性脑梗死，高血压病”收治住院。病后，患者精神欠佳，纳寐可，小便调，未解大便，偶有咳嗽咳痰，痰少、质黏，为黄色黏液痰，能自行咳出。体重无明显改变。

［既往史］既往有“冠心病，心房颤动”病史 3 年，未规律服药；“高血压”病史 5 年，血压最高达 170/80 mmHg，不规律服用降压药及监测血压，具体用药不详；有“慢性支气管炎”病史。否认糖尿病、肝炎、结核等特殊病史。

［个人史］无吸烟、饮酒嗜好，否认食物及药物过敏史。

［家族史］无特殊。

［入院查体］T 36.5℃，P 90 次/分，R 20 次/分，BP 150/90 mmHg。咽部充血，听诊双肺呼吸音稍粗，未闻及干湿性啰音及胸膜摩擦音。心率 115 次/分，心律不齐，第一心音强弱不等，腹部检查未见异常，双下肢不肿。中医四诊：神清，面色稍暗，少华，不语，舌质暗淡，苔黄腻，脉弦滑。神经系统查体：神志清楚，不完全性混合性失语，偶可发出“咿呀”的声音，可点头示意，问答查体欠合作，有时不能理解指令。右利手。记忆力、计算力及定向力等高级皮质功能检查无法配合。视力、视野无法检查。双眼向左侧凝视，不能被头眼动作所克服，无眼震。双侧瞳孔等大等圆，直径约 3.0 mm，对光反射灵敏。双侧角膜反射灵敏，无面部感觉障碍，张口下颌居中，下颌反射未引出。双侧额纹对称，右侧鼻唇沟变浅，示齿口角向左侧偏斜。听力检查不配合。双侧软腭上抬有力，悬雍垂居中，咽反射存在。双侧转头耸肩有力、对称。伸舌偏右，无舌肌萎缩及舌肌震颤。右上肢肌力 0 级，右下肢肌力 1 级，左侧肢体肌力 5 级，右侧肌张力稍低，左侧肌张力正常，共济运动及感觉系统检查不配合。右侧腹壁反射未引出，右侧腱反射（＋），左侧腱反射（＋＋），右侧掌颌反射（＋），病理反射未引出。颈软，无抵抗，脑膜刺激征阴性。

［辅助检查］入院后行血常规、尿常规、大

便常规、凝血功能、甲状腺功能、肿瘤标志物测定均未见明显异常。随机血糖示 5.6 mmol/L。超敏 C 反应蛋白 15.60 mg/L↑。血生化示总胆固醇 5.80 mmol/L↑，低密度脂蛋白胆固醇 3.8 mmol/L↑，血清同型半胱氨酸 9.2 μmol/L，葡萄糖 6.1 mmol/L。电解质正常。糖化血红蛋白测定 5.80%。心肌酶谱示乳酸脱氢酶 251 IU/L↑，余未见异常。心脏标志物联合检测（BNP、肌钙蛋白）未见明显异常。心电图检查示快速型心房颤动。头颅 CT 未见明显异常。头颈部 MRA 示左侧大脑中动脉 M1 段闭塞；双侧椎动脉走行弯曲，左椎优势。TCD 示左侧颈内、左侧大脑中动脉血流速度减慢（图 6－15）。颈部血管彩超示双侧颈总动脉、颈内动脉存在附壁斑块，为混合型斑块。心脏彩超示左心房稍增大，内有絮状物，EF 65%；头颅 MRI＋DWI 示左侧额颞顶叶大面积急性脑梗死（图 6－16）。DSA 结果如图 6－17 所示。

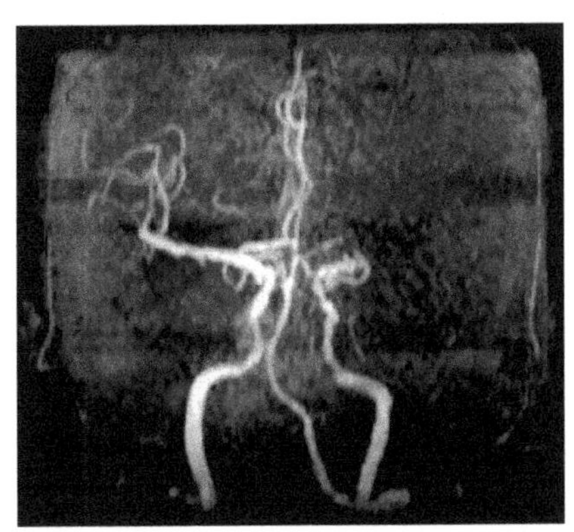

图 6－15 头颅部 MRA

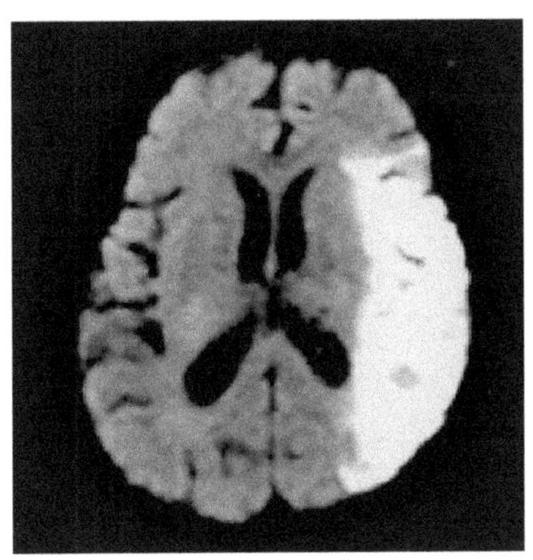

图 6－16 头颅 DWI

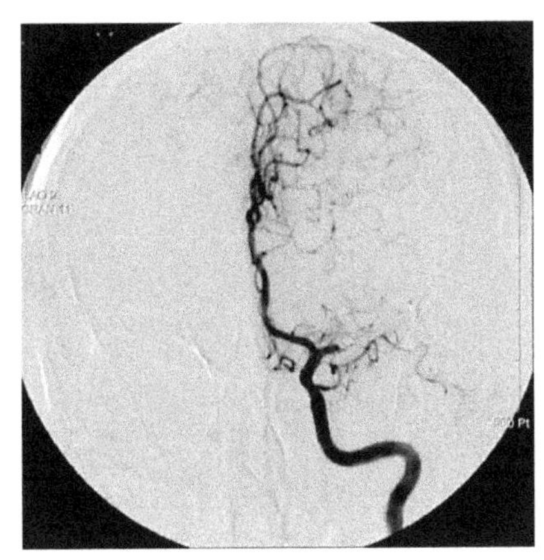

图 6－17 DSA

【病例分析】

1. 病情特点 ① 患者老年男性，急性发病，活动后起病，病情迅速进展达高峰。② 以右侧肢体无力、言语障碍起病，主要表现为右侧肢体无力、活动障碍，言语不能，有时无法听懂他人言语，口角歪斜，右侧口角流涎，且双眼向左侧视，无头晕、视物旋转、恶心呕吐，无一过性黑矇、视物模糊、视物重影，无耳鸣、耳聋，无头痛、抽搐、意识障碍，无饮水呛咳、吞咽困难，无尿便失禁等不适。③ 既往有"冠心病，心房颤动"病史 3 年，未规律服药；"高血压"病史 5 年，血压最高达 170/80 mmHg，血压控制情况不详；有"慢性支气管炎"病史。④ 入院查体。血压 150/90 mmHg。咽部充血，听诊双肺呼吸音稍粗，未闻及干湿性啰音及胸膜摩擦音。心率 115 次/分，心律不齐，第一心音强弱不等，脉搏短绌。右利手。不完全性混合性失语。右侧中枢性面舌瘫，右侧肢体偏瘫、肌张力减低，右侧腱反射减弱，右侧病理征阴性。$CHADS_2$ 评分 2 分，NIHSS 评分 15 分。⑤ 辅助检查。超敏 C 反应蛋白 15.60 mg/L↑。血生化示总胆固醇 5.80 mmol/L↑，低密度脂蛋白胆固醇 3.8 mmol/L↑。心电图检查示快速型心房颤动。头颅 CT 未见明显异常。头颈部 MRA 示左侧大脑中动脉 M1 段闭塞。TCD 示左侧颈内、左侧大脑中动脉血流速度减慢。颈部血管彩超示双侧颈总动脉、颈内动脉存在附壁斑块，为混合型斑块。心脏彩超示左心房稍增大，内有絮状物，EF 65%。头颅 MRI＋DWI 示左侧额颞顶叶大面积急性脑梗死。

2. 诊断　中医诊断：中风，中经络，风痰阻络。西医诊断：① 脑栓塞（心源性）。② 心房颤动。③ 高血压病 2 级，很高危组。④ 脂代谢异常。⑤ 左侧大脑中动脉闭塞。

中医辨病分析：患者因“突发右侧肢体无力、言语不能 1 d”入院，病属中医学之“中风”范畴，无神志障碍，故属中经络。舌质暗淡，舌苔黄腻，脉弦滑，故证属“风痰阻络”。患者素体痰湿内盛，致中焦失运，聚湿生痰，痰郁化热，热极生风，风痰互结流窜经络，血脉痹阻，气血不通故见言语不利、肢体偏瘫；舌苔腻，脉弦滑，为痰湿内盛之象，舌质暗为兼有瘀血。病位在脑，与脾、胃密切相关，病性属本虚标实。

（1）西医定位、定性诊断：脑栓塞（心源性）。

1）定位诊断：患者为右利手，存在不全性混合性失语，其中肯定有运动性失语，有感觉性失语，考虑定位于左侧大脑优势半球语言中枢额下回及颞上回后部；双眼向左侧凝视，考虑定位于左侧大脑半球额中回后部；右侧中枢性面舌瘫，定位于左侧皮质脑干束；右侧上下肢肌力下降，考虑定位于左侧皮质脊髓束。患者临床表现为右侧肢体无力伴失语，无头晕、视物旋转、恶心呕吐，无一过性黑矇、视物模糊、视物重影，无饮水呛咳、吞咽困难，无意识障碍等后循环缺血的症状体征。头颅 MRI＋DWI 示左侧额颞顶叶大面积急性脑梗死。综上所述，责任病灶定位于左侧大脑半球。结合 TCD 检查提示左侧颈内、左侧大脑中动脉血流速度减慢（大脑中动脉为颈内动脉系统供血），头颈部 MRA 检查可见左侧大脑中动脉 M1 段闭塞，故考虑病变血管为左侧颈内动脉系统、左侧大脑中动脉。

2）定性诊断：患者老年男性，急性活动状态下起病，迅速出现局灶性神经功能缺损的症状体征，且无自发缓解趋势，急诊头颅 CT 未见出血灶，有冠心病，心房颤动、高血压病病史，此为脑血管病发生的危险因素，且头颅 MRI＋DWI 示左侧额颞顶叶大面积急性脑梗死，故定性诊断为急性脑梗死。患者既往有心房颤动病史，且未规律服药，此次发病后体征上存在双眼向左侧凝视，左侧大脑优势半球语言中枢受损，结合头颈部 MRA 检查可见左侧大脑中动脉闭塞，为大血管堵塞、流域性梗死，心脏彩超提示左心房稍增大，内有絮状物，因心源性栓塞常好发于大脑中动脉，故病因首先考虑为心源性脑栓塞的可能性大。

（2）中医鉴别诊断

1）中风与痿病相鉴别：痿病以手足软弱无力、筋脉弛缓不收、肌肉萎缩为主症，起病缓慢，起病时无突然昏倒不省人事，口舌歪斜，言语不利。以双下肢或四肢为多见，或见有患肢肌肉萎缩，或见筋惕肉瞤。中风起病急，发病早期亦可出现手足软弱无力，但后期通常呈肢体僵硬改变，亦有见肢体肌肉萎缩者，多见于后遗症期由半身不遂而废用所致。

2）中风与口僻相鉴别：口僻主要症状是口眼歪斜，多伴有耳后疼痛，因口眼歪斜有时伴流涎、言语不清。多由正气不足，风邪中脉络，气血痹阻所致，不同年龄均可罹患。中风口舌歪斜者多伴有肢体瘫痪或偏身麻木，病由气血逆乱，血随气逆，上扰脑窍而致脑髓神机受损，且以中老年人为多。据此可鉴别。

（3）西医鉴别诊断

1）脑出血：通常呈急性起病，活动中发病，10 min 至数小时局灶性神经功能缺损的症状体征达到高峰，多伴有头痛，部分可有意识障碍，有高血压病史，头颅 CT 上可见高密度影。本病患者于活动状态下发病，症状体征迅速达高峰，与脑出血较符合，但患者发病时无头痛、恶心呕吐等颅高压征象，头颅 CT 检查未见高密度影，据此可排除脑出血。

2）颅内占位性病变：颅内肿瘤、脑脓肿、慢性硬膜下血肿等颅内占位性病变亦可引起局灶性神经功能缺损的症状体征，但肿瘤一般进展较缓慢，脓肿多有感染表现，慢性硬膜下血肿多有外伤史，头颅 CT 或 MRI 可见颅内水肿占位征象，据此可鉴别。

3）动脉粥样硬化性血栓性脑梗死：也可有类似该患者的临床表现，但多有高血压、高血脂或糖尿病等导致动脉粥样硬化的基础疾病病史，多于静态起病，尤其是睡眠中或晨起时发现，病情逐渐加重，数小时或1～2 d症状达到高峰。本病患者动态起病，进展迅速，有明确的心房颤动病史，因此不考虑此诊断。

3. *治疗方案*

(1) 中医治疗

治法：息风化痰通络。

方药：化痰通络汤。枳实10 g，天竺黄10 g，陈皮10 g，半夏9 g，茯苓10 g，白术10 g，天麻10 g，甘草6 g，胆南星6 g，丹参30 g，香附15 g，大黄10 g(后下)。

每日1剂，水煎400 ml，分早、晚2次饭后温服。

针灸取穴：百会，风池(双)，廉泉，地仓(右)，合谷(右)，内关(双)，足三里(右)，三阴交(右)，曲池(右)，丰隆(双)，太冲(双)，中脘。

毫针针刺，中等刺激，留针30 min，每日1次。

(2) 西医治疗

1) 抗凝治疗：患者78岁老年男性，既往有高血压、心房颤动病史，EF 65%，既往无心力衰竭、血栓栓塞性疾病及糖尿病病史，$CHADS_2$评分2分，头颅CT未见出血灶，故首选抗凝治疗。治疗方案：注射用低分子肝素钙皮下注射联合华法林口服抗凝治疗5 d，监测INR，控制在2.0～3.0(国际标准值)，国内控制在1.8～2.5。后改为华法林口服维持抗凝治疗，将INR控制在标准范围内，有助于预防栓子再次脱落。

2) 心脏疾患的诊治：完善动态心电图，请心血管内科会诊，控制心室率，稳定心电，营养心肌，并注意防治心脏并发症。

3) 平稳降血压：规律口服降压药物，选择ACEI类或ARB类降压药物控制血压，使血压控制在正常范围内。

4) 清除氧自由基：依达拉奉注射液30 mg每日2次静滴。

5) 调脂稳斑、抗动脉硬化：他汀类药物，如阿托伐他汀钙片20 mg每晚睡前1次或用瑞舒伐他汀钙片等。

6) 神经保护剂：奥拉西坦或脑蛋白水解物或小牛血清去蛋白针、脑苷肌肽、神经节苷酯等均可。

7) 脱水减轻脑水肿：20%甘露醇125 ml每8 h 1次，静脉滴注，防治脑水肿，连用5 d。

8) 保护线粒体：丁苯酞软胶囊2粒每日3次，口服。

9) 一般治疗及健康宣教、护理方案：吸氧，低盐低脂饮食，戒烟限酒，控制血压并严密监测血压控制情况，维持水、电解质平衡，积极防治并发症等。

10) 早期康复治疗：患者神志清楚、生命体征平稳，病情不再进展48 h后，可考虑进行早期言语及肢体功能康复治疗。

11) 二级预防：如无明确禁忌证，应长期口服华法林抗凝，监测INR，注意出血倾向。

4. *住院治疗经过及其转归* 该患者及其家属在对抗凝治疗的必要性及其风险、获益了解清楚后，签署知情同意书，接受抗凝治疗。入院后行椎颈动脉DSA检查提示左侧大脑中动脉完全闭塞。该患者入院后经过21 d予以抗凝、调脂稳斑、清除氧自由基、神经保护、控制心室率、控制血压、中医中药、针灸、早期康复联合其他对症支持等系统、综合治疗后，偏瘫、失语症状有所改善，右侧上下肢肌力恢复至3级左右，右侧肌张力较入院时稍高，能发少量单音节词，言语理解力好转，尚无法站立及行走，血压、心室率控制平稳。患者21 d后出院，嘱低盐低脂低糖饮食，远离吸烟场所，避免吸二手烟，加强对言语及肢体功能康复锻炼，防治并发症。出院后长期口服华法林抗凝治疗，监测INR，控制在2.0～3.0。控制并监测血压、血脂、心室率及各项脑血管病危险因素相关指标，门诊定期随诊。

案7

突发眩晕、言语不清3 d，视物成双1 d(腔隙性脑梗死，后循环)。

[患者一般情况] 姓名：张某；性别：女性；年龄：70岁；民族：汉族；婚姻状况：已婚；身高158 cm，体重58 kg。出生地：广西玉林；职业：退休职工。入院时间：2016-11-23；发病节气：小雪；病史陈述者：患者家属。

[主诉] 突发眩晕、言语不清3 d，视物成

双 1 d。

[现病史] 患者于 3 d 前睡醒时突发头晕、视物旋转，伴恶心呕吐 1 次，呕吐物为胃内容物，非喷射性，无咖啡样物，自觉右侧肢体乏力麻木、行走欠平稳，早上进食早餐时出现言语含糊不清、欠流利，同时饮水稍呛，当即至社区医院就诊，考虑“眩晕症”，予输液治疗（具体不详）后病情无明显改善。1 d 前患者出现视物成双，无头痛、抽搐、意识障碍，无视物模糊、耳鸣、耳聋，无畏寒发热，无吞咽困难、尿便失禁等。患者自觉病情加重，遂来医院就诊要求进一步诊治。门诊行头颅 CT 检查未见出血灶，遂拟诊为“急性脑梗死”收治住院。病后，患者精神尚可，纳寐可，二便调，体重无明显改变。

[既往史] 既往有“高血压”病史 6 年，血压最高达 180/110 mmHg，不规律服用降压药物控制血压，血压控制欠佳。“糖尿病”史 5 年，未降糖治疗，血糖控制情况不详。否认心脏病、肝炎、结核等特殊病史。

[个人史] 无烟酒嗜好，否认食物及药物过敏史。

[家族史] 无特殊。

[入院查体] T 36.7℃，P 70 次/分，R 20 次/分，BP 140/90 mmHg。内科查体无异常。中医四诊：神清，面色稍红，舌质红，苔黄，脉弦有力。神经系统查体：神志清楚，构音障碍，问答查体尚合作。右利手。记忆力、计算力及定向力等高级皮质功能检查均正常。视力、视野粗测正常。左眼外展受限，其余方向眼球活动自如，可见水平细小眼震及垂直眼震，视物双影。双侧瞳孔等大等圆，直径约 3.0 mm，对光反射灵敏。双侧角膜反射灵敏，无面部感觉障碍，张口下颌居中，下颌反射未引出。左侧额纹、鼻唇沟变浅，示齿口角向右侧偏斜，左眼闭合不全，露白约 4.0 mm。听力粗测正常，Rinnie 试验阴性，Weber 试验居中。双侧软腭上抬有力，悬雍垂居中，咽反射左侧稍迟钝。双侧转头耸肩有力、对称。伸舌居中，无舌肌萎缩及舌肌震颤。右侧肢体肌力 5－级，左侧肢体肌力 5 级，四肢肌张力正常，左侧指鼻试验、轮替试验、跟膝胫试验欠稳准，右侧共济运动稳准。龙贝格征（＋），患者向左侧偏斜，直线行走不稳。右侧偏身深浅感觉减退。双侧腹壁反射未引出，四肢腱反射（＋＋），右侧巴宾斯基征（＋），余病理反射未引出。颈软，无抵抗，脑膜刺激征阴性。

[辅助检查] 入院后查血常规、超敏 C 反应蛋白、肝肾功能、电解质、血清同型半胱氨酸、血尿酸、凝血功能、甲状腺功能、心脏标志物联合检测、心肌酶谱、肿瘤标志物测定等均未见明显异常。空腹血糖示 8.8 mmol/L↑，餐后 2 h 血糖示 15.2 mmol/L↑，糖化血红蛋白测定 9.80%↑。三酰甘油 3.67 mmol/L↑，低密度脂蛋白 3.33 mmol/L↑。心电图检查示窦性心律、大致正常心电图。头颅 CT 示左侧脑桥可疑低密度影，建议行头颅 MRI＋DWI 进一步检查。TCD 示左侧椎-基底动脉血流速度减慢。头颅 MRI＋DWI 示左侧桥脑腔隙性脑梗死（急性期）（图 6－18）。头颈部 MRA 示基底动脉中段狭窄，左侧椎动脉开口处轻度狭窄（图 6－19）。颈部血管彩超提示双侧颈动脉、椎动脉多发附壁斑块形成，左侧颈外动脉起始处可见 18.6 mm×5.2 mm 斑块，局部管腔狭窄，可探及高速血流，左侧椎动脉起始处可探及高速血流，椎间段血流尚通畅，血流指数高。心脏彩超检查未见明显异常。

【病例分析】

1. *病情特点* ① 患者老年女性，急性安静状态下发病，病情逐渐加重达高峰。② 主要表现为头晕、视物旋转，伴右侧肢体乏力、行走不稳，言语不利、饮水呛咳，视物成双。无头痛、抽搐、意识障碍，无视物模糊、耳鸣、耳聋，无肢体麻木、心慌胸闷，无畏寒发热，无吞咽困难，无尿便失禁等。③ 既往有“高血压、糖尿病”病史，血压最高达 180/110 mmHg，血压、血糖均控制欠佳。④ 入院查体。血压 140/90 mmHg。右利手。构音障碍。左眼外展受限，可见水平细小眼震及垂直眼震，视物双影。左侧周围性面瘫，咽反射左侧稍迟钝。右侧肢体偏瘫、右侧病理征阳性（＋）。右侧偏身深浅感觉减退。左侧共济运动失调。ESRS 评分 3 分，NIHSS 评分 5 分。⑤ 辅助检查。空腹血糖示 8.8 mmol/L↑，餐后 2 h 血糖示

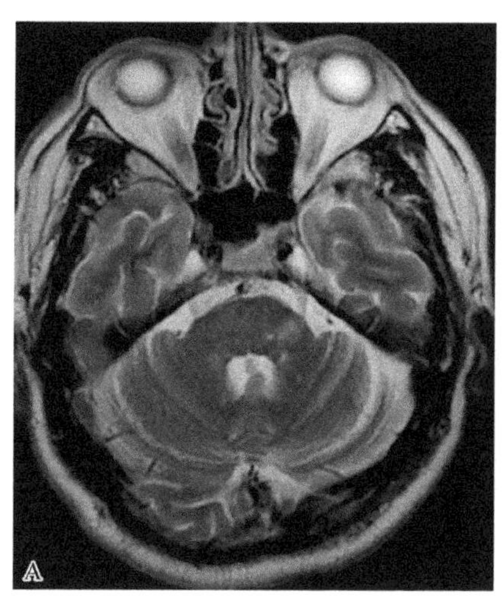

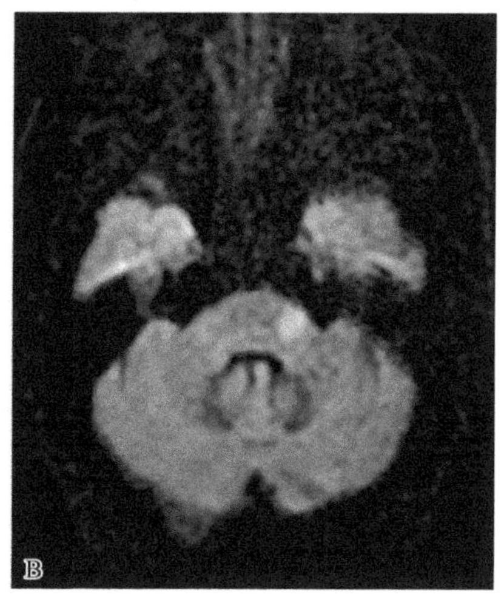

图 6-18 头 颅 MRI

A. 头颅 MRI T2 加权；B. 头颅 DWI

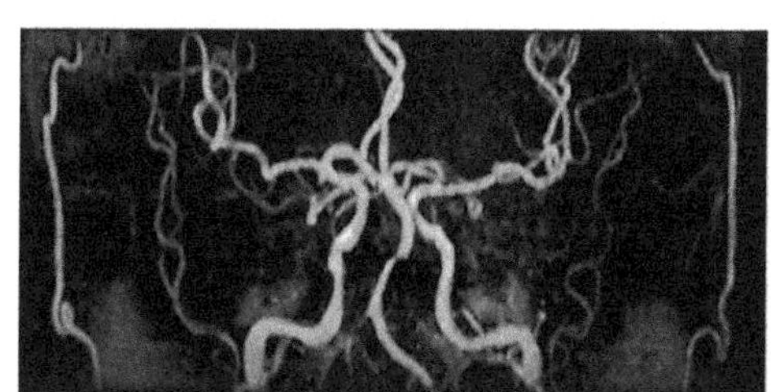

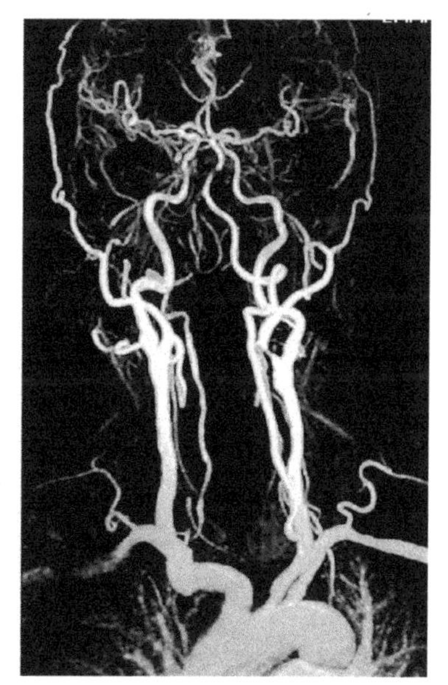

图 6-19 头颈部 MRA

15.2 mmol/L↑，糖化血红蛋白测定 9.80%↑。三酰甘油 3.67 mmol/L↑，低密度脂蛋白 3.33 mmol/L↑。头颅 CT 示左侧脑桥可疑低密度影。TCD 示左侧椎-基底动脉血流速度减慢。头颅 MRI+DWI 示左侧脑桥新发脑梗死。头颈部 MRA 示基底动脉中段狭窄，左侧椎动脉开口处轻度狭窄。颈部血管彩超提示双侧颈动脉、椎动脉多发附壁斑块形成，左侧椎动脉起始处可探及高速血流，椎间段血流尚通畅，血流指数高。

2. 诊断　中医诊断：中风，中经络，肝阳暴亢。西医诊断：① 急性脑梗死（左侧脑桥），椎-基底动脉系统。② 高血压病 3 级，很高危组。③ 糖尿病。④ 脂代谢异常。⑤ 双侧颈动脉、椎动脉多发附壁斑块。

中医辨病分析：患者因“突发眩晕、言语不清 3 d，视物成双 1 d”入院，病属中医学之“中风”范畴，无神志障碍，故属中经络。兼见眩晕，面色稍红，舌质红，苔黄，脉弦有力，故证属“肝阳暴亢”。患者素体肝旺，肝郁化火，致肝阳骤亢，阳化风动，夹痰走窜经络，脉络瘀阻，致言语不利；肝阳上扰清窍，则见头晕，面红；舌红，苔黄，脉弦数有力，均为肝阳暴亢之象。病位在脑，与肝密切相关，病性属实。

（1）西医定位、定性诊断：急性脑梗死（左侧脑桥）。

1）定位诊断：患者头晕、视物旋转、水平及垂直眼震，考虑定位于前庭神经核或其联系纤维；构音障碍、饮水呛咳、左侧咽反射稍迟钝，考虑定位于左侧疑核或舌咽、迷走神经及其联系纤维；左侧外展神经麻痹、周围性面神经麻痹考虑定位于左侧外展神经和面神经核；右侧偏身深浅感觉障碍，考虑定位于左侧脊髓丘脑束及内侧丘系；右侧上下肢肌力减弱、右侧病理征阳性，考虑定位于左侧皮质脊髓束；左侧共济失调，考虑定位于左侧小脑或其联系纤维。综合考虑，患者同时存在左侧面神经及外展神经核性损害，同侧共济失调及对侧肢体偏瘫、感觉障碍，符合脑干病变的特点，结合解剖部位及长束走行的特点，考虑定位于左侧脑桥腹外侧，病变血管属于椎-基底动脉系统。

2）定性诊断：患者老年女性，急性安静状态下起病，逐渐出现局灶性神经功能缺损的症状体征，且无自发缓解趋势，持续 24 h 以上不缓解，头颅 CT 未见出血灶，既往有高血压、糖尿病史，是脑血管病发生的危险因素，故定性诊断考虑脑梗死急性期。患者入院相关辅助检查提示存在大血管动脉粥样硬化性狭窄，且患者无心房颤动、心脏瓣膜病等心脏病史，发病后病情逐渐加重，结合 TCD、头颈部 MRA 及头颅 MRI 检查结果，考虑存在左侧脑桥深穿支病变，为腔隙性脑梗死，病因考虑为动脉粥样硬化性，发病机制考虑为穿支动脉粥样硬化血栓形成。

（2）中医鉴别诊断

1）中风与痿病相鉴别：痿病以手足软弱无力、筋脉弛缓不收、肌肉萎缩为主症，起病缓慢，起病时无突然昏倒不省人事，口舌歪斜，言语不利。以双下肢或四肢为多见，或见有患肢肌肉萎缩，或见筋惕肉瞤。中风起病急，发病早期亦可出现手足软弱无力，但后期通常呈肢体僵硬改变，亦有见肢体肌肉萎缩者，多见于后遗症期由半身不遂而废用所致。

2）中风与口僻相鉴别：口僻主要症状是口眼歪斜，多伴有耳后疼痛，因口眼歪斜有时伴流涎、言语不清。多由正气不足，风邪中脉络，气血痹阻所致，不同年龄均可罹患。中风口舌歪斜者多伴有肢体瘫痪或偏身麻木，病由气血逆乱，血随气逆，上扰脑窍而致脑髓神机受损，且以中老年人为多。据此可鉴别。

（3）西医鉴别诊断

1）脑出血：通常呈急性起病，出现局灶性神经功能缺损的症状体征，有高血压病史，与本病患者的临床表现相符。但脑出血患者通常为活动中或情绪激动后发病，头颅 CT 上可见高密度影，而本病患者于安静状态下发病，发病时无头痛、恶心呕吐等颅高压征象，头颅 CT 检查未见高密度影，据此可排除脑出血。

2）颅内占位性病变：颅内肿瘤、脑脓肿、慢性硬膜下血肿等颅内占位性病变亦可引起局灶性神经功能缺损的症状体征，但肿瘤一般进展较缓慢，脓肿多有感染表现，慢性硬膜下血肿多有外伤史，头颅 CT 或 MRI 可见颅内水肿占位征象，据此可鉴别。

3. 治疗方案

（1）中医治疗

治法：清热平肝，潜阳息风。

方药：天麻钩藤饮。天麻 10 g，钩藤 10 g，石决明 30 g，黄芩 10 g，栀子 10 g，杜仲 15 g，桑寄生 10 g，茯神 15 g，夜交藤 10 g，牛膝 15 g，益母草 15 g。

每日 1 剂，水煎 400 ml，分早、晚 2 次饭后温服。

针灸取穴：百会，风池（双），完骨（双），阳白（左），地仓（左），颊车（左），曲池（右），合谷（右），三阴交（右），太溪（双），行间（双），太冲（双）。

毫针针刺，中等刺激，留针 30 min，每日 1 次。

（2）西医治疗

1）抗血小板聚集治疗：如无禁忌证，可服用阿司匹林肠溶片 100 mg 每日 1 次或硫酸氢氯吡格雷片 75 mg 每日 1 次，如 ESRS≥3 分，属于中风中、高度复发危险组，需给予硫酸氢氯吡格雷片抗血小板聚集效果更优。

2）调脂稳斑、抗动脉硬化：他汀类药物，如阿托伐他汀钙片 20 mg 每晚睡前 1 次或用瑞舒伐他汀钙片等。

3) 清除氧自由基：依达拉奉注射液 30 mg 每日 2 次静滴。

4) 保护线粒体：丁苯酞软胶囊 2 粒每日 3 次口服。

5) 平稳降血压：规律口服降压药物，选择钙离子拮抗剂苯磺酸氨氯地平片 5 mg 每日 1 次口服，使血压控制在正常范围内，(120～130)/80 mmHg。

6) 控制血糖：采用胰岛素降糖，餐前血糖控制在 8 mmol/L 以内，餐后血糖控制在 10 mmol/L 以内，监测血糖并注意防治低血糖反应。

7) 神经保护剂：奥拉西坦或脑苷肌肽注射液或脑蛋白水解物、脑复康等均可。

8) 一般治疗及健康宣教、护理方案：低盐低脂糖尿病饮食，控制血压并严密监测血压控制情况，维持水、电解质平衡；患者饮水呛咳，注意防治误吸，积极防治并发症等。

9) 早期康复治疗：早期言语、吞咽功能及肢体功能康复治疗。

4. 住院治疗经过及其转归　入院经予以抗血小板聚集，调脂稳斑，神经保护，清除氧自由基，保护线粒体，控制血压、血糖，中医中药，针灸及康复锻炼等系统、综合治疗后，患者构音障碍、饮水呛咳及偏瘫、共济失调、复视等病情有所改善，但未完全恢复，血压控制在正常范围内，血糖控制平稳，住院 14 d 后患者好转出院，嘱低盐低脂糖尿病饮食，远离吸烟场所，避免吸二手烟，加强对言语、吞咽功能及肢体功能康复锻炼，防治并发症。患者 ESRS 评分 3 分，建议长期口服硫酸氢氯吡格雷片 75 mg 每日 1 次抗血小板聚集，控制并监测血压、血糖、血脂及各项脑血管病危险因素相关指标，门诊定期随诊。

案 8

突发右侧肢体无力、视野缺损 2 d(腔隙性脑梗死，前循环)。

[患者一般情况] 姓名：曾某；性别：女性；年龄：66 岁；民族：壮族；婚姻状况：已婚；身高 161 cm，体重 56 kg。出生地：广西崇左；职业：退休教师。入院时间：2015－4－7；发病节气：清明；病史陈述者：患者本人。

[主诉] 突发右侧肢体无力、视野缺损 2 d。

[现病史] 患者于 2 d 前凌晨 4 时许起床如厕时突感右侧肢体无力、行走欠平稳，尚能独自缓慢行走，右手持物不稳，同时发现向右侧注视时有视野缺损，当时未重视，卧床休息后再次起床时发现上述症状未改善，亦无加重，无言语不清、饮水呛咳，无头晕、视物旋转、视物重影，无面部及肢体麻木，无头痛、恶心呕吐，无耳鸣、耳聋，无抽搐、意识障碍、大小便失禁等。患者视病情严重遂来诊要求进一步诊治。门诊行头颅 CT 检查提示左侧基底节区可见一稍低密度影，建议进一步行头颅 MRI＋DWI 检查，遂拟诊为“急性脑梗死”收治住院。病后，患者精神尚、纳寐可，二便调，体重无明显改变。

[既往史] 既往有“高血压”病史 3 年，血压最高达 160/95 mmHg，规律服用“硝苯地平缓释片Ⅱ20 mg 每日 1 次”降血压，自诉血压控制尚可。否认糖尿病、心脏病、肝炎、结核等特殊病史。

[个人史] 无烟酒嗜好，否认食物及药物过敏史。

[家族史] 无特殊。

[入院查体] T 36.5℃，P 72 次/分，R 20 次/分，BP 135/90 mmHg。内科查体无异常。中医四诊：神清，舌质暗淡，舌苔薄白，脉弦滑。神经系统查体：神志清楚，言语清晰、流利，问答查体尚合作。右利手。记忆力、计算力及定向力等高级皮质功能检查均正常。视力粗测正常，双眼右侧同向性偏盲。双眼球活动自如，未见眼震及复视。双侧瞳孔等大等圆，直径约 3.0 mm，对光反射灵敏。双侧角膜反射灵敏，无面部感觉障碍，张口下颌居中，下颌反射未引出。双侧额纹对称，闭目有力，右侧鼻唇沟变浅，示齿口角向左侧偏斜。听力粗测正常，Rinnie 试验阴性，Weber 试验居中。双侧软腭上抬有力，悬雍垂居中，咽反射存在。双侧转头耸肩有力、对称。伸舌偏右，无舌肌萎缩及舌肌震颤。右侧上下肢肌力 4 级，左侧肢体肌力 5 级，四肢肌张力正常，双侧指鼻试验、轮替试验、跟膝胫试验稳准，龙贝格征阴性。深浅感觉无异常。

双侧腹壁反射未引出，右侧腱反射较左侧稍活跃，右侧查多克征(+)，余病理反射未引出。颈软，无抵抗，脑膜刺激征阴性。

［辅助检查］入院后查血常规、超敏C反应蛋白、肝肾功能、电解质、血糖、血脂、血清同型半胱氨酸、血尿酸、凝血功能、甲状腺功能、心脏标志物联合检测、心肌酶谱、肿瘤标志物测定等均未见明显异常。糖化血红蛋白测定5.6%↑。心电图检查示窦性心律、大致正常心电图。头颅CT示左侧基底节区可见一稍低密度影，建议进一步行头颅MRI+DWI检查。头颅MRI+DWI示左侧基底节区新发腔隙性脑梗死(图6－20)。余头颅MRA(图6－21)、颈动脉超声、TCD、心脏彩超检查均无明显异常。

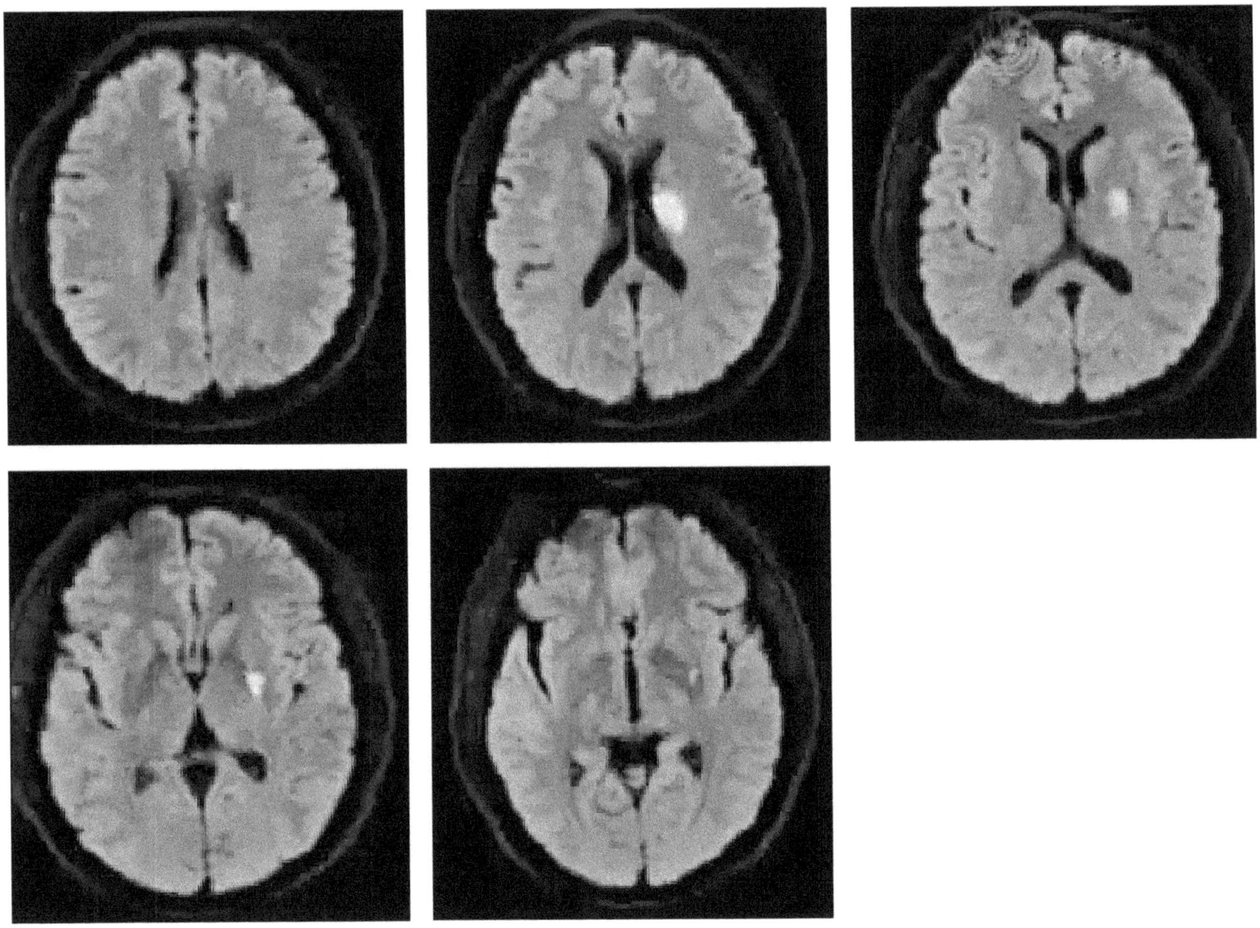

图6－20　头颅DWI影像

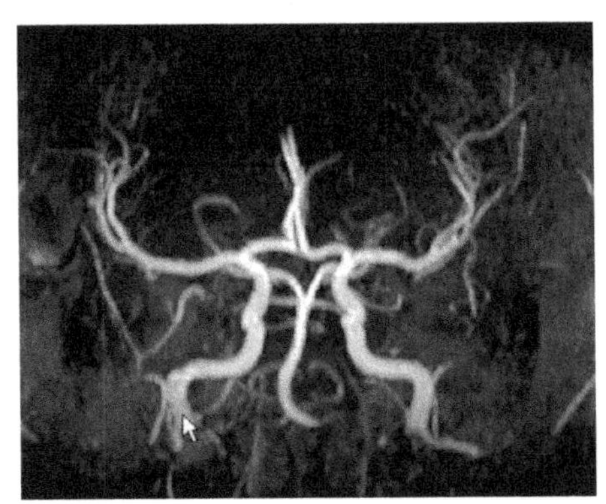

图6－21　头颅MRA

【病例分析】

1. *病情特点*　① 患者老年女性，急性安静状态下发病。② 主要表现为右侧肢体无力、视野缺损。无言语不清、饮水呛咳，无头晕、视物旋转、视物重影，无面部及肢体麻木，无头痛、恶心呕吐，无耳鸣、耳聋，无抽搐、意识障碍、大小便失禁等。③ 既往有"高血压病"史。④ 入院查体。血压135/90 mmHg。右利手。神清，语利，右侧中枢性面舌瘫，右侧肢体偏瘫，右侧腱反射稍活跃，右侧病理征(+)。ESRS评分2分，NIHSS评分3

分。⑤ 辅助检查。头颅 CT 示左侧基底节区可见一稍低密度影，建议进一步行头颅 MRI+DWI 检查。头颅 MRI+DWI 示左侧基底节区新发腔隙性脑梗死。大血管检查未见明显异常。

2. 诊断 中医诊断：中风，中经络，风痰阻络。西医诊断：① 腔隙性脑梗死(急性期)，颈内动脉系统。② 高血压病 2 级，很高危组。

中医辨病分析：患者因“突发右侧肢体无力、视野缺损 2 d”入院，病属中医学之“中风”范畴，无神志障碍，故属中经络。舌质暗淡，舌苔薄白，脉弦滑，故证属“风痰阻络”。患者素体痰湿内盛，致中焦失运，聚湿生痰，痰郁化热，热极生风，风痰互结流窜经络，血脉痹阻，气血不通故见肢体无力；舌苔薄白，脉弦滑，为痰湿内盛之象，舌质暗为兼有瘀血。病位在脑，与脾、胃密切相关，病性属本虚标实。

(1) 西医定位、定性诊断：腔隙性脑梗死(急性期)。

1) 定位诊断：依据患者右侧中枢性面舌瘫，考虑定位于左侧皮质脑干束；右侧肢体偏瘫、腱反射活跃、右侧病理征阳性，考虑定位于左侧皮质脊髓束；右侧同向性偏盲，考虑定位于左侧视放射。结合头颅 MRI 检查结果，故定位于左侧内囊后肢，病变血管属于颈内动脉系统。

2) 定性诊断：患者老年女性，急性安静状态下起病，迅速出现局灶性神经功能缺损的症状体征，且无自发缓解趋势，持续 24 h 以上不缓解，无头痛、恶心呕吐等颅高压征象。头颅 MRI 检查示左侧基底节区异常信号，呈 T1 低信号、T2 高信号，DWI 弥散受限，故诊断考虑急性脑梗死。患者无心房颤动、心脏瓣膜病等心脏病史，结合影像学表现诊断为腔隙性脑梗死。结合 TCD、MRA 等血管方面检查结果，患者无明确的大动脉病变，故病因考虑为穿支动脉病变。

(2) 中医鉴别诊断

1) 中风与痿病相鉴别：痿病以手足软弱无力、筋脉弛缓不收、肌肉萎缩为主症，起病缓慢，起病时无突然昏倒不省人事、口舌歪斜、言语不利。以双下肢或四肢为多见，或见有患肢肌肉萎缩，或见筋惕肉瞤。中风起病急，发病早期亦可出现手足软弱无力，但后期通常呈肢体僵硬改变，亦有见肢体肌肉萎缩者，多见于后遗症期由半身不遂而废用所致。

2) 中风与口僻相鉴别：口僻主要症状是口眼歪斜，多伴有耳后疼痛，因口眼歪斜有时伴流涎、言语不清。多由正气不足，风邪中脉络，气血痹阻所致，不同年龄均可罹患。中风口舌歪斜者多伴有肢体瘫痪或偏身麻木，病由气血逆乱，血随气逆，上扰脑窍而致脑髓神机受损，且以中老年人为多。据此可鉴别。

(3) 西医鉴别诊断

1) 脑出血：通常呈急性起病，出现局灶性神经功能缺损的症状体征，有高血压病史，与本病患者的临床表现相符。但脑出血患者通常为活动中或情绪激动后发病，头颅 CT 上可见高密度影，而本病患者于安静状态下发病，发病时无头痛、恶心呕吐等颅高压征象，头颅 CT 检查未见高密度影，据此可排除脑出血。

2) 代谢性病变：低血糖发作时亦可出现偏瘫、失语等类似脑血管病的表现，常见于糖尿病患者血糖控制不佳时，但该患者发病时血糖不低，影像学检查发现基底节区有明确的梗死灶，因此可排除。

3. 治疗方案

(1) 中医治疗

治法：息风化痰通络。

方药：化痰通络汤。枳实 10 g，天竺黄 10 g，陈皮 10 g，半夏 9 g，茯苓 10 g，白术 10 g，天麻 10 g，甘草 6 g，胆南星 6 g，丹参 30 g，香附 15 g，大黄 10 g(后下)。

每日 1 剂，水煎 400 ml，分早、晚 2 次饭后温服。

针灸取穴：百会，风池(双)，地仓(右)，下关(右)，肩髃(右)，曲池(右)，合谷(右)，风市(右)，阴陵泉(双)，丰隆(双)，足三里(右)，中脘。

毫针针刺，中等刺激，留针 30 min，每日 1 次。

(2) 西医治疗

1) 抗血小板聚集治疗：如无禁忌证，可服用阿司匹林肠溶片 100 mg 每日 1 次或硫酸氢氯吡格雷片 75 mg 每日 1 次，如 ESRS 为 0～2 分，属于中风复发低危险组，可服用阿司匹林肠溶片。

2）调脂稳斑、抗动脉硬化：他汀类药物，如阿托伐他汀钙片 20 mg 每晚睡前 1 次或用瑞舒伐他汀钙片等。

3）清除氧自由基：依达拉奉注射液 30 mg 每日 2 次静滴。

4）保护线粒体：丁苯酞软胶囊 2 粒每日 3 次口服。

5）平稳降血压：规律口服降压药物，选择钙离子拮抗剂苯磺酸氨氯地平片 5 mg 每日 1 次口服，使血压控制在正常范围内。

6）神经保护剂：奥拉西坦或脑蛋白水解物注射液或小牛血清去蛋白针、脑苷肌肽等均可。

7）一般治疗及健康宣教、护理方案：低盐低脂饮食，控制血压并严密监测血压控制情况，积极防治并发症等。

8）早期康复治疗：早期肢体功能康复治疗。

4. 住院治疗经过及其转归　入院经予以抗血小板聚集、调脂稳斑、神经保护、清除氧自由基、保护线粒体、控制血压、中医中药、针灸及康复锻炼等系统、综合治疗后，患者偏瘫、视野缺损等病情明显改善，右侧肢体肌力恢复至 5－级，血压控制平稳。住院 14 d 后患者好转出院，嘱低盐低脂饮食，远离吸烟场所，避免吸二手烟，加强对肢体功能康复锻炼，防治并发症。患者 ESRS 评分 2 分，建议长期口服阿司匹林肠溶片 100 mg 每日 1 次抗血小板聚集，控制并监测血压、血脂及各项脑血管病危险因素相关指标，门诊定期随诊。

第七章
眩　　晕

第一节　中医学概述

【中医概念】

眩晕是以头晕、眼花为主证的一类病证。眩即眼花,晕是头晕。两者常同时并见,故统称为"眩晕"。轻则闭目静卧稍安,重则如坐车船,天旋地转,不能站立,甚至昏倒,常伴耳鸣、恶心、呕吐、汗出、面色苍白等症状。眩晕以虚实致病,《素问·通评虚实论》指出"邪气盛则实,精气夺则虚",实指风、火、痰、瘀之有余,虚则指气、血、阴、阳之不足。本病病位在清窍,病机为脑髓空虚,清窍失养,或痰火上逆,扰动清窍,与肝、脾、肾三脏关系密切。西医学的高血压、低血压、贫血、耳源性眩晕、脑动脉硬化、椎-基底动脉供血不足等病,均可出现眩晕症状。

【中医源流】

眩晕病证的记载,最早见于《黄帝内经》。《素问·至真要大论》认为"诸风掉眩,皆属于肝",指出眩晕与肝关系密切。《灵枢·卫气》认为:"上虚则眩。"《灵枢·口问》曰:"上气不足,脑为之不满,耳为之苦鸣,头为之苦倾,目为之眩。"《灵枢·海论》:"髓海不足,则脑转耳鸣,胫酸眩冒,目无所视。"上述引起眩晕者,均属因虚致眩,不仅记载了眩晕的典型表现,而且指出了眩晕的病因、病性和病位。汉代张仲景认为痰饮是眩晕发病的原因之一,为后世"无痰不作眩"的论述提供了理论基础,并且用泽泻汤及小半夏加茯苓汤治疗痰饮眩晕。宋代以后,进一步丰富了对眩晕的认识。严用和于《济生方·眩晕门》中指出:"所谓眩晕者,眼花屋转,起则眩倒是也,由此观之,六淫外感,七情内伤,皆能导致。"首次提出了六淫、七情所伤致眩之说,补前人之未备;但外感风、寒、暑、湿致眩晕,实为外感病的一个症状表现,而非主要证候。元代朱丹溪倡导痰火致眩学说,提出"无痰不作眩"及"头眩,痰挟气虚并火,治痰为主,挟补气药及降火药"。明代张景岳在《黄帝内经》"上虚则眩"的理论基础上,对下虚致眩做了详尽论述,他在《景岳全书·杂证谟·眩晕》中说:"头眩虽属上虚,然不能无涉于下。盖上虚者,阳中之阳虚也;下虚者,阴中之阳虚也。阳中之阳虚者,宜治其气,如四君子汤……归脾汤、补中益气汤……阴中之阳虚者,宜补其精,如……左归饮、右归饮、四物之类是也。然伐下者必枯其上,滋苗者必灌其根。所以凡治上虚者,犹当以兼补气血为最,如大补元煎、十全大补汤诸补阴补阳等剂,俱当酌宜用之。"张景岳从阴阳互相依存原理及人体是一个有机整体的观点,认识与治疗眩晕,并认为眩晕的病因病机"虚者居其八九,而兼火兼痰者,不过十中一二耳"。同时详细论述了劳倦过度、饥饱失宜、呕吐伤上、泄泻伤下、大汗亡阳、被殴被辱气夺等皆伤阳中之阳,吐血、衄血、便血、纵欲、崩淋等皆伤阴中之阳而致眩晕。秦景明在《症因脉治·眩晕总论》中认为阳气虚是本病发病的主要原因。徐春甫《古今医统·眩晕宜审三虚》认为:"肥人眩运,气虚有痰;瘦人眩运,血虚有火;伤寒吐下后,必是阳虚。”明代虞抟《医宗正传·眩晕》指出“大抵人肥白而作眩者,治宜清痰降火为先,而兼补气之药;人黑瘦而作眩者,治宜滋阴降火为要,而带抑肝之剂”。他们都是从体质方面阐述了对眩晕的辨证治疗,很有独到见解。龚廷贤《寿世保元》中记载眩晕有半夏白术汤证(痰涎致眩)、补中益气汤证(劳役致眩)、清离滋坎汤证(虚火致眩)、十全大补汤证(气血两虚致眩)等,至今临床仍在运用。

【病因病机】

1. 风阳上扰　《素问·至真要大论》认为:“诸风掉眩,皆属于肝。”肝为风木之脏,内寄相火,体阴而用阳,主升主动,肝主疏泄,赖肾精以充养。素体阳盛,或长期恼怒焦虑,气郁化火,暗耗肝阴,阴不制阳,风阳上扰。或肾阴素亏,水不涵木,肝阴不足,肝失所养,皆可致肝阳化风,肝风内眩,风阳升动,上扰清空,发为眩晕。

2. 痰浊中阻　朱丹溪云:“无痰不作眩。”脾主运化水谷精微,又为生痰之源,痰饮既为病理产物,亦是致病因素。由于饮食不节,饥饱劳倦,嗜酒肥甘,损伤脾胃,或肝郁脾虚,运化失职,以致水谷不化精微,聚湿生痰,痰浊中阻,则清阳不升,浊阴不降,痰浊上蒙清窍,而发眩晕。

3. 瘀血阻窍　“痰瘀同病”“痰可致瘀”,因跌仆坠损,头颅外伤;或气滞血瘀,或气虚血瘀,或痰瘀交阻,导致脑络痹阻,气血不能上荣头目,脑失所养,而眩晕时作。

4. 气血亏虚　《灵枢·口问》曰:“上气不足,脑为之不满,耳为之苦鸣,头为之苦倾,目为之眩。”脾胃虚弱,不能健运水谷,气血生化乏源,或久病不愈,耗伤气血,或失血之后,虚而不复,以致气血两虚,气虚则清阳不展,血虚则脑失所养,皆能发生眩晕。

5. 肝肾阴虚　《灵枢·海论》:“髓海不足,则脑转耳鸣,胫酸眩冒,目无所视。”肾为先天之本,藏精生髓,聚髓为脑,脑为髓之海而赖肾精不断充养。若禀赋不足,或房劳过度,或久病伤肾,或年老肾亏,或过服温燥劫阴之品,皆可致肾阴亏虚,肾精不足,脑海失充,上下俱虚,则发眩晕。

【中医诊断】

(1) 头晕目眩,视物旋转,轻者闭目即止,重者如坐车船,甚则仆倒。

(2) 可伴有恶心呕吐,眼球震颤,耳鸣耳聋,汗出,面色苍白等。

(3) 慢性起病,逐渐加重,或反复发作。

【鉴别诊断】

1. 中风　以猝然昏仆,不省人事,伴有口眼㖞斜,半身不遂,言语謇涩或失语;或不经昏仆,仅以口眼㖞斜、半身不遂为特征;中风昏仆与眩晕之仆倒相似,但眩晕之昏仆无半身不遂及不省人事、口舌㖞斜及舌强语塞等表现。两者虽有不同,但中年以上风阳上扰之眩晕易演变为中风,应予警惕。

2. 厥证　以突然昏仆,不省人事,或伴有四肢厥冷为特点,发作后一般在短时间内逐渐苏醒,醒后无偏瘫、失语、口眼㖞斜等后遗症。严重者也可一厥不复而死亡。眩晕发作严重者也有欲仆或晕旋仆倒表现,与厥证相似,但患者一般神志清楚,此与厥证不同。

3. 痫病　其鉴别要点为痫病昏仆常有昏迷、不省人事,且伴口吐涎沫,两目上视,抽搐,口中发出猪羊叫声等症状,重症眩晕虽可仆倒,但无抽搐、两目上视、不省人事、口吐涎沫等症。行脑电图检查痫病多有异常改变,有助于鉴别。

【辨证论治】

整体观念是中医学的精髓,眩晕虽以头晕目眩为主要表现,但五脏六腑皆通过经络与头部相连,五脏六腑之气血皆上注于头目,故眩晕虽表现为头部不适,实与五脏六腑的病变密切相关,在辨证治疗时,应注意从整体出发,强调辨证论治。朱丹溪《局方发挥》云:“病者一身,血气有浅深,体段有上下,脏腑有内外,时月有久近,形志有苦乐,资禀有厚薄,能毒有可否,标本有先后,年有老弱,治有五方,令有四时……源流不同,治法亦异,不得不辨。”眩晕之成,与肝、脾、肾三阴脏功能失常有密切关系,临床亦多从此论治眩晕,但病机不同,治疗则应有所侧重。

【治则与治疗】

实证以痰火为常见,痰湿中阻者,宜燥湿祛

痰；肝阳上亢，化火生风者，则宜清镇潜降；肝火偏盛者，则当清肝泻火。虚者以精气虚居多。气血虚者宜益气养血，调补脾肾；精虚者填精生髓，滋补肾阴；阴虚阳亢者，治疗当以清火滋阴潜阳；虚实夹杂者，或由因虚致实，或由邪实致虚，当扶正以祛邪，或祛邪以安正。临证时应根据脏腑的生理病理关系，详加辨证，病在一脏时则单兵直入，病机复杂时则数法同炉，在抓主要矛盾的同时，适当配合应用补肾、调肝与理脾之法，权衡标本缓急轻重，酌情论治。

1. 风阳上扰

[症状] 眩晕耳鸣，头痛且胀，遇劳或恼怒加重，急躁易怒，失眠多梦，面红目赤，肢麻震颤，舌质红，苔黄，脉弦细数。

本证多见于高血压患者，情绪激动和疲劳为常见的诱发因素，中老年为多发人群，病机是水不涵木，肝阳偏亢，风阳升动，上扰清空则眩晕耳鸣，头痛且胀。“阳气者，烦劳则张”，故遇劳、恼怒加重。肝阳亢盛，风火上炎，则见面红目赤。肝主疏泄，肝性失柔，情志失疏，故急躁易怒。肝火扰动心神，神不守舍，则失眠多梦。肢麻震颤为肝风内动之征。舌质红，苔黄，脉弦细数均为阴虚阳亢之象。

[治法] 平肝潜阳，滋养肝肾。

[方药] 天麻钩藤饮加减。天麻 10 g，钩藤 20 g，石决明 30 g，牛膝 15 g，夜交藤 15 g，菊花 10 g，栀子 10 g，茯神 15 g，桑寄生 20 g，杜仲 20 g，生龙骨 30 g，生牡蛎 30 g，黄芩 10 g，夜交藤 20 g。

[用法] 每日 1 剂，水煎分 2 次服。

[临证加减] 眩晕欲仆，呕恶，手足麻木或震颤者，有阳动化风之势，选加珍珠母 30 g、羚羊角 20 g 以镇肝息风。肾阴亏虚，舌质红，少苔，脉弦细数明显者，选加生地黄 20 g、麦冬 15 g、玄参 10 g、何首乌 15 g、生白芍药 20 g 以滋补肝肾之阴。心悸，失眠多梦较甚者，选加远志 15 g、炒枣仁 15 g、琥珀 3 g 以清心安神；便秘者选加大黄 10 g、莱菔子 10 g 以通腑泻热。若眩晕头痛，耳鸣耳聋暴作，胸胁胀痛，目赤口苦，舌质红，苔黄燥，脉弦数有力。证属肝火上炎，为实证。选用龙胆泻肝汤以清肝泻火，清利湿热。

2. 痰浊中阻

[症状] 视物旋转，头重如裹，胸闷作恶，呕吐痰涎，脘腹痞满，纳少神疲，舌体胖大，边有齿痕，苔白腻，脉弦滑。

痰浊中阻，阻滞清阳，清阳不升，浊阴不降，清空之窍受之蒙蔽，失其所养则眩晕发作，视物旋转，头重如裹；痰浊中阻，浊气不降，胸阳不展，故胸闷作恶，呕吐痰涎；痰湿内盛，脾阳不振，则脘腹痞满，纳少神疲；舌体胖大，边有齿痕，苔白腻，脉弦滑为脾虚痰湿之征。

[治法] 燥湿祛痰，健脾和胃。

[方药] 半夏白术天麻汤加减。制半夏 12 g，天麻 10 g，白术 10 g，茯苓 15 g，橘红 9 g，甘草 6 g，生姜 10 g，大枣 10 g，竹茹 15 g，砂仁 10 g，石菖蒲 15 g，枳壳 15 g，钩藤 20 g，菊花 10 g，远志 15 g。

[用法] 每日 1 剂，水煎分 2 次服。

[临证加减] 脘闷腹胀、纳呆者，加白蔻仁 12 g、砂仁 10 g 以理气化湿健脾。呕吐频繁者，加代赭石 20 g、竹茹 15 g 以和胃降逆止呕。耳鸣、重听者，加葱白 10 g、郁金 12 g、石菖蒲 20 g 以通阳开窍。肢体沉重、苔腻者，加藿香 15 g、佩兰 15 g 以醒脾化湿。若素体阳虚，痰从寒化，痰饮内停，上犯清窍者，用苓桂术甘汤合泽泻汤以温化痰饮。若痰浊郁而化热，痰火上犯清窍，眩晕，苔黄腻，脉弦滑者，用黄连温胆汤清化痰热。若痰浊阻滞少阳，少阳气机不利而出现以眩晕、口苦、脉弦为主者，则用柴芩温胆汤治之。痰浊为有形之邪，易壅遏气机，阻滞脉道，血行凝涩，反化为瘀，故在治疗时当化痰活血并重，方选涤痰汤去人参加当归 12 g、丹参 20 g、赤芍药 12 g、僵蚕 10 g。

3. 瘀血阻窍

[症状] 眩晕时作，头痛如刺，面色黧黑，口唇紫暗，肌肤甲错，心悸健忘，失眠，舌质紫暗或有瘀点、瘀斑，脉弦涩或细涩。

此型多发于头部外伤或手术之后，或有颅内出血、缺血病变。病机是瘀血阻窍，气机受阻，脑络不通，脑失所养，故眩晕时作。脑络不通，气机受阻，不通则痛，且头痛如刺；瘀血内阻，气血不畅，肌肤失养，故面色黧黑，口唇紫暗，肌肤甲错；心血瘀阻，心神失养，故心悸健忘、失眠。舌质紫暗或有瘀点、瘀斑，脉弦涩或细涩，为瘀血之征。

［治法］祛瘀生新，通窍活络。

［方药］血府逐瘀汤加减。桃仁 10 g，红花 10 g，当归 12 g，赤芍药 12 g，川芎 10 g，生地黄 20 g，丹参 20 g，柴胡 12 g，枳实 10 g，菊花 15 g，钩藤 20 g，牛膝 20 g，地龙 10 g，僵蚕 10 g，水蛭 6 g，石菖蒲 20 g。

［用法］每日 1 剂，水煎分 2 次服。

［临证加减］如因新近跌仆坠损，瘀血阻络所致者，加用苏木 15 g、血竭 5 g 以活血化瘀疗伤。若兼有畏寒肢冷，感寒加重者，加附子 10 g、桂枝 15 g 以温经活血。若见神疲乏力，少气自汗等气虚证者，加用黄芪 60 g 以补气固表，益气行血。若天气变化加重，或当风而发，加防风 10 g、白芷 12 g、荆芥 10 g、天麻 10 g 以理气祛风。

4. 气血亏虚

［症状］头晕目眩，动则加剧，遇劳则发，神疲乏力，面色淡白，自汗，心悸少寐，唇甲淡白，舌质淡嫩，苔薄白，脉细弱。

此型多发于久病或失血之后。病机是气血不足，脑失所养，故头晕目眩；劳则耗气，故眩晕加剧，遇劳则发；气虚则神疲乏力；心主血脉，其华在面，气血亏虚致心血不足，气血两虚不能上荣于面，故见面色淡白；气虚卫阳不固而自汗；血虚心失所养则心悸少寐；血虚不能充盈脉络，故唇甲淡白；舌质淡嫩，脉细弱均为气血两虚之象。

［治法］补养气血，健运脾胃。

［方药］归脾汤加减。黄芪 60 g，人参（另煎）10 g，龙眼肉 15 g，白术 10 g，茯神 20 g，炒枣仁 15 g，当归 12 g，远志 10 g，木香 9 g，炙甘草 10 g，生姜 10 g，大枣 15 g。

［用法］每日 1 剂，水煎分 2 次服。

［临证加减］若气虚卫阳不固，自汗时出，重用黄芪，加防风 10 g、浮小麦 20 g 以益气固表敛汗。若气虚及阳，兼见畏寒肢冷、腹中隐痛等阳虚症状，加桂枝 10 g、干姜 9 g 以温中散寒止痛；心悸怔忡、不寐者，加柏子仁 20 g、酸枣仁 15 g、朱砂 6 g 以镇静安神。气虚湿盛，泄泻或便溏者，加泽泻 15 g、炒扁豆 20 g 以健脾利湿。若中气不足，清阳不升，表现眩晕兼见气短乏力，纳差神疲，便溏，脉象无力者，可用补中益气汤以补益中气，升举清阳。血虚较甚，面色苍白无华，加熟地黄 25 g、阿胶 10 g（烊化）、紫河车粉 5 g（冲服）以滋阴补血。

5. 肝肾阴虚

［症状］头晕目眩久发不已，视力减退，两目干涩，耳鸣如蝉，腰酸膝软，少寐多梦，舌质红，苔少，或无苔，脉细数。

此型多发于先天不足，或久病伤肾，或年老体衰的老年人，肝藏血，肾藏精，肝肾同源，肝肾之阴，息息相通，相互制约，协调平衡，故在病理上也相互影响。肾阴虚不能上滋肝木，致肝阴亏虚，肝阴虚可下及肾，肾阴不足，故两脏阴液常同亏。肾生髓，脑为髓海，肾虚不能生髓，髓虚不能充脑，脑失所养，故头晕目眩、耳鸣如蝉；肝开窍于目，肝阴不足，目失滋养，故视力减退，两目干涩；腰为肾之府，肾主骨，肾精亏虚，则腰酸膝软；肾阴不足，不能上济心阴，心肾不交，神不守舍，故少寐多梦。舌质红，苔少或无苔，脉细数为阴虚之象。

［治法］滋补肝肾，养阴填精。

［方药］左归丸加减。熟地黄 25 g，山茱萸 15 g，山药 20 g，枸杞子 15 g，菟丝子 15 g，牛膝 15 g，龟甲胶 10 g，菊花 10 g，钩藤 15 g。

［用法］每日 1 剂，水煎分 2 次服。

［临证加减］若阴虚生内热，表现为两颧潮红，五心烦热，舌红，脉弦细数者，加炙鳖甲 30 g、知母 15 g、黄柏 15 g、牡丹皮 10 g 以滋阴清热。若水不涵木，肝阳上亢者，加天麻 10 g、石决明 30 g 以清肝息风、平肝镇肝。心肾不交，失眠、多梦、健忘者，加夜交藤 15 g、阿胶 10 g（烊化）、鸡子黄 1 个（打散冲服）、酸枣仁 15 g、柏子仁 15 g 以交通心肾，养心安神。若子盗母气，肺肾阴虚，加沙参 15 g、麦冬 15 g、玉竹 15 g 以滋养肺肾。

此型患者眩晕表现多较重，不仅有肝阳上亢、风阳上扰的症状，还常兼见腰膝酸软、遗精健忘等肝肾阴虚的表现，若继续发展，多能演变为中风，所以应予以高度重视，及时治疗。

【针灸治疗】

1. 基本治疗

［主穴］风池，百会，头维，太阳，悬钟。

［配穴］肝肾阴虚配肝俞、肾俞、复溜；风阳上扰配行间、侠溪、太溪；气血亏虚配气海、脾俞、胃俞；痰浊中阻配丰隆、中脘、阴陵泉；瘀血阻窍配血海、膈俞。

［操作］毫针刺，虚补实泻法；风池注意把握进针方向、角度和深浅；百会可用灸法。

2. 其他治疗

(1) 三棱针：眩晕剧烈时可取印堂、太阳、百会、头维等穴，三棱针点刺出血 1～2 滴。

(2) 耳针：选肾上腺、皮质下、枕、脑、神门、额。每次取一侧 3～5 穴，毫针中等刺激或王不留行籽贴压。

(3) 头针：选顶中线、枕下旁线，中等刺激，留针 20～30 min，每日 1 次。

(4) 穴位注射：选针刺处方中 2～3 穴，注入 5%葡萄糖注射液或维生素 B_1 注射液、维生素 B_{12} 注射液，每穴 0.5 ml。

第二节　西医学概述

眩晕是西医多种疾病的一个症状，涉及多系统。临床常可分为：① 中枢性眩晕。前庭神经颅内段、前庭神经核及其纤维联系、大脑、小脑等病变，如后循环缺血、脑动脉硬化、高血压脑病、颅内感染性疾病、癫痫、颅内占位性疾病等。② 周围性眩晕。内耳前庭至前庭神经颅外段之间病变，如良性阵发性位置性眩晕(BPPV)、迷路炎、前庭神经元炎、内耳药物中毒、梅尼埃病等。③ 其他原因所致眩晕。如高血压、低血压、低血糖、自主神经功能紊乱、阵发性心动过速、房室传导阻滞、中度以上贫血、屈光不正、脑外伤等。对眩晕患者当详细询问病史及眩晕的特点，选择性地做相关检查等以明确病因，进而明确诊断。

良性阵发性位置性眩晕

【西医学定义】

良性阵发性位置性眩晕是临床上最常见的眩晕类型之一，其特点是当头部快速移动到某一特定位置时可诱发出现短暂的阵发性眩晕和水平或旋转型眼震。由于该病呈自限性，且绝大多数人可以自愈，故称为良性眩晕，又称之为半规管耳石症。

【病理生理】

良性阵发性位置性眩晕多因椭圆囊耳石膜变性、破碎和脱落形成浮游于半规管和壶腹嵴顶或内淋巴中的一些微粒和碎片。随头部运动的重力作用沉积或浮游于半规管内淋巴中，刺激壶腹嵴顶部的半规管感觉神经末梢而诱发。其病因尚不完全清楚，目前认为本病的发生与高血压、动脉硬化、缺血缺氧、感染、中毒、耳部外伤和手术损伤等因素有关。动脉硬化、脑供血不足引起内耳供血不足，导致囊斑角质膜变薄，耳石膜破碎、脱落形成的微粒和碎片进入和浮游于半规管内淋巴之中；头部外伤或头部加速运动，甚至某些中耳手术刺激等也可因为局部压力变化和镫骨足板嵌入前庭窗，耳石膜被撕脱而致病。

目前业内比较公认的发病机制有管耳石学说，这种学说认为由各种原因导致椭圆囊耳石膜破碎、脱落所形成的微粒和碎片，聚集和浮游在近壶腹处的半规管内淋巴，当受到头部运动的重力作用在内淋巴中移动时，由于其密度比内淋巴大所产生的“拔塞效应”促使壶腹嵴发生移位，刺激半规管神经末梢而诱发眩晕和眼震等症状。该学说可解释良性阵发性位置性眩晕的临床特点，如潜伏期提示为耳石膜微粒或碎片克服内淋巴在管内的惯性和阻力，以及壶腹嵴的弹性所需的时间；眼震持续时间短，提示因为头部不变后，耳石膜微粒或碎片到达半规管最低点并停止了运动，内淋巴也停止了流动所致；眼震和眩晕的疲劳性提示耳石膜碎片和微粒继续被破碎和分散，刺激减轻所致。

【临床表现】

本病多见于中老年患者，性别无明显差异，

位置性眩晕是本病的独特症状，症状的发生常与某种头位或体位活动有关。可伴恶心及呕吐。病程可达数小时至数周，个别可达数月或数年，眩晕可周期性加重或缓解，眩晕的程度变化较大，严重者头轻微活动时即出现眩晕，间歇期可无任何不适，或有头昏。

根据侵犯的半规管不同，良性阵发性位置性眩晕可分为下述几种类型。

1. 后半规管良性阵发性位置性眩晕　常于突然仰卧、低头、弯腰和抬头伸腰时出现眩晕。Hallpike位置性眼震检查阳性，其具体诱发方式为：当悬头仰卧位向患侧转头45°时，可以引发剧烈的旋转性眩晕，持续时间较短，一般不超过60 s，出现症状之前可以有5～15 s的潜伏期。目视旋转，眼震方向朝向耳侧下方，持续时间小于30 s，重复上述检查眼震可减弱并逐渐消失，呈疲劳现象。眩晕发作后可能有头重脚轻、漂浮及不稳感，发病过程可持续数小时或数日，个别患者可长达数月至数年，间歇期长短因人而异，此型临床上最常见。

2. 水平半规管良性阵发性位置性眩晕　常于仰卧位，突然向左右侧翻身，或站立及步行中突然快速向两侧转头时出现眩晕，少数患者可发病于直立和行走中左右转头时。眩晕发作快，终结也快，常伴有恶心，重者还有呕吐。仰卧位转头实验阳性，具体方法为仰卧位头分别向左或右旋转90°，以诱发出与转头方向一致的向地性水平眼震者为阳性。

3. 上半规管良性阵发性位置性眩晕　临床少见，特点与后半规管良性阵发性位置性眩晕相似。

4. 混合型良性阵发性位置性眩晕　临床上极少见。指患者同时兼有上述两种或两种以上临床类型的眩晕发作症状。

【辅助检查】

1. 听力测试　良性阵发性位置性眩晕一般无听力学异常表现。

2. 眼震电图检查　良性阵发性位置性眩晕眼震电图检查通常在正常范围内，继发于某种内耳疾病时，可出现相应的功能异常。

3. 颈部血管超声　可发现动脉硬化和供血障碍等。约有1/3的椎-基底动脉供血不足患者可以阵发性位置性眩晕为其主要表现。

4. 影像学检查　颅脑影像学检查多无异常。

【诊断】

良性阵发性位置性眩晕的诊断主要依据典型的眩晕发作病史及其与患者特定头位的密切关系，位置性眩晕和眼球震颤诱发实验阳性，并排除其他脑神经和脑部受损疾病。其中位置性诱发实验阳性一般被认为是本病诊断的金标准。

【鉴别诊断】

1. 小脑梗死　多发生于老年人，因后循环系统供血不足所致。眩晕可伴有耳鸣、耳聋、视觉症状、持物不稳、共济失调、构音困难。神经系统检查可发现共济运动检查阳性，严重可伴有病理征阳性，或伴有肢体偏瘫等神经功能缺损症状，CT、MRI检查可发现病灶。而后者无神经功能缺损症状，影像学检查也可以鉴别。

2. 梅尼埃病　梅尼埃病是以内耳膜迷路积水为特征的非炎症性疾病。该病为常见病，多发于女性，80%～90%为单侧性。其特点为阵发性眩晕、波动性耳聋、耳鸣。多以突然发作，患者感到自身旋转或周围物体环绕自身旋转，患者常取一定体位闭目静卧，不敢转动，有时因惊骇而倒地，但神志清醒。眩晕发作时常伴有面色苍白、出冷汗、恶心、呕吐、血压下降等症状。发作后可完全恢复正常，多次发作可遗留耳聋。而良性阵发性位置性眩晕一般在体位改变时出现，伴视物旋转、恶心、呕吐等症状。发作时间短暂，数秒至数十秒，少数可达数分钟，反复发作，不伴有听力下降，手法复位有效。两者可以鉴别。

【西医治疗】

虽然良性阵发性位置性眩晕是一种可自愈的疾病，但其自愈的时间有时可达数月或数年，严重的可使患者丧失工作能力，故应尽可能地治疗。

1. 一般处理　本病为良性过程，无严重的后遗症，首先应减轻患者的精神负担。当眩晕发作剧烈时，尽量避免采用可引起眩晕发作的体位和头位。

2. 药物治疗　抗眩晕药桂利嗪或氟桂利嗪

等有一定效果，也可加服血管扩张剂及地西泮类药物。

3. 手法复位治疗

(1) Brandt－Daroff 习服法：又称为前庭习服法。患者端坐在检查床上，两脚自然下垂；整个身体先向右侧快速侧卧，一两秒后可能会诱发眩晕，待眩晕消失后头向上转 45°；然后直立坐起，之后向左重复做上述动作。每日做 3 次，每次做 10～15 min。此方法适合不易判断是左侧还是右侧良性阵发性位置性眩晕的患者，经常做有利于患者的康复。

(2) Epley 复位法：主要治疗后半规管或前半规管 BPPV，也可治疗外半规管 BPPV。患者坐于检查床上，检查者位于患者一侧，双手把持头部向患侧转 45°，迅速变成仰卧悬头位，眩晕消失后头向健侧转 90°，身体和头再向健侧转 90°，待眩晕消失后坐起。复位过程中每个体位保持数秒至数分钟，待眩晕及眼震消失后再进行下一个体位。

(3) Semont 复位法：主要治疗后半规管或前半规管 BPPV。患者取坐位，双腿自然垂位，头向健侧转 45°，身体快速向患侧侧卧，眩晕和眼震消失后，保持头位偏向健侧 45°不动，身体再侧卧向健侧，此时鼻偏 45°向地，保持该体位直到眩晕和眼震消失后缓慢回到坐位。

(4) Lempert 滚转复位法：主要治疗外半规管 BPPV。患者仰卧于床上，头伸出床沿，治疗者扶住患者头部，头迅速转向健侧 90°，再连续向健侧转三个 90°，在头部转动时躯体同步翻转，转动的动作要迅速，变位后每个体位应保持不变约 1 min。

4. 手术治疗　如上述疗法无效，且影响生活工作质量者，可行后壶腹神经切断术、半规管阻塞术、4%利多卡因和链霉素鼓室内注射等。手术治疗适用于单侧病变且患者听力已严重丧失或丧失者。

前庭神经炎

【西医学定义】

前庭神经炎是因前庭神经元遭受致病菌损害的一种炎性病理过程，以突发性眩晕为主要临床表现。

【病理生理】

本病主要与病毒感染，特别是上呼吸道病毒感染有关，其病理改变主要在神经干，表现为神经干局限性的节段性脱髓鞘改变，伴有血管周围及神经内膜淋巴细胞、单核细胞和巨噬细胞的浸润。另外前庭神经遭受血管压迫或蛛网膜粘连甚至因内听道狭窄而引起神经缺氧变性可激发神经放电而发病。糖尿病神经病变可引起前庭神经元变性萎缩导致眩晕反复发作。

【临床表现】

本病多见于青壮年人，以突发头晕、呕吐为其主要表现，病前常有急性上呼吸道或耳、鼻、咽喉部位的慢性感染史。病程早期多呈持续性，并伴有间歇性加重，可见自发性粗大眼震，行走不稳和身体向患侧倾倒等临床症状。症状可轻可重，但无耳鸣、耳聋等症。病后数日眩晕发作逐渐减少，一般多在 2 周内完全康复，少数患者可残留不同程度的短期头晕和不稳感。

【辅助检查】

听力检查通常无异常。半规管冷热水试验和眼震电图检查可有不同程度的功能减退。影像学检查无异常。

【诊断】

根据起病前的上呼吸道感染史，突发头晕、呕吐、行走不稳、粗大眼震，患者半规管和耳石功能减退，无耳鸣耳聋等其他脑神经受损症状，即可做出诊断。

【鉴别诊断】

良性阵发性位置性眩晕　主要表现为与某一特定头位和体位密切相关的突发性短暂性眩晕和眼球震颤，一般持续时间短，重复该体位时头晕再出现，听力无障碍，患侧耳石功能检查异常。

【西医治疗】

1. 一般治疗　病后嘱患者静卧休息，避免声光刺激和头部活动，以减轻头晕症状；可使用盐酸甲氧氯普胺、甲磺酸倍他司汀片、盐酸氟桂利嗪等药物以减轻患者恶心、头晕症状；症状严重者可使用地西泮镇静处理；可选用胞磷胆碱、神经生长因子等药物促进神经营养代谢。

2. 抗病毒治疗　常选用阿昔洛韦 0.2 g，口服，每日 3～4 次。或利巴韦林 0.1～0.2 g，口服，每日 2～3 次，连服 7～10 d。

3. 激素治疗　泼尼松 15～30 mg 或地塞米松 1.5 mg 口服，每日 1 次，连服 10～15 d，以减轻炎性病理过程和机体对感染的反应，病情好转后减量。

梅尼埃病

【西医学定义】

又称为膜迷路积水，因内耳膜迷路积水引起以反复发作性眩晕、耳鸣、耳聋为主要临床表现的一种疾病。

【病理生理】

由精神紧张，过度疲劳，免疫反应，内分泌障碍以及水、电解质代谢失调等原因导致内耳小动脉痉挛、缺血，血管纹毛细血管血液淤积，血管壁渗透性增加使内淋巴分泌过多，从而导致膜迷路积水。由于膜迷路的积水压迫和刺激半规管前庭神经与蜗神经末梢感受器，引起眩晕等前庭神经症状以及耳鸣、耳聋和耳闷等耳蜗症状。在疾病早期，由于膜迷路神经末梢尚无变性改变，如治疗及时，其功能可自行恢复。病程较长或反复多次发作。膜迷路神经末梢一旦出现变性，即可引起不同程度的神经性耳聋和前庭功能减退，甚至功能完全丧失。少数患者只发作 1～2 次眩晕即可导致膜迷路遭受严重损伤而无法恢复，出现严重的耳蜗和前庭神经功能的损伤。

【临床表现】

本病多见于单侧，男女均可患病，以突发的阵法性眩晕、耳鸣和耳聋为主要表现，常伴有耳闷和耳内胀满感。本病常反复发作，可由疲劳、情绪波动、失眠、烟酒、月经来潮或 1 次饮水过量等因素所诱发。

眩晕呈旋转型，患者自觉周围物体不停地朝一定方向旋转和倾倒，闭目后仍觉自身在旋转或翻滚，常伴有不同程度的恶心、呕吐、面色苍白、出冷汗、心率变慢、血压下降等自主神经症状，在眩晕发作高峰时可出现自发性水平型或水平旋转型眼震；眩晕缓解后患者可发现单侧听力减退，早期发作间期的听力可完全或部分恢复，发作次数越频，程度越重，听力损害亦随之加重，晚期听力障碍无波动，可呈不同程度的神经性耳聋和完全性耳聋。早期耳鸣于发病后可缓解或消失，反复发作后可变为持续性。

【辅助检查】

1. 甘油试验　禁食 2 h 后，1 次进服 1.2 ml/kg 的甘油加等量盐水配成的甘油盐水，3～4 h 后听力提高 10 分贝以上者为阳性，头晕等症状同时获得缓解。其对诊断本病具有一定意义。

2. 影像学检查　内耳迷路磁共振平扫或水成像检查可显示内淋巴管和半规管的肿胀。

【诊断】

依据反复发作的眩晕，伴恶心、呕吐、耳部胀满感和自发性眼震；间歇性或持续性患侧耳鸣或渐进性神经性耳聋，眩晕发作前后听力变化明显即可做出诊断。甘油试验及磁共振检查有助于进一步明确诊断。

【鉴别诊断】

1. 前庭神经炎　多在上呼吸道感染后发病，眩晕持续时间长，无反复发作，病中无耳鸣、耳聋等。

2. 急性椎-基底动脉缺血发作　多与转颈、仰头、翻身或骤起活动有关，呈突发短暂性眩晕，多为旋转性或不稳感，病中可伴有视物不清、黑矇，患侧耳鸣、耳聋及其他脑神经、感觉或运动神经传导束受损症状和体征。病前多有高血压、动脉硬化、高血脂等卒中危险因素。

【西医治疗】

1. 发作期治疗　眩晕发作时宜静卧休息，避免头颈部运动和翻身，避免声光刺激。眩晕、呕吐剧烈者可肌内注射盐酸甲氧氯普胺或地西泮等镇静、催眠药，促使患者尽快入睡，一般醒后眩晕可缓解。

2. 缓解期治疗　① 抗眩晕药。可选用氟桂利嗪、甲磺酸倍他司汀、甲氧氯普胺等药物。② 改善内耳循环及神经保护剂。常用药物有氟桂利嗪、前列地尔、都可喜等，可改善内耳迷路血液循环和促进神经功能的恢复。③ 平素宜坚持低盐饮食,戒烟和咖啡,避免精神紧张,有发病预兆时可及时服用适量抗眩晕药物以避免或减轻眩晕发作。

椎动脉供血不足

【西医学定义】

椎动脉粥样硬化所致的血管狭窄、闭塞、管壁僵硬、血管弹性减弱,以及动脉扭曲和缺如等畸形,椎动脉周围的颈椎骨性结构、软组织的增生、肥厚和颈椎椎体移位等对椎动脉的直接压迫等因素导致的椎动脉供血不足,以眩晕为主要临床表现的疾病。

【病理生理】

当人体进行转头、仰头和低头等颈部活动时,颈椎骨刺、肿胀的软组织、椎体移位等对颈部椎动脉的直接压迫,可引起椎-基底动脉远端相关分支的血流量减少。如果对侧椎动脉和脑底动脉环的代偿功能欠佳,将导致由其供血的内耳迷路、前庭神经核和脑干缺血缺氧,出现眩晕及其相伴的临床症状。当头颈复位后,由于椎动脉遭受的外力压迫得以解除,血流获得恢复,眩晕可立即缓解或消失。

【临床表现】

本病以中老年人更为常见,病前常有动脉粥样硬化,落枕和颈、肩、臂部疼痛、麻木等病史。椎动脉供血不足引起的眩晕呈突发性、短暂性和发作性,与一定方位的头颈活动明显相关,可反复发作。常伴有内耳缺血症状如耳鸣、耳聋、恶心呕吐、行走不稳等,或伴有构音障碍、复视、颜面感觉减退,甚至意识障碍等脑干缺血征象。症状持续时间一般较短,头颈复位后常可获得缓解或消失,多次反复发病后可以留有耳鸣和听力下降。

【辅助检查】

1. *影像学检查* X线平片、CT或MRI检查可见颈椎骨质增生、颈椎移位、颈部软组织肿胀等。CT血管成像或DSA可直观显示椎动脉狭窄、闭塞、扭曲等形态改变。

2. *血管超声* 颈部血管超声检查可显示动脉粥样硬化,椎动脉狭窄、闭塞、扭曲等形态改变,还可监测椎动脉血流动力学情况。

【诊断】

根据眩晕发作与颈部活动的密切关系,椎动脉压迫试验阳性,影像学和超声检查提示颈椎和椎动脉异常等特点,即可做出诊断。

【鉴别诊断】

锁骨下动脉盗血综合征 眩晕的发作与患侧上肢活动有关,而与头颈部活动无关,不难鉴别。

【西医治疗】

1. *一般治疗* 佩戴颈托以限制颈部活动,避免椎动脉受压诱发眩晕发作。药物治疗可选用改善脑循环的药物,如前列地尔、血栓通等。

2. *手术治疗* 适用于颈椎骨性结构异常者,常见手术有横突孔切开椎动脉松解术、椎钩关节切除术、椎间孔切开术等。

锁骨下动脉盗血综合征

【西医学定义】

由于锁骨下动脉在分出椎动脉前的近心端发生狭窄或闭塞,对侧椎动脉及基底动脉血液逆流到患侧远端锁骨下动脉,椎-基底动脉供血不足所致的一种眩晕。

【病理生理】

本病通常有动脉粥样硬化和主动脉弓大动脉炎等引起,也可由其他局部组织的炎症、先天畸形、外伤和肿瘤压迫等引起。当锁骨下动脉在分出椎动脉前的近心段发生闭塞或狭窄后,同侧椎动脉血流压力下降,患者用力活动患侧上肢时,健侧椎动脉和基底动脉的血液经患侧椎动脉逆流入狭窄或闭塞的锁骨下动脉远段以保证患侧上肢的血液供应。椎-基底动脉血液的这种分流和减量引起内耳迷路和前庭神经核的缺血缺氧,从而导致眩晕发生。

【临床表现】

本病多见于中老年人,病情多呈进展性和间歇性加重,临床症状主要有患侧上肢供血不足症状和椎-基底动脉供血不足症状。患侧上肢可有持续性麻木、乏力、沉重、疼痛,并可伴有间歇性加重；桡动脉搏动减弱或消失，称为无脉症；双侧血压不对称，患侧收缩压较对侧降低 20 mmHg 以上；皮温降低；患侧锁骨上窝可闻及收缩期血管杂音。患侧上肢活动时出现眩晕发作、复视、倾倒、自发性眼球震颤、共济失调等脑干、枕叶和小脑缺血症状，严重时可出现晕厥，甚至意识障碍，活动停止后可立即减轻或消失。枕、颈部常有疼痛和不适感。

【辅助检查】

1. 影像学检查　CTA、MRA 等血管造影检查可见健侧椎动脉先显影，然后患侧椎动脉及锁骨下动脉相继显影的血液逆流现象。

2. 颈部动脉超声　可显示动脉粥样硬化，患侧椎动脉血流量减少和逆流现象。

【诊断】

根据上肢活动中出现眩晕发作，平时患侧桡动脉搏动减弱或消失，锁骨上窝听诊闻及收缩期血管杂音即可做出诊断，CTA、MRA 等血管造影检查可确诊。

【鉴别诊断】

椎动脉供血不足　眩晕发作与颈部活动密切相关，与上肢活动无关，桡动脉搏动无异常，椎动脉压迫试验阳性，血管影像学检查显示椎动脉受压等可助鉴别。

【西医治疗】

1. 一般治疗　减少患侧上肢活动；应用抗眩晕药如甲磺酸倍他司丁、盐酸氟桂利嗪等；适当应用改善脑循环药物如前列地尔、血栓通等；注意控制血压在合理水平，忌血压过低。有免疫功能异常所致者，可酌情给予免疫调节剂治疗，以减缓病理过程和减轻病情。

2. 介入治疗　可选用动脉内血栓切除术、动脉搭桥术和支架置入术等。

听神经瘤

【西医学定义】

听神经瘤起源于第 8 对脑神经的前庭支内耳段的神经鞘膜，为颅内缓慢生长的一种常见肿瘤。发病率仅次于角质细胞瘤、脑膜瘤和垂体瘤，约占后颅窝肿瘤的 1/4，占小脑脑桥角部位肿瘤的 90%～95%。由于肿瘤首先直接侵犯前庭神经，因此眩晕发作为其首发症状或早期主要症状。

【病理生理】

肿瘤呈灰白色或红褐色圆形或椭圆形实质性包块，多为良性，具有完整的包膜，边界清晰，表面光滑或呈结节状，多数肿瘤血管不丰富。肿瘤周围常有蛛网膜粘连，肿瘤长大后向前压迫第 5、第 7 对脑神经，甚至向上跨越小脑膜切迹而进入中颅窝，向下深入到颈静脉孔致损伤第 9～11 对脑神经，向外侵犯内耳孔使之破坏和扩大，导致听神经和面神经同时受损，向后内可压迫小脑及其结合臂，向内可压迫脑干，促使脑干移位，甚至有部分瘤组织嵌入脑干实质而出现一系列中枢神经系统受损的相应症状和体征。肿瘤常导致脑脊液循环受损而出现颅高压。

【临床表现】

本病多在 30～60 岁发病，女性多于男性，病变早期可出现眩晕发作、耳鸣、耳聋等第 8 对脑神经受损症状，其次为病灶侧面部的痛、温觉减退，角膜触觉和反射的减退；病情进展后可出现病灶侧的小脑性共济失调，以及自发性的水平性眼球震颤；如有脑干移位和脑脊液循环受损，则可出现头痛、恶心、呕吐等颅高压症状；晚期可出现吞咽困难、进食呛咳、构音障碍等第 9、第 10 对脑神经受损的症状和体征；严重病例可出现枕骨大孔疝，甚至昏迷和呼吸、心搏骤停。

【辅助检查】

1. 听力检查　病侧呈感音性耳聋，气导高频损失较低频严重，骨导损失与气导相同。

2. 听觉诱发电位检查　通常显示Ⅰ～Ⅲ波峰潜伏期延长或仅见Ⅰ波，其后各波消失。

3. 影像学检查　颅骨 X 线平片、CT 或 MRI 颞骨超薄切片扫描检查，部分患者可见内耳孔和内耳道扩大，岩骨尖骨质吸收，有时还可见到肿瘤包块及囊性病变。增强扫描可见瘤血管。

【诊断】

临床上以眩晕发作，单侧耳鸣、耳聋为主，病情缓慢进展，相继伴发同侧三叉神经、面神经、舌咽神经、迷走神经以及小脑受损症状和半规管功能低下等典型小脑脑桥角综合征者，可考虑本病诊断。X线检查显示内耳孔和内听道扩大，CT和磁共振检查在小脑脑桥角处发现实质性包块，强化可加瘤血管影像即可确诊。

【鉴别诊断】

1. *耳源性眩晕* 以发作性眩晕为主，发作时多伴有恶心和呕吐，日久可有听力减退，但不伴有邻近的第5、第7对脑神经受损，颅内压力增高以及内耳孔、内耳道扩大和实质性包块等影像学检查异常。

2. *三叉神经纤维瘤* 早期多以病灶侧三叉神经痛、颜面感觉减退以及咀嚼肌运动障碍为主，眩晕、耳鸣和耳聋症状出现较晚，影像学检查常有岩骨尖部骨质吸收和破坏，但无内耳孔和内耳道扩大。

【西医治疗】

1. *一般治疗* 针对眩晕可给予抗眩晕药如甲磺酸倍他司丁、盐酸氟桂利嗪等；针对颅高压可给予甘露醇脱水降颅压。

2. *手术治疗* 早期可先行伽马刀治疗，瘤体较大时则须行手术切除。术后易并发患侧的面神经损伤，应注意防治。

第三节 病例分析

案 1

突发眩晕、呕吐、言语不利 3 d（中枢性眩晕，脑干梗死）。

［患者一般情况］姓名：朱某；性别：男性；年龄：57 岁；民族：汉族；婚姻状况：已婚；身高 168 cm，体重 65 kg。出生地：广西贵港；职业：退休工人。入院时间：2016－8－25；发病节气：处暑；病史陈述者：患者家属。

［主诉］突发眩晕、呕吐、言语不利 3 d。

［现病史］患者于 3 d 前晨起突发头晕、视物旋转，伴恶心呕吐 1 次，呕吐物为胃内容物，非喷射性，无咖啡样物，不敢睁眼及活动，症状持续不缓解，与头位及体位变化无关，并自觉讲话较前笨拙，言语欠清晰、流利，进食偶有呛咳，右侧面部及左侧肢体麻木，无头痛、抽搐、意识障碍，无视物模糊、一过性黑矇、复视，无耳鸣、耳聋、耳部胀满感，无心慌胸闷、胸痛、呼吸困难，无畏寒发热、咳嗽咳痰，无吞咽困难，无肢体乏力，无尿便失禁等。在家自服 1 粒“安宫牛黄丸”后效果欠佳，患者病情无改善，遂来院就诊要求进一步诊治。门诊行头颅 CT 检查未见出血灶，遂拟诊为“急性脑梗死”收治住院。病后，患者精神尚可，纳寐可，二便调，体重无明显改变。

［既往史］既往有“高血压”病史 5 年，血压最高达 180/100 mmHg，间断服用“硝苯地平缓释片”降压，血压控制情况不详。“糖尿病”史 2 年，未降糖治疗，血糖控制情况不详。平素“血脂偏高”。否认心脏病、肝炎、结核等特殊病史。

［个人史］长期吸烟 40 年，平均 20 支/日，无饮酒嗜好，否认食物及药物过敏史。

［家族史］无特殊。

［入院查体］T 36.8℃，P 78 次/分，R 20 次/分，BP 150/90 mmHg。内科查体无异常。舌淡，苔白腻，脉弦滑。神经系统查体：神志清楚，构音障碍，问答查体尚合作。右利手。记忆力、计算力及定向力等高级皮质功能检查均正常。视力、视野粗测正常。右侧上眼睑下垂，右侧眼裂较左侧小，右眼球稍内陷，右面部无汗，双侧瞳孔等圆，不等大，右侧瞳孔较左侧小，右侧瞳孔直径约 2.0 mm，左侧瞳孔直径约 3.0 mm，对光反射灵敏。双眼球活动自如，可见持续性水平细小眼震，无复视。双侧角膜反射灵敏，右侧面部痛、触觉减退，张口下颌居中，下颌反射未引出。双侧额纹、鼻唇沟变浅，双眼闭目有力，示齿口角不偏斜。听力粗测正常，Rinnie 试验阴性，Weber 试验居中。右侧软腭上抬无力，悬雍垂稍偏左，咽反射右侧稍迟钝。双侧转头耸肩有力、对称。伸舌居中，无舌肌萎缩及舌肌震颤。四肢肌力 5 级，四肢肌张力正常，右侧指鼻试验、轮替试验、跟膝胫试验欠稳准，左侧共济运动稳准。龙贝格征（＋），患者向右侧偏斜，直线行走不稳。左侧偏身痛、温觉减退。双侧腹壁反射未引出，四肢腱反射（＋＋），病理反射未引出。颈软，无抵抗，

脑膜刺激征阴性。

［辅助检查］入院后查血常规、尿常规、大便常规、凝血功能、红细胞沉降率、C反应蛋白、心脏联合标志物测定均正常。糖化血红蛋白测定6.8%↑。血浆同型半胱氨酸32.20 μmol/L↑。术前免疫：乙肝核心抗体阳性，余正常。生化全套：三酰甘油2.44 mmol/L↑，低密度脂蛋白3.44 mmol/L↑，空腹血糖7.1 mmol/L↑，余正常。餐后2 h血糖11.2 mmol/L↑。心电图检查示窦性心律、T波改变。头颅CT示右侧延髓可见小片状低密度影，考虑缺血梗死灶可能，建议行头颅MRI+DWI进一步检查。TCD示右侧大脑中动脉远端血流速度减慢，右侧椎动脉血流速度减慢。颈部血管彩超示双侧颈动脉硬化，斑块形成；右侧椎动脉内径窄；右侧锁骨下动脉斑块形成。心脏彩超示室间隔增厚，左室舒张功能减退；升主动脉扩张；符合高血压性心脏病改变。头颅MRI+DWI示右侧延髓急性缺血梗死灶，双侧额皮质下散在缺血脱髓鞘改变(图7-1)。头颈部MRA示双侧颈内动脉虹吸段粗细不均，左侧大脑前动脉双干、右侧椎动脉闭塞，基底动脉纤细，右侧大脑后动脉起自同侧颈内动脉(图7-2)。头颅MRA结果如图7-3所示。

【病例分析】

1. 病情特点　① 患者中老年男性，急性安静状态下发病，病情迅速进展达高峰。② 主要表现为突发的头晕、视物旋转、恶心呕吐，言语不利、饮水呛咳，伴右侧面部及左侧肢体麻木。无

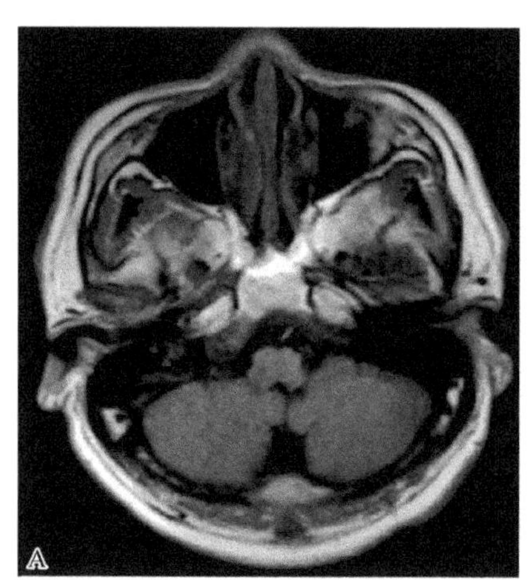

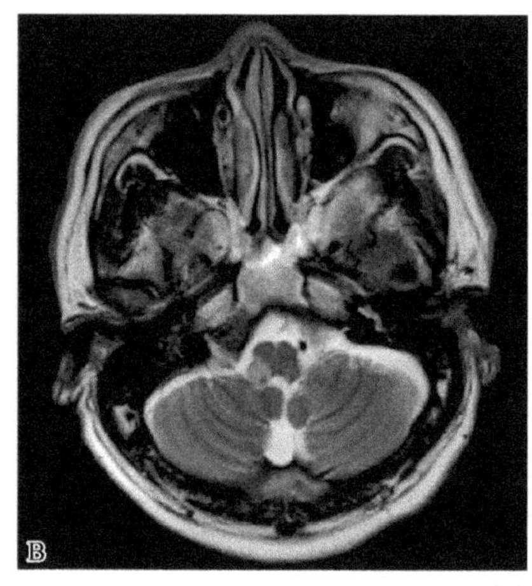

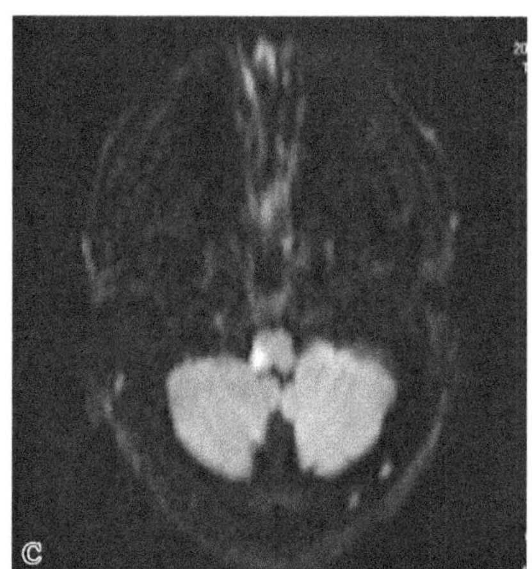

图7-1　头颅MRI

A. 头颅MRI T1加权；B. 头颅MRI T2加权；C. 头颅DWI

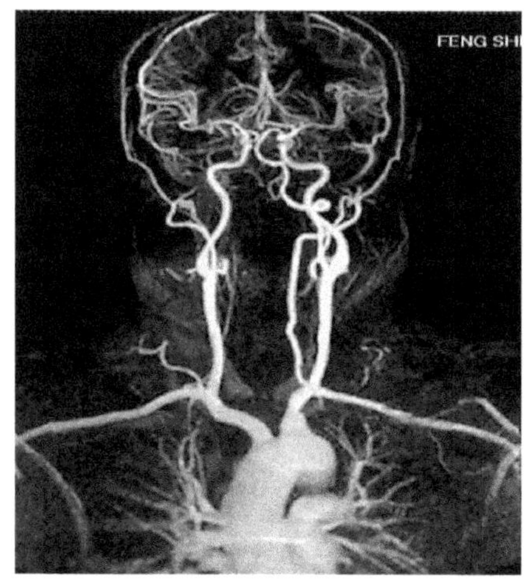
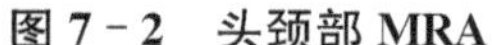

图7-2　头颈部MRA

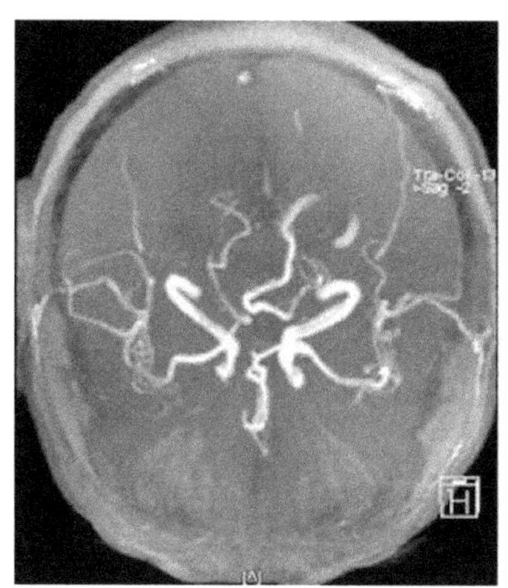
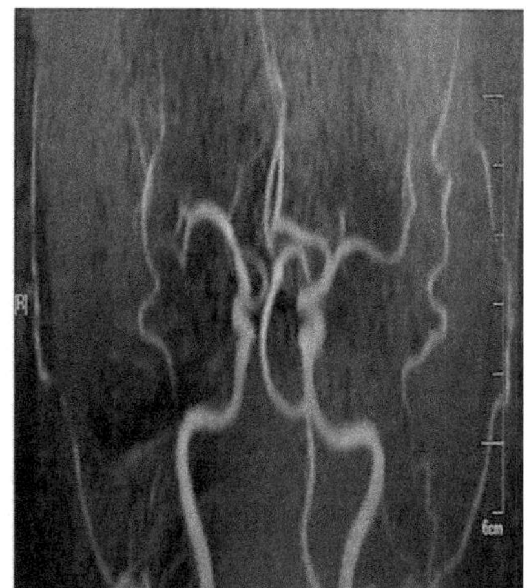

图7-3　头颅MRA

头痛、抽搐、意识障碍，无视物模糊、一过性黑矇、复视，无耳鸣、耳聋、耳部胀满感，无心慌胸闷、胸痛、呼吸困难，无畏寒发热、咳嗽咳痰，无吞咽困难，无肢体乏力，无尿便失禁等。③ 既往有“高血压、糖尿病”病史，血压最高达 180/100 mmHg，血压、血糖均控制不详。有“血脂偏高”病史。④ 有吸烟嗜好。⑤ 入院查体。血压 150/90 mmHg。右利手。主要的阳性体征为构音障碍。右侧上眼睑下垂，右侧眼裂较左侧小，右眼球稍内陷，右侧瞳孔变小，右面部无汗，双眼可见持续性水平细小眼震。右侧面部痛、触觉减退。右侧软腭上抬无力，悬雍垂稍偏左，咽反射右侧稍迟钝。右侧指鼻试验、轮替试验、跟膝胫试验欠稳准，Romberg 征(+)，患者向右侧偏斜，直线行走不稳。左侧偏身痛、温觉减退。ESRS 评分 3 分，NIHSS 评分 4 分。⑥ 辅助检查。糖化血红蛋白测定 6.8%↑。血浆同型半胱氨酸 32.20 μmol/L ↑。三酰甘油 2.44 mmol/L↑，低密度脂蛋白 3.44 mmol/ L↑，空腹血糖 7.1 mmol/L ↑，餐后 2 h 血糖 11.2 mmol/L↑。头颅 CT 示右侧延髓可见小片状低密度影，考虑缺血梗死灶可能。TCD 示右侧大脑中动脉远端血流速度减慢，右侧椎动脉血流速度减慢。颈部血管彩超示双侧颈动脉硬化，斑块形成；右侧椎动脉内径窄；右侧锁骨下动脉斑块形成。心脏彩超示符合高血压性心脏病改变。头颅 MRI+DWI 示右侧延髓急性缺血梗死灶。头颈部 MRA 示双侧颈内动脉虹吸段粗细不均，右侧椎动脉闭塞，基底动脉纤细，右侧大脑后动脉起自同侧颈内动脉。

2. 诊断 中医诊断：眩晕，风痰上扰。西医诊断：① 后循环梗死(右侧延髓)，椎-基底动脉系统。② 高血压病 3 级，很高危组；高血压性心脏病。③ 糖尿病。④ 脂代谢异常。⑤ 高同型半胱氨酸血症。⑥ 双侧颈动脉、右侧锁骨下动脉硬化斑块。⑦ 右侧椎动脉硬化性闭塞。

中医辨病分析：患者因“突发眩晕、呕吐、言语不利 3 d”入院，病属中医学之“眩晕”范畴，兼见有旋转感，伴有恶心呕吐，苔白腻，脉弦滑，故证属“风痰上扰”。患者饮食不节，饥饱劳倦，伤于脾胃，健运失司，以致水谷不化精微，聚湿生痰，风阳夹痰，上扰清空，引起眩晕。痰浊上扰，蒙蔽清窍则眩晕发作，视物旋转；痰浊中阻，浊气不降，胸阳不展，故胸闷作恶；苔白腻，脉弦滑为风痰上扰证。病位在清窍，与脾、胃密切相关，病性属本虚标实。

(1) 西医定位、定性诊断：后循环梗死(右侧延髓)。

1) 定位诊断：根据患者右侧霍纳综合征(右侧眼睑下垂、眼裂变小，右侧瞳孔变小、眼球内陷，右侧面部无汗)，定位于右侧交感神经下行纤维；患者眩晕、恶心呕吐、眼震，考虑定位于前庭神经核或其联系纤维；构音障碍、饮水呛咳、右侧软腭上抬无力、咽反射迟钝、悬雍垂偏左，考虑定位于右侧疑核，舌咽、迷走神经；右侧面部痛、温觉减退，考虑定位于右侧三叉神经脊束核；左侧偏身痛、温觉障碍，考虑定位于右侧脊髓丘脑束；右侧共济失调，考虑定位于右侧小脑或其联系纤维。综合考虑，患者症状体征符合延髓背外侧综合征(Wallenberg 综合征)表现，定位于右侧延髓背外侧部，结合头颈部 MRA 及颈部血管超声检查结果，存在右侧椎动脉闭塞，病变血管属于椎-基底动脉系统。

2) 定性诊断：患者中老年男性，急性安静状态下发病，病情迅速进展达高峰。伴局灶性神经功能缺损的症状体征，且无自发缓解趋势，持续 24 h 以上不缓解，头颅 CT 未见出血灶，既往有高血压、糖尿病、血脂增高病史，入院后查三酰甘油、血清同型半胱氨酸增高，是脑血管病发生的危险因素，故定性诊断考虑缺血性脑血管病。入院相关辅助检查提示存在大血管动脉粥样硬化性狭窄，且患者无心房颤动、心脏瓣膜病等心脏病史，结合 TCD、头颈部 MRA 及头颅 MRI 检查结果，病因考虑为动脉粥样硬化性。

(2) 中医鉴别诊断

1) 眩晕与头痛相鉴别：头痛与眩晕可单独出现，也可同时出现。眩晕以内伤为主，头痛之病因有外感与内伤。临床表现，头痛以疼痛为主，眩晕则以昏眩为主。结合该患者起病急，以急性发作的眩晕、呕吐为主要特点，且患者病后无头痛表现，故排除。

2）眩晕与厥证相鉴别：厥证以突然昏仆，不省人事，或伴有四肢厥冷为特点，发作后一般在短时间内逐渐苏醒，醒后无偏瘫、失语、口眼㖞斜等后遗症。严重者也可一厥不复而死亡。眩晕发作严重者也有欲仆或晕旋仆倒表现，与厥证相似，但患者一般神志清楚，而与厥证不同。据此可鉴别。

（3）西医鉴别诊断

1）脑出血：通常呈急性起病，出现局灶性神经功能缺损的症状体征，有高血压病史，与本病患者的临床表现相符。但脑出血患者通常为活动中或情绪激动后发病，头颅 CT 上可见高密度影，而本病患者于安静状态下发病，发病时无头痛、恶心呕吐等颅高压征象，头颅 CT 检查未见高密度影，据此可排除脑出血。

2）颅内占位性病变：颅内肿瘤、脑脓肿、慢性硬膜下血肿等颅内占位性病变亦可引起局灶性神经功能缺损的症状体征，但肿瘤一般进展较缓慢，脓肿多有感染表现，慢性硬膜下血肿多有外伤史，头颅 CT 或 MRI 可见颅内水肿占位征象，据此可鉴别。

3）良性阵发性位置性眩晕：也称耳石症，即在头位突然变动的过程中发生的为时数秒至 1 min 的短暂眩晕发作，头位静止后不再发作。针对耳石症，本病例的眩晕发作与头位及体位改变无关，呈持续性，伴局灶性神经功能缺损的症状体征，非发作性，且发作过程中不伴有明显的自主神经症状，头颅 MRI 及相关血管检查可见后循环缺血梗死，据此可鉴别。

4）梅尼埃病：由迷路积水引起。常因精神紧张、疲劳、受寒等诱发。发作无定时，可数日至数年一犯。病前耳内有胀满感，每次发作持续数分钟至数小时不等，头位改变或睁眼后加重。耳鸣和听力减退呈波动性，即间歇期可恢复，但发作愈多恢复愈差，有复听和响度重振，听力丧失后，眩晕常可终止。针对梅尼埃病，本病例发作呈持续性，与头位及体位改变无关，伴局灶性神经功能缺损的症状体征，非发作性，且发作过程中不伴有耳鸣、耳聋、耳部胀满感等病情特点，头颅 MRI 及相关血管检查可见后循环缺血梗死，据此可鉴别。

3. 治疗方案

（1）中医治疗

治法：祛风化痰，健脾和胃。

方药：半夏白术天麻汤加减。半夏 10 g，白术 10 g，天麻 10 g，茯苓 12 g，甘草 5 g，橘红 6 g，大枣 10 g，生姜 10 g。

每日 1 剂，水煎 400 ml，分早、晚 2 次饭后温服。

针灸取穴：百会，风池（双），头维（双），阳白（右），颊车（右），颧髎（右），廉泉，尺泽（左），内关（左），中脘，丰隆（左），阴陵泉（左）。

毫针针刺，中等刺激，留针 30 min，每日 1 次。

（2）西医治疗

1）内科保守治疗：① 抗血小板聚集治疗。如无禁忌证，可服用阿司匹林肠溶片 100 mg 每日 1 次或硫酸氢氯吡格雷片 75 mg 每日 1 次抗血小板聚集治疗，如 ESRS≥3 分，属于中风中、高度复发危险组，需给予硫酸氢氯吡格雷片抗血小板聚集效果更优。② 调脂稳斑、抗动脉硬化。他汀类药物，如阿托伐他汀钙片 20 mg 每晚睡前 1 次或用瑞舒伐他汀钙片等。③ 清除氧自由基。依达拉奉注射液 30 mg 每日 2 次静滴。④ 保护线粒体。丁苯酞软胶囊 2 粒每日 3 次口服。⑤ 平稳降血压。规律口服降压药物，选择钙离子拮抗剂苯磺酸氨氯地平片 5 mg 每日 1 次口服平稳降压，使血压控制在正常范围内（120～130）/80 mmHg。⑥ 控制血糖。采用胰岛素降糖，餐前血糖控制在 8 mmol/L 以内，餐后血糖控制在 10 mmol/L 以内，监测血糖并注意防治低血糖反应。⑦ 降同型半胱氨酸。维生素 B_6＋叶酸＋甲钴胺。⑧ 神经保护剂。奥拉西坦或脑苷肌肽注射液或脑蛋白水解物、小牛血清去蛋白针、神经节苷脂等均可。⑨ 一般治疗及健康宣教、护理方案。低盐低脂糖尿病饮食，控制血压、血糖并严密监测血压、血糖控制情况，维持水、电解质平衡，患者饮水呛咳，注意防治误吸，积极防治并发症等。⑩ 早期康复治疗。早期言语、吞咽功能及肢体功能康复治疗。

2）外科介入治疗：如患者眩晕、饮水呛咳、行走不稳等症状持续不能缓解，严重困扰生活，建议完善DSA检查，行血管内介入治疗改善病情。

4. 住院治疗经过及其转归 入院后予以抗血小板聚集，调脂稳斑，神经保护，清除氧自由基，保护线粒体，控制血压、血糖，中医中药，针灸及康复锻炼等系统、综合治疗，建议完善椎颈动脉造影术，必要时行血管内介入治疗改善病情。患者经治疗后眩晕、构音障碍、饮水呛咳及共济失调、霍纳综合征等有所改善，无恶心呕吐现象，但未完全恢复，血压控制在正常范围内，血糖控制平稳，同型半胱氨酸降至12 μmol/L，血脂好转，暂不同意行DSA检查。住院14 d后患者病情好转出院，嘱低盐低脂糖尿病饮食，远离吸烟场所，避免吸二手烟，加强对言语、吞咽功能及肢体功能康复锻炼，防治并发症。患者ESRS评分3分，建议长期口服硫酸氢氯吡格雷片75 mg每日1次抗血小板聚集，控制并监测血压、血糖、血脂、血清同型半胱氨酸及各项脑血管病危险因素相关指标，门诊定期随诊。

案2

反复发作性头晕、视物旋转1 d（良性阵发性位置性眩晕）。

［患者一般情况］姓名：谭某；性别：女性；年龄：49岁；民族：汉族；婚姻状况：已婚；身高165 cm，体重52 kg。出生地：广西南宁；职业：公务员。入院时间：2017-3-9；发病节气：惊蛰；病史陈述者：患者本人。

［主诉］反复发作性头晕、视物旋转1 d。

［现病史］患者于今日晨起向左侧转颈时突发头晕、视物旋转，不敢睁眼，伴恶心呕吐1次，呕吐物为胃内容物，非喷射状，无咖啡色样物，心慌、胸闷、冷汗出，无耳聋耳鸣、耳部胀满感，无抽搐、意识不清，无头痛，无恶寒发热，无腹痛腹泻，无颈肩酸痛、肢体麻木，无视物模糊、一过性黑矇、晕厥，无言语不利、饮水呛咳、大小便失禁等不适症状，向右侧转颈并保持头位静止不动时，约数十秒患者眩晕症状逐渐缓解。上述症状反复出现，均为向左侧转颈时出现，伴恶心呕吐，每次持续数十秒至1 min缓解，为求进一步诊治遂至医院急诊就诊。急诊予查心电图及头颅CT平扫均未见明显异常，予护胃、活血通络、止晕等对症支持处理后，患者病情未见明显好转，急诊科遂拟“头晕查因（耳石症?）”收入科内住院系统诊治。病后，患者精神差，纳寐欠佳，二便调，近期体重未见明显改变。

［既往史］既往体健。有“三金片、左氧氟沙星”药物过敏史，有“甲鱼”食物过敏史。否认有“高血压病”“糖尿病”“冠心病”“肝炎”“结核”“胃病”等特殊病史。

［个人及家族史］无特殊。

［入院查体］T 36.6℃，P 78次/分，R 20次/分，BP 138/78 mmHg。神清，精神欠佳，急性面容，发育正常，营养中等，形体适中，舌质暗淡，苔白腻，脉沉滑，内科查体无异常。神经系统查体：神志清楚，言语清晰流利，问答查体合作。右利手。记忆力、计算力及定向力等高级皮质功能检查均正常。视力、视野粗测正常。双侧眼球活动自如，向左侧转颈时可诱发出水平眼震，Dix-Hallpike试验（+），无复视。双侧瞳孔等大等圆，直径约3.0 mm，对光反射灵敏。双侧角膜反射灵敏，无面部感觉障碍，张口下颌居中，下颌反射未引出。双侧额纹、鼻唇沟对称，示齿口角不偏。听力粗测正常，Rinnie试验阴性，Weber试验居中。双侧软腭上抬有力，悬雍垂居中，咽反射存在。双侧转头耸肩有力、对称。伸舌居中，无舌肌萎缩及舌肌震颤。四肢肌力5级，肌张力正常，四肢共济运动协调。深浅感觉无异常。双侧腱反射对称存在，病理反射未引出。颈软，无抵抗，脑膜刺激征阴性。

［辅助检查］入院后随机血糖示5.2 mmol/L，查血常规、尿常规、大便常规、凝血功能、红细胞沉降率、C反应蛋白、心脏联合标志物测定、糖化血红蛋白测定、术前免疫检查、甲状腺功能五项、肿瘤标志物测定、血生化、空腹及餐后2 h血糖测定均未见明显异常。胸片、心电图、24 h动态血压监测、头颅MRI、TCD、颈部血管彩超、心脏彩超、头颈部CTA、脑电图等检查均未见明显

异常。眼震电图检查提示左后半规管耳石症。

【病例分析】

1. 病情特点 ① 患者中年女性，急性起病，病情反复，呈发作性病程。② 主要表现为突发的头晕、视物旋转，伴恶心呕吐、心慌、胸闷、冒冷汗等不适，上述症状反复出现，与头位改变明显相关，均为向左侧转颈时出现，向右侧转颈并保持头位静止不动时，每次持续数十秒至 1 min 缓解，无耳聋耳鸣、耳部胀满感，无抽搐、意识不清，无头痛，无恶寒发热，无颈肩酸痛、肢体麻木，无视物模糊、一过性黑矇、晕厥，无言语不利、饮水呛咳、大小便失禁等不适症状。③ 既往史、家族史无特殊。④ 入院查体。生命征正常。主要的阳性体征为：神清，精神欠佳，急性面容，向左侧转颈时可诱发出水平眼震，Dix - Hallpike 试验（+），无复视，共济运动协调，无局灶性神经功能缺损的症状体征。⑤ 辅助检查。头颅 MRI、心电图、TCD、颈部血管超声、心脏彩超、头颈部 CTA、脑电图等检查均未见明显异常。眼震电图检查提示左后半规管耳石症。

2. 诊断 中医诊断：眩晕，风痰上扰。西医诊断：良性阵发性位置性眩晕（耳石症）。

中医辨病分析：患者因“发作性头晕、视物旋转 1 d”入院，病属中医学之“眩晕”范畴，兼见有旋转感，伴有恶心呕吐，舌质暗淡，苔白腻，脉沉滑，故证属“风痰上扰”。患者饥饱劳倦，伤于脾胃，健运失司，以致水谷不化精微，聚湿生痰，风阳夹痰，上扰清空，引起眩晕。痰浊上扰，蒙蔽清窍则眩晕发作，视物旋转；痰浊中阻，浊气不降，胸阳不展，故恶心、呕吐；舌质暗淡，苔白腻，脉沉滑为风痰上扰。病位在清窍，与脾、胃密切相关，病性属本虚标实。

（1）西医定位、定性诊断：良性阵发性位置性眩晕（耳石症）。

1）定位诊断：根据患者眩晕、呕吐伴眼震，不伴耳鸣、听力下降，无中枢性损害的依据，故考虑定位于前庭神经，前庭系统周围性病变。

2）定性诊断：患者中年女性，急性起病，眩晕反复，呈发作性。每次发作持续时间短暂，不超过 1 min，与头位改变明显相关，均为向左侧转颈时出现，保持头位静止不动时眩晕症状立即缓解，伴恶心呕吐、心慌、胸闷、冒冷汗等明显的自主神经症状，且向左侧转颈时可诱发出水平眼震；无耳鸣、听力下降，无局灶性神经功能缺损的症状体征，结合眼震电图检查结果示左后半规管耳石症。故定性。

（2）中医鉴别诊断

1）眩晕与中风相鉴别：后者常表现为突然昏仆，常伴半身不遂，口眼㖞斜，偏瘫失语，意识障碍。该患者无昏仆不省人事，无半身不遂、口眼㖞斜、偏瘫失语、意识障碍等不适，故排除。

2）眩晕与厥证相鉴别：厥证以突然昏仆，不省人事，或伴有四肢厥冷为特点，发作后一般在短时间内逐渐苏醒，醒后无偏瘫、失语、口眼㖞斜等后遗症。严重者也可一厥不复而死亡。眩晕发作严重者也有欲仆或晕旋仆倒表现，与厥证相似，但患者一般神志清楚，而与厥证不同。据此可鉴别。

（3）西医鉴别诊断

1）脑出血：通常呈急性起病，出现局灶性神经功能缺损的症状体征，有高血压病史，通常为活动中或情绪激动后发病，头颅 CT 上可见高密度影，而本病患者虽然急性起病，但于安静状态下发病，无局灶性神经功能缺损的症状体征，头颅 CT 检查未见高密度影，据此可排除脑出血。

2）梅尼埃病：由迷路积水引起。常因精神紧张、疲劳、受寒等诱发。发作无定时，可数日至数年一犯。病前耳内有胀满感，每次发作持续数分钟至数小时不等，头位改变或睁眼后加重。耳鸣和听力减退呈波动性，即间歇期可恢复，但发作愈多恢复愈差，有复听和响度重振，听力丧失后，眩晕常可终止。针对梅尼埃病，本病例发作过程中不伴有耳鸣、耳聋、耳部胀满感等病情特点，据此可鉴别。

3）椎-基底动脉短暂缺血发作（VB - TIA）：多因头位改变诱发，眩晕同时伴有闪辉、复视、视物变形、颜面和肢体麻木感、头痛、晕厥、猝倒等其他 VB - TIA 症状。间歇期常有角膜反射减弱、短暂眼震、调视和（或）辐辏反射障碍等轻微脑干损害体征。头后仰垂悬床外并分别左右转颈，当健侧椎动脉受压时，可因脑干缺血而出现眼震，脑血流图和脑电图波幅明显下降，眼震电图也可显示出轻微眼震。脑干听觉诱发电位可有脑干功能异常，或多次检查变化不定。常见病因为颈椎增生或外伤、脑动脉硬化、糖尿病、心脏病等。过伸、过屈位的颈椎侧位X线片所示的颈椎椎体后缘不同程度的错位或正位张口位的环枢椎间隙狭窄，均有助于确诊。该患者发作时不伴有闪辉、复视、视物变形、颜面和肢体麻木感、头痛、晕厥、猝倒等症状，无颈椎外伤或颈椎病史，脑血管相关方面检查亦未见明显异常，故可排除。

4）眩晕性癫痫：眩晕性癫痫系以眩晕为症状的癫痫发作，起止突然，多为真性眩晕，为时数分钟至数十分钟不等。眩晕发作时，可伴有其他癫痫症状，如意识丧失、精神运动性癫痫、癫痫大发作等，由顶颞叶前庭感觉区病变引起。脑电图可有痫性放电表现。抗痉药物可控制发作。该患者发作时无意识丧失，无抽搐、尿便失禁等，脑电图无痫性放电，故诊断依据不足。

3. *治疗方案*

（1）中医治疗

治法：祛风化痰，健脾和胃。

方药：半夏白术天麻汤加减。半夏10 g，白术10 g，天麻10 g，茯苓12 g，甘草5 g，橘红6 g，大枣10 g，生姜10 g。

每日1剂，水煎400 ml，分早、晚2次饭后温服。

针灸取穴：百会，风池（双），头维（双），太阳（双），外关（双），中脘，丰隆（双），阴陵泉（双），悬钟（双）。

毫针针刺，中等刺激，留针30 min，每日1次。

（2）西医治疗

1）清淡饮食。监测血压。眩晕发作时应卧床休息，体位变化要缓慢，避免剧烈运动，日常调护应注意调畅情志、饮食有节，保证营养、水分的供给，控制血压，避寒暑。

2）抗晕止眩：甲磺酸倍他司汀片。

3）改善循环、活血化瘀、镇静安神、中医中药等对症支持治疗。

4. *住院治疗经过及其转归* 入院后经予以手法耳石复位，并辅以改善循环、活血化瘀、抗晕止眩、镇静安神、中医中药等对症支持治疗后，住院7 d患者眩晕症状消失，病情好转出院。嘱低盐低脂清淡饮食，转动颈部及改变体位时需缓慢，避免剧烈运动，日常调护应注意调畅情志、饮食有节，门诊定期随诊。

案3

反复头晕、视物旋转15 d（前庭神经元炎）。

［患者一般情况］姓名：梁某；性别：男性；年龄：45岁；民族：壮族；婚姻状况：已婚；身高168 cm，体重63 kg。出生地：广西南宁；职业：公务员。入院时间：2017－3－20；发病节气：春分；病史陈述者：患者本人。

［主诉］反复头晕、视物旋转15 d。

［现病史］患者于入院前18 d受凉后出现低热，鼻塞流清涕伴咽痛现象，自行至药店买药，按“感冒”治疗后好转，无发热。15 d前晨起患者突发头晕、视物旋转，伴恶心呕吐1次，呕吐物为胃内容物，非喷射状，无咖啡色样物，心慌、胸闷、冒冷汗，无耳聋耳鸣、耳部胀满感，无抽搐、意识不清，无头痛，无恶寒发热，无颈肩酸痛、肢体麻木，无视物模糊、一过性黑矇、晕厥，无言语不利、饮水呛咳、大小便失禁等不适症状，上症反复出现，患者自服感冒药后病情无明显缓解，头晕持续，活动及劳累后明显加重，伴恶心、视物旋转感，现为求进一步诊治来诊。急诊予查心电图及头颅CT平扫均未见明显异常，遂拟“头晕查因”收入院。病后，患者精神稍差，纳寐欠佳，二便调，近期体重无明显改变。

［既往史］既往体健，无类似病史。否认有“高血压病”“糖尿病”“冠心病”“肝炎”“结核”“胃病”等特殊病史。

［个人及家族史］无特殊。

［入院查体］T 36.8℃，P 75次/分，R 20次/分，BP 130/75 mmHg。神清，精神稍差，表情痛苦，发育正常，营养中等，形体适中，舌红，苔黄，脉弦数，内科查体无异常。神经系统查体：神志

清楚，言语清晰流利，问答查体合作。右利手。记忆力、计算力及定向力等高级皮质功能检查均正常。视力、视野粗测正常。双侧眼球活动自如，向右侧注视时可诱发出细小水平性眼震，无复视。双侧瞳孔等大等圆，直径约 3.0 mm，对光反射灵敏。双侧角膜反射灵敏，无面部感觉障碍，张口下颌居中，下颌反射未引出。双侧额纹、鼻唇沟对称，示齿口角不偏。听力粗测正常，Rinnie 试验阴性，Weber 试验居中。双侧软腭上抬有力，悬雍垂居中，咽反射存在。双侧转头耸肩有力、对称。伸舌居中，无舌肌萎缩及舌肌震颤。四肢肌力 5 级，肌张力正常，四肢共济运动协调。深浅感觉无异常。双侧腱反射对称存在，病理反射未引出。颈软，无抵抗，脑膜刺激征阴性。

［辅助检查］入院后随机血糖示 5.6 mmol/L，查血常规、尿常规、大便常规、凝血功能、红细胞沉降率、C 反应蛋白、心脏联合标志物测定、糖化血红蛋白测定、术前免疫检查、甲状腺功能五项、肿瘤标志物测定、血生化、空腹及餐后 2 h 血糖测定均未见明显异常。胸片、心电图、头颅 MRI、TCD、颈部血管彩超、心脏彩超、头颈部 CTA、脑干诱发电位等检查均未见明显异常。眼震电图检查提示周围性自发性眼震，左侧前庭功能减弱。纯音听阈测定未见明显异常。

【病例分析】

1. 病情特点　① 患者中年男性，急性起病，病情反复、持续。发病前有上呼吸道感染史。② 主要表现为突发的头晕、视物旋转，伴恶心呕吐、心慌、胸闷、冒冷汗等不适，上述症状反复出现，与活动及劳累后状态有关，头晕持续不能缓解。无耳聋耳鸣、耳部胀满感，无抽搐、意识不清，无头痛，无恶寒发热，无颈肩酸痛、肢体麻木，无视物模糊、一过性黑矇、晕厥，无言语不利、饮水呛咳、大小便失禁等不适症状。③ 既往史、家族史无特殊。④ 入院查体。生命征正常。主要的阳性体征为：神清，精神稍差，表情痛苦，听力粗测无异常，双眼向右侧注视时可诱发出细小水平性眼震，无复视，共济运动协调，无局灶性神经功能缺损的症状体征。⑤ 辅助检查。头颅 MRI、心电图、TCD、颈部血管超声、心脏彩超、头颈部 CTA、脑干诱发电位等检查均未见明显异常。眼震电图检查提示周围性自发性眼震，左侧前庭功能减弱。纯音听阈测定未见明显异常。

2. 诊断　中医诊断：眩晕，风阳上扰。西医诊断：前庭神经元炎。

中医辨病分析：患者因“反复头晕、视物旋转 15 d”入院，病属中医学之“眩晕”范畴，舌红，苔黄，脉弦数，故证属“风阳上扰”。肝为风木之脏，内寄相火，体阴而用阳，主升主动，患者素体阳盛，气郁化火，肝阳化风，肝风内眩，风阳生动，上扰清空，发为本病。肝阳化风，肝风内动上扰清空，则眩晕。舌红，苔黄，脉弦数，属风阳上扰之证。病位在清窍，与肝密切相关，病性属实。

（1）西医定位、定性诊断：前庭神经元炎。

1）定位诊断：根据患者眩晕、呕吐伴眼震，不伴耳鸣、听力下降，无中枢性损害的依据，故考虑定位于前庭神经，前庭系统周围性病变，眼震电图结果亦支持上述定位诊断。

2）定性诊断：患者中年男性，急性起病，病情反复、持续。发病前有上呼吸道感染史，考虑为病毒性感染。为感冒后出现的急性眩晕表现，且症状持续不能缓解，伴恶心呕吐、心慌、胸闷、冒冷汗等明显的自主神经症状，双眼向右侧注视时可诱发出细小水平性眼震，无耳鸣、听力下降，无局灶性神经功能缺损的症状体征，结合眼震电图检查结果考虑前庭系统周围性病变，左侧前庭功能亦减弱，故定性。

（2）中医鉴别诊断

1）眩晕与中风相鉴别：后者常表现为突然昏仆，常伴半身不遂，口眼㖞斜，偏瘫失语，意识障碍。该患者无昏仆不省人事，无半身不遂、口眼㖞斜、偏瘫失语、意识障碍等不适，故排除。

2）眩晕与厥证相鉴别：厥证以突然昏仆，不省人事，或伴有四肢厥冷为特点，发作后一般在短时间内逐渐苏醒，醒后无偏瘫、失语、口眼㖞斜等后遗症。严重者也可一厥不复而死亡。眩晕发作严重者也有欲仆或晕旋仆倒表现，与厥证相似，但患者一般神志清楚，而与厥证不同。据此可鉴别。

(3) 西医鉴别诊断

1) 占位性病变：脑干、小脑等部位的肿瘤、脓肿、结核瘤、寄生虫等，以及其他部位的肿物引起的颅内压增高导致上述脑组织的移位、水肿等，也可引起眩晕，行头颅 MR 检查可以明确诊断。针对占位性病变，本病例头颅 MRI 检查未见水肿占位征象，可鉴别。

2) 梅尼埃病：由迷路积水引起。常因精神紧张、疲劳、受寒等诱发。发作无定时，可数日至数年一犯。病前耳内有胀满感，每次发作持续数分钟至数小时不等，头位改变或睁眼后加重。耳鸣和听力减退呈波动性，即间歇期可恢复，但发作愈多恢复愈差，有复听和响度重振，听力丧失后，眩晕常可终止。针对梅尼埃病，本病例发作过程中不伴有耳鸣、耳聋、耳部胀满感等病情特点，据此可鉴别。

3) 良性阵发性位置性眩晕：也称耳石症，即在头位突然变动的过程中发生的为时数秒至 1 min 的短暂眩晕发作，头位静止后不再发作。针对耳石症，本病例眩晕、头晕症状持续达 2 周，无明显缓解，非发作性，且病前有比较明显的感染病史，故考虑前庭神经元炎可能性大。

3. *治疗方案*

(1) 中医治疗

治法：平肝潜阳，清火息风。

方药：天麻钩藤饮加减。天麻 10 g，钩藤 20 g，石决明 30 g，牛膝 15 g，桑寄生 15 g，杜仲 15 g，栀子 10 g，黄芩 10 g，益母草 15 g，茯苓 12 g，夜交藤 20 g。

每日 1 剂，水煎 400 ml，分早、晚 2 次饭后温服。

针灸取穴：百会，风池(双)，头维(双)，太阳(双)，外关(双)，太冲(双)，太溪(双)，悬钟(双)。

毫针针刺，中等刺激，留针 30 min，每日 1 次。

(2) 西医治疗

1) 清淡饮食。监测血压。眩晕发作时应卧床休息，体位变化要缓慢，避免剧烈运动，日常调护应注意调畅情志、饮食有节，保证营养、水分的供给，控制血压，避寒暑。

2) 抗晕止眩：甲磺酸倍他司汀片。

3) 改善循环、活血化瘀、扩血管、镇静安神、消炎、前庭抑制、中医中药及前庭康复等对症支持治疗。

4. *住院治疗经过及其转归* 入院后经予以前庭康复治疗，并辅以改善循环、活血化瘀、甲磺酸倍他司汀片抗晕止眩、扩血管、小剂量皮质类固醇激素短程消炎、前庭抑制、镇静安神、中医中药等对症支持治疗后，患者眩晕症状无进一步加重，并逐渐缓解，住院 14 d 患者眩晕症状消失，病情好转出院。嘱低盐低脂清淡饮食，防寒保暖，避寒暑，避免过度劳累及剧烈运动，日常调护应注意调畅情志、饮食有节，门诊定期随诊。

案 4

反复头晕、耳鸣 3 年，再发加重 3 d(梅尼埃病)。

[患者一般情况] 姓名：陈某；性别：男性；年龄：42 岁；民族：壮族；婚姻状况：已婚；身高 170 cm，体重 65 kg。出生地：广西桂平；职业：自由职业。入院时间：2016 - 5 - 6；发病节气：立夏；病史陈述者：患者本人。

[主诉] 反复头晕、耳鸣 3 年，再发加重 3 d。

[现病史] 患者于 3 年前无明显诱因出现头晕、视物旋转，伴恶心呕吐数次，呕吐物为胃内容物，非喷射状，无咖啡色样物，并出现左耳耳鸣、听力下降，发作过程中感左耳闷胀不适，自觉心慌、胸闷，无抽搐、意识不清，无头痛、左耳流脓，无恶寒发热，无颈肩酸痛、肢体麻木，无视物模糊、一过性黑矇、晕厥，无言语不利、饮水呛咳、大小便失禁等不适，症状持续约 20 min 可自行缓解，缓解后无不适现象。近 3 年来，上述症状反复出现，平均每年发作 2～3 次，情绪激动、感冒及劳累后容易出现，发作时均有左耳耳鸣、耳部胀满感及听力下降，发作停止后症状消失，与体位改变无明显关系，每次发作持续约半小时，曾至当地医院就诊，考虑“后循环缺血”，予改善循环、营养神经等对症治疗后病情有所改善，但仍反复发作。3 d 前，患者再次出现头晕、视物旋转症状，伴左耳耳鸣、听力下降、耳部闷胀感，心慌、胸闷、冒冷汗，并呕吐胃内容物 1 次，持续约

40 min 症状可逐渐缓解，但缓解后左耳耳鸣现象仍持续存在，自觉左耳发堵，左耳听力未完全恢复，现为求进一步诊治来诊，门诊遂拟"眩晕"收入院。病后，患者精神尚可，纳寐可，二便调，近期体重无明显改变。

［既往史］自诉 20 多岁时曾患"左侧中耳炎"，已治愈。否认有"高血压病""糖尿病""冠心病""肝炎""结核""胃病"等特殊病史。

［个人及家族史］无特殊。

［入院查体］T 37.0℃，P 82 次/分，R 20 次/分，BP 130/80 mmHg。神清，精神可，发育正常，营养中等，形体适中，舌体淡，边有齿痕，苔白腻，脉沉滑，内科查体无异常。神经系统查体：神志清楚，言语清晰流利，问答查体合作。右利手。记忆力、计算力及定向力等高级皮质功能检查均正常。视力、视野粗测正常。双侧眼球活动自如，向右侧注视时可见水平性眼震，无复视。双侧瞳孔等大等圆，直径约 3.0 mm，对光反射灵敏。双侧角膜反射灵敏，无面部感觉障碍，张口下颌居中，下颌反射未引出。双侧额纹、鼻唇沟对称，示齿口角不偏。左耳听力粗测下降，Rinnie 试验阴性，Weber 试验偏右。双侧软腭上抬有力，悬雍垂居中，咽反射存在。双侧转头耸肩有力、对称。伸舌居中，无舌肌萎缩及舌肌震颤。四肢肌力 5 级，肌张力正常，四肢共济运动协调。深浅感觉无异常。双侧腱反射对称存在，病理反射未引出。颈软，无抵抗，脑膜刺激征阴性。

［辅助检查］入院后查血常规、尿常规、大便常规、凝血功能、红细胞沉降率、C 反应蛋白、心脏联合标志物测定、糖化血红蛋白测定、术前免疫检查、甲状腺功能五项、肿瘤标志物测定、血生化、空腹及餐后 2 h 血糖测定均未见明显异常。胸片、心电图、头颅 MRI、鼻咽部 MRI 及颞骨 CT、TCD、颈部血管彩超、心脏彩超、头颈部 CTA、脑干诱发电位等检查均未见明显异常。纯音听阈测定示左耳中频听力下降，感音神经性耳聋。眼震电图检查提示周围性自发性眼震，左侧前庭功能减弱。

【病例分析】

1. 病情特点　① 患者中青年男性，急性起病，病情反复，呈发作性。② 主要表现为突发的头晕、视物旋转，伴恶心呕吐、心慌、胸闷、冒冷汗等不适，并出现左耳耳鸣、听力下降，发作时左耳闷胀感，上述症状反复出现，与活动、情绪及劳累后状态有关，每次持续约半小时，发作时均有耳鸣、听力下降，发作停止后症状消失，与体位改变无明显关系，反复发作。3 d 前眩晕症状再发，左耳耳鸣、听力下降持续不能缓解。无抽搐、意识不清，无头痛，无恶寒发热，无颈肩酸痛、肢体麻木，无视物模糊、一过性黑矇、晕厥，无言语不利、饮水呛咳、大小便失禁等不适症状。③ 既往有"左侧中耳炎"病史、家族史无特殊。④ 入院查体。生命征正常。主要的阳性体征为：神清，双眼向右侧注视时可见水平性眼震，无复视，左耳听力粗测下降，Rinnie 试验阴性，Weber 试验偏右。共济运动协调，无局灶性神经功能缺损的症状体征。⑤ 辅助检查。头颅 MRI、鼻咽部 MRI 及颞骨 CT、TCD、颈部血管彩超、心脏彩超、头颈部 CTA、脑干诱发电位等检查均未见明显异常。纯音听阈测定示左耳中频听力下降，感音神经性耳聋。眼震电图检查提示周围性自发性眼震，左侧前庭功能减弱。

2. 诊断　中医诊断：眩晕，风痰上扰。西医诊断：梅尼埃病。

中医辨病分析：患者因"反复头晕、耳鸣 3 年，再发加重 3 d"入院，病属中医学之"眩晕"范畴，兼见有旋转感，伴有恶心呕吐，舌体淡，边有齿痕，苔白腻，脉沉滑，故证属"风痰上扰"。患者饥饱劳倦，伤于脾胃，健运失司，以致水谷不化精微，聚湿生痰，风阳夹痰，上扰清空，引起眩晕。痰浊上扰，蒙蔽清窍则眩晕发作，视物旋转；痰浊中阻，浊气不降，胸阳不展，故恶心、呕吐；舌体淡，边有齿痕，苔白腻，脉沉滑为风痰上扰证。病位在清窍，与脾、胃密切相关，病性属本虚标实。

（1）西医定位、定性诊断：梅尼埃病。

1）定位诊断：根据患者眩晕、呕吐伴眼震，考虑定位于前庭神经；耳鸣、听力下降、耳部胀满感，考虑定位于蜗神经。患者无中枢性损害的依据，故考虑定位于前庭蜗神经，前庭系统周围性病变。眼震电图结果亦支持上述定位诊断。

2）定性诊断：患者中青年男性，急性起病，病情反复，呈发作性。以反复发作性的眩晕、耳鸣、耳部胀满感及听力下降为主要病情特点，每次发作持续半小时，且耳鸣、听力下降为波动性，反复发作后耳鸣、听力下降持续不能缓解。发作过程中伴恶心呕吐、心慌、胸闷、冒冷汗等明显的自主神经症状，双眼向右侧注视时可诱发出水平性眼震。音叉试验提示左侧感音神经性耳聋，无局灶性神经功能缺损的症状体征。结合听力测定及眼震电图检查结果考虑前庭系统周围性病变，左侧前庭功能亦减弱，故定性。

（2）中医鉴别诊断

1）眩晕与中风相鉴别：后者常表现为突然昏仆，常伴半身不遂，口眼㖞斜，偏瘫失语，意识障碍。该患者无昏仆不省人事，无半身不遂、口眼㖞斜、偏瘫失语、意识障碍等不适，故排除。

2）眩晕与厥证相鉴别：厥证以突然昏仆，不省人事，或伴有四肢厥冷为特点，发作后一般在短时间内逐渐苏醒，醒后无偏瘫、失语、口眼㖞斜等后遗症。严重者也可一厥不复而死亡。眩晕发作严重者也有欲仆或晕旋仆倒表现，与厥证相似，但患者一般神志清楚，而与厥证不同。据此可鉴别。

（3）西医鉴别诊断

1）占位性病变：脑干、小脑等部位的肿瘤、脓肿、结核瘤、寄生虫等，以及其他部位的肿物引起的颅内压增高导致上述脑组织的移位、水肿等，也可引起眩晕，行头颅 MR 检查可以明确诊断。针对占位性病变，本病例头颅 MRI 及鼻咽部 MRI 检查未见水肿占位征象，可鉴别。

2）椎-基底动脉短暂缺血发作：多因头位改变诱发，眩晕同时伴有闪辉、复视、视物变形、颜面和肢体麻木感、头痛、晕厥、猝倒等其他 VB-TIA 症状。间歇期常有角膜反射减弱、短暂眼震、调视和(或)辐辏反射障碍等轻微脑干损害体征。头后仰垂悬床外并分别左右转颈，当健侧椎动脉受压时，可因脑干缺血而出现眼震，脑血流图和脑电图波幅明显下降，眼震电图也可描示出轻微眼震。脑干听觉诱发电位可有脑干功能异常，或多次检查变化不定。常见病因为颈椎增生或外伤、脑动脉硬化、糖尿病、心脏病等。过伸、过屈位的颈椎侧位 X 线片所示的颈椎椎体后缘不同程度的错位或正位张口位的环枢椎间隙狭窄，均有助于确诊。该患者发作时不伴有闪辉、复视、视物变形、颜面和肢体麻木感、头痛、晕厥、猝倒等症状，无颈椎外伤或颈椎病史，脑血管相关方面检查亦未见明显异常，故可排除。

3）良性阵发性位置性眩晕：也称耳石症，即在头位突然变动的过程中发生的为时数秒至 1 min 的短暂眩晕发作，头位静止后不再发作。针对耳石症，本病例眩晕症状虽为发作性，但与体位改变无关，且伴有波动性的耳鸣、听力下降现象，发作时间较长，为时数十分钟，据此可鉴别。

3. 治疗方案

（1）中医治疗

治法：燥湿祛痰，健脾和胃。

方药：半夏白术天麻汤加减。半夏 10 g，白术 10 g，天麻 10 g，茯苓 12 g，甘草 5 g，橘红 6 g，大枣 10 g，生姜 10 g。

每日 1 剂，水煎 400 ml，分早、晚 2 次饭后温服。

针灸取穴：百会，风池（双），头维（双），率谷（双），外关（双），中脘，丰隆（双），阴陵泉（双），悬钟（双）。

毫针针刺，中等刺激，留针 30 min，每日 1 次。

（2）西医治疗

1）清淡饮食。监测血压。眩晕发作时应卧床休息，避免情绪激动、过度劳累及剧烈运动，日常调护应注意调畅情志、饮食有节，保证营养、水分的供给，控制血压，避寒暑。

2）抗晕止眩、改善内耳循环：甲磺酸倍他司汀片。

3）改善循环、活血化瘀、镇静安神、消炎、调节免疫、脱水消肿、前庭抑制、中医中药及前庭康复等对症支持治疗。

4. 住院治疗经过及其转归　入院后经予以前庭康复治疗，并辅以改善循环、活血化瘀、甲磺酸倍他司汀片抗晕止眩扩血管、改善内耳循环、

小剂量皮质类固醇激素 3 d 内消炎、调节免疫、短时应用 50%葡萄糖注射液脱水减轻迷路水肿及镇静安神、前庭抑制剂应用、中医中药等对症支持治疗后，患者眩晕无再发，左侧耳鸣明显减轻，左耳听力有所恢复，但未能恢复至正常，住院 10 d 患者病情好转出院。嘱低盐低脂清淡饮食，防寒保暖，避寒暑，避免过度劳累及剧烈运动、情绪波动，日常调护应注意调畅情志、饮食有节，如病情反复，左耳听力明显下降或完全丧失，可佩戴助听器，门诊定期随诊。

案 5

反复头晕、视物旋转伴右上肢麻痛 3 d(椎-基底动脉短暂缺血发作，颈性眩晕)。

［患者一般情况］姓名：胡某；性别：女性；年龄：38 岁；民族：汉族；婚姻状况：已婚；身高 162 cm，体重 52 kg。出生地：广西柳州；职业：的士司机。入院时间：2016－7－8；发病节气：小暑；病史陈述者：患者本人。

［主诉］反复头晕、视物旋转伴右上肢麻痛 3 d。

［现病史］患者于 3 d 前向右侧转颈时突然出现头晕、视物旋转，伴恶心呕吐 1 次，呕吐物为胃内容物，非喷射状，无咖啡色样物，心慌、胸闷，无肢体乏力，无抽搐，无头痛、发热等，患者不敢睁眼及活动，闭目静卧约半小时症状缓解。上述症状反复出现，与体位改变有关，通常于低头、仰头位及向右侧转颈时明显，伴颈肩部胀痛不适，右上肢麻痛，有时行走不稳，易向右侧偏斜，每次持续约半小时至 1 h 缓解，发作间歇期无明显不适，无抽搐、意识不清，无头痛、耳鸣耳聋、耳部胀满感，无恶寒发热，无视物模糊、一过性黑矇、晕厥，无肢体乏力，无言语不利、饮水呛咳、大小便失禁等不适，夜间睡眠欠佳。现为求进一步诊治来院，门诊拟“后循环缺血，颈椎病?”收入科。病后，患者精神尚可，纳可，寐差，二便调，近期体重无明显改变。

［既往史］平素体健。否认有“高血压病”“糖尿病”“冠心病”“肝炎”“结核”“胃病”等特殊病史。

［个人及家族史］无特殊。

［入院查体］T 36.7℃，P 85 次/分，R 20 次/分，BP 130/78 mmHg。神清，精神可，发育正常，营养中等，形体适中，舌体淡，苔白，脉弦滑，内科查体无异常。神经系统查体：神志清楚，言语清晰流利，问答查体合作。右利手。记忆力、计算力及定向力等高级皮质功能检查均正常。视力、视野粗测正常。双侧眼球活动自如，无眼震及复视。双侧瞳孔等大等圆，直径约 3.0 mm，对光反射灵敏。双侧角膜反射灵敏，无面部感觉障碍，张口下颌居中，下颌反射未引出。双侧额纹、鼻唇沟对称，示齿口角不偏。听力粗测正常，Rinnie 试验阴性，Weber 试验居中。双侧软腭上抬有力，悬雍垂居中，咽反射存在。双侧转头耸肩有力、对称，未见胸锁乳突肌、斜方肌萎缩。伸舌居中，无舌肌萎缩及舌肌震颤。四肢肌力 5 级，肌张力正常，右上肢指鼻试验欠稳准，龙贝格征(+)，向右侧稍摇晃，余共济运动协调。深浅感觉无异常。右上肢腱反射稍活跃，余肢体腱反射正常，右侧霍夫曼征、罗索利莫征(+)，余病理反射未引出。颈项部肌肉紧张，脑膜刺激征阴性。C_2～C_5 棘突及右侧椎旁压痛、叩痛，颈部活动稍受限，右侧转颈诱发眩晕试验(+)，压颈试验(+)，右侧臂丛牵拉试验(+)。

［辅助检查］入院后查血常规、尿常规、大便常规、凝血功能、红细胞沉降率、C 反应蛋白、心脏联合标志物测定、糖化血红蛋白测定、术前免疫检查、甲状腺功能五项、肿瘤标志物测定、血生化、空腹及餐后 2 h 血糖测定均未见明显异常。胸片、心电图、头颅 MRI、眼震电图、心脏彩超等检查均未见明显异常。TCD 示右侧大脑中动脉、椎-基底动脉系统血流速度增快。颈部血管彩超示双侧颈总动脉内中膜粗糙；右侧椎动脉内径偏细；双侧颈总动脉、颈内动脉、颈外动脉、左椎动脉及双侧颈内静脉血流充盈好。头颈部 CTA 示右侧椎动脉迂曲延长、变细。颈椎正侧位+双斜位+过屈过伸位+开口位片示颈椎病(颈椎曲度反弓改变，C_2～C_6 椎间隙变窄、椎体前缘骨质增生改变，颈椎序列尚稳定，右侧 C_2/C_3、C_3/C_4、C_4/C_5 椎间孔变窄，齿状突右偏)(图 7－4)。颈

椎MRI示颈椎退行性变(颈椎间盘变性并 C_2/C_3、C_3/C_4、C_4/C_5、C_5/C_6 椎间盘突出,颈椎骨质增生)。

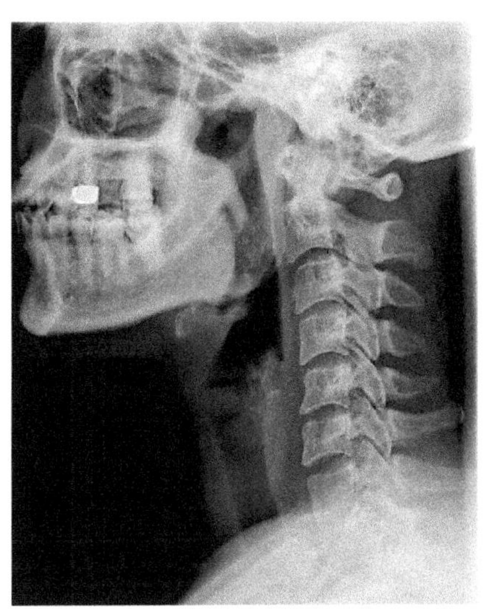

图7-4 颈椎正侧位片示颈椎后弓改变,颈椎病

【病例分析】

1. 病情特点 ① 患者青年女性,急性起病,病情反复。② 主要表现为突发的头晕、视物旋转,伴恶心呕吐、心慌、胸闷等不适,上症反复出现,与体位改变有关,通常于低头、仰头位及向右侧转颈时明显,伴颈肩部胀痛不适,右上肢麻痛,有时行走不稳,易向右侧偏斜,每次持续约半小时至1 h缓解,无抽搐、意识不清,无头痛、耳鸣耳聋、耳部胀满感,无恶寒发热,无视物模糊、一过性黑矇、晕厥,无肢体乏力,无言语不利、饮水呛咳、大小便失禁等不适,夜间睡眠欠佳。③ 职业为的士司机,既往史、家族史无特殊。④ 入院查体。生命体征正常。主要的阳性体征为:神清,右上肢腱反射稍活跃,右侧霍夫曼征、罗索利莫征(+)。C_2~C_5 棘突及右侧椎旁压痛、叩痛,颈部活动稍受限,右侧转颈诱发眩晕试验(+),压颈试验(+),右侧臂丛牵拉试验(+)。无局灶性神经功能缺损的症状体征。⑤ 辅助检查。头颅MRI、眼震电图无异常。TCD示右侧大脑中动脉、椎-基底动脉系统血流速度增快。颈部血管彩超示右侧椎动脉内径偏细。头颈部CTA示右侧椎动脉迂曲延长、变细。颈椎X线片示颈椎病(颈椎曲度反弓改变,C_2~C_6 椎间隙变窄、椎体前缘骨质增生改变,颈椎序列尚稳定,右侧 C_2/C_3、C_3/C_4、C_4/C_5 椎间孔变窄,齿状突右偏)。颈椎MRI示颈椎退行性变。

2. 诊断 中医诊断:眩晕,风痰上扰。西医诊断:① 椎-基底动脉短暂缺血发作(颈性眩晕)。② 颈椎病(混合型)。

中医辨病分析:患者因"反复头晕、视物旋转伴右上肢麻痛3 d"入院,病属中医学之"眩晕"范畴,兼见有旋转感,伴有恶心呕吐、呕吐痰涎,舌质暗淡,苔白腻,脉沉滑,故证属"风痰上扰"。患者饥饱劳倦,伤于脾胃,健运失司,以致水谷不化精微,聚湿生痰,风阳夹痰,上扰清空,引起眩晕。痰浊上扰,蒙蔽清窍则眩晕发作,视物旋转;痰浊中阻,浊气不降,胸阳不展,故恶心、呕吐;舌体淡,边有齿痕,苔白腻,脉沉滑为风痰上扰。病位在清窍,与脾、胃密切相关,病性属本虚标实。

(1) 西医定位、定性诊断:椎-基底动脉短暂缺血发作(颈性眩晕)。

1) 定位诊断:根据患者眩晕、呕吐、右侧共济失调,考虑定位于前庭神经核或其联系纤维。患者向右侧转颈时症状明显,结合TCD、颈部血管超声及头颈部CTA等血管方面检查,存在右侧椎动脉迂曲、变细,右侧椎-基底动脉系统供血减少改变,故血管病变属于右侧椎-基底动脉系统。

2) 定性诊断:患者青年女性,急性起病,病情反复。以反复发作性的眩晕、呕吐为主要病情特点,症状与体位改变有关,通常于低头、仰头位及向右侧转颈时明显,伴颈肩部胀痛不适,右上肢麻痛,有时行走不稳,易向右侧偏斜,每次持续约半小时至1 h缓解,夜间睡眠欠佳。发作过程中伴随有恶心呕吐、心慌、胸闷等自主神经症状,发作间歇期无局灶性神经功能缺损的症状体征遗留。体征上存在右上肢腱反射活跃,右侧霍夫曼征、罗索利莫征(+)。颈椎压痛、叩痛,颈部活动受限,右侧转颈诱发眩晕试验(+),压颈试验(+),颈项部肌肉紧张,右侧臂丛牵拉试验(+),右侧共济失调等,结合TCD、颈部血管彩超、头颈部CTA、颈椎X线、MRI等检查结果,头颅MRI

检查未见新发缺血梗死灶，支持上述定性诊断。考虑前庭系统中枢性病变，病因为颈椎病（混合型）。

（2）中医鉴别诊断

1）眩晕与中风相鉴别：后者常表现为突然昏仆，常伴半身不遂，口眼㖞斜，偏瘫失语，意识障碍。该患者无昏仆不省人事，无半身不遂、口眼㖞斜、偏瘫失语、意识障碍等不适，故排除。

2）眩晕与厥证相鉴别：厥证以突然昏仆，不省人事，或伴有四肢厥冷为特点，发作后一般在短时间内逐渐苏醒，醒后无偏瘫、失语、口眼㖞斜等后遗症。严重者也可一厥不复而死亡。眩晕发作严重者也有欲仆或晕旋仆倒表现，与厥证相似，但患者一般神志清楚，而与厥证不同。据此可鉴别。

（3）西医鉴别诊断

1）占位性病变：脑干、小脑等部位的肿瘤、脓肿、结核瘤、寄生虫等，以及其他部位的肿物引起的颅内压增高导致上述脑组织的移位、水肿等，也可引起眩晕，行头颅 MR 检查可以明确诊断。针对占位性病变，本病例头颅 MRI 及鼻咽部 MRI 检查未见水肿占位征象，可鉴别。

2）良性阵发性位置性眩晕：也称耳石症，即在头位突然变动的过程中发生的为时数秒至 1 min 的短暂眩晕发作，头位静止后不再发作。针对耳石症，本病例眩晕症状虽为发作性，且与体位改变有关，但其发作时间较长，持续半小时以上，且入院相关检查发现存在与相应症状体征相吻合的血管及颈椎改变，眼震电图检查无异常，据此可鉴别。

3）脑干梗死：通常呈急性起病，出现局灶性神经功能缺损的症状体征，有高血压病史，眩晕、共济失调症状可持续存在，头颅 MRI 检查可见相应部位的缺血梗死灶，该患者局灶性神经功能缺损的症状体征呈发作性，发作间歇期无后遗症状遗留，头颅 MRI 检查未见新发缺血梗死灶，故排除。

3. *治疗方案*

（1）中医治疗

治法：燥湿祛痰，健脾和胃。

方药：半夏白术天麻汤加减。半夏 10 g，白术 10 g，天麻 10 g，茯苓 12 g，甘草 5 g，橘红 6 g，大枣 10 g，生姜 10 g。

每日 1 剂，水煎 400 ml，分早、晚 2 次饭后温服。

针灸取穴：百会，风池（双），颈百劳（双），肩井（右），天宗（右），肩髃（右），曲池（右），外劳宫（右），中脘，丰隆（双），阴陵泉（双），悬钟（双）。

毫针针刺，中等刺激，留针 30 min，每日 1 次。

（2）西医治疗

1）清淡饮食。监测血压。眩晕发作时应卧床休息，避免情绪激动、过度劳累及剧烈运动，卧圆枕，日常调护应注意调畅情志、饮食有节，保证营养、水分的供给，避寒暑，注意颈部保暖。

2）抗晕止眩、活血扩血管、解痉治疗：甲磺酸倍他司汀片。

3）缓解肌肉痉挛：替扎尼定片、巴氯芬片或盐酸乙哌立松片等。

4）理疗：缓解肌肉痉挛、粘连松解术、颈椎牵引、针灸等治疗。

5）可请骨科会诊明确有无手术指征以进一步改善病情。

4. *住院治疗经过及其转归* 入院后请骨科会诊，考虑无手术指征，内科保守治疗予以改善循环、活血化瘀通络、甲磺酸倍他司汀片抗晕止眩、解除血管痉挛，镇静安神，中医中药，以及辅以肌肉粘连松解术、颈椎牵引、手指点穴、辨证针灸等综合治疗，住院 14 d，患者无眩晕发作，颈项部疼痛及右上肢麻痛症状明显减轻，病情好转出院。嘱低盐低脂清淡饮食，适当活动颈部，避免长时间保持一固定姿势，注意颈部保暖，避免过度劳累及剧烈运动，卧圆枕以利于颈椎曲度的恢复，注意日常保健。门诊定期随诊。

案 6

突发头晕、视物旋转伴右上肢乏力 1 d（锁骨下动脉盗血综合征）。

［患者一般情况］姓名：黎某；性别：男性；年龄：52 岁；民族：汉族；婚姻状况：已婚；身高 168 cm，体重 68 kg。出生地：广西全州；职业：

退休职工。入院时间：2017－2－18；发病节气：雨水；病史陈述者：患者本人。

[主诉] 突发头晕、视物旋转伴右上肢乏力1 d。

[现病史] 患者于今日晨起突然出现头晕、视物旋转，伴恶心想吐，右上肢乏力、活动欠灵活，尚可持物，行走正常。平卧休息10余分钟后头晕症状较前缓解，无视物旋转感，仍有持续性头晕，右上肢乏力症状改善不明显，无头痛、呕吐，无抽搐、意识不清，无耳鸣耳聋、耳部胀满感，无恶寒发热，无视物模糊、一过性黑矇、晕厥，无言语不利、饮水呛咳、大小便失禁等不适，现为求进一步诊治来院，门诊行头颅CT检查未见明显异常，遂拟"急性脑血管意外?"收入科。病后，患者精神尚可，纳寐可，二便调，近期体重无明显改变。

[既往史] 有高血压病史8年，血压最高达170/90 mmHg，间断服用厄贝沙坦片降压，血压控制欠佳；有糖尿病病史3年，平素服盐酸二甲双胍片及阿卡波糖片降糖，血糖波动不稳。否认有"冠心病""肝炎""结核""胃病"等特殊病史。既往无类似病史。

[个人史] 吸烟30年，平均20支/日，平素少量饮酒，不成瘾。

[家族史] 无特殊。

[入院查体] T 36.6℃，P 80次/分，R 20次/分，左上肢BP 150/90 mmHg，右上肢BP 120/60 mmHg。右侧桡动脉搏动减弱，左侧搏动正常。神清，精神可，发育正常，营养中等，形体适中，双上肢皮温不一，右上肢皮温低，右上肢肢端发凉。舌淡，苔白腻，脉弦滑，内科查体无异常。神经系统查体：神志清楚，言语清晰流利，问答查体合作。右利手。记忆力、计算力及定向力等高级皮质功能检查均正常。视力、视野粗测正常。双侧眼球活动自如，无眼震及复视。双侧瞳孔等大等圆，直径约3.0 mm，对光反射灵敏。双侧角膜反射灵敏，无面部感觉障碍，张口下颌居中，下颌反射未引出。双侧额纹、鼻唇沟对称，示齿口角不偏。听力粗测正常，Rinnie试验阴性，Weber试验居中。双侧软腭上抬有力，悬雍垂居中，咽反射存在。双侧转头耸肩有力、对称，未见胸锁乳突肌、斜方肌萎缩。伸舌居中，无舌肌萎缩及舌肌震颤。右上肢肌力4级，余肢体肌力5级，四肢肌张力正常，右侧指鼻、跟膝胫试验欠稳准，龙贝格征(＋)，向右侧稍摇晃，左侧共济运动协调。深浅感觉无异常。四肢腱反射对称存在，病理反射未引出。颈软，无抵抗，脑膜刺激征阴性。右锁骨上窝听诊区可闻及收缩期血管杂音。

[辅助检查] 入院后查血常规、尿常规、大便常规、凝血功能、红细胞沉降率、C反应蛋白、心脏联合标志物测定均正常。糖化血红蛋白测定6.8%↑。生化全套：总胆固醇6.1 mmol/L↑，低密度脂蛋白3.44 mmol/L↑，空腹血糖7.2 mmol/L↑，余正常。餐后2 h血糖11.8 mmol/L↑。心电图、头颅CT正常。头颅MRI＋DWI示右侧放射冠区陈旧性腔隙性脑梗死，右顶叶少许缺血灶。颈部血管超声检查示双侧颈总动脉、颅外段颈内动脉、颈外动脉粥样硬化伴斑块形成。右侧椎动脉呈逆向血流，需除外右锁骨下动脉盗血综合征。TCD示高阻频谱脑血流频谱改变，右侧锁骨下动脉近段病变可能，左侧颈内动脉病变。头颈部CTA示颈动脉粥样硬化，并右锁骨下动脉近段、左侧颈内动脉起始部重度狭窄，右侧颈内动脉起始部、左侧椎动脉开口中度狭窄及右侧椎动脉开口轻度狭窄；脑动脉硬化(图7－5)。椎颈动脉DSA示颈脑部血管多发硬化狭窄：左椎开口轻度狭窄，右椎开口轻度狭窄，左椎动脉血流经基底动脉逆流入右椎动脉；右侧锁骨下动脉开口重度狭窄(90%左右)(图7－6)；右颈内动脉起始部中度狭窄，左颈内动脉起始部轻中度狭窄，左侧大脑前动脉未见显影，右侧大脑后动脉未见显影，前交通动脉未见显影，左侧大脑中动脉仅由左侧颈内动脉供血，余脑血管造影未见明显异常。

【病例分析】

1. 病情特点　① 患者中年男性，急性发病。② 主要表现为突发的头晕、视物旋转，伴恶心想吐，右上肢乏力。无头痛、呕吐，无抽搐、意识不清，无耳鸣耳聋、耳部胀满感，无恶寒发热，无视物模糊、一过性黑矇、晕厥，无言语不利、饮水呛

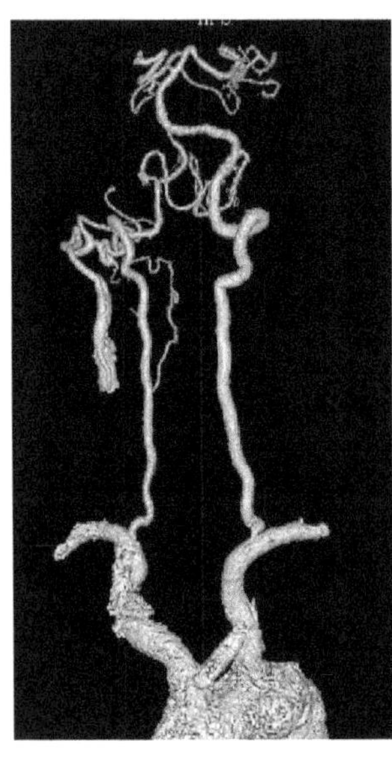
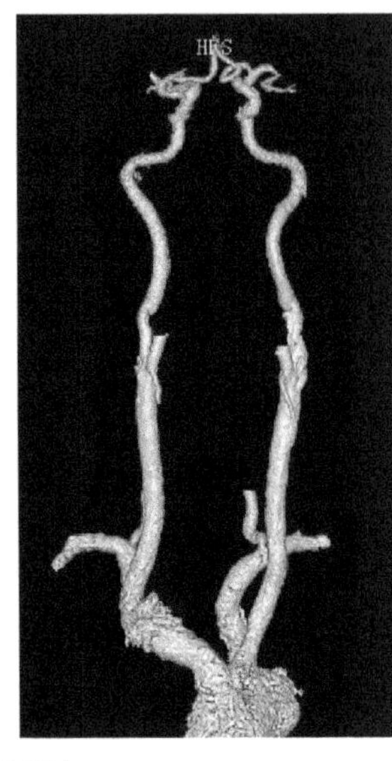

图 7－5　头颈部 CTA

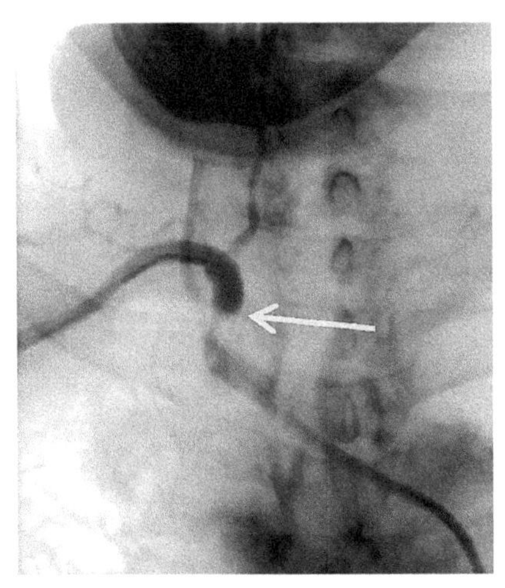

图 7－6　DSA 示右侧锁骨下动脉重度狭窄

咳、大小便失禁等不适。③ 既往有“高血压、糖尿病”病史，血压最高达 170/90 mmHg，血压、血糖均控制不佳。④ 有吸烟嗜好。⑤ 主要的阳性体征为：左上肢 BP 150/90 mmHg，右上肢 BP 120/60 mmHg，右侧桡动脉搏动减弱，左侧搏动正常。双上肢皮温不一，右上肢皮温低，右上肢肢端发凉。右上肢肌力 4 级，右侧指鼻试验、跟膝胫试验欠稳准，龙贝格征(＋)，向右侧稍摇晃。右锁骨上窝听诊区可闻及收缩期血管杂音。ESRS 评分 3 分。⑥ 辅助检查。糖化血红蛋白测定 6.8%↑。生化全套：总胆固醇 6.1 mmol/L↑，低密度脂蛋白 3.44 mmol/L↑，空腹血糖 7.2 mmol/L↑，余正常。餐后 2 h 血糖 11.8 mmol/L↑。心电图、头颅 CT 正常。颈部血管超声检查示双侧颈总动脉、颅外段颈内动脉、颈外动脉粥样硬化伴斑块形成。右侧椎动脉呈逆向血流，需除外右锁骨下动脉盗血综合征。TCD 示高阻频谱脑血流频谱改变；右侧锁骨下动脉近段病变可能；左侧颈内动脉病变。头颈部 CTA 示颈动脉粥样硬化，并右锁骨下动脉近段、左侧颈内动脉起始部重度狭窄，右侧颈内动脉起始部、左侧椎动脉开口中度狭窄及右侧椎动脉开口轻度狭窄；脑动脉硬化。椎颈动脉 DSA 示颈脑部血管多发硬化狭窄：左椎开口轻度狭窄，右椎开口轻度狭窄，左椎动脉血流经基底动脉逆流入右椎动脉；右侧锁骨下动脉开口重度狭窄(90%左右)。

2. 诊断　中医诊断：眩晕，风痰上扰。西医诊断：① 右锁骨下动脉盗血综合征。② 高血压病 2 级，很高危组。③ 糖尿病。④ 脂代谢异常。⑤ 头颈动脉硬化。

中医辨病分析：患者因“突发头晕、视物旋转伴右上肢乏力 1 d”入院，病属中医学之“眩晕”范畴，兼见有旋转感，伴有恶心，舌淡，苔白腻，脉弦滑，故证属“风痰上扰”。患者饮食不节，饥饱劳倦，伤于脾胃，健运失司，以致水谷不化精微，聚湿生痰，风阳夹痰，上扰清空，引起眩晕。痰浊上扰，蒙蔽清窍则眩晕发作，视物旋转；痰浊中阻，浊气不降，胸阳不展，故胸闷作恶；舌淡，苔白腻，脉弦滑为风痰上扰证。病位在清窍，与脾、胃密切相关，病性属本虚标实。

(1) 西医定位、定性诊断：右锁骨下动脉盗血综合征。

1) 定位诊断：根据患者右侧上肢血压比左侧低 20 mmHg，右侧上肢无力、发凉、桡动脉搏动减弱，右锁骨上窝听诊区可闻及收缩期血管杂音，考虑定位于右侧锁骨下动脉。结合 TCD、颈部血管超声、头颈部 CTA、DSA 等血管检查结果，进一步支持上述定位。

2) 定性诊断：患者中年男性，急性发病。主要表现为突发的头晕、视物旋转，伴恶心想吐，右上肢乏力。主要的阳性体征存在：患侧上肢血压比健侧低 20 mmHg，患侧上肢无力、发凉、桡动脉搏动减弱，患侧锁骨上窝听诊区可闻及收缩期血管杂音，头颅 CT 未见出血灶，头颅 MRI 未见新发缺血梗死灶，结合TCD、颈部血管超声、头颈部CTA、DSA等血管检查结果，考虑存在右侧锁骨下动脉盗血、椎-基底动脉供血不足表现。患者既往有高血压、糖尿病史，入院后查血脂异常，是脑血管病发生的危险因素，故定性诊断考虑右侧锁骨下动脉盗血、椎-基底动脉供血不足，病因考虑为动脉粥样硬化性。

（2）中医鉴别诊断

1）眩晕与头痛相鉴别：头痛与头晕可单独出现，也可同时出现。眩晕以内伤为主，头痛之病因有外感与内伤。临床表现，头痛以疼痛为主，眩晕则以昏眩为主。结合该患者起病急，以急性发作的眩晕、呕吐为主要特点，且患者病后无头痛表现，故排除。

2）眩晕与厥证相鉴别：厥证以突然昏仆，不省人事，或伴有四肢厥冷为特点，发作后一般在短时间内逐渐苏醒，醒后无偏瘫、失语、口眼㖞斜等后遗症。严重者也可一厥不复而死亡。眩晕发作严重者也有欲仆或晕旋仆倒表现，与厥证相似，但患者一般神志清楚，而与厥证不同。据此可鉴别。

（3）西医鉴别诊断

1）脑出血：通常呈急性起病，出现局灶性神经功能缺损的症状体征，有高血压病史，与本病患者的临床表现相符。但脑出血患者通常为活动中或情绪激动后发病，头颅CT上可见高密度影，而本病患者于安静状态下发病，发病时无头痛、恶心呕吐等颅高压征象，头颅CT检查未见高密度影，据此可排除脑出血。

2）颅内占位性病变：颅内肿瘤、脑脓肿、慢性硬膜下血肿等颅内占位性病变亦可引起局灶性神经功能缺损的症状体征，但肿瘤一般进展较缓慢，脓肿多有感染表现，慢性硬膜下血肿多有外伤史，头颅CT或MRI可见颅内水肿占位征象，该患者头颅CT或MRI上未见水肿占位征象，据此可鉴别。

3. 治疗方案

（1）中医治疗

治法：燥湿祛痰，健脾和胃。

方药：半夏白术天麻汤加减。半夏10 g，白术10 g，天麻10 g，茯苓12 g，甘草5 g，橘红6 g，大枣10 g，生姜10 g。

每日1剂，水煎400 ml，分早、晚2次饭后温服。

针灸取穴：百会，风池（双），颈百劳（双），肩井（右），肩髃（右），臂臑（右），曲池（右），外劳宫（右），中脘，丰隆（双），阴陵泉（双），悬钟（双）。

毫针针刺，中等刺激，留针30 min，每日1次。

（2）西医治疗

1）内科治疗：① 抗血小板聚集治疗。如无出、凝血障碍，可同时服用阿司匹林肠溶片与硫酸氢氯吡格雷片双联抗血小板聚集治疗，同时也为行血管内介入治疗做好血管准备。② 调脂稳斑、抗动脉硬化。他汀类药物。③ 控制血压、血糖，不宜过度降压。④ 脑保护治疗。⑤ 一般治疗及健康宣教、护理方案。低盐低脂糖尿病饮食，控制血压、血糖并严密监测血压、血糖控制情况，维持水、电解质平衡，积极防治并发症等。⑥ 早期康复治疗。

2）外科介入治疗：行血管内介入治疗如支架置入术等改善病情。

4. 住院治疗经过及其转归 入院后予患者行右锁骨下动脉＋右颈内动脉选择性动脉造影＋球囊扩张、支架置入术治疗，术后予尼莫地平注射液解痉，预防脑血管痉挛，阿司匹林肠溶片＋硫酸氢氯吡格雷片双联抗血小板聚集，予他汀类药物调脂稳斑、抗动脉硬化，吸氧，监测生命征，控制血压、血糖，中医中药联合治疗等处理，患者头晕、乏力症状消失，病情较稳定。住院12 d后患者病情好转出院，嘱低盐低脂糖尿病饮食，远离吸烟场所，避免吸二手烟，术后双抗治疗至少3个月，控制并监测血压、血糖、血脂、血清同型半胱氨酸及各项脑血管病危险因素相关指标，门诊定期随诊。

案7

左侧耳鸣、听力下降半年，加重伴眩晕1周（听神经瘤）。

［患者一般情况］姓名：秦某；性别：男性；年龄：51岁；民族：汉族；婚姻状况：已婚；身高

169 cm，体重 70 kg。出生地：广西梧州；职业：自由职业者。入院时间：2015－9－18；发病节气：白露；病史陈述者：患者本人。

［主诉］左侧耳鸣、听力下降半年，加重伴眩晕 1 周。

［现病史］患者于半年前无明显诱因出现左侧耳鸣，呈持续性，伴左耳听力下降，无肢体乏力、抽搐，无发热，无头晕、视物旋转，无头痛、呕吐，无言语不利、饮水呛咳等不适，曾于当地医院耳鼻喉科门诊就诊，行听力检查提示“左耳感音神经性聋”，予改善循环、营养神经等对症处理后症状无明显缓解，左耳听力进行性下降。1 周前散步过程中，患者突发头晕、视物旋转，伴恶心想吐，坐下休息约数分钟，上症逐步改善，无视物旋转，但头晕症状持续存在，1 周来患者逐渐出现行走不稳，行走向左侧偏斜，左眼闭合不全、口角歪斜，左面部麻木，无肢体乏力，无头痛、呕吐，无言语不利、饮水呛咳，无抽搐、意识不清、尿便失禁等。现为求进一步诊治来院，门诊拟“多颅神经麻痹”收入科。病后，患者精神尚可，纳寐欠佳，二便调，近期体重无明显改变。

［既往史］平素体健。

［个人史］无特殊。

［家族史］无特殊。

［入院查体］T 36.8℃，P 82 次/分，R 20 次/分，BP 130/90 mmHg。神清，精神可，发育正常，营养中等，形体适中。舌淡，苔薄白，脉细弱，内科查体无异常。神经系统查体：神志清楚，言语清晰流利，问答查体合作。右利手。记忆力、计算力及定向力等高级皮质功能检查均正常。视力、视野粗测正常。双侧眼球活动自如，无眼震及复视。双侧瞳孔等大等圆，直径约 3.0 mm，对光反射灵敏。双侧角膜反射灵敏，左侧面部痛、温觉减退，张口下颌居中，下颌反射未引出。左侧额纹消失、鼻唇沟变浅，左眼闭合不全，露白约 4.0 mm，示齿口角向右侧偏斜。左耳听力粗测下降，Rinnie 试验阴性，Weber 试验偏左。双侧软腭上抬有力，悬雍垂居中，咽反射存在。双侧转头耸肩有力、对称，未见胸锁乳突肌、斜方肌萎缩。伸舌居中，无舌肌萎缩及舌肌震颤。四肢肌力 5 级，四肢肌张力正常，左侧指鼻试验、跟膝胫试验欠稳准，龙贝格征（＋），向左侧稍摇晃，右侧共济运动协调。躯体深浅感觉无异常。四肢腱反射对称存在，右侧巴宾斯基征（＋），余病理反射未引出。颈软，无抵抗，脑膜刺激征阴性。

［辅助检查］入院后查血常规、尿常规、大便常规、凝血功能、红细胞沉降率、C 反应蛋白、心脏联合标志物测定、血生化、糖化血红蛋白测定、空腹血糖、餐后 2 h 血糖、肿瘤标志物测定等均未见明显异常。心电图正常。头颅 CT 提示左侧桥小脑角占位，性质待定，建议头颅 MRI＋增强进一步明确。头颅 MRI＋增强示左侧桥小脑角占位，考虑听神经瘤可能性大（图 7－7）。脑干听觉诱发电位提示听神经传导通路中枢段受损。纯音听阈测定示左耳感音神经性聋。

【病例分析】

1. 病情特点　① 患者中年男性，慢性起病，病情逐渐进展、加重。② 主要表现为进行性加重的左侧耳鸣、听力下降，伴左眼闭合不全、口角歪斜、左侧面部麻木感，头晕、视物旋转、行走不稳等，行走向左侧偏斜。无肢体乏力，无头痛、呕吐，无言语不利、饮水呛咳，无抽搐、意识不清、尿便失禁等。③ 既往史、个人史、家族史无特殊。④ 主要的阳性体征为：BP 130/90 mmHg。左侧面部痛、温觉减退。左侧额纹消失、鼻唇沟变浅，左眼闭合不全，露白约 4.0 mm，示齿口角向右侧偏斜。左耳听力粗测下降，Rinnie 试验阴性，Weber 试验偏左。左侧指鼻试验、跟膝胫试验欠稳准，龙贝格征（＋），向左侧稍摇晃，右侧巴宾斯基征（＋）。⑤ 辅助检查。头颅 MRI＋增强示左侧桥小脑角占位，考虑听神经瘤可能性大。

2. 诊断　中医诊断：眩晕，气血亏虚。西医诊断：左侧桥小脑角占位（听神经瘤）。

中医辨病分析：患者因“左侧耳鸣、听力下降半年，加重伴眩晕 1 周”入院，病属于中医学之“眩晕”范畴，舌淡，苔薄白，脉细弱，故证属“气血亏虚证”。患者脾胃虚弱，不能健运水谷、气血生化乏源，以致气血两虚，气虚则清阳不展，血虚则脑失所养发生眩晕。舌淡，脉细弱均为气血两虚之象。病位在清窍，与脾、胃密切相关，病性

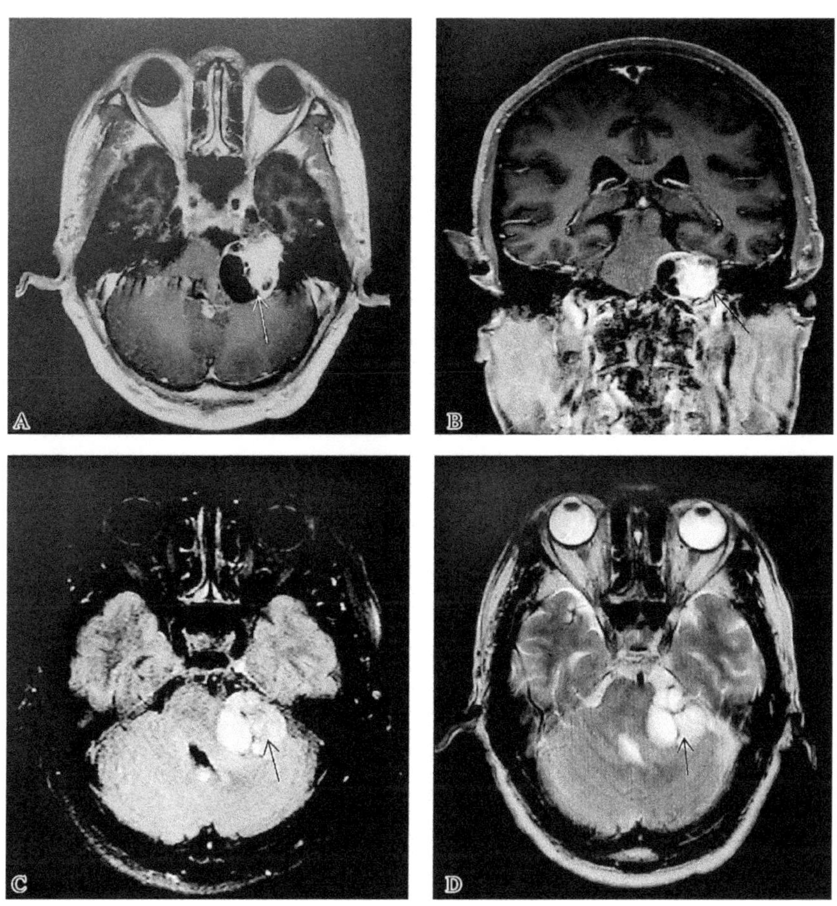

图 7-7 头颅 MRI+增强

A、B. 头颅 MRI+增强；C. Flair；D. 头颅 MRI T2 加权，均提示左侧桥小脑角占位，瘤内混杂密度影，有强化

属虚。

（1）西医定位、定性诊断：左侧桥小脑角占位（听神经瘤）。

1）定位诊断：根据患者左侧耳鸣、听力下降、行走不稳，脑干诱发电位提示听神经传导通路中枢段受损，故考虑定位于前庭蜗神经核或其联系纤维；左侧面部痛、温觉减退，考虑定位于左侧三叉神经脊束核；左侧周围性面神经麻痹考虑定位于左侧面神经核；左侧共济失调，考虑定位于左侧小脑或其联系纤维；右侧病理征阳性，考虑定位于左侧皮质脊髓束。综合考虑，患者同时存在左侧前庭蜗神经、左侧面神经及三叉神经核性损害，同侧共济失调及对侧病理征阳性，结合解剖部位及长束走行的特点，依据入院后头颅 MRI+增强扫描结果，解剖定位考虑左侧桥小脑角。

2）定性诊断：患者中年男性，慢性起病，病情逐渐进展、加重。主要表现为进行性加重的左侧耳鸣、听力下降，伴左眼闭合不全、口角歪斜、左侧面部麻木感，头晕、视物旋转、行走不稳等，行走向左侧偏斜。有明确多颅神经损害的症状体征，结合头颅 MRI+增强扫描结果，故定性诊断为左侧桥小脑角占位性病变（听神经瘤可能性大）。

（2）中医鉴别诊断

1）眩晕与头痛相鉴别：头痛与头晕可单独出现，也可同时出现。眩晕以内伤为主，头痛之病因有外感与内伤。临床表现，头痛以疼痛为主，眩晕则以昏眩为主。结合该患者起病急，以急性发作的眩晕、呕吐为主要特点，且患者病后无头痛表现，故排除。

2）眩晕与厥证相鉴别：厥证以突然昏仆，不省人事，或伴有四肢厥冷为特点，发作后一般在短时间内逐渐苏醒，醒后无偏瘫、失语、口眼㖞斜等后遗症。严重者也可一厥不复而死亡。眩晕发作严重者也有欲仆或晕旋仆倒表现,与厥证相似,但患者一般神志清楚,而与厥证不同。据此可鉴别。

(3) 西医鉴别诊断

1) 脑出血:通常呈急性起病,出现局灶性神经功能缺损的症状体征,有高血压病史,与本病患者的临床表现相符。但脑出血患者通常为活动中或情绪激动后发病,头颅CT上可见高密度影,而本病患者起病较缓慢,病情逐渐进展加重,头颅MRI检查可见明确的强化、占位征象,未见出血灶,据此可排除脑出血。

2) 脑干梗死:通常呈急性起病,出现局灶性神经功能缺损的症状体征,有高血压病史,眩晕、共济失调症状可持续存在,头颅MRI检查可见相应部位的缺血梗死灶。该患者无高血压病等脑血管病相关危险因素,入院后头颅MRI检查未见颅内存在新发缺血梗死灶,故排除。

3. 治疗方案

(1) 中医治疗

治法:补益气血,健运脾胃。

方药:八珍汤加减。党参15 g,黄芪20 g,白术10 g,茯苓10 g,当归10 g,川芎10 g,熟地黄12 g,生白芍药10 g,肉桂9 g,枸杞子10 g,怀牛膝15 g,炙甘草6 g。

每日1剂,水煎400 ml,分早、晚2次饭后温服。

或归脾汤加减。党参15 g,黄芪20 g,白术10 g,茯苓10 g,酸枣仁10 g,龙眼肉10 g,木香10 g,甘草10 g,当归6 g,远志10 g,大枣10 g,生姜10 g。

每日1剂,水煎400 ml,分早、晚2次饭后温服。

针灸取穴:百会,阳白(左),下关(左),地仓(左),听宫(左),翳风(左),合谷(双),足三里(双),血海(双),三阴交(双),气海,关元。

毫针针刺,中等刺激,留针30 min,每日1次。

(2) 西医治疗

1) 内科保守治疗:① 脱水降颅压。可用20%甘露醇,亦可用甘油果糖、呋塞米或人血白蛋白脱水。② 脑保护治疗。③ 一般治疗及健康宣教、护理方案。低盐低脂清淡饮食,加强营养,维持水、电解质平衡,积极防治并发症等。④ 康复治疗。

2) 外科手术治疗:首选。

4. 住院治疗经过及其转归　入院后给予患者20%甘露醇脱水降颅压、脑保护及中医中药、针灸等对症支持治疗,维持水、电解质平衡,防治并发症。经与患者及其家属详细沟通病情及疾病的预后情况,强调行手术治疗的必要性,患者及家属经认真商量后同意转神经外科行手术治疗。术程顺利,术后患者病情尚平稳,门诊定期随诊。

第八章
头　　痛

第一节　中医学概述

【中医概念】

头痛是指外感六淫或内伤杂病导致头部经脉绌急或失养，清窍不利所引起的头部疼痛为主要症状的病证。既可单独出现，也可见于多种疾病过程中。其病因病机有外感、内伤两个方面。外感者，其病机为邪壅经脉，气血不畅，经脉绌急。内伤者，病位虽在脑，但与肝、脾、肾关系最为密切。

【中医源流】

头痛一证首载于《黄帝内经》，在《素问·风论》中称之为"首风""脑风"，并描述了"首风"与"脑风"的临床特点，指出外感与内伤是导致头痛发生的主要病因。如《素问·风论》谓："新沐中风，则为首风。""风气循风府而上，则为脑风。"《素问·五脏生成》言："头痛巅疾，下虚上实，过在足少阴、巨阳，甚则入肾。"《黄帝内经》认为，六经病变皆可导致头痛。张仲景在《伤寒论》中论及太阳、阳明、少阳、厥阴病头痛的见症，并列举了头痛的不同治疗方药，如厥阴头痛，"干呕，吐涎沫，头痛者，吴茱萸汤主之"。李东垣《东垣十书》将头痛分为外感头痛和内伤头痛，根据病因病机和症状的不同而有伤寒头痛、湿热头痛、偏头痛、真头痛、气虚头痛、血虚头痛、气血俱虚头痛、厥逆头痛等，并补充了太阴头痛和少阴头痛。朱丹溪《丹溪心法·头痛》还有痰厥头痛和气滞头痛的记载，并提出头痛"如不愈可加引经药，太阳川芎，阳明白芷，少阳柴胡，太阴苍术，少阴细辛，厥阴吴茱萸"，至今对临床仍有指导意义。部分医著中还记载有"头风"一名，王肯堂《证治准绳·头痛》说："医书多分头痛、头风为二门，然一病也，但有新久去留之分耳。浅而近者名头痛，其痛猝然而至，易于解散速安也。深而远者为头风，其痛作止无常，愈后遇触复发也。"清代医家王清任大力倡导瘀血头痛之说，他在《医林改错·头痛》中论述血府逐瘀汤证时说："查患头痛者无表证，无里证，无气虚、痰饮等证，忽犯忽好，百方不效，用此方一剂而愈。"至此，形成了头痛外感、内伤、瘀血三大主因，对头痛的认识日趋丰富。

头痛可见于西医学内、外、神经、精神、五官等各科疾病中。本节主要讨论内科常见的头痛，如高血压性头痛、偏头痛、血管性头痛、紧张性头痛、丛集性头痛、外伤后头痛、部分颅内疾病，神经症及某些感染性疾病、五官科疾病的头痛等均可参照本节内容辨证施治。

【病因病机】

头为"诸阳之会""清阳之府"，又为髓海之所在，居于人体之最高位，五脏精华之血、六腑清阳之气皆上注于头，手足三阳经亦上会于头。若六淫之邪上犯清空，阻遏清阳，或痰浊、瘀血痹阻经络，壅遏经气，或肝阴不足，肝阳偏亢，或气虚清阳不升，或血虚头窍失养，或肾精不足，髓海空虚，均可导致头痛的发生。

1. 感受外邪　起居不慎,感受风、寒、湿、热之邪,邪气上犯巅顶,清阳之气受阻,为头痛。因风为百病之长,故六淫之中,以风邪为主要病因,多夹寒、湿、热而发病。

2. 情志失调　忧郁恼怒,情志不遂,肝失条达,气郁阳亢,或肝郁化火,阳亢火生,为头痛。若肝火郁久,耗伤阴血,肝肾亏虚,精血不承,亦可引发头痛。

3. 先天不足或房事不节　禀赋不足,或房劳过度,使肾精久亏。肾主骨生髓,髓上通于脑,脑髓有赖于肾精的不断化生。若肾精久亏,脑髓空虚,则会发生头痛。若阴损及阳,肾阳虚弱,清阳不展,亦可发为头痛。此类头痛临床较为少见。

4. 饮食劳倦及体虚久病　脾胃为后天之本,气血生化之源。若脾胃虚弱,气血化源不足,或病后正气受损,营血亏虚,不能上荣于脑髓脉络,可致头痛的发生。若因饮食不节,嗜酒太过,或过食辛辣肥甘,脾失健运,痰湿内生,阻遏清阳,上蒙清窍而为痰浊头痛。

5. 头部外伤或久病入络　跌仆闪挫,头部外伤,或久患入络,气血滞涩,瘀血阻于脑络,不通则痛,发为头痛。

外感头痛之病性多属表属实,病因是以风邪为主的六淫邪气,一般病程较短,预后较好。内伤头痛大多起病较缓,病程较长,病性较为复杂。一般来说,气血亏虚、肾精不足之头痛属虚证,肝阳、痰浊、瘀血所致之头痛多属实证。虚实在一定条件下可以相互转化。例如痰浊中阻日久,脾胃受损,气血生化不足,营血亏虚,不荣头窍,可转为气血亏虚之头痛。肝阳、肝火日久,阳热伤阴,肾虚阴亏,可转为肾精亏虚的头痛,或阴虚阳亢,虚实夹杂之头痛。各种头痛迁延不愈,病久入络,又可转变为瘀血头痛。病位均在脑。

【中医诊断】

(1) 以头部疼痛为主症,头痛部位可在前额、额颞、巅顶、枕项,也可在一侧或两侧或全头痛。

(2) 头痛的性质可为跳痛、刺痛、胀痛、灼痛、重痛、空痛、昏痛、隐痛等。头痛发作形式可为突然发作,或缓慢起病,或反复发作,时痛时止。疼痛的持续时间可长可短,可数分钟、数小时或数日、数周,甚则长期疼痛不已。

(3) 外感头痛者多有起居不慎、感受外邪的病史;内伤头痛多有饮食、劳倦、房事不节、久病体虚等病史;瘀血头痛多有外伤病史血瘀征象。

【鉴别诊断】

1. 眩晕　头痛与头晕可单独出现,也可同时出现。头痛之病因有外感与内伤,眩晕则以内伤为主。临床表现,头痛以疼痛为主,眩晕则以昏眩为主。

2. 真头痛　真头痛呈突发性剧烈头痛,常表现为持续痛而阵发加重,甚至呕吐如喷不已,肢厥、抽搐,本病凶险,应与一般头痛相鉴别。

【辨证论治】

头痛的辨证,应详问病史,注意辨察头痛之久暂,疼痛的特点、部位、影响因素等,以利于准确辨证。

1. 辨外感头痛与内伤头痛　外感头痛因外邪致病,属实证,起病较急,一般疼痛较剧,多表现为掣痛、跳痛、灼胀痛、重痛,痛无休止。内伤头痛以虚证或虚实夹杂证为多见,如起病缓慢,疼痛多表现为隐痛、空痛、昏痛,痛势悠悠,遇劳加重,时作时止,多属虚证。如因肝阳、痰浊、瘀血所致者属实,表现为头昏胀痛,或昏蒙重痛,或刺痛钝痛,痛点固定,常伴有肝阳、痰浊、瘀血的相应证候。

2. 辨头痛部位与经络脏腑之关系　头为诸阳之会,手足三阳经均循头面,厥阴经亦上会于巅顶,由于受邪之脏腑经络不同,头痛之部位亦不同。大抵太阳头痛,在头后部,下连于项;阳明头痛,在前额部及眉棱骨等处;少阳头痛,在头之两侧,并连及于耳;厥阴头痛则在巅顶部位,或连目系。

【治则与治疗】

外感头痛属实证,以风邪为主,治疗当以疏风祛邪为主,并根据夹寒、夹湿、夹热的不同,兼以散寒、祛湿、清热。内伤头痛多属虚实或虚实夹杂,虚者以滋阴养血、益肾填精为主,实证当平肝、化痰,瘀血者宜活血通络,虚实夹杂者酌情兼顾治疗。

1. 外感头痛

(1) 风寒头痛

[主症] 头痛连及项背，常有拘急收紧感，痛势较剧烈，常喜裹头。

[兼次症] 恶风寒，遇风尤剧，口不渴。

[舌脉] 苔薄白，脉浮紧。

[分析] 风寒外袭，上犯巅顶，寒阻遏清阳，经气不通，故头痛而剧烈，太阳经脉循项背，故头痛而连项背；寒属阴邪，得温则减，故头痛喜裹；风寒束表，卫阳被遏，不得宣达，故恶风寒，遇风尤剧；无热则口不渴，苔薄白，脉浮紧，为风寒在表之征。

[治法] 疏风散寒。

[方药] 川芎茶调散加减。方中川芎辛温升散，善行于头目，活血通窍，祛风止痛，为治头痛要药，是方中主药；荆芥、细辛、白芷、防风、羌活辛温散寒，疏风止痛；薄荷清头目；甘草和诸药；茶清苦寒降火，上清头目，可兼治风药之辛燥升散，使升中有降。诸药共奏疏散风邪，止头痛之功。若寒邪侵犯厥阴经，引起巅顶疼痛，干呕、吐涎沫，甚则四肢厥冷，苔白，脉弦；治当温散厥阴之寒邪，方选吴茱萸汤去人参、大枣，加藁本、川芎、细辛、半夏，以祛风散寒，降逆止痛。若寒邪客于少阴经脉，引起头痛、背寒、足寒、气逆，苔白、脉沉细，治当温经散寒止痛，方选麻黄附子细辛汤加白芷、川芎。

(2) 风热头痛

[主症] 头痛而胀，甚则头胀如裂。

[兼次症] 发热恶风，面红目赤，口渴喜饮，大便秘结，小便黄赤。

[舌脉] 舌尖红，苔薄黄，脉浮数。

[分析] 风热之邪外袭，上扰清窍，故头痛而胀，甚则如裂；风热上扰，故面红目赤；风热侵犯肌表，则发热恶风；热盛伤津，故口渴喜饮，便秘尿黄。苔黄，舌质红，脉浮数，为风热袭表之征。

[治法] 疏风清热。

[方药] 芎芷石膏汤加减。方中川芎、白芷、菊花、羌活、生石膏疏风清热止痛；藁本辛温，对热盛者不宜，可改用黄芩、薄荷、金银花等辛凉清解之品。若烦热口渴欲饮者加天花粉、石斛、知母以生津止渴；便秘，口鼻生疮，腑气不通者可用黄连上清丸以泻热通腑。

(3) 风湿头痛

[主症] 头痛如裹。

[兼次症] 肢体困重，胸闷纳呆，小便不利，大便溏薄。

[舌脉] 苔白腻，脉濡滑。

[分析] 湿性重浊，风湿外袭，上蒙清窍，清阳不升，故头痛如裹，所谓“因于湿首如裹”，脾主四肢，脾为湿困，脾阳不达四肢，故肢体困重；湿邪困脾，健运失职，故胸闷纳呆，大便溏薄；湿邪内蕴肠道，不能分清泌浊，故小便不利；苔白腻、脉濡滑为湿邪内停之象。

[治法] 祛风胜湿。

[方药] 羌活胜湿汤加减。方中羌活、独活、藁本、防风、蔓荆子祛风除湿，散寒止痛；川芎辛温通窍，活血止痛。若胸闷脘痞、腹胀便溏可加苍术、厚朴、陈皮、藿香以燥湿宽中，理气消胀；恶心、呕吐者，可加半夏、生姜以降逆止呕；纳呆食少者，加麦芽、神曲健脾助运。

2. 内伤头痛

(1) 肝阳头痛

[主症] 头胀痛，或抽掣而痛，两侧为重。

[兼次症] 头晕目眩，心烦易怒，睡眠不宁，面红目赤，口苦胁痛。

[舌脉] 舌质红，苔黄，脉弦数。

[分析] 肝阳亢盛，上扰清窍，故头痛、头胀、抽掣而痛、眩晕；头两侧属少阳，故头痛两侧为重；肝火偏亢，心神被扰，故见心烦易怒，睡眠不宁；肝火上炎则面红目赤，胁为肝之分野，故可见口苦胁痛。舌质红，苔黄，脉弦数为肝火内炽之征。

[治法] 平肝潜阳。

[方药] 天麻钩藤饮加减。方中天麻、钩藤、生石决明平肝潜阳息风，为主药；栀子、黄芩清肝泻火，牛膝引血下行，桑寄生、杜仲滋养肾阴以涵肝木，共为辅药；益母草活血祛瘀，茯神、夜交藤宁心安神，共为佐药。若因肝郁化火，肝火上炎，症见头痛剧烈，目赤口苦，急躁，便秘尿黄者，加夏枯草、龙胆草、大黄。若兼肝肾亏虚，水不涵

木，症见头晕目涩，视物不明，遇劳加重，腰膝酸软者，加枸杞子、白芍药、山茱萸、女贞子。若症见头痛而目眩甚，肢体麻痹、震颤者，治宜镇肝潜阳息风，可酌加牡蛎、珍珠母、龟甲、鳖甲、地龙等。

(2) 气虚头痛

[主症] 头痛隐隐，时发时止，遇劳加重。

[兼次症] 头晕，神疲乏力，气短懒言，自汗，面色㿠白。

[舌脉] 舌质淡红或淡胖，舌边有齿痕，苔薄白；脉细弱或脉大无力。

[分析] 素体虚弱，或久病体虚，或脾虚生化之源不足，致气血亏虚，中气不足，清阳不升，清窍失养，故头痛隐隐，头晕，时发时止，劳则耗气，气愈虚，故遇劳加重；中气不足，气虚不布则神疲乏力，气短懒言，面色㿠白；气虚肌表不固则自汗；舌质淡红或淡胖，舌边有齿痕，苔薄白，脉细弱或脉大无力均为气虚之征。

[治法] 益气升清。

[方药] 顺气和中汤加减。方中黄芪、人参、白术、甘草健脾益气，旺盛生化之源；白芍药养血；陈皮理气和中；升麻、柴胡引清气上升；蔓荆子、川芎、细辛祛风止痛。诸药合而为益气升清、祛风止痛、标本兼顾治气虚头痛之良方。若气血两虚，头痛绵绵不休，心悸怔忡，失眠，宜气血双补，上方加熟地黄、阿胶、何首乌，或用人参养营汤加减。

(3) 血虚头痛

[主症] 头痛隐隐，缠绵不休。

[兼次症] 面色少华，头晕，心悸怔忡，失眠多梦。

[舌脉] 舌质淡，苔薄白，脉细或细弱无力。

[分析] 由于气血生化之源不足，或久病，或失血致血分不足，血虚脑失所养，故头痛隐隐，头晕，缠绵不休；血虚心失所养，则心悸怔忡，失眠多梦；面色少华，舌质淡，苔薄白，脉细或细弱无力为血虚之象。

[治法] 滋阴养血，和络止痛。

[方药] 加味四物汤加减。方中生地黄、当归、白芍药、何首乌滋阴养血；蔓荆子、川芎、菊花清利头目；五味子、远志、酸枣仁养心安神。若兼气虚，症见神疲乏力、气短懒言者，加人参、黄芪、白术，或用人参养营汤以益气养血。若肝血不足，症见心烦不寐、多梦者，宜加酸枣仁、珍珠母。

(4) 肾虚头痛

[主症] 头痛且空。

[兼次症] 腰膝酸软，眩晕耳鸣，遗精，带下，神疲乏力。

[舌脉] 舌红，少苔，脉细数无力。

[分析] 肾主藏精生髓，脑为髓之海，肾虚则精髓不足，髓海空虚，故头痛且空，眩晕耳鸣；腰为肾府，肾虚不能主骨，精虚不能养神，故腰膝酸软，神疲乏力；男子肾虚精关不固则遗精，女子则带脉失束而带下；舌红、少苔，脉细数无力为阴虚之征。

[治法] 养阴补肾，填精生髓。

[方药] 大补元煎加减。方中熟地黄、山药、枸杞子、山茱萸补肾填精；人参、当归、炙甘草益气养血；杜仲益肾壮腰。若偏于肾阳虚，症见头痛畏寒，面色淡白，四肢不温，舌淡，脉细无力，治宜温补肾阳，选用右归丸或金匮肾气丸加减。

(5) 痰浊头痛

[主症] 头痛昏蒙。

[兼次症] 胸脘痞闷，纳呆呕恶，倦怠无力。

[舌脉] 舌淡，苔白腻，脉滑或弦滑。

[分析] 脾失健运，痰湿内生，痰湿中阻，清阳不升，浊阴不降，浊阴上蒙，痰浊阻遏清窍，故头痛昏蒙；痰浊阻滞中焦，故胸脘痞闷，纳呆，痰浊上泛则呕恶；脾阳不运，肢体失养则倦怠乏力；舌淡苔白腻，脉滑或弦滑为痰浊内停之征。

[治法] 健脾燥湿，化痰降逆。

[方药] 半夏白术天麻汤加减。方中半夏、生姜、陈皮和中化痰降逆；茯苓、白术健脾化湿；天麻平肝息风，为治头痛、眩晕之要药。可酌加川芎、蔓荆子祛风止痛。若痰湿郁久化热，症见口苦，便秘，苔黄腻，舌质红，脉滑数者，治宜清热化痰，降逆止痛，可酌加黄连、竹茹、枳实、胆南星等，或选用黄连温胆汤加减。

(6) 瘀血头痛

[主症] 头痛经久不愈，痛处固定不移，痛如锥刺。

[兼次症] 日轻夜重,头部有外伤史。

[舌脉] 舌紫暗,或有瘀斑、瘀点,苔薄白,脉弦细或细涩。

[分析] 头部外伤,或气机不畅,气滞血瘀,瘀血内停,久病入络,内阻脑脉,经脉不通则痛,故头痛经久不愈;瘀血阻塞脉络,故痛处固定不移,痛如锥刺;白昼阳气盛,气血运行较畅,入夜阴气盛,气血运行不畅,故头痛日轻夜重;舌紫暗,有瘀斑、瘀点,脉弦细或细涩为瘀血内阻之征。

[治法] 活血化瘀,通窍止痛。

[方药] 通窍活血汤加减。方中麝香开窍通闭,活血通络;桃仁、红花、川芎、赤芍药活血化瘀;生姜、葱白、黄酒通阳行血;大枣健脾益气。诸药合用有活血化瘀、通窍止痛之功效。若头痛较剧,久痛不已,可酌加虫类搜风通络之品,全蝎、蜈蚣、地龙、䗪虫等。

此外,临床上出现头痛如雷鸣,头面起核,憎寒壮热者称为"雷头风",多属风邪湿毒上攻头目所致。治宜祛风除湿,清热解毒。方选清震汤合普济消毒饮。

【针灸治疗】

1. 基本治疗

(1) 外感头痛

[主穴] 百会,太阳,列缺,风池。

[配穴] 风寒头痛配风门;风热头痛配曲池、大椎;风湿头痛配阴陵泉;阳明头痛配印堂、攒竹、合谷、内庭;少阳头痛配率谷、外关、足临泣;太阳头痛配天柱、后溪、申脉;厥阴头痛配四神聪、太冲、内关。

[操作] 毫针刺,泻法。风门拔罐或艾灸;大椎点刺出血。

(2) 内伤头痛

1) 实证

[主穴] 百会,头维,风池。

[配穴] 肝阳头痛配太冲、太溪、侠溪;痰浊头痛配太阳、丰隆、阴陵泉;瘀血头痛配阿是穴、血海、膈俞、内关。按头痛部位配穴同外感头痛。

[操作] 毫针刺,泻法。

2) 虚证

[主穴] 百会,风池,足三里。

[配穴] 气虚头痛配中脘、下脘、气海、关元;血虚头痛配三阴交、肝俞、脾俞;肾虚头痛配太溪、肾俞、悬钟。按头痛部位配穴同外感头痛。

[操作] 风池平补平泻,余穴均用补法。

2. 其他治疗

(1) 耳针法:选脑、额、枕、颞、神门,毫针刺或埋针或王不留行籽贴压。顽固性头痛可在耳背静脉点刺出血。

(2) 皮肤针法:用皮肤针叩刺太阳、印堂及头痛处,少量出血,适用于外感头痛。

(3) 穴位注射法:选风池穴,用1%盐酸普鲁卡因或维生素 B_{12} 注射液,每穴 0.5～1.0 ml,每日或隔日 1 次,适用于顽固性头痛。

第二节 西医学概述

头痛是临床常见的症状,通常指局限于头颅上半部,包括眉弓、耳轮上缘和枕外隆凸连线以上部位的疼痛。引起头痛的病因众多,大致可分为原发性和继发性两类。前者不能归因于某一确切病因,也可称为特发性头痛,常见的如偏头痛、紧张性头痛;后者病因可涉及各种颅内病变如脑血管疾病、颅内感染、颅脑外伤,全身性疾病如发热、内环境紊乱以及滥用精神活性药物等。

1. 病理生理 头痛是因头颈部痛觉末梢感受器受到刺激产生异常的神经冲动传达到脑部所致。颅外组织除颅骨本身外,自骨膜直至五官、口腔均对疼痛敏感;颅内组织只有静脉窦及其回流静脉、颅底硬脑以及脑底动脉对疼痛敏感,脑部其余组织均对痛觉不敏感。颅内痛觉经第 5、第 4、第 10 对脑神经和第 2、第 3 对颈神经传导,颅外痛觉除上述神经外,尚可经交感神经传导。

产生头痛的主要机制有:① 颅内外动脉的扩张(血管性头痛)。② 颅内痛觉敏感组织被牵引或移位(牵引性头痛)。③ 颅内外感觉敏感组织发生炎症(例如脑膜刺激性头痛)。④ 颅外肌肉的收缩(紧张性或肌收缩性头痛)。⑤ 传导痛觉的颅神经和颈神经直接受损或发生炎症(神经炎性头痛)。⑥ 五官病变疼痛的扩散(牵涉性头痛)等。在发生上述头痛过程中有致痛的神经介质参与,如P物质、神经激肽A、5-羟色胺(5-HT)、降钙素基因相关肽(calcitonin gene-related peptide, CGRP)、血管活性肠肽(VIP)和前列腺素(PGE)等。此外,精神因素也可引起头痛,可能与疼痛耐受阈值的降低有关。与任何疼痛一样,头痛的严重程度也因人而异,同一患者的头痛也可因当时的身体和精神状况不同而有所不同。此外,一些疾病中的头痛,其产生机制也常非单一因素引起。如高血压性头痛既有与血压直接有关的血管性头痛,也有与情绪紧张有关的肌收缩性头痛,而血压恢复正常后,后者并不能得到缓解。了解这些对头痛的防治有重要意义。

2. 分类及诊断　各国对头痛的分类和诊断曾使用不同的标准。国际头痛协会(International Headache Society, IHS)于1988年制定了头痛的分类和诊断标准,成为头痛分类和诊断的国际规范。2004年,IHS推出了国际头痛疾病分类第2版(the International Classification of Headache Disorders 2nd Edition, ICHD-Ⅱ),2005年HIS对其进行了第一次修订(ICHD-Ⅱ R1),最新的分类见表8-1。

表8-1　头痛疾病的国际分类

分类
1 原发性头痛
1.1 偏头痛(migraine)
1.2 紧张型头痛(tension-type headache)
1.3 丛集性头痛和其他三叉自主神经头痛
1.4 其他原发性头痛
2 继发性头痛
2.1 头颈部外伤引起的头痛
2.2 头颈部血管性病变引起的头痛
2.3 非血管性颅内疾病引起的头痛
2.4 某一物质或某一物质戒断引起的头痛
2.5 感染引起的头痛
2.6 内环境紊乱引起的头痛
2.7 头颅、颈、眼、耳、鼻、鼻窦、牙齿、口或其他颜面部结构病变引起的头痛或面痛
2.8 精神疾病引起的头痛
3 脑神经痛、中枢和原发性面痛以及其他头痛

诊断头痛应遵循的原则:一是详询病史,包括家族史、服药史、中毒史、平素情绪及睡眠情况等;二是头痛起病的方式、发作的时间及持续时间、性质、部位、缓解方式及加重的因素等;三是先兆症状、伴随症状及共存的疾病等;四是详细的体格检查,必要时进行精神或心理检查;五是辅助检查,根据病情选择颅脑CT或MRI、腰椎穿刺等。在头痛的诊断过程中,应首先区分是原发性或是继发性。任何原发性头痛的诊断应建立在排除继发性头痛的基础之上。全面详尽的体格检查尤其是神经系统和头颅、五官的检查,有助于发现头痛的病变所在。适时恰当的选用神经影像学或腰椎穿刺等辅助检查,能为颅内器质性病变提供客观依据。

原发性头痛

(一) 偏头痛

【西医学定义】

偏头痛是一种反复发作的血管性头痛,呈一侧或两侧疼痛,其特征是发作性的,多为偏侧、中重度、搏动样头痛,一般持续4～72 h,常伴恶心和呕吐。少数典型者发作前有视觉、感觉和运动等先兆,可有家族史。儿童期及青春期起病,中青年期达到高峰,本病近年来发病率呈上升趋势,一般人群发病率达5%,男女患病率之比为1∶4。

【病理生理】

偏头痛的发病机制尚不十分清楚,目前主要有以下学说。

1. 血管学说　该学说认为偏头痛是原发性血管疾病,由血管舒缩功能障碍引起。颅内血管收缩引起偏头痛先兆症状,随后颅外、颅内血管扩张导致搏动性的头痛产生。颈动脉压迫、血管收缩剂麦角生物碱如麦角胺可缓解头痛支持这一理论。但是,新近的多个影像学研究包括氙CT脑血流成像、SPECT、PET及功能性磁共振成像(fMRI)等证实,偏头痛发作时并非一定存在血管扩张。目前认为,血管扩张只是偏头痛发生的伴随现象,而非必要条件。

2. 神经学说　该学说认为偏头痛是原发性神经功能紊乱性疾病。偏头痛先兆是由皮质扩展性抑制(cortical spreading depressing, CSD)引起。CSD是指各种有害刺激引起的起源于大脑后部皮质(枕叶)的神经电活动抑制带,此抑制带以 2～5 mm/min 的速度向邻近皮质扩展,并伴随出现扩展性血量减少(spreading oligemia);两者均不按照脑动脉分布扩展,而是按大脑皮质细胞构筑模式进行,向前扩展一般不超越中央沟。CSD 能很好地解释偏头痛先兆症状。另外,5-羟色胺能神经元家族广泛地分布于脑中,许多有效抗偏头痛药可作为中枢性 5-羟色胺受体激动剂或部分激动剂起作用,这提示神经功能紊乱参与偏头痛的发作过程。

3. *三叉神经血管学说* 该学说近年来受到广泛重视。颅内痛觉敏感组织的周围神经纤维随三叉神经眼支进入三叉神经节,或入第 1、第 2 颈神经(C_1、C_2)后根至 C_1、C_2 脊神经节,然后发出神经纤维至三叉神经血管复合体(trigeminovascular complex),换元后发出神经纤维,经脑干交叉后投射至丘脑。当三叉神经节及其纤维受刺激后,可引起 P 物质、CGRP 和其他神经肽释放增加。这些活性物质作用于邻近脑血管壁,可引起血管扩张而出现搏动性头痛,还可使血管通透性增加,血浆蛋白渗出,产生无菌性炎症,刺激痛觉纤维传入中枢,形成恶性循环。已有研究显示,5-羟色胺受体激动剂曲普坦类制剂可通过作用于三叉神经血管复合体和丘脑腹后内侧核的 5-羟色胺受体,终止偏头痛急性发作;CGRP 受体拮抗剂微量渗入三叉神经血管复合体可有效抑制三叉神经血管系统痛觉信息的传递。提示三叉神经血管复合体与丘脑的神经功能紊乱也参与偏头痛的发病。

4. *视网膜-丘脑-皮质机制* 偏头痛是一种与感觉模式失调有关的疾病,如偏头痛患者在发作前后对光、声、触觉和嗅觉敏感。近来,对盲人偏头痛的研究发现从视网膜神经节细胞到丘脑后部的一条非影像形成视觉通路的激活可能是光线调节偏头痛的机制之一。

【临床表现及分型】

大多数偏头痛多在儿童和青年期(10～30 岁)发病,晚发型偏头痛可于 45 岁以后发病,女性多于男性。发作前有先兆症状者约为 10%,多有家族史,常见的伴发症状有恶心、呕吐、畏光、畏声、倦怠等。头痛的发作频率从每周至每年 1 次至数次不等,偶可见持续发作的病例。偏头痛发作的常见诱因有内分泌因素(如月经来潮、排卵、口服避孕药、激素替代治疗)、饮食因素(如酒精、富含亚硝酸盐的肉类、味精、巧克力、干酪、饮食不规律)、心理因素[如紧张、应激释放(周末或假期)、焦虑、烦恼、抑郁]、自然或环境因素(如强光、闪烁等视觉刺激,气味,天气变化,高海拔)、睡眠相关因素(如睡眠不足、睡眠过多)、药物作用(如硝酸甘油、西洛他唑、利血平、肼屈嗪、雷尼替丁等),以及其他因素头部创伤、强体力活动、疲劳等。

根据国际头痛协会(1998)的分类,偏头痛的主要临床类型及临床表现如下。

1. *有先兆的偏头痛* 以往又称典型偏头痛,典型病例可分以下四期:前驱期、先兆期、头痛期和恢复期,但并非所有患者或所有发作均具有上述四期。同一患者可有不同类型的偏头痛发作。

(1) 前驱期:精神症状如抑郁、欣快、不安和嗜睡等,神经症状如畏光、畏声、嗅觉过敏等,以及厌食、腹泻、口渴等,出现在发作前数小时至数日。有前驱症状者约占该型病例的 60%。

(2) 先兆期:最常见为视觉先兆,如闪光、暗点、视野缺损、视物变形和物体颜色改变等;其次为躯体性感觉性先兆,如一侧肢体或面部麻木、感觉异常等;运动先兆较少。先兆症状可持续数分钟至 1 h,复杂性偏头痛病例的先兆可持续时间较长。

(3) 头痛期:多为一侧眶后或颞部搏动性头痛,可扩展至一侧头部或全头部。大多数患者头痛发作时间为 2 h 至 1 d,儿童持续 2～8 h;常伴有恶心、呕吐、畏光、畏声、易激惹、颞动脉突出等症状。头痛可因活动或摇动头颈部而加重,睡眠后减轻。

(4) 头痛后期:头痛消退后常有疲劳、倦怠、烦躁、注意力不集中、不愉快感等症状,1～2 d 即可好转。

2. *无先兆的偏头痛* 又称普通型偏头痛,是偏头痛最常见的类型,约占偏头痛患者的 80%。前驱症状不明显,缺乏典型的先兆,常为双侧颞部及眶周疼痛，多呈搏动性，发病时为一侧，也可波及对侧或双侧交替发作。其和典型偏头痛的一种有效的床边检查是，压迫同侧颈动脉或颞浅动脉可使头痛程度减轻。

3. 特殊类型的偏头痛

（1）偏瘫型偏头痛：临床少见，多在儿童期发病，成年期停止。偏瘫可为偏头痛的先兆症状，可伴有偏侧麻木、失语，亦可单独发生，偏头痛消退后偏瘫可持续 10 min 至数周不等。可分两型：家族型多呈常染色体显性遗传；散发型可表现为典型、普通型和偏瘫头痛的交替发作。

（2）基底型偏头痛：又称基底动脉型偏头痛。儿童和青春期女性发病较多；先兆症状多为视觉症状如闪光、暗点、视物模糊、黑矇、视野缺损等，多持续 20～30 min，然后出现枕颈部疼痛，常伴随恶心和呕吐。脑干症状如眩晕、复视、眼球震颤、耳鸣、构音障碍、双侧肢体麻木无力、共济失调等，亦可出现意识模糊和跌倒发作。

（3）眼肌麻痹型偏头痛：较少见。多有无先兆性偏头痛病史，反复发作后出现头痛侧脑神经麻痹，动眼神经最常受累，部分病例同时累及滑车和展神经，出现眼球运动障碍，可持续数小时至数周不等，极少数可能持久不愈。应注意排除颅内动脉瘤和托洛萨-亨特综合征。

（4）晚发型偏头痛：45 岁以后发病，发作性头痛可伴反复发作的偏瘫、麻木、失语或构音障碍等，每次的神经缺失症状基本相同，持续 1 min 至 72 h。应排除 TIA 和可逆性缺血性神经功能缺失（RIND）等。

（5）偏头痛等位发作：多见于儿童，出现反复发作的眩晕、恶心、呕吐、腹痛、腹泻、肢体或关节疼痛以及情绪不稳、梦样状态等，但很少甚至没有头痛。发作持续数小时或长至 48 h。有时被误诊为胰腺炎、胃肠炎或阑尾炎。

【辅助检查】

常规行血常规、尿常规、便常规、生化、感染五项、肿瘤五项、凝血功能等检查。同时可选择性地行头颅 CT、MRI、TCD、脑电图等检查以协助病因诊断。

1. EEG　有与头痛性癫痫鉴别的价值，后者可出现痫样发电。

2. TCD　主要表现为血流速度的改变，可助鉴别血管痉挛所致头痛。

3. 影像学检查　颅内出血 CT 可出现高密度灶，磁共振弥散成像对脑梗死有极佳诊断价值，磁共振增强以助于诊断颅内感染，静脉成像有助于诊断静脉窦血栓形成。

【诊断】

根据偏头痛发作的临床表现、家族史和神经系统检查，通常可做出临床诊断，临床表现不典型者，可采用麦角胺或曲普坦类药物治疗试验，并通过颅脑 CT、MRI、MRA 等检查排除颅内动脉瘤、脑血管畸形、颅内占位性病变和托洛萨-亨特综合征等。

IHS（2004 年）偏头痛诊断标准如下。

1. 无先兆偏头痛诊断标准

（1）符合（2）～（4）特征的至少 5 次发作。

（2）头痛发作（未经治疗或治疗无效）持续 4～72 h。

（3）至少有下列中的 2 项头痛特征：① 单侧性。② 搏动性。③ 中或重度头痛。④ 日常活动（如步行或上楼梯）会加重头痛，或头痛时会主动避免此类活动。

（4）头痛过程中至少伴有下列 1 项：① 恶心和（或）呕吐。② 畏光和畏声。

（5）不能归因于其他疾病。

2. 伴典型先兆的偏头痛性头痛诊断标准

（1）符合（2）～（4）特征的至少 2 次发作。

（2）先兆至少有下列中的 1 种表现，但没有运动无力症状：① 完全可逆的视觉症状，包括阳性表现（如闪光、亮点或亮线）和（或）阴性表现（如视野缺损）。② 完全可逆的感觉异常，包括阳性表现（如针刺感）和（或）阴性表现（如麻木）。③ 完全可逆的言语功能障碍。

（3）至少满足以下 2 项：① 同向视觉症状和（或）单侧感觉症状。② 至少 1 个先兆症状逐渐发展的过程≥5 min 和（或）不同的先兆症状接连发生，过程≥5 min。③ 每个先兆症状持续 5～60 min。

（4）在先兆症状同时或在先兆发生后

60 min 内出现头痛，头痛符合无先兆偏头痛诊断标准中的(2)～(4)项。

(5) 不能归因于其他疾病。

3. 慢性偏头痛诊断标准

(1) 头痛符合无先兆偏头痛诊断标准中的(3)和(4)项，且每月发作超过 15 d，持续 3 个月以上。

(2) 不能归因于其他疾病。

【鉴别诊断】

1. 紧张性头痛　也称为肌紧张性头痛或精神性头痛，是功能性头痛中较为常见的一种。该病与偏头痛的鉴别要点是：① 头痛部位。多为双侧性，在颈枕部或双颞部常见，亦可在额顶部及全头部，亦可局限于帽圈范围。② 头痛性质。多为压迫、紧缩、钝痛，区别于偏头痛的搏动性痛或跳痛。③ 疼痛程度。轻中度疼痛，一般较偏头痛为轻，而偏头痛为中重度。④ 诱因。常与疲劳、紧张等心理因素有关。⑤ 疼痛持续时间。数小时或 1～2 d。⑥ 伴随症状。较少，偏头痛常伴恶心、呕吐、面色苍白等自主神经症状。

2. 丛集性头痛　是一种少见的伴有一侧眼眶周围严重疼痛的发作性头痛，具有反复密集发作的特点。病因及发病机制不明，可能与下丘脑功能障碍有关。任何年龄均可发病，20～50 岁多见，男性患者居多，4～5 倍于女性。在某一段时间(通常 3～16 周)内出现 1 次接 1 次的成串发作，故名丛集性发作，常在每年春季和(或)秋季发作一两次；每次持续 30～180 min，每日可发作 1 至数次。头痛为眼眶周围剧烈的钻痛，患者来回踱步，以拳捶打头部或以头撞墙，疼痛难忍；并常有结膜充血、流泪、流涕、面部出汗异常、眼睑水肿和霍纳综合征等伴发症状。采用吸氧、舒马普坦和麦角胺咖啡因(cafergot)等治疗有效。头痛发作时用肾上腺皮质激素最为有效，可每日用泼尼松 20～40 mg，或与麦角胺并用。

3. 枕神经痛　枕神经痛是枕大神经痛、枕小神经痛与耳大神经痛的总称，疼痛多为一侧性或两侧性。枕大神经的疼痛部位在后颈部与枕部，向头顶放射，在枕大神经出口处有压痛。枕小神经及耳大神经的疼痛部位也在后颈部，向耳前后放散。初期，头痛多呈阵发性，以后则变为慢性波动性头痛。疼痛多为跳、刺、胀、烧灼疼，亦可为刀割或放射样痛。

4. 托洛萨-亨特综合征　又称痛性眼肌麻痹，是一种伴有头痛和眼肌麻痹的特发性眼眶和海绵窦炎性疾病。病因可能为海绵窦段颈内动脉及其附近硬脑膜的非特异性炎症或肉芽肿。可发生于任何年龄，以壮年多见。头痛发作常表现为眼球后及眶周的顽固性胀痛、刺痛和撕裂样疼痛，常伴有恶心和呕吐，头痛数日后出现疼痛侧动眼、滑车或展神经麻痹，病变多为单侧，表现为上睑下垂、眼球运动障碍和瞳孔光反射消失。持续数日至数周缓解，数月至数年后又复发。皮质类固醇治疗有效。

5. 偏头痛持续状态　偏头痛持续状态是指一次使人心力交瘁的偏头痛发作持续 72 h 以上。

【西医治疗】

偏头痛的治疗目的是减轻或终止头痛发作，缓解伴发症状，预防头痛复发。

1. 一般治疗　加强宣教，帮助患者确立科学、正确的防治观念和目标，保持健康的生活方式，寻找并避免各种偏头痛诱因。逐步进行放松训练、生物反馈、音乐疗法及应对应激的认知行为治疗对患者均有益。

2. 药物治疗　包括急性发作期治疗及预防性治疗两大类。

(1) 急性发作期治疗：目标为迅速缓解头痛和防止复发，急性发作期治疗药物的选择应根据头痛严重程度、伴随症状、既往用药情况和患者的个体情况而定。

药物选择有 2 种方法：① 阶梯法。即每次头痛发作时均首选非甾体抗炎药(NSAIDs，解热镇痛药)类药物，若治疗失败再改用偏头痛特异性治疗药物。② 分层法。基于头痛程度、功能损害程度及之前对药物的反应，若为严重发作则使用特异性治疗药物，否则使用 NSAIDs 类药物。药物使用应在头痛的早期足量使用，延迟使用可使疗效下降、头痛复发及不良反应的比例增高。有严重的恶心和呕吐时，应选择胃肠外给药。甲氧氯普胺、多潘立酮等止吐和促进胃动力药物不仅能治疗伴随症状，还有利于其他药物的吸收和头痛的治疗。不同曲坦类药物在疗效及耐受性方面略有差异。对某一个体患者而言，一种曲坦无效，可能另一曲坦有效；1 次无效，可能另一次发作有效。由于曲坦类药物疗效和安全性优于麦角类，故麦角类药物仅作为二线选择。麦角类有作用持续时间长、头痛复发率低的特点，故适用于发作时间长或经常复发的患者。为预防药物过度使用性头痛(medication overuse headache，MOH)，单纯 NSAIDs 制剂每月使用不能超过 15 d，麦角碱类、曲坦类、NSAIDs 复合制剂每月使用则不超过 10 d。

非特异性药物：① NSAIDs。包括对乙酰氨基酚、阿司匹林、布洛芬、萘普生等及其复方制剂。对于轻微偏头痛可选用这些药物，使用越早疗效越好，但不宜多用，以免造成药物滥用性头痛。阿司匹林不良反应主要有胃肠道的副反应及出血危险。禁忌证包括对阿司匹林或同类药过敏者、活动性溃疡、血友病或血小板减少、哮喘、出血体质者，孕妇及哺乳期妇女。布洛芬、萘普生的不良反应和禁忌证同阿司匹林。2 岁以下儿童禁用。双氯芬酸不良反应主要有胃肠道的副反应、肝损伤及粒细胞减少等。对乙酰氨基酚警惕肝肾功能衰竭。② 苯二氮䓬类、巴比妥类镇静剂。可促使镇静、入睡，促进头痛消失。因镇静剂有成瘾性，故仅适用于其他药物治疗无效的严重患者。③ 阿片类药物。有成瘾性，故不予常规推荐。仅适用于其他药物治疗无效的严重头痛者，在权衡利弊后使用。肠外阿片类药物，如布托啡诺，可作为偏头痛发作的应急药物，即刻止痛效果好。④ 其他药物。甲氧氯普胺、多潘立酮等止吐和促进胃动力药物不仅能治疗伴随症状，还有利于其他药物的吸收和头痛的治疗，单用也可缓解头痛。副作用主要为锥体外系症状。

特异性药物(表 8-2)：① 曲坦类药物。曲坦类药物为 5-羟色胺受体激动剂，能特异地控制偏头痛的头痛。目前国内有舒马普坦、佐米曲普坦和利扎曲普坦，那拉曲普坦、阿莫曲普坦、依来曲普坦和夫罗曲普坦国内尚未上市。药物在头痛期的任何时间应用均有效，中、重度偏头痛常选用。越早应用效果越好。出于安全考虑，不主张在先兆期使用。与麦角类药物相比，曲坦类治疗 24 h 内头痛复发率高(15%～40%)，但如果首次应用有效，复发后再用仍有效，如首次无效，则改变剂型或剂量可能有效。患者对一种曲坦类无效，仍可能对另一种有效。舒马普坦 25～50 mg，口服，或 6 mg 皮下注射能有效缓解头痛。每日最大剂量不超过 300 mg。左米曲普坦为第 2 代曲谱坦药物，能进入正常血-脑脊液屏障，可通过直接激动中枢神经系统脑干中 5-羟色胺受体，抑制三叉神经脊束核神经元的发放，2.5 mg，口服，2 h 头痛未缓解者再服 2.5 mg，每日最大剂量不超过 10 mg。副作用为疲劳、恶心、头痛、头晕、眩晕、嗜睡、骨痛、胸痛、无力、口干、呕吐、感觉异常、胃肠道反应、精神异常、神经系统疾病等，严重不良事件包括心肌梗死、心律失常、卒中。禁忌证包括未控制的高血压、冠心病、缺血性卒中史、妊娠、哺乳、严重的肝功能或肾功能不全、18 岁以下和 65 岁以上者。② 麦角胺类药物。如酒石酸麦角胺、双氢麦角胺等，常用复方制剂麦角胺咖啡因(含酒石酸麦角胺 1 mg、咖啡因 100 mg)先兆或头痛发生时服 1～2 片，0.5 h 后如无效可再服 1 片。每日用量不超过 4 片，每周总量不超过 12 片。头痛者也可皮下注射酒石酸二氢麦角胺 0.25～0.5 mg。该药不能长期或过量应用，孕妇及有严重心血管、肝、肾病者忌用。

(2) 预防性治疗：目标为降低头痛的发作频率和严重程度、缩短发作期；增强患者对发作期治疗的敏感性，改善功能，减少致残。适用于：① 频繁发作，尤其是每周发作 1 次以上严重影响日常生活和工作的患者。② 急性期治疗无效，或因副作用和禁忌证无法进行急性期治疗者。③ 可能导致永久性神经功能缺损的特殊变异型偏头痛，如偏瘫性偏头痛、基底型偏头痛或偏头痛性梗死等。药物治疗应小剂量单药开始，缓慢加量至合适剂量，同时注意副作用。偏头痛发作频率降低 50%以上可认为预防性治疗有效。有效的预防性治疗需要持续约 6 个月，之后可缓慢减量或停药。

表 8-2 偏头痛特异性治疗药物

药 物	用法用量	日最大剂量	半衰期(h)
麦角类制剂			
麦角胺	1～2 mg,口服/舌下/灌肠	6 mg,口服/舌下/灌肠	2.0
二氢麦角胺	1～2 mg,肌内注射;1～3 mg,口服	4 mg,肌内注射;9 mg,口服	2.5
曲普坦类			
舒马普坦	6 mg,皮下注射;25～100 mg,口服	12 mg,皮下注射;300 mg,口服	2.0
那拉曲普坦	2.5 mg,口服	5 mg,口服	5.0～6.3
利扎曲普坦	5～10 mg,口服	30 mg,口服	2.0
佐米曲普坦	2.5～5 mg,口服	10 mg,口服	3.0
阿莫曲普坦	6.25～12.5 mg,口服	25 mg,口服	3.5

用药首选确实有效的药物;坚持低剂量、渐增治疗原则;每一药物试用 2～3 个月,充分判断其临床疗效;避免干扰用药(过度使用急性期治疗药物);首选长效制剂。利用头痛日记监测患者头痛变化,头痛完全缓解 3～6 个月后方可减药或停药。有些合并症(卒中、心肌梗死、雷诺现象、癫痫、情绪失调、焦虑等)可能是治疗的机会,同时也可能限制治疗药物的选择,选药时要充分考虑。伴合并症的用药原则如下:尽量选用对偏头痛和合并症均有效的药物;不选用合并症的禁忌药物;确保合并症的治疗药物不诱发或加剧偏头痛;注意药物的相互作用;应尽量选用对胎儿副作用小的药物治疗妊娠或即将妊娠的患者。预防性治疗的常用药物见表 8-3。

表 8-3 偏头痛预防性治疗常用药物

药 物	用法用量	不良反应	注意事项
β-肾上腺素能受体阻滞剂			
普萘洛尔	每次 10～60 mg,每日 2 次	抑郁、低血压、不能耐受活动、阳痿等	应从小剂量开始,缓慢增加剂量,以心率不低于 60 次/分为限;哮喘、房室传导阻滞、心力衰竭患者禁忌使用
美托洛尔	每次 100～200 mg,每日 1 次		
钙离子拮抗剂			
氟桂利嗪	每次 5～10 mg,睡前 1 次	疲劳感、体重增加、抑郁、锥体外系症状	
维拉帕米	每日 160～320 mg	便秘、下肢水肿、房室传导阻滞	从小剂量开始用药
抗癫痫药			
丙戊酸钠	每次 400～600 mg,每日 2 次	嗜睡、体重增加、脱发、震颤、肝功能损害	
托吡酯	每日 25～200 mg	意识模糊、感觉异常、认知障碍、体重减轻、肾结石	
加巴喷丁	每日 900～1 800 mg	疲劳感、头昏	
抗抑郁药			
阿米替林	每日 25～75 mg,睡前	嗜睡	
5-羟色胺受体拮抗剂			
苯噻啶	每日 0.5～3 mg	嗜睡、体重增加	

3. 外科治疗　有研究提示卵圆孔未闭(PFO)与伴有先兆的偏头痛之间存在关联,这种关联最可能的解释是基因排列的缘故。尚未证实对 PFO 患者行封堵手术能预防偏头痛发作。

(二) 紧张性头痛

【西医学定义】

紧张性头痛或称为肌收缩性头痛,是慢性头痛中最常见的一种,指双侧枕颈部或全头部的紧张性或压迫性头痛。约占头痛患者的 40%。

【病理生理】

病因尚未完全明了,可能与多种因素有关,目前认为"周围性疼痛机制"和"中枢性疼痛机制"与紧皮质等功能和(或)结构异常,对触觉、电和热刺激的痛觉阈明显下降,易产生痛觉过敏。前者在发作性紧张性头痛的发病中起重要作用,是由于颅周肌肉或肌筋膜结构收缩或缺血、细胞内外钾离子转运异常、炎症介质释放增多等导致痛觉敏感度明显增加,引起颅周肌肉或肌筋膜结构的紧张和疼痛。"中枢性疼痛机制"可能是引起慢性紧张性头痛的重要机制。慢性紧张性头痛患者由于脊髓后角、三叉神经核、丘脑、中枢神经系统功能异常可有中枢神经系统单胺能递质慢性或间断性功能障碍。另外,情绪障碍、应激、心理紧张、抑郁、焦虑所致的头部及颈肩部肌肉痉挛和血管收缩也能加重紧张性头痛。

【临床表现】

多在 20 岁左右起病,随年龄增长患病率亦增加;男女均可患病,女性多见,约占 75%。表现为胀痛、压迫感和紧缩感、紧箍感等,位于双侧枕颈部、额颞部或全头部,呈轻至中度发作性或持续性疼痛,病程数日至数年不等。疼痛期间的日常生活不受影响,不伴有恶心、呕吐、畏光或畏声等症状,疼痛部位肌肉可有触痛或压痛点,有时牵拉头发也有疼痛;头颈、肩背部肌肉有僵硬感,不易松弛,捏压该部肌肉感觉轻松和舒适。多数患者有头昏、失眠、焦虑或抑郁等症状。部分病例兼有血管性头痛的性质,几乎每日均有头痛出现,故又称慢性每日头痛(chronic daily headache)。

【诊断】

根据患者的临床表现,排除颅颈部疾病如颈椎病、占位性病变和炎症性疾病等,通常可以确诊。IHS(2004)最新紧张性头痛诊断标准如下。

1. 偶发性发作性紧张性头痛(infrequent episodic tension-type headache)

(1) 符合(2)～(4)特征的至少 10 次发作;平均每月发作<1 d;每年发作<12 d。

(2) 头痛持续 30 min 至 7 d。

(3) 至少有下列中的 2 项头痛特征:① 双侧头痛。② 性质为压迫感或紧箍样(非搏动样)。③ 轻或中度头痛。④ 日常活动(如步行或上楼梯)不会加重头痛。

(4) 符合下列 2 项:① 无恶心和呕吐。② 畏光、畏声中不超过一项。

(5) 不能归因于其他疾病。

2. 频发性发作性紧张性头痛(frequent episodic tension-type headache)

(1) 符合(2)～(4)特征的至少 10 次发作;平均每月发作≥1 d 而<15 d,至少 3 个月以上;每年发作≥12 d 而<180 d。

(2) 头痛持续 30 min 至 7 d。

(3) 至少有下列中的 2 项头痛特征:① 双侧头痛。② 性质为压迫感或紧箍样(非搏动样)。③ 轻或中度头痛。④ 日常活动(如步行或上楼梯)不会加重头痛。

(4) 符合下列 2 项:① 无恶心和呕吐。② 畏光、畏声中不超过一项。

(5) 不能归因于其他疾病。

3. 慢性紧张性头痛(chronic tension-type headache)

(1) 符合(2)～(4)特征的至少 10 次发作;平均每月发作≥15 d,3 个月以上;每年发作≥180 d。

(2) 头痛持续 30 min 至 7 d。

(3) 至少有下列中的 2 项头痛特征:① 双侧头痛。② 性质为压迫感或紧箍样(非搏动样)。③ 轻或中度头痛。④ 日常活动(如步行或上楼梯)不会加重头痛。

(4) 符合下列 2 项:① 畏光、畏声、轻度恶心中不超过一项。② 无中至重度恶心和呕吐。

(5) 不能归因于其他疾病。

根据触诊颅周肌肉是否有压痛可分为与颅周肌肉紧张有关的慢性紧张性头痛、与颅周肌肉紧张无关的慢性紧张性头痛两类。

【西医治疗】

1. *一般治疗* 包括松弛治疗、物理治疗、生物反馈、心理治疗和针灸治疗等。同时要加强宣教,帮助患者确立科学、正确的防治观念和目标,保持健康的生活方式。

2. *药物治疗* 根据患者的个体情况给予适当治疗,急性发作期用对乙酰氨基酚、阿司匹林等非甾体抗炎药。对于频发性和慢性紧张性头痛,应采用预防性治疗,可选用三环类抗抑郁药如阿米替林,或选择性 5-羟色胺重摄取抑制剂如舍曲林,或肌肉松弛剂如盐酸乙哌立松、巴氯芬等。伴失眠者可给予苯二氮䓬类药如地西泮口服。

(三) 从集性头痛

【西医学定义】

从集性头痛是原发性神经血管性头痛之一。其特点为反复、密集、短暂头痛发作,剧烈、锐痛、爆炸样,位于一侧眼眶、球后、额颞部,常伴同侧眼球结膜充血、流泪、鼻塞和(或)霍纳综合征。头痛持续数周或数月,好发于男性。无家族遗传史。为少见的头痛类型。

【病理生理】

从集性头痛的病因及发病机制尚不明确,有研究发现从集性头痛的病灶位于下丘脑灰质,由调控生物钟的神经元功能障碍导致。

【临床表现】

该病发病年龄平均为 25 岁,男性多见,为女性的 4～5 倍。表现为短暂或持续的非搏动性剧烈头痛,夜间常定时痛醒或同一时间发作,无先兆。持续数分钟至 2 h,通常 20 min 达高峰。剧烈难忍使患者来回踱步,捶打头部或撞墙。始终为单侧头痛,复发也在同侧,不伴呕吐。每年春季和秋季常发作 1～2 次,发作间期数月至数年。头痛可由鼻旁烧灼感或眼球后压迫感开始,剧烈钻痛局限于一侧眶部、球后和额颞部,常伴同侧结膜充血、流泪和流涕,约 1/4 的病例出现痛侧霍纳综合征,可伴该侧上睑下垂。在头痛群集期饮酒、冷风拂面和服用血管扩张药物常可诱发。

【诊断】

主要根据临床表现。从集性头痛多见于男性,发作的高峰年龄为 20～29 岁。根据国际头痛协会诊断标准(1988)从集性头痛患者的诊断应具有以下特征。

发作型:发作周期为 7 d 到 1 年,其间为无疼痛缓解期,可持续 1 个月。

慢性型:疼痛发作可持续到 1 年以上,无缓解期或缓解期不到 1 个月。

从集性头痛必须具备以下特点:① 严重眶、额、颞区的疼痛,持续 15 min 至 3 h。② 发作频率为每 2 d 发作 1 次至每日发作 8 次不等。③ 头痛侧伴随以下症状体征之一,腺体分泌增加、鼻塞、流鼻涕、额面部出汗、瞳孔缩小、眼睑下垂、睑结膜充血,伴或不伴烦躁不安。还应符合以下几点:① 在病史上,病理学检查、神经病学检查、器质性疾病,比如脑外伤、脑血管疾病、脑肿瘤、代谢性疾病等均可排除。② 从病史上,可考虑器质性疾病,但相应检查为阴性。③ 存在器质性疾病,但与头痛的首次发作无关。

【西医治疗】

1. *急性发作期的治疗* 应置于安静的房间,避免声、光刺激,吸入纯氧及经皮下给予 5-羟色胺受体激动剂。常用药物:① 麦角胺制剂。有明显的收缩血管作用,从而达到治疗效果,麦角胺 0.5 mg,皮下注射。② 5-羟色胺受体协同剂。舒马普坦 100 mg,口服。③ 糖皮质激素。可能与其改善因血管扩张引起的周围组织水肿有关,泼尼松片剂,初始剂量 0.5 mg/(kg · d),晨起 1 次口服或分 2 次给药,连续 5 d 后逐渐减量。④ 5-羟色胺拮抗剂。苯噻啶每次 0.5～1 mg,每日 1～3 次,为减少其嗜睡副作用,可用递增法,待基本控制,再递减应用,达到适当维持量。⑤ 钙通道拮抗剂。氟桂利嗪 5 mg,每晚 1 次口服,或尼莫地平 20～40 mg,每日 2～3 次口服。⑥ 锂制剂。碳酸锂,初始从小剂量 125 mg,每日 3 次,逐渐增大至每日 900～2 000 mg,症状于治疗1周后可有明显改善。一般很少有副作用，大剂量可出现嗜睡、震颤、锥体外系症状。

2. *间歇期治疗* 以预防为主，控制情绪、避免情绪紧张和睡眠不足，减少诱发因素。预防性用药有：① 麦角胺制剂。麦角胺片2 mg，每日2～3次，可在预计发作前2 h服用。对夜间发作预防效果更好，长期应用需注意副作用。② 碳酸锂。每日用药范围在300～1 500 mg，日平均600～900 mg，该药加麦角胺可提高预防效果。

继发性头痛

（一）药物过度使用性头痛

【西医学定义】

药物过度使用性头痛又称为药源性头痛（drug-induced headache），是仅次于紧张性头痛和偏头痛第三大常见的头痛类型，患病率1%～2%。头痛患者在发作期过度使用急性对症药物，将促使原有头痛如偏头痛或紧张性头痛转为慢性，头痛往往较为严重，致残率和疾病负担较高。

【病理生理】

MOH的发病机制尚不清楚，可能与个人因素及遗传因素有关。个人因素包括原有头痛类型及特点、低收入、低教育水平、女性、已婚等。遗传因素包括有慢性头痛家族史、脑源性神经营养因子（brain-derived neurotrophic factor, BDNF）Val66Met及多巴胺转运体基因（*SLC6A3*，也称为*DAT1*）的多态性有关。发病机制的研究主要仍基于动物试验，可能的机制包括三叉神经节中CGRP、神经元型一氧化氮合酶（nNOS）、P物质上调；中枢三叉神经元感受野扩大、伤害感受性阈值降低；弥散性有毒物质抑制性控制作用（diffuse noxious inhibitory control）减弱，以及CSD易感性增加等。

【临床表现】

多见于30岁以上女性患者，男女患病比率约为1∶3.5。患者通常有慢性头痛史，并长期服用治疗头痛的急性药物。MOH患者原发性头痛为偏头痛者最多见，约占65%，其次为紧张性头痛，占27%，偏头痛合并紧张性头痛或其他类型原发性头痛者占8%。头痛每日或几乎每日发生，原有头痛的特征，包括程度、部位、性质等发生变化，频繁使用头痛急性对症药物，常伴有所使用止痛药物的其他副作用。患者往往有焦虑、抑郁等情绪障碍或药物滥用的家族史。

根据药物种类ICHD－Ⅱ R1中MOH包括以下8种类型：① 麦角胺过度使用性头痛。② 曲坦类药物过度使用性头痛。③ 镇痛药过度使用性头痛。④ 阿片类药物过度使用性头痛。⑤ 镇痛药复方制剂过度使用性头痛。⑥ 急性头痛用药联合使用所致的药物过度使用性头痛。⑦ 其他药物过度使用所致的头痛。⑧ 很可能的药物过度使用性头痛。

【诊断】

ICHD－Ⅱ R1药物过度使用性头痛的诊断标准见表8－4。

表8－4 药物过度使用性头痛的诊断标准

序号	项目
(1)	符合下述第(3)～(4)项的头痛表现[1]每月≥15 d
(2)	规律过度使用[2]一种或多种用于头痛急性治疗和(或)对症治疗的药物超过3个月[3]
(3)	在药物过度使用期间，头痛进展或明显加重
(4)	停用过度使用的药物2个月内，头痛缓解或重归为之前的头痛模式[4,5]

注：1. 与药物过度使用相关的头痛，其临床表现多样，常有特征转换的独特模式，甚至在同一日内，可从偏头痛样表现转换为紧张性头痛样表现。

2. 过度使用是依据用药的持续时间和每周的用药天数来定义的。关键是用药既频繁又规律，及每周使用2 d或以上。一段时间内使用频繁但又有长时间不用药，导致药物过度使用性头痛的可能性不大，不符合第2项标准。

3. 当治疗急性头痛药物用于其他适应证时，易头痛患者可能发生MOH。

4. 若要明确MOH的诊断，规定在停止过度使用治疗急性头痛药物之后的2个月内，头痛必须改善（缓解或重归为之前的头痛模式），在停药之前，或停药后的2个月内改善未出现时，则可诊断“很可能的药物过度使用性头痛”。若停药2个月之后未出现上述改善，则必须放弃此诊断。

5. 2006年HIS再次修订了MOH的诊断标准，确诊MOH不再需要为期2个月的停药以观察头痛是否改善。

【西医治疗】

治疗目标包括减轻头痛程度，减少发作频率，减少急性对症药物的使用量，提高急性对症药物及预防性药物的疗效，减轻残疾和提高生活质量。

1. *撤去过度使用的药物* 治疗MOH首先要撤去过度使用的药物，大多数药物可以立即撤去，包括曲坦类、麦角类、对乙酰氨基酚（扑热息痛）、阿司匹林和 NSAIDs。有些药物突然停药会出现严重的撤药症状，需缓慢撤药，包括阿片类、苯巴比妥类，尤其是苯二氮䓬类。对于过度使用巴比妥类药物，院外难以停止服药以及伴有严重抑郁患者建议住院治疗。自律性高、具有强烈撤药动机、非巴比妥类药物过度使用、过度使用单种药物、不伴有精神障碍等患者可选择门诊治疗。撤药后至少随访 1 年，1 年后头痛仍有改善，提示撤药治疗成功。

2. *预防性治疗*　可减少头痛发作频率从而减少止痛药物的摄入，应该尽早给予。托吡酯和局部注射 A 型肉毒毒素（BTX）治疗有效。还可考虑丙戊酸盐、加巴喷丁、唑尼沙胺、左乙拉西坦、氯硝西泮等。

3. *治疗戒断症状*　常见的戒断症状包括恶心、呕吐、焦虑、睡眠障碍、戒断性头痛、低血压、心动过速等。戒断症状通常持续 2～10 d，平均 3.5 d，也可持续达 4 周。曲坦类药物最短（平均 4.1 d），其次是麦角类、镇痛药。恶心、呕吐者可选用甲氧氯普胺，呕吐明显者及时补液。苯二氮䓬类用于镇静，戒断性头痛可参考慢性、难治性头痛的治疗药物，新近有研究表明泼尼松能有效减轻戒断性头痛。

4. *行为治疗*　包括生物反馈、松弛训练、压力管理和认知行为治疗等。

5. *治疗原发性头痛*　应当有效治疗原发性头痛，如慢性偏头痛和慢性紧张性头痛等。

（二）蛛网膜下腔出血

【西医学定义】

蛛网膜下腔出血是指颅内血管破裂后，血液流入蛛网膜下腔引起以头痛为主要临床表现的一种脑血管疾病。因脑底部或脑表面的血管发生病变、破裂而使血液直接流入蛛网膜下腔者，称原发性 SAH；若因脑实质内出血、脑室出血、硬膜外或硬膜下血管破裂，血液进入蛛网膜下腔者，称继发性 SAH。

【病理生理】

本病最常见的病因是颅内先天性动脉瘤，占全部病因的 50% 以上，脑动脉瘤好发于颅底 Willis 前部，尤其是颈内动脉与后交通动脉、大脑前动脉与前交通动脉的血管分叉处。由于该处动脉血管的内弹力层和肌层先天性缺失，在血液涡流的冲击下渐向外突出形成囊状动脉瘤。第 2 常见病因为脑血管畸形，其多位于大脑表面，是胚胎期发育异常形成的畸形血管团，此处血管壁厚薄不一，处于破裂的临界状态，当因激动或不明显诱因即可破裂出血；另外尚有脑动脉粥样硬化、颅内肿瘤、血液系统疾病、抗凝药物所致等其他病因。

血液进入蛛网膜下腔后，直接刺激血管或血细胞破裂产生多种血管收缩物质刺激血管，使患者发生脑血管痉挛，出现剧烈头痛症状，严重者可出现意识障碍。部分患者因脑血管痉挛导致脑梗死。脑底部、脑池、脑沟内血液积聚，后期可发生粘连，甚至发生脑积水。

【临床表现】

突然起病，主要表现有头痛发作、头昏、眩晕、复视、语言障碍，或一侧肢体麻木、乏力等。发病多有明显诱因，如剧烈运动、情绪激动、用力、排便、咳嗽、饮酒等，典型为剧烈活动中或活动后出现爆裂样局限性或全头痛，难以忍受，呈持续性或持续进行性加重，有时上颈段也可出现疼痛。常见伴随症状有呕吐、短暂意识障碍、项背部或下肢疼痛、畏光等。少数可在安静情况下发病。约 1/3 患者动脉瘤破裂前数日或数周有头痛、恶心、呕吐等症状。

【辅助检查】

1. *头颅 CT*　头颅 CT 是诊断 SAH 的首选方法，CT 对于 SAH 诊断的敏感性在 24 h 内为 90%～95%，3 d 为 80%，1 周为 50%。如位于颈内动脉段常是鞍上池不对称积血；大脑中动脉段多见外侧裂积血；前交通动脉段则是前间裂基底部积血；而出血在脚间池和环池，一般无动脉瘤。动态 CT 检查有助于了解出血的吸收情况、有无再出血、继发脑梗死、脑积水及其程度等。

2. *头颅 MRI*　当病后 1～2 周，CT 不能提供 SAH 的证据时，MRI 可作为诊断 SAH 和了解破裂动脉瘤部位的一种重要方法。

3. CSF检查　在无CT年代，脑脊液检查为SAH的主要检查手段，现在已不作为临床常规检查。若出血量少或者起病时间较长，CT检查无阳性发现，但临床可疑下腔出血时可进行腰椎穿刺检查CSF。SAH的特征性表现是，脑脊液呈均匀一致血性，压力增高。镜检可见大量红细胞及皱缩红细胞，约1周后破坏消失，脑脊液黄变，发病数小时后非炎症性白细胞出现；生化检查蛋白质偏高，糖及氯化物正常。以上改变均于3～4周后恢复正常。

4. DSA　诊断颅内动脉瘤最有价值的方法，可以清楚显示动脉瘤的位置、大小、与载瘤动脉的关系、有无血管痉挛等，以及血管畸形和烟雾病。条件具备、病情许可时应争取尽早行全脑DSA检查以确定出血原因和决定治疗方法、判断预后。造影时机宜避开脑血管痉挛和再出血的高峰期，一般以出血3 d内或3～4周后进行为宜。

5. CTA和MR血管成像(MRA)　主要用于动脉瘤患者的随访以及急性期不能耐受DSA检查的患者。

【诊断】

根据突然发病，伴有剧烈头痛、呕吐，脑膜刺激征阳性，无局灶性神经缺损体征，伴或不伴意识障碍，CT证实脑池与蛛网膜下腔内有高密度征象，腰椎穿刺检查CSF呈均匀一致血性、压力增高等特点可以诊断为蛛网膜下腔出血。

【鉴别诊断】

1. 脑出血　发病多为有高血压病史的中老年人，有明显的脑实质神经损害局灶体征，头颅CT或MRI证实为脑实质梗死或出血。

2. 脑膜炎　可有头痛、呕吐、脑膜刺激征。多呈亚急性起病；有发热、白细胞及中性粒细胞明显增高的感染征象，脑脊液呈炎性改变为主。

【西医治疗】

1. 一般处理　监测生命体征和神经系统体征变化，保持呼吸道通畅，维持循环系统的稳定；绝对卧床休息4～6周；保持病房安静、舒适，预防褥疮；避免引起血压或颅内压增高的因素，如用力、情绪激动、咳嗽、喷嚏、便秘等；饮食宜清淡，以半流质或流质为主，营养均衡，勿过饱；注意液体出入量平衡，维持内环境稳定；烦躁患者可予镇静处理，头痛时可用止痛药，保持大便通畅可用缓泻剂；避免使用损伤凝血功能的非甾体类消炎镇痛药物，如阿司匹林等。

2. 病变血管处理　对于明确为动脉瘤破裂出血，病变分级较轻的患者应早期行介入手术治疗，该方法是去除病因、及时止血、预防再出血及血管痉挛、防止复发的有效方法，通常在发病后24～72 h内进行。其他患者则根据其特定的临床情况可行早期或延期手术。术前注意控制血压，使用尼莫地平预防血管痉挛，术中采用栓塞材料行瘤体栓塞或瘤体供血动脉的闭塞术。动静脉畸形有适应证者也可以采用介入治疗闭塞病变动脉。

3. 并发症的防治

(1) 脑动脉痉挛：早期使用尼莫地平，常用剂量每日10～20 mg，静脉滴注每小时1 mg，共10～14 d。同时注意监测血压，因其有导致低血压的副作用；维持正常血压和血容量，血压高者予降压治疗，介入术后血压偏低可给予适当升压处理。

(2) 再出血：防治再出血首先要让患者安静休息，绝对卧床，必要时可给予镇静、镇痛处理，避免患者用力和情绪激动。其次要调控血压，保持患者血压稳定在正常水平或者发病前水平。抗纤溶药物可抑制纤溶酶形成，推迟动脉瘤周围的血块溶解和防止再出血，可选用氨基己酸(EACA)4～6 g，加入0.9%氯化钠溶液或5%葡萄糖溶液100 ml中静脉滴注，15～30 min内滴完，后以每小时1 g给药量持续静滴12～24 h，再以每日24 g持续治疗7～10 d后，逐渐减量至每日8 g，共用2～3周。

(3) 脑积水：轻度的脑积水可先用药物治疗，给予乙酰唑胺减少CSF分泌，还可选用甘露醇、呋塞米脱水降颅压。急性脑室积水或积血且程度严重者可及时行脑室穿刺引流术。慢性脑积水经药物治疗效果不佳者则适合行脑脊液分流术。

（三）脑静脉系统血栓

【西医学定义】

脑静脉系统血栓(cerebral venous thrombosis, CVT)是由多种病因所致的脑静脉系统回流受阻的一组血管疾病，包括颅内静脉窦及脑静脉血栓形成。临床上分为原发和继发两类，原发者病因不明；继发者病因明确，如脑外伤、妊娠期、产褥期、感染（如头面部的各类感染）、血液病（红细胞增多症、镰状细胞贫血、白血病等）、肿瘤（脑膜瘤、转移瘤）、脱水和营养不良、白塞综合征等。

【病理生理】

静脉窦血栓内富含红细胞和纤维蛋白，仅有少量血小板，故称红色血栓。有些栓子中有大量纤维组织。此外还可见脑组织淤血、水肿和颅内压增高，脑皮质和皮质下点片状出血灶。

【临床表现】

本组疾病的特点为病因复杂，发病表现多样，缺乏特异性，与血栓形成的部位、严重程度和发生速度有关。常有头痛、呕吐等颅内压增高症状，头痛多严重而持续，呕吐多喷射性，可有抽搐和局限性神经系统缺损症状。意识障碍常见，或表情呆滞、反应迟钝，或意识模糊、嗜睡，或为昏迷。上矢状窦血栓形成的首发症状多为头痛、恶心、呕吐、视盘水肿、复视、展神经麻痹、意识障碍等颅高压症状，多发生于产褥期。海绵窦血栓形成主要表现为眼静脉回流受阻和脑神经受损症状，常见眼眶、眼睑、结膜水肿，眼球突出，脑神经受损常累及动眼神经、滑车神经、展神经和三叉神经第1、第2支，多由面部的化脓性感染所致。横窦及乙状窦血栓形成常由化脓性乳突炎或中耳炎引起，主要表现为颅高压症状，同侧三叉神经及展神经损害症状，严重可出现舌咽神经、迷走神经及副神经受损症状。大脑皮质静脉血栓形成常见于产褥期、脱水和血液病等，起病突然，出现发热、痫性发作和轻偏瘫。深部大脑大静脉(Galen静脉)血栓病情严重，可累及间脑和基底节，出现高热、昏迷、去脑强直发作及痫性发作。直窦血栓形成少见，但因颅内压急骤增高、昏迷、抽搐和去脑强直发作，可很快死亡。

【辅助检查】

1. *脑脊液检查*　压力增高，早期常规和生化一般正常，中后期可出现脑脊液蛋白质轻中度增高，红细胞提示有出血。感染性CVT患者早期可出现白细胞增高。

2. *脑CT及CT静脉血管成像(CTV)*　在上矢状窦血栓形成的早期，部分患者CT强化扫描可见静脉窦壁为高密度的三角形边，其中为等密度的血凝块，直窦和Galen静脉表现为条索征，梗死部位的静脉和静脉窦影像缺失或不清楚，而侧支静脉血管则显影清楚。

3. *MRI及磁共振静脉成像(MRV)*　脑MRI在初期可见T1加权像正常的血流流空现象消失，呈等T1和短T2的血管填充影。1～2周后，高铁血红蛋白增多，T1、T2像均呈高信号。晚期流空现象再次出现。MRI还可显示脑梗死灶。MRV被公认为是目前最好的无创性脑静脉成像诊断方法，对较大的脑静脉和静脉窦病变显示较好。急性期(0～3 d)，血栓静脉表现呈等T1、短T2信号；亚急性期(3～15 d)表现为短T1、长T2信号；慢性期(15 d以后)，梗死血管出现不同程度再通，可见流空现象。

4. *脑血管造影*　DSA可直接显示血栓的部位和轮廓，是CVT诊断的金标准。

【诊断】

诊断主要依据典型的病史、高颅压症状，影像学检查有助于诊断，颅内静脉系统造影是诊断CVT的金标准。

【鉴别诊断】

上矢状窦、横窦、乙状窦血栓形成可仅表现为颅内高压征象，须与颅内占位病变如血肿、肿瘤、脓肿等相鉴别。海绵窦血栓形成有时需要与眼球突出和眼球运动受限的其他疾病相鉴别，如眼眶内球后蜂窝织炎、球后占位病变、视神经孔处胶质细胞瘤、骨膜下脓肿等。两侧眼球突出还应与甲状腺功能亢进相鉴别。

【西医治疗】

1. *一般治疗*　一般治疗主要是脱水降颅压、控制抽搐、应用广谱抗生素抗感染、调整血压、维持水、电解质和酸碱平衡等。脱水降颅压可用脱水剂、利尿剂和糖皮质激素等。同时可用低分子右旋糖酐和血管扩张剂。颅内高压危及视力及生命时可行减压手术。炎症性脑静脉和静脉窦血栓形成应选用合适的抗生素对原发感染和静脉炎进行治疗,原发病的治疗还包括对消耗性疾病、脑外伤、产褥期、血液病、心脏病、眼鼻颜面部感染、脑膜炎、败血症等的治疗用药。

2. *特异性治疗* 针对血栓本身的抗凝治疗和溶栓治疗,急性期可静脉给予普通肝素或皮下注射低分子肝素。病情严重者可考虑血管内介入局部给予溶栓药物或机械清除血栓。

(四) 单纯疱疹病毒性脑炎

【西医学定义】

单纯疱疹病毒性脑炎(herpes simplex virus encephalitis, HSE)是由单纯疱疹病毒引起的中枢神经系统最常见的病毒感染性疾病。HSE最常累及大脑颞叶、额叶及边缘系统,引起脑组织出血性坏死或变态反应性脑损害,故又称之为急性坏死性脑炎或出血性脑炎。

【病理生理】

单纯疱疹病毒是一种嗜神经DNA病毒,分为Ⅰ型和Ⅱ型,约90%的人类HSE是由Ⅰ型引起。病毒先引起口腔和呼吸道原发感染,2～3周后沿三叉神经各分支经轴索逆行至三叉神经节,在此潜伏。当机体免疫力低下,或非特异性刺激时,可诱发病毒激活而导致脑病。患者颞叶、额叶等部位发现有出血性坏死,可见病变神经细胞和胶质细胞坏死、软化及出血,血管壁变性、坏死,血管周围可见淋巴细胞、浆细胞浸润;病灶边缘的部分神经元和胶质细胞核内可见Cowdry A型包涵体。软脑膜充血,并有淋巴细胞、浆细胞浸润。

【临床表现】

任何年龄均可患病,但一半以上病例发生在40岁以上的成人;四季均可发病;感染的潜伏期为2～21 d,平均6 d;发病前可有发热、头痛、全身不适、肌痛、嗜睡、腹痛、腹泻等症状,初起可有头痛或轻微的意识和人格的改变,随着病情缓慢进展,精神症状表现逐渐突出,如注意力涣散、反应迟钝、言语减少、表情呆滞等,甚至生活不能自理,或表现木僵、缄默,或动作增多、行为异常。临床体征可见偏瘫、偏盲、失语、共济失调、眼肌麻痹、多动(如震颤、舞蹈样动作、肌阵挛)、脑膜刺激征等弥散性及局灶性脑损害表现。多数患者随病情加重可有不同程度意识障碍,如嗜睡、昏迷或去皮质状态;约1/3患者可出现全身性或部分性痫性发作;重症患者可因广泛脑实质坏死和脑水肿引起颅内高压,甚至脑疝形成而死亡。

【辅助检查】

1. *脑电图* 表现为弥散性高波幅慢波,以单侧或双侧颞、额区异常更明显,甚至可出现颞区尖波与棘波。

2. *CT检查* 约90%以上的患者CT可见局灶性低密度灶,多在颞叶皮质,有占位效应如中线移位和线性增强,但发病1周内多为正常。

3. *MRI检查* 较CT敏感,对HSE有较高的诊断价值。病灶T1WI为轻度低信号,T2WI呈高信号,出血时T1WI和T2WI均为混合性信号,占位效应及脑水肿。病初数日病灶无增强效应,亚急性期常见脑回状、结节状、软脑膜或血管内增强。

4. *脑脊液* 压力正常或轻度增高,重症者可明显增高。细胞数明显增多,通常$<200\times10^6$/L,呈淋巴样细胞反应,早期少数病例以中性粒细胞为主,可有红细胞增多;蛋白质呈轻、中度增高,糖与氯化物正常。病原学检查单纯疱疹病毒特异性IgM、IgG抗体滴度可呈4倍以上增加。

【诊断】

临床诊断可参考以下标准:① 有口唇或生殖道疱疹史,或本次发病有皮肤、黏膜疱疹。② 见发热、明显精神行为异常、抽搐、意识障碍及早期出现的局灶性神经系统损害体征。③ 脑脊液红细胞、白细胞增多,糖及氯化物正常;脑电图以颞、额区损害为主的脑弥漫性异常。④ 头颅CT或MRI见有颞叶局灶性出血性脑软化灶。

确诊尚须具备:① 脑脊液中发现单纯疱疹病毒抗原或抗体。② 脑组织活检或病理发现组织细胞核内包涵体,或原位杂交发现单纯疱疹病毒核酸。③ 脑组织或脑脊液标本做单纯疱疹病毒分离、培养和鉴定；脑脊液 PCR 检测发现该病毒 DNA。

【鉴别诊断】

1. *化脓性脑膜炎* 化脓性脑膜炎通常急性起病，有时临床表现与 HSE 相似，注意鉴别，化脓性脑膜炎全身感染症状重，脑脊液白细胞、蛋白质显著增高，糖和氯化物减低，脑脊液细菌培养可发现致病菌，抗生素治疗有效。

2. *急性播散性脑脊髓炎* 多在感染或疫苗接种后急性发病，表现为脑实质、脑膜、小脑、脊髓等部位的症状和体征，故表现多样；其精神症状和智能障碍较 HSE 为轻，且无口唇疱疹史。

3. *带状疱疹病毒性脑炎* 临床少见，患者多有胸腰部带状疱疹史，表现为意识模糊和局灶性脑损害症状体征，预后较好。MRI 无脑部出血性坏死病灶，血清及脑脊液可检出带状疱疹病毒抗原、抗体或病毒核酸。

【西医治疗】

1. *一般治疗* 给予充分的营养，对昏迷者应及时鼻饲流质饮食；保持水和电解质平衡。预防褥疮及肺部感染等并发症；有尿潴留者，可留置尿管。高热者，行物理降温如冰敷等。有抽搐者，可用地西泮 10～20 mg 静脉缓慢注射，也可用水合氯醛、苯巴比妥等。脑水肿是引起抽搐、呼吸衰竭的根本原因，严重脑水肿者应早期脱水降颅压。严重脑水肿主张早期、大量、短程应用皮质类固醇如地塞米松每日 20 mg，静脉滴注；或甲基泼尼松龙每日 500 mg 冲击治疗，连用 3～5 d，有非特异性抗感染作用，降低血管通透性，保护血脑屏障(BBB)，消除脑水肿。病情危重患者 CT 显示出血性坏死灶、脑脊液白细胞明显增多和出现红细胞可酌情使用。

2. *抗病毒治疗* ① 阿昔洛韦。是治疗本病的首选药物，为一种鸟嘌呤衍生物，能抑制病毒 DNA 的合成，具有很强的抗 HSV 作用。常用剂量为 10～15 mg/(kg · d)，分 2～3 次静脉滴注，连用 14～21 d。若病情较重，可延长治疗时间或再治疗 1 个疗程。对临床疑诊又无条件做脑脊液病原学检查的病例可用阿昔洛韦进行诊断性治疗。② 更昔洛韦。抗 HSV 的作用是阿昔洛韦的 25～100 倍，具有更强更广谱的抗 HSV 作用和更低的毒性，对阿昔洛韦耐药并有 DNA 聚合酶改变的 HSV 突变株对更昔洛韦亦敏感。用量是 5～10 mg/(kg · d)，静脉滴注，每 12 h 1 次，疗程 14～21 d。

3. *免疫治疗* 可用干扰素，有广谱抗病毒活性，对宿主细胞损害小。α-干扰素每日 60×10^6 IU，肌内注射，连用 30 d。亦可选用免疫球蛋白、转移因子等。

(五) 病毒性脑膜炎

【西医学定义】

病毒性脑膜炎是指由各种病毒感染引起的脑膜急性炎症的一种感染性疾病。临床上以发热、头痛和脑膜刺激征为主要表现，是临床上最常见的无菌性脑膜炎。

【病理生理】

80%～90%病毒性脑膜炎是肠道病毒引起；虫媒病毒和 HSV 也是引起本病的较常见病原体。肠道病毒主要经粪-口途径传播；下消化道发生感染后，肠道细胞上有与肠道病毒结合的特殊受体，经肠道入血，产生病毒血症，再经血液循环进入中枢神经系统而发病。脑膜广泛充血、水肿，伴淋巴细胞和浆细胞浸润，室管膜内层局灶性破坏，室管膜下星型细胞增多和增大。

【临床表现】

本病儿童多见，以夏秋季为高发季节。临床上多为急性起病，以病毒感染引起的全身中毒症状和脑膜刺激征为主要表现，如发热、头痛、畏光、肌痛、恶心呕吐、腹泻和全身乏力等。神经系统检查见轻度颈强直和凯尔尼格征阳性。本病临床表现与体征随着患者的年龄、免疫状态、病毒种类及亚型的不同可有所差异，如幼儿患者出现发热、呕吐、皮疹等症状，而颈项强直和前囟隆起等体征轻微甚至缺如。

【辅助检查】

脑脊液压力轻至中度增高。淋巴细胞明显增多，白细胞一般在$(10\sim1\,000)\times10^6$/L，早期以多形核细胞为主，8～48 h后以淋巴细胞为主。蛋白质含量轻度增高，糖和氯化物正常。病毒分离和组织培养是诊断本病唯一可靠的方法，PCR检查脑脊液病毒具有稳定的高敏感性和特异性。

【诊断】

夏秋季节，急性起病；以发热、头痛、脑膜刺激征为主要临床表现；脑脊液检查见淋巴细胞轻至中度增多；脑脊液病原学检查支持；除外其他疾病。

【鉴别诊断】

1. 结核性脑膜炎　缓慢起病，病程较长。脑脊液检查见外观浑浊，静置后有薄膜形成。细胞分类以白细胞增高明显，蛋白质含量增高，而糖及氯化物含量明显降低。脑脊液涂片染色镜检或培养可检出结核杆菌。

2. 化脓性脑膜炎　病情较重，脑脊液检查见外观浑浊，白细胞数明显增高，分类以中性粒细胞为主。脑脊液涂片镜检或细菌培养可助诊断。

【西医治疗】

本病是一种可恢复的自限性疾病，治疗与病毒性脑炎基本相同，抗病毒疗法可明显缩短病程，临床多选用阿昔洛韦。对症治疗包括维持水、电解质平衡；控制脑水肿和颅高压，如提示颅内压偏高者，可适当应用甘露醇；控制癫痫发作首选卡马西平或苯妥英钠治疗。高热者，可进行物理降温，也可肌内注射复方氨基比林或柴胡注射液降温。头痛严重者可用止痛剂，如罗通定、布洛芬等。

（六）化脓性脑膜炎

【西医学定义】

化脓性脑膜炎是由化脓性细菌感染所致的脑脊膜炎症，是中枢神经系统最常见的化脓性感染。

【病理生理】

最常见的致病菌为肺炎球菌及脑膜炎双球菌、B型流感嗜血杆菌，其次为金黄色葡萄球菌、链球菌、大肠埃希菌、变形杆菌、厌氧杆菌、沙门菌及铜绿假单胞菌等。败血症或心脏、肺及其他脏器感染时，细菌可经血液进入脑室和蛛网膜下腔。颅骨和脑实质感染病灶也可直接蔓延至脑膜，神经外科手术时细菌可侵入蛛网膜下腔。当致病细菌侵入蛛网膜下腔后，由于脑脊液缺乏有效的免疫防御，细菌大量繁殖，菌壁抗原成分诱发一系列的炎症反应。

【临床表现】

急性起病，感染症状明显，发热、寒战等；脑膜刺激征及体征明显，表现为头痛、颈项强直、凯尔尼格征及布鲁津斯基征阳性；颅内压增高，表现为剧烈头痛、呕吐、意识障碍等。

【辅助检查】

1. 血常规　白细胞计数增加，以中性粒细胞为主，偶可见正常。

2. 脑脊液检查　脑脊液压力升高，外观浑浊或呈脓性，细胞升高明显，以中性粒细胞为主。蛋白质升高，糖含量下降，氯化物降低。革兰染色阳性率在60%以上，细菌培养阳性率在80%以上。

3. 影像学检查　磁共振诊断价值高于CT，可显示弥散性脑膜强化、脑水肿等。

【诊断】

根据急性起病的发热、头痛、呕吐，查体有脑膜刺激征，脑脊液压力升高，白细胞明显升高，即应考虑本病。确诊须有病原学依据，包括脑脊液细菌涂片、细菌培养等。

【鉴别诊断】

1. 结核性脑膜炎　缓慢起病，病程较长。脑脊液检查见外观浑浊，静置后有薄膜形成。细胞分类以白细胞增高明显，蛋白质含量增高。

2. 隐球菌性脑膜炎（cryptococcal meningitis）　通常隐袭起病，病程长，脑神经尤其是视神经受累常见。脑脊液白细胞通常低于500×10^6/L，以淋巴细胞为主，墨汁染色可见新型隐球菌，乳胶凝集试验可检测出隐球菌抗原。

【西医治疗】

1. 抗菌治疗　化脓性脑膜炎属于急重症，通常在确定病原菌之前即开始实验性抗生素治疗。用药应选择广谱抗生素，三代头孢头孢曲松和头孢噻肟常作为化脓性脑膜炎的首选用药。对脑膜炎常见的致病菌肺炎球菌、流感嗜血杆菌、B型链球菌及脑膜炎双球菌都具有良好的抗菌作用。院内感染的细菌性脑膜炎，尤其是神经外科术后，葡萄球菌和革兰阴性菌包括铜绿假单胞菌是最常见的致病菌，应使用万古霉素联合头孢他啶治疗。

已经明确病原菌的当选择敏感的抗生素，肺炎球菌对青霉素敏感者可用大剂量青霉素，成人每日 2 000 万～2 400 万 U，每次静脉滴注，对青霉素耐药者可选用头孢曲松或联合万古霉素治疗。脑膜炎球菌首选青霉素，耐药者选用头孢噻肟或头孢曲松，可与氨苄西林或氯霉素联用。

抗菌治疗效果满意时体温多于 3 d 左右下降，症状减轻，脑脊液细菌消失，细胞数明显减少，此时可继续应用原来的药物治疗，2 周后再复查脑脊液，如治疗效果不佳，应及时腰椎穿刺复查，观察脑脊液改变，再酌情调整抗感染方案。

2. *激素治疗*　激素可以抑制炎症细胞因子的释放，稳定血脑屏障。对病情较重，且没有明显激素禁忌证的患者可考虑应用。通常给予地塞米松 10 mg 静脉滴注，连用 3～5 d，应在开始抗生素治疗前 20 min 给药。地塞米松可影响万古霉素进入脑脊液，因此在用万古霉素治疗时应加以注意。临床应严格掌握停药指征，不能过早停药。症状消失，退热 1 周以上，脑脊液细胞数少于 20×10^6/L，且均为单核细胞，蛋白质及糖恢复正常时，可考虑停药。一般情况下完全达到这些标准平均需 2～3 周。

（七）结核性脑膜炎

【西医学定义】

结核性脑膜炎是由结核杆菌引起的非化脓性脑膜炎，常见于儿童及青年。

【病理生理】

结核性脑膜炎是由结核分枝杆菌感染所致，其发病通常有两个过程。首先是细菌经血播散后在脑膜和软脑膜下种植，形成结核结节；其后结节破溃，大量结核菌进入蛛网膜下腔，引起发病。病理表现主要以颅底脑膜单核细胞渗出性炎症反应为主，脑膜和脑表面可见结核结节，脑积水可导致脑室扩张，可有室管膜渗出或肉芽肿室管膜炎。动脉炎可导致脑梗死，颅底部炎症和纤维化可压迫脑神经。

【临床表现】

急性或亚急性起病，以发热、头痛、呕吐及脑膜刺激征为其早期最常见的临床表现，通常可持续 1～2 周。由于炎症反应，脑脊液生成增多，蛛网膜颗粒吸收下降，形成交通性脑积水，颅内压呈轻、中度增高；晚期因蛛网膜、脉络丛粘连，呈完全或不完全性梗阻性脑积水，颅内压呈中、重度增高，表现为头痛、呕吐和视盘水肿，严重时出现去大脑强直发作或去皮质状态。由于颅底炎性渗出物刺激、侵蚀、粘连和压迫，造成颅神经损害，动眼神经、面神经、展神经和视神经受累较多，出现视力减退、复视和面神经麻痹等。若治疗不及时或治疗不当，发病 4～8 周时可出现脑实质损害症状，如精神症状，可见萎靡、淡漠、谵妄或妄想；也可出现部分性、全身性癫痫发作或癫痫持续状态；卒中样瘫痪可见有偏瘫、交叉瘫、四肢瘫、截瘫等。

【辅助检查】

腰椎穿刺检查见脑脊液压力增高，可达 400 mmH_2O 或以上，脑脊液外观无色透明或混浊呈毛玻璃状，静置数小时后可有白色薄膜形成。淋巴细胞显著增多，但一般不超过 500×10^6/L，蛋白质中度升高，通常为 1～2 g/L，糖含量低于 2.8～4.5 mmol/L，氯化物测定低于 120～132 mmol/L。抗酸杆菌染色可鉴定细菌，结核菌培养是诊断结核性感染的金标准。

【诊断】

有结核病史或接触史患者，病程早期出现头痛、呕吐、发热等症状，检查见脑膜刺激征阳性，腰椎穿刺检查见脑脊液压力增高，黄变，淋巴细胞增多，糖及氯化物下降，应考虑本病。确诊需要病原学证据，脑脊液抗酸染色见抗酸杆菌，或细菌培养有抗酸杆菌生长。

【鉴别诊断】

1. 化脓性脑膜炎　起病急、高热、症状重。脑脊液外观混浊，细胞数显著增高，以中性粒细胞为主，涂片或培养可找到化脓性致病菌而非抗酸杆菌。

2. 隐球菌性脑膜炎　起病更缓，病程长，可有长期使用免疫抑制剂及抗肿瘤药物史，颅内压常显著增高，头痛剧烈与脑膜炎其他表现不平衡，无低热、盗汗等结核中毒症状。脑脊液改变与结核性脑膜炎相似，但墨汁染色涂片可找到隐球菌。

【西医治疗】

1. 一般治疗　颅内压增高可选用渗透性利尿剂，如20%甘露醇、甘油果糖或甘油盐水等，注意肾功能，维持内环境稳定。反复癫痫发作者给予抗癫痫药。意识障碍或瘫痪患者要防止肺部感染及褥疮的发生。

2. 抗结核治疗　强调早期、足量、联合用药及疗程要足。根据 WHO 的建议，应至少选择三种药联合治疗。常用异烟肼、利福平和吡嗪酰胺合用，轻症患者治疗 3 个月后可停用吡嗪酰胺，再继续用异烟肼和利福平 7 个月。如系耐药菌株引起，则加用第 4 种药链霉素或乙胺丁醇。若致病菌对利福平不耐药，则总疗程 9 个月已够；若是利福平耐药菌株引起，则需要连续治疗 18～24 个月。由于中国人对异烟肼为快速代谢型，有人主张对成年患者应加大每日剂量至 900～1 200 mg，但要注意保肝治疗，防止肝损害，还应注意异烟肼的多发性神经病和癫痫发作的副作用，可合用吡哆醇(维生素 B_6)每日 50 mg。儿童因乙胺丁醇的视神经毒性作用、孕妇因链霉素对听神经的影响而尽量不选用。只要患者的临床症状、体征及实验室检查高度提示本病，即使脑脊液抗酸染色阴性，亦应立即进行抗结核的诊断性治疗。

3. 激素治疗　对病情严重、颅内压增高或已有脑疝形成、椎管阻塞、抗结核治疗后病情加重及合并有结核瘤者，宜加用糖皮质激素治疗。成人可用泼尼松 1 mg/kg 或地塞米松每日 10～20 mg；儿童每日剂量为泼尼松 1～4 mg 或地塞米松 8 mg(0.3～0.6 mg/kg)；上述剂量维持 3～4 周，再减药 2～3 周后停药。

(八) 隐球菌性脑膜炎

【西医学定义】

隐球菌性脑膜炎是由新型隐球菌感染脑膜和脑实质引起的中枢神经系统亚急性或慢性炎性疾病。

【病理生理】

新型隐球菌感染是导致本病发生的主要原因。该病菌广泛分布于自然界，如水果、奶类、土壤及一些草类和植物，尤其在鸽粪和其他鸟类的粪便中更为常见；故鸽子饲养者患新型隐球菌脑膜炎的概率比一般人群要高出几倍。一般来说，隐球菌为条件致病菌，只有当宿主的免疫力低下时，病菌才通过黏膜、皮肤，尤其是上消化道侵入体内，经过血行播散，感染脑膜而发病。肉眼观察见脑膜呈广泛性增厚，脑膜血管充血，脑组织水肿，脑回变平，脑沟、脑池有小的肉芽肿、结节和脓肿，蛛网膜下腔内有胶样渗出物，脑室扩大。镜下观察，在早期可见脑膜有淋巴细胞、单核细胞浸润，在脑膜、脑池、脑室及脑实质中可见大量的隐球菌菌体，在脑实质局部少见有炎症反应。

【临床表现】

本病通常起病隐袭，进展缓慢，并呈进行性加重。早期见不规则低热或间歇性头痛，逐渐加重并发展为持续性，以发热、颅内高压症及脑膜刺激征为主要临床表现；少数患者则以精神症状和局灶性神经体征为主，如人格改变、记忆衰退、烦躁不安、意识模糊及痫性发作、肢体瘫痪、共济失调等；因脑底部蛛网膜下腔渗出明显，常有蛛网膜粘连而引起多数脑神经如听神经、面神经、动眼神经等受损症状，因脑室系统梗阻可出现脑积水。

【辅助检查】

1. 脑脊液　腰椎穿刺脑脊液压力常明显增高，可有轻度或中度淋巴细胞增多，达(10～500)$\times 10^6$/L，蛋白质含量增高，糖含量减少，通常在 15～35 mg/dl(0.83～1.94 mmol/L)。脑脊液涂片做墨汁染色或 MGG 染色检出隐球菌即可确定诊断，应反复多次检查以提高阳性率。

2. 影像学检查　头颅 CT 或 MRI 对梗阻性脑积水及较大的肉芽肿、脑部软化坏死病灶有诊断价值。肺部X线检查大多数可见类似于结核性病灶、肺炎样改变或肺部占位样病灶的影像改变。

【诊断】

根据慢性起病，进行性加重；以发热、颅内高压症、脑膜刺激征为主要表现；腰椎穿刺检查提示颅高压，脑脊液生化检查呈明显的"三高一低"，病原学检查发现隐球菌和相关抗体即可诊断。影像学检查亦有助于诊断。

【鉴别诊断】

1. *结核性脑膜炎* 本病临床症状与隐球菌性脑膜炎相似。但本病多有结核病接触史，或有肺部等其他部位的活动性结核病灶，脑脊液病原学检查可见结核杆菌。

2. *化脓性脑膜炎* 本病病前多有皮肤、中耳等部位的化脓性感染灶或颅脑外伤史；发病较急，进展迅速。脑脊液检查见外观浑浊或脓性，细胞分类以中性粒细胞为主，糖和氯化物含量降低，尤其是糖含量明显降低，病原学检查如染色镜检、培养可见大量细菌。

【西医治疗】

1. *一般治疗* 本病病程较长，病情重，机体慢性消耗大，故应注意加强营养，防治肺部、泌尿系感染等并发症；颅内压增高者易发生脑疝，可用脱水剂如20%甘露醇等；有脑积水者可行侧脑室分流减压术。头痛剧烈者可用止痛剂，如罗通定等。

2. *抗真菌治疗* 常用药物有：① 两性霉素B。治疗隐球菌脑膜炎的首选药物，但因其副作用较大，故主张或与5-氟胞嘧啶联合治疗。成人首次用量是0.02～0.1 mg/kg，加入5%葡萄糖500 ml内静脉滴注，6 h滴完；以后根据情况，每日增加剂量2～4 mg，直到最大剂量达0.5～0.7 mg/(kg·d)，疗程视病情而定，可长达3～6个月，用药总量为3 000～4 000 mg；也可经小脑延髓池、侧脑室或椎管内给药，以增加脑局部及脑脊液中药物浓度。常见不良反应有高热、寒战、血栓性静脉炎、头痛、恶心、呕吐、血压降低、低钾血症、氮质血症，偶可出现心律失常、癫痫、白细胞或血小板减少等。② 氟康唑。对本病有特效，口服吸收良好，血及脑脊液中药浓度高，常用量为每日200～400 mg，每日1次顿服，5～10 d可达稳态血浓度，疗程一般为6～12个月。副作用可见恶心、腹痛、腹泻、胃肠胀气及皮疹。因本药作用部位与两性霉素B相同，故两种药物不宜联合使用。③ 5-氟胞嘧啶。该药单用疗效差，且易产生耐药性，故临床上常与两性霉素B合用；常用量50～150 mg/(kg·d)，分3～4次口服，2～3次静脉点滴；副作用见有恶心、厌食、白细胞及血小板减少、皮疹、肝功能损害等。

（九）低颅压性头痛

【西医学定义】

低颅压性头痛(intracranial hypotension headache)是指脑脊液压力降低(＜70 mmH_2O)所致的头痛，多为体位性。患者常在直立15 min内出现头痛或头痛明显加剧，卧位后头痛缓解或消失。

低颅压性头痛多见于腰椎穿刺后，部分病例在外伤后亦可导致，原发性低颅压综合征的患者也常以头痛为主诉。低颅压性头痛病程较短，多数患者经饮水、休息及对症处理后，在数日至10余日内即可痊愈。

【病理生理】

低颅压性头痛有原发性和继发性两种，原发性病因不明，可能与血管舒缩障碍引起CSF分泌减少或吸收增加有关；继发性可由多种原因引起，如腰椎穿刺、头颈部外伤及手术、脑室分流术等使CSF漏出增多，脱水、糖尿病酮症酸中毒、尿毒症、严重全身感染、脑膜脑炎、过度换气和低血压等可使CSF产生减少。CSF量减少、压力降低、脑组织移位下沉使颅内痛敏结构，特别是脑膜、血管、脑神经(主要是三叉、舌咽和迷走神经)等受到牵张而出现头痛。

【临床表现】

本病可见于各种年龄，原发性以体弱的女性多见，继发性的两性患病数无明显差异。继发性头痛多发生于腰椎穿刺后数小时至2 d内。头痛以枕、额部多见，呈缓慢加重的轻至中度钝痛或搏动样疼痛。头痛与体位变化有明显关系，立位时加重，卧位减轻或消失，头痛变化多在体位变化后 15 min 内出现。恶心、呕吐、眩晕、耳鸣、颈僵和视物模糊为常见的伴随症状。查体多无异常所见，部分病例可伴有轻度脑膜刺激征。多数患者可于 3～5 d 内恢复正常。

【辅助检查】

1. 脑脊液检查　腰椎穿刺检查脑脊液压力＜60 mmH_2O；部分病例压力测不出，放不出脑脊液，呈“干性穿刺”。

2. 神经影像学　颅脑 MRI 检查可表现为弥漫性硬脑膜强化、硬膜下积液、脑静脉窦扩大、垂体增大、小脑扁桃体下疝畸形等。脊髓造影和放射性核素脑池造影能准确定位脑脊液漏出的部位。大多数自发性脑脊液漏发生在颈椎、胸椎连接处水平或在胸椎处。

【诊断】

根据典型临床表现，特别是具有体位性头痛的患者可疑诊低颅压性头痛。诊断可参考以下几点：① 多数患者有明确的腰椎穿刺及脑外伤的诱发因素。② 头痛的发作与体位有明显关系。③ 大量饮水及静滴液体头痛可缓解。④ 头颅 CT/MRI 或核素脑池扫描对明确病因、显示低颅压征象或脑脊液渗漏部位有益。必要时可行腰椎穿刺检查，脑脊液压力降低(＜70 mmH_2O)，部分病例压力更低或测不出，呈“干性穿刺”。

【鉴别诊断】

本病应与由脑和脊髓肿瘤、脑室梗阻综合征、寄生虫感染、脑静脉血栓形成、亚急性硬膜下血肿、颈椎病等鉴别，因这些疾病亦可出现体位性头痛。

【西医治疗】

1. 病因治疗　有明确病因者应针对病因治疗，如控制感染、纠正脱水和糖尿病酮症酸中毒等。

2. 对症治疗　卧床休息、补液(每日 2 000～3 000 ml)、穿紧身裤和束腹带等，给予适量镇痛剂等。

3. 特殊治疗

(1) 硬膜外血贴疗法(epidural blood patching)：将自体血 15～20 ml 缓慢注入脊柱的腰段或胸段硬膜外间隙，血液从注射点向上、下扩展数个椎间隙、压迫硬膜囊、阻塞脑脊液漏出口、增加脑脊液压力。该法可迅速缓解头痛，适用于腰椎穿刺后头痛和自发性低颅压性头痛患者，有效率可达 97%；可有背痛的不良反应。

(2) 咖啡因治疗：咖啡因有阻断腺苷受体的作用，使颅内血管收缩，增加脑脊液压力，缓解头痛。安纳咖 500 mg，皮下或肌内注射，亦可加入 500～1 000 ml 乳化林格液中缓慢静脉滴注，有效率可达 75%。

第三节　病例分析

案 1

发作性左侧颌面部疼痛 8 个月，加重 3 d(三叉神经痛)。

[患者一般情况] 姓名：区某；性别：女性；年龄：42 岁；民族：汉族；婚姻状况：已婚；身高 161 cm，体重 52 kg。出生地：广西柳州；职业：公务员。入院时间：2017－3－10；发病节气：惊蛰；病史陈述者：患者本人。

[主诉] 发作性左侧颌面部疼痛 8 个月，加重 3 d。

[现病史] 患者于 8 个月前无明显诱因突发左下颌部疼痛，并迅速放射至左侧颜面部、左侧眶部，伴左侧前额部、眶周疼痛难忍，为刀割样或闪电样疼痛，上述症状反复发作，每次持续约数秒至数分钟可自行缓解，缓解后无异常。通常于讲话、进食及洗脸、刷牙时容易出现，平均每隔 1～2 个月发作 1 次。无畏寒发热、咳嗽咳痰，无晕厥、一过性黑矇，无肢体乏力、麻木，无抽搐、恶心、呕吐，无饮水呛咳、吞咽困难等，于当地医院口腔科门诊查头颅、鼻咽部 CT，胸片，心电图均未见异常，以为牙痛，行拔牙治疗后上述疼痛症状仍反复出现，不能缓解。3 d 前开始，患者疼痛发作较前频繁，平均每日均有 1～2 次发作，严重时影响睡眠。遂于今日来诊，门诊拟“左侧三叉神经痛”收住院。病后，患者精神较差，纳寐欠

佳，二便调，近期体重无明显改变。

［既往史］平素体健，无“高血压、糖尿病、心脏病、肝炎、结核”等特殊疾病史，无药物及食物过敏史。

［个人史］无特殊。

［家族史］家族中无肿瘤及类似疾病史。

［入院查体］T 36.8℃，P 66 次/分，R 20 次/分，BP 130/78 mmHg。神清，精神差，急性痛苦面容，发育正常，营养中等，形体适中。舌淡，苔白腻，脉弦滑。内科查体无异常。神经系统查体：神志清楚，言语清晰流利，问答查体合作。右利手。记忆力、计算力及定向力等高级皮质功能检查均正常。视力、视野粗测正常。双侧眼球活动自如，无复视及眼震。双侧瞳孔等大等圆，直径约 3.0 mm，对光反射灵敏。双侧角膜反射灵敏，左侧眶上孔、眶下孔、颏孔处有局部压痛，无面部感觉障碍，张口下颌居中，下颌反射未引出。双侧额纹、鼻唇沟对称，示齿口角不偏。听力粗测正常，Rinnie 试验阴性，Weber 试验居中。双侧软腭上抬有力，悬雍垂居中，咽反射存在。双侧转头耸肩有力、对称。伸舌居中，无舌肌萎缩及舌肌震颤。四肢肌力 5 级，肌张力正常，四肢共济运动协调。深浅感觉无异常。双侧腱反射对称存在，病理反射未引出。颈软，无抵抗，脑膜刺激征阴性。

［辅助检查］入院后查血常规、尿常规、大便常规、C 反应蛋白、血生化、红细胞沉降率、肿瘤标志物测定等相关抽血化验均未见明显异常。胸部 CT、心电图、脑电图、头颅 MRI、头颈部 CTA、颈部血管彩超、TCD 等检查均正常。

【病例分析】

1. 病情特点　① 患者中青年女性，急性起病，病情反复，呈发作性病程。② 主要表现为发作性的左侧颌面部疼痛，呈刀割样或闪电样疼痛，有放射痛，讲话、进食及洗脸、刷牙可诱发，发作间歇期无异常。③ 既往史、个人史及家族史无特殊。④ 入院查体。BP 130/78 mmHg。右利手。主要的阳性体征：左侧眶上孔、眶下孔、颏孔处有局部压痛。⑤ 辅助检查无特殊。

2. 诊断　中医诊断：头痛，痰浊头痛。西医诊断：左侧三叉神经痛。

中医辨病分析：患者因“发作性左侧颌面部疼痛 8 个月，加重 3 d”入院，故本病当属中医学之“头痛”范畴。舌淡，苔白腻，脉弦滑，故证属“痰浊头痛”。患者饮食不节，加之劳逸失度，致脾失健运，聚湿生痰，痰浊中阻，清阳不升，浊阴不降，上蒙清窍，清窍失养，发为本病。痰浊阻遏清窍，故头痛；舌淡，苔白腻，脉弦滑为痰浊内停之征。病位在脑，病性属实。

（1）西医定位、定性诊断：左侧三叉神经痛。

1）定位诊断：根据患者反复发作性的左侧颌面部疼痛，体征上存在左侧眶上孔、眶下孔、颏孔处有局部压痛，余神经系统查体未见阳性定位体征，结合眶上孔、眶下孔、颏孔三者分别为三叉神经眼支、上颌支、下颌支在面部的感觉分支所在，故病变定位于左侧三叉神经三支（眼支、上颌支、下颌支）。

2）定性诊断：患者中青年女性，急性起病，病情反复，呈发作性病程。主要表现为发作性的左侧颌面部疼痛，呈刀割样或闪电样疼痛，有放射痛，讲话、进食及洗脸、刷牙可诱发，症状突发突止，发作间歇期无异常。体征上存在左侧三叉神经三支分布区域内的压痛，故考虑定性诊断为左侧三叉神经痛。患者无感染、肿瘤等明确诱发因素，查体无局灶性神经系统阳性定位体征，入院相关辅助检查均未见明显异常，基本可以除外其他疾病继发的疼痛，故诊断原发性三叉神经痛基本明确。

（2）中医鉴别诊断

1）眩晕：头痛与眩晕可单独出现，也可同时出现。头痛之病因有外感与内伤，眩晕则以内伤为主。临床表现，头痛以疼痛为主，眩晕则以昏眩为主。结合该患者以头痛为主症，无眩晕表现，据此排除。

2）头痛与真头痛相鉴别，后者呈突发剧烈头痛，或呈进行性加剧头痛。常伴喷射性呕吐，或颈项强直，或偏瘫、偏盲、神昏，甚至肢厥、抽搐。该患者无颈项强直或脑膜刺激征，无偏瘫、偏盲、神昏、肢厥、抽搐等不适，可资鉴别。

（3）西医鉴别诊断

1）继发性三叉神经痛：常见于多发性硬化、

延髓空洞症、原发性或转移性颅底肿瘤等。该患者也表现为三叉神经分布区域内的疼痛，但是继发性三叉神经痛一般疼痛持续的时间比较持久，且伴有患侧感觉减退、张口下颌偏斜、角膜反射减弱等，常合并其他脑神经损害的症状体征，查体可见相应部位的局灶性神经系统阳性定位体征，头颅影像学检查可以发现相应病灶，而该患者症状突发突止，持续时间短，无局灶性神经系统定位体征，相关辅助检查无异常，与该病表现不符，据此可排除。

2）牙痛：此病也可以表现为颌面部的疼痛，但常为持续性钝痛，局限于牙龈部，可因进食冷、热食物加剧，X线片可发现龋齿、肿瘤等有助于鉴别。但牙痛通常于拔牙术后症状可以缓解，而该患者拔牙后疼痛仍不能缓解，与本病不符。

3）颞下颌关节紊乱：此病也可以出现下颌部位的疼痛、活动受限，与本病例相似。但是颞下颌关节紊乱是在咀嚼食物时伴发相应关节部位的疼痛、弹响，检查时可发现关节处局部压痛，X线检查亦有相应改变，与本患者不符，可以排除。

3. 治疗方案

（1）中医治疗

治法：燥湿化痰，降逆止痛。

方药：半夏白术天麻汤加减。半夏10 g，甘草6 g，陈皮6 g，茯苓15 g，白术10 g，天麻10 g。

每日1剂，水煎400 ml，分早、晚2次饭后温服。

针灸取穴：攒竹（左），四白（左），下关（左），阳白（左），地仓（左），颊车（左），翳风（左），率谷（左），合谷（双），阴陵泉（双），丰隆（双），中脘。

毫针针刺，面部弱刺激，远端中等刺激，留针30 min，每日1次。

（2）西医治疗

1）药物及一般治疗：① 患者尽可能多安静休息，消除焦虑不安和紧张情绪。② 止痛，首选卡马西平或奥卡西平。如症状较严重，可联合应用非甾体类消炎止痛药或其他抗癫痫药物如加巴喷丁、神经止痛药普瑞巴林及阿片类药物等消炎止痛治疗。如影响夜间睡眠，可适当加用苯二氮䓬类药物对症处理。③ 营养神经治疗，B族维生素（如维生素 B_1、维生素 B_{12}）。④ 适当调节情绪的治疗，如患者存在焦虑抑郁状态，可予以抗焦虑抑郁辅助治疗。

2）神经阻滞治疗：适用于药物无效或有明显的副作用。

3）射频治疗及手术治疗：适用于长期药物治疗无效或无法耐受、神经阻滞治疗无效者。

4. 住院治疗经过及其转归　入院后给予患者静卧休息，予奥卡西平联合非甾体类消炎止痛药一起镇痛、镇静处理，予补充B族维生素（维生素 B_1、维生素 B_{12}），辅以中医中药、针灸等综合治疗，2周后患者病情基本控制，症状好转出院。现以奥卡西平片0.3 g每日2次、维生素 B_1 片、甲钴胺片口服维持治疗。门诊定期随诊。

案2

发作性右侧枕、颈肩部疼痛11 d（枕大神经痛）。

［患者一般情况］姓名：廖某；性别：女性；年龄：45岁；民族：汉族；婚姻状况：已婚；身高160 cm，体重48 kg。出生地：广西玉林；职业：公务员。入院时间：2015－9－24；发病节气：秋分；病史陈述者：患者本人。

［主诉］发作性右侧枕、颈肩部疼痛11 d。

［现病史］患者于11 d前始无明显诱因突发右侧后枕部、颈肩部针刺样疼痛，疼痛可放射至同侧头部，呈发作性、短暂性疼痛，阵发性加剧，每隔数秒即发作1次，有时亦出现左侧后枕部及颈肩部针刺样疼痛，于咳嗽、打喷嚏、头颈部活动时疼痛加剧，疼痛明显时不敢转动头部，头颈部有时处于僵直状态。无头晕、视物旋转、恶心呕吐，无畏寒、发热、咳嗽、咳痰，无晕厥、一过性黑矇、视物变形，无肢体乏力、麻木、肢体疼痛，无畏光、畏声，无饮水呛咳、意识不清、大小便失禁等，曾自服布洛芬，具体用量不详，疗效不佳。现为求进一步诊治到院就诊，门诊以“枕大神经痛”收住院治疗。病后，患者精神稍差，纳寐欠佳，二便调，近期体重无明显改变。

［既往史］有“颈椎病”史，无“高血压、糖尿

病、心脏病、肝炎、结核”等特殊疾病史，无药物及食物过敏史。

[个人史] 无特殊。

[家族史] 无特殊。

[入院查体] T 37.1℃，P 72 次/分，R 20 次/分，BP 116/76 mmHg。神清，精神稍差，急性痛苦面容，发育正常，营养中等，形体适中。舌暗，苔薄白，脉弦细。内科查体无异常。神经系统查体：神志清楚，言语清晰流利，问答查体合作。右利手。记忆力、计算力及定向力等高级皮质功能检查均正常。视力、视野粗测正常。双侧眼球活动自如，无复视及眼震。双侧瞳孔等大等圆，直径约 3.0 mm，对光反射灵敏。双侧角膜反射灵敏，无面部感觉障碍，张口下颌居中，下颌反射未引出。双侧额纹、鼻唇沟对称，示齿口角不偏。听力粗测正常，Rinnie 试验阴性，Weber 试验居中。双侧软腭上抬有力，悬雍垂居中，咽反射存在。双侧转头耸肩有力、对称。伸舌居中，无舌肌萎缩及舌肌震颤。四肢肌力 5 级，肌张力正常，四肢共济运动协调。深浅感觉无异常。双侧腱反射对称存在，病理反射未引出。右侧风池穴局部压痛明显，并放射至右侧颈肩部，转头动作可诱发疼痛加剧。颈项部肌肉紧张，颈部活动稍受限，脑膜刺激征阴性。

[辅助检查] 入院后查血常规、尿常规、大便常规、C 反应蛋白、心脏联合标志物测定、凝血功能、血生化、肿瘤标志物测定、红细胞沉降率等均未见明显异常。胸部 CT、心电图、脑电图、头颅 MRI、头颈部 CTA、颈部血管彩超、TCD 均正常。颈椎 X 线片示颈椎病、齿状突右偏。颈椎 MRI 示颈椎生理曲度变直，C_2/C_3、C_3/C_4、C_4/C_5、C_5/C_6 椎间盘突出。

【病例分析】

1. 病情特点 ① 患者中年女性，急性起病，病情反复，呈发作性病程。② 主要表现为反复的单侧后枕部、颈肩部针刺样疼痛，疼痛可放射至同侧头部，呈发作性、短暂性疼痛，阵发性加剧，每隔数秒即发作 1 次，咳嗽、打喷嚏、头颈部活动可诱发疼痛加剧，头颈部处于僵直状态、不敢转动。③ 入院查体。BP 116/76 mmHg。右利手。右侧风池穴局部压痛明显，并放射至右侧颈肩部，转头动作可诱发疼痛加剧。颈项部肌肉紧张，颈部活动稍受限。余无神经系统阳性定位体征。④ 辅助检查。颈椎 X 线片及颈椎 MRI 检查均提示存在颈椎病。

2. 诊断 中医诊断：头痛，瘀血头痛。西医诊断：① 枕大神经痛。② 颈椎病。

中医辨病分析：患者因“发作性右侧枕、颈肩部疼痛 11 d”入院，故本病当属中医学之“头痛”范畴。舌暗，苔薄白，脉弦细，故证属“瘀血头痛”。患者头痛日久，痛久入络，致瘀血内阻脑脉，脑脉不通，发为本病。经脉不通则痛，故头痛连及肩颈部；舌暗，脉弦细为瘀血内阻之征。病位在脑，病性属实。

(1) 西医定位、定性诊断：枕大神经痛。

1) 定位诊断：根据患者反复头痛，以枕颈部或颈肩部疼痛为主，神经系统查体中可见右侧风池穴局部压痛明显，并放射至右侧颈肩部，因考虑到风池穴为枕大神经出口处，故考虑定位于枕大神经。

2) 定性诊断：患者中年女性，急性起病，病情反复，呈发作性病程。主要表现为反复的单侧后枕部、颈肩部针刺样疼痛，疼痛可放射至同侧头部，呈发作性、短暂性疼痛，阵发性加剧，每隔数秒即发作 1 次，咳嗽、打喷嚏、头颈部活动可诱发疼痛加剧，头颈部处于僵直状态、不敢转动。体征上存在右侧风池穴局部压痛明显，并放射至右侧颈肩部，转头动作可诱发疼痛加剧。颈项部肌肉紧张，颈部活动稍受限。余无神经系统阳性定位体征。颈椎 X 线片及颈椎 MRI 检查均提示颈椎病。上述病情特点基本符合枕大神经痛的特点，故定性。

(2) 中医鉴别诊断

1) 眩晕：头痛与眩晕可单独出现，也可同时出现。头痛之病因有外感与内伤，眩晕则以内伤为主。临床表现，头痛以疼痛为主，眩晕则以昏眩为主。结合该患者以头痛为主症，无眩晕表现，据此排除。

2) 头痛与真头痛相鉴别，后者呈突发剧烈头痛，或呈进行性加剧头痛。常伴喷射性呕吐，或颈项强直，或偏瘫、偏盲、神昏，甚至肢厥、抽搐。该患者无颈项强直或脑膜刺激征，无偏瘫、偏盲、神昏、肢厥、抽搐等不适，可资鉴别。

(3) 西医鉴别诊断

1) 偏头痛：好发于女性，可分为普通型及典型偏头痛。反复发作的单侧或双侧头痛，具有搏动性，伴有恶心呕吐、畏光、畏声，呈中、重度头痛，头痛时日常活动受限，可伴或不伴有视觉先兆。结合该患者的疼痛部位、疼痛性质与临床表现与该病不相符，故排除。

2) 紧张性头痛：相当多见。系因头颈部肌肉持续收缩所致，又称为肌收缩性头痛。多为前头部、枕颈部或全头部持续性钝痛。病因大多为精神紧张或焦虑所致，也可继发于血管性头痛或五官病变的头痛，有时为头颈部肌炎、颈肌劳损或颈椎病所致。头痛主要位于额、颞、顶、枕部，呈持续性、非搏动性、轻度和中度钝痛，不伴恶心呕吐、畏光或畏声，疼痛部位肌肉有压痛或触痛。该患者的临床表现与紧张性头痛有许多相似之处，亦有颈椎病史，但主要鉴别点在于该患者头痛呈发作性，突发突止，非持续性，而紧张性头痛多持续。

3) 颅内占位所致头痛：通常慢性起病，但亦可呈卒中样发病，伴局灶性神经功能缺损的症状体征，病情较急者易与脑血管病相混淆。占位早期，头痛可为间断性或晨起为重，但随着病情的发展多成为持续性头痛，进行性加重，可出现颅内压增高的症状与体征，如头痛、恶心、呕吐、视盘水肿，并可出现局灶性神经功能缺损的症状体征，但头部 CT 或头部 MRI 上可见水肿占位征象，该患者无颅内压增高的症状与体征，无神经系统阳性定位体征，且头颅 MRI 检查未见水肿占位征象，故排除。

3. *治疗方案*

(1) 中医治疗

治法：活血化瘀，行气止痛。

方药：通窍活血汤。赤芍药 15 g，川芎 10 g，桃仁 10 g，红枣 10 g，红花 6 g，老葱 6 根，鲜姜 10 g，麝香 0.1 g。

每日 1 剂，水煎 400 毫升，分早、晚 2 次饭后温服。

针灸取穴：风池(双)，完骨(双)，翳风(双)，天柱(双)，颈百劳(右)，肩井(右)，率谷(右)，头维(右)，后溪(左)，血海(双)，足临泣(双)，太冲(双)。

毫针针刺，中等刺激，留针 30 min，每日 1 次。

(2) 西医治疗

1) 一般治疗及针对病因的治疗：消除诱发头痛的因素，患者尽可能多安静休息，消除焦虑不安和紧张情绪，规律饮食，保持健康的生活方式。尽快查明病因，针对病因治疗，如积极治疗颈椎病、感染等。

2) 药物治疗：止痛首选卡马西平或奥卡西平。如症状较严重，可联合应用非甾体类消炎止痛药或其他抗癫痫药物如加巴喷丁、神经止痛药普瑞巴林及阿片类药物等消炎止痛治疗。如影响夜间睡眠，可适当加用苯二氮䓬类药物对症处理。营养神经治疗用 B 族维生素(如维生素 B_1、维生素 B_{12})。

3) 神经阻滞治疗：局部麻醉。

4) 辅助松弛治疗、物理治疗、针灸治疗等。

5) 外科手术治疗：药物、理疗或神经阻滞治疗无效患者。

4. *住院治疗经过及其转归* 入院后给予患者静卧休息，予奥卡西平、加巴喷丁联合非甾体类消炎止痛药一起镇痛、镇静处理，予补充 B 族维生素(维生素 B_1、维生素 B_{12})，辅以中医中药、针灸等综合治疗，2 周后患者病情基本控制，症状好转出院。现以奥卡西平片 0.3 g 每日 2 次、维生素 B_1 片、甲钴胺片口服维持治疗。门诊定期随诊。

案 3

反复头痛 7 d，加重 1 d(低颅压综合征)。

[患者一般情况] 姓名：林某；性别：女性；年龄：30 岁；民族：壮族；婚姻状况：未婚；身高 158 cm，体重 56 kg。出生地：广西南宁；职业：销售员。入院时间：2016－12－13；发病节气：大雪；病史陈述者：患者本人。

［主诉］反复头痛 7 d，加重 1 d。

［现病史］患者于 7 d 前吹风受凉后出现鼻塞、流清涕等感冒症状，当晚吃过晚饭后突感头痛，以后枕部胀痛明显，无放射痛，无畏寒发热、恶心呕吐，无眩晕、耳鸣、视物模糊等不适，症状持续约半小时可自行缓解，患者自以为“感冒”，在家自服感冒药，未重视。此后头痛症状反复发作，部位以后枕部，有时额部胀痛、刺痛明显，平卧位起身时明显加重，不能久站，伴恶心想吐、头晕、视物模糊，平卧休息后可明显缓解，无畏光畏声，无眼前闪光，无畏寒发热、咳嗽咳痰，无肢体乏力、抽搐，无言语不利、言行异常，无意识不清、大小便失禁等，无昼夜节律，曾于外院抽血验血常规、血生化无异常，行头颅 CT 检查正常，服药后(消炎止痛药)亦未见病情明显改善。今日晨起感头痛加剧，并出现眩晕、呕吐症状，呕吐物为胃内容物，无咖啡色样物，非喷射性，遂来诊。门诊拟“头痛待查(颅内感染?)”收入科。病后，患者精神较差，纳寐可，二便调，近期体重无明显改变。

［既往史］平素体健。

［个人史］无特殊。

［家族史］无特殊。

［入院查体］T 36.5℃，P 65 次/分，R 20 次/分，BP 120/80 mmHg。神清，精神差，急性痛苦面容，发育正常，营养中等，形体适中。舌淡红，苔薄白，脉浮紧。内科查体无异常。神经系统查体：神志清楚，言语清晰流利，问答查体合作。右利手。记忆力、计算力及定向力等高级皮质功能检查均正常。视力、视野粗测正常。双侧眼球活动自如，无复视及眼震。双侧瞳孔等大等圆，直径约 3.0 mm，对光反射灵敏。双侧角膜反射灵敏，无面部感觉障碍，张口下颌居中，下颌反射未引出。双侧额纹、鼻唇沟对称，示齿口角不偏。听力粗测正常，Rinnie 试验阴性，Weber 试验居中。双侧软腭上抬有力，悬雍垂居中，咽反射存在。双侧转头耸肩有力、对称。伸舌居中，无舌肌萎缩及舌肌震颤。四肢肌力 5 级，肌张力正常，四肢共济运动协调。深浅感觉无异常。双侧腱反射对称存在，病理反射未引出。颈稍抵抗，凯尔尼格征、布鲁津斯基征阴性。

［辅助检查］入院后查血常规、尿常规、大便常规、C 反应蛋白、心脏联合标志物测定、凝血功能、血生化、空腹血糖、餐后 2 h 血糖、肿瘤标志物测定、红细胞沉降率等均未见明显异常。腰椎穿刺脑脊液压力 60 mmH_2O，脑脊液无色透明，常规、生化、细菌学检查均未见异常。胸部 CT、心电图、脑电图、颈部血管彩超、头颈部 CTA 正常。TCD 示右侧大脑前动脉、大脑中动脉、大脑后动脉血流速度稍增快。头颅 MRI+增强扫描提示弥漫性硬脑膜增厚并均匀强化(图 8-1)。

【病例分析】

1. 病情特点 ① 患者青年女性，急性起病，病情反复，发病前有前驱感染史。② 主要表现为与体位改变明显相关的头痛，伴眩晕、恶心呕吐、视物模糊等不适表现。头痛以后枕部，有时额部胀痛、刺痛明显，平卧位起身时明显加重，不能久

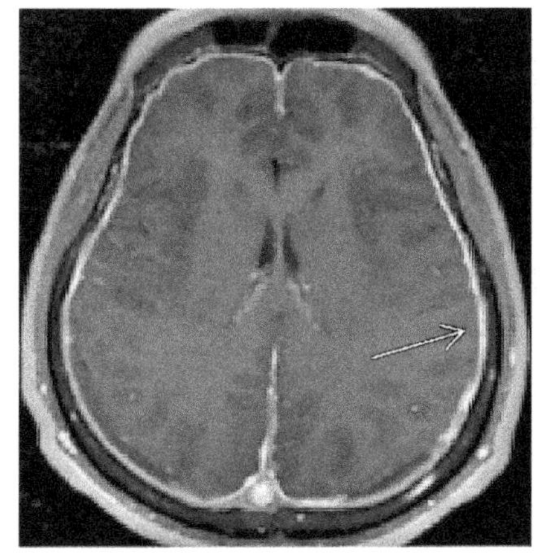

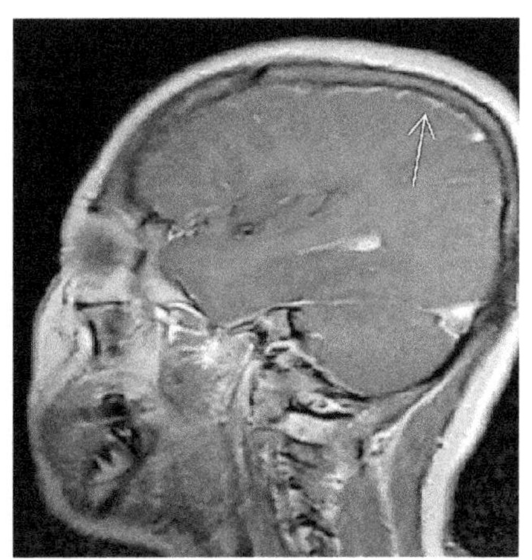

图 8-1 头颅 MRI 增强

站，平卧休息后可明显缓解，无畏光畏声，无眼前闪光，无畏寒发热、咳嗽咳痰，无肢体乏力、抽搐，无言语不利、言行异常，无意识不清、大小便失禁等，无昼夜节律。③ 既往史、个人史、家族史无特殊。④ 入院查体。BP 120/80 mmHg。右利手。主要的阳性体征为：颈稍抵抗。余未见神经系统阳性定位体征。⑤ 辅助检查。腰椎穿刺脑脊液压力 60 mmH_2O，脑脊液无色透明，常规、生化、细菌学检查均未见异常。胸部 CT、心电图、脑电图、颈部血管彩超、头颈部 CTA 正常。TCD 示右侧大脑前动脉、大脑中动脉、大脑后动脉血流速度稍增快。头颅 MRI＋增强扫描提示弥漫性硬脑膜增厚并均匀强化。

2. 诊断　中医诊断：头痛，风寒头痛。西医诊断：低颅压综合征。

中医辨病分析：患者因“反复头痛 7 d，加重 1 d”入院，故本病当属中医学之“头痛”范畴。舌淡红，苔薄白，脉浮紧，故证属“风寒头痛”。风寒外袭，上犯巅顶，清阳受阻，寒凝血涩，经脉不畅，经气不通，绌急而头痛，发为本病。太阳经脉循项背，故头痛而连项背；苔薄白，脉浮紧，为风寒在表之征。病位在脑，病性属实。

（1）西医定位、定性诊断：低颅压综合征。

1）定位诊断：根据患者头痛、呕吐、颈抵抗，考虑定位于脑膜。

2）定性诊断：患者青年女性，急性起病，病情反复，发病前有前驱感染史。主要表现为与体位改变明显相关的头痛，伴眩晕、恶心呕吐、视物模糊等不适表现。头痛以后枕部，有时额部胀痛、刺痛明显，平卧位起身时明显加重，不能久站，平卧休息后可明显缓解。直立性头痛结合脑脊液压力＜70 mmH_2O，脑脊液常规、生化、细菌学及脑电图正常。TCD 有血管痉挛表现，头颅 MRI＋增强扫描提示弥漫性硬脑膜增厚并均匀强化。故考虑定性诊断为低颅压综合征。

（2）中医鉴别诊断

1）眩晕：头痛与眩晕可单独出现，也可同时出现。头痛之病因有外感与内伤，眩晕则以内伤为主。临床表现，头痛以疼痛为主，眩晕则以昏眩为主。结合该患者无眩晕表现，据此排除。

2）外感头痛与内伤头痛相鉴别：外感头痛因外邪致病，属实证，起病较急，一般疼痛较剧，多表现为掣痛、跳痛、灼胀痛、重痛，痛无休止。内伤头痛以虚证或虚实夹杂证为多见，如起病相对较缓，疼痛表现为隐痛、空痛、昏痛，痛势悠悠，遇劳加重，时作时止，多属虚证；如因肝阳、痰浊、瘀血所致者属实，表现为头昏胀痛，或昏蒙重痛，或刺痛钝痛，痛点固定，常伴有肝阳、痰浊、瘀血的相应证候。结合该患者起病较缓，静脉系统内存在瘀血所致头痛表现，故诊断考虑内伤头痛可能性大。

（3）西医鉴别诊断

1）脑膜炎：多有全身中毒症状，发病有一定过程，脑脊液呈炎性改变。该患者发病前虽有前驱感染史，体征上存在脑膜刺激征阳性，但无全身感染中毒症状，无发热，脑脊液压力不高反低，无炎性改变，脑电图检查正常，故诊断依据不足。

2）良性颅高压：也可表现为头痛、呕吐、脑膜刺激征阳性，但该患者脑脊液检查提示低颅压已可排除该诊断。

3）脑静脉窦血栓形成：多在产后发病或病前有感染史，面部及头皮可见静脉扩张，脑膜刺激征阴性，脑脊液一般无血性改变。该患者女性，病前有感染史，有头痛、呕吐等类似颅高压表现，但依据患者头痛症状为直立性头痛，脑脊液压力＜70 mmH_2O 可排除此诊断。

3. 治疗方案

（1）中医治疗

治法：疏风散寒。

方药：川芎茶调散加减。薄荷 6 g，川芎 10 g，荆芥 10 g，细辛 3 g，防风 6 g，白芷 10 g，羌活 10 g，甘草 6 g。

每日 1 剂，水煎 400 ml，分早、晚 2 次饭后温服。

针灸取穴：百会，印堂，大椎，风池（双），完骨（双），阳白（双），内关（双），后溪（双），列缺（双），申脉（双）。

艾灸大椎，余穴毫针针刺，中等刺激，留针 30 min，每日 1 次。

（2）西医治疗

1）内科保守治疗：首选治疗。① 体位治疗。

去枕平卧，头低脚高位，绝对卧床休息。② 大量补液。鼓励患者勤饮水、多补液，以口服补液盐为主；重症患者静脉输液以氯化钠注射液、平衡液为主，补液量为每日 1 500～2 500 ml，进水量为每日 1 500～2 500 ml。③ 对症治疗。给予适量的止痛、镇静药物，必要时咖啡因治疗。④ 针对病因的治疗，如抗感染、纠正脱水等。⑤ 可以穿紧身裤、束缚带等增加脑内灌注压。

2）硬膜外血贴疗法。

3）外科手术治疗：内科治疗无效时可采用外科手术治疗。

4. 住院治疗经过及其转归 入院后给予头低脚高位治疗，嘱其绝对卧床休息，鼓励患者勤饮水、多补液，并大量补充氯化钠注射液，平均每日 2 500 ml 进水量。并给予适当的镇静、镇痛药物辅助治疗。经积极治疗 5 d，患者头痛症状完全消失，病情平稳出院。门诊定期随诊未再复发。

案 4

发热、头痛 7 d(病毒性脑膜炎)。

［患者一般情况］姓名：陈某；性别：男性；年龄：28 岁；民族：壮族；婚姻状况：未婚；身高 170 cm，体重 65 kg。出生地：广西百色；职业：记者。入院时间：2016－10－11；发病节气：寒露；病史陈述者：患者本人。

［主诉］发热、头痛 7 d。

［现病史］患者于 5 d 前受凉后出现发热伴咳嗽、鼻塞流涕现象，继而出现双颞部、后枕部、颈项部持续性胀痛，阵发性加重，并呕吐 1 次，呕吐物为胃内容物，无咖啡样物，非喷射性，体温最高达 38.5℃，于当地医院门诊诊治，诊断为“上呼吸道感染，外感头痛”，予对症处理后（具体治疗不详），无鼻塞流涕现象，体温低热，波动在 37.4～38.0℃，仍有咳嗽，无咳痰，头痛症状持续不能缓解，与体位改变无关。无视物旋转、复视、晕厥，无耳鸣、耳聋，无皮肤疱疹，无抽搐、意识不清，无言行异常、偏瘫、失语、大小便失禁等，今到院就诊要求进一步诊治。门诊拟诊为“头痛待查（脑炎?）”收住院。病后，患者精神较差，纳寐可，二便调，近期体重无明显改变。

［既往史］平素体健。

［个人史］无特殊。

［家族史］无特殊。

［入院查体］T 37.4℃，P 88 次/分，R 20 次/分，BP 104/62 mmHg。神清，精神稍差，急性痛苦面容，发育正常，营养中等，形体适中。舌尖红，苔薄黄，脉浮数，咽部充血，右侧扁桃体Ⅱ度肿大，稍充血，无脓点。余心肺腹查体无异常。神经系统查体：神志清楚，言语清晰流利，问答查体合作。右利手。记忆力、计算力及定向力等高级皮质功能检查均正常。视力、视野粗测正常。双侧眼球活动自如，无复视及眼震。双侧瞳孔等大等圆，直径约 3.0 mm，对光反射灵敏。双侧角膜反射灵敏，无面部感觉障碍，张口下颌居中，下颌反射未引出。双侧额纹、鼻唇沟对称，示齿口角不偏。听力粗测正常，Rinnie 试验阴性，Weber 试验居中。双侧软腭上抬有力，悬雍垂居中，咽反射存在。双侧转头耸肩有力、对称。伸舌居中，无舌肌萎缩及舌肌震颤。四肢肌力 5 级，肌张力正常，四肢共济运动协调。深浅感觉无异常。双侧腱反射对称存在，病理反射未引出。颈抵抗，颈强 3 横指，凯尔尼格征、布鲁津斯基征阴性。

［辅助检查］入院后查血常规示白细胞计数 14.1×10^{9}/L↑，中性粒细胞百分比 82%↑，血红蛋白 139 g/L。C 反应蛋白 58 mg/L↑。红细胞沉降率 35 mm/h↑。余尿常规、大便常规、心脏联合标志物测定、凝血功能、血生化、空腹血糖、餐后 2 h 血糖、肿瘤标志物测定等均未见明显异常。头颅 CT 无异常。腰椎穿刺脑脊液压力 150 mmH_2O，脑脊液无色透明，常规示白细胞数 22×10^{6}/L↑，红细胞数 0，潘氏试验阴性，生化示蛋白质 460 mg/L↑，糖、氯正常，病原学检查均未见异常。胸部 CT、心电图、颈部血管彩超、头颈部 CTA 正常。脑电图＋脑电地形图示双侧额、中央、顶部各导联可见较多慢波。头颅 MRI＋增强扫描未见明显异常。

【病例分析】

1. 病情特点 ① 患者青年男性，急性起病，发病前有前驱感染史。② 主要表现为发热、头痛、呕吐，伴鼻塞流涕、咳嗽症状，头痛症状持续

不能缓解，与体位改变无关。③ 既往史、个人史、家族史无特殊。④ 入院查体。T 37.4℃。主要的阳性体征为：咽部充血，右侧扁桃体Ⅱ度肿大，稍充血，无脓点。颈抵抗。余未见神经系统阳性定位体征。⑤ 辅助检查。血常规、红细胞沉降率、C反应蛋白均增高。腰椎穿刺脑脊液压力正常，脑脊液无色透明，白细胞、蛋白质轻度增高，糖、氯正常，病原学检查均未见异常。脑电图+脑电地形图示双侧额、中央、顶部各导联可见较多慢波。头颅MRI+增强扫描未见明显异常。

2. 诊断　中医诊断：头痛，风热头痛。西医诊断：① 病毒性脑膜炎。② 上呼吸道感染。

中医辨病分析：患者因"发热、头痛 7 d"入院，故本病当属中医学之"头痛"范畴。兼见发热，舌尖红，苔薄黄，脉浮数，故证属"风热头痛"。风热之邪外袭，上扰清窍，经脉壅滞不畅，绌急而头痛，发为本病。风热之邪外袭，上扰清窍，故头痛；风热侵犯肌表，则发热；苔薄黄，脉浮数，为风热袭表之征。病位在脑，病性属实。

(1) 西医定位、定性诊断：病毒性脑膜炎。

1) 定位诊断：根据患者头痛、呕吐、颈抵抗，考虑定位于脑膜。

2) 定性诊断：患者青年男性，急性起病，发病前有前驱感染史。主要表现为发热、头痛、呕吐，伴鼻塞流涕、咳嗽症状，头痛症状持续不能缓解，与体位改变无关。入院时体温低热，主要的阳性体征为咽部充血，右侧扁桃体Ⅱ度肿大，稍充血。脑膜刺激征阳性。结合入院血常规高，C反应蛋白高，红细胞沉降率快，脑脊液清亮，细胞数及蛋白质稍高，提示病变为感染性，脑电图示双侧各导联可见较多慢波，头颅MRI检查未见明显异常，患者定位于脑膜，故定性为病毒性脑膜炎。

(2) 中医鉴别诊断

1) 眩晕：头痛与眩晕可单独出现，也可同时出现。头痛之病因有外感与内伤，眩晕则以内伤为主。临床表现，头痛以疼痛为主，眩晕则以昏眩为主。结合该患者无眩晕表现，据此排除。

2) 外感头痛与内伤头痛相鉴别：外感头痛因外邪致病，属实证，起病较急，一般疼痛较剧，多表现为掣痛、跳痛、灼胀痛、重痛，痛无休止。内伤头痛以虚证或虚实夹杂证为多见，如起病相对较缓，疼痛表现为隐痛、空痛、昏痛，痛势悠悠，遇劳加重，时作时止，多属虚证；如因肝阳、痰浊、瘀血所致者属实，表现为头昏胀痛，或昏蒙重痛，或刺痛钝痛，痛点固定，常伴有肝阳、痰浊、瘀血的相应证候。结合该患者起病较缓，静脉系统内存在瘀血所致头痛表现，故诊断考虑内伤头痛可能性大。

(3) 西医鉴别诊断

1) 蛛网膜下腔出血：好发于青壮年，通常表现为急性发病的剧烈头痛伴恶心呕吐、脑膜刺激征阳性等病情特点，头颅CT检查可见蛛网膜下腔内积血，脑脊液可见均匀血性，该患者亦急性起病，病后出现头痛、呕吐现象，脑膜刺激征阳性，与本病有相似点，但患者头颅CT、MRI检查均未见蛛网膜下腔积血，脑脊液无色透明，与蛛网膜下腔出血的均匀血性脑脊液不符，故排除。

2) 化脓性脑膜炎：起病急，高热，剧烈头痛和呕吐，可迅速出现惊厥、精神障碍和意识障碍，脑膜刺激征明显，脑脊液改变显著，白细胞数明显增加，中性粒细胞占绝对优势，有时白细胞内还可见吞噬的细菌，蛋白质含量增高，糖及氯化物下降。细菌涂片或细菌培养可为阳性。而此患者无惊厥、精神障碍和意识障碍，脑脊液检查结果与此病不相符合，且细菌培养为阴性，故排除。

3) 结核或隐球菌性脑膜炎：常亚急性起病，病程较长，结核性多有结核接触史，隐球菌性多有全身性免疫缺陷性疾病。临床颅高压明显，脑神经常常受累，脑脊液细胞中度升高，$(10\sim500)\times10^{6}/L$，淋巴细胞升高为主(结核性早期以中性粒细胞升高为主，晚期以淋巴细胞升高为主)，蛋白质多升高，糖、氯化物多降低，抗酸染色或墨汁染色可呈阳性。而本病患者急性起病，无结核接触史，无免疫缺陷相关性疾病，脑脊液检查结果不支持结核性或隐球菌性脑膜炎的诊断，故排除。

4) 寄生虫所致颅内感染：通常起病较慢，为慢性病程，可表现为颅内压增高，但患者对此种颅内压增高通常已经耐受，所以主诉内不一定存在头痛。头颅CT或MRI检查可见钙化表现，或囊尾蚴影像学改变，脑脊液常规、生化及脑电图检查可表现正常，可结合患者饮食(有无不洁饮食或食“米猪肉”史)及血液、脑脊液内相关寄生虫抗体检测来协助诊断及鉴别。该患者急性起病,既往无食“米猪肉”史,头颅 MRI 增强扫描未见囊尾蚴影像学改变,故诊断依据不足。

3. 治疗方案

(1) 中医治疗

治法:祛风清热。

方药:芎芷石膏汤加减。川芎 10 g,白芷 10 g,石膏 20 g,藁本 10 g,羌活 10 g,菊花 15 g。

每日 1 剂,水煎 400 ml,分早、晚 2 次饭后温服。

针灸取穴:百会,风池(双),天柱(双),率谷(双),太阳(双),曲池(双),外关(双),后溪(双),申脉(双),足临泣(双),十宣。

十宣点刺放血,余穴毫针针刺,中等刺激量,留针 30 min,每日 1 次。

(2) 西医治疗

1) 针对病因治疗:抗病毒治疗,阿昔洛韦 30 mg/(kg·d),分 3 次静脉滴注,14 d 为 1 个疗程,注意监测肝功能,预防药物性肝损害。

2) 一般治疗:① 如患者存在颅高压,可予以脱水治疗减轻脑水肿和降低颅内压。② 激素治疗,如地塞米松每日 10～15 mg 静滴可减轻脑内炎症反应,非特异性抗感染。③ 维持水、电解质平衡,加强营养,防治并发症。④ 对症治疗,降温,如头痛症状明显,可给予适量的止痛药物对症处理。⑤ 脑保护治疗,可予以适当的神经保护剂改善大脑功能。

4. 住院治疗经过及其转归　入院后给予阿昔洛韦 0.5 g 每日 3 次静滴(每 8 h 1 次)抗病毒(连用 14 d),改善循环,营养脑细胞,并给予小剂量地塞米松(每日 10 mg)非特异性抗感染治疗,辅以中医中药、针灸等综合治疗。住院 1 周,患者无发热,无头痛、呕吐症状,2 周后,患者颈抵抗消失,复查腰椎穿刺,脑脊液恢复正常,脑电图正常。治愈出院。

案 5

发热、头痛 9 d,言行异常 1 d(单纯疱疹病毒性脑膜脑炎)。

[患者一般情况] 姓名:梁某;性别:女性;年龄:38 岁;民族:汉族;婚姻状况:已婚;身高 158 cm,体重 54 kg。出生地:广西上思;职业:销售员。入院时间:2016 - 12 - 11;发病节气:大雪;病史陈述者:患者家属。

[主诉] 发热、头痛 9 d,言行异常 1 d。

[现病史] 患者于 9 d 前无明显诱因下出现发热,体温最高可达 41℃,自行服药治疗(具体不详)后体温无明显下降,多波动于 38.5～41.0℃,伴双颞侧头痛,以右侧颞部胀痛明显,有时刺痛,疼痛持续,无口唇疱疹、带状疱疹、外伤感染灶,无腹泻、腹痛、麻疹、水痘,无盗汗、慢性咳嗽、咳痰等不适,无恶心、呕吐,无视物双影、视物模糊,无吞咽困难、饮水呛咳,无肢体无力麻木、抽搐、意识障碍等。曾于当地医院门诊就诊,考虑“上呼吸道感染”给予输液治疗(具体不详)后,症状无明显好转,仍反复发热,体温波动于37.6～38.8℃,头痛症状持续存在不缓解。1 d 前,患者时而出现胡言乱语、答非所问,时而家人呼之不理睬、静坐床边,反应迟钝、呆滞,不会主动穿衣、吃饭,走路步态无异常,尚能认识家人,再次到当地医院行头颅 CT 检查未见明显异常。现为求进一步诊治来院,门诊遂以“病毒性脑炎?”收住院。病后,患者精神欠佳,纳寐差,二便尚调,体重无明显改变。

[既往史] 1 周前曾患“口唇疱疹”,已治愈。近期工作繁忙,较劳累。否认“高血压”“糖尿病”“冠心病”“肝炎”“结核”等特殊病史。否认结核病接触史。

[个人史] 无特殊。

[家族史] 无特殊。

[入院查体] T 37.8℃,P 85 次/分,R 20 次/分,BP 118/65 mmHg。神清,精神欠佳,表情淡漠,懒言少语,发育正常,营养中等,形体适中。舌尖红,苔薄黄,脉浮数。心肺腹查体无异常。神经系统查体:神志清楚,淡漠,反应迟钝,少气懒言,不爱搭理人,接触交谈被动,问答查体欠配合。右利手。记忆力、计算力及定向力等高级皮质功能检查因患者不配合故无法完成。双侧眼球活动自如,无眼震。双侧瞳孔等大等圆,直径约 3.0 mm,对光反射灵敏。双侧角膜反射灵敏,双侧额纹、鼻唇沟对称,伸舌居中,余颅神经检查未配合。四肢肌力 5 级,肌张力正常,双侧腱反

射对称存在，病理反射未引出。颈抵抗，颈强4横指，凯尔尼格征、布鲁津斯基征阴性。余神经系统查体患者均不能配合。

［辅助检查］入院后查血常规示白细胞计数 $16.4\times10^{9}/L\uparrow$，中性粒细胞百分比 88%↑。C反应蛋白 62 mg/L↑。红细胞沉降率 42 mm/h↑。余心脏联合标志物测定、凝血功能、血生化、空腹血糖、餐后2h血糖、肿瘤标志物测定等均未见明显异常。腰椎穿刺脑脊液压力 230 $mmH_2O\uparrow$，脑脊液无色透明，常规示白细胞数 $42\times10^{6}/L\uparrow$，单个核细胞百分比80%，多个核细胞百分比20%，红细胞数 $8\times10^{12}/L$，潘氏试验(+)，生化示蛋白质 582 mg/L↑，糖和氯化物正常，脑脊液抗酸染色、墨汁染色及细菌培养均为阴性。(外送)脑脊液标本中的 HSV-1 抗 IgM(+)。胸部CT、心电图正常。脑电图+脑电地形图示中度异常脑电图、脑电地形图(右侧颞部导联可见高波幅慢波，右侧前颞有时可见小尖波发放)。头颅MRI检查提示双侧颞叶内侧、岛叶片状异常信号灶，右侧为著，考虑炎症可能性大(图8-2)。

【病例分析】

1. 病情特点　① 患者青年女性，急性起病。② 主要表现为反复的发热、头痛伴言语行为异常，以右侧颞部胀痛明显，有时刺痛，疼痛持续，无腹泻、腹痛、麻疹、水痘，无盗汗、慢性咳嗽、咳痰等不适。③ 发病前有"口唇疱疹"感染史。且近期工作繁忙，较劳累。④ 入院查体。T 37.8℃。主要的阳性体征为：表情淡漠，反应迟钝，少气懒言，不爱搭理人，接触交谈被动，问答查体欠配合。颈抵抗，颈强4横指。⑤ 辅助检查。血常规、红细胞沉降率均增高。腰椎穿刺脑脊液压力增高，脑脊液无色透明，白细胞计数增多，且以单核细胞增多为主，脑脊液蛋白质增高，但糖、氯正常。脑脊液的 HSV-1 抗 IgM(+)。脑电图+脑电地形图示中度异常(右侧颞部导联可见高波幅慢波，右侧前颞有时可见小尖波发放)。头颅MRI示双侧颞叶内侧、岛叶片状异常信号灶，右侧为著，考虑炎症可能性大。

2. 诊断　中医诊断：头痛，风热头痛。西医诊断：单纯疱疹病毒性脑膜脑炎。

中医辨病分析：患者因"发热、头痛9d，言行异常1d"入院，故本病当属中医学之"头痛"范畴。兼见发热，舌尖红，苔薄黄，脉浮数，故证属"风热头痛"。风热之邪外袭，上扰清窍，经脉壅滞不畅，绌急而头痛，发为本病。风热之邪外袭，上扰清窍，故头痛；风热侵犯肌表，则发热；苔薄黄，脉浮数，为风热袭表之征。病位在脑，病性属实。

(1) 西医定位、定性诊断：单纯疱疹病毒性脑膜脑炎。

1) 定位诊断：根据患者头痛、颈抵抗，考虑定位于脑膜；患者存在言语行为异常表现，考虑额颞叶皮质受损。结合脑电图结果示右侧颞部局灶慢波，头颅MRI检查可见双颞叶内侧、岛叶片状异常信号灶，故予定位颞叶皮质。

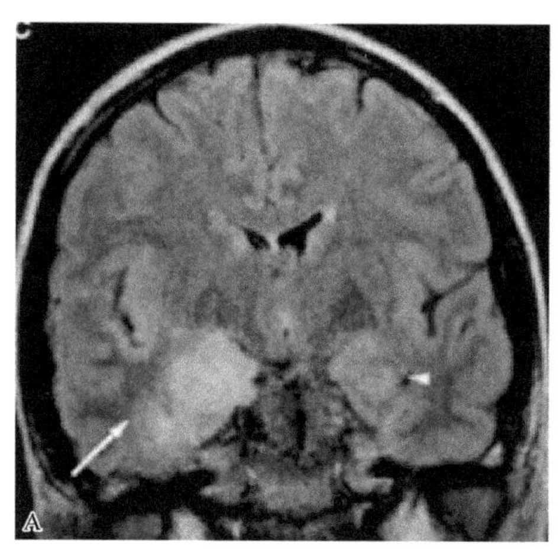

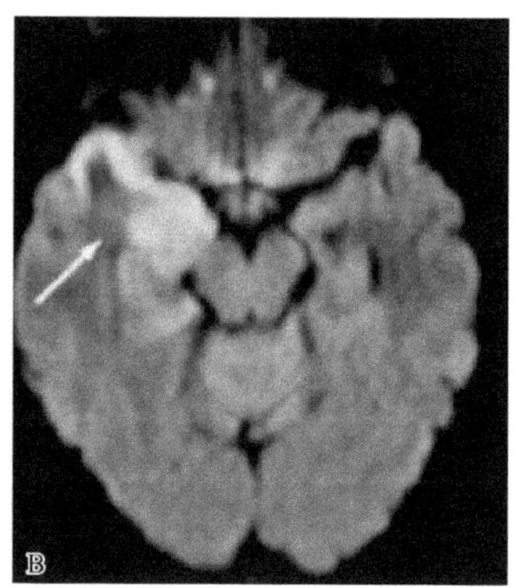

图8-2　头颅 MRI

A. Flair像；B. DWI，提示双侧颞叶内侧及岛叶病变，右侧为著

2）定性诊断：患者青年女性，急性起病。发病前有“口唇疱疹”感染史，且近期工作繁忙，较劳累。主要表现为反复发热、头痛伴言语行为异常，以右侧颞部胀痛明显，有时刺痛，疼痛持续。入院时低热，主要的阳性体征为精神行为异常，反应迟钝，脑膜刺激征阳性。结合入院血常规高，C反应蛋白高，红细胞沉降率快，脑脊液清亮，细胞数增高，且以单核细胞增高为主，脑脊液蛋白质高，提示病变为感染性；脑电图检查提示右侧颞部局灶慢波；头颅MRI可见双颞叶内侧、岛叶片状异常信号灶，右侧为著，考虑炎症可能性大；加上HSV-1抗IgM（+），故予考虑诊断为单纯疱疹病毒感染所致的脑膜脑炎。

（2）中医鉴别诊断

1）眩晕：头痛与眩晕可单独出现，也可同时出现。头痛之病因有外感与内伤，眩晕则以内伤为主。临床表现，头痛以疼痛为主，眩晕则以昏眩为主。结合该患者无眩晕表现，据此排除。

2）外感头痛与内伤头痛相鉴别：外感头痛因外邪致病，属实证，起病较急，一般疼痛较剧，多表现为掣痛、跳痛、灼胀痛、重痛，痛无休止。内伤头痛以虚证或虚实夹杂证为多见，如起病相对较缓，疼痛表现为隐痛、空痛、昏痛，痛势悠悠，遇劳加重，时作时止，多属虚证；如因肝阳、痰浊、瘀血所致者属实，表现为头昏胀痛，或昏蒙重痛，或刺痛钝痛，痛点固定，常伴有肝阳、痰浊、瘀血的相应证候。结合该患者起病较缓，静脉系统内存在瘀血所致头痛表现，故诊断考虑内伤头痛可能性大。

（3）西医鉴别诊断

1）化脓性脑膜炎：化脓性脑膜炎通常起病更急，全身感染症状重，脑脊液外观混浊或呈脓性，细胞数明显增高，且以中性粒细胞增高为主，通常为（1 000～10 000）$\times10^6$/L，脑脊液蛋白质明显升高，糖和氯化物降低，细菌涂片或细菌培养可阳性。而此患者脑脊液清亮，细胞数轻至中度增高，且以单核细胞增高为主，细菌培养阴性，检查结果与此病不相符合，故排除。

2）结核或隐球菌性脑膜炎：常亚急性起病，病程较长，结核性多有结核接触史，隐球菌性多有全身性免疫缺陷性疾病。临床颅高压明显，脑神经常常受累，脑脊液细胞中度升高，（10～500）$\times10^6$/L，淋巴细胞升高为主（结核性早期以中性粒细胞升高为主，晚期以淋巴细胞升高为主），蛋白质多升高，糖、氯化物多降低，抗酸染色或墨汁染色可呈阳性。而本病患者急性起病，无结核接触史，无免疫缺陷相关性疾病，脑脊液检查结果不支持结核性或隐球菌性脑膜炎的诊断，故排除。

3. 治疗方案

（1）中医治疗

治法：祛风清热。

方药：芎芷石膏汤加减。川芎 10 g，白芷 10 g，石膏 20 g，藁本 10 g，羌活 10 g，菊花 15 g。

每日 1 剂，水煎 400 ml，分早、晚 2 次饭后温服。

针灸取穴：百会，四神聪，风池（双），太阳（双），曲池（双），内关（双），神门（双），中冲（双），三阴交（双），太冲（双），行间（双）。

中冲点刺放血，余穴毫针针刺，中等刺激量，留针 30 min，每日 1 次。

（2）西医治疗

1）针对病因的治疗：抗病毒治疗，阿昔洛韦 30 mg/（kg·d），分 3 次静脉滴注，21 d 为 1 个疗程，注意监测肝功能，预防药物性肝损害。

2）一般治疗：① 脱水降颅压、减轻脑水肿，甘露醇或甘油果糖或呋塞米、人血白蛋白等均可。② 激素治疗，如地塞米松每日 10～15 mg 静滴可抑制炎症细胞因子的释放，稳定血脑屏障，非特异性抗感染。③ 抗精神症状，可予奥氮平片对症处理，注意做好安全管理工作，防患者走失、防冲动毁物、自杀、误伤、跌倒、坠床等意外发生。④ 维持水、电解质平衡，加强营养支持治疗，积极防治并发症。⑤ 对症治疗，降温，如头痛症状明显，可给予适量的止痛药物对症处理。⑥ 脑保护治疗，可予以适当的神经保护剂改善大脑功能，因患者病变部位为内侧颞叶，随时有癫痫发作的可能性，且脑电图结果提示有痫性放电，故脑保护剂禁用脑蛋白水解物和胞磷胆碱钠。

4. 住院治疗经过及其转归　入院后予患者病重通知书，入住重症监护病房，吸氧，多功能心电监护监测生命体征，给予阿昔洛韦 0.5 g 每日 3 次(每 8 h 1 次)抗病毒(连用 21 d)，改善循环，活血化瘀通络，奥拉西坦改善脑代谢，奥氮平片抗精神症状、改善睡眠，并给予小剂量地塞米松(每日 10 mg)非特异性抗感染治疗，辅以中医中药、针灸等综合治疗，住院 3 d 后患者体温降至正常，7 d 后反应较前敏捷，言语增多，迁至普通病房。住院 28 d，患者症状明显改善，无发热、头痛症状，言语行为接近正常，仍遗留轻度的记忆力、计算力下降，反应稍迟钝，颈抵抗消失，复查脑电图提示轻度异常(原右侧颞部慢波明显减少，无痫性放电)，复查腰椎穿刺，脑脊液恢复正常(表 8－5)出院。嘱规律饮食，避免过劳，劳逸集合，增强体质，防寒保暖，预防感冒，门诊定期随诊。

表 8－5　脑脊液治疗前与治疗 28 d 后对比

脑脊液(CSF)	压力(mmH_2O)	性状	白细胞数(个/高倍镜视野)	单核/多核(%)	糖(mmol/L)	氯(mmol/L)	蛋白质(mg/L)
第 1 次	230↑	无色透明	42↑	80/20	3.0	128	582↑
第 2 次(28 d 后)	150	无色透明	5	/	3.2	129	390

案 6

发热、头痛 23 d，言行异常 1 d(结核性脑膜脑炎)。

[患者一般情况] 姓名：陈某；性别：男性；年龄：45 岁；民族：壮族；婚姻状况：已婚；身高 168 cm，体重 59 kg。出生地：广西邕宁；职业：退休教师。入院时间：2016－11－20；发病节气：小雪；病史陈述者：患者家属。

[主诉] 发热、头痛 23 d，言行异常 1 d。

[现病史] 患者于 23 d 前无明显诱因下出现发热，病初为间断性，体温峰值为 37.8℃，伴头痛，以前额部及双颞部胀痛为主，呈阵发性，并恶心、呕吐 2 次，呕吐物为胃内容物，无咖啡色样物，非喷射性，在家自服感冒药，症状稍缓解，未进一步诊治。14 d 前发热由间断性转为持续性，最高达 38.5℃，前额部及双颞部持续性胀痛，至附近卫生所输注抗生素治疗(具体不详)，症状无明显缓解。1 d 前出现胡言乱语，答非所问，有时自言自语，有幻觉出现，体温波动在 37.4～38.4℃，无晕厥、抽搐、呕吐，无肢体瘫痪、凭空闻声，无言语不利、饮水呛咳，无咳嗽咳痰、胸痛、咯血，无夜间盗汗，无意识不清、大小便失禁等，曾去附近医院就诊，予行头颅 CT 检查未见异常，具体治疗不详，症状未见好转，今日为求系统治疗，遂至急诊就诊，急诊拟“脑炎?”收住院。病后，患者精神较差，纳差，寐可，大便 7 d 未解，小便尚调，近期体重下降约 5 kg。

[既往史] 平素体健，否认有“高血压病”“糖尿病”“冠心病”“肝炎”“结核”“胃病”等疾病史。否认结核患者接触史及养鸽史。

[个人史及家族史] 无特殊。

[入院查体] T 37.5℃，P 85 次/分，R 20 次/分，BP 127/78 mmHg。神清，精神稍差，面容呆板，表情淡漠，发育正常，营养中等，形体适中。舌尖红，苔薄黄，脉浮数，心肺腹查体无异常。神经系统查体：神志清楚，表情淡漠，言语清晰流利，有时自言自语、胡言乱语，有幻觉，答非所问，问答查体欠合作。右利手。记忆力、计算力下降，定向力障碍。视力、视野不配合检查。双侧眼球活动自如，无复视及眼震。双侧瞳孔等大等圆，直径约 3.0 mm，对光反射灵敏。双侧角膜反射灵敏，无面部感觉障碍，张口下颌居中，下颌反射未引出。双侧额纹、鼻唇沟对称，示齿口角不偏。听力检查不配合。双侧软腭上抬有力，悬雍垂居中，咽反射存在。双侧转头耸肩有力、对称。伸舌居中，无舌肌萎缩及舌肌震颤。四肢肌力 5 级，肌张力正常，四肢共济运动、深浅感觉不配合检查。双侧腱反射对称存在，病理反射未引出。颈抵抗，颈强 4 横指，凯尔尼格征(＋)、布鲁津斯基征阴性。

[辅助检查] 入院后查血常规示白细胞计数

10.9×10^9/L↑，中性粒细胞百分比 92.1%↑，血红蛋白 132 g/L。超敏 C 反应蛋白 4.30 mg/L。红细胞沉降率 45 mm/h↑。血脂，总胆固醇 5.49 mmol/L↑，低密度脂蛋白胆固醇 3.97 mmol/L↑。降钙素原 0.10 ng/mL。电解质，氯 90 mmol/L↓、钾 3.13 mmol/L↓、钠 130 mmol/L↓。余尿常规、大便常规、心脏联合标志物测定、凝血功能、空腹血糖、餐后 2 h 血糖、肿瘤标志物测定、感染五项等均未见明显异常。腰椎穿刺脑脊液压力 250 mmH_2O↑，脑脊液淡黄、微混，常规示白细胞数 175×10^6/L↑，单个核细胞百分比 80%，多个核细胞百分比 20%，红细胞数 0，潘氏试验(++)，生化示蛋白质 1 396 mg/L↑，氯 100 mmol/L↓，糖 1.7 mmol/L↓。脑脊液细菌+真菌培养+药敏阴性，抗酸染色(+)，血、脑脊液结核抗体弱阳性。胸部 CT 示两肺炎症，两肺多发小结节，考虑炎性结节可能，建议治疗后复查；纵隔及肺门淋巴结钙化(图 8-3)。头颅 MRI 平扫+增强示脑桥异常信号灶，鞍上池、桥前池及双侧颞部脑沟脑膜异常强化灶，考虑脑膜脑炎可能性大，请结合临床相关检查；幕上脑积水(图 8-4)。心电图示窦性心律，T 波改变，U 波增高(提示低血钾)。脑电图+脑电地形图示中至重度异常脑电图、脑电地形图(弥漫性慢波)(图 8-5)。

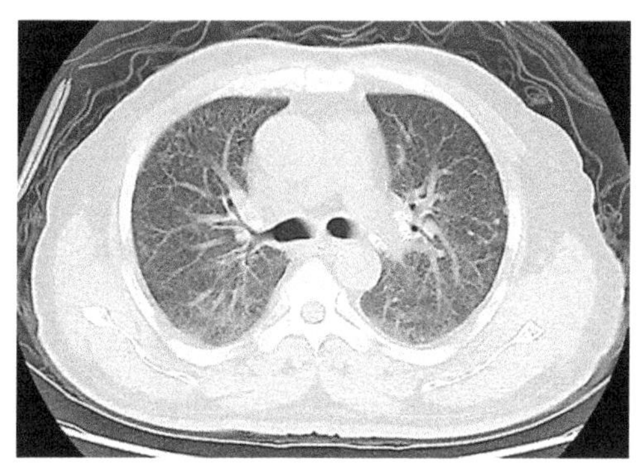

图 8-3 胸部 CT

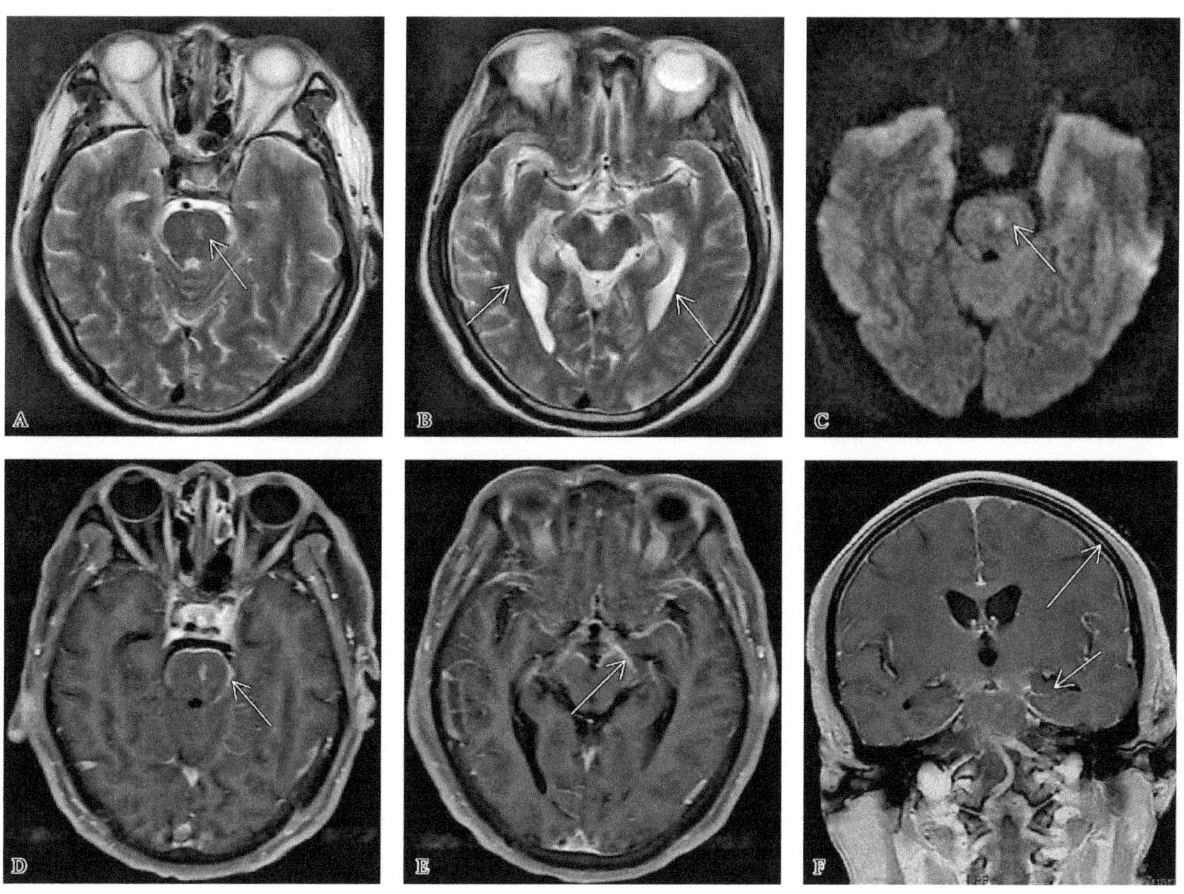

图 8-4 头颅 MRI 平扫+增强

A. T2 加权；B. T2 加权，可见幕上脑积水；C. 头颅 DWI；D～F. 头颅 MRI 增强扫描，脑桥上异常信号灶，基底池、脑干周围、双侧颞部脑膜有强化

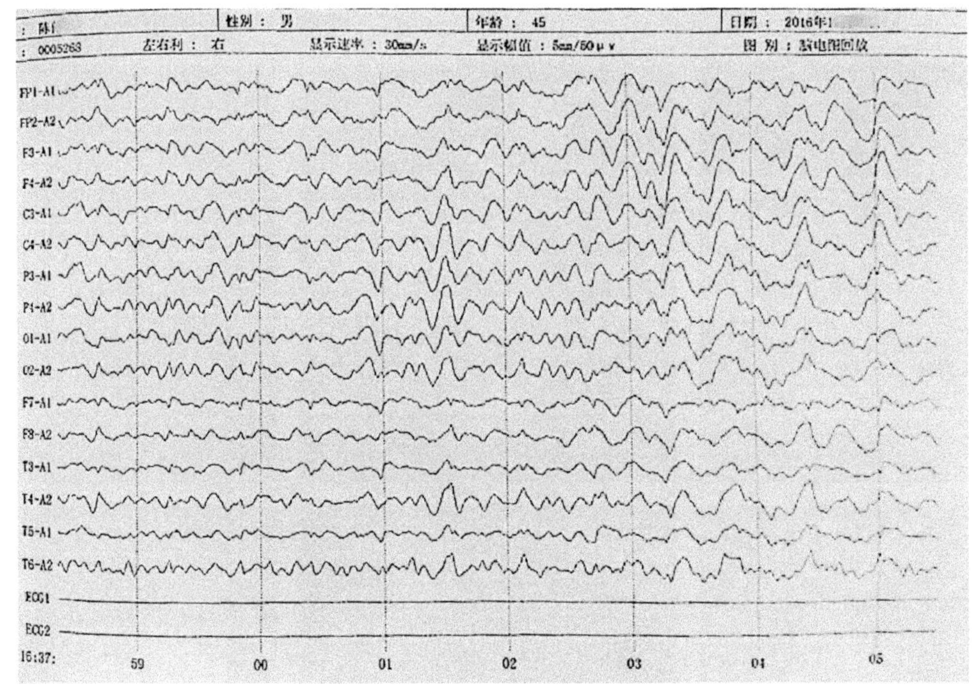

图 8-5 脑电图示弥漫性慢波

【病例分析】

1. 病情特点 ① 患者中年男性，亚急性起病。② 主要表现为发热、头痛、呕吐，伴言行异常。头痛以前额部及双颞部持续性胀痛为主。体温低至中度热。病后消瘦明显。③ 既往史、个人史、家族史无特殊。否认结核患者接触史及养鸽史。④ 入院查体。T 37.5℃。主要的阳性体征为：神志清楚，表情淡漠，有时自言自语、胡言乱语，有幻觉，答非所问。记忆力、计算力下降，定向力障碍。颈抵抗，颈强 4 横指，凯尔尼格征（+）。⑤ 辅助检查。入院后查血常规、红细胞沉降率均增高。血结核抗体：弱阳性。腰椎穿刺脑脊液压力高，淡黄、微混，脑脊液白细胞计数增多，以单核细胞增多为主，脑脊液蛋白质增高，糖、氯均降低。脑脊液抗酸染色(＋)，结核抗体弱阳性。头颅MRI增强扫描示：脑桥异常信号灶，鞍上池、桥前池及双侧颞部脑沟脑膜异常强化灶，考虑脑膜脑炎可能性大。脑电图＋脑电地形图示中至重度异常(弥漫性慢波)。

2. 诊断　中医诊断：头痛，风热头痛。西医诊断：① 结核性脑膜脑炎。② 电解质紊乱。③ 脂代谢异常。

中医辨病分析：患者因“发热、头痛23 d，言行异常1 d”入院，故本病当属中医学之“头痛”范畴。兼见发热，舌尖红，苔薄黄，脉浮数，故证属“风热头痛”。风热之邪外袭，上扰清窍，经脉壅滞不畅，绌急而头痛，发为本病。风热之邪外袭，上扰清窍，故头痛；风热侵犯肌表，则发热；苔薄黄，脉浮数，为风热袭表之征。病位在脑，病性属实。

(1) 西医定位、定性诊断：结核性脑膜脑炎。

1) 定位诊断：根据患者头痛、呕吐、脑膜刺激征阳性，考虑定位于脑膜。患者言行异常、认知功能障碍，考虑定位于大脑皮质，额颞叶大脑皮质可能受损。结合头颅MRI增强扫描及脑电图检查结果，进一步支持该定位诊断。

2) 定性诊断：患者主要表现为发热、头痛、呕吐，伴言行异常。头痛以前额部及双颞部持续性胀痛为主。体温低至中度热。病后消瘦明显。主要的阳性体征为言行异常、认知功能障碍，脑膜刺激征阳性。患者有头痛、呕吐等颅高压症状，有脑膜刺激征，有神经精神症状，伴发热，入院血常规高，C反应蛋白高，红细胞沉降率快，脑脊液检查提示炎性改变，故首先考虑中枢神经系统感染。患者呈亚急性起病。病后消瘦，脑脊液白细胞数中度升高，且以单核细胞增高为主，脑脊液蛋白质增高，糖、氯明显降低，头颅MRI增强显示脑干病变，基底池、脑干周围及软脑膜强化。脑电图提示弥漫性慢波，符合结核性脑膜脑炎的临床特征，结合血清结核抗体弱阳性，脑脊液压力高，脑脊液淡黄、微混，抗酸染色(＋)，结核抗体测定弱阳性，故可明确诊断为结核性脑膜脑炎。

(2) 中医鉴别诊断

1) 眩晕：头痛与眩晕可单独出现，也可同时出现。头痛之病因有外感与内伤，眩晕则以内伤为主。临床表现，头痛以疼痛为主，眩晕则以昏眩为主。结合该患者无眩晕表现，据此排除。

2) 外感头痛与内伤头痛相鉴别：外感头痛因外邪致病，属实证，起病较急，一般疼痛较剧，多表现为掣痛、跳痛、灼胀痛、重痛，痛无休止。内伤头痛以虚证或虚实夹杂证为多见，如起病相对较缓，疼痛表现为隐痛，空痛、昏痛，痛势悠悠，遇劳加重，时作时止，多属虚证；如因肝阳、痰浊、瘀血所致者属实，表现为头昏胀痛，或昏蒙重痛，或刺痛钝痛，痛点固定，常伴有肝阳、痰浊、瘀血的相应证候。结合该患者起病较缓，静脉系统内存在瘀血所致头痛表现，故诊断考虑内伤头痛可能性大。

(3) 西医鉴别诊断

1) 急性化脓性脑膜炎：化脓性脑膜炎通常急性或爆发性起病，表现为高热、意识障碍、高颅压、抽搐等较严重的全身感染中毒症状，脑膜刺激征阳性。脑脊液外观混浊或呈脓性，通常细胞数明显增高，且以中性粒细胞增高为主，通常$(1\,000\sim10\,000)\times10^6/L$，脑脊液蛋白质明显升高，糖和氯化物降低，细菌涂片或细菌培养可阳性。而本例患者细胞数仅中度增高，且以单核为主，细菌培养阴性，检查结果与此病不相符合，故排除。

2) 隐球菌性脑膜炎：临床表现和脑脊液改变、脑电图结果、头颅MRI检查结果与结核性脑膜炎都比较相似、难以分辨，唯一鉴别点在于：隐球菌性脑膜炎脑脊液墨汁染色找新型隐球菌(＋)，这是确诊的必备条件。而本病例患者脑脊液墨汁染色找新型隐球菌阴性，抗酸染色(＋)，故排除。

3) 病毒性脑膜炎：通常急性起病，发热后亦可出现头痛、呕吐、脑膜刺激征等颅高压症状，亦可伴随神经精神症状，但脑脊液检查一般无色透明，压力可不高或者轻度增高，脑脊液常规生化可以正常，或者存在轻度的细胞数或蛋白质增高现象，但糖和氯化物基本正常，头颅MRI可以正常，也可有轻度的脑膜强化影。结合本病例患者的临床表现与脑脊液结果，不支持该诊断。

4）脑膜癌病：多慢性起病，病程迁延，系身体其他脏器的恶性肿瘤转移到脑膜所致，表现为高颅压、脑膜刺激征和意识障碍，但通常无发热，脑脊液检查可有蛋白质增高，糖、氯降低，但脑脊液细胞学检查可找出肿瘤细胞，或者通过其他检查发现颅外的肿瘤病灶。本病例患者临床表现及脑脊液检查与该病有相似之处，但该患者有发热，且脑脊液检查结果提示炎性改变，抗酸染色（+），未找到肿瘤细胞，未发现颅外肿瘤的证据，故不支持。

3. *治疗方案*

（1）中医治疗

治法：祛风清热。

方药：芎芷石膏汤加减。川芎 10 g，白芷 10 g，石膏 20 g，藁本 10 g，羌活 10 g，菊花 15 g。

每日 1 剂，水煎 400 ml，分早、晚 2 次饭后温服。

针灸取穴：百会，印堂，风池（双），太阳（双），率谷（双），曲池（双），内关（双），神门（双），中冲（双），三阴交（双），太冲（双），行间（双）。

中冲点刺放血，余穴毫针针刺，中等刺激量，留针 30 min，每日 1 次。

（2）西医治疗

1）针对病因的治疗：抗结核治疗，给予异烟肼片 0.6 g 每日 1 次顿服，利福平胶囊 0.6 g 每日 1 次顿服，吡嗪酰胺片 0.5 g 每日 3 次口服，盐酸乙胺丁醇片 0.75 g 每日 1 次顿服，注意监测肝肾功能，预防药物性肝肾损害。

2）脱水降颅压，予 20% 甘露醇注射液 125 ml 每日 3 次静滴，每隔 8 h 1 次。

3）激素治疗，如地塞米松每日 10～15 mg 静滴可抑制炎症细胞因子的释放，稳定血脑屏障，防治蛛网膜下腔粘连。

4）抗精神症状，可予奥氮平片对症处理，注意做好安全管理工作，防患者走失，防冲动毁物、自杀、误伤、跌倒、坠床等意外发生。

5）维持水、电解质平衡，纠正电解质紊乱，加强营养，加强护理，防治坠积性肺炎、褥疮等并发症。

6）对症治疗，降温，如头痛症状明显，可给予适量的止痛药物对症处理；润肠通便，保持大便通畅。

7）脑保护治疗，可予以适当的神经保护剂改善大脑功能，促进神经功能修复。

4. *住院治疗经过及其转归* 入院后予患者病重通知书，入住重症监护病房，吸氧，多功能心电监护监测生命征，给予异烟肼（每日 0.6 g）、利福平（每日 0.6 g）、吡嗪酰胺（0.5 g 每日 3 次）、乙胺丁醇（每日 0.75 g）四联抗结核方案治疗，改善循环，活血化瘀通络，奥拉西坦改善脑代谢，奥氮平片抗精神症状、改善睡眠，纠正电解质紊乱，并给予地塞米松（每日 10～15 mg）非特异性抗感染、防治蛛网膜下腔粘连，辅以中医中药、针灸等综合治疗，治疗 1 周后复查脑脊液，蛋白质升至 1 745.0 mg/L，患者头痛较前加重，言行异常症状尚无明显改善，此后在行腰椎穿刺过程中，反复予地塞米松 5 mg＋氯化钠注射液 10 ml 鞘内注射给药，行脑脊液置换治疗（平均每 8 d 1 次）。住院 2 周后，患者无发热，头痛明显减轻，言行异常症状改善，迁出至普通病房。3 周后，头痛症状消失，反应较前敏捷，言语增多，记忆力、计算力明显改善。住院 32 d，患者病情明显改善，无发热、头痛症状，言语行为接近正常，无定向力障碍，仍遗留轻度的记忆力、计算力下降，仍有轻度的颈抵抗。复查腰椎穿刺，脑脊液细胞数正常，糖、氯恢复正常，脑脊液蛋白质 680 mg/L（表 8－6），患者要求出院。嘱出院后规律饮食，遵医嘱服药，避免过劳，增强体质，防寒保暖，预防感冒，门诊定期随诊。出院 1 个月后患者返院复查，认知功能基本恢复正常，检查颈软、无抵抗。复查头颅 MRI 示脑桥异常信号较前减少，幕上脑积水改善；余脑内未见异常信号影；DWI 未见弥散受限征象（图 8－6）。复查脑脊液及脑电图均未见明显异常（表 8－6，图 8－7）。

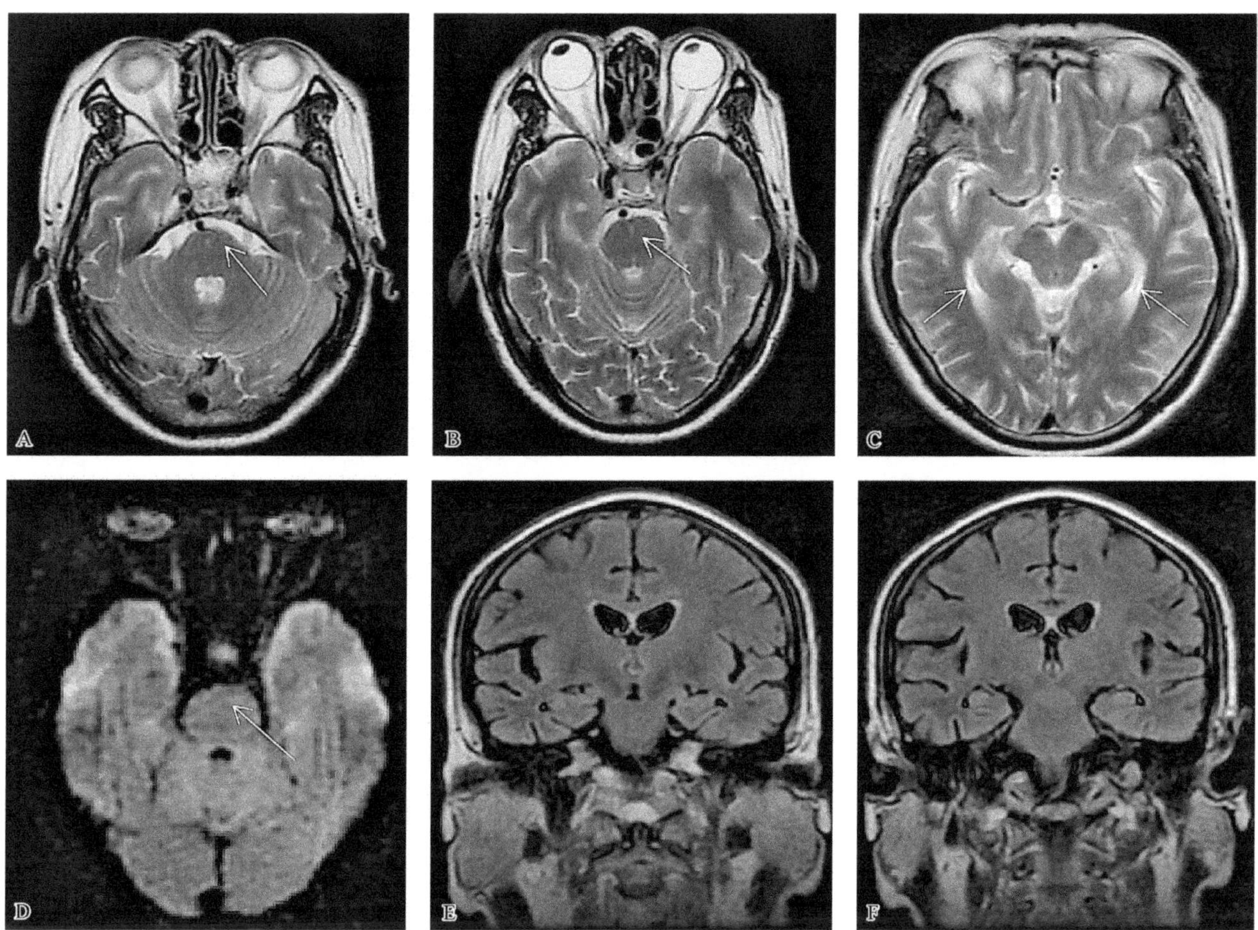

图 8-6 治疗 2 个月后头颅 MRI 复查结果

A～C. T2 加权，可见脑桥病灶减小，幕上脑积水改善；D. 头颅 DWI 未见弥散受限征象；E、F. 头颅 MRI 增强扫描，未见脑桥上异常信号灶，未见脑膜强化

表 8-6 脑脊液治疗前、后对比

脑脊液（CSF）	压力（mmH_2O）	性状	白细胞数（个/高倍镜视野）	单核/多核（%）	糖（mmol/L）	氯（mmol/L）	蛋白质（mg/L）
第 1 次	250↑	淡黄微混	175↑	80/20	1.7↓	100↓	1 396↑
第 2 次（7 d 后）	230↑	淡黄混浊	134↑	87.7/12.3	3.05	107↓	1 745↑
第 3 次（15 d 后）	190↑	无色微混	104↑	85/15	3.29	122	1 148↑
第 4 次（23 d 后）	165	无色透明	48↑	65/35	3.18	121	848↑
第 5 次（31 d 后）	145	无色透明	8	/	3.32	124	680↑
第 6 次（2 个月后）	130	无色透明	0	/	3.35	123	395

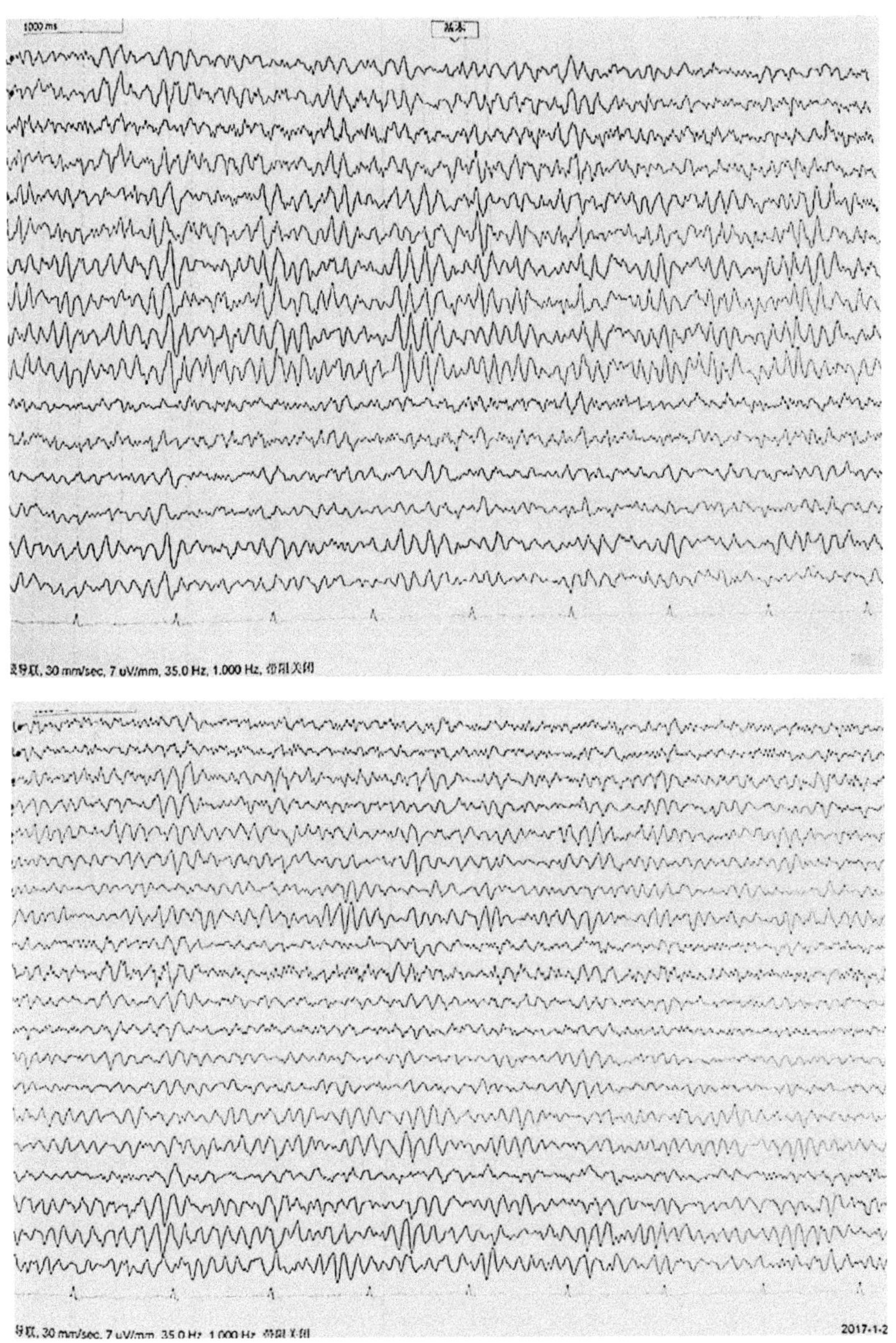

图 8-7　复查脑电图未见明显异常

案 7

反复发热、咳嗽 1 周，加重伴头痛 1 d(化脓性脑膜炎)。

［患者一般情况］姓名：唐某；性别：男性；年龄：28 岁；民族：壮族；婚姻状况：未婚；身高 168 cm，体重 50 kg。出生地：广西南宁；职业：客服。入院时间：2017－3－10；发病节气：惊蛰；病史陈述者：患者家属。

［主诉］反复发热、咳嗽 1 周，加重伴头痛 1 d。

［现病史］患者于 1 周前受凉感冒后出现发热，伴咳嗽咳痰，痰多黏稠，为黄白色黏液痰，能自行咳出，体温波动在 37.8～38.8℃，头晕、乏力，当时无头痛，无呕吐，无肢体抽搐、意识不清等，至附近医院门诊就诊，考虑“急性支气管炎”给予

输液治疗(具体用药不详),输液 3 d 后,患者咳嗽咳痰症状有所缓解,但仍时有发热现象,体温最高达 38.0℃,遂自行买药回家服药。1 d 前患者再次发热,体温高达 39.8℃,感头顶部、双颞部疼痛剧烈,呈爆炸性,咳嗽后尤甚,并恶心呕吐 3 次,呕吐物为胃内容物,无咖啡色样物,其中一次为喷射性,自服消炎止痛药及退热药后症状无明显缓解,无晕厥、抽搐,无肢体瘫痪、言行异常,无言语不利、饮水呛咳,无胸闷胸痛、咯血,无意识不清、大小便失禁等,遂于今日来诊要求进一步检查治疗,急诊行头颅 CT 检查未见明显异常,胸部 CT 检查示双下肺炎症。遂拟"脑炎?"收住院。病后,患者精神差,纳差,寐可,二便调,体重无明显减轻。

[既往史] 平素体健,否认结核患者接触史及养鸽史。

[个人史] 无特殊。

[家族史] 无特殊。

[入院查体] T 39.6℃,P 98 次/分,R 22 次/分,BP 125/75 mmHg。嗜睡,精神差,急性面容,发育正常,营养中等,形体适中。舌尖红,苔薄黄,脉浮数。面色稍红,呼吸稍促,听诊双肺呼吸音粗,两肺可闻及湿性啰音,未闻及干啰音及胸膜摩擦音。心腹查体无异常。神经系统查体:嗜睡,精神差,问答查体欠合作。右利手。记忆力、计算力及定向力等高级皮质功能检查大致正常。视力、视野不配合检查。双侧眼球活动自如,无复视及眼震。双侧瞳孔等大等圆,直径约 3.0 mm,对光反射灵敏。双侧角膜反射灵敏,下颌反射未引出。双侧额纹、鼻唇沟对称,示齿口角不偏。双侧软腭上抬有力,悬雍垂居中,咽反射存在。双侧转头耸肩有力、对称。伸舌居中,无舌肌萎缩及舌肌震颤,余颅神经查体不配合。四肢肌力 5 级,肌张力正常,四肢共济运动、深浅感觉不配合检查。双侧腱反射对称存在,病理反射未引出。颈抵抗,颈强 3 横指,凯尔尼格征(+)、布鲁津斯基征阴性。

[辅助检查] 入院后查血常规示白细胞计数 20.9×10^9/L↑,中性粒细胞百分比 95.8%↑,血红蛋白 138 g/L。超敏 C 反应蛋白 130 mg/L↑。红细胞沉降率 48 mm/h↑。降钙素原 2.8 ng/ml↑。电解质示氯 99 mmol/L↓、钾 3.31 mmol/L↓、钠 133 mmol/L↓。动脉血气分析示 pH 7.46,PO_2 85 mmHg,PCO_2 32 mmHg,SO_2 94%,余肝肾功能、尿常规、大便常规、心脏联合标志物测定、凝血功能、空腹血糖、餐后 2 h 血糖、肿瘤标志物测定、感染五项等均未见明显异常。腰椎穿刺脑脊液压力 300 mmH_2O↑,脑脊液黄色、混浊,常规示白细胞数 $5\,169\times10^6$/L↑,单个核细胞百分比 11%,多个核细胞百分比 89%,红细胞数 0,潘氏试验(++),生化示蛋白质 1 865 mg/L↑,氯 118 mmol/L↓,糖 1.9 mmol/L↓。脑脊液细菌培养出肺炎链球菌,对青霉素敏感。真菌培养+药敏阴性,抗酸染色阴性,墨汁染色找新型隐球菌阴性。血、痰均培养出肺炎链球菌,对青霉素敏感。心电图正常。胸部 CT 示双下肺炎。头颅 MRI 平扫+增强考虑脑膜炎可能,请结合临床及相关实验室检查;右侧筛窦、蝶窦炎症(图 8-8)。脑电图+脑电地形图示中至重度异常脑电图、脑电地形图(弥漫性慢波)(图 8-9)。

【病例分析】

1. 病情特点 ① 患者青年男性,急性起病,病情迅速进展达峰。② 主要表现为发热、咳嗽 1 周,加重伴剧烈头痛、呕吐 1 d。体温最高达 39.8℃,痰为黄白色黏液痰,头痛以头顶部、双颞部为甚,呈爆炸性,其中一次呕吐为喷射性。③ 既往史、个人史、家族史无特殊。否认结核患者接触史及养鸽史。④ 入院查体。T 39.6℃。主要的阳性体征为:急性面容。面色稍红,呼吸稍促,听诊双肺呼吸音粗,两肺可闻及湿性啰音。神经系统查体:嗜睡,精神差。颈强 3 横指,凯尔尼格征(+)。⑤ 辅助检查。入院后查血常规、C 反应蛋白、降钙素原测定、红细胞沉降率均增高,中性粒细胞百分比明显增高。胸部 CT 提示双下肺炎,血及痰均可培养出肺炎链球菌。腰椎穿刺脑脊液压力高,黄色、混浊,脑脊液白细胞计数明显增多,超过 $1\,000\times10^6$/L,以多个核细胞增多为主,脑脊液蛋白质显著增高,糖、氯均降低。脑脊液细菌培养(+),可培养出肺炎链球菌。头颅 MRI 增强扫描示考虑脑膜炎可能。脑电图+脑电地形图示中至重度异常(弥漫性慢波)。

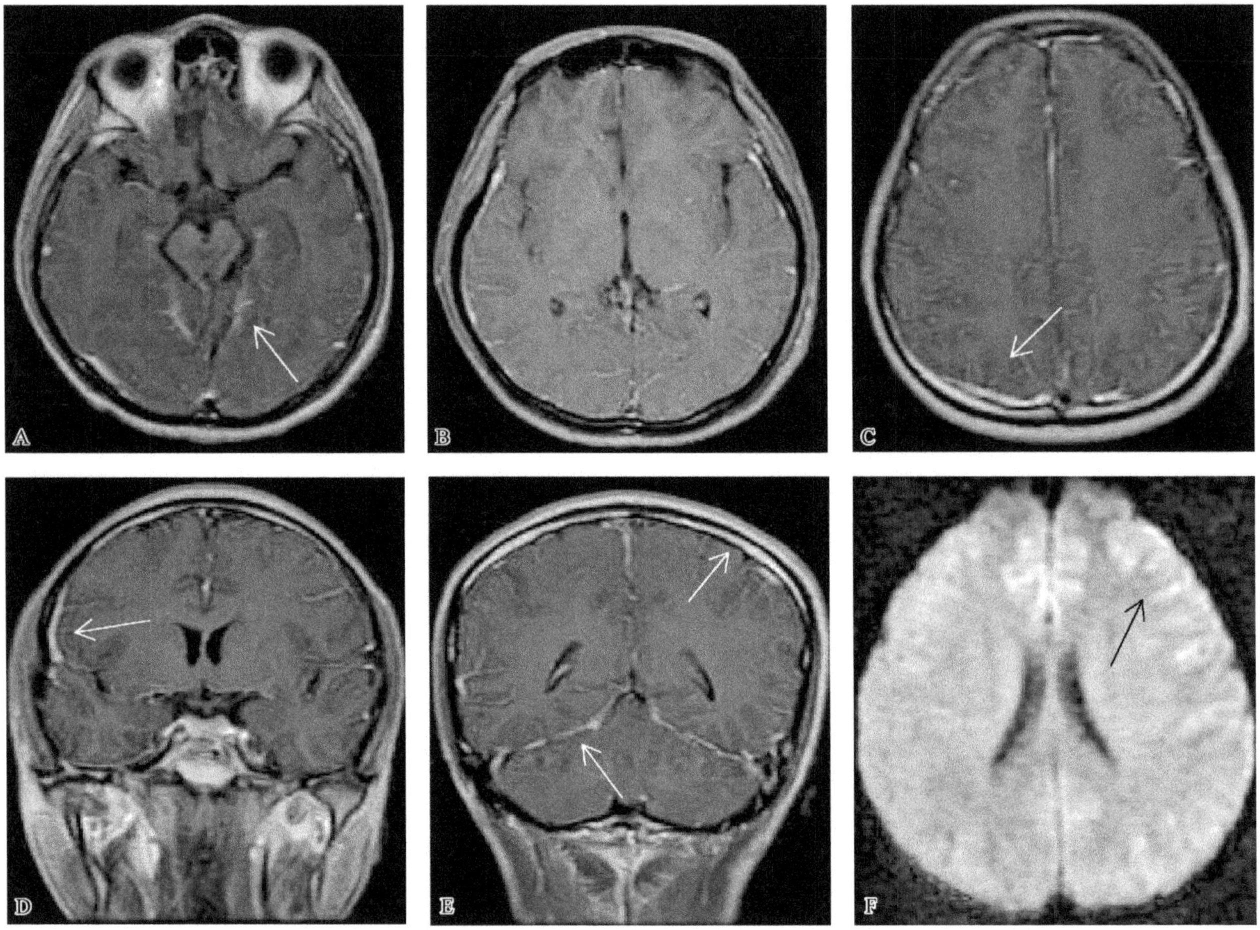

图 8-8 头 颅 MRI

A～E. 头颅 MRI 增强扫描，脑干周围、双侧大脑半球广泛性脑膜强化；F. DWI 示脑沟、脑回信号异常

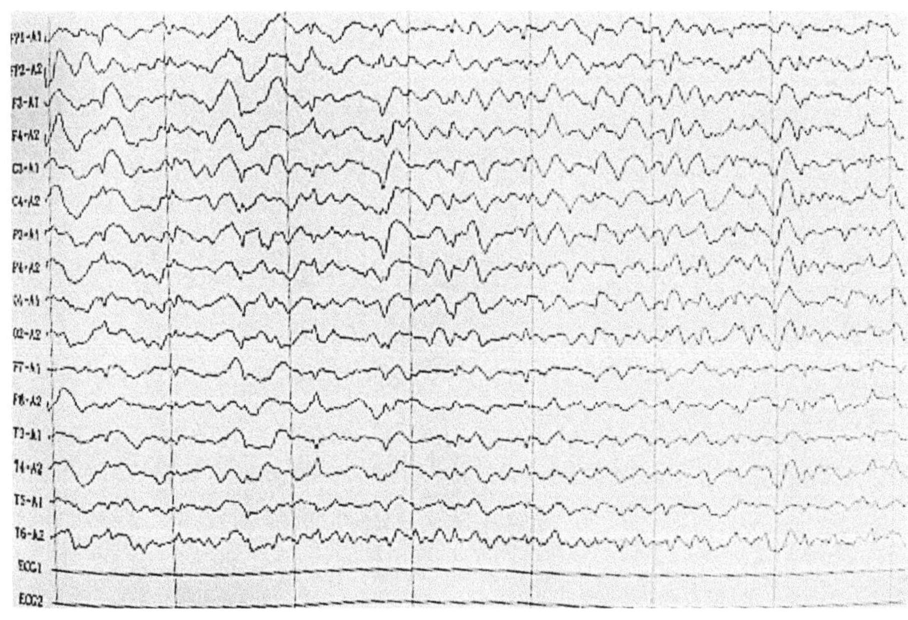

图 8-9 脑电图示弥漫性慢波

2. 诊断 中医诊断：头痛，风热头痛。西医诊断：① 化脓性脑膜炎。② 双下肺炎（社区获得性）。③ 菌血症。④ 电解质紊乱。

中医辨病分析：患者因“反复发热、咳嗽 1 周，加重伴头痛 1 d”入院，故本病当属中医学之“头痛”范畴。兼见发热，面红，舌尖红，苔薄黄，脉浮数，故证属“风热头痛”。风热之邪外袭，上扰清窍，经脉壅滞不畅，绌急而头痛，发为本病。风热之邪外袭，上扰清窍，故头痛；风热上扰，故面红；风热侵犯肌表，则发热；苔薄黄，脉浮数，为风热袭表之征。病位在脑，病性属实。

（1）西医定位、定性诊断：化脓性脑膜炎。

1）定位诊断：根据患者头痛、呕吐、脑膜刺激征阳性，考虑定位于脑膜。结合头颅 MRI 增强扫描结果，进一步支持该定位诊断。

2）定性诊断：患者主要表现为发热、头痛、呕吐。头痛以头顶部、双颞部为甚，呈爆炸性，其中一次呕吐为喷射性。体温高热。主要的阳性体征为：嗜睡，精神差。脑膜刺激征阳性。患者有头痛、喷射性呕吐等颅高压症状，有脑膜刺激征，伴发热，入院血常规高，C 反应蛋白高，红细胞沉降率快，降钙素原增高，脑脊液检查提示炎性改变，故首先考虑中枢神经系统感染。患者急性起病，病情迅速进展达峰，脑脊液白细胞数显著升高，且以多个核细胞增高为主，脑脊液蛋白质明显增高，糖、氯均降低，以糖降低明显，头颅 MRI 增强显示脑干周围、双侧大脑半球广泛性脑膜强化。脑电图提示弥漫性慢波，符合化脓性脑膜炎的临床特征，结合脑脊液压力高，黄色、混浊，脑脊液细菌培养（＋），故可明确诊断为化脓性脑膜炎。

（2）中医鉴别诊断

1）眩晕：头痛与眩晕可单独出现，也可同时出现。头痛之病因有外感与内伤，眩晕则以内伤为主。临床表现，头痛以疼痛为主，眩晕则以昏眩为主。结合该患者无眩晕表现，据此排除。

2）外感头痛与内伤头痛相鉴别：外感头痛因外邪致病，属实证，起病较急，一般疼痛较剧，多表现为掣痛、跳痛、灼胀痛、重痛，痛无休止。内伤头痛以虚证或虚实夹杂证为多见，如起病相对较缓，疼痛表现为隐痛、空痛、昏痛，痛势悠悠，遇劳加重，时作时止，多属虚证；如因肝阳、痰浊、瘀血所致者属实，表现为头昏胀痛，或昏蒙重痛，或刺痛钝痛，痛点固定，常伴有肝阳、痰浊、瘀血的相应证候。结合该患者起病较缓，静脉系统内存在瘀血所致头痛表现，故诊断考虑内伤头痛可能性大。

（3）西医鉴别诊断

1）结核性脑膜炎：通常亚急性起病，脑神经损害常见，可有头痛、呕吐、脑膜刺激征等颅高压症状，脑脊液检查白细胞数亦升高，但升高不如化脓性脑膜炎明显，一般不超过 500×10^6/L，且以淋巴细胞增多为主，脑脊液抗酸染色（＋）。而本例患者细胞数显著增高，且以多个核细胞增多为主，抗酸染色阴性，但细菌培养（＋），检查结果与此病不符，故排除。

2）隐球菌性脑膜炎：通常隐袭起病，病程迁延，脑神经尤其是视神经受累最常见，脑脊液白细胞数通常低于 500×10^6/L，以淋巴细胞增多为主，关键的鉴别点在于：隐球菌性脑膜炎脑脊液墨汁染色找新型隐球菌（＋）。而本病例患者脑脊液墨汁染色找新型隐球菌阴性，细菌培养（＋），故排除。

3）病毒性脑膜炎：通常急性起病，发热后亦可出现头痛、呕吐、脑膜刺激征等颅高压症状，但脑脊液检查一般无色透明，压力不高或者轻度增高，脑脊液常规生化可以正常，或者存在轻度的细胞数或蛋白质增高现象，但白细胞数通常低于 $1\,000\times10^6$/L，且糖和氯化物基本正常，细菌涂片或细菌培养阴性。结合本病例患者的临床表现与脑脊液结果，不支持该诊断。

3. *治疗方案*

（1）中医治疗

治法：祛风清热。

方药：芎芷石膏汤加减。川芎 10 g，白芷 10 g，石膏 20 g，藁本 10 g，羌活 10 g，菊花 15 g。

每日 1 剂，水煎 400 ml，分早、晚 2 次饭后温服。

针灸取穴：百会，风池（双），太阳（双），曲池

(双),内关(双),列缺(双),行间(双),侠溪(双)。

毫针针刺,中等刺激量,留针 30 min,每日1次。

(2) 西医治疗

1) 针对病因治疗:抗细菌治疗,患者血、痰及脑脊液均可培养出肺炎链球菌,对青霉素敏感,故抗生素给予注射用青霉素钠 400 万 U 静滴每日 6 次(每隔 4 h 1 次)抗感染治疗。

2) 脱水降颅压:予 20% 甘露醇注射液 125 ml 每日 3 次静滴,每隔 8 h 1 次。

3) 激素治疗:地塞米松每日 10 mg 静滴抑制炎症细胞因子的释放,稳定血脑屏障,同时防治蛛网膜下腔粘连。

4) 对症、支持治疗,降温、止痛;维持水、电解质平衡,加强营养,加强护理,防治坠积性肺炎、褥疮等并发症。

5) 脑保护治疗,可予以适当的神经保护剂改善大脑功能,促进神经功能修复。

4. *住院治疗经过及其转归* 入院后予患者病重通知书,入住重症监护病房,吸氧、心电监护监测生命体征。给予大剂量青霉素钠(每日 2 400 万 U)抗感染治疗,改善循环,奥拉西坦改善脑代谢,对症给予镇静、止痛、退热处理,并给予地塞米松每日 10 mg 非特异性抗感染、防治蛛网膜下腔粘连治疗,辅以中医中药、针灸等综合治疗,治疗 1 周后患者神志清醒,体温下降,低热,头痛及咳嗽咳痰症状减轻,颈抵抗减轻,复查脑脊液压力 180 mmH_2O,淡黄、微混,白细胞数下降至 $1\,080\times10^6$/L,仍以多个核细胞为主,蛋白质下降至 980 mg/L,糖 2.3 mmol/L,氯 120 mmol/L(表 8-7)。脑脊液细菌培养、痰培养阴性。2 周后患者无发热,迁至普通病房。连续治疗至 5 周(平均每周复查腰椎穿刺 1 次,脑脊液性状逐步好转),患者头痛及咳嗽咳痰症状消失,脑膜刺激征阴性,患者恢复如常,复查脑脊液压力 130 mmH_2O,无色透明,细胞数、蛋白质已降至正常水平,糖、氯恢复至正常,脑脊液细菌培养(-)。复查胸部 CT 提示双肺炎症较前吸收。脑电图、头颅 MRI 增强无明显异常(图 8-10)。治愈出院。嘱出院后规律饮食,遵医嘱服药,避免过劳,增强体质,防寒保暖,预防感冒,门诊定期随诊。

表 8-7 脑脊液治疗前、后对比

脑脊液(CSF)	压力(mmH_2O)	性状	白细胞数(个/高倍镜视野)	单核/多核(%)	糖(mmol/L)	氯(mmol/L)	蛋白质(mg/L)
第 1 次	300↑	黄色混浊	5 169↑	11/89	1.9↓	118↓	1 865↑
第 2 次(7 d 后)	180↑	淡黄微混	1 080↑	15/85	2.3↓	120↓	980↑
第 3 次(14 d 后)	165	无色微混	334↑	30/70	2.8	122	698↑
第 4 次(21 d 后)	150	无色透明	68↑	38/62	3.15	121	580↑
第 5 次(28 d 后)	145	无色透明	28↑	75/25	3.21	123	465↑
第 6 次(35 d 后)	130	无色透明	5	/	3.28	125	428

案 8

发热、头痛 1 月余,加重伴视物模糊 1 周(新型隐球菌性脑膜炎)。

[患者一般情况] 姓名:谭某;性别:男性;年龄:53 岁;民族:壮族;婚姻状况:已婚;身高 167 cm,体重 59 kg。出生地:广西河池;职业:农民。入院时间:2015-6-18;发病节气:芒种;病史陈述者:患者本人及家属。

[主诉] 发热、头痛 1 月余,加重伴视物模糊 1 周。

[现病史] 患者于 1 个多月前下地干农活时

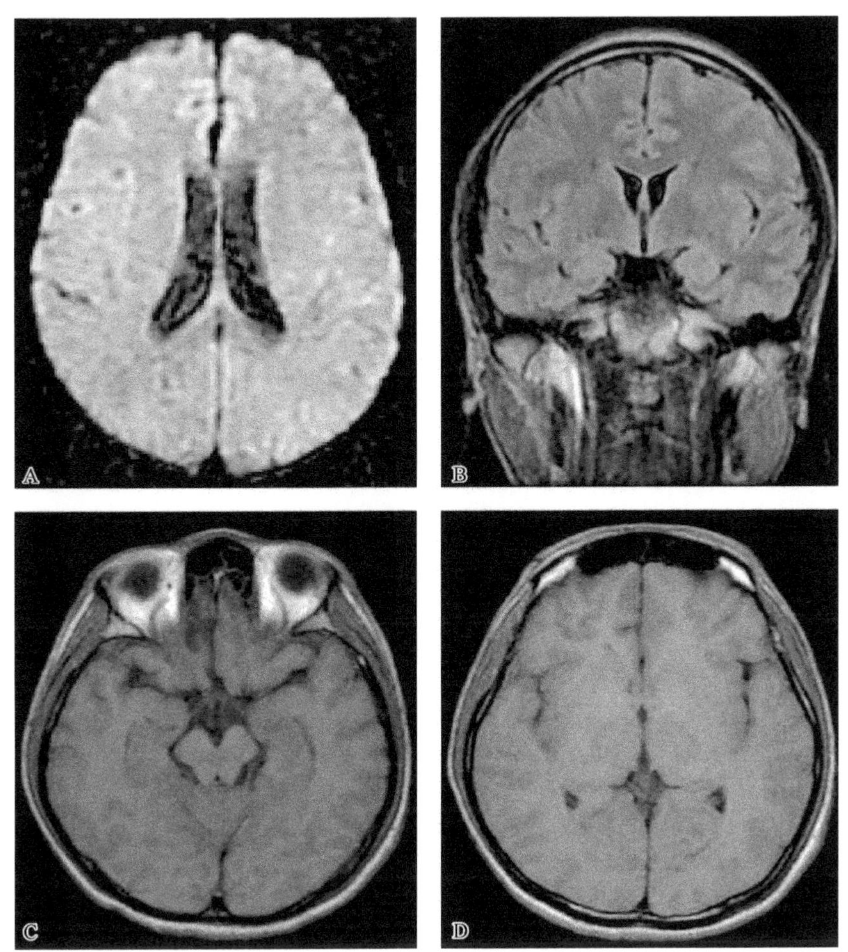

图 8-10 治疗 5 周后复查头颅 MRI

A. 头颅 DWI；B~D. 头颅 MRI 增强扫描

淋雨后未能及时擦身、更换衣物，当晚回到家后出现发热，测当时体温 37.8℃，伴头顶部轻微胀痛，无畏寒、寒战，无鼻塞流涕、咳嗽咳痰，无头晕、乏力、呕吐等不适。未介意，未进一步诊治。此后，反复出现发热，体温低至中度热，伴前额及双颞部持续性胀痛、钝痛，程度尚可忍受，自行按摩头部后自觉疼痛稍有缓解。至当地医院门诊就诊，行头颅 CT、胸部 CT 未见明显异常，TCD 检查提示“脑动脉硬化改变”，血常规白细胞计数偏高，肝肾功能无异常，按“上呼吸道感染、脑动脉硬化症”给予“抗感染、改善循环”等对症支持治疗(具体用药不详)，症状无明显改善。近 1 周来，患者自觉头痛症状较前加重，为全脑持续性胀痛，有时疼痛明显时有一种头痛欲裂的感觉，并曾呕吐胃内容物 2 次，呕吐物非喷射性，无咖啡色样物。患者自觉双眼视物不清，无头晕、视物成双，无抽搐、意识障碍，无言行异常、幻觉，无咳嗽咳痰、盗汗、腹痛腹泻，无畏寒、寒战、胸闷、胸痛、咯血，无耳鸣耳聋等不适。遂于今日来诊要求进一步检查治疗，门诊遂拟“颅内感染?”收住院。病后，患者精神较差，纳寐欠佳，二便调，体重无明显减轻。

[既往史] 平素体健，否认“高血压”“糖尿病”“冠心病”“肝炎”“结核”等特殊病史。否认结核患者接触史。

[个人史] 否认烟酒嗜好。家中饲养鸽子。

[家族史] 无特殊。

[入院查体] T 37.6℃，P 85 次/分，R 20 次/分，BP 130/80 mmHg。神志清楚，精神欠佳，急性面容，发育正常，营养中等，形体适中。舌质淡，苔白腻，脉弦滑。内科查体无异常。神经系统查体：神清，精神欠佳，问答查体尚合作。右利

手。记忆力、计算力及定向力等高级皮质功能检查均正常。粗测双眼视力下降，双侧视盘水肿。双侧眼球活动自如，无复视及眼震。双侧瞳孔等大等圆，直径约 3.0 mm，对光反射灵敏。双侧角膜反射灵敏，无面部感觉障碍，张口下颌居中，下颌反射未引出。双侧额纹、鼻唇沟对称，示齿口角不偏。听力粗测正常，Rinnie 试验阴性，Weber 试验居中。双侧软腭上抬有力，悬雍垂居中，咽反射存在。双侧转头耸肩有力、对称。伸舌居中，无舌肌萎缩及舌肌震颤。四肢肌力 5 级，肌张力正常，四肢共济运动协调，深浅感觉无异常。双侧腱反射对称存在，病理反射未引出。颈抵抗，颈强 4 横指，凯尔尼格征（+）、布鲁津斯基征（+）。

［辅助检查］入院后查血常规示白细胞计数 10.9×10^9/L↑，中性粒细胞百分比 78.5%↑，血红蛋白 137 g/L。超敏 C 反应蛋白 8.1 mg/L。红细胞沉降率 23 mm/h↑。降钙素原 0.15 ng/ml。余尿常规、大便常规、血生化、心脏联合标志物测定、凝血功能、空腹血糖、餐后 2 h 血糖、肿瘤标志物测定、感染五项等均未见明显异常。腰椎穿刺脑脊液压力＞300 mmH_2O↑，脑脊液无色、透明，常规示白细胞数 118×10^6/L↑，单个核细胞百分比 88%，多个核细胞百分比 12%，红细胞数 0，潘氏试验（+），生化示蛋白质 1 280 mg/L↑，氯 116 mmol/L↓，糖 1.5 mmol/L↓。脑脊液细菌阴性，抗酸染色阴性，墨汁染色可以找到新型隐球菌（+）。胸部 CT、心电图正常。头颅 MRI 平扫+增强考虑脑膜炎可能，请结合临床及相关实验室检查（图 8-11）。脑电图+脑电地形图示中度异常脑电图、脑电地形图（广泛慢波）。

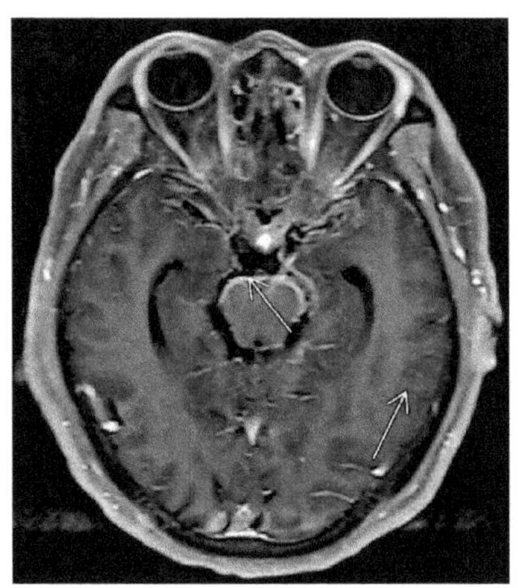
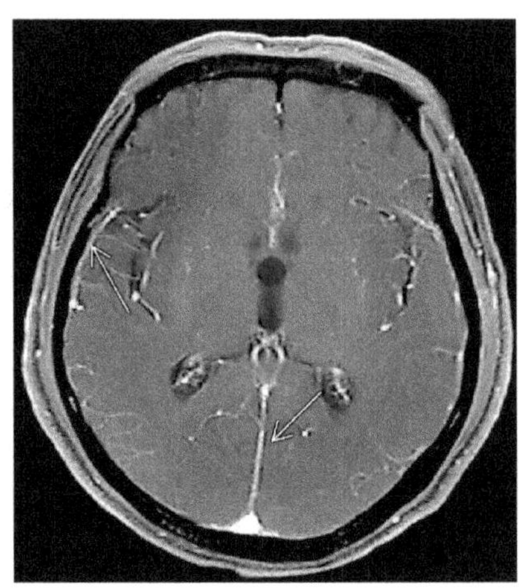

图 8-11　头颅 MRI 增强扫描，脑干周围、双侧大脑半球广泛性脑膜强化

【病例分析】

1. *病情特点*　① 患者中年男性，慢性起病，家中饲养鸽子。② 主要表现为发热、头痛、视物模糊。体温低至中度热，为前额及双颞部持续性胀痛、钝痛。病情逐渐加重，头痛转为全脑持续性胀痛，伴呕吐。③ 既往史、家族史无特殊。否认结核患者接触史。④ 入院查体。T 37.6℃。主要的阳性体征为：神清，精神欠佳，急性面容，粗测双眼视力下降，双侧视盘水肿。脑膜刺激征（+）。⑤ 辅助检查。入院后查血常规、红细胞沉降率均偏高。腰椎穿刺脑脊液压力很高，无色透明，脑脊液白细胞计数中度增多，以单核细胞增多为主，蛋白质中度增高，糖、氯均降低，糖降低更明显。脑脊液墨汁染色可找出新型隐球菌。头颅 MRI 增强扫描示考虑脑膜炎可能。脑电图+脑电地形图示中度异常（广泛慢波）。

2. *诊断*　中医诊断：头痛，痰浊头痛。西医诊断：新型隐球菌性脑膜炎。

中医辨病分析：患者因“发热、头痛 1 月余，加重伴视物模糊 1 周”入院，故本病当属中医学之“头痛”范畴。舌淡，苔白腻，脉弦滑，故证属“痰浊头痛”。缘由患者感受湿邪，致脾失健运，聚湿生痰，痰浊中阻，清阳不升，浊阴不降，上蒙清窍，清窍失养，发为本病。痰浊阻遏清窍，故头痛；舌淡，苔白腻，脉弦滑为痰浊内停之征。病位在脑，病性属实。

（1）西医定位、定性诊断：新型隐球菌性脑膜炎。

1) 定位诊断：根据患者头痛、呕吐、脑膜刺激征阳性，考虑定位于脑膜。头颅 MRI 增强扫描提示脑膜有强化，故予定位。

2) 定性诊断：患者主要表现为持续加重的发热、头痛，伴呕吐，临床出现脑膜刺激征和颅高压(头痛、呕吐、视盘水肿)的症状体征，脑脊液检查提示炎性改变，头颅 MRI 增强扫描示考虑脑膜炎可能。脑电图示中度异常(广泛慢波)。故首先考虑中枢神经系统感染。患者慢性起病，有养鸽史，头痛较剧烈，体温低中度热，脑脊液压力明显增高，白细胞计数中度增多，以单核细胞增多为主，蛋白质中度增高，糖、氯均降低，糖降低更明显。脑脊液墨汁染色可找出新型隐球菌。符合新型隐球菌性脑膜炎的表现，故可明确诊断。

(2) 中医鉴别诊断

1) 眩晕：头痛与眩晕可单独出现，也可同时出现。头痛之病因有外感与内伤，眩晕则以内伤为主。临床表现，头痛以疼痛为主，眩晕则以昏眩为主。结合该患者无眩晕表现，据此排除。

2) 外感头痛与内伤头痛相鉴别：外感头痛因外邪致病，属实证，起病较急，一般疼痛较剧，多表现为掣痛、跳痛、灼胀痛、重痛，痛无休止。内伤头痛以虚证或虚实夹杂证为多见，如起病相对较缓，疼痛表现为隐痛、空痛、昏痛，痛势悠悠，遇劳加重，时作时止，多属虚证；如因肝阳、痰浊、瘀血所致者属实，表现为头昏胀痛，或昏蒙重痛，或刺痛钝痛，痛点固定，常伴有肝阳、痰浊、瘀血的相应证候。结合该患者起病较缓，静脉系统内存在瘀血所致头痛表现，故诊断考虑内伤头痛可能性大。

(3) 西医鉴别诊断

1) 结核性脑膜炎：通常亚急性起病，脑神经损害常见，可有头痛、呕吐、脑膜刺激征等颅高压症状，脑脊液检查白细胞数亦升高，一般不超过 $500\times10^6/L$，且以淋巴细胞增多为主，但脑脊液抗酸染色(＋)。而本例患者脑脊液墨汁染色可找到新型隐球菌，抗酸染色阴性，故排除。

2) 病毒性脑膜炎：通常急性起病，发热后亦可出现头痛、呕吐、脑膜刺激征等颅高压症状，但脑脊液一般无色透明，压力不高或者轻度增高，脑脊液常规生化可以正常，或者存在轻度的细胞数或蛋白质增高现象，但白细胞数通常低于 $1\,000\times10^6/L$，且糖、氯基本正常，细菌涂片或细菌培养、墨汁染色均阴性。此患者慢性起病，脑脊液生化特点及病原学检查不支持该诊断。

3) 急性化脓性脑膜炎：急性或爆发起病，通常脑脊液白细胞计数明显增高，超过 $1\,000\times10^6/L$，且以多个核细胞增多为主，细菌涂片或细菌培养常可检测出致病菌。本病例患者细菌培养阴性，但脑脊液墨汁染色(＋)，其脑脊液生化特点及病原学检查均不支持该诊断，故排除。

3. *治疗方案*

(1) 中医治疗

治法：燥湿化痰，降逆止痛。

方药：半夏白术天麻汤加减。半夏 10 g，甘草 6 g，陈皮 6 g，茯苓 15 g，白术 10 g，天麻 10 g。

每日 1 剂，水煎 400 ml，分早、晚 2 次饭后温服。

针灸取穴：百会，印堂，阳白(双)，太阳(双)，睛明(双)，内关(双)，足三里(双)，阴陵泉(双)，丰隆(双)，太冲(双)。

毫针针刺，中等刺激量，留针 30 min，每日 1 次。

(2) 西医治疗

1) 针对病因治疗：抗真菌治疗，给予两性霉素 B 联合氟胞嘧啶片抗真菌治疗，两性霉素 B 剂量为每日 0.6 mg/kg＋5％葡萄糖注射液 500 ml，静脉滴注，持续时间＞6 h；氟胞嘧啶片剂量为每日 150 mg/kg，分 3 次口服。注意预防肝肾功能损害及恶心呕吐、低钾血症等药物不良反应。

2) 脱水降颅压：予 20％甘露醇注射液 125 ml 每日 4 次静滴，每隔 6 h 1 次，甘油果糖 250 ml 每日 2 次，每隔 12 h 1 次交替使用，脱水减轻脑水肿，防止脑疝发生。

3) 保护视神经、营养神经治疗：脱水降颅压、维生素 B_1＋甲钴胺营养神经。

4) 对症、支持治疗：降温、止痛；维持水、电解质平衡，加强营养，加强护理，防治坠积性肺炎、褥疮等并发症。

5) 脑保护治疗：可予以适当的神经保护剂改善大脑功能，促进神经功能修复。

4. *住院治疗经过及其转归* 入院后给予两

性霉素B联合氟胞嘧啶片抗真菌治疗，住院期间，患者反复出现上腹疼痛，伴频繁呕吐现象，考虑药物不良反应大，予停服氟胞嘧啶片，单予两性霉素B继续抗真菌治疗，患者胃肠道不良反应明显减轻。予甘露醇联合甘油果糖脱水降颅压治疗，并给予改善循环，改善脑代谢，对症给予镇静、止痛、退热处理，辅以中医中药、针灸等综合治疗。连续治疗3个半月(105 d)后，患者无发热、呕吐，头痛症状逐渐减轻、消失，住院期间反复复查脑脊液，连续3次以上脑脊液压力及常规、生化恢复正常，墨汁染色未找到新型隐球菌(表8-8)。患者治愈出院。嘱出院后规律饮食，注意饮食卫生，避免过劳，增强体质，防寒保暖，预防感冒，不养鸽子，不接触鸽粪，门诊定期随诊。

表8-8　脑脊液治疗前、后对比

脑脊液(CSF)	压力(mmH_2O)	性状	白细胞数(个/高倍镜视野)	单核/多核(%)	糖(mmol/L)	氯(mmol/L)	蛋白质(mg/L)
第1次	>300↑	无色透明	118↑	88/12	1.5↓	116↓	1 280↑
第2次(7 d后)	260↑	无色透明	82↑	78/22	1.9↓	118↓	880↑
第3次(14 d后)	230↑	无色透明	42↑	70/30	2.1↓	122	680↑
第4次(30 d后)	210↑	无色透明	28↑	68/32	2.3↓	121	488↑
第5次(60 d后)	185	无色透明	19↑	/	2.45↓	123	469↑
第6次(75 d后)	160	无色透明	10	/	2.59	123	445
第7次(90 d后)	150	无色透明	8	/	2.81	125	440
第8次(105 d后)	135	无色透明	3	/	2.98	124	432

注：第3、第4次，脑脊液墨汁染色仍可找到少量新型隐球菌。第5次，脑脊液墨汁染色偶见新型隐球菌。第6～8次，连续3次以上脑脊液墨汁染色阴性，未找到新型隐球菌，且脑脊液压力、常规及生化均恢复正常。

案9

头痛25 d，言语不利23 d，右侧肢体无力5 d(静脉窦血栓形成)。

［患者一般情况］姓名：王某；性别：女性；年龄：31岁；民族：汉族；婚姻状况：已婚；身高162 cm，体重65 kg。出生地：广西上林；职业：设计师。入院时间：2015-10-30；发病节气：霜降；病史陈述者：患者本人。

［主诉］头痛25 d，言语不利23 d，右侧肢体无力5 d。

［现病史］患者于25 d前无明显诱因逐渐出现左侧头部胀痛，夜间重，当时为产后15 d，患者未予重视。23 d前头痛加重，伴恶心、呕吐胃内容物多次，无咖啡色样物，其中一次为喷射性，伴言语不利、含糊不清。立即至当地医院急诊查头颅CT提示“左侧基底节区及颞顶叶梗死伴出血”，22 d前行左侧颞顶部开颅血肿清除术，术后病情稳定，头痛症状减轻，仍持续存在，无恶心呕吐，无眩晕，但言语不利症状尚无明显改善。5 d前，患者于活动中突发右侧肢体无力，不能站立及行走，理解力、记忆力下降，无眩晕、呕吐，无畏寒发热，无饮水呛咳、吞咽困难，无肢体麻木，无抽搐、意识不清、尿便失禁等。现为求进一步诊治来院，门诊拟“急性脑血管意外?”收入科。病后，患者精神较差，纳寐欠佳，二便调，近期体重无明显改变。

［既往史］平素体健。

［个人史］无特殊，无口服避孕药史。

［家族史］无特殊。

［入院查体］T 36.8℃，P 80次/分，R 20次/分，BP 120/80 mmHg。神清，精神一般，发育正

常，营养中等，形体适中。舌质红，苔黄；脉弦数。内科查体无异常。神经系统查体：神志清楚，言语欠清晰流利，问答查体欠合作。右利手。定向力可，理解力、远近记忆力明显下降，左右识别不能，失算、失写、失读。粗测双眼视力下降，视野不配合检查。双侧眼球活动自如，无眼震及复视。双侧瞳孔等大等圆，直径约 3.0 mm，对光反射灵敏。双侧视盘水肿。双侧角膜反射灵敏，面部感觉正常，张口下颌居中，下颌反射未引出。双侧额纹、鼻唇沟对称，双目闭合有力，示齿口角不偏。听力检查不配合。双侧软腭上抬有力，悬雍垂居中，咽反射存在。双侧转头耸肩有力、对称，未见胸锁乳突肌、斜方肌萎缩。伸舌居中，无舌肌萎缩及舌肌震颤。右上肢肌力 1 级，右下肢肌力 2 级，左侧肢体肌力 5 级，四肢肌张力正常，共济运动及深浅感觉不配合检查。四肢腱反射对称存在，右侧巴宾斯基征（+），余病理反射未引出。颈软，无抵抗，脑膜刺激征阴性。

［辅助检查］入院后查血常规、尿常规、大便常规、C 反应蛋白、心脏联合标志物测定、糖化血红蛋白测定、空腹血糖、餐后 2 h 血糖、肿瘤标志物测定等均未见明显异常。红细胞沉降率 32 mm/h↑，凝血功能示 APTT 47 s↑，凝血酶原时间（PT）19 s↑，凝血酶时间（TT）21 s↑，纤维蛋白原 5.61 g/L↑，血生化总胆固醇 6.1 mmol/L，低密度脂蛋白 3.98 mmol/L，余未见明显异常。腰椎穿刺脑脊液压力 300 cmH_2O，脑脊液无色透明，常规、生化、细菌学检查均未见异常。胸部 CT、心电图正常。头颅 CT 提示左侧颞顶叶脑梗死（图 8－12）。头颅 MRI＋MRA＋MRV 示“左侧颞顶部开颅”术后改变；上矢状窦、左侧横窦、乙状窦未见显示；静脉窦血栓形成可能性大；鼻旁窦炎，左侧乳突炎，右侧上颌窦、蝶窦囊肿（图 8－13～图 8－16）。

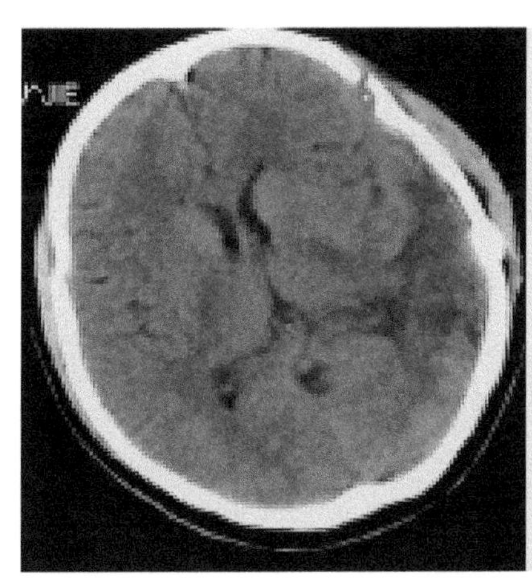
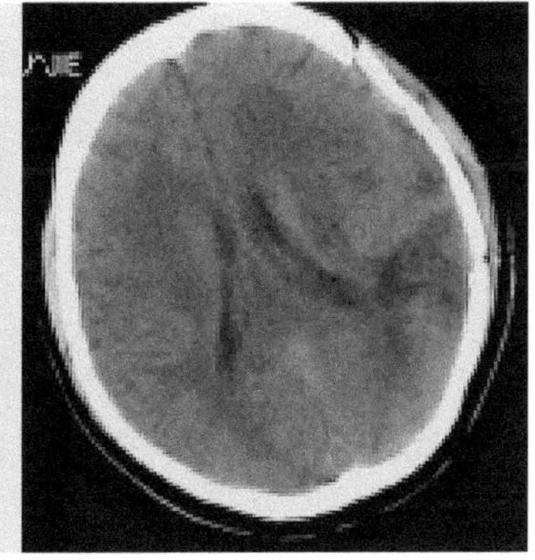

图 8－12 头 颅 CT

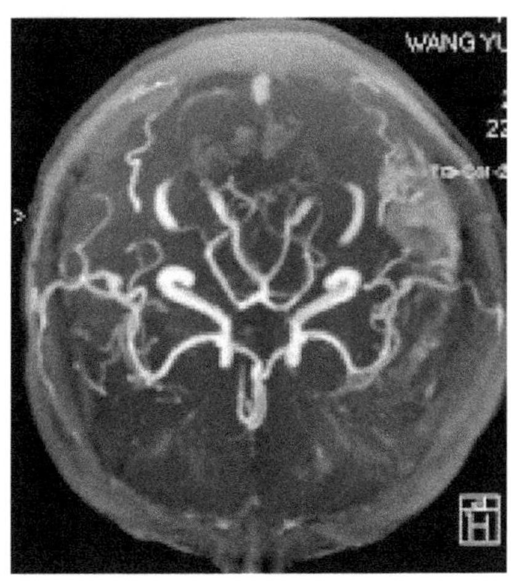

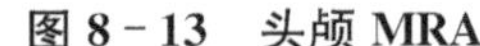

图 8－13 头颅 MRA

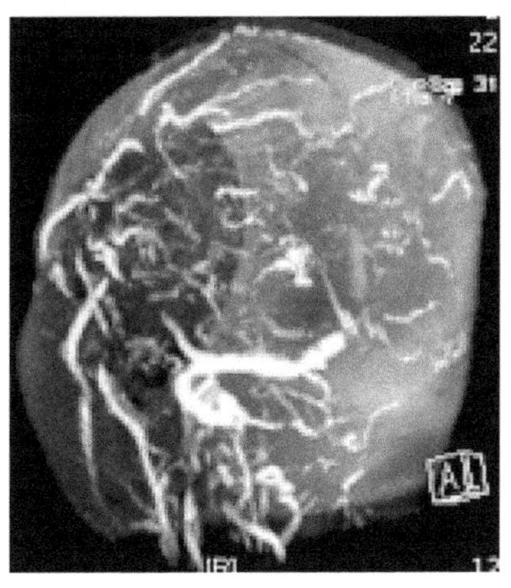

图 8－14 头颅 MRV

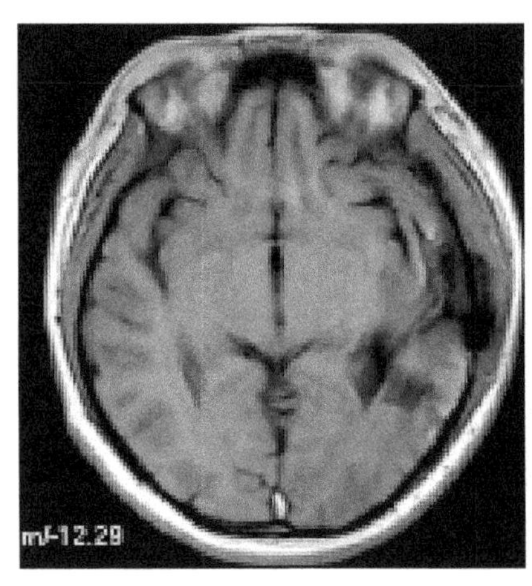

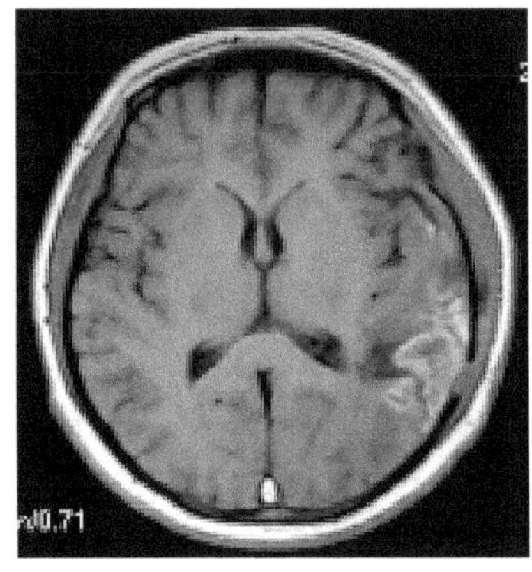

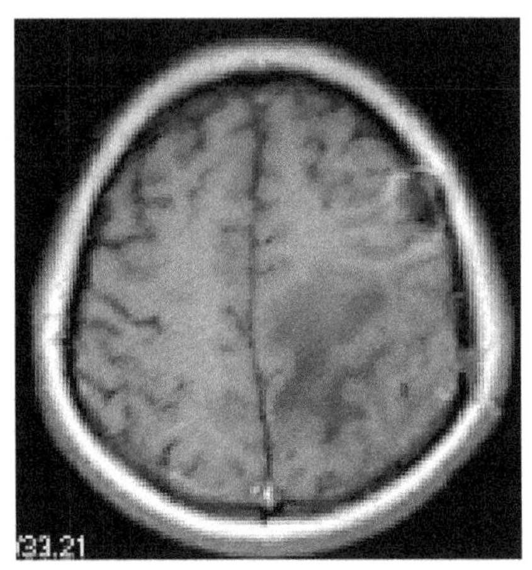

图 8-15 头颅 MRI T1 影像

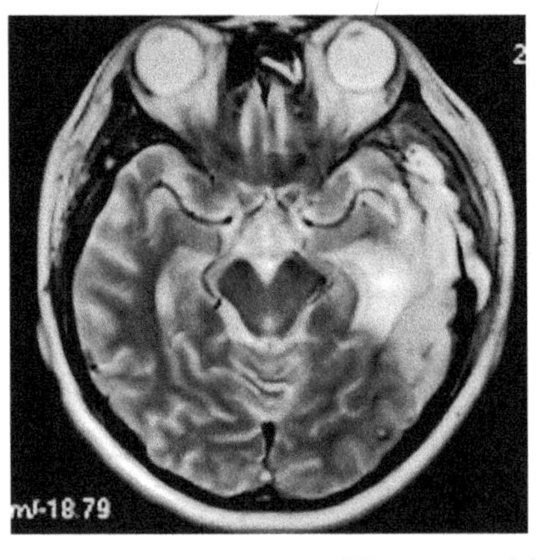

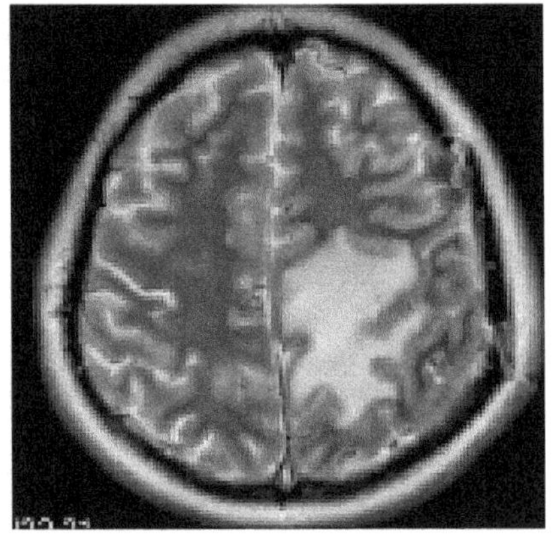

图 8-16 头颅 MRI T2 影像

【病例分析】

1. 病情特点 ① 患者青年女性，亚急性起病，病情逐渐进展、加重。② 主要表现为逐渐出现的头痛、喷射性的呕吐，昼轻夜重，并逐渐出现言语不利、右侧肢体无力症状。认知功能下降。无眩晕、呕吐，无畏寒发热，无饮水呛咳、吞咽困难，无肢体麻木，无抽搐、意识不清、尿便失禁等。③ 既往史、个人史、家族史无特殊，无口服避孕药史。④ 入院查体。BP 120/80 mmHg。右利手。主要的阳性体征为：言语欠清晰流利，理解力、远近记忆力明显下降，左右识别不能，失算、失写、失读。双眼视盘水肿，粗测双眼视力下降，右上肢肌力 1 级，右下肢肌力 2 级，右侧巴宾斯基征(+)。⑤ 辅助检查。红细胞沉降率 32 mm/h↑。凝血功能示 APTT 47 s↑，PT 19 s↑，TT 21 s↑，纤维蛋白原 5.61 g/L↑。血生化示总胆固醇 6.1 mmol/L，低密度脂蛋白 3.98 mmol/L，余未见明显异常。腰椎穿刺脑脊液压力 300 cmH_2O，脑脊液无色透明，常规、生化、细菌学检查均未见异常。头颅 CT 提示左侧颞顶叶脑梗死。头颅 MRI+MRA+MRV 示“左侧颞顶部开颅”术后改变；上矢状窦、左侧横窦、乙状窦未见显示；静脉窦血栓形成可能性大；鼻旁窦炎，左侧乳突炎，右侧上颌窦、蝶窦囊肿。

2. 诊断 中医诊断：头痛，肝阳头痛。西医诊断：① 静脉窦血栓形成。② 左侧颞顶部开颅术后。③ 高凝状态。④ 脂代谢异常。⑤ 鼻旁窦炎。

中医辨病分析：患者因“头痛 25 d，言语不利 23 d，右侧肢体无力 5 d”入院，故本病当属中医学之“头痛”范畴。舌质红，苔黄，脉弦数，故证属“肝阳头痛”。患者产后体弱，致肾阴亏虚，水不涵木，肝阳亢盛，上扰清窍，发为本病。肝阳亢盛，上扰清窍，故头胀痛；舌质红，苔黄，脉弦数为肝火内炽之征。病位在脑，病性属本虚标实。

(1) 西医定位、定性诊断：静脉窦血栓形成。

1）定位诊断：根据患者头痛、喷射性的呕吐、视盘水肿、脑脊液压力增高，考虑存在颅高压，无脑膜刺激征，定位于脑脊液循环系统；患者为右利手，存在言语不利、失语症状，有格斯特曼综合征表现（左右失认、失算、失读）及理解力、记忆力下降，考虑定位于左侧优势大脑半球语言中枢额颞叶及顶叶角回附近；右侧肢体无力，肌力下降，右侧病理征阳性，考虑定位于左侧皮质脊髓束。结合入院后头颅 MRI 及头颅 CT、MRA、MRV 等相关检查结果，患者脑梗死病变按脑沟、脑回分布，未按典型的血管分布，且左侧颞叶出血，周围水肿不明显，但中线移位明显，整个大脑半球水肿，提示静脉源性出血。综上所述，考虑定位于静脉窦。

2）定性诊断：患者青年女性，亚急性起病，病情逐渐进展、加重。为产后发病。主要表现为逐渐出现的头痛、喷射性的呕吐，昼轻夜重，并逐渐出现言语不利、右侧肢体无力症状。认知功能下降。无眩晕、呕吐，无畏寒发热，无饮水呛咳、吞咽困难，无肢体麻木，无抽搐、意识不清、尿便失禁等。存在失语、认知功能下降，双眼视盘水肿、视力下降，右侧肌力下降、病理征阳性等局灶性神经功能缺损的症状体征，结合入院头颅 MRI 及头颅 CT、MRA、MRV 等相关检查结果，腰椎穿刺脑脊液压力增高，血液高凝，脂代谢异常，头颅 MRV 提示上矢状窦、左侧横窦、乙状窦未见显示：静脉窦血栓形成可能性大，故定性诊断考虑静脉窦血栓形成，病因考虑为产后高凝状态。

（2）中医鉴别诊断

1）眩晕：头痛与眩晕可单独出现，也可同时出现。头痛之病因有外感与内伤，眩晕则以内伤为主。临床表现，头痛以疼痛为主，眩晕则以昏眩为主。结合该患者无眩晕表现，据此排除。

2）外感头痛与内伤头痛相鉴别：外感头痛因外邪致病，属实证，起病较急，一般疼痛较剧，多表现为掣痛、跳痛、灼胀痛、重痛，痛无休止。内伤头痛以虚证或虚实夹杂证为多见，如起病相对较缓，疼痛表现为隐痛、空痛、昏痛，痛势悠悠，遇劳加重，时作时止，多属虚证；如因肝阳、痰浊、瘀血所致者属实，表现为头昏胀痛，或昏蒙重痛，或刺痛钝痛，痛点固定，常伴有肝阳、痰浊、瘀血的相应证候。结合该患者起病较缓，静脉系统内存在瘀血所致头痛表现，故诊断考虑内伤头痛可能性大。

（3）西医鉴别诊断

1）良性颅高压：也可表现为头痛、呕吐、视盘水肿，但多无失语、肢体无力、病理征等神经系统阳性定位体征，而且该患者头颅 MRV 检查已明确提示上矢状窦、横窦、乙状窦未显示，故该诊断不成立。

2）颅内占位性病变：颅内肿瘤、脑脓肿、慢性硬膜下血肿等颅内占位性病变亦可引起局灶性神经功能缺损的症状体征，但肿瘤一般进展较缓慢，脓肿多有感染表现，慢性硬膜下血肿多有外伤史，头颅 CT 或 MRI 可见颅内占位征象，该患者颅内未见明确占位征象，据此可鉴别。

3）脑膜炎：多有全身中毒症状，发病有一定过程，脑脊液呈炎性改变。该患者无全身中毒症状及相应感染表现，脑膜刺激征阴性，且脑脊液无炎性改变，故诊断依据不足。

3. 治疗方案

（1）中医治疗

治法：平肝潜阳。

方药：天麻钩藤饮加减。天麻 10 g，栀子 10 g，黄芩 10 g，杜仲 10 g，益母草 15 g，桑寄生 15 g，夜交藤 15 g，朱茯神 15 g，川牛膝 15 g，钩藤 15 g，石决明 15 g。

每日 1 剂，水煎 400 ml，分早、晚 2 次饭后温服。

针灸取穴：百会，率谷（左），极泉（右），肩髃（双），曲池（右），内关（双），合谷（右），阳陵泉（右），委中（右），三阴交（右），太冲（双），太溪（双）。

毫针针刺，中等刺激，留针 30 min，每日 1 次。

（2）西医治疗

1）脱水降颅压、减轻脑水肿：可用 20% 甘露醇，亦可用甘油果糖、呋塞米或人血白蛋白脱水。

2）脑保护治疗：可用脑蛋白水解物注射液（如无癫痫发作）、奥拉西坦、小牛血清去蛋白针、脑苷肌肽、神经节苷脂等改善大脑功能。

3）抗凝治疗：该病治疗的主要方法，常用药物为低分子肝素钙（钠）皮下注射，应用1～2周后改为华法林口服。

4）一般治疗及健康宣教、护理方案：低盐低脂清淡饮食，加强营养，维持水电解质平衡，积极防治并发症等。

5）早期康复治疗：言语功能及肢体功能康复锻炼。

4. 住院治疗经过及其转归　入院后给予患者病重通知书，予重症监护，持续吸氧，多功能心电监护监测生命体征，密切观察意识及瞳孔变化情况，予脱水降颅压、脑保护、抗凝及中医中药、针灸等对症支持治疗，维持水电解质平衡，防治并发症。经上述积极治疗，患者病情平稳后转入普通病房，3周后患者头痛症状完全消失，视力恢复，右侧肌力逐渐恢复，右上肢肌力恢复至5-级，右下肢肌力恢复至4级，经搀扶能下地缓慢行走，言语功能好转，记忆力、理解力明显改善，病情好转出院。门诊定期随诊未再复发，患者肌力逐渐恢复至正常。

案10

反复发作性左侧头痛半年，加重3d（偏头痛）。

［患者一般情况］姓名：胡某；性别：女性；年龄：34岁；民族：汉族；婚姻状况：已婚；身高158 cm，体重54 kg。出生地：广西南宁；职业：护士。入院时间：2016-10-13；发病节气：寒露；病史陈述者：患者本人。

［主诉］反复发作性左侧头痛半年，加重3d。

［现病史］患者于半年前开始无明显诱因下反复出现左侧头痛，以左侧额颞部疼痛明显，通常呈搏动性疼痛，有时表现为胀痛，每次持续数小时不等，最长可达数十小时，头痛发作前无前驱不适，无眼前闪光、黑朦、暗点、视物模糊等，发作过程中有时可伴有恶心想吐，无呕吐，无肢体乏力、抽搐，无畏光、畏声等，疼痛剧烈时严重影响日常工作，可出现脾气暴躁，疼痛缓解后无特殊不适，活动如常。上述症状好发于情绪波动及过度疲劳、休息不佳时，平均每月发作1～2次，休息睡眠后可逐步缓解，未重视，未系统诊治。3d前，患者过劳后再次出现左侧头痛现象，以左侧额颞部搏动性疼痛为主，伴恶心呕吐、胸闷不适，畏光、畏声、流泪、全身乏力，呕吐物为胃内容物，无咖啡样物，非喷射性，疼痛较为剧烈，已严重影响工作，呈持续性疼痛，阵发性加重，持续数十小时仍未能自行缓解，无畏寒、发热、咳嗽咳痰，无头晕、视物模糊、颈肩酸痛，无肢体麻木、抽搐，无言语不利、吞咽呛咳、大小便失禁等，于外院行TCD检查提示“左侧颈内动脉终末段、大脑中动脉血管紧张度增高”，现为求进一步诊治来院，门诊拟诊为“头痛查因”收住院。病后，患者精神较差，纳寐欠佳，二便调，近期体重无明显改变。

［既往史］平素体健，无“高血压、糖尿病、心脏病、肝炎、结核”等特殊疾病史，无药物及食物过敏史。

［家族史］其母亲年轻时亦有类似头痛病史。

［入院查体］T 36.3℃，P 68次/分，R 20次/分，BP 100/70 mmHg。神清，精神差，急性痛苦面容，发育正常，营养中等，形体适中。舌淡，苔白腻，脉弦滑。内科查体无异常。神经系统查体：神志清楚，言语清晰流利，问答查体合作。右利手。记忆力、计算力及定向力等高级皮质功能检查均正常。视力、视野粗测正常。双侧眼球活动自如，无复视及眼震。双侧瞳孔等大等圆，直径约3.0 mm，对光反射灵敏。双侧角膜反射灵敏，无面部感觉障碍，张口下颌居中，下颌反射未引出。双侧额纹、鼻唇沟对称，示齿口角不偏。听力粗测正常，Rinnie试验阴性，Weber试验居中。双侧软腭上抬有力，悬雍垂居中，咽反射存在。双侧转头耸肩有力、对称。伸舌居中，无舌肌萎缩及舌肌震颤。四肢肌力5级，肌张力正常，四肢共济运动协调。深浅感觉无异常。双侧腱反射对称存在，病理反射未引出。颈软，无抵抗，脑膜刺激征阴性。

［辅助检查］入院后查血常规、尿常规、大便常规、C反应蛋白、心脏联合标志物测定、凝血功能、血生化、空腹血糖、餐后2h血糖、肿瘤标志物

测定、红细胞沉降率等均未见明显异常。胸部CT、心电图、脑电图、头颅MRI、头颈部CTA、颈部血管彩超均正常。TCD示左侧颈内动脉、大脑中动脉血流速度稍增快。焦虑抑郁量表评定示轻度抑郁、轻度焦虑。

【病例分析】

1. 病情特点 ① 患者青年女性，急性起病，病情反复，呈发作性病程。② 主要表现为发作性头痛，以单侧为主(左侧)，平均每月发作1～2次，半年以来发作次数超过5次，通常呈搏动性疼痛，有时胀痛，每次持续数小时不等，最长可达数十小时，头痛发作前无前驱不适，发作过程中有时可伴有恶心呕吐、胸闷、畏光畏声等不适，疼痛程度较剧烈，影响日常生活。发作间歇期无异常。情绪波动及劳累可诱发，休息睡眠可缓解。③ 家族史，其母亲年轻时亦有类似头痛病史。④ 入院查体。BP 100/70 mmHg。右利手，无神经系统阳性定位体征。⑤ 辅助检查。TCD示左侧颈内动脉、大脑中动脉血流速度稍增快。焦虑抑郁量表评定示轻度抑郁、轻度焦虑。

2. 诊断 中医诊断：头痛，痰浊头痛。西医诊断：① 偏头痛。② 焦虑抑郁状态。

中医辨病分析：患者因“反复发作性左侧头痛半年，加重3 d”入院，故本病当属中医学之“头痛”范畴。舌淡，苔白腻，脉弦滑，故证属“痰浊头痛”。患者饮食不节，加之劳逸失度，或七情所伤，致脾失健运，聚湿生痰，痰浊中阻，清阳不升，浊阴不降，上蒙清窍，清窍失养，发为本病。痰浊阻遏清窍，故头痛；舌淡，苔白腻，脉弦滑为痰浊内停之征。病位在脑，病性属实。

(1) 西医定位、定性诊断：偏头痛。

1) 定位诊断：根据患者反复头痛，以左侧额颞部为主，神经系统查体未见阳性定位体征，故考虑疼痛为颅内外痛敏结构受刺激所引起。病变定位于头面部。

2) 定性诊断：患者青年女性，头痛反复发作，病程半年。主要表现为单侧为主的反复发作性头痛，半年以来发作次数超过5次，通常呈搏动性疼痛，有时胀痛，每次持续数小时不等，最长可达数十小时，头痛发作前无前驱不适，发作过程中有时可伴有恶心呕吐、胸闷、畏光、畏声、流泪、全身乏力等不适，疼痛程度较剧烈，影响日常工作及生活。发作间歇期无异常。情绪波动及劳累可诱发，休息睡眠可缓解，其母亲年轻时亦有类似头痛病史。神经系统查体无阳性定位体征。TCD检查示左侧颈内动脉、大脑中动脉血流速度稍增快，有痉挛表现。符合无先兆偏头痛的特点，故定性。

(2) 中医鉴别诊断

1) 眩晕：头痛与眩晕可单独出现，也可同时出现。头痛之病因有外感与内伤，眩晕则以内伤为主。临床表现，头痛以疼痛为主，眩晕则以昏眩为主。结合该患者以头痛为主症，无眩晕表现，据此排除。

2) 头痛与真头痛相鉴别，后者呈突发剧烈头痛，或呈进行性加剧头痛。常伴喷射性呕吐，或颈项强直，或偏瘫、偏盲、神昏，甚至肢厥、抽搐。该患者无颈项强直或脑膜刺激征，无偏瘫、偏盲、神昏、肢厥、抽搐等不适，可资鉴别。

(3) 西医鉴别诊断

1) 紧张性头痛：相当多见。系因头颈部肌肉持续收缩所致，又称为肌收缩性头痛。多为前头部、枕颈部或全头部持续性钝痛。病因大多为精神紧张或焦虑所致，也可继发于血管性头痛或五官病变的头痛，有时为头颈部肌炎、颈肌劳损或颈椎病所致。头痛主要位于额、颞、顶、枕部，呈持续性、非搏动性、轻度和中度钝痛，不伴恶心呕吐、畏光或畏声，疼痛部位肌肉有压痛或触痛。该患者的疼痛性质和临床表现与该病不相符，故排除。

2) 丛集性头痛：成年男性多见，发作时颅内外血管均有扩张，搏动性剧痛以一侧眶上眶周为主，伴有头痛侧流涕、鼻塞、面色潮红、结膜充血流泪等，不伴恶心呕吐，持续半小时至2 h缓解，常在每日同一时间以同一形式多次发作，夜间好发。发作持续数周至2～3个月后，逐渐减少，减轻而停止。但间隔数周或数年后再次出现类似的丛集样发作。该患者头痛发作无丛集性、连串发作的特点，头痛症状不局限于一侧眶周，且头痛发作时无头痛侧结膜充血、面色潮红、鼻塞流涕现象，有恶心呕吐症状，临床表现与该病不相符，故排除。

3）颅内占位性病变：颅内肿瘤、脑脓肿、慢性硬膜下血肿等颅内占位性病变亦可引起头痛症状，但详细检查可发现神经系统局灶体征，症状逐渐加重或出现颅内压增高，头颅 MRI 检查可见颅内水肿占位征象。该患者无神经系统阳性定位体征，头颅 MRI 检查未见异常，可排除。

3. *治疗方案*

（1）中医治疗

治法：健脾燥湿，化痰降逆。

方药：半夏白术天麻汤加减。半夏 10 g，甘草 6 g，陈皮 6 g，茯苓 15 g，白术 10 g，天麻 10 g。

每日 1 剂，水煎 400 ml，分早、晚 2 次饭后温服。

针灸取穴：印堂，太阳（左），头维（左），率谷（左），外关（右），合谷（双），阴陵泉（双），丰隆（双），足临泣（右）。

毫针针刺，中等刺激量，留针 30 min，每日 1 次。

（2）西医治疗

1）急性发作期治疗：① 消除诱发头痛的因素。患者尽可能多安静休息，消除焦虑不安和紧张情绪，规律饮食，避免食用奶酪和巧克力等食物，避免食用红酒。② 发作时镇静、镇痛。非特异性药物如非甾体类消炎止痛药、苯二氮䓬类药物或阿片类等药物对症处理；特异性药物如曲普坦、麦角胺类药物。此类药物越早用越好。

2）预防性治疗：如患者病情已缓解，可预防性应用药物防止复发，可选用的药物有：① β 受体阻滞剂，如普萘洛尔、美托洛尔等。② 抗抑郁药，如阿米替林等。③ 抗癫痫药，如丙戊酸钠、托吡酯、加巴喷丁等。④ 钙离子拮抗剂，如盐酸氟桂利嗪、维拉帕米等。

4. *住院治疗经过及其转归*　入院后给予患者卧床休息，非甾体类消炎止痛药及苯二氮䓬类药物镇痛、镇静处理，调节情绪、改善睡眠治疗，并辅以加巴喷丁对症处理，予中医中药、针灸等综合治疗，1 周后患者病情基本控制，情绪稳定出院，现以盐酸氟桂利嗪胶囊 5 mg 睡前 1 次联合艾司西酞普兰 10 mg 每日 1 次维持、预防治疗。门诊定期随诊。

案 11

反复头痛 1 年，加重半个月（紧张性头痛）。

［患者一般情况］姓名：曾某；性别：女性；年龄：45 岁；民族：汉族；婚姻状况：已婚；身高 155 cm，体重 50 kg。出生地：广西宾阳；职业：工人。入院时间：2015 － 7 － 24；发病节气：大暑；病史陈述者：患者本人。

［主诉］反复头痛 1 年，加重半个月。

［现病史］患者于 1 年前开始无明显诱因下反复出现头部胀痛现象，以枕颈部为主，有时为前额、双侧颞部及眶周胀痛不适，每次持续数小时至数日不等，头痛发作前无前驱不适，无眼前闪光、黑矇、暗点、视物模糊等，发作过程中无恶心呕吐，无肢体乏力、抽搐，无头晕、视物旋转，无畏光、畏声等，尚可工作，对日常生活影响不大，但头痛发作时容易情绪波动，脾气暴躁，疼痛缓解后无不适。上述症状好发于过度劳累、休息欠佳或情绪不良时，平均每个月发作 1～3 次不等，自行按摩疼痛部位，如颈肩部、后枕部、双颞部头痛症状可稍有缓解。曾至当地医院门诊就诊，行头颅 CT 检查未见异常，自服中药，效果欠佳。半个月前，患者上述症状再发并加重，以前额部、双颞部及双眼眶周胀痛为主，头部犹如戴了副“紧箍咒”般，有头部紧缩感，自觉头重脚轻，头痛症状持续不能缓解，无明显昼夜节律，无肢体麻痛、抽搐，无偏瘫、言语不利，无畏寒发热，无头晕、视物模糊，无恶心呕吐、畏光畏声，无耳鸣耳聋等不适，现为求进一步诊治来院，门诊拟诊为“头痛查因”收住院。病后，患者精神尚可，纳寐欠佳，二便调，近期体重无明显改变。

［既往史］平素体健，无“高血压、糖尿病、心脏病、肝炎、结核”等特殊疾病史，无药物及食物过敏史。

［个人史］无特殊。

［家族史］无特殊。

［入院查体］T 36.5℃，P 78 次/分，R 20 次/

分,BP 110/80 mmHg。神清,精神尚可,面容正常,发育正常,营养中等,形体适中。舌质红,苔黄,脉弦数。内科查体无异常。神经系统查体:神志清楚,言语清晰流利,问答查体合作。右利手。记忆力、计算力及定向力等高级皮质功能检查均正常。视力、视野粗测正常。双侧眼球活动自如,无复视及眼震。双侧瞳孔等大等圆,直径约 3.0 mm,对光反射灵敏。双侧角膜反射灵敏,无面部感觉障碍,张口下颌居中,下颌反射未引出。双侧额纹、鼻唇沟对称,示齿口角不偏。听力粗测正常,Rinnie 试验阴性,Weber 试验居中。双侧软腭上抬有力,悬雍垂居中,咽反射存在。双侧转头耸肩有力、对称。伸舌居中,无舌肌萎缩及舌肌震颤。四肢肌力 5 级,肌张力正常,四肢共济运动协调。深浅感觉无异常。双侧腱反射对称存在,病理反射未引出。颈项部肌肉紧张,无明显触痛,脑膜刺激征阴性。

[辅助检查] 入院后完善血常规、尿常规、大便常规、C 反应蛋白、心脏联合标志物测定、凝血功能、血生化、空腹及餐后 2 h 血糖、肿瘤标志物测定、红细胞沉降率等均未见明显异常。胸部 CT、心电图、脑电图、头颅 MRI、头颈部 CTA、颈部血管彩超、TCD 均正常。焦虑抑郁量表评定示中度抑郁、轻度焦虑。

【病例分析】

1. 病情特点 ① 患者中年女性,病情反复,呈慢性病程。② 主要表现为反复的枕颈部或前额、双侧颞部及眶周胀痛不适,有头部紧缩感,似戴"紧箍咒"般。每次持续数小时至数日不等,平均每个月发作 1～3 次,头痛发作前无前驱不适,发作过程中不伴有恶心呕吐、畏光畏声,疼痛程度可忍受,自行按摩疼痛处可稍缓解,尚不影响日常工作和生活。发作间歇期无异常。劳累、不良情绪可诱发。③ 入院查体。BP 110/80 mmHg。右利手,颈项部肌肉紧张,余无神经系统阳性定位体征。④ 辅助检查。入院抽血化验及胸部 CT、心电图、脑电图、头颅 MRI、头颈部 CTA、颈部血管彩超、TCD 均正常。焦虑抑郁量表评定示中度抑郁、轻度焦虑。

2. 诊断 中医诊断:头痛,肝阳头痛。西医诊断:① 紧张性头痛。② 焦虑抑郁状态。

中医辨病分析:患者因"反复头痛 1 年,加重半个月"入院,故本病当属中医学之"头痛"范畴。舌质红,苔黄,脉弦数,故证属"肝阳头痛"。患者先天不足,肾阴亏虚,水不涵木,肝阳亢盛,上扰清窍,发为本病。肝阳亢盛,上扰清窍,故头胀痛;舌质红,苔黄,脉弦数为肝火内炽之征。病位在脑,病性属本虚标实。

(1) 西医定位、定性诊断:紧张性头痛。

1) 定位诊断:根据患者反复头痛,以枕颈部或前额、双侧颞部及眶周胀痛为主,神经系统查体未见阳性定位体征,故考虑疼痛为颅内外痛敏结构受刺激所引起。病变定位于头面部。

2) 定性诊断:患者中年女性,病情反复,呈慢性病程。主要表现为反复的枕颈部或前额、双侧颞部及眶周胀痛不适,有头部紧缩感,似戴"紧箍咒"般。每次持续数小时至数日不等,平均每个月发作 1～3 次,头痛发作前无前驱不适,发作过程中不伴有恶心呕吐、畏光畏声,疼痛程度可忍受,自行按摩疼痛处可稍缓解,尚不影响日常工作和生活。发作间歇期无异常。劳累、不良情绪可诱发。颈项部肌肉紧张,余神经系统查体无阳性定位体征。入院相关血管筛查及头颅 MRI、脑电图等相关方面检查均未见明显异常,焦虑抑郁量表评定提示存在焦虑抑郁状态,基本符合紧张性头痛的特点,故定性。

(2) 中医鉴别诊断

1) 眩晕:头痛与眩晕可单独出现,也可同时出现。头痛之病因有外感与内伤,眩晕则以内伤为主。临床表现,头痛以疼痛为主,眩晕则以昏眩为主。结合该患者以头痛为主症,无眩晕表现,据此排除。

2) 头痛与真头痛相鉴别,后者呈突发剧烈头痛,或呈进行性加剧头痛。常伴喷射性呕吐,或颈项强直,或偏瘫、偏盲、神昏,甚至肢厥、抽搐。该患者无颈项强直或脑膜刺激征,无偏瘫、偏盲、神昏、肢厥、抽搐等不适,可资鉴别。

(3) 西医鉴别诊断

1) 偏头痛:好发于女性,可分为普通型及典型偏头痛。反复发作的单侧或双侧头痛,具有搏动性，伴有恶心呕吐、畏光、畏声，呈中、重度头痛，头痛时日常活动受限，可伴或不伴视觉先兆。结合该患者的疼痛性质和临床表现与该病不相符，故排除。

2）丛集性头痛：成年男性多见，发作时颅内外血管均有扩张，搏动性剧痛以一侧眶上眶周为主，伴有头痛侧流涕、鼻塞、面色潮红，结膜充血流泪等，不伴恶心呕吐，持续半小时至 2 h 缓解，常在每日同一时间以同一形式多次发作，夜间好发。发作持续数周至 2～3 个月后，逐渐减少、减轻至停止。但间隔数周或数年后再次出现类似的丛集样发作。该患者头痛发作无丛集性、连串发作的特点，头痛症状不局限于一侧眶周，且头痛发作时无头痛侧结膜充血、面色潮红、鼻塞流涕现象，有恶心呕吐症状，临床表现与该病不相符，故排除。

3）颅内占位所致头痛：后者通常慢性起病，但亦可呈卒中样发病，伴局灶性神经功能缺损的症状体征，病情较急者易与脑血管病相混淆。占位早期，头痛可为间断性或晨起为重，但随着病情的发展多成为持续性头痛，进行性加重，可出现颅内压增高的症状与体征，如头痛、恶心、呕吐、视盘水肿，并可出现局灶性神经功能缺损的症状体征，但头颅 CT 或头颅 MRI 上可见水肿占位征象。该患者无颅内压增高的症状与体征，无神经系统阳性定位体征，且头颅 MRI 检查未见水肿占位征象，故排除。

3. *治疗方案*

（1）中医治疗

治法：平肝潜阳。

方药：天麻钩藤饮加减。天麻 10 g，栀子 10 g，黄芩 10 g，杜仲 10 g，益母草 15 g，桑寄生 15 g，夜交藤 15 g，朱茯神 15 g，川牛膝 15 g，钩藤 15 g，石决明 15 g。

每日 1 剂，水煎 400 ml，分早、晚 2 次饭后温服。

针灸取穴：百会，印堂，风池（双），太阳（双），攒竹（双），率谷（双），外关（双），合谷（双），三阴交（双），太冲（双），行间（双），太溪（双）。

毫针针刺，中等刺激量，留针 30 min，每日 1 次。

（2）西医治疗

1）一般治疗：① 消除诱发头痛的因素。患者尽可能多安静休息，消除焦虑不安和紧张情绪，规律饮食，保持健康的生活方式。② 辅助松弛治疗、物理治疗、生物反馈、心理治疗和针灸治疗等。

2）药物治疗：急性发作期可适当应用镇痛、镇静药物，如对乙酰氨基酚、阿司匹林等非甾体类消炎止痛药和地西泮等苯二氮䓬类药物控制发作、改善睡眠。可应用肌肉松弛剂如盐酸乙哌立松、巴氯芬、盐酸替扎尼定等。对于频发性和慢性紧张性头痛，应采用预防性治疗，可选用三环类抗抑郁药如阿米替林，或选择性 5-羟色胺再摄取抑制剂如舍曲林或西酞普兰等调节、改善不良情绪，减少发作。

4. *住院治疗经过及其转归*　入院后给予患者卧床休息，非甾体类消炎止痛药及奥氮平片镇痛、改善睡眠处理，予西酞普兰调节情绪治疗，患者颈项部肌肉紧张，予盐酸替扎尼定片松解肌肉，配合中医中药、针灸、经颅磁刺激及心理咨询等综合治疗，2 周后患者病情控制，头痛症状消失，情绪好转出院，现以艾司西酞普兰 15 mg 每日 1 次维持治疗。门诊定期随诊。

案 12

反复左侧头痛半个月，加重半日（丛集性头痛）。

［患者一般情况］姓名：叶某；性别：男性；年龄：48 岁；民族：壮族；婚姻状况：已婚；身高 165 cm，体重 64 kg。出生地：广西上林；职业：技术员。入院时间：2016-3-24；发病节气：春分；病史陈述者：患者本人。

［主诉］反复左侧头痛半个月，加重半日。

［现病史］患者近半个月来无明显诱因反复出现左侧头顶部、额颞部、耳前疼痛症状并放射至左枕部及颈部，伴左侧眼眶及眶周疼痛，呈发作性胀痛，有时刺痛，每次持续数十分钟缓解，与体位改变及转颈无关，疼痛剧烈时难以忍受，并出现左侧头面部流汗及左眼红肿、流泪、鼻塞

流涕等现象，经手按压疼痛处及局部使用温水热敷后疼痛可稍缓解，发作间歇期无特殊不适。上述症状好发于夜间23时左右，每次发作持续半小时至数小时不等，最长可达2 h，有时可连续发作，夜间无法入眠，需服消炎止痛药方能有所减轻。无畏寒发热、咳嗽咳痰，无头晕、视物旋转、恶心呕吐，无耳鸣、耳流脓、听力下降，无肢体乏力、麻木，无言语不清、饮水呛咳、吞咽困难，无抽搐、意识不清、大小便失禁等，病后曾到当地医院门诊就诊，查头颅CT示右侧基底节区腔隙性脑梗死，枕大池蛛网膜囊肿，予门诊输液(舒血宁、天麻素注射液)及口服药物(尼麦角林片、头痛宁胶囊)治疗后，症状无缓解，反加重。昨日夜间患者左侧头痛频繁发作，且程度较剧烈，坐卧难安，整夜未睡，今来院就诊要求进一步诊治，门诊拟诊为"头痛查因"收住科内。病后，患者精神欠佳，纳寐差，二便调，近期体重无明显改变。

[既往史] 平素体健，2011年曾患"右侧面神经麻痹"，经药物治疗已治愈。无"高血压、糖尿病、心脏病、肝炎、结核"等特殊疾病史，无药物及食物过敏史。

[个人史] 无特殊。

[家族史] 无特殊。

[入院查体] T 36.2℃，P 76次/分，R 20次/分，BP 108/66 mmHg。神清，精神欠佳，表情痛苦。发育正常，营养中等，形体适中。舌淡红，苔薄白，脉浮紧。内科查体无异常。神经系统查体：神志清楚，神情焦虑，言语清晰流利，问答查体合作。右利手。记忆力、计算力及定向力等高级皮质功能检查均正常。视力、视野粗测正常。双侧眼球活动自如，无复视及眼震。双侧瞳孔等大等圆，直径约3.0 mm，对光反射灵敏。双侧角膜反射灵敏，无面部感觉障碍，张口下颌居中，下颌反射未引出。双侧额纹、鼻唇沟对称，示齿口角不偏。听力粗测正常，Rinnie试验阴性，Weber试验居中。双侧软腭上抬有力，悬雍垂居中，咽反射存在。双侧转头耸肩有力、对称。伸舌居中，无舌肌萎缩及舌肌震颤。四肢肌力5级，肌张力正常，四肢共济运动协调。深浅感觉无异常。双侧腱反射对称存在，病理反射未引出。颈项部肌肉紧张，无明显触痛，脑膜刺激征阴性。

[辅助检查] 入院后完善血常规、尿常规、大便常规、C反应蛋白、心脏联合标志物测定、凝血功能、血生化、空腹及餐后2 h血糖、肿瘤标志物测定、红细胞沉降率等均未见明显异常。胸部CT、心电图、脑电图、头颅MRI、头颈部CTA、颈部血管彩超、TCD均正常。焦虑抑郁量表评定示中度抑郁、中度焦虑。

【病例分析】

1. 病情特点 ① 患者中年男性，起病急，病情反复，有丛集性发作的特点。② 主要表现为反复发作的左侧头顶部、额颞部、耳前疼痛症状并放射至左枕部及颈部，伴左侧眼眶及眶周疼痛，呈发作性胀痛，有时刺痛，每次持续数十分钟缓解，与体位改变及转颈无关，疼痛剧烈时难以忍受，并出现左侧头面部流汗及左眼红肿、流泪、鼻塞流涕等现象，经手按压疼痛处及局部使用温水热敷后疼痛可稍缓解，上述症状好发于夜间，每次发作持续半小时至数小时不等，最长可达2 h，有时可连续发作，夜间无法入眠。无畏寒发热、咳嗽咳痰，无头晕、视物旋转、恶心呕吐，无耳鸣、耳流脓、听力下降，无肢体乏力、麻木，无言语不清、饮水呛咳、吞咽困难，无抽搐、意识不清、大小便失禁等。发作间歇期无异常。③ 入院查体。BP 108/66 mmHg。右利手，无神经系统阳性定位体征。④ 辅助检查。入院抽血化验及胸部CT、心电图、脑电图、头颅MRI、头颈部CTA、颈部血管彩超、TCD均正常。焦虑抑郁量表评定示中度抑郁、焦虑。

2. 诊断 中医诊断：头痛，风寒头痛。西医诊断：① 丛集性头痛。② 焦虑抑郁状态。

中医辨病分析：患者因"反复左侧头痛半个月，加重半日"入院，故本病当属中医学之"头痛"范畴。苔薄白，脉浮紧，故证属"风寒头痛"。风寒外袭，上犯巅顶，清阳受阻，寒凝血涩，经脉不畅，经气不通，绌急而头痛，发为本病。寒邪入侵，故可见发作时流泪、鼻塞流涕，温水热敷后疼痛可稍缓解。苔薄白，脉浮紧，为风寒在表之征。病位在脑，病性属实。

(1) 西医定位、定性诊断：丛集性头痛。

1) 定位诊断：根据患者反复头痛，以左侧头颈部伴左侧眼眶及眶周疼痛为主，神经系统查体未见阳性定位体征，故考虑疼痛为颅内外痛敏结构受刺激所引起。病变定位于头面部。

2) 定性诊断：患者中年男性，起病急，病情反复，有丛集性发作的特点。主要表现为反复发作的左侧头顶部、额颞部、耳前疼痛症状并放射至左枕部及颈部，伴左侧眼眶及眶周疼痛，呈发作性胀痛，有时刺痛，每次持续数十分钟缓解，与体位改变及转颈无关，疼痛剧烈时难以忍受，并出现左侧头面部流汗及左眼红肿、流泪、鼻塞流涕等现象，经手按压疼痛处及局部使用温水热敷后疼痛可稍缓解，上述症状好发于夜间，每次发作持续半小时至数小时不等，最长可达 2 h，有时可连续发作，夜间无法入眠。发作间歇期无异常。神经系统查体无阳性定位体征。入院相关血管筛查及头颅 MRI、脑电图等相关方面检查均未见明显异常，焦虑抑郁量表评定提示存在焦虑抑郁状态，基本符合丛集性头痛的特点，故定性。

(2) 中医鉴别诊断

1) 眩晕：头痛与眩晕可单独出现，也可同时出现。头痛之病因有外感与内伤，眩晕则以内伤为主。临床表现，头痛以疼痛为主，眩晕则以昏眩为主。结合该患者以头痛为主症，无眩晕表现，据此排除。

2) 头痛与真头痛相鉴别，后者呈突发剧烈头痛，或呈进行性加剧头痛。常伴喷射性呕吐，或颈项强直，或偏瘫、偏盲、神昏，甚至肢厥、抽搐。该患者无颈项强直或脑膜刺激征，无偏瘫、偏盲、神昏、肢厥、抽搐等不适，可资鉴别。

(3) 西医鉴别诊断

1) 偏头痛：好发于女性，可分为普通型及典型偏头痛。反复发作的单侧或双侧头痛，具有搏动性，伴有恶心呕吐、畏光、畏声，呈中、重度头痛，头痛时日常活动受限，可伴或不伴视觉先兆。结合该患者的疼痛性质和临床表现与该病不相符，故排除。

2) 紧张性头痛：系因头颈部肌肉持续收缩所致，又称为肌收缩性头痛。多为前头部、枕颈部或全头部持续性钝痛。病因大多为精神紧张或焦虑所致，也可继发于血管性头痛或五官病变的头痛，有时为头颈部肌炎、颈肌劳损或颈椎病所致。头痛主要位于额、颞、顶、枕部，呈持续性、非搏动性、轻度和中度钝痛，不伴恶心呕吐、畏光或畏声，疼痛部位肌肉有压痛或触痛。该患者的头痛性质、头痛部位和临床表现与该病不相符，故排除。

3) 托洛萨-亨特综合征：亦表现为发作性眶周顽固性疼痛，与本病表现类似，但是托洛萨-亨特综合征的患者一般疼痛数日后可出现患侧眼睑下垂，眼球活动障碍，持续数日至数周，MRI 检查可发现海绵窦、眶上裂或眼眶内存在肉芽肿性病变，激素治疗有效。而该患者神经系统查体无阳性定位体征，相关辅助检查亦未见明显异常，故不考虑此诊断。

3. *治疗方案*

(1) 中医治疗

治法：疏风散寒。

方药：川芎茶调散加减。薄荷 6 g，川芎 10 g，荆芥 10 g，细辛 3 g，防风 6 g，白芷 10 g，羌活 10 g，甘草 6 g。

每日 1 剂，水煎 400 ml，分早、晚 2 次饭后温服。

针灸取穴：百会，印堂，攒竹(左)，太阳(左)，风池(双)，大椎，瞳子髎(左)，曲鬓(左)，合谷(双)，列缺(双)，外关(双)。

毫针针刺，中等刺激量，留针 30 min，每日 1 次。

(2) 西医治疗

1) 一般治疗：① 减少诱发头痛的因素。应控制情绪，消除患者焦虑不安和紧张情绪，避免睡眠不足，规律饮食，保持健康的生活方式；避免饮酒、吸烟及服用血管扩张药，减少低氧因素等。② 吸氧，辅助松弛治疗、物理治疗、心理治疗和针灸治疗等。

2) 药物治疗：每晚均疼痛的患者可在入睡前服用酒石酸麦角胺制剂；急性发作期可适当应用镇痛、镇静药物，如对乙酰氨基酚、阿司匹林等非甾体类消炎止痛药和地西泮等苯二氮䓬类药物控制发作、改善睡眠。并可选用美西麦角、肾上腺皮质激素、5－HT受体激动剂及钙离子拮抗剂。

3）头痛发作间歇期：目前尚无有效预防发作的方法。

4. 住院治疗经过及其转归 入院后给予患者持续吸氧，卧床休息，非甾体类消炎止痛药及奥氮平片镇痛、改善睡眠处理，小剂量的激素（地塞米松每日10 mg）应用及给予钙离子拮抗剂口服，予西酞普兰调节情绪治疗，配合中医中药、针灸、经颅磁刺激及心理咨询等综合治疗，14 d后患者病情基本控制，夜间丛集性发作的头痛症状明显减少，偶有一次发作，且持续时间不长，夜间睡眠明显改善，患者病情好转出院。门诊定期随诊。

第九章
昏　迷

第一节　中医学概述

【中医概念】

昏迷，即一般所谓“神昏”，是因为邪阻清窍、神明被蒙所致，以意识丧失、不省人事为特征的急危重证。其有深、浅程度之分，浅者对外界刺激尚能有反应；深者则对身体内外环境的一切刺激都失去反应。古代文献中亦有称为“昏厥”“昏蒙”“昏冒”“昏愦”“不省人事”“昏不知人”等。

【中医源流】

昏迷的病名，虽在《黄帝内经》中无相关的文字记载，但在《素问·缪刺论》中将本病称为尸厥，并对“尸厥”一病做了解析，认为由于邪气客于手足少阴、手足太阴、足阳明之络引起昏迷。同时，在治疗方面亦提出了针刺疗法，如中冲、神门、涌泉等穴位的针刺治疗方法。而《素问·大奇论》云“暴厥者，不知与人言”“脉至如喘，名曰暴厥”，详细地描述了昏迷的症状与脉象。《素问·生气通天论》认为：“阳气者，烦劳则张，精绝，辟积于夏，使人煎厥……溃溃乎若坏都，汩汩乎不可止。阳气者，大怒则形气绝，而血菀于上，使人薄厥。”明确指出昏迷的病因病机是因烦劳过度消耗阴精，或大怒等情志刺激而迫致气血逆乱所致。《丹溪心法》云：“尸厥，即中恶之候，因冒犯不正之气，忽然昏不知人。”明代张景岳《景岳全书》从“营血气脱”“太阴脏气之脱”“肝脾之气败”等方面分别论述了与昏迷有关的发病机制，指出以寒热虚实作为本病的辨证纲要。中医学认为“心主神明，脑为元神之府”，由于邪阻清窍，神明被蒙，而致昏迷，后世医家对昏迷的论治用药方面亦做了详细的论述，如清代叶天士提出用牛黄丸、至宝丹可治疗热邪内陷心包；薛生白在《湿热病篇》中提出运用平肝、清热救阴方法，亦可治疗邪入心包；而俞根初在《通俗伤寒论》中提出犀羚三汁饮乃开窍透络豁痰通瘀之良方，并设变通承气诸方治疗昏迷。

【病因病机】

“心主神明，脑为元神之府”，故昏迷为病，乃心脑受邪所致。本病病因复杂，涉及外感及内伤两方面。外感时疫毒邪（多兼暑湿、疫毒疠气及秽浊之邪等），热毒内陷心营；或脏腑内伤，风阳、痰湿、秽浊、热毒、瘀血互相搏结，阻塞清窍，导致脏腑阴阳逆乱或心神耗散而致昏迷。

1. 热陷心包　外感疫毒时邪，热毒炽盛，易伤津耗气，传变入里，内陷心营，扰乱神明，心脑失主，发为昏迷。

2. 热扰神明　外感时邪，由表及里，由卫及气，热结阳明，腑实燥结，夹浊气上冲，扰及神明，发为昏迷。

3. 风痰闭阻　七情过极，气郁化火，火热之邪内侵，或他脏之火累及于肝，肝郁化火，发为风阳，或肝肾阴虚，肝阳素旺，肝阳上亢，肝风内动，夹痰火上犯，闭阻清窍，发为昏迷。

4. 痰浊蒙窍　感受湿热之邪，或卒冒秽浊，由肺卫逆传心包，扰及神明而发生昏迷。亦有素体脾胃虚弱，加之饮食不节，嗜食肥甘厚腻，损伤脾胃，酿湿生痰，痰浊蒙蔽清窍，发为昏迷。

5. 瘀热闭阻 热毒炽盛，入营及血，多为痰浊、瘀血互结，闭阻于心；或热入血室，瘀热结于下焦，血瘀气逆，扰乱神明导致昏迷。

6. 亡阴 高热不退，或汗出过多，或吐下不止，或大泻，或大出血，致真阴耗竭，心阴大亏，神明逆乱，心神耗散则发为昏迷。

7. 亡阳 由于素体虚弱，久病不愈，或邪热炽盛，耗伤阴津，阴损及阳，阳气虚衰，心神耗散，故见昏迷。

【中医诊断】

(1) 发病急骤或在疾病发展过程中逐渐出现，以意识丧失、不省人事为主症。

(2) 常伴有或高热扰之灼手、郑声谵语、烦躁、抽搐时作；或斑疹衄血；或咳逆喘促，喉中痰鸣，身热而多不高；或黄疸，腹满而痛；或肢体偏瘫；或谵昏如狂，少腹满硬急痛，唇爪青紫。舌绛，脉沉涩；或舌红绛，脉数；或舌厚腻，脉濡数；或舌黄燥，脉沉实。

(3) 常因外感或内伤病史引起，如中暑、伤寒、中风、厥证、痫病、消渴等。

【鉴别诊断】

厥证 由于阴阳失调，气机逆乱而引起，以突然昏倒、不省人事、四肢厥冷、汗出、面色苍白为主要表现的一种病证。轻者移时苏醒，醒后如常。重者可一厥不复而死亡。昏迷发病急骤或在疾病发展过程中逐渐出现，以意识丧失、不省人事为主症，是疾病发展到严重阶段的急危重证。

【辨证论治】

1. 查病因 昏迷病因有外感和内伤之分。热陷心包、热扰神明、瘀热闭阻之昏迷，多由于温病逆传变证；风痰闭阻、痰浊蒙窍之昏迷，外感及内伤皆可见；阴阳衰竭之昏迷，多由于素体虚弱或久病不愈所致。

2. 辨兼证 伴有高热扰之灼手、郑声谵语、烦躁、抽搐时作，舌红绛，脉数，多为热陷心营。伴有咳逆喘促，喉中痰鸣，身热而多不高，舌厚腻，脉濡数，多为湿热痰蒙。伴有昏不知人，面色青，肢体厥冷，舌白如积粉，脉沉细微，多为卒冒秽浊。伴有壮热，夜间尤甚，狂躁，舌质紫暗，脉沉数或沉涩多为瘀热闭阻。伴有面红身热，烦躁不安，汗出、口渴咽干，舌红干，脉芤数或虚数多为亡阴。伴有面色苍白，四肢厥冷，汗出淋漓、汗冷，口淡不渴，舌淡，脉微欲绝，多为亡阳。

【治则与治疗】

昏迷的病因甚多，病机变化多端，证候危急而复杂。主要因心脑受邪所致，以意识丧失、不省人事为主症。因此，急性期应以开窍醒神固脱为主，昏迷重者，应以中西医结合治疗为佳。待病情稳定后，据病机有热陷心包、热扰神明、风痰闭阻、痰浊蒙窍、瘀热闭阻、阴阳衰竭等不同。治疗宜以清营解毒、通腑泄热、豁痰开窍、活血化瘀、清利湿热和回阳固脱、救阴敛阳为法。

1. 热陷心包

[主症] 高热神昏，烦躁谵语，或昏迷不醒，呼之不应。

[兼次症] 面赤，气粗，四肢厥冷，口干舌燥。

[舌脉] 舌质红绛，苔黄少津，脉滑数或细数。

[分析] 邪热由肺卫逆传心包，闭阻清窍，故高热神昏，谵语烦躁，甚则昏迷不醒，呼之不应，里热炽盛，则面赤，气粗；热邪闭阻于内，热深厥亦深，故四肢厥冷；热盛伤阴，则口干舌燥；舌绛苔黄，脉象洪数，乃热邪炽盛之象。

[治法] 清心开窍。

[方药] 清营汤加减。以犀角清解营分之热毒；竹叶心、连翘清热解毒、营分之邪外达，此即透热转气的应用；金银花、牡丹皮清热凉血开窍；生地黄、麦冬、玄参三药共用，既清热养阴，又助清营凉血解毒。

2. 热扰神明

[主症] 神昏，烦躁，谵语。

[兼次症] 日晡潮热，便秘，腹胀满拒按。

[舌脉] 舌质红，苔黄燥起芒刺，脉洪数有力。

[分析] 外感时邪，由表及里，由卫及气，热结阳明，腑实燥结，夹浊气上冲，扰及神明，故神昏，烦躁，谵语；病在阳明，则日晡潮热；热结肠胃，传导失职，腑气不通，则便秘，腹胀满拒按；舌质红，苔黄燥起芒刺，脉洪数有力，则为阳明热盛之象。

［治法］通腑泻热。

［方药］大承气汤加减。大黄泻热通便，荡涤肠胃；芒硝助大黄泻热通便，软坚润燥，清泻腑实邪热；厚朴、枳实行气散结，破满除结，助硝、黄荡涤肠胃积滞以加速热结排泄，共为佐使。

3. 风痰闭阻

［主症］突然昏倒，不省人事。

［兼次症］痰涎壅盛，面赤，牙关紧闭，二手握固。

［舌脉］舌质红或绛，苔黄腻，脉弦滑。

［分析］风阳夹痰上犯，清窍被蒙，则突然昏倒，不省人事；痰随风升，故痰涎壅盛；痰热壅闭，风火相煽，则有面赤，牙关紧闭，二手握固；舌质红，苔黄少津，脉弦滑数，则为痰热内闭之象。

［治法］凉肝息风，涤痰开窍。

［方药］羚羊钩藤汤加减。羚羊角、钩藤清热凉肝息风；桑叶、菊花辛凉疏泄，清热息风；白芍药、生地黄、甘草养阴增液，柔肝舒筋；贝母、竹茹清热化痰；茯神平肝，宁以安神；甘草调和诸药。

4. 痰浊蒙窍

［主症］神识昏蒙，时昏时醒。

［兼次症］咳逆喘促，痰涎壅盛，胸闷腹胀，恶心呕吐。

［舌脉］舌边尖红，舌苔白腻或淡黄腻，脉沉滑或濡缓。

［分析］脾失健运，湿聚成痰，痰浊蒙闭清窍，则神识昏蒙，时昏时醒；痰浊内盛，阻遏气机，气机不畅，运化失职，则咳逆喘促，痰涎壅盛，胸闷腹胀；痰阻中焦，胃气上逆，则恶心呕吐；舌边尖红，舌苔白腻或淡黄腻，脉沉滑或濡缓乃痰湿内盛之象。

［治法］涤痰开窍。

［方药］涤痰汤加减。半夏、胆南星、橘红利热燥而祛痰；人参、茯苓、甘草补心脾而泻火；竹茹、枳实和胃降逆，破痰利膈；石菖蒲祛痰开窍通心。

5. 瘀热闭阻

［主症］神昏躁狂，谵语。

［兼次症］壮热夜甚，小腹硬满急痛，唇甲青紫。

［舌脉］舌质深绛、紫暗，苔黄或焦黑，脉沉数或沉涩。

［分析］血热互结成瘀，阻塞心络，则有神昏躁狂，谵语；热伤营阴，消灼津液故壮热夜甚；邪热与瘀血相搏结于下焦，气机不通，则小腹硬满急痛；口唇、爪甲青紫为瘀血之象；舌质深绛、紫暗，苔黄或焦黑，脉沉数或沉涩为瘀热内结之象。

［治法］清热化瘀，醒神开窍。

［方药］犀角地黄汤加减。方中苦咸寒之犀角，清心肝而解热毒，直入血分而凉血；甘苦寒之生地黄，清热凉血，滋阴生津，助犀角解血分之热；赤芍药养血敛阴；牡丹皮清热凉血、活血散瘀。

6. 亡阴

［主症］神志昏迷。

［兼次症］面红身热，汗出，唇舌干红。

［舌脉］舌绛，少苔或无苔，脉芤数或虚数。

［分析］由于高热不退，或大汗、大吐、大泻、大出血致阴液耗竭，神无所依，则神志昏迷；阴竭阳亡，虚阳浮越，则面红身热；阴竭虚火旺，则唇舌干红；舌绛，少苔或无苔，脉芤数或虚数为亡阴之象。

［治法］救阴敛阳。

［方药］生脉散加减。人参益元气、补肺气、生津液，麦冬养阴清热生津，五味子益阴生津止渴；三药合用，一补一润一敛，使气复津生，汗止阴存，气充脉复。

7. 亡阳

［主症］昏迷不语。

［兼次症］面色苍白，四肢厥冷，大汗淋漓，口唇青紫。

［舌脉］舌淡，脉微欲绝。

［分析］由于久病不愈，元阳衰惫，真气不足，心神耗散，则见昏迷不语；阳气虚衰，温运无力，故面色苍白，四肢厥冷，口唇青紫；阳气虚极，不能摄固，则大汗淋漓；舌淡，脉微欲绝乃阳气暴脱之象。

［治法］回阳救逆。

［方药］参附汤加减。人参甘温大补元气；附子大辛大热，回阳救逆。两药相配，共奏回阳固

脱之功。《删补名医方论》说："补后天之气，无如人参；补先天之气，无如附子，此参附汤之所由立也……二药相须，用之得当，则能瞬息化气于乌有之乡，顷刻生阳于命门之内，方之最神捷者也。"

【针灸治疗】

1. 基本治疗

［主穴］内关，水沟。

［配穴］闭证配十二井穴、太冲、合谷；脱证配关元、气海、神阙。

［操作］内关、水沟用泻法；十二井穴用三棱针点刺出血；太冲、合谷用泻法，强刺激；关元、气海用艾柱灸，神阙用隔盐灸，直到四肢转温为止。

2. 其他治疗

(1) 头针：选顶颞前斜线、顶旁 1 线、顶旁 2 线，毫针平刺入头皮下，快速捻转 2～3 min，留针 30 min，期间反复捻转 2～3 次，并鼓励患者活动肢体。

(2) 电针：在患侧上、下肢体各选两个穴位，针刺得气后留针，接通电针仪，以患者肌肉微颤为度，每次通电 20～30 min。

第二节 西医学概述

昏迷是完全意识丧失的一种类型，是临床上的危重症。昏迷的发生，提示患者的脑皮质功能发生了严重障碍。主要表现为完全意识丧失，随意运动消失，对外界刺激的反应迟钝或丧失，但患者还有呼吸和心跳。还有一种昏迷称为醒状昏迷，亦称"瞪眼昏迷"或"去皮质状态"。患者主要表现为睁眼闭眼自如，眼球处在无目的的漫游状态，容易使人误解为患者的意识存在；但是患者的思维、判断、言语、记忆等以及对周围事物的反应能力完全丧失，不能理解任何问题，不能执行任何指令，不能对任何刺激做出主动反应。这种情况就是俗称的"植物人"。醒状昏迷的出现说明患者的脑干功能存在而脑皮质功能丧失，绝大多数情况下因该功能难以恢复，患者预后较差。

1. 生理病理　意识是指人们对自身和周围环境的感知状态，可通过言语及行动来表达。意识的内容包括"觉醒状态"及"意识内容与行为"。觉醒状态有赖于所谓"开关"系统——脑干网状结构上行激活系统的完整，意识内容与行为有赖于大脑皮质高级神经的完整。当脑干网状结构上行激活系统抑制，或丘脑的非特异性投射系统受损，或两侧大脑皮质广泛性损害时，觉醒状态减弱，意识内容减少或改变，即可造成意识障碍。颅内病变可直接或间接损害大脑皮质及网状结构上行激活系统，如大脑广泛急性炎症，幕上占位性病变造成钩回疝压迫脑干和脑干出血等，均可造成严重意识障碍。颅外疾病主要通过影响神经递质和脑的能量代谢而影响意识。

2. 诊断思路　根据病史及临床表现判断。

(1) 昏迷的发生率：急、慢性脑血管疾病，中毒和低血糖是院外昏迷发生率最高的原因。

(2) 起病的缓急：突然起病，如急性脑血管疾病、中毒、低血糖、脑外伤及癫痫等；缓慢起病，如脑肿瘤，感染及代谢障碍性疾病包括尿毒症、肺性脑病、肝性脑病等。

(3) 根据患者既往病史的判断

1) 高血压和动脉硬化史：急性脑血管疾病。

2) 糖尿病病史：低血糖、酮症酸中毒、高渗性昏迷。

3) 其他疾病病史：癫痫、慢性肾病、肝病、肺部疾病、颅内占位性疾病等都可发生昏迷。

(4) 根据伴随情况的判断

1) 发热：多见于感染、甲亢危象、中暑、脑性疟疾等。

2) 气味：大蒜味见于有机磷中毒，烂苹果味见于酮症酸中毒，尿臭味见于尿毒症，肝臭见于肝昏迷，酒味见于酒精中毒等。

3) 抽搐：多见于癫痫及脑血管疾病。

4) 头痛：多见于颅内疾病。

5) 低血压：多见于休克、阿-斯综合征、甲状腺功能减退症、糖尿病、肾上腺皮质功能减退、镇静剂或安眠药中毒等。

6) 高血压：急性脑血管疾病、高血压脑病等。

7) 脑膜刺激征：颅内感染、蛛网膜下腔

出血。

8) 神经系统定位体征：急性脑血管疾病。

9) 肤色：皮肤潮红多见于感染与酒精中毒；樱桃红色多见于一氧化碳中毒；发绀多见于缺氧性疾病如心、肺疾病及亚硝酸盐中毒；苍白多见于贫血、失血、休克；黄染多见于肝胆疾病或溶血。

3. 鉴别诊断

(1) 去大脑皮质状态：由于大脑皮质的广泛性病变，皮质功能发生严重功能障碍，引起意识丧失；同时由于皮质下功能的保存或部分恢复，特别是皮质下网状结构上行激活系统未受损害，四肢肢体出现肌强直或痉挛，这种临床特征称为去大脑皮质状态。其临床表现有睁眼凝视，眼睑开闭自如，或双眼无目的地游动，貌似清醒，但无任何自发性言语或言语反应，故觉醒与睡眠的节律仍在。有吞咽动作，无情感反应，偶可出现无意识的哭叫或自发性强笑，缺乏有目的的运动，可无意识的咀嚼。瞳孔对光反应、角膜反射活跃，双侧病理反射阳性，并可出现掌颌反射、吸吮反射等。其体位与姿势为前臂屈曲、内收，腕、手屈曲，双下肢伸直。在强烈刺激下可诱发交感神经功能亢进的现象。脑电图常见弥漫性中到高幅慢波，病因大多由于广泛性脑缺血、脑缺氧、脑血管疾病、脑外伤、脑炎、皮质-纹状体脊髓变性等。

(2) 运动不能性缄默症：又称睁眼昏迷，由于上行网状激活系统部分损害所引起的意识障碍，或脑干上部和丘脑的网状结构有损害，而大脑半球及其传出通路则无病变。其临床表现为缄默，肢体无自发性活动，能吞咽，不会咀嚼。检查见肌肉松弛，无锥体束征。尿便失禁，存在觉醒—睡眠周期。一般来说意识均有障碍，但也有报告意识存在及定向力完好者。脑电图表现为广泛性波却不见低电位快波。病因多为脑血管疾病、脑炎、肿瘤、肝脏病变、安眠药中毒。

(3) 闭锁综合征：闭锁综合征又称失传出状态、醒状昏迷。患者四肢及脑桥以下脑神经均瘫痪，仅能以眼球运动示意与周围环境建立联系。因大脑半球及脑干被盖部的网状激活系统无损害，故意识保持清醒，但因患者不能表达，不能言语，易被误认为昏迷。脑电波正常有助于与真正的意识障碍区别。见于脑桥基底部病变，如脑血管疾病、颅脑外伤、脱髓鞘疾病、肿瘤等。

4. 西医治疗　昏迷患者应尽快住院，迅速查明病因，对因治疗。如脑肿瘤行手术切除、糖尿病用胰岛素、低血糖者补糖、中毒者行排毒解毒等。非病因治疗包括以下方面：① 呼吸功能的维护和治疗。保持呼吸道通畅，给氧、注射呼吸中枢兴奋剂。及时、果断地进行气管切开或插管辅以人工呼吸。② 维持有效的循环功能，给予强心、升压药物，纠正休克。③ 有颅压增高者给予脱水、降颅压药物，如皮质激素、20%甘露醇、呋塞米等利尿脱水剂。必要时行脑室穿刺引流等。④ 抗菌药物防治感染。⑤ 控制过高血压和过高体温。⑥ 控制抽搐，止抽搐用地西泮、苯巴比妥等。⑦ 纠正水、电解质平衡紊乱，补充营养。⑧ 给予脑代谢促进剂、苏醒剂等。前者如腺苷三磷酸(ATP)、辅酶A、胞磷胆碱等，后者如甲氯芬酯(氯酯醒)、醒脑静(安宫牛黄注射液)等。⑨ 注意口腔、呼吸道、泌尿道及皮肤的护理。

高血压脑病

【西医学定义】

高血压脑病是血压突然急剧升高引起急性短暂性全脑功能障碍综合征。

【病理生理】

发病机制不清。凡能引起血压急剧过度升高的原因均可导致本病。任何类型高血压均可发生高血压脑病，临床上以既往血压正常而突然出现高血压的疾病，如急进型高血压病和急性肾小球肾炎引起者最常见，尤其是并发肾功能衰竭的高血压患者，约占12%；其次为慢性肾小球肾炎、肾盂肾炎、嗜铬细胞瘤、原发性高血压、子痫等。可能由于平均动脉压迅速升高到180 mmHg以上时，脑血流自动调节机制崩溃，出现被动或强制性血管扩张，结果使脑血流量增加和被动灌注，血管内压超过脑间质压，使脑血管床内液体外渗，迅速出现脑水肿及颅内压增高。主要病理表现是弥漫性脑水肿，脑的外观苍白、脑回变平、脑沟变浅、脑室变小、脑重量增加；脑小动脉玻璃样变性，脑实质微梗死或斑点状出血。

【临床表现】

起病急骤，一般出现高血压脑病需经12～48 h，短则数分钟。迅速出现头痛、喷射性呕吐、烦躁不安、意识模糊、嗜睡和抽搐等，很少有神经系统局灶体征。及时降血压治疗，所有症状可在数分钟至数日内完全消失，不留后遗症；否则可导致严重损害，甚至死亡。舒张压常在140 mmHg以上，由于儿童、孕妇或产后妇女的初始血压较低，当血压突升至180/120 mmHg即可发病。眼底可呈Ⅳ级高血压眼底改变，视盘水肿，视网膜出血。

【辅助检查】

脑CT可见弥漫性白质密度降低，脑室变小。MRI显示脑水肿比CT敏感，呈长T1、长T2信号，偶见小灶性出血或缺血灶。

【诊断】

有高血压病史的患者，突然出现急剧的血压升高，以舒张压升高为主(>120 mmHg)，出现颅内压增高症状，如剧烈头痛、呕吐、意识障碍等即可考虑本病。或有短暂的神经系统局灶体征，眼底高血压视网膜改变，头颅CT或MRI显示脑水肿，经急速降压治疗后症状和体征很快消失，不遗留任何后遗症。

【鉴别诊断】

高血压脑病主要与高血压脑出血、脑梗死、蛛网膜下腔出血鉴别，其CT检查可见弥漫性脑水肿，而卒中则有低密度或高密度病灶的证据。

【西医治疗】

1. *一般治疗* 脱水，降低颅内压，可用20%甘露醇250 ml快速静脉滴注，每6 h或8 h 1次，心肾功能不全者慎用；也可用呋塞米40 mg静脉注射。出现癫痫症状者首选地西泮10～20 mg缓慢静脉注射；苯巴比妥0.2～0.3 g肌内注射，以后每6～8 h重复注射0.1 g，控制发作1～2 d后可改用苯妥英钠或卡马西平口服，维持2～3个月以防复发。

2. *降血压治疗* 高血压脑病发作时应在数分钟至1 h内使血压下降。舒张压应降至110 mmHg以下(高血压患者)或80 mmHg以下(血压正常者)，并维持1～2周，使脑血管自动调节恢复适应性。但应注意降压不要过快、过低，以防诱发心肌梗死和脑梗死。常用药物：① 硝普钠50 mg加入5%葡萄糖500 ml静脉滴注，根据血压值调整滴速和用量。② 硝酸甘油25 mg加入5%葡萄糖500 ml静脉滴注，根据血压调节滴速，作用迅速且监护较硝普钠简单，副作用较少，更适宜合并冠心病、心肌供血不足和心功能不全者。③ 硝苯地平(心痛定)为钙通道阻滞剂，10～20 mg含服，每日3次，20～30 min开始降压，1.5～2 h降压最明显。

急性播散性脑脊髓炎

【西医学定义】

急性播散性脑脊髓炎是一组发生在某些感染性疾病或接种后自身免疫介导的中枢神经系统急性炎性脱髓鞘疾病，通常也称感染后、出疹后或疫苗接种后脑脊髓炎。往往病情危重，出现意识障碍，死亡率高。

【病理生理】

本病常急性起病，儿童和青壮年多见，常于疫苗接种后或感染后发生，在大脑、脑干、小脑和脊髓白质及灰质中出现广泛散在分布的静脉周围炎性浸润和脱髓鞘小病灶，病变主要在白质。部位好发于桥脑腹侧、皮质深层、丘脑、下丘脑、黑质、内侧膝状体、外侧膝状体、半球白质与侧脑室周围区。脊髓病损也呈播散分布。急性期可见脑和脊髓组织肿胀，切面可见小出血点，白质静脉扩张，显微镜下见小血管特别是小静脉周围散在的脱髓鞘病变，血管周围有炎症细胞浸润，严重时可见轴索、神经细胞及其他组织成分破坏。

【临床表现】

该病可发生于任何年龄，以儿童和青壮年期发病较多，老年患者少见，一年四季均可发病，多散在发病，多数病例在感染或接种疫苗后1～2周急性发病。临床表现多样，与受累部位有关，多以脑和脊髓受损为主要临床特点。常于皮疹消退期，斑疹正在消退、症状正在改善时，患者突然又出现高热、头痛、抽搐，甚至意识障碍。大多数脑实质的广泛弥漫性损害的症状突出，表现为大脑弥漫性损害症状，如头痛、意识模糊、嗜睡、精神异常，可有惊厥，并伴有发热，部分患者出现癫痫，或是癫痫持续状态，严重者出现昏迷、去大脑强直。脊髓病变时出现受损平面以下部分或完全性截瘫或四肢瘫、上升性麻痹、传导束性感觉缺失、不同程度的膀胱及肠麻痹等，同时也有脑部症状，相对较轻。

【辅助检查】

1. *脑脊液*　50%以上患者脑脊液压力增高，细胞数正常或轻度增加，以单核细胞为主。急性出血性白质脑炎则以多核细胞为主，红细胞常见。蛋白质轻度至中度增高，以 IgG 增高为主，可发现寡克隆区带。

2. *CT 及 MRI 检查*　头颅 CT 可显示白质内存在弥散性、多灶性大片状或斑片状低密度区。CT 上的表现与临床上神经病学检查体征不一定完全相符，CT 异常可以出现得晚些。MRI 示脑和脊髓可见多个斑片状长 T1、长 T2 信号，以白质为主，急性期病灶可被增强。

3. *脑电图*　多为广泛性中度以上异常，其中 θ 和 δ 波常见，亦可见棘波和棘慢综合波。

【诊断】

发病前多有感染和预防接种史，急性起病，进展迅速。临床表现有脑和(或)脊髓多个病灶弥漫性损害的症状和体征。脑电图出现广泛中度以上异常，CT 和 MRI 提示脑和脊髓内多发白质病变，呈长 T1、长 T2 信号改变，特别是丘脑部分。

【鉴别诊断】

单纯疱疹病毒性脑炎　急性起病，一般无前驱症状和无疫苗接种史，发病前或病程中可出现口唇疱疹，主要以精神症状为最突出的表现，病情重，进展迅速。脑脊液中含大量红细胞，单纯疱疹病毒抗体滴度增高。头颅 CT、MRI 检查显示颞叶、额叶底面和岛叶病灶。

【西医治疗】

本病治疗原则为减轻炎症和脑水肿，积极支持对症处理。早期使用足量肾上腺皮质类固醇药物冲击治疗，以抑制过度的自身免疫应答，减轻脑和脊髓的充血与水肿，保护血脑屏障和抑制炎性脱髓鞘过程。常选用甲基泼尼松龙每日 1 g，加入 5%葡萄糖 500 ml，静滴 3～4 h，每日 1 次，连用 3～5 d，后继予泼尼松口服，逐渐减量，直至停服。或选用地塞米松 20 mg 加入 5%葡萄糖 500 ml 静滴，连用 10～14 d，后改泼尼松口服，并逐渐减量。出现颅内压增高者可给予甘露醇脱水降颅压；有癫痫发作者则予抗癫痫药；病情较重或昏迷者应用抗生素防治并发感染；高热者可予物理降温；同时注意保持呼吸道通畅；注意营养供给，维持水、电解质和酸碱平衡。

脑桥中央髓鞘溶解

【西医学定义】

脑桥中央髓鞘溶解是一种罕见的以脑桥基底部出现对称性脱髓鞘为病理特征的脱髓鞘疾病。

【病理生理】

本病病因不明，50%病例发生于酒精中毒者的晚期，也可见于透析治疗后、肝功能衰竭、肝移植后、淋巴瘤及癌症晚期、营养不良、败血症、严重烧伤等病患者。临床过快纠正低钠血症，给脱水患者过量补液均可引发该病。病理特征是脑桥基底部呈对称性的神经纤维脱髓鞘改变，神经细胞和轴索相对保持完好，病灶可见吞噬细胞和星形细胞反应，无炎性反应，少数可波及脑桥背盖部。

【临床表现】

脑桥中央髓鞘溶解可散发于各年龄段，其临床特点是常伴发于严重疾病时，在原发病的基础上突然发生不同程度的意识障碍、假性球麻痹、中枢性四肢瘫痪，这是由于位于脑桥基底部中线附近的皮质脑干束、皮质脊髓束、上行网状激活系统被损害所致。严重者四肢瘫痪，咀嚼、吞咽及言语障碍，患者沉默不语，呈缄默或完全/不完全性闭锁综合征，仅能通过眼球活动示意。

【辅助检查】

MRI 是目前最有效的诊断手段，脑桥基底部可显示对称分布的长 T1、长 T2 信号，有时呈特征性的蝙蝠翅样，无站位效应，无增强效应，在发病后 2～3 周异常信号即可清楚显示，几乎可占据整个脑桥。CT 对病灶不敏感，常为阴性提示。脑干听觉诱发电位(BAEP)可提示脑桥异常，但不能确定病变范围。

【诊断】

患者在慢性酒精中毒、电解质紊乱及其他严重疾病的基础上，突然出现皮质脊髓束和皮质脑干束受损的症状应高度怀疑本病，头颅 MRI 可明确诊断。

【鉴别诊断】

脑干梗死　本病为脑血管疾病，发病年龄较大，无慢性酒精中毒、电解质紊乱及其他严重疾病的基础，起病突然，MRI 提示病灶符合血管分布。不难鉴别。

【西医治疗】

目前无特别有效的治疗方法，主要以支持及对症治疗为主，积极处理原发病，对低钠血症者，不使用高渗盐水快速纠正，并限制液体入量。急性期积极治疗脑水肿，早期大剂量激素冲击疗法可延缓病情进展，也可试用高压氧和血浆置换治疗。

第三节　病例分析

案 1

发热、头痛 1 d，神志不清 8 h(急性播散性脑脊髓炎)。

[患者一般情况] 姓名：蒋某；性别：男性；年龄：16 岁；民族：汉族；婚姻状况：未婚；身高 165 cm，体重 50 kg。出生地：广西邕宁；职业：学生。入院时间：2015－9－25；发病节气：秋分；病史陈述者：患者家属。

[主诉] 发热、头痛 1 d，神志不清 8 h。

[现病史] 患者于 1 d 前晚饭后无明显诱因突然出现发热，最高体温达 39.5℃，伴有畏寒寒战，并出现全头持续性胀痛，阵发性加剧，呕吐数次，均为胃内容物，其中 1 次为喷射状，无咖啡样物和血性物，患者精神极差，在家予对症降温处理后，患者体温稍下降，波动在 38.0～39.3℃，但头痛症状无明显缓解。8 h 前，家属发现患者呼之不应，且伴有大小便失禁，无肢体抽搐，无双眼上翻、口吐白沫，无咬舌、肢体乱动，无呕吐、咯血等现象，遂急呼 120 急诊车接至医院。急查头颅 CT 提示脑内多发异常信号灶，建议头颅 MRI 进一步检查。胸部 CT、急诊心电图检查无异常。遂拟"脑内多发病变性质待定"收住科内。病后，患者精神萎靡，纳少，反复呕吐，目前神志不清、大小便失禁。

[既往史] 发病前 1 周因足部被生锈的螺丝钉扎伤，曾接种过破伤风抗毒素。余无特殊疾病史，无药物及食物过敏史。

[个人史] 无特殊。

[家族史] 无特殊。

[入院查体] T 38.5℃，P 105 次/分，R 23 次/分，BP 100/70 mmHg。意识模糊，发育正常，营养中等，形体正常。舌象无法观察，脉数。心肺听诊无异常，腹平软，无压痛及反跳痛，双下肢不肿。神经系统查体：意识模糊，问答查体欠合作。右利手。记忆力、计算力、定向力等高级皮质功能检查不配合。双侧瞳孔等大等圆，直径约 2.0 mm，对光反射迟钝，双侧角膜反射灵敏，下颌反射未引出。双眼闭合有力，双侧额纹、鼻唇沟对称。四肢肌肉无萎缩，四肢肌张力稍减低，肌力不配合检查，压眶刺激后双侧上下肢可见收缩反应，肌力 2＋级，无不自主运动。双侧腹壁反射消失，腱反射(＋)，髌阵挛、踝阵挛未引出。双侧巴宾斯基征(＋)，余病理反射未引出。颈软，无抵抗，凯尔尼格征和布鲁斯基津征阴性。余查体不配合。

[辅助检查] 入院后完善相关检查，头颅＋脊髓 MRI＋增强示脑干、双侧丘脑、小脑半球及蚓部、额叶、颞叶、枕叶、岛叶及胼胝体多发长 T1、长 T2 异常信号，Flair 呈高信号，无强化影(图 9－1)。脊髓内未见异常信号灶。甘露醇脱水后行腰椎穿刺检查，脑脊液压力 180 mmH_2O，脑脊液常规无色透明，红细胞计数 2×10^6/L；白细胞计数 33×10^6/L↑；淋巴细胞 62%，中性粒细胞

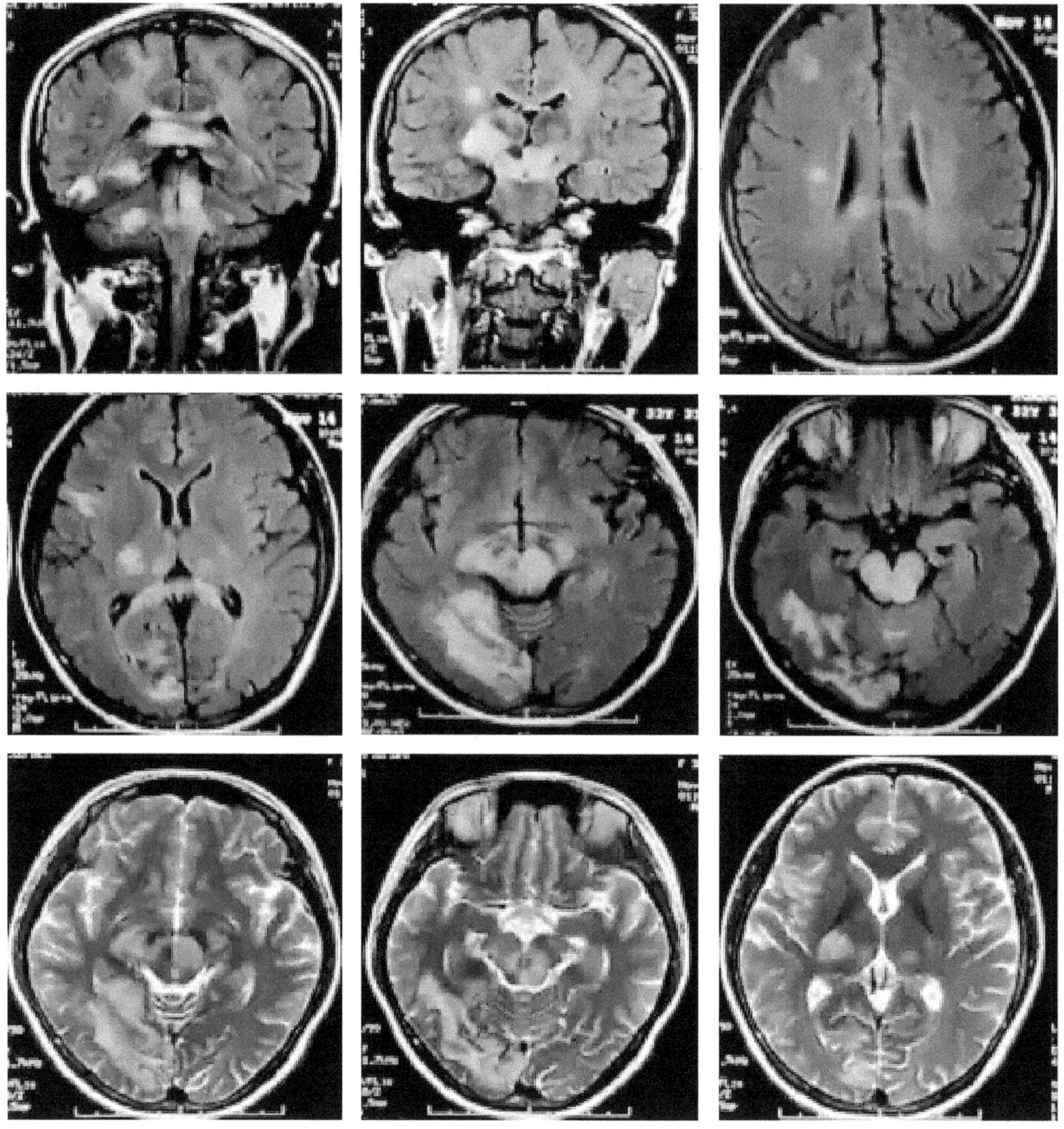

图 9-1　头 颅 MRI

38%，潘氏试验(+)；脑脊液蛋白质 618 mg/L↑；余糖、氯化物、腺苷脱氢酶均正常。脑脊液病原学检查无异常。血常规示白细胞计数 11.1×10^9/L↑，中性粒细胞百分比 85.1%↑，C反应蛋白 120 mg/L↑，红细胞沉降率 29 mm/h↑。血气分析示 pH 7.44，PaO_2 80 mmHg，$PaCO_2$ 35 mmHg，SaO_2 92%，HCO_3^- 27.2 mmol/L，BE 3.1 mmol/L。余尿便常规、血生化、甲状腺功能、凝血功能、肿瘤五项、感染四项、风湿免疫相关化验检查均未见明显异常。

【病例分析】

1. 病情特点　① 患者青少年，急性起病，病情迅速进展加重。② 主要以突发的发热、头痛伴呕吐为首发症状，呕吐呈喷射状，患者精神萎靡，继而出现神志不清、大小便失禁。③ 既往史，发病前1周有疫苗接种史。④ 主要阳性体征，意识模糊，四肢肌张力减低、肌力下降，双侧病理征(+)。双侧腹壁反射消失。⑤ 辅助检查。头颅

MRI 显示脑内广泛异常信号。脑脊液白细胞数及蛋白质均增高，以淋巴细胞增高为主。血常规高，以嗜中性粒细胞增高为主，CRP 稍高，红细胞沉降率偏快。

2. 诊断 中医诊断：昏迷，热闭心包。西医诊断：急性播散性脑脊髓炎。

中医辨病分析：患者因“发热、头痛 1 d，神志不清 8 h”入院，病属中医学之“昏迷”范畴，症见高热神昏，脉数，故证属“热闭心包”。患者感受温热疫毒之邪，热毒炽盛，传变入里，由气及营，内陷心包所致。心主神明，邪热内陷心包，神明不用，则神昏；脉数为热入营血之象。病位在心脑，病性属实。

(1) 西医定位、定性诊断：急性播散性脑脊髓炎。

1) 定位诊断：依据患者精神萎靡、意识模糊，定位于广泛大脑皮质或脑干上行网状激活系统。四肢肌张力减低、肌力下降，双侧腹壁反射消失，双侧病理征(+)，考虑存在双侧皮质脊髓束受损，目前处于休克期。结合头颅 MRI 结果示脑干、双侧丘脑、小脑半球及蚓部、额叶、颞叶、枕叶、岛叶及胼胝体多发异常信号灶，故综合定位于广泛大脑皮质、脑干、小脑、丘脑、枕叶及边缘系统。

2) 定性诊断：患者青少年，急性起病，病情迅速进展加重。主要以突发的发热、头痛伴呕吐为首发症状，呕吐呈喷射状，患者精神萎靡，继而出现神志不清、大小便失禁。有发热、广泛大脑皮质、脑实质弥漫性受累及脑干上行网状激活系统受累的症状体征，脑脊液白细胞数及蛋白质增多，以淋巴细胞增多为主，提示中枢神经系统感染或炎性脱髓鞘性病变。结合患者发病前 1 周有疫苗接种史，头颅 MRI 检查显示脑内广泛异常信号灶，故定性诊断考虑为疫苗接种后免疫介导的中枢神经系统炎性脱髓鞘性疾病：急性播散性脑脊髓炎(ADEM)。

(2) 中医鉴别诊断

厥证：是由于阴阳失调、气机逆乱而引起的，以突然昏倒，不省人事，四肢厥冷，汗出，面色苍白为主要表现的一种病证。轻者移时苏醒，醒后如常。重者可一厥不复而死亡。昏迷发病急骤或在疾病发展过程中逐渐出现，以意识丧失、不省人事为主症，是疾病发展到严重阶段的急危重证，据此可鉴别。

(3) 西医鉴别诊断

1) 病毒性脑膜脑炎：该病为病毒感染中枢神经系统所致的疾病。主要与流行性乙型脑炎和单纯疱疹病毒性脑炎相鉴别。两者亦可出现发热、脑膜和脑实质受累的症状体征，重者出现昏迷、抽搐等。但两者无脊髓受累，流行性乙型脑炎有明显的流行季节，单纯疱疹病毒性脑炎脑实质内病变通常累及额颞叶为主，很少波及脑实质的其他部位，而此患者以广泛的脑实质受累为主要表现，故可排除，若在脑脊液中分离出病毒，或血清/脑脊液中相关病毒 IgM 抗体滴度升高，有助于诊断和鉴别。

2) 多发性硬化：ADEM 需与首次发病的多发性硬化(MS)相鉴别，很多时候有赖于病程发展的观察。MS 通常以缓解、复发交替为显著的临床特点，而 ADEM 通常为单相病程。临床表现上，MS 一般无前驱感染史，以局灶性神经功能缺损的症状体征为主，全脑损害不明显，而 ADEM 发病前多有疫苗接种或感染史，常出现比较弥漫的中枢神经系统障碍，起病急，病情重，常伴有昏迷、发热、木僵、抽搐等，据此可排除。

3. 治疗方案

(1) 中医治疗

治法：清热凉血，开窍醒神。

方药：清营汤加减。水牛角 30 g，生地黄 15 g，玄参 9 g，竹叶心 3 g，麦冬 9 g，丹参 6 g，黄连 5 g，金银花 9 g，连翘 6 g。

每日 1 剂，水煎 400 ml，分早、晚 2 次饭后温服。

针灸取穴：水沟，百会，内关(双)，十宣，合谷(双)，太冲(双)。

十宣点刺放血，余穴毫针针刺，强刺激，留针 30 min，每日 1 次。

(2) 西医治疗

1) 糖皮质激素治疗：及早足量应用糖皮质激素可以抑制炎性脱髓鞘，减轻脑和脊髓肿胀、充血，促进血脑屏障恢复。可予大剂量甲泼尼龙琥珀酸钠每日 1 000 mg 开始冲击治疗，后改为口服激素治疗并逐渐减量。激素治疗过程中注意抑酸、护胃、补钾、补钙预防激素不良反应。监测血糖、血压，维持水、电解质平衡。

2）神经保护治疗：予 B 族维生素营养神经，并给予神经细胞生长因子促进神经修复，予奥拉西坦营养脑细胞、改善脑代谢。

3）静脉注射免疫球蛋白、血浆置换治疗：IVIG 成人常用量为 0.4 g/(kg · d)，静脉点滴连用 5 d，清除血中免疫复合物，IVIG 与 PE 在激素治疗无效的时候可联合应用，改善症状。

4）脱水减轻脑水肿：患者如存在颅高压，可予以甘露醇脱水降低颅内压，减轻脑水肿。

5）神经康复治疗。

6）营养支持及一般对症治疗：加强肠内外营养支持治疗，维持水、电解质平衡，预防坠积性肺炎、褥疮、上消化道出血、下肢静脉血栓形成等并发症。

4. 住院治疗经过及其转归　患者病情危重，入院后予下书面病危通知书，予一级护理，持续吸氧，多功能心电监护监测生命体征，加强护理，气垫床防治褥疮，留置胃管、尿管。药物方面，给予患者甲泼尼龙琥珀酸钠每日 1 000 mg 开始冲击，同时予免疫球蛋白静脉注射清除血中免疫复合物；甘露醇脱水减轻脑水肿；改善脑代谢、营养脑细胞、促进神经修复；辅以中药醒脑开窍、促醒，针灸、理疗、神经康复训练及对症支持治疗改善神经功能。患者病情仍进行性加重，持续高热不退，呼吸困难，指脉氧下降，给予行气管插管后转入重症监护病房，7 d 后医治无效死亡。

案 2

突发头晕、呕吐、言语不利 3 h（脑干梗死、昏迷）。

［患者一般情况］姓名：刘某；性别：女性；年龄：59 岁；民族：汉族；婚姻状况：已婚；身高 160 cm，体重 65 kg。出生地：广西南宁；职业：退休职工。入院时间：2017－3－27；发病节气：春分；病史陈述者：患者家属。

［主诉］突发头晕、呕吐、言语不利 3 h。

［现病史］患者家属代诉 3 h 前患者在美容院做完理疗后突发头晕、视物旋转，全身疲倦乏力，并出现恶心呕吐 4 次，呕吐物为胃内容物，非喷射状，未见咖啡样物及鲜血，言语不利症状加重，当时无意识障碍，四肢活动尚可，无肢体麻木及抽搐，无视物模糊、视物重影、一过性黑矇，无耳鸣、听力下降，无畏寒发热、咳嗽咳痰，无口角歪斜，无二便失禁等。自饮一杯红糖水后，症状未见明显好转，饮水稍呛咳，遂呼叫急救 120，由急诊出诊，现场测血压 153/80 mmHg，血糖 8.7 mmol/L，予吸氧后接入院内，急诊急查血常规示“白细胞 11.7×10^9/L”；电解质示“钾 3.43 mmol/L，余正常范围”；肾功能示“尿酸 419 μmol/L，余正常范围”；“葡萄糖 8.95 mmol/L”；心肌酶未见异常。心电图提示“窦性心律不齐，逆钟向转位，下壁异常 Q 波”。头颅 CT 平扫提示“右额颞叶、右侧小脑半球陈旧性大片脑梗死灶，建议 MRI 检查；右侧上颌窦、双侧筛窦及右额窦炎”。后为求进一步系统治疗，现由急诊拟“脑梗死”收入科内。病后，患者精神差，全身疲倦乏力，近期纳寐差，二便尚调，体重无明显变化。

［既往史］有“高血压病”病史 5 年余，收缩压最高达 180 mmHg，平素不规律服用药物治疗（具体药物不详），血压监测不详；有“2 型糖尿病”病史 8 年余，口服降糖药物控制血糖（具体药物及剂量不详），平日未监测具体血糖；2015 年因“胸闷心慌”在南宁市第一人民医院诊断“心律不齐”（具体不详），住院期间经药物治疗后好转，出院未规律用药治疗，亦未复查；2015 年因“头晕、呕吐、言语不利”在南宁市第一人民医院诊断“脑梗死”，经治疗后遗留言语欠清，无肢体活动障碍，平日生活可自理，平日未服用二级预防药物。否认有“肝炎”“结核”“胃病”等疾病史。否认有外伤、手术、中毒、输血史。否认有药物、食物过敏史。

［个人史］无特殊。

［家族史］无特殊。

[入院查体] T 36.6℃，P 100 次/分，R 20 次/分，BP 144/66 mmHg。神清，精神差，发育正常，营养中等，形体偏胖。中医四诊：神清，面色稍暗，舌质暗淡，舌苔白腻，脉弦滑。听诊双肺呼吸音稍粗，双下肺可闻及少许湿性啰音。心前区无隆起，心界不大，HR 100 次/分，心律不齐，各瓣膜听诊区未闻及病理性杂音。腹部检查无异常。四肢未见水肿。神经系统检查：神志清楚，精神差，构音障碍，问答查体欠合作。右利手。记忆力、计算力及定向力等高级皮质功能检查均正常。视力、视野粗测正常，眼底未窥入。双侧瞳孔等大等圆，直径约 2.5 mm，直接、间接对光反射均迟钝。双眼闭目有力，眼动查体欠配合，无复视及眼震，双侧角膜反射正常，面部感觉对称，咀嚼肌有力，张口下颌居中。双侧额纹、鼻唇沟对称，伸舌居中，舌肌无萎缩及震颤。听力粗测正常。双侧软腭上抬乏力，咽反射减弱，发声欠清晰，饮水稍呛。转颈耸肩有力。运动系统：四肢肌肉无萎缩，四肢肌力 4 级，四肢肌张力正常。无不自主运动。共济运动：指鼻试验、轮替试验、跟膝胫试验及龙贝格征不能配合。深浅感觉无异常。双侧腱反射对称存在，髌阵挛、踝阵挛未引出。双侧巴宾斯基征、查多克征阳性，余病理征阴性。颈软，无抵抗，凯尔尼格征和布鲁斯基津征阴性。自主神经系统检查未见明显异常。

[辅助检查] 入院后查微量血糖 8.7 mmol/L↑。血常规示白细胞 13.3×10^9/L↑，中性粒细胞百分比 81.0%↑，血红蛋白 136.0 g/L。凝血五项，D-二聚体 1.38 mg/L，纤维蛋白原 5.69 g/L↑。生化示三酰甘油 2.61 mmol/L↑，低密度脂蛋白胆固醇 5.72 mmol/L↑，空腹葡萄糖 6.45 mmol/L↑，总胆固醇 8.34 mmol/L↑。心脏标志物联合检测，脑利钠肽前体 2 797.0 pg/ml；肌红蛋白 62.40 μg/L，CTNT 定量 23.90 ng/L。糖化血红蛋白 A1c 7.90%↑。快速 C 反应蛋白 18.90 mg/L↑；甲状腺功能、感染四项、肿瘤五项未见明显异常。心电图示窦性心律不齐，逆钟向转位，下壁异常 Q 波。头颅 CT 平扫示右额颞叶、右侧小脑半球陈旧性大片脑梗死灶，建议 MRI 检查(图 9-2)；右侧上颌窦、双侧筛窦及右额窦炎。头颈部血管 CTA＋胸部 CT 成像示右侧椎动脉颅内段细小，局限性闭塞；基底动脉远段局限性闭塞；请结合临床；左侧颈内动脉颈段(C_1 段)非钙化斑块形成，管腔中度狭窄(图 9-3)；余所见动脉斑块及管腔狭窄情况如上述，请结合临床；椎动脉左侧优势；两肺炎症(图 9-4)；主动脉及冠状动脉硬化。

【病例分析】

1. 病情特点 ① 患者老年女性，急性安静状态下发病，病情迅速进展达高峰。② 主要表现为突发头晕、视物旋转，伴恶心呕吐、言语不利、饮水呛咳。③ 既往有“高血压、糖尿病、心律不齐及脑梗死”病史，血压、血糖均控制欠佳。④ 入院

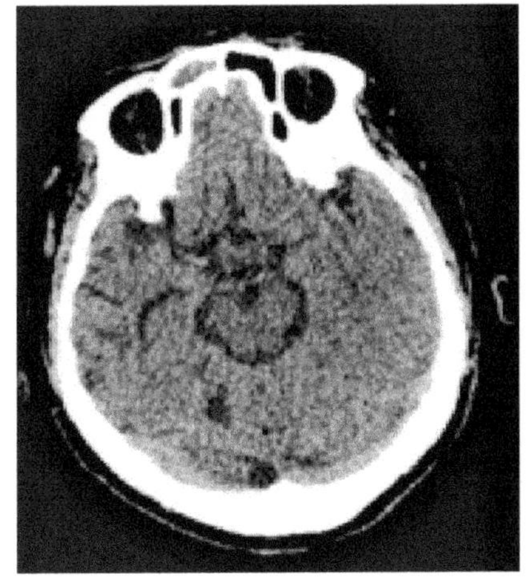
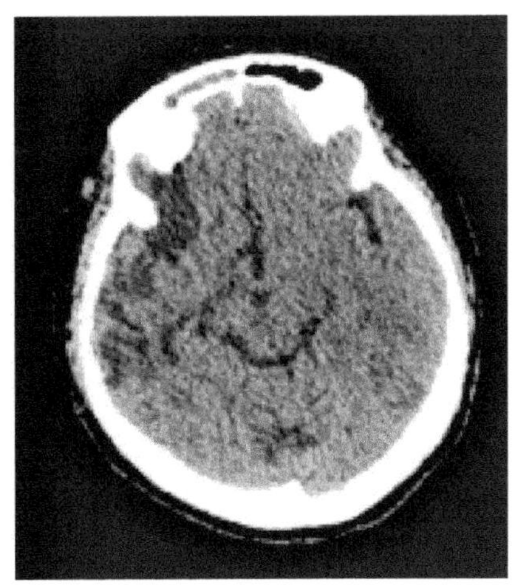

图 9-2 头 颅 CT

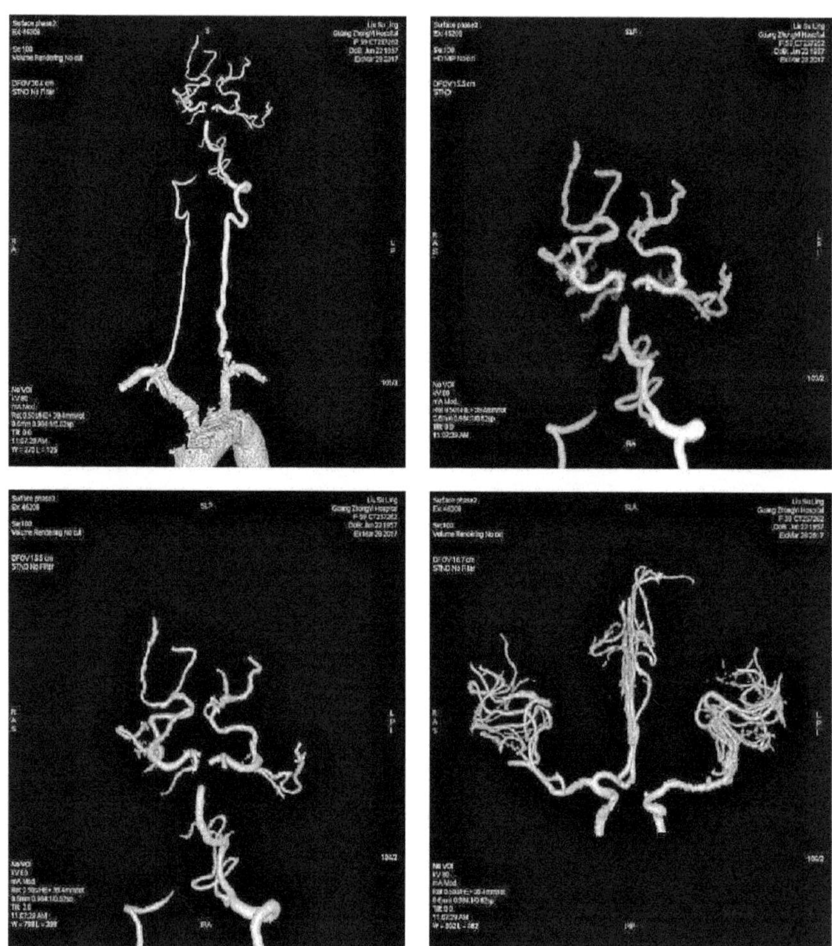

图 9-3 头颅部 CTA

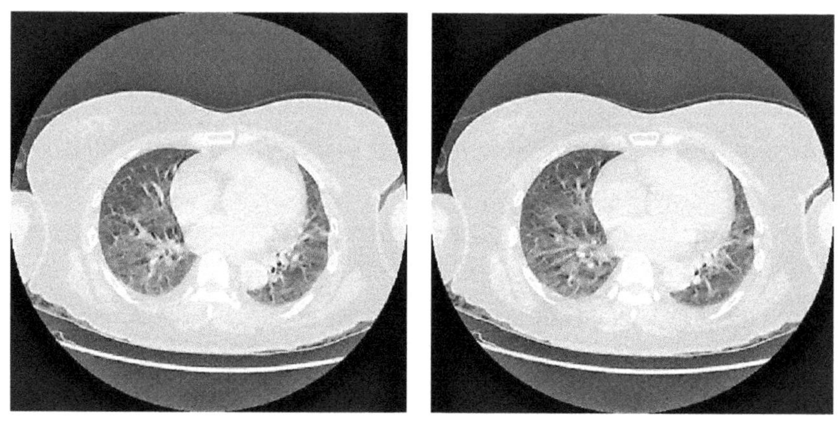

图 9-4 胸 部 CT

查体。血压 144/66 mmHg。体型偏胖。主要阳性体征：听诊双肺呼吸音粗，双下肺可闻及少许湿性啰音。HR 100 次/分，心律不齐。神经系统检查：神志清楚，精神差，构音障碍。双侧瞳孔等大等圆，直径约 2.5 mm，直接、间接对光反射均迟钝。双侧软腭上抬乏力，咽反射减弱，发声欠清晰，饮水稍呛。四肢肌力 4 级，双侧巴宾斯基征、查多克征阳性。ESRS 评分＞3 分，NIHSS 评分 1 分。⑤ 辅助检查。血常规示白细胞 13.3×10^9/L↑，中性粒细胞百分比 81.0%↑，纤维蛋白原5.69 g/L↑。生化示三酰甘油2.61 mmol/L↑，低密度脂蛋白胆固醇5.72 mmol/L↑，空腹葡萄糖6.45 mmol/L↑，总胆固醇8.34 mmol/L↑。糖化血红蛋白7.90%↑。快速C反应蛋白18.90 mg/L↑。头颅CT平扫示右额颞叶、右侧小脑半球陈旧性大片脑梗死灶，建议MRI检查。头颈部血管CTA＋胸部CT成像示右侧椎动脉颅内段、基底动脉远段局限性闭塞；左侧颈内动脉颈段(C_1段)管腔中度狭窄；两肺炎症。

2. 诊断　中医诊断：中风，中经络，风痰阻络。西医诊断：① 脑梗死(急性期)，椎-基底动脉系统。② 高血压病3级，很高危组。③ 糖尿病。④ 脂代谢异常。⑤ 椎-基底动脉硬化性闭塞。⑥ 肺部感染。⑦ 高纤维蛋白原血症。⑧ 脑梗死后遗症。

中医辨病分析：患者因“突发头晕、呕吐、言语不利3 h”入院，病属中医学之“中风”范畴，无神志障碍，故属中经络。兼见头晕，恶心呕吐，舌质暗淡，舌苔白腻，脉弦滑，故证属“风痰阻络”。患者素体痰湿内盛，致中焦失运，聚湿生痰，痰郁化热，热极生风，风痰互结流窜经络，血脉痹阻，气血不通故见言语不利；痰阻中焦，清阳不升，则见头晕；舌苔白腻，脉弦滑，为痰湿内盛之象，舌质暗为兼有瘀血。病位在脑，与脾、胃密切相关，病性属本虚标实。

(1) 西医定位、定性诊断：脑梗死(急性期)。

1) 定位诊断：依据患者眩晕、呕吐症状，考虑定位于前庭神经核或其联系纤维；构音障碍、饮水呛咳、双侧软腭上抬乏力、咽反射迟钝，考虑定位于疑核或舌咽、迷走神经及其联系纤维；双侧肌力减弱、病理征(＋)，考虑定位于双侧皮质脊髓束。双侧瞳孔缩小，对光反射迟钝，考虑定位于脑桥。综合考虑，符合脑干病变的特点，结合头颈部CTA检查结果，右侧椎动脉颅内段及基底动脉远端闭塞，考虑责任血管为椎-基底动脉系统。

2) 定性诊断：患者老年女性，急性安静状态下起病，病情迅速进展达高峰。头颅CT未见出血灶，既往有高血压、糖尿病、心律失常病史，是脑血管病发生的危险因素，且入院相关辅助检查提示存在大血管动脉粥样硬化性狭窄闭塞，故定性诊断考虑脑梗死急性期。

(2) 中医鉴别诊断

痿病：痿病以手足软弱无力、筋脉弛缓不收、肌肉萎缩为主症，起病缓慢，起病时无突然昏倒不省人事，口舌歪斜，言语不利。以双下肢或四肢为多见，或见有患肢肌肉萎缩，或见筋惕肉瞤。中风起病急，发病早期亦可出现手足软弱无力，但后期通常呈肢体僵硬改变，亦有见肢体肌肉萎缩者，多见于后遗症期由半身不遂而废用所致。

(3) 西医鉴别诊断

1) 脑出血：通常呈急性起病，出现局灶性神经功能缺损的症状体征，有高血压病史，与本病患者的临床表现相符。但脑出血患者通常为活动中或情绪激动后发病，头颅CT上可见高密度影，而本病患者于安静状态下发病，发病时无头痛、喷射状呕吐、视物不清等颅高压征象，头颅CT检查未见高密度影，据此可排除脑出血。

2) 颅内占位性病变：通常慢性起病，但亦可呈卒中样发病，伴局灶性神经功能缺损的症状体征，病情较急者易与脑血管病相混淆，但头颅CT上可见水肿占位征象。该患者头颅CT上未见明显水肿占位征象，故排除。

3. *治疗方案*

(1) 中医治疗

治法：息风化痰通络。

方药：化痰通络汤加减。枳实10 g，天竺黄10 g，陈皮10 g，半夏9 g，茯苓10 g，白术10 g，天麻10 g，甘草6 g，胆南星6 g，丹参30 g，香附15 g，大黄10 g(后下)。

每日1剂，水煎200 ml，分早、晚2次饭后温服。

针灸取穴：百会，风池(双)，水沟，内关(双)，合谷(双)，阴陵泉(双)，丰隆(双)，中脘，太冲(双)。

毫针针刺，水沟、内关、合谷、太冲强刺激，余穴中等刺激，留针30 min，每日1次。

(2) 西医治疗

1) 抗血小板聚集治疗：中风急性期，可给予阿司匹林肠溶片100 mg每日1次及硫酸氢氯吡格雷片 75 mg 每日 1 次联合口服抗血小板聚集治疗。

2）调脂稳斑、抗动脉硬化。

3）清除氧自由基：依达拉奉注射液 30 mg 每日 2 次静滴。

4）保护线粒体：丁苯酞软胶囊 2 粒每日 3 次口服。

5）平稳降血压：中风急性期切勿过度降压，避免脑内发生低灌注，应使血压平稳缓慢下降。

6）控制血糖：采用胰岛素降糖，餐前血糖控制在 8 mmol/L 以内，餐后血糖控制在 10 mmol/L 以内，监测血糖并注意防治低血糖反应。

7）神经保护剂、脑赋活剂的应用。

8）加强抗感染治疗：患者合并双肺感染，考虑为社区获得性肺炎，可给予头孢他啶联合盐酸左氧氟沙星注射液抗感染治疗。

9）一般对症治疗及健康宣教、预防并发症：低盐低脂糖尿病饮食，控制血压并严密监测血压控制情况，维持水、电解质平衡，患者饮水呛咳，注意防治误吸，积极防治下肢静脉血栓形成、褥疮、上消化道出血等并发症。

10）早期神经康复治疗：早期言语、吞咽功能及肢体功能康复治疗。

4. 住院治疗经过及其转归　患者病情较重，入院后予一级护理，下书面病重通知书，入住重症监护病房，持续吸氧，多功能心电监护监测生命征，并予以抗血小板聚集，调脂稳斑，神经保护，清除氧自由基，保护线粒体，控制血压、血糖，中医中药，针灸及康复锻炼，预防并发症等系统、综合治疗。患者病情仍持续进展加重，四肢肌力进行性下降，至次日出现持续高热、昏迷，双侧瞳孔针尖样、对光反射消失，右眼出现自发性垂直眼震，双眼球不在同一平面，并伴随出现快速型心房颤动，继而呼吸困难、呼吸衰竭，最终因枕骨大孔疝、脑干衰竭抢救无效死亡，病程 3 d。死亡原因考虑为脑干梗死、枕骨大孔疝形成。

案 3

头痛、呕吐半日，发作性抽搐伴意识丧失 8 h（后部可逆性脑病综合征）。

［患者一般情况］姓名：朱某；性别：男性；年龄：33 岁；民族：汉族；婚姻状况：已婚；身高 170 cm，体重 60 kg。出生地：广西南宁；职业：公司总经理。入院时间：2017－2－10；发病节气：立春；病史陈述者：患者家属。

［主诉］头痛、呕吐半日，发作性抽搐伴意识丧失 8 h。

［现病史］患者家属代诉半日前无明显诱因下患者突然出现头痛，为后枕部及头顶部持续性胀痛，伴恶心呕吐 4 次，呕吐物为胃内容物，其中一次为喷射状，未见咖啡样物及鲜血，双眼视物不清。自服止痛药后未见头痛症状明显减轻。8 h 前患者突发四肢强直抽搐、意识不清，发作时双眼上翻、口吐白沫，无咂嘴、舌咬伤，无大小便失禁等，持续约 2 min 后抽搐停止，患者逐渐恢复清醒意识，醒后仍诉头痛难忍，家属遂呼叫急救 120，由急诊出诊，现场测当时血压为 220/120 mmHg，心率 110 次/分，血糖6.8 mmol/L，予吸氧后接回医院。在返院途中，患者反复出现四肢抽搐、意识丧失，每次发作持续 2～3 min 缓解，反复予以地西泮注射液5～10 mg 静脉推注，发作间歇期患者意识模糊，未完全恢复清醒意识，抵达急诊后，在急诊急查血常规示“白细胞 13.5×10^9/L，中性粒细胞百分比 85.8%”；电解质示“钾 3.13 mmol/L，余未见异常”；肾功能示“肌酐 138 μmol/L，尿素氮 8.3 mmol/L，尿酸 464 μmol/L，余正常范围”；“葡萄糖 6.3 mmol/L”；“心肌酶谱，LDH 264 U/L，γ－谷氨酰转移酶 62 U/L，CK 242 U/L，余未见异常”；心电图提示“窦性心动过速”；头颅 CT 平扫未见异常。现为求进一步系统治疗，遂由急诊拟“头痛、抽搐待查”收入科内。病后，患者精神差，神疲乏力，无畏寒发热、咳嗽咳痰，无心慌、胸闷、呼吸困难，无肢体偏瘫、麻木，无言语不利、饮水呛咳、吞咽困难，无大小便障碍等，纳寐差，二便尚调，体重无明显变化。

［既往史］平素体健，否认有“高血压病、糖尿病、心脏病、肝炎、结核、胃病”等特殊疾病史。否认有颅脑外伤、手术、中毒、输血史。否认有药物、食物过敏史。近段时间工作强度较大、睡眠

时间减少，较为疲惫。

［个人史］饮酒10余年，平均每日2～3瓶啤酒，无吸烟嗜好。

［婚育史］已婚，未育。

［家族史］无特殊。

［入院查体］T 36.8℃，P 108次/分，R 18次/分，BP 210/120 mmHg。意识模糊，精神差，发育正常，营养中等，形体正常。中医四诊：神清，面色稍暗，舌质暗淡，舌苔白腻，脉弦滑。心前区无隆起，心浊音界稍向左扩大，HR 108次/分，律齐，各瓣膜听诊区未闻及病理性杂音。肺腹检查无异常。四肢未见水肿。神经系统检查：意识模糊，精神差，问答查体欠合作。右利手。记忆力、计算力及定向力等高级皮质功能检查不配合。眼底见双侧视盘水肿。双侧瞳孔等大等圆，直径约3.0 mm，对光反射灵敏。双眼闭目有力，双侧角膜反射正常，下颌反射未引出。双侧额纹、鼻唇沟对称，伸舌不配合。四肢肌肉无萎缩，四肢可见自主活动，肌力不配合检查，四肢肌张力正常。无不自主运动。双侧腱反射对称存在，髌阵挛、踝阵挛未引出。病理征阴性。颈软，无抵抗，凯尔尼格征和布鲁斯基津征阴性。余神经系统查体因患者意识模糊均不能配合检查。

［辅助检查］（急诊科）急查血常规示白细胞13.5×10^9/L↑，中性粒细胞百分比85.8%↑；电解质示钾3.13 mmol/L↓，余未见异常；肾功能示肌酐138 μmol/L↑，尿素氮8.3 mmol/L↑，尿酸464 μmol/L↑，余正常范围；葡萄糖6.3 mmol/L；心肌酶谱，LDH 264U/L↑，γ-谷氨酰转移酶62 U/L↑，CK 242 U/L↑，余未见异常；心电图提示窦性心动过速；头颅CT平扫未见异常。入院后查心脏标志物联合检测、糖化血红蛋白、快速C反应蛋白、甲状腺功能、感染四项、肿瘤五项、风湿免疫、肾素-血管紧张素-醛固酮系统、血尿儿茶酚胺等相关化验检查均未见明显异常。脑脊液压力230 mmH_2O↑，无色透明，常规、生化、病原学检查均无异常。心脏彩超示高血压性心脏病改变。动态血压示符合3级高血压诊断标准，血压收缩压最高达220 mmHg，舒张压最高达120 mmHg。动态心电图示窦性心动过速、ST-T改变、心率变异性下降。头颅MRI+DWI+增强+SWI示双侧枕、顶叶皮质对称性异常信号，Flair像高信号，DWI未见弥散受限，无强化；SWI检查未见静脉系统异常（图9-5）。脑电图+脑电地形图示中度异常（弥漫性慢波）（图9-6）。余头颅MRA（图9-7）、MRV（图9-8）、双侧肾上腺CT、胸部CT扫描均无异常。

【病例分析】

1. 病情特点 ① 患者青年男性，急性起病，病情迅速进展。② 主要表现为急起的头痛、呕吐、视物模糊伴持续癫痫发作。为后枕部及头顶部持续性胀痛，其中一次呕吐为喷射性。③ 近期有过度劳累史。④ 入院查体。BP 210/120 mmHg。主要的阳性体征为：心浊音界稍向左扩大，HR 108次/分，律齐。神经系统检查：意识模糊，精神差。眼底见双侧视盘水肿。脑膜刺激征阴性。余无神经系统阳性定位体征。⑤ 辅助检查。血常规高、血钾低。肾功能有损害。脑脊液压力高，常规、生化、病原学检查无异常。心脏彩超示高血压性心脏病改变。动态血压示符合3级高血压诊断标准，血压收缩压最高达220 mmHg，舒张压最高达120 mmHg。动态心电图示窦性心动过速、ST-T改变、心率变异性下降。头颅MRI+DWI+增强+SWI示双侧枕、顶叶皮质对称性异常信号。脑电图+脑电地形图示中度异常（弥漫性慢波）。

2. 诊断 中医诊断：昏迷，湿痰蒙蔽。西医诊断：① 后部可逆性脑病综合征。② 癫痫持续状态。③ 高血压病3级，很高危组，高血压性心脏病。④ 肾功能损害。⑤ 窦性心动过速。

中医辨病分析：患者因“头痛、呕吐半日，发作性抽搐伴意识丧失8 h”入院，病属中医学之“昏迷”范畴，舌苔白腻，脉弦滑，故证属“湿痰蒙蔽”。患者饮食失节，恣食肥甘厚味，脾失健运，聚而生痰，心窍为痰浊所阻，神明被遏，故见昏迷；舌苔白腻，脉弦滑，均为痰湿内盛之象。病位在清窍，与脾密切相关，病性属实。

（1）西医定位、定性诊断：后部可逆性脑病

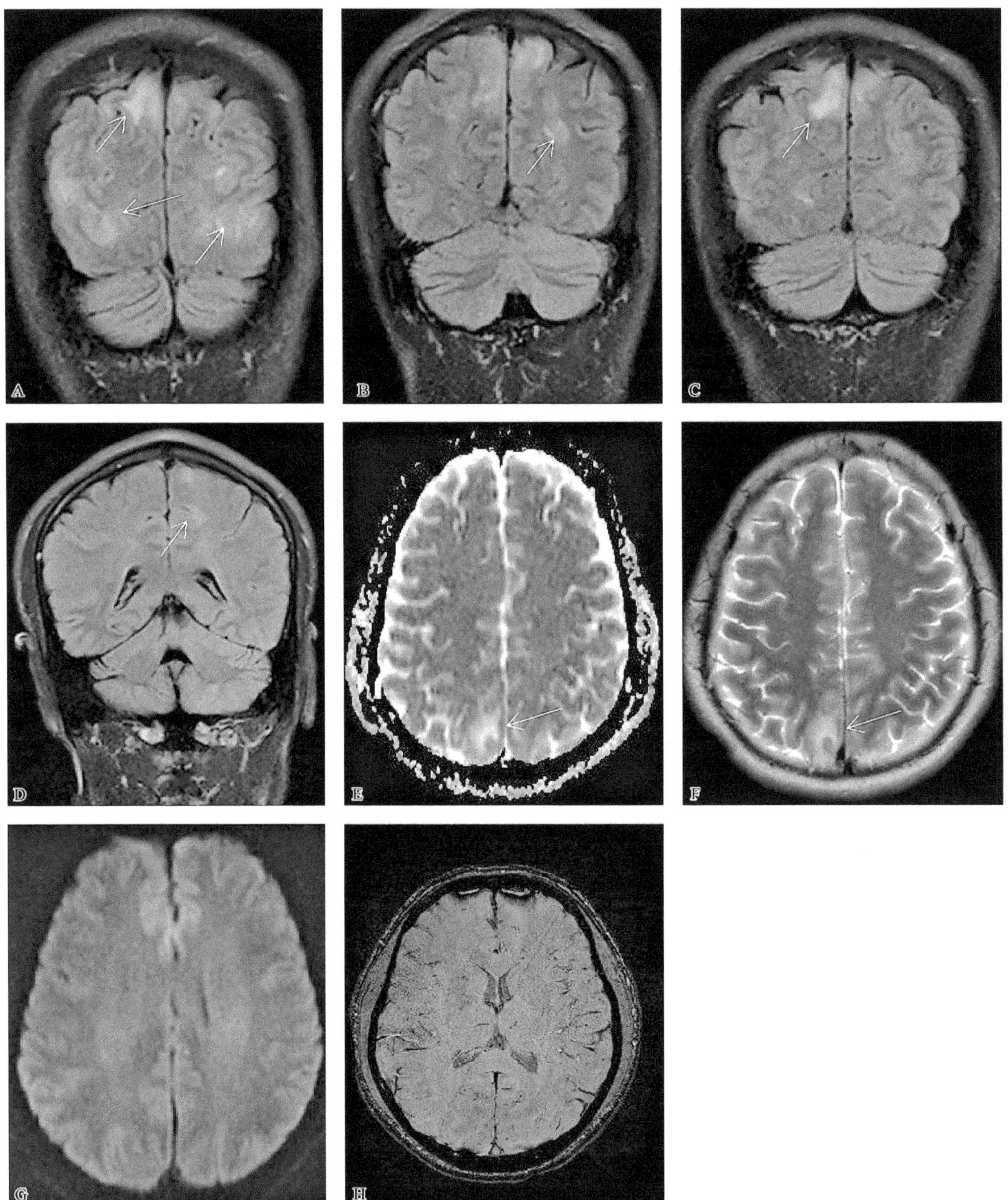

图 9－5　头颅 MRI 示双侧枕顶叶异常信号，Flair、T2、ADC 呈高信号

A～D. Flair 像；E. 头颅 ADC；F. 头颅 T2 加权；G. 头颅 DWI；H. 头颅 SWI

综合征。

1）定位诊断：依据患者头痛、喷射状呕吐、双眼视物不清，结合眼底检查可见双眼视盘水肿，故考虑存在颅高压征象。患者癫痫持续状态、意识模糊，考虑定位于大脑皮质。结合头颅 MRI 检查结果，综合定位于双侧枕顶叶大脑皮质。

2）定性诊断：患者青年男性，急性起病，病

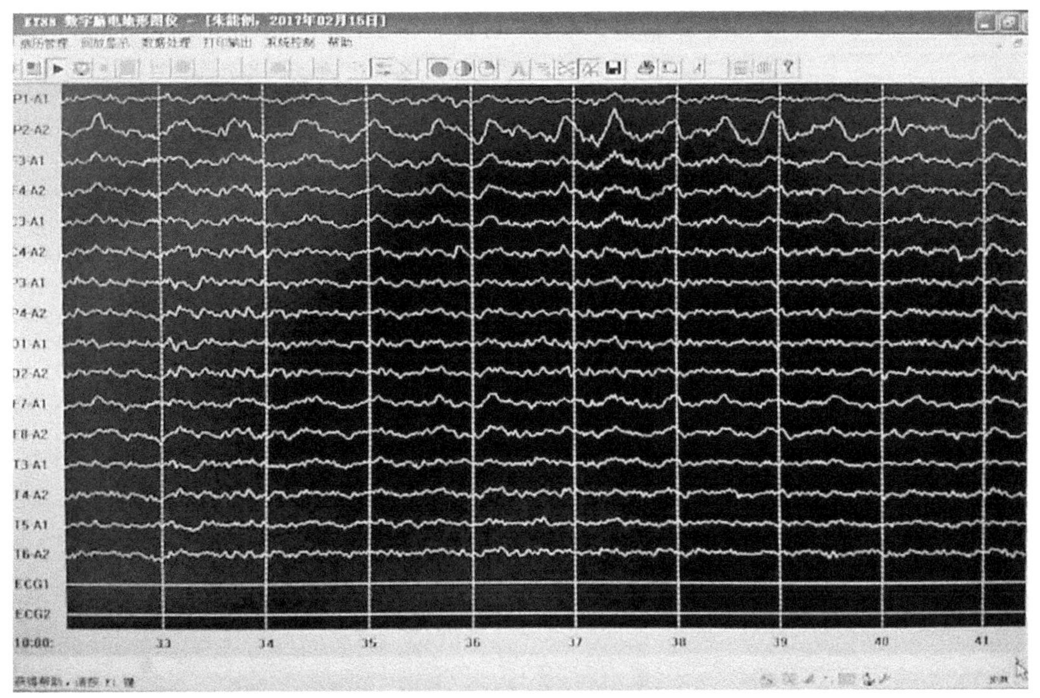

图 9-6 脑 电 图

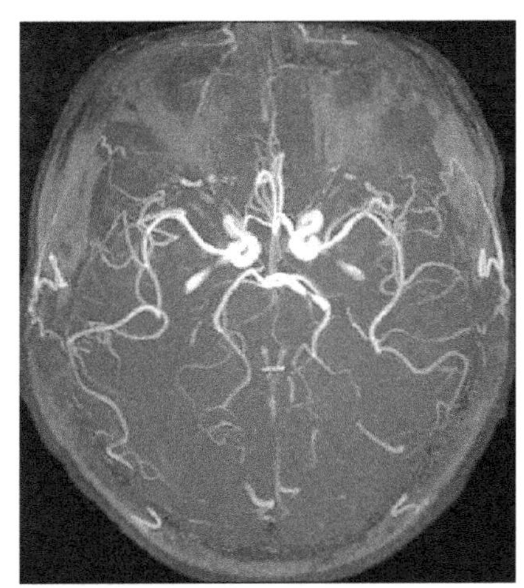

图 9-7 头颅 MRA

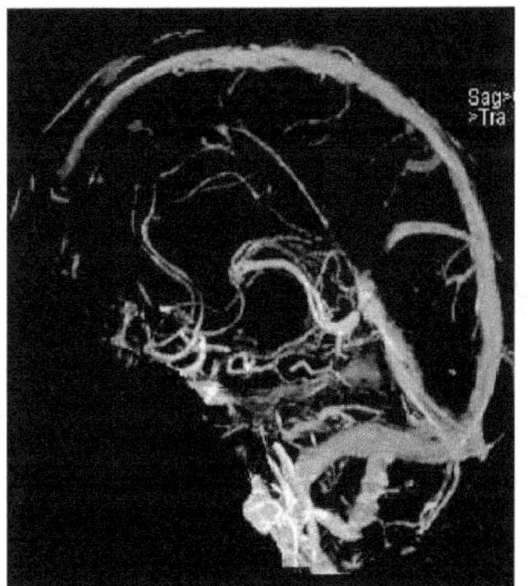

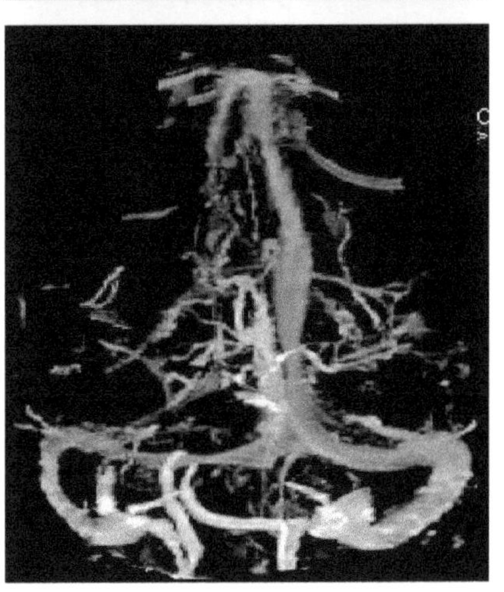

图 9-8 头颅 MRV

情迅速进展。主要表现为急起的后枕部及头顶部持续性胀痛、喷射性呕吐、视物模糊等颅高压征象伴发癫痫持续状态。病前曾有过度劳累史，无畏寒发热等前驱感染史。无局灶性神经功能缺损的症状体征。病后血压显著增高，最高达 220/120 mmHg，脑脊液检查仅可见单纯的颅压高，无颅内感染及出血征象。结合头颅 MRI 检查结果，无静脉窦血栓形成，故定性诊断考虑高血压脑病可能性大，即后部可逆性脑病综合征。

（2）中医鉴别诊断

厥证：是由于阴阳失调，气机逆乱而引起的，以突然昏倒，不省人事，四肢厥冷，汗出，面色苍白为主要表现的一种病证。轻者移时苏醒，醒后如常。重者可一厥不复而死亡。昏迷发病急骤或在疾病发展过程中逐渐出现，以意识丧失、不省人事为主症，是疾病发展到严重阶段的急危重证，据此可鉴别。

（3）西医鉴别诊断

1）脑静脉窦血栓形成：临床以颅高压、癫痫发作为主要表现，可有神经系统定位体征，多为双侧顶枕叶皮质、旁中央小叶受累的表现，如双下肢瘫痪、感觉障碍、尿便障碍等，该患者临床表现与此病有相似之处，注意加以鉴别。但静脉窦血栓形成头颅MRI显示脑水肿、脑梗死或脑出血等，MRV可显示深浅静脉、静脉窦狭窄或闭塞，而本病患者SWI及MRV检查均未见静脉系统异常，故排除。

2）脱髓鞘性疾病：如进行性多灶性白质脑病，急性播散性脑脊髓炎等，影像学检查显示弥漫性、对称性、类圆形斑片状异常信号，T1低信号，T2高信号，病程进展性发展，脑脊液检查可提供一些佐证，该患者影像学检查病灶主要局限于枕顶叶皮质，非弥漫性病变，且T1、T2信号不明显，脑脊液检查蛋白质含量不高，结合该患者的起病方式及临床表现上看，有许多不相符之处，故排除。

3）病毒性脑炎：该患者以颅高压、癫痫发作为主要表现，故诊断上注意与颅内感染性病变相鉴别。但该患者发病前无前驱感染史，脑脊液检查亦不支持颅内感染诊断，故排除。

3. 治疗方案

（1）中医治疗

治法：涤痰开窍。

方药：涤痰汤加减。送服苏合香丸或玉枢丹。南星5g，半夏5g，枳实12g，茯苓12g，橘红9g，石菖蒲6g，人参6g，竹茹5g，甘草3g。每日1剂，水煎400ml，分早、晚2次饭后温服。

针灸取穴：水沟，百会，风池（双），内关（双），合谷（双），太冲（双），阳陵泉（双），丰隆（双）。

毫针针刺，水沟、内关、合谷、太冲强刺激，余穴中等刺激，留针30min，每日1次。

（2）西医治疗

1）脱水降颅压：可使用甘露醇脱水，注意防治肾衰竭。

2）控制血压及心率，营养心肌治疗。

3）神经保护剂、脑赋活剂的应用。

4）一般对症治疗及健康宣教、预防并发症：低盐低脂饮食，控制血压并严密监测血压控制情况；维持水、电解质平衡；抗癫痫治疗；护肾排毒；积极防治下肢静脉血栓形成、褥疮、上消化道出血等并发症。

4. 住院治疗经过及其转归　患者入院时病情较重，入院后给予一级护理，下书面病重通知书，入住重症监护病房。持续吸氧，多功能心电监护监测生命体征，并予以20%甘露醇125ml每日3次，每隔8h1次静脉滴注降低颅内压；予硝苯地平控释片30mg每日2次、盐酸哌唑嗪片1mg每日2次口服联合降压，酒石酸美托洛尔片12.5mg每12h1次口服减慢心率；予疏血通活血化瘀通络、注射用奥拉西坦保护脑细胞；奥卡西平片0.3g每日2次口服抗癫痫治疗（考虑患者癫痫为继发性，且目前未生育，故首选）；纠正电解质紊乱、维持水、电解质平衡；海昆肾喜胶囊护肾排毒；防治并发症；做好患者高血压病健康宣教工作。经给予上述积极治疗18日后，患者头痛症状完全消失，无呕吐，无抽搐，无双眼视物模糊等不适，肢体活动好，血压控制在130/80mmHg左右，心率波动在80～90次/分，各项生命体征平稳。复查腰椎穿刺压力正常，常规、生化无异常，复查血常规、心肌酶谱、电解质及肾功能均正常，复查脑电图及头颅MRI正常（图9-9、图9-10），痊愈出院。

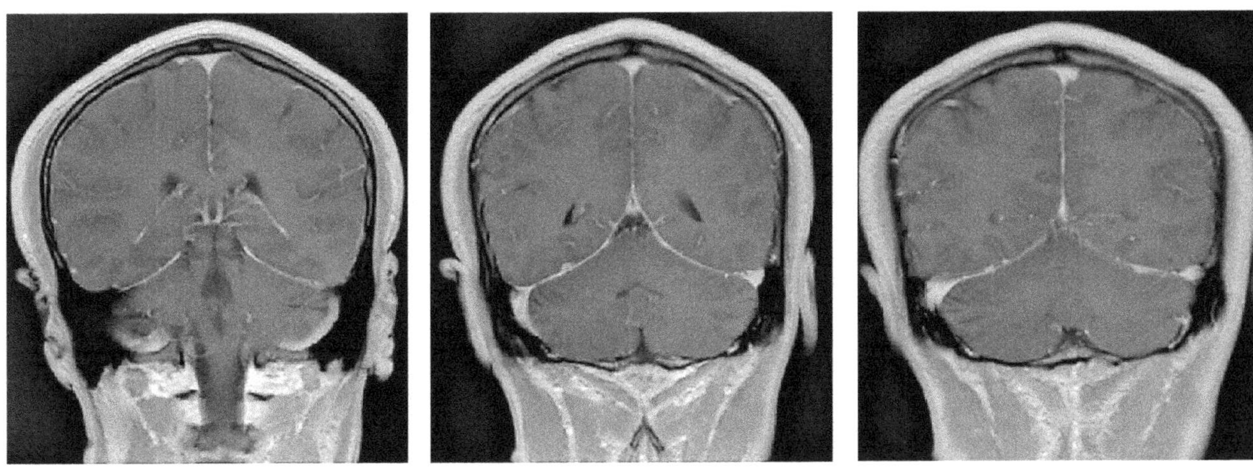

图 9-9 18 d 后复查头颅 MRI,原枕顶叶异常信号灶消失

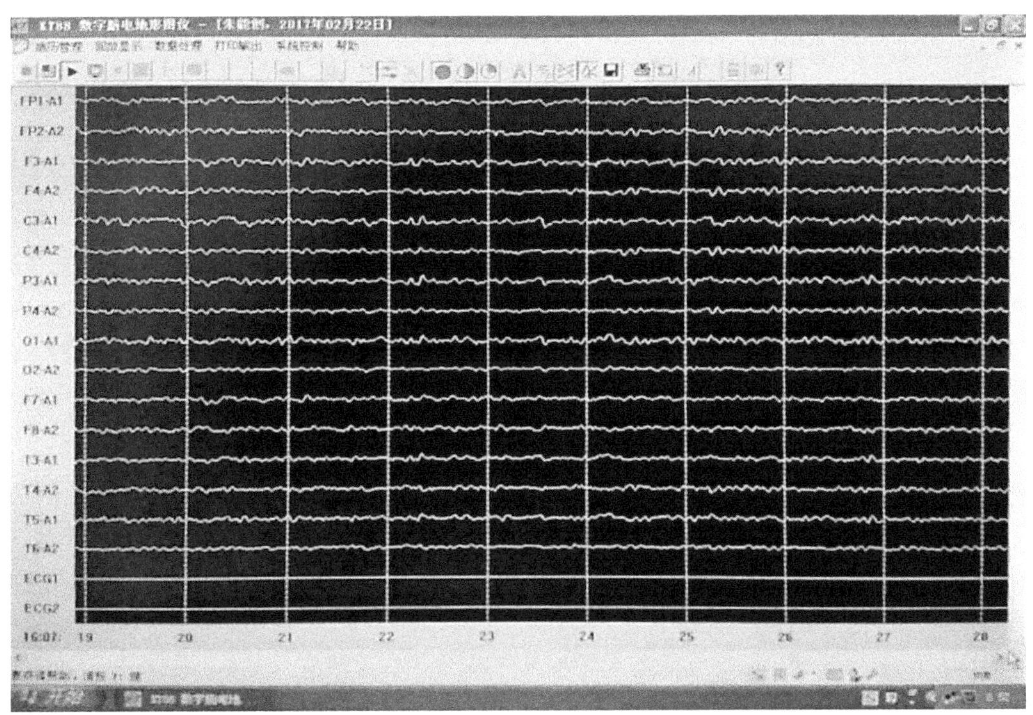

图 9-10 18 d 后复查脑电图,未见异常

第十章
厥　　证

第一节　中医学概念

【中医概念】

厥证是由于阴阳失调，气机逆乱所引起，以突然昏倒、不省人事、四肢厥冷为主要表现的一种病证。轻者昏厥时间短，清醒后无偏瘫、失语、口眼歪斜等后遗症。

【中医源流】

有关厥证的记载，始于《黄帝内经》，论述甚多。从症状而言可分为两种情况：一种是指突然昏倒，不省人事，如《素问・厥论》指出："厥……或令人暴不知人，或至半日，远至一日乃知人者……"《素问・大奇论》亦认为："暴厥者，不知与人言。"一种是指肢体和手足逆冷，如《素问・厥论》："阳气衰于下，则为寒厥……寒厥之为寒也，必从五指而上于膝……"厥的另一含义包括病机，如《类经・厥逆》指出："厥者，逆也，气逆则乱，故忽为眩仆脱绝，是名为厥……轻则渐苏，重则即死，最为急候。"《伤寒明理论・厥》认为："伤寒厥者，何以明之？厥者，冷也。甚于四逆也。"《金匮要略》《伤寒论》论厥，主要以手足逆冷为主。《儒门事亲》对厥证则立有专篇论述，不仅记载了手足逆冷之厥，还论证了昏不知人之厥，并将昏厥分为尸厥、痰厥、酒厥、气厥、风厥等，如《儒门事亲・指风痹痿厥近世差玄说》指出："厥之为状，手足及膝下或寒或热也……厥亦有令人腹暴满不知人者，或一二日稍知人者，或卒然闷乱无觉知者……有涎如拽锯，声在咽喉中为痰厥，手足搐搦者为风厥，因醉而得之为酒厥，暴怒而得之为气厥……"

【病因病机】

厥证是由于外感或内伤引起气机逆乱，升降失常，阴阳之气不相顺接所致。

1. 七情内伤　七情内伤，气逆为病，以因怒而厥者多。若所愿不遂，肝气郁结，肝气上逆，或大怒而气血并走于上等，以致阴阳之气不相顺接而发为厥。此外，若其人平素身体虚弱，心虚胆怯，遇外界突然刺激，以致气机逆乱，上壅心胸，蒙闭窍髓，亦可发为厥证。

2. 瘀血阻滞　血总统于心，化生于脾，藏受于肝，宣布于肺，施泄于肾。五脏功能障碍，气机运行失常，都能导致瘀血内生。瘀血内阻，闭阻经络，瘀塞心窍，使营卫不通，加之情志刺激，阴阳气血不能顺接而形成厥证。

3. 亡血伤津　如因大汗吐下，气随液耗，或因创伤出血，或产后大量失血等，以致气随血脱，阳随阴消，神明无主，均可出现厥证。

4. 痰邪内伏　多见于形盛气弱之人，嗜食酒酪肥甘，脾胃受伤，运化失常，以致聚湿生痰，痰阻中焦，气机不利。

5. 饮食劳倦　元气素虚者，如因过度饥饿，或过度疲劳，或睡眠不足，阴阳气血暗耗，以致中气不足，脑海失养；或因暴饮暴食，饮食停于胸膈，上下不通，阴阳升降受阻，均可引起昏厥。

6. 外邪侵袭　感受六淫或秽恶之邪，使气机逆乱，阴阳之气不相顺接，即可发为昏厥。六淫致厥，其中以中寒、中暑比较多见。中寒之厥，多发于严寒之时或高寒地区；中暑之厥，多发于酷暑季节；秽恶之厥，多发于深入矿井之内等。

7. *剧烈疼痛*　疼痛伤气，并可导致气机逆乱而猝然昏仆。如《素问·举痛论》曰："寒气客于五脏，厥逆上泄，阴气竭，阳气未入，故卒然痛死不知人，气复反则生矣。"临床上除寒邪疼痛致厥外，创伤、气滞、瘀血疼痛等也可引起气机逆乱而发生昏厥。

厥证病因虽多，但其基本病机为气机逆乱，升降失常，阴阳之气不相顺接。病机性质有虚实之分，病位主要在心、肝、脾、肺、肾。其中厥之实证与肝的关系最为密切。肝郁则全身之气皆郁，肝气逆则全身之气皆逆也，气血并走于上则昏不知人，阳郁不达则四肢逆冷。厥之虚证，与肺、脾的关系最为密切。盖肺脾气虚，清阳不升，气陷于下，血不上达，以致神明失主，而发为厥证。此外，心主神明，为精神活动之主，心病则神明失用，而致昏厥。肾为元气之根，肾中真阴真阳不能上注，导致神明失养，可发为厥证。

【中医诊断】

(1) 发病前常有先兆症状，如头晕心悸、视力模糊、面色苍白、出汗等，而后突然发生昏仆，不知人事，移时苏醒。发病时常伴有恶心、汗出，或伴有四肢逆冷，醒后感头晕、疲乏、口干，但无失语、瘫痪等后遗症，缓解时如常人。

(2) 发病前常有明显的情志刺激史，或有大失血病史，或有暴饮暴食史，或有痰盛宿疾。应了解既往有无类似病证发生。注意询问发作时的体位、持续时间以及厥之前后的表现。

【鉴别诊断】

1. *痫病*　常有先天因素，或有头部外伤史，以青少年为多见。痫之重者亦为突然昏仆，不知人事，发作时间短暂，发作时常伴有号叫，抽搐，口吐涎沫，两目上视，小便失禁等。常反复发作，每次症状均相类似，苏醒缓解后如常人。此外，还可行脑电图检查以资鉴别。

2. *中风*　病以中老年人为多见。素有肝阳亢盛病史，中脏腑者，突然昏仆，并伴有口舌㖞斜、偏瘫失语等症，神昏时间较长，苏醒后有偏瘫、失语等后遗症。

3. *昏迷*　为多种疾病发展到一定阶段所出现的危重证候。一般来说发生较为缓慢，常有原发病存在，有昏迷前的临床过程，先轻后重，由烦躁、嗜睡、谵语渐次发展，一旦昏迷后，持续时间较长，恢复较难，苏醒后原发病仍然存在。

【辨证论治】

1. *辨病因*　厥证的发生常有明显的病因可寻。如气厥虚证，多平素体质虚弱；血厥虚证，则与失血有关；气厥、血厥实证，多形体壮实，而发作多与精神刺激密切相关；痰厥好发于恣食肥甘、体丰湿盛之人；食厥发生于暴食之后；酒厥发生于暴饮之后；暑厥多在夏季久暴烈日或高温作业之时出现。

2. *辨虚实*　一般实证表现为昏厥而气壅息粗，喉间痰鸣，牙关紧闭，两拳握固，脉多沉实或沉伏；虚证表现为昏厥而气息微弱，面色苍白，张口自汗，肤冷肢凉，小便自遗，脉沉细微。

【治则与治疗】

实证：理气、活血、化痰、辟秽而开窍醒神。开窍法是救治厥证的首要治法，适用于邪实窍闭之神昏证，以辛香走窜的药物为主。主要是通过开泄气郁痰闭，辟秽化浊，通利气机而达到苏醒神志的目的。本法系治标之法，苏醒后应按具体病证辨证治疗。

虚证：益气、回阳、救逆固脱。适用于元气亏虚、气随血脱、津竭气脱之神昏证。通过回阳、益气固脱，防止气血津液外泄。对于失血过急过多者，还应配合止血、输血，以挽其危。由于气血亏虚，不可妄投辛香开窍之品，防止津气进一步耗散。

1. 气厥

(1) 实证

[主症] 突然昏倒，人事不知，牙关紧闭，两手握拳，呼吸急促。

[兼次症] 或见四肢厥冷。发作前情绪激动不安，或郁闷不乐，或觉胸前堵闷，四肢麻木。

[舌脉] 舌苔薄白，脉伏或沉弦。

[分析] 忧思郁怒，情志相激，肝失条达，郁闷

不舒。"思则气结""怒则气上",气机逆乱,上壅心胸,故见胸闷;阻塞清窍,心神不明,因而突然昏倒,不省人事,口噤不开,两手握拳;肝气上逆,闭郁胸中,肺气不得宣畅,则呼吸急促;气闭于内,阳气不能外达,则肢体麻木,四肢厥冷。脉伏为阳气闭郁于内,沉弦为肝气郁滞。

[治法] 理气开郁。

[方药] 五磨饮子加减。方中沉香、乌药降气调肝;槟榔、枳实、木香行气开郁。亦可加入白豆蔻、檀香、藿香之类以理气开郁。若肝阳上亢,可加入钩藤、菊花、石决明、磁石等药以平肝潜阳。若苏醒后食欲不振,可加茯苓、白术、炒谷芽、炒麦芽健脾利湿,消食和胃。若醒后悲伤欲哭,或哭笑无常,睡眠不宁者,可加茯神、远志、酸枣仁、生牡蛎等药以安神定志,或加用甘麦大枣汤。

(2) 虚证

[主症] 头晕目眩,心慌气短,突然昏仆。

[兼次症] 呼吸微弱,面色苍白,汗出肢冷,或见小便自遗。

[舌脉] 舌质淡,苔薄白,脉沉细微。

[分析] "悲则气消""恐则气下""劳则气耗"。由于素体虚弱,气血不充,复因悲恐或疲劳过度,或站立过久,导致一时中气下陷,清阳不升,气机不相顺接,因而眩晕昏仆;中气不足,则气息低微,心慌气短;气陷于下,血不上达,则面色苍白,小便自遗;阳气虚衰,不能敷布于外,则见肢冷不温;气虚则腠理不固,津液外泄,则汗出不止,舌质淡,脉沉细微均为正气不足的表现。

[治法] 益气回阳。

[方药] 四味回阳饮加减。方中以人参大补元气,附子、炮姜回阳救逆,甘草和中。若表虚自汗,可加黄芪、白术以益气固表。汗出不止者,加煅龙骨、煅牡蛎、浮小麦等以固涩敛汗。若食少纳呆,可加白术、茯苓、陈皮、半夏等健脾化湿和胃之品。若心慌气短,心悸不宁,加白芍药、当归、酸枣仁等养心安神,远志、茯神、生牡蛎以安神定志。

2. 血厥

(1) 实证

[主症] 突然昏倒,不省人事,牙关紧闭,面赤唇紫。

[兼次症] 醒后头昏头痛。平时急躁易怒,口苦面赤,头晕胀痛。

[舌脉] 舌质红,苔薄黄,脉弦。

[分析] 肝为风木之脏,其性刚,主升主动。暴怒伤肝,怒则气上,气机逆乱,血随气升,并走于上,扰乱神明,闭塞清窍,因而突发昏厥,不省人事。面赤唇紫,头昏头痛,脉弦,皆是气逆上窜,血菀于上的表现。平时急躁易怒,口苦面赤,头晕胀痛,舌质红,苔薄黄,乃肝气失于条达、肝阳上亢的表现。

[治法] 理气降逆祛瘀。

[方药] 通瘀煎加减。方中以当归尾、红花、山楂活血散瘀,乌药、香附、木香、青皮理气开郁,泽泻利湿降浊。若肝阳亢盛,头晕头痛者,可加钩藤、菊花、珍珠母等平肝潜阳,加白芍药、枸杞子、生地黄以育阴,加牛膝引血下行。若急躁易怒,少寐多梦,可加钩藤、石决明、龙胆草、牡丹皮等平肝泄热,加郁金、薄荷疏肝理气,酸枣仁、远志等养心安神。

(2) 虚证

[主症] 心悸头晕,或眼前发黑,昏厥无知。

[兼次症] 面色苍白,口唇不华,目陷口张,自汗肤冷,气息低微,或四肢震颤。

[舌脉] 舌质淡,苔薄白,脉芤或细数无力。

[分析] 平素气血亏虚,如因外伤失血,或崩漏不止,或其他疾病引起出血,则阴血更虚。血虚不能上承,则心悸头晕,眼前发黑,致清窍失养,昏厥发作;血脉不充,则面色苍白,口唇无华;阴血内衰,阳气亦虚,正气不固,因而目陷口张,自汗肤冷,气息低微;气血不能达于四肢,筋失所养,血虚生风,故见四肢震颤;舌质淡,脉芤或细数无力是血虚的表现。

[治法] 益气养血。

[方药] 急用独参汤灌服,继用人参养营汤。方中人参、黄芪益气摄血,白术、茯苓、甘草健脾补中,当归、熟地黄养血,白芍药、五味子敛阴,肉桂温阳,远志安神定志,陈皮理中焦气机,使补而不滞,姜枣调和诸药。

3. 痰厥

[主症] 眩晕,或咳喘气急,突然昏厥,喉中

痰鸣。

［兼次症］胸闷纳呆，或呕吐涎沫，呼吸气粗。

［舌脉］舌苔白腻，脉沉滑。

［分析］由于平素饮食不节或久咳之人脾肺俱伤，湿浊内聚，痰邪内蕴，复因恼怒气逆或外感六淫之邪，引动痰邪，痰随气升，上闭心窍，故突然眩晕昏厥；痰阻气道，痰气相击，故而喉中痰鸣，呼吸气粗；痰邪上犯则呕吐涎沫；痰浊阻滞，气机不利，则胸闷；肺失宣降，则咳喘气急；痰湿困脾，脾失健运则纳呆；痰浊中阻，清阳不升，则眩晕；舌苔白腻，脉沉滑，均为痰浊内阻的征象。

［治法］行气豁痰。

［方药］导痰汤加减。方中半夏、胆南星燥湿化痰；陈皮理气燥湿，和中化痰；茯苓渗湿；枳实下气降逆。若痰气壅盛咳喘者，加杏仁、白芥子降气化痰。如头晕甚者加天麻平肝潜阳。食欲不振加白术健脾和胃。胸闷加紫苏梗、桔梗疏理气机。如兼有外感表证，酌加荆芥、薄荷、金银花、连翘等以散风解表。若痰浊内阻，郁而化热，症见口干便秘、舌苔黄腻、脉滑数者，可加全瓜蒌、黄连、栀子、竹茹等清化痰热之品，或用礞石滚痰丸以豁痰清热降火。

4. 食厥

［主症］暴饮暴食，突然昏厥。

［兼次症］脘腹胀满，呕恶酸腐，头晕。

［舌脉］舌苔厚腻，脉滑。

［分析］由于暴饮暴食，损伤脾胃，食积不化，填塞中脘，脾气不升，胃气不降，复遇恼怒，气逆于上，气与食并，壅塞于上，则清窍不利，故突发昏厥，或见头晕。胃腑浊气上泛，故呕恶酸腐；食滞停积于中焦，则脘腹胀满；苔厚腻，脉滑，均为食滞不消、浊气不降的表现。

［治法］消食和中。

［方药］昏厥如发生在食后不久，可先用盐汤探吐，以祛食积。继以神术散合保和丸治疗。方中以山楂、神曲、莱菔子消食化积；以藿香、苍术、厚朴、砂仁、陈皮等理气和胃；半夏、茯苓健脾和胃化湿；连翘清积滞之热；甘草调和诸药。若呕恶，加黄芩、竹茹清热止呕，如腹胀而大便不通者，可用小承气汤导滞下行。本证小儿为多，成人多见于饮食之后，复加恼怒而成。

5. 暑厥

［主症］身热汗出，口渴面赤，继而昏厥，不省人事。

［兼次症］或有谵妄，头晕头痛，胸闷乏力，四肢抽搐。

［舌脉］舌质红而干，苔薄黄，脉洪数或细数。

［分析］由于感受暑邪，暑热内闭，蒙塞清窍，则猝然昏厥；扰动神明，则神识昏乱，狂妄谵语；暑热内袭，热郁气逆，故见头晕头痛；胸闷身热，汗出面赤，为暑热内蒸之象；热蒸汗出，气阴两伤，则口渴乏力；舌质红而干，苔薄黄，脉洪或细数，均为暑热内盛、气阴两伤的表现。

［治法］开窍醒神，清暑益气。

［方药］昏厥时应予牛黄清心丸或紫雪丹以凉开水调服，清心开窍醒神为主。继用白虎加人参汤或清暑益气汤加减，以祛暑清热，益气生津。方中以生石膏、知母、荷叶梗、黄连、竹叶、西瓜翠衣清热解暑；以西洋参、人参、麦冬养阴生津。

【针灸治疗】

1. 基本治疗

［主穴］水沟，百会，内关，足三里。

［配穴］虚证者，配气海、关元；实证者，配涌泉、合谷、太冲。

［操作］毫针刺，足三里用补法；水沟、内关用泻法；百会可灸。配穴按虚补实泻操作。

2. 其他治疗

(1) 耳针法：选心、脑、神门、皮质下、肾上腺。选 2～4 穴，毫针强刺激，留针 30 min，间歇行针。

(2) 指针法：紧急情况下，可以拇指重力掐按水沟、合谷、内关。

第二节　西医学概述

晕厥

【西医学定义】

晕厥是一种临床综合征，又称为昏厥。系指

突然发生的短暂意识丧失。犹如患者在一短暂的时间内，其感觉、知觉、思维、言语等意识活动被省略一样。本症系因短暂的全脑血流量突然减少，一时性大脑供血或供氧不足，以致网状结构功能受抑制而引起意识丧失；历时数秒至数分钟；发作时不能保持姿势张力，故不能站立而晕倒；但恢复较快。

【病理生理】

正常情况下，脑内无葡萄糖的储备，需由循环血液随时供应，为保持脑有足够的糖及氧的供给，则必须有足够的循环血液灌注。在全身各组织系统中，脑起特殊主导作用，为保持脑功能正常，必须有足够的能量供给，故正常人对通过脑的循环血液实施有效的调节，有复杂的反应处理系统。在正常血压情况下，脑均可使自身血流灌注保持在恒定范围内，当血压下降时，通过颈动脉窦及主动脉弓压力感受器的感受出现加压反射；由于血压下降可反射性地引起肾上腺素能交感神经系统张力增高，使周围小血管收缩，血压回升；通过延髓血管运动中枢减少其抑制性冲动，进而增加心血管运动频率；通过使血液中儿茶酚胺增加而加快心率，增强心肌收缩力及心排出量，以改善下降的血压等，总之是为保持脑内血循环足够的需要。

晕厥是由于脑的迅速缺血缺氧而发生的。一般来说，不外由于血压突然下降、脑血流量突然减少和中断使脑功能处于抑制状态而发生，其中包括上述各种调节血流机制的失灵使脑血流灌注迅速下降、心脏供血减少、各种原因导致脑血管供血受阻、血液成分异常等因素。

【临床表现】

不同类型的晕厥有不同的临床表现，目前晕厥多按引起的原因分类。

1. *反射失常性晕厥*　主要是指由颈动脉窦以及主动脉弓压力感受器接收信号，通过延髓内心血管运动中枢，经交感或副交感神经对心血管的传出纤维以及效应器官之间反射弧中的任何一个环节发生一时性功能障碍时，使心率、血压的及时调节发生障碍，从而使脑血流一时减少而出现晕厥。它有以下几种临床类型。

（1）血管抑制性晕厥：又称血管迷走性晕厥、单纯性晕厥，是最常见到的一种类型。发生的机制是各种因素造成副交感神经功能兴奋，从而导致外周血管扩张，心率缓慢，心排出量减少，致血压下降、脑血流减少而发生的晕厥。这类晕厥多发生在青年阶段，或交感神经过度兴奋后，如剧烈疼痛、情绪紧张、惊恐、焦虑等状态下；或是由于工作过度紧张、疲劳、交感神经功能下降、副交感神经功能相对亢进，出现心率减慢、血压下降而导致的晕厥。患者在晕厥发生前常有头昏头重、眼花、视物模糊、恶心、呕吐、面色苍白、全身冷汗及腹部不适等症状，持续站立位或坐位数分钟出现晕厥。检查患者可见其面色苍白、出汗多、脉搏减弱、心率缓慢、血压降低等。当患者晕厥发生跌倒后卧位状态下很快自然醒来，除可能因跌倒造成的躯体外伤外，一般不留后遗症状。

（2）直立性低血压性晕厥：可分为一过性和某种疾病的一种症状表现。主要是在很快变换体位及由卧位、蹲位和其他头低位时间略久后突然改为直立位时发生。一过性的病因可有立正姿势直立位时间过长，或老年人因病卧床，日久而突然直立者，或由于大量出汗脱水、大量失血等造成血容量过低，导致心排出量减少、血压过低而出现晕厥。另一类是因神经系统多系统萎缩，使交感神经功能不足，在体位突然变为直立时血压下降较多而出现晕厥。另外如糖尿病性多神经病、脊髓空洞症等均可在突然直立位时因交感神经功能不良，使血压下降超过 30 mmHg 以上时而发生体位性和直立性晕厥。此外服用某些药物如降压药、氯丙嗪和其他交感神经阻滞剂，当药效达高峰时血压处于较低水平，以致变换体位时也可发生直立性晕厥。

（3）颈动脉窦性晕厥：这类患者存在颈动脉窦过敏表现，每当触压一侧颈动脉窦时，心率即快速下降，可由触压前的 80 次/分立即下降到 40～50 次/分，致使脑供血不足而出现晕厥。这类患者有长期疲劳、休息不足、副交感神经功能相对亢进，或是颈动脉窦附近有肿大淋巴结、颈部手术等诱因。这些患者出现晕厥时也可先有头昏眼花、视物模糊、眼前发黑等先兆症状。

(4) 排尿性晕厥：几乎均发生在男性，在睡眠中醒来即刻起床如厕，排尿过程中和排尿后突然失去知觉而发生晕厥。其发生机制较为复杂，有突然改变体位的因素，也有睡眠时迷走神经功能占优势情况下，膀胱突然收缩，产生强烈的迷走反射，心血管功能受到抑制血压下降；也有因膀胱很快排空使腹压下降导致下腔静脉回心血量减少等因素而致晕厥。这类晕厥发生前很少有先兆症状，晕厥发生跌倒后很快清醒。

(5) 咳嗽性晕厥：多为中年以上男性，肥胖和患慢性阻塞性肺疾病者多，当其剧烈咳嗽过程中，可突然意识丧失呈晕厥的表现。其原因可能因连续咳嗽时胸腔内高压使回心血流减少，具体机制不清。

2. 心源性晕厥　因各种心脏疾病而发生的心排出量不足或由于血氧缺乏而造成。心源性晕厥因先天性心脏病引起的多为儿童，其他心脏病则多为成年人。各种严重的心律失常，如三度房室传导阻滞、严重的病态窦房结综合征、窦性停搏等均可造成脑供血一时不足，重型心肌梗死也容易出现脑一过性缺血。法洛四联症、主动脉和二尖瓣口因各种原因过于狭窄、原发肺动脉高压患者在活动时因心排出量减少和血氧分压的不足而导致晕厥。心源性晕厥的发生前兆较少，猝死的机会很大。

3. 血液成分异常所致晕厥　大脑无葡萄糖及氧的储备，需要循环血液的随时供给，血糖、血氧含量对脑功能活动影响很大，当血糖过低，血氧不足时均可造成脑功能的抑制。① 低血糖性晕厥。无论何种原因导致的血糖过低，当血糖降到 2.5 mmol/L 以下时，均有可能出现意识障碍。在出现意识障碍变化前可有头晕、全身无力、手抖、明显的饥饿感等先兆症状。晕厥重者则为低血糖昏迷。② 急性缺氧。如一氧化碳中毒、儿童哭闹后屏住呼吸、各种青紫型先天性心脏病、高原地带突然缺氧以及各种窒息均有可能出现脑功能抑制，而表现为一时性的晕厥。③ 自发或人工过度换气后血中二氧化碳分压下降，造成呼吸性碱中毒导致脑内弥漫性血管收缩，可致脑一过性供血不良而出现意识障碍性晕厥。

4. 脑源性晕厥　由于脑部病变影响到脑血管供血和延髓心血管运动中枢的功能者均属脑源性晕厥。常见的多种脑血管疾病，由于血管痉挛、梗阻致一过性大面积供血减少，或突然颅内压增高等均可直接或间接的影响脑的供血而出现意识性晕厥；大动脉炎时颈总动脉及椎动脉近端狭窄，当上肢活动较多时，由于血供代偿不良，颅内发生盗血，可引发脑缺血而出现一过性意识丧失；还可因延髓的某些病变影响到心血管运动中枢出现心律失常、血压过低导致脑缺血而发生晕厥。脑源性晕厥常伴随相应的神经病损症状和体征。

【诊断】

依据突然的、短暂的意识丧失，诊断一般不难。但在诊断前，应当仔细地询问病史并进行详细的体格检查，同时结合相应的辅助检查，如血糖、血气分析、心电图、脑电图及各种影像学检查以明确晕厥发生的原因。询问病史及体格检查时应注意以下几点：① 发作时的情况。② 有无先兆症状。③ 晕厥持续的时间。④ 体格检查应重点排查心、脑、血液成分异常等方面的因素。⑤ 详细了解自主神经系统的症状，必要时行各种辅助检查如颈动脉窦试验、眼心反射及太阳丛压迫实验等。

【鉴别诊断】

1. 眩晕　是患者对位向的主观体会错误，患者自觉周围物体旋转或向一侧移动，或者觉得自身旋转、摇晃或上升下降。患者常常描述为"天旋地转""脚步不稳""如坐舟车"等，但意识是清楚的。多为前庭神经病变的表现。

2. 癫痫　是由于脑部神经细胞的兴奋性增高引起异常放电所致。癫痫大发作常常伴有持续性全身性肌肉收缩而出现较为特征性的表现，确定诊断不难。对于癫痫小发作，通常表现为持续 5～10 s 的短暂意识丧失，多无明显的肌肉收缩及抽搐。发作时表现为患者突然中止正在进行的工作或动作，呈呆立状，对外界全无反应，或瞪目直视，手中握物坠落，发作过后患者可继续原来的工作、动作或中断的讲话。

3. 休克　典型的临床表现为血压降低，心率加快，脉搏细弱，皮肤苍白，额头和四肢湿冷，尿量减少，神志萎靡、淡漠。在发展过程中，若患者得不到有效的抢救和治疗，全身组织和器官将发生不可逆的损害而导致死亡。

4. 昏迷　是由于各种疾病如糖尿病、尿毒症或颅内病变等引起的深度不省人事状态，是持续性的意识丧失，是意识障碍的严重阶段。大脑只有在相当广泛的抑制或损害时才能引起昏迷。

【西医治疗】

1. 一般治疗　当患者发生晕厥时，既要控制症状的发作，又要确定有无任何威胁患者生命的问题。基本的处理措施应该包括以下几项。

(1) 将患者置于头低足高位，保证脑组织有尽可能多的血液供应量。

(2) 立即确定气道是否通畅，并测定呼吸和脉搏等。

(3) 如果患者的意识迅速恢复，应该再休息几分钟后起立，并且在起立后再观察患者几分钟。

(4) 如果患者在住院情况下出现晕厥，应该采血检查血常规、电解质、血糖和血气分析，行心电图等相关检查。

(5) 检查有无威胁患者生命的原发病，如致命性心律失常等相应的表现。

2. 原发病的治疗　患者发生晕厥后尽可能及时地确定原发病，积极地给予相应的处理和治疗。

3. 预防晕厥反复发作

(1) 消除诱因。许多患者的晕厥发作具有一定的诱因，如较长时间的站立、情绪波动、睡眠不足等，应予以避免。

(2) 积极治疗原发病。如病态窦房结综合征患者反复发生晕厥者，应该植入永久性人工心脏起搏器等。

第三节　病例分析

案 1

反复发作性晕厥 2 个月(血管迷走性晕厥)。

[患者一般情况] 姓名：王某；性别：男性；年龄：20 岁；民族：汉族；婚姻状况：未婚；身高 175 cm，体重 60 kg。出生地：湖北津门；职业：战士。入院时间：2014－10－15；发病节气：寒露；病史陈述者：患者本人及战友。

[主诉] 反复发作性晕厥 2 个月。

[现病史] 患者于 2 个月前早上约 8 时食用完早餐后在部队训练站军姿的过程中，突感头晕、眼花、胸闷、冒冷汗，双下肢乏力，迈步困难，当时眼前发黑，头脑一片空白，随即跌倒在地，呼之不应，不省人事，当时背部及头枕部着地，经战友按压其人中，约数分钟后患者逐渐恢复清醒意识，醒后予其喝下一碗糖水，患者恢复如常，未诉特殊不适。今日上午无明显诱因下患者再次于部队训练过程中晕倒，摔倒前无视物重影、视物旋转，无头痛、恶心、呕吐，无耳鸣、听力下降，无胸痛、呼吸困难等，意识不清过程中患者无四肢抽搐，无双眼上翻、口吐白沫，无大小便失禁，无牙关紧闭、舌咬伤等，立即由战友送入部队卫生所，测当时血压为 120/70 mmHg，随机血糖 5.3 mmol/L，血常规及肝肾功能、电解质均正常，持续约 5 min 后患者清醒，醒后感头晕、疲乏、口干，对晕倒过程无记忆，现为求进一步明确诊治至医院就诊，门诊拟诊为“晕厥查因”收住科内。病后，患者精神尚可，发作间歇期无头晕、视物旋转、视物模糊，无头痛、恶心呕吐，无抽搐，无畏寒发热、咳嗽咳痰、腹痛腹泻，无胸痛、呼吸困难，无不良精神刺激史，无幻觉、情绪高涨或情绪低落，无大小便障碍等。平素纳寐可，二便调，体重无明显减轻。

[既往史] 平素体健，否认“冠心病、糖尿病、高血压病”病史。否认“肝炎、结核”等传染病病史。否认颅脑手术外伤史、输血史。否认药物食物过敏史。

[个人史] 出生、生长于原籍。顺产，父母感情好，家庭和睦。上学成绩一般。病前性格开朗、人际关系良好。

[家族史] 无特殊。

[入院查体] T 36.8℃，R 20 次/分，P 72 次/分，BP 120/70 mmHg。神清，精神尚可，发育正

常，营养中等，形体适中。舌质淡，苔白腻，脉沉滑。内科查体无异常。神经系统查体：神志清楚，言语清晰流利，问答查体合作。右利手。视力、视野粗测正常。双侧眼球活动自如，无复视及眼震。双侧瞳孔等大等圆，直径约 3.0 mm，对光反射灵敏。双侧角膜反射灵敏，无面部感觉障碍，张口下颌居中，下颌反射未引出。双侧额纹、鼻唇沟对称，示齿口角不偏。听力粗测正常。双侧软腭上抬有力，悬雍垂居中，咽反射存在。双侧转头耸肩有力、对称。伸舌居中，无舌肌萎缩及舌肌震颤。四肢肌力 5 级，肌张力正常。双侧指鼻试验、跟膝胫试验稳准，龙贝格征阴性。深浅感觉无异常。双侧腱反射对称存在，病理反射未引出。颈软，无抵抗，脑膜刺激征阴性。自主神经系统检查未见异常。

[辅助检查] 入院后查醛固酮(卧位) 161.93 pmol/L；醛固酮(立位)260.90 pmol/L↓；直立倾斜床试验(+)。颈部血管彩超示左侧椎动脉内径较右侧增宽；右侧颈静脉较左侧增宽；脑电图＋脑电地形图示未见明显异常；头颅 MRI、心脏彩超、动态心电图、经颅多普勒彩超未见异常。焦虑抑郁量表评定示未见焦虑抑郁情绪。余血常规、尿常规、大便常规、C 反应蛋白、心脏联合标志物测定、凝血功能、肝肾功能、电解质、心肌酶谱、糖化血红蛋白测定、肿瘤标志物测定、红细胞沉降率、甲状腺功能、脑脊液检查等均未见明显异常。

【病例分析】

1. 病情特点、诊断依据 ① 患者青年男性，急性起病，病情反复，呈发作性病程。② 主要表现为反复发作性晕厥 2 次。发作前自觉头晕、眼花、胸闷、冒冷汗，双下肢乏力，迈步困难，并有眼前发黑，头脑一片空白现象，随后晕厥、不省人事。每次发作持续数分钟缓解。醒后有头晕、疲乏、口干等不适，对晕厥过程无记忆。发作过程中无抽搐，无双眼上翻、口吐白沫，无牙关紧闭、舌咬伤，无尿便失禁等。发作过程中曾测血压、血糖、肝肾功能、电解质等均无异常。一次发作前曾进食早餐。③ 均为训练过程中发病，有久站或过度疲劳史。④ 无神经系统阳性定位体征。⑤ 辅助检查：直立倾斜床试验(+)。头颅 MRI、脑电图、TCD、脑脊液检查等均未见明显异常。

2. 诊断 中医诊断：厥证，痰厥。西医诊断：晕厥(血管迷走性晕厥)。

中医辨病分析：患者因“反复发作性晕厥 2 个月”入院，故本病当属中医学之“厥证”范畴。舌苔白腻；脉沉滑，故证属“痰厥”。患者平素饮食不节，湿浊内聚，痰邪内蕴，复因外感六淫之邪，引动痰邪，痰随气升，上闭心窍，发为本病。痰随气升，上闭心窍，故突然昏厥；舌苔白腻，脉沉滑，均为痰浊内阻征象。病位在肝、脾，病性属实。

(1) 中医鉴别诊断

1) 痫病：常有先天因素，或有头部外伤史，以青少年为多见。痫之重者亦为突然昏仆，不知人事，发作时间短暂，发作时常伴有嚎叫，抽搐，口吐涎沫，两目上视，小便失禁等。常反复发作，每次症状均相类似，苏醒缓解后如常人。此外，还可行脑电图检查以资鉴别。该患者发病时无抽搐、嚎叫，无口吐涎沫、两目上视、小便失禁等，醒后无意识模糊状态，脑电图检查未见痫性放电，故排除。

2) 中风：此病以中老年人多见。素有肝阳亢盛病史，中脏腑者，突然昏仆，并伴有口舌㖞斜、偏瘫失语等症，神昏时间较长，苏醒后有偏瘫、失语等后遗症。该患者年轻，结合其发病形式可排除。

3) 昏迷：为多种疾病发展到一定阶段所出现的危重证候。一般来说发生较为缓慢，常有原发病存在，有昏迷前的临床过程，先轻后重，由烦躁、嗜睡、谵语渐次发展，一旦昏迷后，持续时间较长，恢复较难，苏醒后原发病仍然存在。该患者无原发基础疾病，不省人事持续时间短暂，容易恢复，恢复后无特殊不适。

(2) 西医鉴别诊断

1) 癫痫：是由于脑部神经细胞的兴奋性增高引起异常放电所致。有发作性、短暂性、重复性、刻板性的特点，临床表现为意识丧失、全身强直阵挛性发作，脑电图提示痫性发电。发作后常有意识模糊状态，该患者发病时无抽搐、嚎叫，无口吐涎沫、双眼上翻、无小便失禁等，醒后即刻恢复清醒，无发作后意识模糊状态，脑电图检查未见痫性放电，故排除。

2）昏迷：是由于各种疾病如糖尿病、尿毒症或颅内病变等引起的深度不省人事状态，是持续性的意识丧失，是意识障碍的严重阶段。大脑只有在相当广泛的抑制或损害时才能引起昏迷。该患者发作时曾测血压、血糖、肝肾功能、电解质等均无异常，且意识丧失非持续性，持续时间短暂，容易恢复，故排除。

3. *治疗方案*

（1）中医治疗

治法：行气豁痰。

方药：导痰汤加减。制半夏 10 g，橘红 6 g，茯苓 15 g，枳实 10 g，胆南星 6 g，甘草 6 g。

每日 1 剂，水煎 400 ml，分早、晚 2 次饭后温服。

针灸取穴：百会，神庭，水沟，内关（双），合谷（双），丰隆（双），太冲（双）。

毫针针刺，中等刺激，留针 30 min，每日 1 次。

（2）西医治疗：患者无基础疾病史，反复晕厥原因考虑为迷走神经抑制所致，首要做的是预防晕厥反复发作。

消除诱因：许多患者的晕厥发作具有一定的诱因，如较长时间的站立、情绪波动、睡眠不足等，应予以避免。

4. *住院治疗经过及其转归*　入院完善相关检查明确诊断后，给予患者行疾病健康宣教及指导治疗，嘱患者应从平日起注意避免一些常见诱发晕厥发作的原因，从而更好地预防晕厥反复发作。

案 2

反复发作性晕厥 1 个月（心源性晕厥）。

［患者一般情况］姓名：陈某；性别：男性；年龄：67 岁；民族：瑶族；婚姻状况：已婚；身高 170 cm，体重 68 kg。出生地：广西河池宜州；职业：退休职工。入院时间：2016－9－15；发病节气：中秋；病史陈述者：患者本人及家属。

［主诉］反复发作性晕厥 1 个月。

［现病史］患者于 1 个月前进食午餐时突觉头晕，伴心慌、胸闷不适，全身冒冷汗，当时患者面色苍白（家属代述），继而出现持续数秒的“脑中空白感”、视物不清，呼之不应、不省人事（家属代述），“回神后”患者意识清楚，无特殊不适，未介意，未诊治。上述症状反复出现，多为活动过程中或进食、饱餐后，近 1 个月来共发作 3 次，每次持续时间短暂，为一过性意识丧失，数秒可缓解，意识不清过程中患者无四肢抽搐，无双眼上翻、口吐白沫，无大小便失禁，无牙关紧闭、舌咬伤等，现为求进一步明确诊治至医院就诊，门诊拟诊为“晕厥查因”收住科内。病后，患者精神尚可，发作间歇期于活动及劳累后偶觉头晕、胸闷，无视物旋转、视物模糊，无头痛、恶心呕吐，无抽搐，无畏寒发热、咳嗽咳痰、腹痛腹泻，无胸痛、呼吸困难，无大小便障碍等。平素纳寐可，二便调，体重无明显减轻。

［既往史］既往有“高血压”病史 5 年，血压最高达 170/110 mmHg，规律服用降压药，血压控制尚可。否认“冠心病、糖尿病、肝炎、结核”等特殊病史。否认颅脑手术外伤史、输血史。否认药物食物过敏史。

［个人史］吸烟 30 年，平均 20 支/日，已明显减少吸烟 5 年；饮酒 20 余年，平均每日 100～150 g。

［家族史］无特殊。

［入院查体］T 36.6℃，R 18 次/分，P 65 次/分，BP 130/80 mmHg。神清，精神尚可，发育正常，营养中等，形体适中。舌淡，苔厚腻，脉滑，无颈静脉怒张，心脏不大，心率 88 次/分，房颤律，S1 稍低钝，脉搏短绌，各瓣膜听诊区未闻及病理性杂音，余肺腹查体无异常，四肢不肿。神经系统查体：神志清楚，言语清晰流利，问答查体合作。右利手。视力、视野粗测正常。双侧眼球活动自如，无复视及眼震。双侧瞳孔等大等圆，直径约 3.0 mm，对光反射灵敏。双侧角膜反射灵敏，无面部感觉障碍，张口下颌居中，下颌反射未引出。双侧额纹、鼻唇沟对称，示齿口角不偏。听力粗测正常。双侧软腭上抬有力，悬雍垂居中，咽反射存在。双侧转头耸肩有力、对称。伸

舌居中，无舌肌萎缩及舌肌震颤。四肢肌力5级，肌张力正常。双侧指鼻试验、跟膝胫试验稳准，龙贝格征阴性。深浅感觉无异常。双侧腱反射对称存在，病理反射未引出。颈软，无抵抗，脑膜刺激征阴性。自主神经系统检查未见异常。

［辅助检查］入院后查24 h动态心电图示窦性心动过缓；异位节律-心房颤动；窦性停搏(最长为5.2 s)，提示快慢综合征(图10-1)。颈部血管彩超示双侧颈动脉附壁斑块形成。心脏彩超示左心室高电压，二尖瓣、三尖瓣轻度反流。TCD示双侧颈内动脉、大脑中动脉、大脑前动脉血流速度减慢。脑电图＋脑电地形图未见明显异常；头颅MRI示双侧额顶皮质下多发小缺血梗死灶。余血常规、尿常规、大便常规、C反应蛋白、心脏联合标志物测定、凝血功能、肝肾功能、电解质、心肌酶谱、糖化血红蛋白测定、肿瘤标志物测定、红细胞沉降率、甲状腺功能等均未见明显异常。

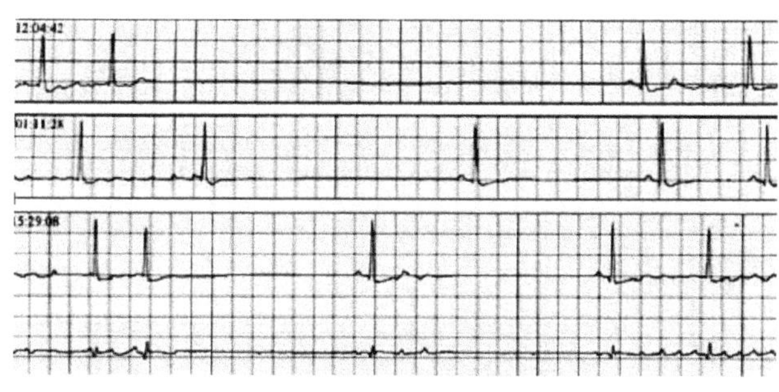

图10-1 24 h动态心电图

【病例分析】

1. 病情特点、诊断依据 ① 患者老年男性，急性起病，病情反复，呈发作性病程。② 主要表现为反复发作性晕厥3次。发作前自觉头晕，伴心慌、胸闷不适，全身冒冷汗，当时患者面色苍白(家属代述)，继而出现持续数秒的“脑中空白感”、视物不清，呼之不应、不省人事(家属代述)，“回神后”患者意识清楚，无特殊不适。发作过程中无抽搐，无双眼上翻、口吐白沫，无牙关紧闭、舌咬伤，无尿便失禁等。③ 多为活动过程中或进食、饱餐后出现。④ 主要阳性体征：心率88次/分，房颤律，S1稍低钝，脉搏短绌。无神经系统阳性定位体征。⑤ 辅助检查。动态心电图示窦性心动过缓；异位节律-心房颤动；窦性停搏(最长为5.2 s)，提示快慢综合征。头颅MRI示双侧额顶皮质下多发小缺血梗死灶。

2. 诊断 中医诊断：厥证，食厥。西医诊断：① 晕厥(心源性晕厥)。② 病态窦房结综合征。③ 高血压病3级，很高危组。④ 双侧颈动脉硬化。

中医辨病分析：患者因“反复发作性晕厥1个月”入院，故本病当属中医学之“厥证”范畴。舌苔厚腻；脉滑，故证属“食厥”。患者暴饮暴食，损伤脾胃，食积不化，填塞中脘，脾气不升，胃气不降，复遇恼怒，气逆于上，气与食并，壅塞于上，清窍不利而发为本病。清窍不利，故突发昏厥。苔厚腻，脉滑，均为食滞不消、浊气不降的表现。病位在肝，病性属实。

(1) 中医鉴别诊断

痫病：常有先天因素，或有头部外伤史，以青少年为多见。痫之重者亦为突然昏仆，不知人事，发作时间短暂，发作时常伴有嚎叫，抽搐，口吐涎沫，两目上视，小便失禁等。常反复发作，每次症状均相类似，苏醒缓解后如常人。此外，还可行脑电图检查以资鉴别。该患者发病时无抽搐、嚎叫，无口吐涎沫、两目上视、小便失禁等，醒后无意识模糊状态，脑电图检查未见痫性放电，故排除。

(2) 西医鉴别诊断

1) 癫痫：起病突然，发作前可有预感，但持续仅几秒。发作时常致外伤，有抽搐、双眼上翻、尿失禁、咬唇和意识不清。无意识的时间常持续几分钟，发作后有较长时间的昏睡状态。晕厥起病缓慢而无预感，发作短暂，神志很快恢复；发作后无昏睡状态。据此可鉴别。

2) 低血糖症：发作前有饥饿感、心跳加快、紧张不安和其他交感神经刺激症状，继之意识丧失。意识丧失逐渐进展，未经处理可进入深度昏迷。急诊检查血糖低可肯定诊断。该患者发病通常为饱食后出现，平素血糖正常，故低血糖反应所致可能性小。

3. 治疗方案

(1) 中医治疗

治法：消食和中。

方药：神术散合保和丸加减。苍术 10 g，陈皮 6 g，厚朴 10 g，甘草 6 g，藿香 10 g，砂仁 6 g，山楂 10 g，神曲 10 g，半夏 10 g，茯苓 15 g，连翘 6 g，莱菔子 10 g。

每日 1 剂，水煎 400 ml，分早、晚 2 次饭后温服。

针灸取穴：百会，印堂，水沟，内关（双），合谷（双），公孙（双），太冲（双），中脘。

毫针针刺，中等刺激，留针 30 min，每日 1 次。

（2）西医治疗：患者动态心电图示窦性心动过缓；异位节律-心房颤动；窦性停搏（最长为 5.2 s），提示快慢综合征。反复晕厥考虑为心源性因素所致。针对该患者，应该积极治疗原发病，植入永久性人工心脏起搏器等。

4. 住院治疗经过及其转归　患者病情较重，入院后予一级护理，下书面病重通知书，持续吸氧，多功能心电监护监测生命体征，积极完善相关检查明确诊断后，予请心内科会诊，转科行人工心脏起搏器植入术。

第十一章
痫　　病

第一节　中医学概述

【中医概念】

痫病是一种反复发作性神志异常的疾病，亦称癫痫，俗称"羊羔风"。它是因气机逆乱、神机失控而致精神恍惚，甚则突然仆倒，昏不知人，口吐涎沫，两目上视，四肢抽搐，或口中怪叫，移时苏醒，醒后如常人的一类病证。发作前可伴眩晕胸闷等先兆，发作后常有疲倦乏力等症状。

【中医源流】

痫病首见于《黄帝内经》而称"胎病"，属"巅疾"范畴，并指出发病与先天因素有关。《素问·奇病论》曰："人生而有病巅疾者……病名为胎病，此得之在母腹中时，其母有所大惊，气上而不下……故令子发为巅疾也。"《灵枢·癫狂》曰："癫疾始作，先反僵，因而脊痛。"不但明确提出了先天因素在本病发生中的作用，还注意到癫疾在抽搐之初，先有肌肉僵直，发作后常有脊背疼痛的临床表现。后世医家多认为本病系各种因素导致"脏气不平""痰浊壅塞"所致。如宋代陈无择《三因极一病证方论·癫痫叙论》曰："夫癫痫病，皆由惊动，使脏气不平，郁而生涎，闭塞诸经，厥而乃成。或在母腹中受惊，或少小感风寒暑湿，或饮食不节，逆于脏气。"指出多种因素导致脏气不平，阴阳失调，神乱而病。元代朱丹溪《丹溪心法·痫》指出本病之发生"无非痰涎壅塞，迷蒙孔窍"而成，强调痰迷心窍引发。丹波元坚《杂病广要·癫》认为"凡癫痫……皆由邪气逆阳分，而乱于头中也……其病在头巅"。《古今医鉴·五痫》龚商年按语说："痫之实者，用五痫丸以攻风，控涎丸以劫痰，龙荟丸以泻火；虚者，当补助气血，调摄阴阳，养营汤、河车丸之类主之。"清代王清任则认为痫病的发生与元气虚，"不能上转入脑髓"，以及脑髓瘀血有关，并创龙马自来丹、黄芪赤风汤治之。

对于痫病的临床表现，历代也有确切的描述，如隋代巢元方《诸病源候论·癫狂候》指出："卒发仆地，吐涎沫，口喎，目急，手足缭戾，无所觉知，良久乃苏。"《古今医鉴·五痫》曰："发作卒然倒仆，口眼相引，手足搐搦，背脊强直，口吐涎沫，声类畜叫，食顷乃苏。"至于痫病的分类，古有五痫之别，巢元方还论述了不同病因所引起的痫病，并将其分为风痫、惊痫、食痫、痰痫等。

《证治汇补·痫病》中提出阳痫、阴痫的分证方法，并明确了治则："痫分阴阳，先身热掣疭惊啼叫喊而后发，脉浮洪者为阳痫，病属六腑，易治。先身冷无惊掣啼叫而病发，脉沉者为阴痫，病在五脏，难治。阳痫痰热客于心胃，闻惊而作，若痰热甚者，虽不闻惊亦作也，宜用寒凉。阴痫亦本乎痰热，因用寒凉太过，损伤脾胃变而为阴，法当燥湿温补祛痰。"关于治疗方法，历代医家多主张癫痫发作时，先行针刺；若频繁发作，则醒后急用汤药调治，着重治标；神志转清，抽搐停止，处于发作休止期，可配制丸药常服，调和气血，息风除痰，以防痫病再发。

【病因病机】

痫病的发生，大多由于七情失调，先天因素，脑部外伤，饮食不节，劳累太过，或患他病之后，造成脏腑失调，痰浊阻滞，气机逆乱，风阳内动所致，而尤以痰邪作祟最为重要。《医学纲目》曰："癫痫者，痰邪逆上也。"即是此意。

1. 情志失调　主要责之于惊恐，气机逆乱，痰浊随气上逆，蒙闭心窍，如《素问・举痛论》曰"恐则气下""惊则气乱"；或因肝肾阴亏，阴不敛阳，肝阳亢盛，化热生风，风火夹痰，上蒙清窍，神机失控，则可突然昏仆发为痫病。

2. 先天因素　痫病之始于幼年者多见，与先天因素有密切关系，所谓"病从胎气而得之"。《黄帝内经》认为多因"在母腹中时，其母有所大惊"所致。若妊娠母体突然惊恐，一则导致气机逆乱，脏腑功能失调；一则导致精伤而肾亏，所谓"恐则精却"，使母体精气耗伤，影响胎儿正常发育，出生后易发痫病。而妊娠期间，母体多病，服药不当，损及胎儿，尤易成为发病的潜在因素。

3. 饮食不节　痰浊随气上逆，蒙闭心窍，则可突然昏仆。过食醇酒肥甘，脾气受损，运化失常，则痰浊内聚；或气郁化火，火邪炼津成痰，积痰内伏。一遇诱因，痰浊或随气逆，或随火上炎，或随风动，蒙蔽心神清窍，发为痫病。故有"无痰不作痫"之说。

4. 脑络瘀阻　由于跌仆撞击，或出生时难产，或中风，脑络受伤，"脑为元神之府""人之记性皆在脑中"，损伤之后，则神志逆乱，昏不知人；气血瘀阻，脑神失养，则络脉不和，神明遂失，突然昏仆，肢体抽搐，神识昏蒙，遂发痫病。清代周学海《读医随笔・证治类》指出："癫痫之病，其伤在血……杂然凝滞于血脉，血脉通心，故发昏闷，而又有抽掣叫呼者，皆心肝气为血困之象。"

5. 其他　或因六淫之邪所干，或因患他病后，脏腑受损，均可导致积痰内伏。一遇劳累过度，生活起居失于调摄，遂致气机逆乱，触动积痰，生热动风，壅塞经络，闭塞心窍，上扰脑神，发为痫病。

综上所述，痫之发病与五脏均有关联，病位在脑，与心、肝、脾、肾脏腑关系密切，主要责之于心、肝，顽痰闭阻心窍、肝经风火内动是痫病的主要病机特点。病理因素总以痰为主，每由风、火触动，痰瘀内阻，蒙闭清窍而发病。以心脑神机失用为本，风、火、痰、瘀致病为标。其中痰浊内阻，脏气不平，阴阳偏盛，神机受累，元神失控是病机的关键所在。痫病的病机转化取决于正气的盛衰及痰邪深浅。而痫病之痰具有随风气而聚散和胶固难化两大特点，因而痫病之所以久发难愈，反复不止，正是由于胶固于心胸的"顽痰"所致。痰聚气逆闭阻，闭阻清窍，则痫病发作；痰降气顺，则发作休止；若风阳痰火逆而不降，则见痫病大发作。至于发作时间的久暂、间歇期的长短，则与气机顺逆和痰浊内聚程度有密切关系。

【中医诊断】

(1) 典型发作时突然昏倒，不省人事，两目上视，四肢抽搐，口吐涎沫，或有异常叫声等，醒后除疲乏外一如常人。小发作时仅突然呆木无知，面色苍白或两目凝视，头向前倾，持物脱落，短时间即醒，恢复正常。

(2) 反复发作，发无定时，发作时间长短不等，多数在数秒至数分钟即止，少数可达数小时以上，苏醒后对发作时情况全然不知。

(3) 发作前有眩晕、胸闷、叹息等先兆症状。

(4) 任何年龄、性别均可发病，但多在儿童期、青春期或青年期发病，可有家族遗传史，或产伤史，或脑部外伤史，每因惊恐、劳累、情志过极等诱发。

【鉴别诊断】

1. 痫病与中风　痫病与中风均有突然仆倒，昏不知人等，但痫病有反复发作史，发时口吐涎沫，两目上视，四肢抽搐，或做怪叫声，可自行苏醒，无半身不遂、口舌歪斜等症，而中风则仆地无声，昏迷持续时间长，醒后常有半身不遂等后遗症。

2. 痫病与厥证　厥证除见突然仆倒，昏不知人主症外，还有面色苍白，四肢厥冷，或见口噤，握拳，手指拘急，而无口吐涎沫，两目上视，四肢抽搐和病做怪叫之症。

3. 痫病与痉证　两者都具有四肢抽搐等症状，但痫病仅见于发作之时，兼有口吐涎沫，病做怪叫，醒后如常人。而痉证多见持续发作，伴有角弓反张，身体强直，经治疗恢复后，或仍有原发疾病的存在。

【辨证论治】

1. 确定病性　来势急骤，神昏猝倒，不省人事，口噤牙紧，颈项强直，四肢抽搐者病性属风。发作时口吐涎沫，气粗痰鸣，呆木无知，发作后或有情志错乱，幻听，错觉，或有梦游者，病情属痰。有猝倒啼叫，面赤身热，口流血沫，平素或发病后有大便秘结，口臭苔黄者，病性属热。发作时面色潮红、紫红，继则青紫，口唇发绀，或有颅脑外伤、产伤等病史者，病性属瘀。

2. 辨轻重　一是发病时间之长短，一般持续时间长则病重，短则病轻；二是发作间隔时间之久暂，间隔时间久则病轻，短则病重。

3. 辨虚实　痫病之风痰闭阻、痰火扰神属实；而心脾两虚、肝肾阴虚属虚。发作期多实，或实中夹虚；休止期多虚，或虚中夹实。

4. 辨阴阳　发作时牙关紧闭，伴面红、痰鸣、舌红脉数者多为阳痫，面色晦暗或萎黄、肢冷、口不啼叫或叫声微小者多为阴痫。阳痫发作多实，阴痫发作多虚。

【治则与治疗】

治疗方面宜遵循“间者并行、甚者独行”的原则。发作期以开窍醒神为主，治宜豁痰息风、开窍定痫；恢复休止期以祛邪补虚为主，治宜健脾化痰、补益肝肾、养心安神。痫病处于发作期，病情严重，发作不能缓解者，除积极抢救密切注意病情变化外，应予中西医结合治疗。

1. 风痰闭阻

[主症] 发作呈多样性，或见突然跌倒，神志不清，抽搐吐涎，或伴尖叫与二便失禁，或短暂神志不清，双目发呆，茫然若失，谈话中断，持物落地，或精神恍惚而无抽搐。

[兼次症] 病发前常有眩晕，头昏，胸闷，乏力，痰多，心情不悦。

[舌脉] 舌质红，苔白腻，脉多弦滑有力。

[分析] 痰浊素盛，肝阳化风，痰随风动，风痰闭阻，上干清窍。

[治法] 涤痰息风，开窍定痫。

[方药] 定痫丸加减。本方豁痰开窍，息风定惊，适用于痰浊素盛，肝风内动，蒙蔽清窍之痫病。方中天麻、全蝎、僵蚕平肝息风镇痉；川贝母、胆南星、姜半夏、竹沥、石菖蒲涤痰开窍而降逆；琥珀、茯神、远志、辰砂镇心安神定痫；茯苓、陈皮健脾益气化痰；丹参理血化瘀通络。若眩晕，目斜视者，加龙骨、生牡蛎、磁石、珍珠母重镇安神。

2. 痰火扰神

[主症] 发作时昏仆抽搐，吐涎，或有吼叫，平时急躁易怒，心烦失眠，咳痰不爽，口苦咽干，便秘溲黄。

[兼次症] 病发后，症情加重，彻夜难眠，目赤。

[舌脉] 舌红，苔黄腻，脉弦滑而数。

[分析] 痰浊蕴结，气郁化火，痰火内盛，上扰脑神。

[治法] 清热泻火，化痰开窍。

[方药] 龙胆泻肝汤合涤痰汤加减。前方以清肝泻火、调气开窍为主，用于火热炽盛者；后方涤痰开窍见长，用于痰浊闭窍者。方中龙胆草、青黛、芦荟直入肝经而泻肝火；大黄、黄芩、栀子通泻上、中、下三焦之火；姜半夏、胆南星、木香、枳实理气涤痰；茯苓、橘红、人参健脾益气化痰；石菖蒲、麝香走窜，清心开窍；当归和血养肝。若肝火动风之势者，加天麻、石决明、钩藤、地龙、全蝎，以平肝息风。

3. 瘀阻脑络

[主症] 平素头晕头痛，痛有定处，常伴单侧肢体抽搐，或一侧面部抽动，颜面口唇青紫。

[兼次症] 多继发于颅脑外伤、产伤、颅内感染性疾患后，或先天脑发育不全。

[舌脉] 舌质暗红或有瘀斑，舌苔薄白，脉涩或弦。

[分析] 瘀血阻窍，脑络闭塞，脑神失养而风动。

[治法] 活血化瘀，息风通络。

[方药] 通窍活血汤加减。本方活血化瘀，醒脑通窍，适用于瘀阻头巅、头痛头晕、肢体抽动等症。方中赤芍药、川芎、桃仁、红花活血化瘀；麝

香、老葱通阳开窍,活血通络;地龙、僵蚕、全蝎息风定痫。若痰涎偏盛者,加半夏、胆南星、竹茹。

4. 心脾两虚

[主症] 反复发痫,神疲乏力,心悸气短。

[兼次症] 失眠多梦,面色苍白,体瘦纳呆,大便溏薄。

[舌脉] 舌质淡,苔白腻,脉沉细而弱。

[分析] 痫发日久,耗伤气血,心脾两伤,心神失养。

[治法] 补益气血,健脾宁心。

[方药] 六君子汤合归脾汤加减。前方健脾益气,化痰降逆,用于神疲乏力,纳呆便溏等脾虚证;后方益气养血,补心安神,用于心悸气短,失眠多梦等神志不安之证。方中人参、茯苓、白术、炙甘草健脾益气助运;陈皮、姜半夏理气化痰降逆;当归、丹参、熟地黄养血和血;酸枣仁养心安神;远志、五味子敛心气,宁心神。若痰浊盛而恶心呕吐者,加胆南星、姜竹茹、瓜蒌、石菖蒲、旋覆花化痰降浊;便溏者,加炒薏苡仁、炒扁豆、炮姜等健脾止泻;夜游者加生龙骨、生牡蛎、生铁落等镇心安神。

5. 心肾亏虚

[主症] 痫病频发,神思恍惚,面色晦暗,头晕目眩。

[兼次症] 两目干涩,耳轮焦枯不泽,健忘失眠,腰酸膝软,大便干燥。

[舌脉] 舌质淡红,脉沉细而数。

[分析] 痫病日久,心肾精血亏虚,髓海不足,脑失所养。

[治法] 补益心肾,潜阳安神。

[方药] 左归丸合天王补心丹加减。前方滋补肝肾,填精益髓,适用于头目眩晕、腰膝酸软等真阴不足症状;后方滋阴养血,安神宁心,适用于心悸失眠、神思恍惚等症。方中熟地黄、山药、山茱萸、菟丝子、枸杞子补益肝肾;鹿角胶、龟甲胶峻补精血;川牛膝补肾强腰;生牡蛎、鳖甲滋阴潜阳。若神思恍惚,持续时间长者,加阿胶补益心血;心中烦热者加焦栀子、莲子心清心除烦;大便干燥者,加玄参、天花粉、当归、火麻仁以养阴润肠通便。

因本病反复发作,易成痼疾,治当顾其本。休止期长者,可配制丸剂,便于长期服用,以图根治。配合精神及饮食调养也是促进康复的重要措施。

第二节 西医学概述

癫痫

【西医学定义】

癫痫是多种原因导致的脑部神经元高度同步化异常放电的临床综合征,临床表现具有发作性、短暂性、重复性和刻板性的特点。异常放电神经元的位置不同及异常放电波及的范围差异,导致患者的发作形式不一,可表现为感觉、运动、意识、精神、行为、自主神经功能障碍或兼有之。临床上每次发作或每种发作的过程称为痫性发作,一个患者可有一种或数种形式的痫性发作。在癫痫中,由特定症状和特征组成的特定癫痫现象称为癫痫综合征。

【病理生理】

癫痫的发病机制非常复杂,至今尚未完全了解其全部机制,但发病的一些重要环节已被探知。首先是痫性放电的起始。神经元异常放电是癫痫发病的电生理基础。正常情况下,神经元自发产生有节律的电活动,但频率低。致痫灶神经元的膜电位与正常神经元不同,每次的动作电位之后出现阵发性去极化漂移,同时产生高幅高频的棘电波放电。神经元异常通道结构和功能改变,引起离子异常跨膜运动所致。在癫痫发病机制中,关于神经元异常放电起源需区分两个概念:① 癫痫病理灶:是癫痫发作的病理基础,指脑组织形态或结构异常直接或间接导致痫性放电或癫痫发作,CT 或 MRI 通常可显示病理灶,有的需要在显微镜下才能发现。② 致痫灶:是脑电图出现一个或数个最明显的痫性放电部位,痫性放电可因病理灶挤压、局部缺血等导致皮质神经元减少和胶质增生所致。研究表明直接导致癫痫发作的并非癫痫病理灶而是致痫灶。单个病理灶(如肿瘤、血管畸形)的致痫灶多位于病理灶边缘,广泛癫痫病理灶(如颞叶内侧硬化剂外伤性瘢痕)的致痫灶常包含在病理灶内,有时可在远离癫痫病理灶的同侧或对侧脑区。其次是痫性放电的传播。异常高频放电反复通过突触联系和强直后易化作用诱发周边及远处的神经元同步放电,从而引起异常电位的连续传播。异常放电局限于大脑皮质的某一区域时,表现为部分性发作;若异常放电在局部反馈回路中长期传导,表现为部分性发作持续状态;若异常放电通过电场效应和传导通路,向同侧其他区域甚至一侧半球扩散,表现为杰克逊发作;若异常放电不仅波及同侧半球同时扩散到对侧大脑半球,表现为继发性全面性发作;若异常放电的起始部分在丘脑和上脑干,并仅扩及脑干网状结构上行激活系统时,表现为失神发作;若异常放电广泛投射至两侧大脑皮质并当网状脊髓束受到抑制时则表现为全身强直阵挛发作。最后是痫性放电的终止。

癫痫发作时,癫痫灶内产生巨大突触后点位,后者激活负反馈机制,使细胞膜长时间处于去极化状态,抑制异常放电扩散,同时减少癫痫(即病因)和癫痫发作引起的病理改变(即癫痫发作的后果),这对于明确癫痫的致病机制及寻求外科手术治疗具有十分重要的意义。由于医学伦理学限制,目前关于癫痫的病理研究大部分来自难治性癫痫患者手术切除的病变组织,在这类患者中,海马硬化具有一定的代表性。海马硬化又称阿蒙角硬化或颞叶中央硬化,它既可以是癫痫反复发作的结果,又可能是导致癫痫反复发作的病因,与癫痫治疗成败密切相关。海马硬化肉眼观察表现为海马萎缩、坚硬;组织学表现为双侧海马硬化病变多呈现不对称性,往往发现一侧有明显的海马硬化表现,而另一侧海马仅有轻度的神经元脱失;此外,它也可以波及海马旁回、杏仁核、钩回等。镜下典型表现是神经元脱失和胶质细胞增生,且神经元的脱失在癫痫易损区更明显,比如CA1区、CA3区和门区。

苔藓纤维出芽是海马硬化患者另一重要的病理表现。颗粒细胞的轴突称为苔藓纤维,正常情况下只投射至门区及CA3区,反复癫痫发作触发苔藓纤维芽生,进入齿状回的内分子层(主要是颗粒细胞的树突)和CA1区,形成局部异常神经环路,导致癫痫发作。

海马硬化患者还可以发现齿状回结构的异常。最常见的是颗粒细胞弥散增宽,表现为齿状回颗粒细胞宽度明显宽于正常对照,颗粒层和分子层界模糊,这可能是癫痫发作导致颗粒细胞正常迁移被打断,或者是癫痫诱发神经发生的结果。此外,很多学者报道在癫痫患者海马门区发现异常神经元,伴有细胞骨架结构的异常。

而对于非海马硬化的患者,反复的癫痫发作是否一定发生神经元脱失等海马的神经病理改变,尚无定论。国外有学者收集癫痫患者的尸检标本发现,长期反复发作的癫痫患者并不一定有神经元限制的脱失。随着分子生物学等基础学科的迅速发展,癫痫发作所引起的德尔细胞超微构架损伤及分子病理机制将逐步明朗化。

【临床分型】

1981年公布的癫痫发作国际分类是根据发作时的临床表现和脑电图特征,1989年癫痫综合征分类是根据病因、发病机制、临床表现、疾病演变过程、治疗效果等,两者目前应用最广泛。2010年对发作分类进行了更新,并将疾病与综合征一起分类进行了综合征和癫痫病的分类更新(表11-1~表11-5)。

表11-1 国际抗癫痫联盟(ILAE,1981)癫痫发作分类

1. 部分性发作	
1.1 单纯部分性发作	
运动性发作	局灶性运动性、旋转性、杰克逊发作、姿势性、发声性
感觉性发作	特殊感觉(嗅觉、视觉、味觉、听觉) 躯体感觉(痛觉、温觉、触觉、运动觉、位置觉) 眩晕
自主神经性发作(心慌、烦渴、排尿感等)	
精神症状性发作	言语障碍、记忆障碍、认知障碍、情感变化、错觉、结构性幻觉
1.2 复杂部分性发作	
单纯部分性发作后出现意识障碍	单纯性发作后出现意识障碍、自动症
开始即有意识障碍	仅有意识障碍、自动症

（续表）

1.3 部分性发作继发全身发作
单纯部分性发作继发全面发作
复杂部分性发作继发全面发作
单纯部分性发作继发复杂部分性发作再继发全面性发作
2. 全面性发作
2.1 失神发作
典型失神发作
不典型失神发作
2.2 强直发作
2.3 阵挛发作
2.4 强直阵挛发作
2.5 肌阵挛发作
2.6 失张力发作
3. 不能分类的发作

表 11－2 国际抗癫痫联盟(ILAE,1989 修订)癫痫发作分类

1. 与部位相关(局灶性、局限性和部分性)
1.1 特发性癫痫(与年龄有关)
伴中央-颞部棘波的良性儿童癫痫
伴枕叶阵发性放电的良性儿童癫痫
原发性阅读性癫痫
1.2 症状性癫痫
颞叶癫痫
额叶癫痫
顶叶癫痫
枕叶癫痫
儿童慢性进行性部分性持续性癫痫状态
特殊促发方式的癫痫综合征
1.3 隐源性癫痫
2. 全面性癫痫及综合征
2.1 特发性癫痫(与年龄有关)
良性家族性新生儿惊厥

（续表）

良性新生儿惊厥
良性婴儿肌阵挛癫痫
儿童失神癫痫
青少年失神癫痫
青少年肌阵挛癫痫
觉醒时全面强直阵挛发作性癫痫
其他全面性特发性癫痫
特殊活动诱发的癫痫
2.2 隐源性和(或)症状性癫痫
West 综合征(婴儿痉挛症)
Lennox－Gastaut 综合征
肌阵挛-猝倒性癫痫
肌阵挛失神发作性癫痫
2.3 症状性或继发性癫痫及癫痫综合征
无特殊病因
早发性肌阵挛性脑病
伴暴发抑制的早发性婴儿癫痫性脑病
其他症状性全面性癫痫
特殊综合征
其他疾病状态下的癫痫
3. 不能确定为部分性或全面性的癫痫或癫痫综合征
3.1 兼有全面性或部分性发作
新生儿癫痫
婴儿重症肌阵挛性癫痫
慢波睡眠中持续棘慢复合波癫痫
获得性癫痫性失语(Landau－Kleffner 综合征)
其他不能确定的癫痫
3.2 未能确定为全面性或部分性癫痫
4. 特殊综合征
4.1 热性惊厥
4.2 孤立发作或孤立性癫痫状态
4.3 仅见于急性代谢或中毒情况的发作

表 11－3　国际抗癫痫联盟(ILAE,2010 修订)癫痫发作分类

1. 全面性发作
1.1　强直阵挛(可以任何形式组合)
1.2　失神
1.2.1　典型失神
1.2.2　不典型失神
1.2.3　伴特殊形式的失神
肌阵挛失神
眼睑肌阵挛
1.3　肌阵挛
肌阵挛
肌阵挛失张力
肌阵挛强直
1.4　阵挛
1.5　强直
1.6　失张力
2. 局灶性发作
3. 不确定的发作
癫痫性痉挛

注：如发作不能明确诊断为上述范畴的一种发作类型，在获得更多的信息明确诊断之前，应该考虑属于不能分类的发作。但不能分类不应作为一个分类项目。

表 11－4　根据发作时意识损伤程度描述局灶性发作

无意识或知觉损伤
伴有可见运动或自主神经成分。大致相当于“简单部分性发作”的概念
“局灶性运动”和“自主神经”术语能够根据发作表现恰当的表达这个概念
仅有主观的感觉或精神症状。相当于“先兆”，来自 2001 年词汇表
有意识或知觉损伤
大致相当于“复杂部分性发作”的概念
演变为双侧的惊厥性①发作
包括强直、阵挛或强直和阵挛成分。代替“继发性全面性发作”一词

注：① 在词汇表内认为“惊厥”是一个非专业性的名词；我们注意到惊厥一词以各种形式广泛用于医学各个领域，并且在各种语言间都有很好的翻译，因此，其使用得到认可。

表 11－5　电－临床综合征和其他癫痫病

根据起病年龄排列的电－临床综合征[1]	4. 青少年－成年期
1. 新生儿期	青少年失神癫痫(JAE)
良性家族性新生儿癫痫	青少年肌阵挛癫痫(JME)
早期肌阵挛脑病	仅有全面强直阵挛发作的癫痫
大田原综合征	进行性肌阵挛癫痫(PME)
2. 婴儿期	伴有听觉表现的常染色体显性遗传性癫痫(ADPEAF)
伴游走性局灶性发作的婴儿癫痫	其他家族性颞叶癫痫
West 综合征	5. 与年龄无特殊关系的癫痫
婴儿肌阵挛癫痫	部位可变的家族性局灶性癫痫(儿童至成人)
良性婴儿癫痫	反射性癫痫
良性家族性婴儿癫痫	其他一组癫痫
婴儿重症肌阵挛性癫痫	伴有海马硬化的颞叶内侧癫痫(MTLE 伴 HS)
非进行性疾病中肌阵挛脑病	Rasmussen 综合征
3. 儿童期	伴下丘脑错构瘤的痴笑性发作
热性惊厥附加症(FS+)，可起病于婴儿期	半侧惊厥－半侧瘫－癫痫
Panayiotopoulos 综合征	不符合上述任何诊断类型癫痫，区分的基础首先要明确是否存在已知的结构异常或代谢情况(假定原因)，而后是发作开始的主要形式(全面性相对于局灶性)
肌阵挛失张力(以前称站立不能性)癫痫	由于脑结构－代谢异常所致的癫痫
伴中央颞区棘波的良性癫痫(BECT)	皮质发育畸形(半侧巨脑回，灰质异位等)
常染色体显性遗传夜间额叶癫痫(ADNFLE)	神经皮肤综合征(结节性硬化，Sturge－Weber 等)
晚发性儿童枕叶癫痫(Gastaut 型)	肿瘤、感染、创伤、血管瘤、围生期损伤、卒中等
肌阵挛失神癫痫	原因不明的癫痫(伴癫痫样发作，但习惯上不诊断为癫痫的一个类型)
Lennox－Gastaut 综合征	
伴睡眠期持续棘慢波的癫痫性脑病(CSWS)[2]	良性新生儿惊厥(BNS)
Landau－Kleffner 综合征(LKS)	热性惊厥(FS)
儿童失神癫痫(CAE)	

注：1. 电－临床综合征的安排不反映病因。
2. 有时涉及睡眠时癫痫性电持续状态(ESES)。

【临床表现】

癫痫发作的共同特征有：① 发作性，突然发生，持续一段时间后迅速恢复，间歇期正常。② 短暂性，持续数秒或数分钟，除癫痫持续状态外，很少超过半小时。③ 重复性，重复发作。④ 刻板性，多次发作表现近一致。

1. 全面性发作(generalized seizures)　因为广泛的皮质和皮质下组织参与多在发作初期就有意识丧失，运动改变为双侧，或多或少地存在对称关系，EEG双侧改变，大致同步并对称。

(1) 全面强直阵挛发作(generalized tonic clonic seizure，GTCS)：大众眼中所认为的癫痫。发作时意识丧失、双侧强直后出现阵挛是此型主要临床特征。可继发也可起病为此型。早期出现意识丧失，站立时发作可跌倒，随后的发作分为三期：① 强直期。表现为全身骨骼肌持续性收缩。眼肌收缩出现眼睑上牵、眼球上翻或凝视；咀嚼肌收缩出现张口，随后猛烈闭合，可咬伤舌尖；喉肌和呼吸肌强直性收缩致患者尖叫一声，呼吸停止；颈部和躯干肌肉的强直性收缩致颈和躯干先屈曲，后反张；上肢由上举后旋转为内收旋前，下肢先屈曲后猛烈伸直，持续10～30 s后进入阵挛期。② 阵挛期。肌肉交替性收缩与松弛，呈一张一弛交替性抽动，阵挛频率逐渐变慢，松弛时间逐渐延长，本期可持续30～60 s或更长。在一次剧烈阵挛后，发作停止，进入发作后期。以上两期均可发生舌咬伤，并伴呼吸停止、血压升高、心率加快、瞳孔散大、光反射消失、唾液和其他分泌物增多；巴宾斯基征可为阳性。③ 发作后期。此期尚有短暂阵挛，以面肌和咬肌为主，导致牙关紧闭，可发生舌咬伤。本期全身肌肉松弛，括约肌松弛，尿液自行流出可发生尿失禁。呼吸首先恢复，随后瞳孔、血压、心率渐至正常。肌张力松弛，意识逐渐恢复。从发作到意识恢复历时5～15 min。醒后患者常感头痛、全身酸痛、嗜睡，部分患者有意识模糊，此时强行约束患者可能发生伤人和自伤。GTCS典型脑电图改变是，强直期开始逐渐增强的10次/秒棘波样节律，然后频率从3 Hz到1 Hz，波幅不断增高，阵挛期弥漫性慢波可被爆发的快节律(10 Hz)中断，痉挛后期呈明显脑电抑制，发作时间愈长，抑制愈明显。

(2) 强直发作(tonic seizure)：该发作出现肌肉收缩，伴意识改变而无肌阵挛。肌收缩使脖子伸长，面肌收缩，眼大睁，眼球向上，呼吸肌收缩，上肢向心性肌收缩，引起半屈曲的臂和肩的外展与上抬。肌肉收缩扩展到远端时，手臂上抬并举起似乎保护头屈曲，下肢强迫伸展或呈三角屈曲。窒息后可能会哭。发作过程中，痉挛呈波动性，引起点头样动作或者外展上肢姿势改变。发作持续不少于1 min。发作EEG提示低平(去同步化)，快活动节律(15～25 Hz)并伴潜伏期增加(达到100 mV)，或者与肌强直阵挛发作中所见的强直阶段节律性的10 Hz放电相似。发作常因肌肉活动和运动而不明了。间期EEG显示慢性的弥漫性脑损害变化。

(3) 阵挛发作(clonic seizure)：多见于新生儿、婴儿和儿童。在大龄儿童或成年人，强直阵挛发作因治疗而变为强直发作。EEG提示快节律(10 Hz)混合较大潜伏期的慢波或非常少的多棘波或棘波放电。

(4) 失神发作(absence seizure)：分典型和不典型失神发作，临床表现、脑电图背景活动及发作期改变、预后等均有较大差异。① 典型失神发作。该类型通常因疲劳、沮丧、放松、闪光、高通气而诱发。见于儿童期和青少年期。特征为突然短暂的(80%以上患者<10 s)意识丧失和正在进行的动作中断，通常情况下保持张力，发作结束也很突然，停止的动作可以继续下去，事后对发作全无记忆，每日可发作数次至数百次。发作后立即清醒，无明显不适，可继续先前活动。醒后不能回忆。发作时EEG呈双侧同步对称的经典的3 Hz棘-慢综合波，但一些发作持续时间长或大龄患者，发作也不那么规则，频率也会在2～4 Hz变动。发作间期EEG背景活动正常，可有短暂棘波爆发，这些棘波可被高通气诱发。② 不典型失神。发作时间较失神发作长，肌张力降低较之严重，发作和终止也不是很突然，意识常不完全丧失，对发作回忆并非完全没有，偶有肌阵挛。常因行走而跌倒。EEG显示较慢

的(2.0～2.5 Hz)不规则棘-慢波或尖-慢波，背景活动异常，发作间期和发作期 EEG 类似。闪光和高通气不能诱导发作。多见于有弥漫性脑损害患儿，学习能力和其他神经功能有损害，预后较差。

(5) 肌阵挛发作(myoclonic seizure)：某肌群、肢体或全身快速、短暂、触电样肌肉收缩，可单次，也可重复。变化可由细微的震颤到阵挛。可突然跌倒或抛出手中物(飞碟综合征)。可及时恢复，患者可保持意识未丧失。声、光、动作、压力等刺激可诱发。它也是特发性全面性癫痫中的一种(另 2 种为失神发作和强直-强直发作)。局部肌阵挛发作常是枕叶癫痫和中央区起源癫痫的表现。可见于任何年龄，常见于预后较好的特发性癫痫患者，如婴儿良性肌阵挛性癫痫；也可见于罕见的遗传性神经变性病以及弥漫性脑损害。发作期典型 EEG 改变为多棘波放电，通常不对称和不规则，主要位于前额。

(6) 失张力发作(atonic seizure)：是姿势性张力丧失所致。部分或全身肌肉张力突然降低导致垂颈(点头)、张口、肢体下垂(持物坠落)或躯干失张力跌倒或猝倒发作，持续数秒至 1 min，时间短者意识障碍可不明显，发作后立即清醒和站起。EEG 示多棘-慢波或低电位活动。该类型发作常有弥漫性脑损害伴学习能力下降等。

2. 部分性发作(partial seizures) 指大脑半球局部神经元的异常放电，包括单纯部分性、复杂部分性、部分性继发全面性发作三类，前者为局限性发放，无意识障碍，后两者放电从局部扩展到双侧脑部，出现意识障碍。

(1) 单纯部分性发作(simple partial seizure)：一般不超过 1 min，起始与结束均较突然，无意识障碍。可分为以下四型。

1) 部分运动性发作：病灶多在中央前回(运动区)及附近，表现为身体某一局部发生不自主抽动，有几种形式：① 杰克逊发作。表现为抽搐自手指-腕部-前臂-肘-肩-口角面部逐渐发展；严重患者发作后可留下短暂性(0.5～24 h 内消除)肢体瘫痪，称为托德瘫痪(有定位意义，表明放电起于对侧运动皮质)。② 旋转性发作。双眼侧偏，头部同向转动，身体扭转不超过 180°(定位于对侧前额)。③ 姿势性发作。发作侧上肢外展、肘部屈曲、头和眼睛转向同侧。④ 发声性发作。不自主重复发作前单音或单词。

2) 部分感觉性发作：一侧肢体麻木、针刺、发热、烧灼感，多发生在口角、舌、手指或足趾(病灶多在中央后回躯体感觉区)。也可为视觉性(闪光或色彩异常，病灶在枕叶距状裂)、听觉性(异常声响，病灶在颞叶)、嗅觉性(臭味，病灶在额叶眶部、杏仁核、岛回)；眩晕性(坠落感、飘动感或水平/垂直运动感)等。

3) 自主神经性发作：面色苍白、全身潮红、多汗、立毛、瞳孔散大、呕吐、腹痛、肠鸣、烦渴和欲排尿感等(病灶多位于岛叶、丘脑及周围边缘系统)。

4) 精神性发作：症状多变，多为复杂部分性发作的先兆。有 6 种基本类型：① 失语。定位于皮质语言区(额叶或颞顶区)，言语停止或严重减少，甚至发作后失语。② 失忆(记忆错乱)。幻觉、似曾相识感、记起既往经历。③ 认知症状(基本见于颞叶癫痫)。迷糊、人格分裂等。④ 情感症状(多见于颞叶内侧面)。包括恐惧、抑郁、易怒、兴奋、性亢奋等。痴笑发作由额叶病变引起，是下丘脑错构瘤的特征。⑤ 视物大小、形状、距离改变，见于顶枕交界。⑥ 幻听、幻视、味觉幻觉、幻嗅，见于颞叶或顶枕交界区放电。精神性发作时，发作间期或简单部分发作期的头皮 EEG 多正常，因为癫痫导致的紊乱太小不能检测出。当然，发作间期也可见尖棘波，慢波及正常节律抑制。

(2) 复杂部分发作(complex partial seizure, CPS)：占成人癫痫发作的 50%以上，也被称为精神运动性发作，颞叶引起占 60%，额叶占 30%，其他部位占 10%。颞、额叶起源的可分 3 个阶段：首先为先兆，各种形式的简单部分性发作，持续数秒，很少超过 1 min。其次为意识改变，先兆后出现，或由先兆进展而来。此时患者一动不动，目光凝视。有时外在表现不明显。有时可能有痉挛、姿势固定或严重的强直痉挛。最后为自动症，在发作过程中或发作后无意识动作，患者不能记起该过程。受环境影响，有时可有目的性动作，甚至参与复杂活动。自动症应与发作后意识不清鉴别，自动症在颞叶和额叶癫痫中常见，分为：① 口腔上颌型动作。出现口腔咀嚼、咂嘴、吞咽等，常见于颞叶内侧癫痫。② 模仿性的动作。包括笑、恐惧、愤怒、兴奋等。③ 姿势性动作。包括拉小提琴样动作、轻拍、搓手等。也有复杂动作，常见的有脱衣。这些在颞叶癫痫常见。④ 游走自动症。包括步行、转圈、跑步。⑤ 言语自动症。发出无意义的嗡嗡声、咕哝声、吹口哨声、可重复词语或一句话。这些出现在颞叶癫痫中提示非优势半球的放电。10%～30%患者发作时，头皮EEG无改变；其余患者可能有快节律活动，可在局部形成棘波、尖棘波、慢活动节律。

(3) 部分性发作继发全面性发作：单纯部分性发作可发展为复杂部分性发作，单纯或复杂部分性发作均可泛化为全面性强直阵挛发作。

3. 新的发作类型

(1) 非进行性脑病中的肌痉挛状态：发病前都有神经功能障碍，多数为脑病，平均发病年龄为12个月。多数表现为或多或少较典型的部分运动性发作、肌痉挛失神及粗大的肌痉挛。肌痉挛状态的临床特征是非常频繁和亚连续的"失神"，伴有非常频繁和亚连续的面部与肢体远端肌肉的痉挛。初期，大多数痉挛是游走性和非同步性，可发生在不同的肌肉，随后出现不同频率但更有节律性和同步性的运动，尤其是有明显失神时更突出。慢波睡眠中失神和肌痉挛消失。

(2) 痴笑发作：没有诱因的、刻板的、反复发作的痴笑，常伴有其他癫痫表现，发作期和发作间期EEG有痫样放电，无其他疾病能解释这种发作性痴笑。

(3) 持续性先兆：ILAE在新癫痫分类中把持续性先兆作为癫痫一种亚型，也将其视为部分感觉性癫痫的同义词。从临床观点看，可分为4种亚型：躯体感觉(如波及躯干、头部及四肢的感觉迟钝等)；特殊感觉(如视觉、听觉、嗅觉、平衡觉及味觉)；自主神经症状明显的持续性先兆；表现为精神症状的持续性先兆。

【癫痫综合征的临床表现】

癫痫发作是指一次发作的全过程，而癫痫综合征则是一组疾病或综合征的总称。

1. 与部位有关的癫痫

(1) 与年龄有关的特发性癫痫

1) 伴中央-颞部棘波的良性儿童癫痫(benign childhood epilepsy with centrotemporal spike)：5～10岁起病多见，男孩多见，部分患者有家族史。发作表现为一侧面部、口角短暂或上肢的运动性发作，常伴躯体感觉症状，多夜间发病，有泛化倾向。发作频率较低，每月或数月1次，少有短期内发作频繁者。智力一般正常。EEG表现为在背景活动正常基础上，中央-颞区高波幅棘-慢波。常由睡眠激活，有扩散或游走(从一侧移至另一侧)倾向。对抗癫痫药反应良好，多数患者青春期自愈。

2) 伴有枕叶阵发性放电的良性儿童癫痫(childhood epilepsy with occipital paroxysms)：平均发病年龄为3～15岁，从视觉症状开始，发展到眼肌阵挛、偏侧阵挛，也可合并全面强直阵挛发作及自动症。出现偏盲、黑矇、闭眼、眨眼、眼球突出，接着可出现发作后头痛，有时可有恶心呕吐等。EEG示闭眼时见到一侧或双侧枕区阵发性高波幅棘-慢波或尖波，呈反复节律性发放。

3) 原发性阅读性癫痫：由阅读诱发，阅读时出现下颌阵挛，常伴有手臂的痉挛，严重情况下继发全面强直阵挛发作。

(2) 症状性癫痫

1) 颞叶癫痫(temporal lobe epilepsy)：表现为部分性发作及全面性发作，也可形成组合。儿童期或青年起病，部分有高热惊厥史，部分有家族史。可提示该型的特征包括：表现自主神经和(或)精神症状、嗅觉、听觉性(包括错觉)症状，有些表现为自动症。EEG常见颞叶棘波，也可无异常或其他部位异常。

2) 额叶癫痫(frontal lobe epilepsy)：表现为部分性发作，可继发性全面性发作。复杂部分性发作者频繁发作可有丛集。发作开始和终止迅速，快速变化和意识丧失。持续时间短，形式刻板性，通常表现强直或姿势性发作及双下肢复杂的自动症，易出现癫痫持续状态。发作期 EEG 表现为不同形式的棘波和尖波。

3）顶叶癫痫（parietal lobe epilepsy）：放电可从感觉区开始并拓展，可继发全面性发作。较少出现幻觉和认知障碍。发作期 EEG 可出现棘波。

4）枕叶癫痫（occipital lobe epilepsy）：位于视觉中枢所在，故各种视觉症状常见。可继发性全面性发作。也常伴偏头痛。

5）儿童慢性进行性部分性持续性癫痫状态（Kojewnikow syndrome）：可由单纯运动性部分性发作发展为同侧的肌阵挛。EEG 背景活动正常，局部阵发性棘波或慢波。常可发现肿瘤、血管病等病因，因病因而进展。

6）特殊促发方式的癫痫综合征：部分因素，如睡眠不足、过度换气、闪光、突然惊吓可诱发。

（3）隐源性：从癫痫发作类型、临床特征、常见部位推测其是继发性癫痫，但病因不明。

2. 全面性癫痫和癫痫综合征

（1）与年龄有关的特发性癫痫

1）良性家族性新生儿惊厥（benign neonatal familial convulsions）：常染色体显性遗传。患儿多为足月产正常体重儿，且出生后 1 min Apgar 评分在 7 分以上，出生至发作临床情况正常。80％患儿出生后 2～3 d 发病，表现为阵挛或呼吸暂停，EEG 无特征性改变，有些不用药未见再发，复发者可用药，一般用药 2～6 个月。

2）儿童失神癫痫（childhood absence epilepsy）：发病高峰为 6～7 岁，女孩多见，有明显的遗传倾向，无学习障碍或其他神经系统问题。在新诊断癫痫中占 1％～3％。占儿童癫痫中的 10％。频繁的失神发作常持续 10～15 s，发作有丛集倾向。常意识完全丧失。1/3 患者有时可有全面强直阵挛发作，15％有失神发作持续状态。EEG 示双侧同步对称的 3 Hz 棘-慢波，背景活动正常，过度换气易诱发痫性放电甚至发作。丙戊酸钠和拉莫三嗪治疗效果好，预后良好，大部分痊愈。

3）青少年肌阵挛癫痫（juvenile myoclonic epilepsy）：是特发性全面性发作中的一个亚型。常发于醒后或醒后 1 h 内，呈爆发性简短的肌阵挛。阵挛主要见于肩部和上臂。通常对称，但不是完全如此。意识是否丧失不确定，80％发作出现于 12～18 岁。早期常未识别，5％患者有很强的光敏性。常见诱因有睡眠缺乏、饮酒和低血糖等。

其他如良性新生儿惊厥、良性婴儿肌阵挛癫痫、青少年失神癫痫、觉醒时全面强直阵挛性癫痫不多见。

（2）隐源性和（或）症状性（Cryptogenic or symptomatic）：推测其是症状性，但病史及现有的检测手段未能发现病因。

1）West 综合征：又称婴儿痉挛症，是一种年龄相关的癫痫性脑病，出生后 1 年内起病，4～8 个月为发病高峰，男孩多见。肌阵挛性发作、智力低下和 EEG 高度节律失调（hypsarrhythmia）是本病特征性三联征，典型肌阵挛发作表现为快速点头状痉挛、双上肢外展，下肢和躯干屈曲，下肢偶可为伸直。症状性多见，一般预后不良。早期对皮质激素或氨己烯酸反应良好。治疗后痉挛可减轻或自发发作。5％的患者死于急性期，存活者继续发作；5 岁之前 60％～70％患者发作停止，学习能力差，20％患者发病原因不明，80％患者为症状性。可转变为其他类型发作。

2）Lennox－Gastaut 综合征：癫痫性脑病，占所有儿童癫痫的 1％～5％，好发于 1～7 岁，少数出现在青春期。其中 40％原因不明，60％为症状性（可区分潜在病因）。学习能力差，有些非常严重。强直性发作、失张力发作、肌阵挛发作、非典型失神发作和全面强直阵挛发作等多种发作类型并存，常发展为非惊厥性癫痫持续状态（75％）。发作可因静坐和缺乏各种刺激而出现。EEG 特征为慢棘波（≤2.5 Hz），异常背景活动，非快速眼动睡眠期可爆发快活动。对抗癫痫药反应差。精神发育迟滞，EEG 示棘慢复合波（1～2.5 Hz）和非快速动眼睡眠中 10 Hz 的快节律是本综合征的三大特征，易出现癫痫持续状态。治疗可选用丙戊酸钠、托吡酯和拉莫三嗪等，大部分患儿预后不良。

3）肌阵挛－猝倒性癫痫（epilepsy with myoclonic-astatic seizures）：2～5岁发病，男孩多于女孩，首次发作多为全面强直阵挛发作，后出现临床特征表现为肌阵挛发作、失神发作和数次跌倒发作。患者跌倒后可出现严重后果。EEG可表现为>3 Hz的快棘波，可反复出现非惊厥性癫痫持续状态。最近研究发现该病可能与基因表型突变有关。

4）肌阵挛失神发作性癫痫（epilepsy with myoclonic absences）：失神发作伴随双侧节律性阵挛性跳动。EEG可见类似失神发作的双侧同步对称、节律性的3 Hz棘慢复合波，对治疗反应差。

（3）症状性或继发性癫痫：包括无特殊病因的早发性肌阵挛性脑病、伴暴发抑制的早发性婴儿癫痫性脑病和其他全身性癫痫以及有特殊原因的癫痫。

1）早发性肌阵挛性脑病（early myoclonic encephalopathy）：出生后不久起病，可由早期单发的肌阵挛转变为大量的肌阵挛或强直痉挛。EEG示抑制暴发性活动，病情严重者预后差。

2）伴暴发抑制的早发性婴儿癫痫性脑病（early infantile epileptic encephalopathy suppression）：又称为大田原综合征，出生后数月内起病，多见强直痉挛。在清醒和睡眠时EEG均见周期性暴发抑制的波形。多进展为West综合征。可出现严重的精神运动迟缓及顽固性发作。

3. 不能确定为部分性或全面性的癫痫或癫痫综合征

（1）既有全面性又有部分性发作

1）新生儿癫痫（neonatal seizures）：多见于未成熟儿，临床表现常被忽略。

2）婴儿重症肌阵挛性癫痫（severe myoclonic epilepsy in infancy）：又称Dravet综合征。出生后1年内发病，表现为阵挛可合并失神发作和局灶性发作，一般出现神经功能缺损。

3）慢波睡眠中持续棘－慢复合波癫痫（epilepsy with continuous spike-waves during slow-wave sleep）：由各种发作类型联合而成，通常是良性病程，但常出现神经精神紊乱。

4）Landau－Kleffner综合征：被描述成异常的癫痫性脑病，病因未明，发作年龄为1～14岁（通常4～7岁），语言听觉性失认及自发言语的迅速减少，呈波动性，通常较严重，一些患者行为障碍和学习障碍，EEG表现局部放电经常类似于癫痫持续状态样放电。75%有过明显发作，可有多种发作类型，预后多变。可用抗癫痫药、皮质激素及外科治疗。

（2）未能确定为全面性或部分性癫痫：包括所有临床及脑电图发现不能归入全面或部分性明确诊断的病例，例如许多睡眠大发作的病例。

4. 特殊综合征　包括热性惊厥、孤立发作或孤立性癫痫状态和出现在急性代谢或中毒情况下（乙醇、药物中毒，非酮性高血糖性昏迷）的发作。

5. 新的癫痫综合征

（1）家族性颞叶癫痫：家族性颞叶癫痫是常染色体显性遗传病，外显率60%，多发生在青少年和成年早期，部分患者有热性惊厥或热性惊厥家族史。临床表现为颞叶起源的部分性发作，少数表现为全身强直阵挛发作的患者脑电图上也有提示局灶性起源的痫性放电。磁共振检查多无异常，没有海马硬化，少数患者仅有轻度脑室扩大，部分患者磁共振检查有弥漫性点状T2高信号。

（2）具有不同病灶的家族性部分性癫痫：其临床特征表现为不同家族成员的部分性癫痫有起源于不同皮质的不同特性，本病呈常染色体显性遗传，外显率62%。发作可起源于额叶、颞叶、顶叶和枕叶，平均发病年龄为13岁，额叶和颞叶是最常受累的区域，所以患者几乎都表现为单纯或复杂部分性发作。单纯部分性发作可有提示发作起源于颞叶的精神症状和口咽部幻觉。60%～86%的患者继发全身强直阵挛发作。神经系统体格检查和影像学检查均为阴性，50%～60%患者的脑电图有发作间期痫性放电，睡眠中更易捕捉到。本病对传统抗癫痫药反应良好。

（3）婴儿游走性部分性发作：发病年龄为13 d至7个月，1～10个月达到高峰。发作早期表现为运动和自主神经症状，包括呼吸暂停、发绀、面部潮红，后期发作多样化，可从一种发作类型转变成另一种类型的发作。临床表现为双眼斜视伴眼肌痉挛、眼睑抽搐、肢体痉挛、咀嚼运动、呼吸暂停、脸红、流涎等，也可出现继发性全身发作。两次发作间患儿无精打采，流涎、嗜睡、不能吞咽。

(4) 惊吓性癫痫：惊吓性癫痫的主要特征是由某种突然的、没有预料到的、通常是某种声音刺激所引起的发作，表现为惊跳，随后有一短暂的、通常不对称的强直，很多人有跌倒，也可有阵挛，发作频繁，持续时间少于 30 s。大多数患者仅对一种刺激敏感，但不能预计其性质，反复刺激可能有短时间的耐受，自发性发作较少，惊吓性发作属于难治性癫痫。卡马西平能改善单侧体征、局限性神经功能缺损和局限性脑电图异常患者的发作。

【辅助检查】

1. 脑电图　是诊断癫痫最重要的辅助检查方法，脑电图对发作性症状的诊断有很大的价值，有助于明确癫痫的诊断及分型和确定特殊综合征。理论上任何一种癫痫发作都能用脑电图记录到发作或发作间期痫样放电，但实际工作中由于技术和操作上的局限性，常规头皮脑电图仅能记录到 49.5% 患者的痫性放电，重复 3 次可将阳性率提高到 50%，采用过度换气、闪光刺激等诱导方法还可进一步提高脑电图的阳性率，但仍有部分癫痫患者以脑电活动的异常或正常来确定是否为癫痫。近年来广泛应用的 24 h 长程脑电检测和视频脑电图使发现痫样放电的可能性大为提高，后者可同步监测记录患者发作情况及相应脑电图改变，可明确发作性症状及脑电图变化间的关系。

2. 神经影像学检查　包括 CT 或 MRI，可确定脑结构异常或病变，对癫痫及癫痫综合征诊断和分裂颇有帮助，有时可作为病因诊断，如颅内肿瘤、灰质易位等。MRI 较敏感，特别是冠状位和海马体积测量能较好地显示海马病变。国际抗癫痫联盟神经影像学委员会于 1997 年提出以下情况应做神经影像学检查：① 任何年龄、病史或脑电图说明为部分性发作。② 在 1 岁以内或成人未能分型的发作或明显的全面发作。③ 神经或神经心理证明有局限性损害。④ 一线抗癫痫药无法控制发作。⑤ 抗癫痫药不能控制发作或发作类型有变化以及可能有进行性病变者。功能影像学检查如 SPECT、PET 等能从不同的角度反映脑局部代谢变化，辅助致痫灶的定位。

【诊断】

1. 首先明确是否为癫痫　完整和详尽的病史对癫痫的诊断、分型和鉴别诊断都具有非常重要的意义，由于患者发作时大多数有意识障碍，难以描述发作情形，故应详尽询问患者的亲属或目击者。病史需包括起病年龄、发作的详细过程、发作诱因、是否有先兆、发作频率和治疗经过；既往史应包括母亲妊娠是否异常及妊娠用药史，围生期是否异常，过去是否患过重大疾病，如颅脑外伤、脑炎、脑膜炎、心脏疾病或肝肾疾病；家族史应包括各级亲属中是否有癫痫发作或与之相关的疾病(偏头痛)。详尽全身及神经系统查体有助于诊断。

2. 确定发作类型或癫痫综合征　在肯定是癫痫后还需仔细区别癫痫发作的类型及明确是否为癫痫综合征。癫痫发作类型是一种由独特病理生理机制和解剖基础所决定的发作性事件，不同发作类型的治疗方法亦不相同，诊断错误可能导致药物治疗的失败。癫痫综合征则是由一组体征和症状组成的特定癫痫现象，涉及的不仅仅是发作类型，还包含着其特殊的病因、病理、预后、转归，选择药物时也与其他癫痫不同，应仔细鉴别。

3. 明确癫痫的病因　如果是继发性癫痫还需明确癫痫的病因。高度怀疑是继发性癫痫者，尤其是有局灶性神经系统定位体征的难治性癫痫应该首先考虑进行磁共振检查。为寻找病因还可进行理化检验、核素扫描或脑血管造影等检查。

【鉴别诊断】

1. 晕厥　为脑血流灌注短暂全面下降，缺血缺氧所致意识丧失和跌倒。多有明显的诱因，如久站、剧痛、见血、情绪激动和严寒等，胸腔内压力急剧增高，如咳嗽、哭泣、大笑、用力、憋气、排便和排尿等也可诱发。常有恶心、头晕、无力、震颤、腹部沉重感或眼前发黑等先兆。与癫痫发作比较，跌倒时较缓慢，面色苍白、出汗，有时脉搏不规则，偶可伴有抽动、尿失禁。少数患者出现四肢强直阵挛性抽搐，但与痫性发作不同，多发于意识丧失 10 s 后，且持续时间短，强度较弱。单纯性晕厥发生于直立性或坐位，卧位时也出现发作提示痫性发作。晕厥引起的意识丧失极少超过 15 s，以意识迅速恢复并完全清醒为特点，不伴发作后意识模糊，除非脑缺血时间过长。

2. *假性癫痫发作* 又称癔症发作，是一种非癫痫性的发作性疾病，是由心理障碍而非脑电紊乱引起的脑部功能异常，可有运动、感觉和意识模糊等类似癫痫发作症状，难以区分。发作时脑电图上无响应的痫性放电和抗癫痫治疗无效是鉴别的关键。但应注意，10％假性癫痫发作患者可同时存在真正的癫痫。10％～20％癫痫患者中伴有假性发作。

3. *发作性睡病* 可引起意识丧失和猝倒，易误诊为癫痫。根据突然发作的不可抑制的睡眠、睡眠瘫痪、入睡前幻觉及猝倒征四联症可鉴别。

4. *基底动脉型偏头痛* 因意识障碍应与失神发作鉴别，但其发生缓慢，程度较轻，意识丧失前常有梦样感觉，偏头痛为双侧，多伴有眩晕、共济失调、双眼视物模糊或眼球运动障碍，脑电图可有枕区棘波。

5. *短暂性脑缺血发作* 短暂性脑缺血障碍多见于老年人，常有动脉硬化、冠心病、高血压、糖尿病等病史，临床症状（感觉丧失或减退、肢体瘫痪）中肢体抽动不规则，也无头部和颈部的转动，症状常持续 15 min 到数小时，脑电图无明显痫性放电。而癫痫见于任何年龄，以青少年为多，前述危险因素不突出，癫痫多为刺激性症状（感觉异常、肢体抽搐），发作持续时间多为数分钟，极少超过半小时，脑电图上多有痫性放电。

6. *低血糖* 血糖水平低于 2 mmol/L 时可产生局部癫痫样抽动或四肢强直发作，伴意识丧失，常见于胰岛 B 细胞瘤或长期服用降糖药的 2 型糖尿病患者，病史有助于诊断。

【西医治疗】

1. *药物治疗* 在没有诱因的情况下半年内出现 2 次癫痫发作的患者，必须给予正规抗癫痫药治疗。单次发作的患者是否应该开始长期药物治疗，要根据患者具体情况如发作类型、家族史、有否阳性体征、EEG、有否脑结构性改变、突然意识丧失可能出现的危险等资料进行全面考虑后做出决定。

（1）用药原则：① 根据发作类型选择有效、安全、易购和价廉的药物。② 口服药物量应从常量底限开始，逐渐调整至控制发作而不出现严重毒性、副作用为宜。③ 单药治疗才是癫痫的重要原则，单个药物治疗数周，血清药物浓度已达到该药“治疗范围”浓度，而无效或发生患者不能耐受的副作用，应考虑更换药物或与他药合并治疗。特发性癫痫换新药时不可骤停原药。④ 癫痫是一种需长期治疗的疾病，患者应树立信心，特发性癫痫在控制 1～2 年后，非特发性癫痫在控制发作 3～5 年后才减量或停药，部分患者需终身服药，停药应根据癫痫类型、发作情况综合考虑，通常在 1～2 年逐渐减量，甚至停用。临床常用的抗癫痫药见表 11－6。

表 11－6 临床常用抗癫痫药

通用名	针对发作类型	使用剂量、用法	半衰期	有效治疗浓度范围	不良反应		药物相互作用
					神经系统	全 身	
苯妥英钠	全面强直阵挛发作、局灶起源的癫痫	每日 200～400 mg（成人 3～6 mg/kg；儿童 4～8 mg/kg）；每日 1～2 次	24 h（变异范围大，剂量依赖）	10～20 μg/ml	头晕、复视、共济失调、动作失调、意识混乱	齿龈增生、淋巴结病、多毛症、骨软化症、皮疹、面容粗糙	异烟肼、氨苯磺胺、氟西汀可使其浓度升高；酶诱导剂 a、叶酸代谢改变可使浓度降低

（续表）

通用名	针对发作类型	使用剂量、用法	半衰期	有效治疗浓度范围	不良反应		药物相互作用
					神经系统	全 身	
卡马西平	全面强直阵挛发作、局灶起源的癫痫	每日 600～1 800 mg，(儿童 15～30 mg/kg)；每日 2～4 次	10～17 h	6～12 μg/ml	共济失调、头晕、复视、眩晕	再生障碍性贫血、白细胞减少、胃肠道刺激、肝脏毒性、低钠血症	酶诱导剂可使浓度降低；红霉素、右丙氧芬、异烟肼、西咪替丁、氟西汀可使浓度增高
丙戊酸	全面强直阵挛发作、失神发作、不典型失神发作、肌阵挛发作、局灶起源的癫痫	每日 750～2 000 mg (20～60 mg/kg)；每日 2～4 次	15 h	50～150 μg/ml	共济失调、镇静、震颤	肝脏毒性、血小板减少、胃肠道刺激、体重增加、短暂脱发、高血氨	酶诱导剂可使浓度降低
拉莫三嗪	局灶起源的癫痫、全面强直阵挛发作、不典型失神发作、肌阵挛发作、Lennox-Gastaut 综合征	每日 150～500 mg；每日 2 次	25 h；14 h (联用酶诱导剂)；59 h (联用丙戊酸)	不明	头晕、复视、镇静、共济失调、头痛	皮疹、Steven-Johnson 综合征	酶诱导剂可使浓度降低；丙戊酸可使其浓度升高
乙琥胺	失神发作(小发作)	每日 750～1 250 mg (20～40 mg/kg)；每日 1～2 次	60 h (成人)；30 h(儿童)	40～100 μg/ml	共济失调、昏睡、头痛	胃肠道刺激、皮疹、骨髓抑制	
加巴喷丁	局灶起源的发作	每日 900～2 400 mg；每日 3～4 次	5～9 h	不明	镇静、头晕、共济失调、疲乏	胃肠道刺激、体重加重、水肿	无明显相互作用
托吡酯	局灶起源的癫痫、Lennox-Gastaut 综合征、全面强直阵挛发作	每日 200～400 mg；每日 2 次	20～30 h	不明	精神活动减慢、镇静、找词或言语困难、疲乏、感觉异常	肾结石(避免与其他碳酸酐酶抑制剂合用)、体重减轻	酶诱导剂可使浓度降低
噻加宾	局灶起源的癫痫、全面强直阵挛发作	每日 32～56 mg；每日 2～4 次	7～9 h	不明	意识混乱、镇静、抑郁、头晕、找词困难、感觉异常、精神病	胃肠道刺激	酶诱导剂可使浓度降低
苯巴比妥	全面强直阵挛发作、局灶起源的发作	每日 60～180 mg(成人 1～4 mg/kg)，儿童(3～6 mg/kg)；每日 1 次	90 h (儿童 70 h)	10～40 μg/ml	镇静、共济失调、意识混乱、头晕、性欲减退、抑郁	皮疹	丙戊酸、苯巴比妥可使浓度升高
扑米酮	全面强直阵挛发作、局灶起源的发作	每日 750～1 000 mg；每日 2～3 次	8～15 h	4～12 μg/ml	与苯巴比妥相同		酶诱导剂可使浓度降低
氯硝西泮	失神发作、不典型失神发作、肌阵挛发作	每日 1～12 mg(0.1～0.2 mg/kg)；每日 1～2 次	24～48 h	10～70 ng/ml	共济失调、镇静、昏睡	厌食症	酶诱导剂可使浓度降低
非尔氨酯	局灶起源的发作、Lennox-Gastaut 综合征	每日 2 400～3 600 mg (45 mg/kg，儿童)；每日 3～4 次	16～22 h	不明	失眠、头晕、镇静、头痛	再生障碍性贫血、肝功能衰竭、体重减轻、胃肠道刺激	增加苯妥英钠、卡马西平、丙戊酸活性代谢产物浓度
左乙拉西坦	局灶起源的发作	每日 1 000～3 000 mg；每日 2 次	6～8 h	不明	镇静、疲乏、不协调、精神病	贫血、白细胞减少	已知没有

（续表）

通用名	针对发作类型	使用剂量、用法	半衰期	有效治疗浓度范围	不良反应		药物相互作用
					神经系统	全　身	
唑尼沙胺	局灶起源的发作	每日 200～400 mg；每日 1～2 次	50～68 h	不明	镇静、头晕、意识混乱、头痛、精神病	厌食症、肾结石	酶诱导剂可使浓度降低
奥卡西平	局灶起源的发作	每日 900～2 400 mg (30～45 mg/kg，儿童)；每日 2 次	10～17 h(活性代谢产物)	不明	疲乏、共济失调、头晕、复视、眩晕、头痛	同卡马西平	酶诱导剂可使浓度降低，其可增加苯妥英钠浓度

（2）药物的选择：主要取决于发作类型。GTCS 首选药物为苯妥英钠、卡马西平，其他有丙戊酸钠、拉莫三嗪、奥卡西平；失神发作首选乙酰胺或丙戊酸钠，其次为氯硝西泮；单纯性发作首选卡马西平，其次为丙戊酸钠、奥卡西平。儿童肌阵挛发作首选丙戊酸钠，其次为乙琥胺或氯硝西泮。抗癫痫药的选择见表 11－7。

表 11－7　抗癫痫药的选择

药　物	原发性强直阵挛发作	部分性发作	失神发作	不典型失神发作、肌阵挛发作、失张力发作
一线药物	丙戊酸、拉莫三嗪	卡马西平、苯妥英钠、拉莫三嗪、丙戊酸	丙戊酸、乙琥胺	丙戊酸
备选药物	苯妥英钠、卡马西平、托吡酯、唑尼沙胺、非尔氨酯、扑米酮、苯巴比妥	托吡酯、左乙拉西坦、噻加宾、唑尼沙胺、加巴喷丁、扑米酮、苯巴比妥	拉莫三嗪、氯硝西泮	拉莫三嗪、托吡酯、氯硝西泮、非尔氨酯

（3）合理的联合治疗：尽管提倡单药治疗，但是约 20％的患者在两种单药治疗后仍不能控制发作的情况下考虑合理的联合治疗。联合治疗也要遵循尽量控制发作，尽量减少不良反应。可考虑合理的联合治疗的情况包括：有多种类型的发作存在；一些药物用于治疗引起的不良反应，如苯妥英钠治疗部分性发作时出现失神发作，可合用氯硝西泮治疗苯妥英钠引起的失神发作；一些药物用于特殊情况，如月经性癫痫患者可在月经前后加用乙酰唑胺，以提高临床疗效；单药应用无效者。联合用药应注意：① 避免结构类似药物或药理作用相似药物合用，如苯巴比妥与扑米酮，氯硝西泮和地西泮。② 尽量避开副作用相同的药物合用，副作用可能加大。③ 联合用药注意药物的肝酶诱导作用可加速另一种药物的代谢。

（4）增减药物、停药及换药原则

1）增减药物：为了评估疗效和观察不良反应，增减药物应缓慢增量或减量。

2）在没有出现与抗癫痫药相关的严重不良事件前，不应随意减量或停药，否则可诱发癫痫持续状态。

3）换药：之前的首选药物在最大剂量仍然不能控制发作情况下，可联用或换用其他药物，至发作控制或达最大剂量时才可缓慢减掉原有药物，转换为单药，有建议换药过渡期为 5～7 d。

4）停药：使用抗癫痫药治疗的患者中，约 70％的儿童和 60％的成年人最终能够终止治疗。以下人群撤药后复发可能性最小：① 完全控制痫性发作 1～5 年。② 一种痫性发作类型，部分性发作或全面性发作。③ 神经系统检查正常，包括智能。④ EEG 正常。完全控制痫性发作应遵循缓慢和逐渐减量的原则。由于发作类型不同，所以停药的期限也不可能一致。有建议认为依据以上标准在无发作 2 年后尝试终止治疗较合理。绝大多数患者选择用 2～3 个月以上时间逐步减少药物的剂量。绝大多数患者的复发出现在停止治疗后的 3 个月内，应告知患者期间远离危险工作和地点。对于使用苯巴比妥和苯二氮䓬类药物控制的患者，其停止时间可能需要6个月或更长。

2. 难治性癫痫的治疗　用上述药物治疗的方法，可使80%以上患者的发作得到有效控制，有相当部分患者停药后可终生不再发病，但仍有20%左右的患者用上述方法治疗无效，成为难治性癫痫。难治性癫痫是指用一线抗癫痫药仍不能阻止其继续发作的癫痫和被临床实践证实是难治的癫痫和癫痫综合征，其最为突出的特征就是对一线抗癫痫药耐药，因而用传统的治疗方法难以奏效，对于这种癫痫的治疗应更多地选用多种药物的联合应用或使用新的抗癫痫药，如仍无效则要考虑外科手术治疗。

(1) 手术治疗：手术治疗的适应证应包括：① 难治性癫痫。患病时间较长，并经正规抗癫痫药治疗2年以上无效或痫性发作严重而频繁。② 癫痫灶不在脑的主要功能区，且手术易于到达，术后不会造成严重残废者。③ 脑器质性病变所致的癫痫，可经手术切除病变者。

(2) 迷走神经刺激(vagus nerve stimulation，VNS)：适用于药物难治性癫痫，不适用于脑部进行外科手术者。其过程为在迷走神经颈部中央部位放置双极电极，电极与一个位于锁骨下的小型刺激器连接，由刺激器间断发放刺激。此法疗效较慢，手术不良反应罕见，副作用也较轻微，如短暂声音嘶哑、咳嗽、呼吸困难等。其疗效为常常能减少发作，而不能完全控制发作。目前对VNS治疗癫痫的适应证和禁忌证尚无统一标准。一些接受的观点认为VNS治疗癫痫的适应证是：① 难治性癫痫。经过严格的两种或两种以上药物治疗无效，持续2年。② 年龄为12～60岁，智商大于80。③ 无心、肺慢性疾病史和胃、十二指肠溃疡史，无胰岛素依赖性糖尿病史。④ 无迷走神经切除史。⑤ 外科治疗失败者。⑥ 不适合手术切除的难治性癫痫患者。⑦ 多发病灶或病灶定位不确定者。VNS的禁忌证主要是：妊娠期妇女；左颈部、左前上胸部及皮下组织外伤后、放射后；在通常植入部位已安装了心脏起搏器或其他设置(相对禁忌证)；合并有哮喘、慢性阻塞性肺疾病、心律失常或其他内科治疗不能很好控制的心肺疾患、消化性溃疡活动期、胰岛素依赖性糖尿病以及严重的出血素质；合并有药物难以控制的慢性持续性或间歇性精神病(除外癫痫发作后的精神症状)。

(3) 生酮饮食治疗(ketogenic diet，KD)：是一种高脂、低碳水化合物和低蛋白的饮食，被设计成模仿饥饿时身体发生生化反应产生大量酮体，这些酮体成为大脑能量需求的主要来源。其机制尚未完全明了。大量证据表明其可用于抗癫痫药无效的儿童和青年难治性癫痫的治疗。KD在经典方案基础上有多种演化，有些加用葡萄糖，有些采用中链-三酰甘油KD疗法。不管如何变化，必须遵循KD饮食的原则，最好请有经验的营养治疗师协助。研究证实其可以减少50%的发作，但是也有不良反应，大多数患者都能够克服，这些不良反应主要是消化道反应，包括呕吐、便秘等。初次进行生酮饮食治疗建议住院治疗，并且有营养师全程指导，住院期间注意监测血糖、生命体征等，注意低血糖、脱水、酸中毒及微量元素缺乏等情况。在治疗同时，加强患者及家属关于KD治疗的健康教育。即使结束住院，指导者应该执行长期的随访。KD的治疗有一定的适应证和禁忌证，虽然相关的资料收集并不完全，但是目前发现KD对一些发作类型包括抗癫痫药不能控制的婴儿痉挛症、Dravet综合征、肌阵挛失张力癫痫疗效较好，对部分性发作和全面性发作也有效；但是Ⅰ型糖转运体缺陷症、脂肪酸氧化和肉碱代谢障碍、卟啉症患者却是禁忌证。

3. 癫痫持续状态的处理　癫痫持续状态为威胁生命的紧急情况，多数人是由于癫痫患者突然停用或减少原来长期服用的抗癫痫药，少数患者是因颅内感染、颅脑外伤或代谢性脑病等引起。除病因治疗外，应在最短时间内终止发作，并保持24 h无发作。

(1) 地西泮：为首选药物，常用10 mg缓慢静脉注射，每分钟不超过2 mg，但作用持续时间短，需5～10 min重复使用。或用地西泮静脉点滴维持，将50～100 mg地西泮加入5%葡萄糖生理盐水 500 ml 中静脉滴注，以每小时 50～100 ml 速度为宜。因其对呼吸有抑制作用，甚至引起呼吸骤停，故使用时应密切观察呼吸和血压，做好抢救工作。

(2) 苯妥英钠：为长作用抗癫痫药，在应用地西泮控制发作后，通常需要防止其复发，成人剂量为 15～18 ml/kg。该药物不影响对患者意识恢复的观察，不抑制呼吸。

(3) 其他：劳拉西泮、苯巴比妥、丙戊酸钠、水合氯醛、利多卡因等可酌情使用。

(4) 对症治疗：① 防止脑水肿。对发作频繁或持续时间长者，可给予甘露醇 250 ml 静脉滴注，并可加地塞米松 29 mg 防止脑水肿，4～6 h 后可重复使用。② 高热可明显加重神经损害，应尽快退热。③ 不必急于纠正 pH，一般情况下，SE 纠正后酸中毒可自行纠正。

脑囊尾蚴病(脑囊虫病)

【西医学定义】

脑囊尾蚴病是由猪带绦虫蚴虫(囊尾蚴)寄生在脑组织引起脑功能障碍的一种疾病。本病主要流行于东北、华北和西北地区。

【病理生理】

猪带绦虫的终末宿主是人类。人类食用受感染的猪肉不能感染囊尾蚴，仅引起绦虫感染；肠道绦虫节片逆行入胃，或因不良卫生习惯导致虫卵肛门-口腔转移。最常见的感染途径是因为摄入被虫卵污染的食物，使虫卵进入十二指肠内孵化逸出六钩蚴，蚴虫经血液循环分布全身，包括寄生在脑内而发病。包囊的大小可不一致，多在 5～10 mm，可有薄壁包膜，或呈多个囊腔；在儿童，最常见的是由数百个囊尾蚴组成的粟粒样包囊。脑实质中包囊内存活的蚴虫很少引起炎症，通常在感染后数年蚴虫死亡后才出现明显的炎症反应。

【临床症状】

由于囊尾蚴侵入神经组织的数目、部位不同，故临床症状极为复杂多样，但最常见的临床表现是癫痫发作、高颅压所致的头痛和视盘水肿，以及脑膜炎症状和体征。临床上大致可分为四种基本类型。

1. 脑实质型　其临床表现与包囊的位置有关。如包囊位于皮质可出现全身性或部分性癫痫发作，或可出现偏瘫、感觉缺失、偏盲和失语；位于小脑可引起共济失调；位于血管可出现类似中风发作；位于额叶或颞叶的多个包囊可发生痴呆；也有少见的情况是在感染初期发生急性弥漫性脑炎，引起意识障碍甚至昏迷。

2. 脑膜(或蛛网膜)型　以不伴明显脑实质病损的脑膜损害为主要临床表现。位于脑膜的包囊破裂或死亡后，可引起交通性脑积水和虚性脑膜炎表现；位于基底池内的包囊转化为葡萄状后不断扩大，引起阻塞性脑积水临床表现；若脊髓蛛网膜受累，可出现蛛网膜炎和蛛网膜下腔完全阻塞。

3. 脑室型　包囊在第 3、第 4 脑室内阻塞脑脊液循环，引起阻塞性脑积水。包囊在脑室内可移动，产生一种球状活瓣作用，若突然阻塞第 4 脑室正中孔，可引起脑压突然增高，出现眩晕、呕吐、意识障碍和跌倒，形成布龙(Brun)征发作。少数患者可在没有任何前驱症状的情况下突然死亡。

4. 脊髓型　罕见。包囊位于脊髓颈胸段而表现脊髓硬膜外损害症状。

【辅助检查】

1. 脑脊液　压力可有增高，脑脊液常规可能正常，或仅有轻度的淋巴细胞增多，若是严重脑膜炎病例，脑脊液主要是单核白细胞增多，蛋白质含量升高，糖降低。

2. 囊尾蚴抗体　用 ELISA 和 Western 印迹法检测血清及脑脊液囊尾蚴抗体呈阳性反应，对本病有定性意义。

3. 头颅 CT 和 MRI　可发现脑积水和被阻塞的部位，CT 平扫见包囊为小环形透亮区，增强扫描为弥散性或环形增强影，若包囊发生钙化，可见单个或多个钙化点。

【诊断】

依据有在流行病区居住史；以癫痫发作、脑膜炎或颅内压升高为主要临床表现；头颅 CT、MRI 可发现有囊尾蚴包囊结节等影像学改变可考虑诊断，血清及脑脊液囊尾蚴抗体阳性可确诊。

【鉴别诊断】

1. 原发性癫痫　发作形式多固定不变，发病年龄较小，CT、MRI 及囊尾蚴免疫学检查均正常。

2. 各种脑膜炎　结核、真菌、病毒性脑膜炎容易与脑囊尾蚴脑膜炎混淆，经 CT、MRI 及囊尾蚴免疫学检查可鉴别。

【西医治疗】

1. 病因治疗　主要是抗寄生虫治疗。杀灭猪绦虫及囊尾蚴常用的药物有以下两种：① 吡喹酮(praziquantel)。是广谱抗寄生虫药，应先从小剂量开始，每日 200 mg，分 2 次口服，然后根据用药反应可逐渐加量，但每日剂量不超过 1 g。成人总剂量为 300 mg/kg，达到总剂量即为 1 个疗程。囊尾蚴数量少、病情较轻者，加量可较快；囊尾蚴数量多、病情较重者，加量宜缓慢。一般 2～3 个月后再进行第 2 个疗程的治疗，共治疗 3～4 个疗程。② 阿苯哒唑(albendazole，丙硫咪唑)。与吡喹酮相似，用药亦从小剂量开始，而后逐渐加量，成人总剂量为 300 mg/kg，达到总剂量为 1 个疗程；1 个月后再进行第 2 个疗程，共治疗 3～4 个疗程。

2. 对症治疗　脑囊尾蚴病患者在服用吡喹酮及阿苯哒唑过程中，死亡的囊尾蚴可引起严重的急性炎症反应和脑水肿，导致颅内压急骤增高，可引起脑疝；因此，用药过程中必须严密监测，同时应给予皮质类固醇或脱水剂治疗。癫痫发作者应进行抗癫痫治疗。脑积水者可行脑脊液分流术以缓解压力及症状；对单个病灶(尤其是在脑室内者)可行手术治疗。

第三节　病例分析

案 1

发作性抽搐、意识丧失 3 月余(症状性癫痫，脑囊尾蚴病)。

[患者一般情况] 姓名：何某；性别：男性；年龄：51 岁；民族：壮族；婚姻状况：已婚；身高 170 cm，体重 70 kg。出生地：大化；职业：农民。入院时间：2016－11－11；发病节气：立冬；病史陈述者：患者家属。

[主诉] 发作性抽搐、意识丧失 3 月余。

[现病史] 妻子代诉患者于 3 个多月前睡眠中突然大声喊叫，随即出现四肢强直抽搐，呼之不应，发作时头眼向左侧偏斜，牙关紧闭，左侧手臂伸直、高举过头顶，右侧手臂肘部略屈曲，双下肢呈伸直状，肢体僵硬，无口吐白沫、肢体摸索、咂嘴，无咬舌、坠床、大小便失禁等。上症持续约 3 min 患者恢复清醒意识，醒后未诉特殊不适，对发作过程不能回忆，未介意，未进一步诊治。10 d 后患者再次于睡眠中出现全身抽搐，躯体向左侧偏转，意识不清，症状持续约 2 min。曾在当地医院就诊，行头颅 CT 检查示“脑内多发低密度影，考虑脑梗死?”，诊断“多发性脑梗死，癫痫”，予改善循环、抗血小板聚集、抗癫痫等治疗后(具体用药情况不详)症状未再发作。3 d 前，患者于工作中突然出现左侧肢体麻木，随即意识不清，全身抽搐，持续约 2 min 后自行停止，患者醒后恢复如常。现为求进一步诊治来诊，门诊拟诊为“脑内病变性质待定(脑囊尾蚴病?)”收住院。自发病以来，患者精神尚可，无头痛、恶心呕吐，无畏寒发热、咳嗽咳痰，无头晕、视物旋转、视物模糊，无精神行为异常，无肢体活动障碍、言语不利、饮水呛咳、大小便障碍等不适。纳寐可，二便调，体重无明显改变。

[既往史] 平素体健。

[个人史] 曾有食“米猪肉”史，无烟酒嗜好。家族史无特殊。

[入院查体] T 36.6℃，P 72 次/分，R 20 次/分，BP 134/72 mmHg。神清，精神可，发育正常，营养中等，形体适中。舌质淡，苔白腻，脉濡滑。心肺腹查体无异常。神经系统查体：神志清楚，言语清晰流利，问答查体合作。右利手。记忆力、计算力及定向力等高级皮质功能检查均正常。视力、视野粗测正常。双侧眼球活动自如，无复视及眼震。双侧瞳孔等大等圆，直径约 3.0 mm，对光反射灵敏。双侧角膜反射灵敏，无

面部感觉障碍，张口下颌居中，下颌反射未引出。双侧额纹、鼻唇沟对称，示齿口角不偏。听力粗测正常，Rinnie 试验阴性，Weber 试验居中。双侧软腭上抬有力，悬雍垂居中，咽反射存在。双侧转头耸肩有力、对称。伸舌居中，无舌肌萎缩及舌肌震颤。四肢肌力 5 级，肌张力正常，四肢共济运动协调。深浅感觉无异常。双侧腱反射对称存在，病理反射未引出。颈软，无抵抗，凯尔尼格征、布鲁津斯基征阴性。

［辅助检查］入院后查血常规示白细胞计数 8.1×10^9/L，中性粒细胞百分比 62%，嗜酸性粒细胞百分比 4.3%↑，血猪囊尾蚴抗原抗体测定(＋)。余 C 反应蛋白测定、红细胞沉降率、尿常规、大便常规、心脏联合标志物测定、凝血功能、血生化、空腹血糖、餐后 2 h 血糖、糖化血红蛋白测定、肿瘤标志物测定等均未见明显异常。腰椎穿刺脑脊液压力 150 mmH_2O，脑脊液无色透明，常规、生化未见明显异常，脑脊液抗酸染色、墨汁染色阴性，未培养出致病菌。脑脊液猪囊尾蚴抗原抗体测定弱阳性。双下肢 X 线片示肌肉内多发结节病灶，考虑囊尾蚴结节可能性大(图 11－1)。脑电图＋脑电地形图示中度异常(右侧中央、顶、中央中线可见中等波幅棘波发放)(图 11－2)。头颅 MRI＋增强扫描示双侧大脑半球多发囊性病变，以右侧额叶、中央及顶叶为著；增强扫描可见环形强化；考虑脑囊尾蚴病可能，请结合临床(图 11－3)。

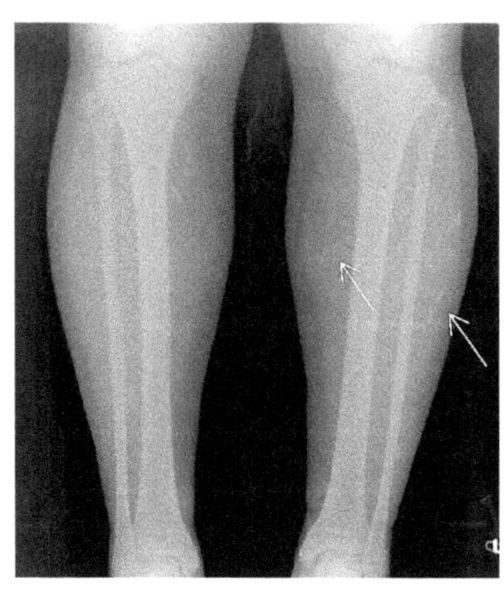

图 11－1　双下肢 X 线片可见肌肉内多发囊尾蚴结节病灶

【病例分析】

1. 病情特点　① 患者中年男性，慢性起病，病程 3 月余。② 主要表现为反复发作性抽搐伴意识丧失，睡眠中发病常见，发作形式有如“击剑式”，有躯体偏转型，有偏侧肢体麻木为先兆，形式多样。发作时间短暂，事后不能回忆。③ 既往有食“米猪肉”史。④ 入院查体。生命体征平稳，无神经系统阳性定位体征。⑤ 辅助检查。血常规嗜酸性粒细胞增多。血猪囊尾蚴抗原抗体测定(＋)。脑脊液猪囊尾蚴抗原抗体测定弱阳性，余压力、常规、生化未见异常。双下肢 X 线片示肌肉内多发结节病灶，考虑囊尾蚴结节可能性大。脑电图＋脑电地形图示右侧中央、顶、中央中线可见中等波幅棘波发放。头颅 MRI＋增强扫描示双侧大脑半球多发囊性病变，以右侧额叶、中央及顶叶为著；增强扫描可见环形强化；考虑脑囊尾蚴病可能。

2. 诊断　中医诊断：痫病，脾虚痰盛。西医诊断：① 脑囊尾蚴病(癫痫型)。② 症状性癫痫。

中医辨病分析：患者因“发作性抽搐、意识丧失 3 月余”入院，故本病当属中医学之“痫病”范畴。舌质淡，苔白腻，脉濡滑，故证属“脾虚痰盛”。患者饮食不节，损伤脾胃，脾失健运，聚湿生痰，痰浊内盛，一遇诱因，痰浊或随气逆，或随火上炎，或随风动，蒙蔽心神清窍，发为痫病。舌质淡，苔白腻，脉濡滑，均为脾虚痰盛之征。发作时多为阴痫。病位在脑，病性属本虚标实。

(1) 西医定位、定性诊断：脑囊尾蚴病。

1) 定位诊断：根据患者反复抽搐伴意识丧失，考虑定位于大脑皮质。患者抽搐为睡眠中发病常见，发作形式有如“击剑式”，有躯体偏转型，考虑致痫灶在额叶；有偏侧肢体麻木为先兆，考虑致痫灶可能在顶叶。结合影像学及脑电图检查结果，故进一步明确解剖定位在右侧额叶、中央部及顶叶。

2) 定性诊断：患者中年男性，慢性起病，既往有食“米猪肉”史。主要表现为反复抽搐伴意识丧失，病情具有反复性、发作性、短暂性、刻板性四大特点，符合癫痫发病特点，结合脑电图结果，可见癫痫波发放，故诊断癫痫。结合入院嗜

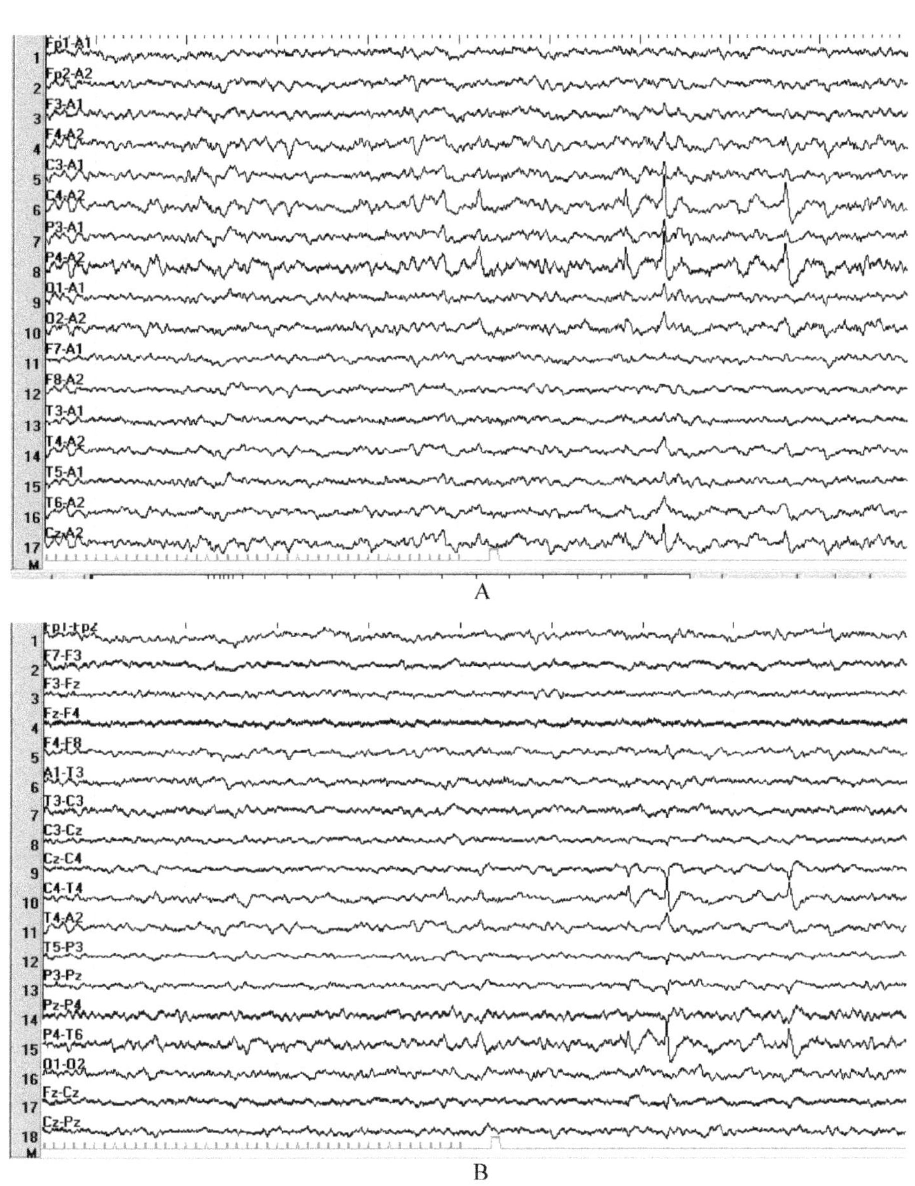

图 11-2 脑 电 图

脑电图单极导联显示右侧中央、顶、中央中线可见中等波幅棘波发放，横联显示右侧中央、顶部可见低中波幅棘波发放，呈针锋相对出现

酸性粒细胞增多，血清及脑脊液猪囊尾蚴抗原抗体测定(+)，以及头颅 MRI 增强扫描、下肢 X 线检查均可见囊尾蚴结节，故明确诊断为脑囊尾蚴病，癫痫为继发性。

(2) 中医鉴别诊断

1) 痫病与厥证：厥证除见突然仆倒，昏不知人主症外，还有面色苍白，四肢厥冷，或见口噤，握拳，手指拘急，而无口吐涎沫，两目上视，四肢抽搐和病做怪叫之症。

2) 痫病与中风：典型发作痫病与中风均有突然仆倒，昏不知人等，但痫病反复发作，发时口吐涎沫，两目上视，四肢抽搐，或做怪叫声，可自行苏醒，无半身不遂、口舌歪斜等症，而中风则仆地无声，昏迷持续时间长，醒后常有半身不遂等后遗症。

(3) 西医鉴别诊断

1) 晕厥为脑血流灌注短暂全面下降，缺血缺氧所致意识丧失和跌倒。多有明显的诱因，如久站、剧痛、见血、情绪激动和严寒等，胸腔内压力急剧增高，如咳嗽、哭泣、大笑、用力、憋气、排便

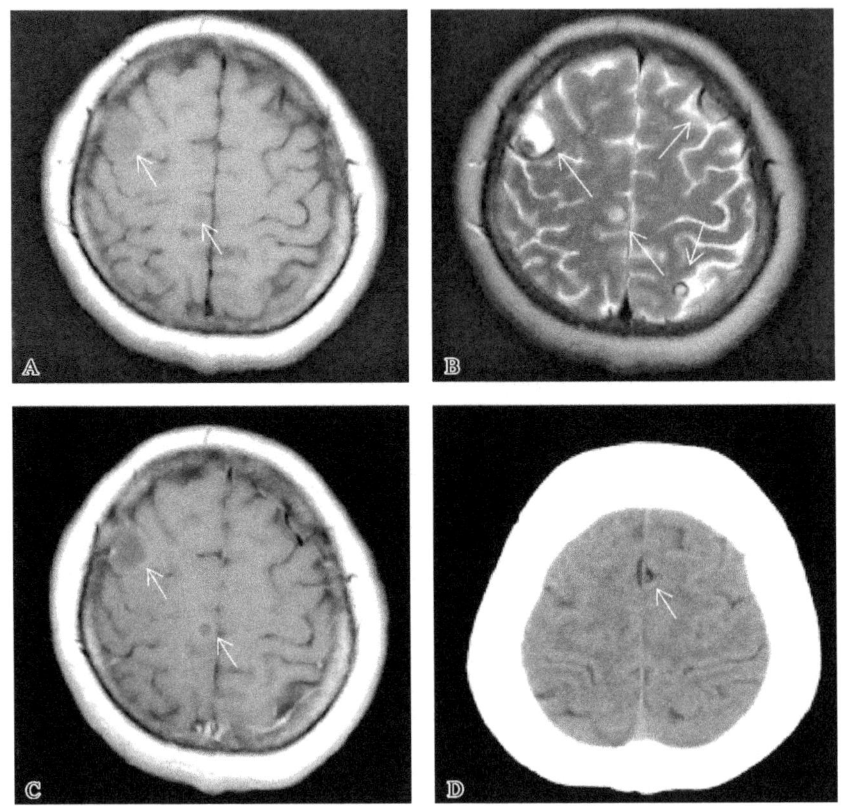

图 11－3 头颅 MRI＋增强扫描示双侧大脑半球多发囊性病变，以右侧额叶、中央及顶叶为著

A. 头颅 MRI T1 加权病灶为低信号；B. 头颅 MRI T2 加权病灶为高信号；C. MRI＋增强扫描，病灶周围可见环形强化，病灶周边可见轻度水肿

和排尿等也可诱发。常有恶心、头晕、无力、震颤、腹部沉重感或眼前发黑等先兆。与癫痫发作比较，跌倒时较缓慢，表现为面色苍白、出汗，有时脉搏不规则，偶可伴有抽动、尿失禁。少数患者出现四肢强直阵挛性抽搐，但与痫性发作不同，多发于意识丧失 10 s 后，且持续时间短，强度较弱。晕厥引起的意识丧失极少超过 15 s，以意识迅速恢复并完全清醒为特点，不伴发作后意识模糊，脑电图无痫性放电。而该患者发作持续时间为数分钟，意识丧失的同时出现肢体抽搐，强度较强，脑电图可见痫性放电，故排除。

2）颅内肿瘤：大多数隐匿起病，进行性加重，通常随病情的发展有颅内压增高的表现，影像学病灶周围多有明显的占位效应。该患者颅内病灶虽有环形强化，但占位效应不明显，无颅内压增高表现，可结合病史资料加以鉴别。

3）颅内感染性病变：首发症状为癫痫发作，注意与颅内感染性病变如病毒性脑炎等相鉴别。但颅内感染性病变通常呈急性或亚急性起病，而该患者为慢性发病，且发病过程中不伴有发热，血常规、脑脊液检查均不支持颅内感染性病变。

3. 治疗方案

（1）中医治疗

治法：健脾化痰。

方药：六君子汤加减。党参 15 g，白术 15 g，茯苓 15 g，炙甘草 6 g，半夏 10 g，陈皮 6 g，全蝎 3 g，僵蚕 10 g。

每日 1 剂，水煎 400 ml，分早、晚 2 次饭后温服。

针灸取穴：百会，神庭，水沟，筋缩，鸠尾，丰隆（双），阳陵泉（双），阴陵泉（双），中脘，脾俞（双）。

毫针针刺，中等刺激，留针 30 min，每日 1 次。

（2）西医治疗

1）针对病因治疗：驱虫治疗，吡喹酮片总量为 180 mg/kg，9 d 分服，平均每日 1 400 mg，分 3

次服。2～3 个月后开始第 2 个疗程驱虫治疗，共治疗 3～4 个疗程。注意监测肝功能、心电图，预防药物性肝损害及心律失常等。

2）一般治疗：① 脱水降颅压、减轻脑水肿。该患者病灶周围有水肿，可予 20%甘露醇 125 ml 每 12 h 1 次静脉滴注，减轻脑水肿。② 激素治疗。地塞米松每日 10 mg 静脉滴注减轻驱虫治疗后因囊尾蚴死亡而导致的脑内过敏反应。③ 抗癫痫治疗，首选奥卡西平 0.3 g 每日 2 次抗癫痫，注意观察有无皮疹及监测肝功能。④ 维持水、电解质平衡，加强营养，防治并发症。⑤ 对症治疗、预防激素不良反应。⑥ 脑保护治疗。可予以适当的神经保护剂改善大脑功能，禁用脑蛋白水解物注射液及胞磷胆碱钠，因可诱发癫痫发作增多。

4. *住院治疗经过及其转归* 入院后给予吡喹酮片驱虫、甘露醇脱水减轻脑水肿、地塞米松每日 10 mg 抗过敏反应、奥卡西平片 0.3 g 每日 2 次抗癫痫治疗，改善循环，保护脑细胞，辅以中医中药开窍定痫等综合治疗，住院 2 周，患者无癫痫再发，驱虫治疗后无明显药物不良反应，予出院。嘱院外坚持服用抗癫痫药稳定病情，监测肝功能，3 个月后返院行第 2 个疗程驱虫治疗。注意饮食卫生，不食生食，门诊定期随诊。

案 2

发作性意识不清 16 年，加重 2 个月（颞叶癫痫，伴海马硬化）。

［患者一般情况］姓名：陈某；性别：女性；年龄：30 岁；民族：汉族；婚姻状况：未婚；身高 158 cm，体重 55 kg。出生地：广西崇左；职业：无。入院时间：2015－9－8；发病节气：白露；病史陈述者：患者家属。

［主诉］发作性意识不清 16 年，加重 2 个月。

［现病史］患者于 16 年前（14 岁）在家中看电视时突然出现双眼发呆，右手紧握，左手的遥控器掉落在地，对家人呼唤无反应，持续约数秒后患者恢复清醒意识，醒后对发作过程不能回忆，无特殊不适。此后上述类似症状反复出现，平均每年发作 7～8 次，发作形式基本相同，发作间歇期无异常。无畏寒发热、咳嗽咳痰，无偏瘫、失语、大小便失禁等，曾于当地医院行头颅 CT、脑电图检查未见异常，自服中草药（具体不详），上述症状仍间断出现。14 年前（16 岁）患者在外玩耍时突然感觉一股“热气”从腹部上涌，随即跌倒在地，右侧肢体着地（有轻微擦伤），呼之不应，双眼上翻、口吐白沫，伴有四肢抽搐，呈双上肢屈曲、双下肢伸直状，症状持续约 3 min 患者抽搐停止，继而出现左手不断拉扯自己的衣领、衣角及裤腿的现象，意识未恢复，约 1 min 后患者动作停止，陷入昏睡状态约 5 min 后患者神志恢复，醒后诉头晕、头痛、全身乏力，事后不能回忆发作的全过程。再次于当地医院就诊，行头颅 CT 及脑电图检查仍未见异常，考虑“癫痫”，予丙戊酸钠片 0.2 g 每日 2 次口服抗癫痫治疗，发作次数较前稍减少，平均每年发作 4～5 次。近 2 个月患者发作明显增多，平均每月发作 2～3 次，多在月经前后，劳累及情绪不佳时发作，发作前有自觉先兆，表现为恶心及上腹部不适感，发作过程中均有意识丧失，有时有抽搐，有时仅表现为无目的咂嘴及反复吞咽动作或肢体摸索等，醒后感头晕、头痛。现为求进一步诊治来院，门诊拟诊为“癫痫”收住院。自发病以来，患者记忆力减退，少有发热，无呕吐，无精神行为异常及性格改变，无偏侧肢体瘫痪、麻木，无言语不利，无心慌胸闷，无饮水呛咳、吞咽困难、大小便失禁等。纳寐可，二便尚调，体重无明显改变。

［既往史］幼时有高热惊厥病史。无颅脑外伤、脑炎、脑肿瘤、煤气中毒等病史。

［个人史］头胎，足月顺产，无出生窒息、脐带绕颈，无难产、产伤史。发病以前生长发育及智力发育正常，学习成绩优秀。病后学习成绩下降，记忆力减退。

［家族史］无特殊，父母及弟弟均健康。

［入院查体］T 36.8℃，P 76 次/分，R 20 次/分，BP 114/68 mmHg。神清，精神可，发育正常，营养中等，形体适中。舌红，苔薄白，脉细数。心肺腹查体无异常。神经系统查体：神志清楚，言语清晰流利，问答查体合作。右利手。记忆力减退、计算速度减慢，反应稍迟钝，定向力正常。视

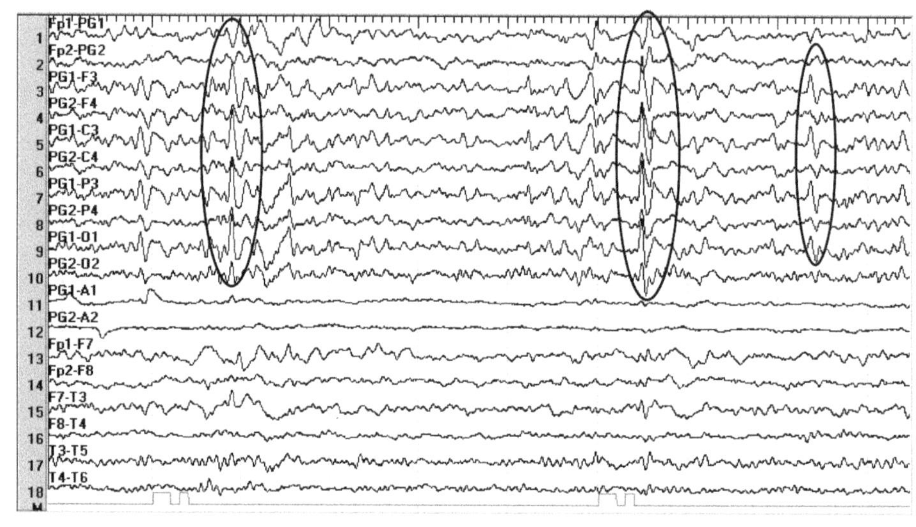

图 11-4　脑电图蝶骨电极示左侧前颞部导联不时可见低中波幅尖波发放，呈针锋相对出现

力、视野粗测正常。双侧眼球活动自如，无复视及眼震。双侧瞳孔等大等圆，直径约 3.0 mm，对光反射灵敏。双侧角膜反射灵敏，无面部感觉障碍，张口下颌居中，下颌反射未引出。双侧额纹、鼻唇沟对称，示齿口角不偏。听力粗测正常，Rinnie 试验阴性，Weber 试验居中。双侧软腭上抬有力，悬雍垂居中，咽反射存在。双侧转头耸肩有力、对称。伸舌居中，无舌肌萎缩及舌肌震颤。四肢肌力 5 级，肌张力正常，四肢共济运动协调。深浅感觉无异常。双侧腱反射对称存在，病理反射未引出。颈软，无抵抗，凯尔尼格征、布鲁津斯基征阴性。

［辅助检查］入院后查血常规、C 反应蛋白测定、红细胞沉降率、尿常规、大便常规、心脏联合标志物测定、凝血功能、血生化、空腹及餐后 2 h 血糖、糖化血红蛋白测定、肿瘤标志物测定、风湿 12 项等均未见明显异常。腰椎穿刺脑脊液压力 130 mmH_2O，脑脊液无色透明，常规、生化未见明显异常，脑脊液抗酸染色、墨汁染色阴性，未培养出致病菌。脑电图＋脑电地形图示中度异常（发作间期脑电图蝶骨电极示左侧前颞部导联不时可见低中波幅尖波发放，呈针锋相对出现）（图 11-4）。头颅 MRI＋磁共振波谱成像（MRS）海马像示左侧海马硬化，左侧海马体积较右侧小（图 11-5）。

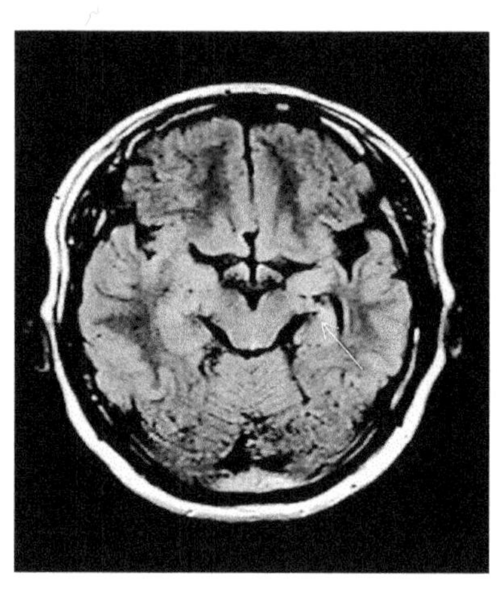

图 11-5　Flair 像显示左侧海马硬化，左侧海马体积较右侧小，左侧颞角增大

【病例分析】

1. 病情特点　① 患者青年女性，起病突然，持续时间短暂，呈发作性，反复发作，病程长。② 主要表现为反复发作性意识丧失，发作前均有先兆，首先表现为腹部不适和胃气上升感，随即出现意识丧失，发作过程中有时伴有抽搐、双眼上翻、口吐白沫，有时仅表现为愣神或无目的咂嘴、肢体摸索等动作。发作过程无呕吐、尿便失禁等。发作时间短暂，事后不能回忆，有发作后意识蒙眬状态。经抗癫痫治疗后发作次数有所减少。③ 既往幼时有高热惊厥史。④ 入院查体。生命体征平稳，反应稍迟钝，记忆力、计算力下降，余未见神经系统阳性定位体征。⑤ 辅助检查。脑电图＋脑电地形图示中度异常（发作间期

脑电图蝶骨电极示左侧前颞部导联不时可见低中波幅尖波发放，呈针锋相对出现）。头颅 MRI＋MRS 海马像示左侧海马硬化，左侧海马体积较右侧小。

2. 诊断　中医诊断：痫病，肝肾阴虚。西医诊断：① 症状性癫痫，复杂部分性发作，继发全面强直阵挛发作。② 左侧海马硬化。

中医辨病分析：患者因“发作性意识不清 16 年，加重 2 个月”入院，故本病当属中医学之“痫病”范畴。舌质红，苔薄白，脉细数，故证属“肝肾阴虚”。患者痫病频发，日久不愈，则气血先虚，肝肾俱亏，肾精不足，髓海失养，发为本病。痫病频发，日久不愈，则气血先虚，肝肾俱亏，肾精不足，髓海失养，故神思恍惚；舌质红，苔薄白，脉细数，均为精血不足之象。病位在脑，病性属虚。

（1）西医定位、定性诊断：症状性癫痫（复杂部分性发作）。

1）定位诊断：根据患者反复发作性意识丧失，有时伴抽搐，考虑定位于大脑皮质。发作前有先兆，有上腹部不适感和胃气上升感，发作后有意识蒙眬状态，解剖定位考虑为颞叶病灶或杏仁核发作。有时表现为愣神或无目的咂嘴、肢体摸索等动作，考虑为颞叶自动症表现，定位于颞叶内侧海马、杏仁核。患者自动症在左侧，故考虑致痫灶可能在左侧。结合影像学及脑电图检查结果，故进一步明确解剖定位在左侧颞叶内侧，海马。

2）定性诊断：患者青年女性，起病突然，持续时间短暂，呈发作性，反复发作，病程长。幼时有高热惊厥史，提示可能为颞叶起源。主要表现为反复发作性意识丧失，发作前均有先兆，首先表现为腹部不适和胃气上升感，随即出现意识丧失，发作过程中有时伴有强直阵挛发作，有时仅表现为愣神或无目的咂嘴、肢体摸索等动作（颞叶自动症表现）。有发作后意识蒙眬状态。经抗癫痫治疗后发作次数有所减少。头颅 MRI＋MRS 海马像提示左侧海马硬化，脑电图蝶骨电极显示左侧前颞痫性放电，故定性诊断为伴左侧海马硬化的颞叶癫痫（继发性）。

（2）中医鉴别诊断

1）痫病与痉证：两者都具有四肢抽搐等症状，但痫病仅见于发作之时，兼有口吐涎沫，病做怪叫，醒后如常人。而痉证多见持续发作，伴有角弓反张、身体强直，经治疗恢复后，或仍有原发疾病的存在。

2）痫病与厥证：厥证除见突然仆倒，昏不知人主症外，还有面色苍白，四肢厥冷，或见口噤，握拳，手指拘急，而无口吐涎沫，两目上视，四肢抽搐和病做怪叫之症。

（3）西医鉴别诊断

1）低血糖：血糖水平低于 2 mmol/L 时可产生局部癫痫样抽动或四肢强直发作，伴意识丧失，发作后无意识模糊状态，抽搐停止后即刻清醒。常见于胰岛 B 细胞瘤或长期服用降糖药的 2 型糖尿病患者，病史有助于诊断。而该患者无糖尿病史，未服用降糖药，无胰岛细胞瘤病史，且发作后有意识模糊状态，未立即清醒。据此可排除。

2）假性癫痫发作：又称癔症性发作，是一种非癫痫性的发作性疾病，是由心理障碍而非脑电紊乱引起的脑部功能异常，可有运动、感觉和意识模糊等类似癫痫发作症状，难以区分。发作时脑电图上无相应的痫性放电和抗癫痫治疗无效是鉴别的关键。根据该患者影像学上可看见明确的致痫灶，脑电图上有相应的痫性放电，抗癫痫治疗有效等特点可排除。

3. *治疗方案*

（1）中医治疗

治法：滋养肝肾。

方药：大补元煎加减。生地黄 15 g，山茱萸 15 g，枸杞子 15 g，当归 10 g，杜仲 10 g，山药 15 g，党参 15 g，炙甘草 6 g。

每日 1 剂，水煎 400 ml，分早、晚 2 次饭后温服。

针灸取穴：百会，神庭，风池（双），内关（双），合谷（双），三阴交（双），太冲（双），太溪（双）。

毫针针刺，中等刺激，留针 30 min，每日 1 次。

（2）西医治疗

1）内科治疗：① 抗癫痫治疗。伴海马硬化的颞叶内侧癫痫大多为难治性癫痫，抗癫痫治疗首选卡马西平或奥卡西平，该患者一开始用的是广谱抗癫痫药丙戊酸钠片(国产),病初抗癫痫治疗有效,但后期效果欠佳,且该女性患者 30 岁,正当育龄期,考虑丙戊酸钠片有可能导致不孕不育及有致畸的风险,可逐渐调整抗癫痫治疗,遵循抗癫痫药物调整治疗的原则,"先加后减",在增加奥卡西平片抗癫痫治疗的同时将国产的丙戊酸钠片逐渐减量并停药,最后予奥卡西平片 0.3 g 每日 2 次口服抗癫痫,注意观察有无皮疹及监测肝功能,监测电解质,防长期用药导致电解质紊乱,如低钠血症等。② 脑保护治疗。患者长期反复癫痫发作,导致脑高级功能减退,可予以适当的神经保护剂改善大脑功能,促智,禁用脑蛋白水解物注射液及胞磷胆碱钠,因可诱发癫痫发作增多。

2) 外科手术治疗:如药物治疗效果欠佳,患者癫痫频繁发作,影响日常生活,因癫痫灶局限,可完善各种 SPECT、脑磁图等相关影像学及脑功能检查,对患者进行全面的术前综合评估,精确定位致痫灶,考虑患者是否可以行外科手术切除致痫灶,而不至于影响功能区,从而改善病情。

4. 住院治疗经过及其转归 入院后给予奥卡西平片 0.3 g 每日 2 次口服抗癫痫,同时予改善循环,保护脑细胞,辅以中医中药开窍定痫、针灸等综合治疗,住院 1 周,患者无癫痫再发,调整药物治疗后无明显药物不良反应,予出院。嘱院外坚持服用抗癫痫药稳定病情,监测肝功能及电解质,注意有无皮疹。避免过度劳累、情绪激动,防寒保暖,预防感冒;定期复查头颅 MRI 及脑电图;避免单独外出;避免从事高空及带电作业;避免游泳,驾驶,长时间接触电视、手机、电脑等;外出时候需有人陪同,避免意外伤害;如抽搐次数频繁,或发作间歇期仍未能清醒,出现癫痫持续状态,需立即就诊。门诊定期随诊。

案 3

颜面部皮疹 15 年,发作性抽搐、记忆减退 8 年(症状性癫痫,结节性硬化)。

[患者一般情况] 姓名:申某;性别:女性;年龄:20 岁;民族:汉族;婚姻状况:未婚;身高 156 cm,体重 52 kg。出生地:河北;职业:无。入院时间:2015-10-22;发病节气:霜降;病史陈述者:患者家属。

[主诉] 颜面部皮疹 15 年,发作性抽搐、记忆减退 8 年。

[现病史] 患者于 15 年前(5 岁)始无明显诱因出现双侧颜面部呈蝶形分布的红色皮疹,如粟粒状,骶尾部亦见呈团块状成簇分布的灰白色皮疹,皮疹高于皮面,无明显瘙痒、疼痛,无红肿、渗液,大小、形状不一,未介意,未进一步诊治。8 年前(12 岁)始无明显诱因反复出现发作性四肢抽搐,发作前常自觉双眼视物模糊,继而人事不省、意识丧失,出现头眼左偏,四肢强直阵挛(大多表现为左手伸直、高举过头顶,右手屈曲),伴咂嘴、吞咽等动作,无尿便失禁、口吐白沫、咬舌等,后枕部跌伤 1 次,上述症状持续 2～3 min 缓解,醒后患者未诉特殊不适,对发作过程无记忆。有时仅表现为一过性的愣神,呼之不应。平均每周至半个月发作 1 次,无明显规律性,曾于外院行脑电图及头颅 CT 检查,头颅 CT 检查提示"脑内多发钙化、结节灶",诊断为"脑囊尾蚴病,继发性癫痫",给予吡喹酮片驱虫,卡马西平片 0.1 g 每日 2 次、苯妥英钠片 0.1 g 每日 2 次、丙戊酸钠片 0.4 g 每日 2 次口服抗癫痫治疗,患者抽搐减少,抽搐间隔时间延长,平均每 3 个月至半年发作 1 次。与此同时,患者逐渐出现反应迟钝,远近记忆力、计算力减退,理解力下降等症状,无胡言乱语、幻觉及性格改变,患者自行停服苯妥英钠。近 1 年来,病情加重,抽搐较前频繁,平均每日均有发作,每日发作 2～3 次,好发于上午,每次持续 2～3 min。今日凌晨患者抽搐间断发作持续时间长达 1 h 左右,发作间歇期神志不清,遂来院就诊要求进一步诊治,门诊拟诊为"颅内病变性质待定、症状性癫痫"收住院。自发病以来,患者精神尚可,纳寐可,情绪较低落、悲观,二便调,体重无明显改变。

[既往史] 既往体健,无颅脑外伤、脑炎、脑肿瘤、煤气中毒等病史。

[个人史] 头胎,足月顺产,无出生窒息、脐带绕颈,无难产、产伤史,无高热惊厥、黄疸史。12 岁以前生长及智力发育与正常同龄人相同,学习

成绩优秀。12 岁发病以后学习成绩下降，记忆力、智能减退。无食“米猪肉”史。

［家族史］无特殊，父母及弟弟、妹妹均健康。

［入院查体］T 36.5℃，P 78 次/分，R 20 次/分，BP 120/80 mmHg。神清，精神可，发育正常，营养中等，形体适中。舌质红，苔少，脉细。齿龈增生，双侧颜面部可见对称性呈蝶形分布的散在、如粟粒状凸起的红色丘疹，压之不褪色，质地坚实(图 11－6)，无压痛、渗液。骶尾部可见呈团块状成簇分布的灰白色皮疹，高于皮面，直径为 1～3 cm，形状不规则，边界较清晰，质软(图 11－7)，无压痛、渗液。心肺腹查体无异常。神经系统查体：神志清楚，言语清晰流利，问答查体合作。右利手。反应迟钝，远近记忆力、计算力均减退，理解力下降，定向力正常。情绪悲观、低落。视力、视野粗测正常。双侧眼球活动自如，无复视及眼震。双侧瞳孔等大等圆，直径约 3.0 mm，对光反射灵敏。双侧角膜反射灵敏，无面部感觉障碍，张口下颌居中，下颌反射未引出。双侧额纹、鼻唇沟对称，示齿口角不偏。听力粗测正常，Rinnie 试验阴性，Weber 试验居中。双侧软腭上抬有力，悬雍垂居中，咽反射存在。双侧转头耸肩有力、对称。伸舌居中，无舌肌萎缩及舌肌震颤。四肢肌力 5 级，肌张力正常，四肢共济运动协调。深浅感觉无异常。双侧腱反射对称存在，霍夫曼征、罗索利莫征(＋)，病理反射未引出。颈软，无抵抗，凯尔尼格征、布鲁津斯基征阴性。

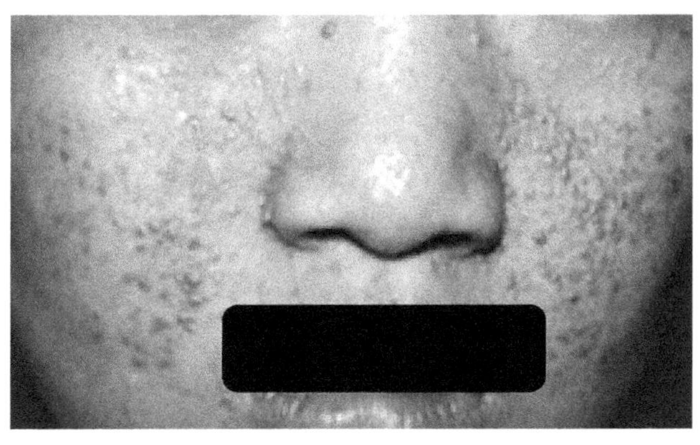

图 11－6 双侧颜面部对称性呈蝶形分布的如粟粒状凸起的红色丘疹，压之不褪色，质地坚实

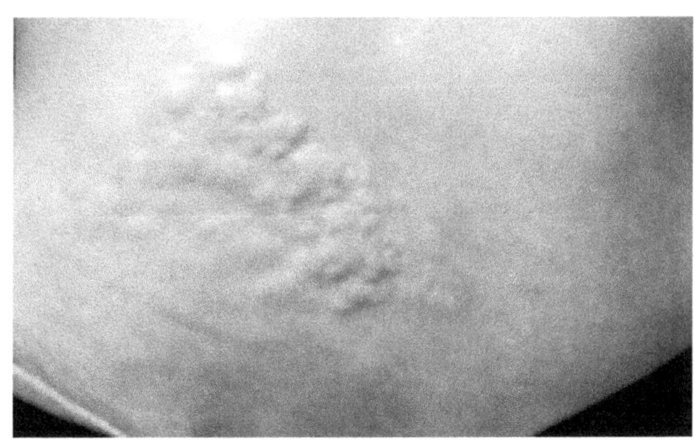

图 11－7 骶尾部可见呈团块状成簇分布的灰白色皮疹，高于皮面，直径为 1～3 cm，形状不规则，边界较清晰，质软

［辅助检查］入院后查血常规、C 反应蛋白测定、红细胞沉降率、尿常规、大便常规、心脏联合标志物测定、凝血功能、血生化、血钙、血磷、空腹及餐后 2 h 血糖、糖化血红蛋白测定、肿瘤标志物测定、风湿 12 项、抗心磷脂抗体等均未见明显异常。腰椎穿刺脑脊液压力 110 mmH_2O，脑脊液无色透明，常规、生化未见明显异常，脑脊液抗酸染色、墨汁染色阴性，未培养出致病菌。血、脑脊液猪囊尾蚴抗原抗体测定阴性。血及脑脊液 ACE 测定阴性。MMSE 评分 23 分，蒙特利尔认知评估量表(MoCA)评分 19 分，提示轻度认知功能障碍，焦虑抑郁量表评定示轻度焦虑、中度抑郁。腹部 B 超提示多囊肾。胸部 CT 无异常。脑电图＋脑电地形图示中度异常脑电图、脑电地形图(单极导联示双侧各导联有棘、尖波，尖慢综合波发放，左侧为著，左侧慢波较多)(图 11－8)。头颅 CT 示双侧脑室旁、脑室内侧壁及左侧额颞顶叶、右侧枕叶大脑皮质散在多发直径为 1～3 mm 结节状致密高密度影(图 11－9)。

【病例分析】

1. 病情特点 ① 患者青年女性，儿童期发病，呈急性起病，持续时间短暂，为慢性反复发作性病程。② 主要表现为反复发作性抽搐伴意识丧失、智能减退、颜面部及躯干部皮损三大特点。③ 既往体健。发病以前生长及智力发育与正常同龄人相同，发病以后学习成绩下降，记忆力、智能减退。无食“米猪肉”史。④ 入院查体。生命征平稳，高级皮质功能减退，余未见神经系统阳

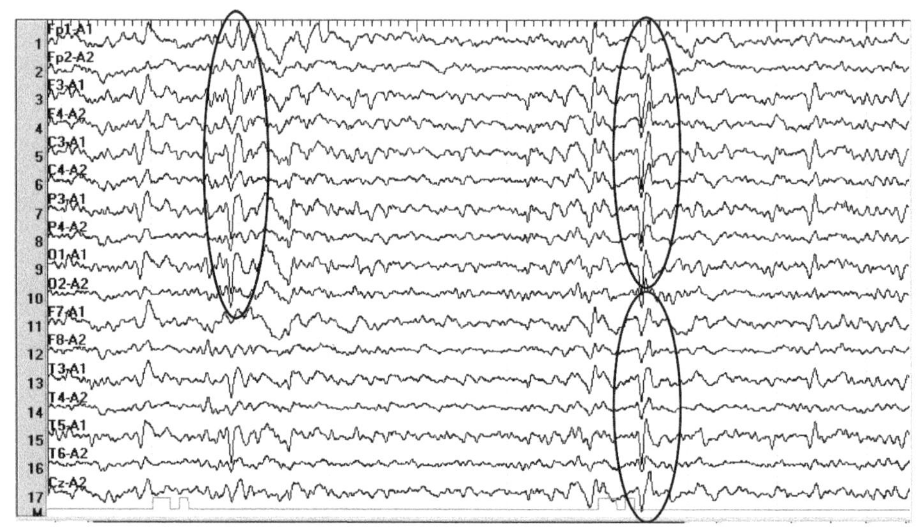

图 11-8 脑电图单极导联示双侧各导联有棘、尖波，尖慢综合波发放，左侧为著，左侧慢波较多

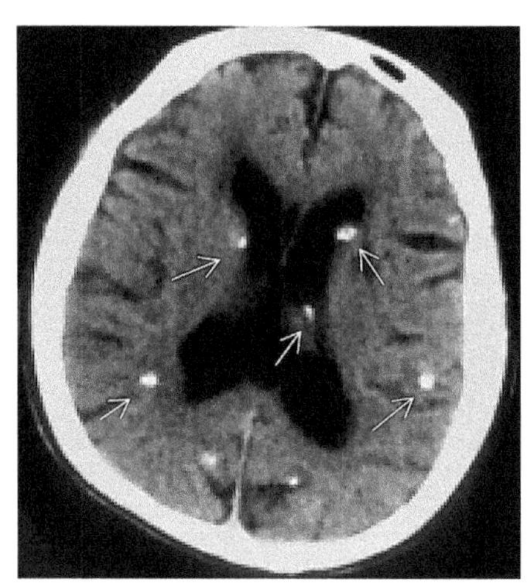

图 11-9 头颅 CT 示双侧脑室旁、脑室内侧壁及左侧额颞顶叶、右侧枕叶大脑皮质散在多发直径为 1～3 mm 结节状致密高密度影

性定位体征。⑤ 辅助检查。脑电图有癫痫波，头颅 CT 检查可见脑实质内、脑室系统多发结节状钙化灶，无明显水肿占位征象，腹部 B 超可见多囊肾，认知功能评定提示轻度认知功能障碍、焦虑抑郁状态。

2. 诊断 中医诊断：痫病，肝肾阴虚。西医诊断：① 症状性癫痫。② 结节性硬化。③ 轻度认知障碍。④ 焦虑抑郁状态。⑤ 双肾错构瘤。

中医辨病分析：患者因"颜面部皮疹 15 年，发作性抽搐、记忆减退 8 年"入院，故本病当属中医学之"痫病"范畴。舌质红，苔少，脉细，故证属"肝肾阴虚"。患者痫病频发，日久不愈，则气血先虚，肝肾俱亏，肾精不足，髓海失养，发为本病。舌质红，苔少，脉细，均为精血不足之象。病位在脑，病性属虚。

(1) 西医定位、定性诊断：症状性癫痫。

1) 定位诊断：根据患者癫痫发作伴智能减退、情绪障碍，查体有高级皮质功能减退，头颅 CT 示双侧脑室旁、脑室内侧壁及左侧额颞顶叶、右侧枕叶大脑皮质多发结节状钙化灶，可定位于双侧大脑皮质及皮质下白质。患者无脑脊液循环障碍所致的头痛、呕吐、视盘水肿等颅高压征象，可依据影像学定位于脑室系统。

2) 定性诊断：患者青年女性，婴幼儿期发病，呈急性起病，持续时间短暂，为慢性反复发作性病程。依据其婴幼儿期出现双面部蝶形红斑、躯干部鲨革样斑，以及青少年时期开始出现顽固性癫痫发作、进行性智能减退等病情特点，病程中同时具备反复癫痫发作伴智能减退、颜面部及躯干部皮损三联征。且结合脑电图有癫痫波，头颅 CT 可见脑实质内、脑室系统多发结节状钙化灶，腹部 B 超可见多囊肾，认知功能评定提示轻度认知功能障碍，可予以临床定性。

(2) 中医鉴别诊断

1) 痫病与痉证：两者都具有四肢抽搐等症状，但痫病仅见于发作之时，兼有口吐涎沫，病做怪叫，醒后如常人。而痉证多见持续发作，伴有角弓反张、身体强直，经治疗恢复后，或仍有原发疾病的存在。

2）痫病与厥证：厥证除见突然仆倒，昏不知人主症外，还有面色苍白，四肢厥冷，或见口噤，握拳，手指拘急，而无口吐涎沫，两目上视，四肢抽搐和病做怪叫之症。

（3）西医鉴别诊断

1）脑囊尾蚴病：以癫痫发作、智能减退、皮疹为主要表现形式，头颅CT可见大脑皮质、皮质下白质及脑室系统多发钙化灶，需首先与脑囊尾蚴病相鉴别。但脑囊尾蚴病多有食“米猪肉”史，皮疹主要表现为多发皮下结节，病理活检可明确诊断。该患者既往无食“米猪肉”史，皮下结节不似脑囊尾蚴病囊尾蚴结节改变，且入院血清及脑脊液囊尾蚴酶标检查阴性，诊断依据不足，必要时可完善皮损病理活检以协助进一步诊治。

2）结节病：为多系统慢性肉芽肿性炎症(非干酪性肉芽肿性炎)，可累及全身多个系统，其中以肺结节病最常见。如累及中枢神经系统如脑，可出现癫痫发作、神经精神症状，亦可伴随出现皮肤结节，脑脊液有炎性改变，头颅MRI检查可见多发结节灶或团块样病灶，血及脑脊液ACE测定常呈阳性，对激素治疗敏感。但该患者肺内未见结节灶，无皮肤结节病，血及脑脊液ACE测定阴性，此为不支持点。

3）原发性甲状旁腺功能减退症：主要表现为低血尿钙、高血磷，且血PTH极低，可累及中枢神经系统、消化系统、骨骼肌肉、泌尿系统等，引起神经精神激惹症状，手指、足趾、口角麻木，严重时可出现肌肉痉挛、惊厥甚至癫痫样发作。有的可出现抑郁症及精神失常。长期的高磷血症可引起脑内结构对称性多发性钙化，特别是小脑和基底节区的钙化。该患者有认知障碍及癫痫发作，颅内有多发钙化灶，注意与此病相鉴别。但该患者血钙、血磷无特殊改变，颅内钙化灶呈不对称性分布，伴全身散在皮疹，此为不支持点。

4）特发性基底神经节钙化(Fahr病)：主要症状为进行性精神障碍、智力低下、痴呆、言语障碍，严重生长发育障碍、锥体外系症状和癫痫发作，其他表现有头晕、头痛、手足抽搐等，影像学上主要表现为双侧对称性基底神经节钙化。血清钙、磷及PTH均正常，无感染、中毒代谢等病因。该患者颅内钙化灶呈不对称性分布，且颜面部及躯干皮疹、无生长发育异常及锥体外系症状等无法解释该病。

3. 治疗方案

（1）中医治疗

治法：滋养肝肾。

方药：大补元煎加减。生地黄15 g，山茱萸15 g，枸杞子15 g，当归10 g，杜仲10 g，山药15 g，党参15 g，炙甘草6 g。

每日1剂，水煎400 ml，分早、晚2次饭后温服。

针灸取穴：百会，四神聪，风池（双），内关（双），合谷（双），三阴交（双），太冲（双），太溪(双)。

毫针针刺，中等刺激，留针30 min，每日1次。

（2）西医治疗

1）抗癫痫治疗：奥卡西平0.3 g每日2次＋丙戊酸钠片0.4 g每日早晨1次、0.2 g每日中午1次、0.2 g每晚1次联用抗癫痫。因患者为育龄期女性，此病为常染色体显性遗传性疾病，会对其后代造成不良影响，建议进一步行基因筛查，并将该病的可遗传性及行基因筛查的必要性向患者及其家属交代清楚，且应用丙戊酸钠片抗癫痫治疗亦可能对生育及胎儿造成一定的影响，患者及家属经认真考虑，同意目前用药治疗方案，拒绝进一步行基因筛查。注意观察有无皮疹及监测肝功能，监测电解质，以防长期用药导致电解质紊乱，如低钠血症等。

2）脑保护治疗：患者长期反复癫痫发作，导致脑高级功能减退，可予以适当的神经保护剂如奥拉西坦改善大脑功能，促智，禁用脑蛋白水解物及胞磷胆碱钠等有可能诱发癫痫发作增多的药物。

3）改善焦虑抑郁情绪、心理疏导。

4. 住院治疗经过及其转归　入院后给予奥卡西平0.3 g每日2次＋丙戊酸钠片0.4 g每日早晨1次、0.2 g每日中午1次、0.2 g每晚1次联用抗癫痫，同时予改善循环，奥拉西坦保护脑细胞、改善认知，草酸艾司西酞普兰抗焦虑抑郁、调节情绪，并辅以中医中药开窍定痫、针灸及心理疏导等综合治疗。住院 2 周，患者无癫痫再发，调整药物治疗后无明显药物不良反应，予出院。嘱院外坚持服用抗癫痫药及调节情绪、改善认知等药物稳定病情，监测肝功能及电解质，注意有无皮疹。避免过度劳累、情绪激动，防寒保暖，预防感冒；定期复查头颅 MRI 及脑电图；避免单独外出；避免从事高空及带电作业；避免游泳，驾驶，长时间接触电视、手机、电脑等；外出时候需有人陪同，避免意外伤害；如抽搐次数频发，或发作间歇期仍未能清醒，出现癫痫持续状态，需立即就诊。门诊定期随诊。

第十二章
痴　　呆

第一节　中医学概述

【中医概念】

痴呆，多由髓减脑消或痰瘀痹阻脑络，神机失用而引起在无意识障碍状态下，以呆傻愚笨、智能低下、善忘等为主要临床表现的一种脑功能减退性疾病。轻者可见神情淡漠，寡言少语，反应迟钝，善忘等；重者为终日不语，或闭门独居，或口中喃喃，言辞颠倒，或举动不经，忽笑忽哭，或不欲食，数日不知饥饿等。

【中医源流】

《左传·成公十八年》对本病有记载，曰："成公十八年，周子有兄而无慧，不能辨菽麦，不知分家犬。""不慧，盖世所谓白痴。"《黄帝内经》中早有关于痴呆症状的记载，如《素问·调经论》说："血并于下，气并于上，乱而喜忘。"《灵枢·天年》："肺气衰，魄离，故言善误。"《灵枢·海论》："脑为髓海，髓海不足，则脑转耳鸣，胫酸眩冒，目无所见，懈怠安卧。"《素问·四时刺逆从论》："阳气竭绝，令人善忘。"《伤寒论·辨阳明病脉证并治》说："阳明证，其人喜忘者，必有蓄血……宜抵当汤下之。""痴呆"病名首见于汉代《华佗神医秘传》，晋代《针灸甲乙经》以"呆痴"命名。孙思邈在《备急千金要方·养性》中指出痴呆病发病责之于"肾精竭乏，阳气日衰"。明代《景岳全书·杂证谟》有"癫狂痴呆"专篇，指出本病由多种病因渐致而成；临床表现具有"千奇百怪""变易不常"的特点；病位在心以及肝胆二经；若以大惊猝恐，一时偶伤心胆而致失神昏乱者，宜七福饮或大补元煎主之；本病"有可愈者，有不可愈者，亦在乎胃气元气之强弱"。陈士铎《辨证录》立有"呆病门"，认为"大约其始也，起于肝气之郁；其终也，由于胃气之衰"，对呆病症状描述也甚详，且提出"开郁逐痰、健胃通气"为主的治法，用洗心汤、转呆丹、还神至圣汤等。《石室秘录·呆病》曰："治呆无奇法，治痰即治呆也。"王清任《医林改错·脑髓说》曰："高年无记性者，脑髓渐空。"郑钦安在《医法圆通》中曰："健忘一症，固有阳虚阴虚之别……统以精神不足为主，人禀二气以生（二气即阳精阴精）……故曰精气神。二气贯于周身，精气足，则神自聪明……精气衰，则神昏……此病老年居多。"另外，古人在中风与痴呆的因果关系方面也早有认识，《素问·调经论》曰："血并于上，气并于下……乱而喜忘。"《临证指南医案·中风》指出：中风初起，神呆遗尿，老人厥中显然。《杂病源流犀烛·中风》进而指出："有中风后善忘"，是中医较早有关血管性痴呆的记载。

【病因病机】

痴呆有因老年精气亏虚，渐成呆傻，亦有因情志失调、外伤、中毒等引起者。虚者多因气血不足，肾精亏耗，导致脑减髓消，脑髓失养；实者常见痰浊蒙窍、瘀阻脑络、心肝火旺，终致神机失用而致痴呆。临床多见虚实夹杂证。

1. 脑髓空虚　脑为元神之府，神机之源，一身之主，而肾主骨生髓通于脑。老年肝肾亏损或久病血气虚弱，肾精日亏，则脑髓空虚，心无所虑，精明失聪，神无所依而使灵机记忆衰退，出现迷惑愚钝，反应迟钝，发为痴呆。此类痴呆发病较晚，进展缓慢。

2. 气血亏虚　《素问·灵兰秘典论》："心者，君主之官，神明出焉。"《灵枢·天年》曰："六十岁心气始衰，苦忧悲。"年迈久病损伤于中，或情志不遂木郁克土，或思虑过度劳伤心脾，或饮食不节损伤脾胃，皆可致脾胃运化失司，气血生化乏源。心之气血不足，不能上荣于脑，神明失养则神情涣散，呆滞善忘。

3. 痰浊蒙窍　《石室秘录》云："痰气最盛，呆气最深。"久食肥甘厚味，肥胖痰湿内盛；或七情所伤，肝气久郁克伐脾土；或痫、狂久病积劳，均可使脾失健运，痰湿上扰清窍，脑髓失聪而致痴呆。

4. 瘀阻脑络　七情久伤，肝气郁滞，气滞则血瘀；或中风、脑部外伤后瘀血内阻，均可瘀阻脑络，脑髓失养，神机失用，发为痴呆。

5. 心肝火旺　年老精衰，髓海渐空，复因烦恼过度，情志相激，水不涵木，肝郁化火，肝火上炎；或水不济火，心肾不交，心火独亢，扰乱神明，发为痴呆。

总之，痴呆病位在脑，与肾、心、肝、脾四脏功能失调相关，尤与肾虚关系密切。其基本病机为髓减脑消，痰瘀痹阻，火扰神明，神机失用。其证候特征以肾精、气血亏虚为本，以痰瘀痹阻脑络邪实为标。其病性不外乎虚、痰、瘀、火。虚指肾精、气血亏虚，髓减脑消；痰指痰浊中阻，蒙蔽清窍；瘀指瘀血阻痹，脑脉不通；火指心肝火旺，扰乱神明。痰、瘀、火之间相互影响，相互转化，如痰浊、血瘀相兼而致痰瘀互结；肝郁、痰浊、血瘀均可化热，而形成肝火、痰热、瘀热，上扰清窍；若进一步发展耗伤肝肾之阴，水不涵木，阴不制阳，则肝阳上亢，化火生风，风阳上扰清窍，使痴呆加重。虚实之间也常相互转化，如实证的痰浊、瘀血日久，损伤心脾，则气血不足，或伤及肝肾，则阴精不足，均使脑髓失养，实证由此转化为虚证；虚证病久，气血亏乏，脏腑功能受累，气血运行失畅，或积湿为痰，或留滞为瘀，又可因虚致实，虚实兼夹而成难治之候。

【中医诊断】

(1) 痴呆是一种脑功能减退性疾病，临床以呆傻愚笨、智能低下、善忘等为主要表现。本病记忆力障碍是首发症状，先表现为近记忆力减退，进而表现为远记忆力减退。

(2) 起病隐匿，发展缓慢，渐进加重，病程一般较长。患者可有中风、头晕、外伤等病史。

【鉴别诊断】

1. 郁病　郁病是以情志抑郁不畅，胸闷太息，悲伤欲哭或胸胁、胸背、脘胁胀痛，痛无定处，或咽中如有异物不适为特征的疾病；主要因情志不舒、气机郁滞所致。本病多见于中青年女性，也可见于老年人，尤其是中风过后常并发郁病，无智能障碍症状。痴呆可见于任何年龄，虽亦可由情志因素引起，但其以呆傻愚笨为主，常伴有生活能力下降或人格障碍，症状典型者不难鉴别。部分郁病患者常因不愿与外界沟通而被误认为痴呆，取得患者信赖并与之沟通后，两者亦能鉴别。

2. 癫证　癫证是以沉默寡言、情感淡漠、语无伦次、静而多郁为特征的精神失常疾病，俗称"文痴"，可因气、血、痰邪或三者互结为患，以成年人多见。痴呆则属智能活动障碍，是以神情呆滞、愚笨迟钝为主要表现的脑功能障碍性疾病。另外，痴呆的部分症状可自制，治疗后有不同程度的恢复；重症痴呆患者与癫证在临床证候上有许多相似之处，临床难以区分，CT、MRI 检查有助于鉴别。

3. 健忘　健忘是指记忆力差、遇事善忘的一种病证，其神识如常，晓其事却易忘，但告知可晓，多见于中老年患者；由于外伤、药物所致健忘，一般经治疗后可以恢复。而痴呆老少皆可发病，以神情呆滞或神志恍惚，不知前事或问事不知、告知不晓为主要表现，虽有善忘但仅为兼伴症，其与健忘之"善忘前事"有根本区别。健忘可以是痴呆的早期临床表现，这时可不予鉴别，健忘病久也可转为痴呆，CT、MRI 检查有助于两者的鉴别。

【辨证论治】

本病乃本虚标实之证，临床上以虚实夹杂多见。本虚者不外乎精神、气血、阴阳等正气的衰少；标实者不外乎气、火、痰、瘀等病理产物的堆积。无论为虚为实，都能导致髓减脑消，脏腑功能失调。因而辨证当以虚实或脏腑失调为纲领，分清虚实，辨明主次。

【治则与治疗】

虚者补之，实者泻之，因而补虚益损、解郁散结是其治疗大法。同时在用药上应重视血肉有情之品的应用，以填精补髓。此外，移情易性，智力和功能训练与锻炼有助于康复与延缓病情。对脾肾不足，髓海空虚之证，宜培补先天、后天，使脑髓得充，化源得滋。凡气郁痰浊、瘀血阻滞者，当理气解郁、化痰活血，配以开窍通络，使气血流通，窍开神醒。

1. 髓海不足

[主症] 耳鸣耳聋，记忆模糊，失认失算，精神呆滞。

[兼次症] 发枯齿脱，腰脊酸痛，骨痿无力，步履艰难，举动不灵，反应迟钝，静默寡言。

[舌脉] 舌瘦色淡或色红，少苔或无苔，多裂纹，脉沉细弱。

[分析] 肾主骨生髓，年高体衰，肾精渐亏，脑髓失充，灵机失运，故见精神呆滞、举动不灵、反应迟钝、记忆模糊、失认失算等痴呆诸症。肾开窍于耳，其华在发，肾精不足，故耳鸣耳聋，发枯易脱。腰为肾府，肾主骨，精亏髓少，骨骼失养，故见腰脊酸痛，骨痿无力，步履艰难；齿为骨之余，故齿牙动摇，甚则早脱。舌瘦色淡或色红，苔少或无苔，多裂纹，脉沉细弱为精亏之象。

[治法] 补肾益髓，填精养神。

[方药] 七福饮加减。方中重用熟地黄滋阴补肾，营养先天之本；合当归养血补肝；人参、白术、炙甘草益气健脾，强壮后天之本；远志、杏仁宣窍化痰。本方填补脑髓之力尚嫌不足，应选加鹿角胶、龟甲胶、阿胶、紫河车、猪骨髓等血肉有情之品，还可以本方加减制蜜丸或膏剂以图缓治，或用参茸地黄丸或河车大造丸补肾益精，每服 1 丸，每日 2～3 次。若肝肾阴虚，年老智能减退，腰膝酸软，头晕耳鸣者，可去人参、白术、紫河车、鹿角胶，加怀牛膝、生地黄、枸杞子、女贞子、制何首乌；若兼言行不经，心烦溲赤，舌质红，少苔，脉细而弦数，是肾精不足，水不制火而心火妄亢，可用六味地黄丸加丹参、莲子心、石菖蒲等清心宣窍；也有舌质红而苔黄腻者，是内蕴痰热，干扰心窍，可加用清心滚痰丸，每服 1 丸，每日 2 次，俟痰热化净，再投滋补之品；若肾阳亏虚，症见面白无华，形寒肢冷，口中流涎，舌淡者，加熟附片、巴戟天、益智、淫羊藿、肉苁蓉等。

2. 气血亏虚

[主症] 呆滞善忘，倦怠嗜卧，神思恍惚，失认失算。

[兼次症] 少气懒言，口齿含糊，词不达意，心悸失眠，多梦易惊，神疲乏力，面唇无华，爪甲苍白，纳呆食少，大便溏薄。

[舌脉] 舌质淡胖，边有齿痕，脉细弱。

[分析] 心主神明，心之气血亏虚，神明失养，故见呆滞善忘、神思恍惚、失认失算等痴呆症状。心血不足，心神失养，故心悸失眠、多梦易惊；血虚不荣肌肤爪甲，故面唇无华、爪甲苍白。气虚则少气懒言，神疲乏力，倦怠嗜卧；脾气不足，胃气亦弱，故纳呆食少；脾气亏虚，水湿不化，故大便溏薄。气血亏虚，脉道失充，故脉细弱。

[治法] 益气养血，安神宁志。

[方药] 归脾汤加减。方中以人参、黄芪、白术、甘草补脾益气；当归养肝血而生心血；茯神、枣仁、龙眼肉养心安神；远志交通心肾而定志宁心；木香理气醒脾，以防益气补血之药滋腻滞气。故归脾汤健脾与养心并进、益气与养血相融。纳呆食少，加谷芽、麦芽、鸡内金、山楂等消食；纳呆伴头重如裹，时吐痰涎，头晕时作，舌苔腻，加陈皮、半夏、生薏苡仁、白豆蔻健脾化湿和胃；纳呆伴舌红少苔，加天花粉、玉竹、麦冬、生麦芽养阴生津；失眠多梦，加夜交藤、合欢皮；若舌质偏暗，舌下有青筋者，加入川芎、丹参等以养血活血；若伴情绪不宁，易忧善愁者，可加郁金、合欢皮、绿萼梅、佛手等理气解郁之品。

3. 痰浊蒙窍

[主症] 终日无语，表情呆钝，智力衰退，口多

涎沫。

［兼次症］头重如裹，纳呆呕恶，脘腹胀痛，痞满不适，哭笑无常，喃喃自语，呆若木鸡。

［舌脉］舌质淡胖大，有齿痕，苔白腻，脉滑。

［分析］痰浊壅盛，上蒙清窍，脑髓失聪，神机失运，而致表情呆钝、智力衰退、呆若木鸡等症。痰浊中阻，中焦气机不畅，脾胃受纳运化失司，故脘腹胀痛、痞满不适、纳呆呕恶。痰阻气机，清阳失展，故头重如裹。口多涎沫，舌质淡胖大，有齿痕，苔腻，脉滑均为痰涎壅盛之象。

［治法］健脾化浊，豁痰开窍。

［方药］洗心汤加减。方中党参、甘草培补中气；半夏、陈皮健脾化痰；附子协助参、草以助阳气，俾正气健旺则痰浊可除；更以茯神、酸枣仁宁心安神，神曲和胃。本方益气与祛痰并投，健脾胃化痰浊，而使浊散窍清，脑髓复聪。若纳呆呕恶，脘腹胀痛，痞满不适以脾虚明显者，重用党参、茯苓，可配伍黄芪、白术、山药、麦芽、砂仁等健脾益气之品。若头重如裹，哭笑无常，喃喃自语，口多涎沫以痰湿重者，重用陈皮、半夏，可配伍制南星、莱菔子、佩兰、白豆蔻、全瓜蒌、贝母等理气豁痰之品。痰浊化热，干扰清窍，舌质红，苔黄腻，脉滑数者，将制南星改用胆南星，并加瓜蒌、栀子、黄芩、天竺黄、竹沥。若伴有肝郁化火，灼伤肝血心阴，症见心烦躁动，言语颠倒，歌笑不休，甚至反喜污秽，或喜食炭灰，宜用转呆丹加味，该方在洗心汤基础上，加用当归、白芍药柔肝养血，丹参、麦冬、天花粉滋养心胃阴液，用柴胡合白芍药疏肝解郁，用柏子仁合茯苓、酸枣仁加强养心安神之力。属风痰瘀阻，症见眩晕或头痛，失眠或嗜睡，或肢体麻木阵作，肢体无力或肢体僵直，脉弦滑，可用半夏白术天麻汤。脾肾阳虚者，用金匮肾气丸加干姜、黄芪、白豆蔻等。

4. 瘀血内阻

［主症］言语不利，善忘，易惊恐，或思维异常，行为古怪。

［兼次症］表情迟钝，肌肤甲错，面色黧黑，甚者唇甲紫暗，双目暗晦，口干不欲饮。

［舌脉］舌质暗，或有瘀点瘀斑，脉细涩。

［分析］瘀阻脑络，脑髓失养，神机失用，故见表情迟钝，言语不利，善忘，思维异常，行为古怪等痴呆症状。瘀血内阻，气血运行不利，肌肤失养，故肌肤甲错，面色黧黑，甚者唇甲紫暗。口干不欲饮，舌质暗或有瘀点瘀斑，脉细涩均为瘀血之象。

［治法］活血化瘀，通络开窍。

［方药］通窍活血汤加减。方中麝香芳香开窍，活血散结通络；桃仁、红花、赤芍药、川芎活血化瘀；葱白、生姜合石菖蒲、郁金以通阳宣窍。如瘀血日久，血虚明显者，重用熟地黄、当归，再配伍鸡血藤、阿胶、鳖甲、蒸何首乌、紫河车等以滋阴养血；气血不足，加党参、黄芪、熟地黄、当归益气补血；气虚血瘀为主者，宜补阳还五汤加减；若见肝郁气滞，加柴胡、枳实、香附疏肝理气以行血；久病血瘀化热，致肝胃火逆，症见头痛、呕恶等，应加钩藤、菊花、夏枯草、栀子、竹茹等清肝和胃之品；若痰瘀交阻伴头身困重，口流涎沫，纳呆呕恶，舌紫暗有瘀斑，苔腻，脉滑，可酌加胆南星、半夏、莱菔子、瓜蒌以豁痰开窍；病久入络者，宜加蜈蚣、僵蚕、全蝎、水蛭、地龙等虫类药以疏通经络，同时加用天麻、葛根；兼见肾虚者，症见口中流涎，舌淡紫胖，苔腻或滑者，可加益智仁、补骨脂、山药。

5. 心肝火旺

［主症］急躁易怒，善忘，判断错误，言行颠倒。

［兼次症］眩晕头痛，面红目赤，心烦不寐，多疑善虑，心悸不安，咽干口燥，口臭口疮，尿赤便干。

［舌脉］舌质红，苔黄，脉弦数。

［分析］脑髓空虚，复因心肝火旺，上扰神明，故见善忘、判断错误、言行颠倒、多疑善虑等痴呆之象。心肝火旺，上犯巅顶，故头晕头痛；气血随火上冲，则面红目赤。肝主疏泄，肝性失柔，情志失疏，故急躁易怒。心肾不交则心烦不寐、心悸不安。口臭口疮、口干舌燥、尿赤便干为火甚及伤津之象；舌质红，苔黄，脉弦数均为心肝火旺之候。

［治法］清热泻火，安神定志。

［方药］黄连解毒汤加减。方中黄连大苦大寒可泻心火为君，因火主于心，心主神明，心火清宁，则诸火自降；黄芩、栀子清肝火；黄柏清下焦

之火。加用生地黄清热滋阴，石菖蒲、远志、合欢皮养心安神，柴胡疏肝。但本方大苦大寒，中病即止，不可久服，脾肾虚寒者慎用。若心火偏旺者用牛黄清心丸；大便干结者加大黄、火麻仁。

6. 肝肾亏虚

［主症］面色憔悴，两目无神，呆钝如痴。

［兼次症］形体消瘦，颧红盗汗，肌肤甲错，腰膝酸软，或见关节屈伸不利，举动不灵。

［舌脉］舌红少苔，脉弦细而数。

［分析］肝肾精亏，脑髓渐失所养，若遇情志相激，饮食劳倦调摄失宜等因素，则致脏腑阴阳失调，气血运行受阻，津液敷布失常，致痰浊瘀血内停，阻于脑络，扰乱清空，清窍受之蒙蔽，元神为之迷蒙，渐成痴呆。症状表现为表情呆板，举动不灵，言语迟钝，傻哭傻笑，记忆力差，定向力障碍，齿落嘴瘪，头摇肢颤，五心烦热，腰膝酸软，失眠多梦，头晕目眩，听力减退，二便失禁，舌质黯红，苔薄白或少苔，脉细数或细弱。

［治法］滋补肝肾，息风定智。

［方药］左归丸加减。本方证为真阴不足，精髓亏损所致。肾藏精，主骨生髓，肾阴亏损，精髓不充，封藏失职，故头晕目眩，腰酸腿软、遗精滑泄；阴虚则阳亢，迫津外泄，故自汗盗汗；阴虚则津不上承，故口燥舌干，舌红少苔；脉细为真阴不足之象。治宜壮水之主，培补真阴。方中重用熟地黄滋肾填精，大补真阴，为君药。山茱萸养肝滋肾，涩精敛汗；山药补脾益阴，滋肾固精；枸杞子补肾益精，养肝明目；龟、鹿二胶为血肉有情之品，峻补精髓，龟甲胶偏于补阴，鹿角胶偏于补阳，在补阴之中配伍补阳药，取“阳中求阴”之义，均为臣药。菟丝子、川牛膝益肝肾，强腰膝，健筋骨，俱为佐药。诸药合用，共奏滋阴补肾、填精益髓之效。

第二节 西医学概述

痴呆（dementia）是指患者的大脑发育已基本成熟，智能也发育正常，但以后由于各种有害因素导致的获得性、持续性智能损害的综合征，影响意识内容而并非意识水平。特征是多种高级皮质功能紊乱，涉及记忆、思维、定向、理解、计算、判断、言语和学习能力等多方面。患者在日常的生活、工作及社交的能力明显下降。

痴呆的发病有逐年上升的趋势，据报道，我国60岁以上的人群中患病率为1%，85岁以上为40%以上。在区域化方面，我国北方患阿尔茨海默病（AD）的平均年龄为75～76岁，患血管性痴呆的年龄多在68岁左右。北方老年人血管性痴呆发病率高于南方。随着年龄增加，女性患病率高于男性，城乡患病率差别不大。

痴呆的病因主要有以下几个方面：① 脑变性病。某些皮质、皮质下疾病均可引起痴呆，常见病因有阿尔茨海默病、肝豆状核变性等。② 脑血管疾病。不同部位的脑血管疾病可引起痴呆，如多发性脑梗死性痴呆（multi-infarct dementia，MID），血栓性血管炎等。③ 代谢性疾病。一些代谢性疾病影响脑的功能，造成痴呆，如甲状旁腺功能亢进或减退、肝豆状核变性、尿毒症、慢性肝功能不全等。④ 颅内感染。颅内感染导致脑实质及脑功能改变，导致痴呆，如各种脑炎、神经梅毒、各种脑膜炎等。⑤ 颅内占位性病变。肿瘤、硬膜下血肿等。⑥ 低氧和缺氧血症。包括缺血性、缺氧性、淤滞性和组织中毒性等各类低（缺）氧血症。⑦ 营养缺乏性脑病。硫胺缺乏性脑病，维生素 B_{12} 及叶酸缺乏症等。⑧ 中毒性疾病。常见于一氧化碳中毒，铅、汞等中毒，有机物中毒等。⑨ 颅脑外伤等。但在临床中阿尔茨海默病是最常见的病因，血管性痴呆次之，其他痴呆病因较少。

目前，痴呆常作为器质性脑病综合征的同义词混用。后者含义广泛，它不仅包括痴呆，还包括局灶综合征，如失语和遗忘，分为急性和慢性两类。急性器质性脑病综合征指起病急骤、病程短暂、继发于代谢性或中毒性的智能障碍，为可逆型；慢性器质性脑病综合征是指在中枢神经系统中，以不可逆的组织结构改变为基础的慢性病。上述概念曾很明确，但现已过时以致应用时失去意义。如正常颅压脑积水合并痴呆可在蛛网膜下腔出血或头部外伤后突然起病，这是由于神经系统组织结构改变而引发的，但在适当的外科手术后仍可完全恢复。另外，代谢障碍如维生素 B_{12} 缺乏或甲状腺功能低下可存在多年而未被诊断，并可隐袭地产生进行性，甚至是持久的智能障碍。这些矛盾现象表明需要抛弃器质性脑病综合征这一术语，而用更为恰当的术语——痴呆。

阿尔茨海默病

【西医学定义】

阿尔茨海默病是一种起病隐袭的慢性进行性中枢神经系统变性病，病理特征为老年斑、神经原纤维缠结、海马锥体细胞颗粒空泡变性和神经元缺失。临床上以记忆障碍、失语、失用、失认、视空间技能损害、执行功能障碍以及人格和行为改变等全面性痴呆表现为特征。AD是痴呆最常见的类型，也是患病率最高的老年期痴呆。有关痴呆的流行病学研究较多，AD的患病率存在一定差异。调查显示，65 岁以下的患病率不足 1%，65 岁则为 11.5%，以后每增加 5 岁，患病率就增加大约一倍，85 岁以上约为 30%。在欧美发达国家，阿尔茨海默病占痴呆的 50%～60%。亚洲地区日本 65 岁以上 AD 的患病率为 3.8%，AD 女性患病率高于男性。我国普查结果表明 65 岁以上老年人 AD 患病率男性为 3.4%，女性为 7.7%，总患病率为 5.9%。死亡率高达 52.9%。

【病理生理】

患者有颞叶、顶叶及前额叶萎缩，病理特征包括老年斑、神经原纤维缠结、神经元减少及轴索和突触异常、颗粒空泡变性、星形细胞和小胶质细胞反应以及血管淀粉样改变。

1. 老年斑(senile plaques, SP)　老年斑为位于细胞外的大小为 50～200 μm 球形结构，银染色较易显示。病变核心由类淀粉前体蛋白断裂后产生的多肽组成。老年斑在银染色下可分为三种类型：① 原始型或早期斑。② 经典型或成熟斑。③ 燃尽型或致密斑。使用β-淀粉样蛋白(amyloid β-protein, Aβ)抗体可显示淀粉样蛋白在脑中沉积。Aβ 存在于新皮质、海马、视丘、杏仁核、尾状核、豆状核、Meynert 基底核、中脑、脑桥、延脑、小脑皮质和脊髓等结构。在老年斑附近可见免疫炎性反应。

2. 神经原纤维缠结(neurofibrillary tangles, NFTs)　NFTs 是由异常细胞骨架组成的神经元内结构，为磷酸化 tau 蛋白的变异型，是微管相关糖蛋白的一种主要成分。NFTs 可在 HE 染色的组织切片中看到。NFTs 也见于正常老年人和其他神经系统变性病中，但在 AD 中，NFTs 不仅数量上多于正常老年人，而且与神经元死亡及临床症状有关。

3. 神经元的丢失　主要是表浅皮质较大的胆碱能神经元，发病愈早，神经元丢失愈明显，且往往伴有神经胶质细胞增生。AD 神经元突触较正常人减少 36%～46%，多发生在老年斑部位。

4. 颗粒空泡变性(granulovaeuolar degeneration)　它是细胞质内的一种空泡结构，由一个或多个直径 3.5 μm 的空泡组成，每个空泡的中心都有一个致密颗粒，这种颗粒成分与抗 tubulin、tau 蛋白、泛素抗体呈阳性反应。

5. 血管淀粉变性　Aβ 也沉积在患者脑血管内皮细胞，经刚果红染色在偏振光下，脑血管壁上 Aβ 呈现苹果绿色光，故称为嗜刚果红血管病或脑类淀粉血管病，这种病变多影响软脑膜和皮质表浅小动脉。

【临床表现】

AD 一般在老年前期和老年期起病，通常起病隐匿，早期不易被发现，病情逐渐加重，为持续性、进行性病程，无缓解。由发病至死亡平均为 8～10 年，但也有些患者病程可持续 15 年或以上。临床症状主要是进展性的全面性智能障碍及非认知性精神症状。

1. 记忆障碍　记忆障碍是诊断阿尔茨海默病的必备条件，常为首发症状，早期以近记忆力损害明显，表现为对刚发生的事、刚说过的话不能记忆，忘记熟悉的人名，而对年代久远的事记忆相对清楚。常感“记得不如忘得快”，开始常被忽略，被认为是老年人爱忘事，但逐渐会影响患者日常生活。随后出现远记忆力也受损、时间及地点定向障碍。晚期随着疾病的发展，远近记忆严重受损，最后记忆力丧失，仅存片段的记忆。

2. *认知障碍*　特征性认知障碍随着病情进展逐渐出现，表现为掌握新知识、熟练运用及社交能力下降，并随时间的推移而加重。早期主要为判断能力下降，患者不能对事件进行分析、思考、判断，难以处理复杂的问题；工作或家务劳动漫不经心，不能独立进行购物、经济事务等，社交困难；尽管仍能做些已熟悉的日常工作，但对新的事物却表现出茫然难解，情感淡漠，偶尔激惹，常有多疑；出现时间定向障碍，对所处的场所和人物能做出定向，对所处地理位置定向困难，复杂结构的视空间能力差。随着疾病的发展，简单结构的视空间能力也出现下降，时间、地点定向障碍；在处理问题、辨别事物的相似点和差异点方面有严重损害；不能独立进行室外活动，在穿衣、个人卫生以及保持个人仪表方面需要帮助；计算不能；可见失语、失用和失认。严重日常生活不能自理，大小便失禁等。

3. *精神症状*　处于疾病早期的患者，有较严重的抑郁倾向。大约1/3的痴呆患者伴有抑郁。尽管痴呆患者抑郁症状比较常见，但真正符合抑郁发作标准的患者很少，尤其是中重度痴呆患者。轻度痴呆时，焦虑比较常见，患者可能担心自己的工作能力和生活能力，还可能担心自己的钱财、生命等。痴呆较重时，情感平淡或淡漠日趋明显。随后患者开始出现人格障碍和精神症状，如妄想症、幻觉等。痴呆患者由于容易忘记物品的放置位置，因此认为物品被窃；有些患者由于失认而认为自己的家不属于自己，常要求回家，或认为自己的配偶或亲人系别人装扮；少数患者认为配偶不忠。痴呆患者的妄想往往不系统，结构不严密，时有时无；各种幻觉都可出现，但以幻视多见。常见的幻视是看见偷窃者或入侵者，看见死去的亲人等。偶尔，在没有幻视的情况下可听到偷窃者或死去的亲人说话，也可有其他言语性幻听。痴呆患者因认知功能下降，可出现多种无目的的或重复的活动，如反复搬移物品，反复收拾衣物，将贵重物品收藏在不恰当的地方。有些患者表现为活动减少、呆坐。在睡眠方面表现为晚上觉醒次数增加。随着痴呆的进展，快速眼动睡眠减少，白天睡眠增加，最后睡眠节律完全打乱。

病程呈进行性加重，最后发展为严重痴呆，常因褥疮、骨折、肺炎、营养不良等继发躯体疾病或衰竭而死亡。

【辅助检查】

1. *神经心理学检查*　神经心理学检查及相应量表对痴呆诊断及鉴别诊断起重要作用，MMSE、韦氏成人智力量表(WAIS)、临床痴呆评定量表(CDR)、长谷川痴呆量表(HDS)及Hachinski缺血量表(HIS)等是常用的量表。MMSE内容简练，测定时间短，易被老人接受，是目前临床上测查本病智能损害程度最常见的量表。该量表总分值数与文化教育程度有关，若文盲≤17分、小学程度≤20分、中学程度≤22分、大学程度≤23分，则说明存在认知功能损害，应进一步进行详细神经心理学测验包括记忆力、执行功能、语言、运用和视空间能力等各项认知功能的评估。

2. *影像学检查*　CT和MRI检查可见侧脑室扩大和脑沟增宽，尤其在额颞叶；MRI冠状切面可显示海马萎缩。磁共振波谱成像：用MRI合并^{1}H质子磁共振波谱(^{1}H－MRS)评价皮质下血管性痴呆(SIVD)，其额叶白质的N-乙酰天门冬氨酸复合物/肌酸(NAA/Cr)降低，可鉴别。VD中白质高信号区代谢水平有显著改变：Cr百分比降低，胆碱复合物(Cho)百分比升高，Cho/Cr升高。PET、SPECT及功能性MRI(fMRI)可发现额叶、颞叶、顶叶脑区代谢率或脑血流减低，尤其在中重度患者。PET显示VD脑代谢改变的方式更多变且常累及基底节/丘脑和额叶皮质。而AD患者脑代谢的改变则以累及颞顶叶及额叶皮质为特征，这有助于鉴别两种类型的痴呆。

3. *脑电图*　AD的EEG表现为α波减少、θ波增高、平均频率降低的特征。但14%的患者在疾病早期EEG正常。EEG用于AD的鉴别诊断，可提供朊蛋白病的早期证据，或提示可能存在中毒-代谢异常、暂时性癫痫性失忆或其他癫痫疾病。

4. *血液学检查*　主要用于发现存在的伴随

疾病或并发症，发现潜在的危险因素，排除其他病因所致的痴呆。常规检查项目有血常规、血糖、血电解质、肾功能和肝功能、维生素 B_{12}、叶酸水平、甲状腺素，对于高危人群或提示有临床症状的人群应进行梅毒、人类免疫缺陷病毒(HIV)、伯氏疏螺旋体血清学检查。

5. 基因检测　基因检测可为诊断提供参考。淀粉样蛋白前体蛋白基因(*APP*)、早老素1基因(*PS*-1)、早老素2基因(*PS*-2)突变在家族性早发型AD中占50%。*ApoE*4基因检测可作为散发性AD的参考依据。

6. 脑脊液检测　① 脑脊液细胞计数、蛋白质、葡萄糖和蛋白电泳分析。血管炎、感染或脱髓鞘疾病疑似者应进行检测。快速进展的痴呆患者应行14-3-3蛋白检查，有助于朊蛋白病的诊断。② 脑脊液β淀粉样蛋白、tau蛋白检测。AD患者的脑脊液中β淀粉样蛋白(Aβ42)水平下降(由于Aβ42在脑内沉积，使得脑脊液中Aβ42含量减少)，总tau蛋白或磷酸化tau蛋白升高。研究显示，Aβ42诊断的灵敏度为86%，特异性为90%；总tau蛋白诊断的灵敏度为81%，特异性为90%；磷酸化tau蛋白诊断的灵敏度为80%，特异性为92%；Aβ42和总tau蛋白联合诊断AD与对照比较的灵敏度可达85%～94%，特异性为83%～100%。这些标记物可用于支持AD诊断，但鉴别AD与其他痴呆诊断时特异性低(39%～90%)。目前尚缺乏统一的检测和样本处理方法。

【诊断】

阿尔茨海默病的临床诊断是根据患者及家属提供的详细病史、神经科查体和神经心理功能检查而做出，应进行其他检查包括血液学、CT和MRI等排除痴呆的其他病因。临床诊断的准确性可达85%～90%。最后确诊依赖于病理性检查。常用的诊断标准包括：WHO的国际疾病分类第10版(ICD-10)、美国精神病诊断和统计手册修订第4版(DSM-Ⅳ-R)、美国国立神经病语言障碍卒中研究所和AD及相关疾病协会(NINCDS-ADRDA)等标准，以及中国精神疾病分类与诊断标准第3版(CCMD-3)等。下面主要介绍广泛使用，并在最近进行修订的NINCDS-ADRDA标准。

1. NINCDS-ADRDA AD诊断标准　该标准被称为AD患者诊断的"金"标准，在20世纪80年代提出。该标准经过多年临床实践，与病理结果有很好的一致性。但该标准强调"认知功能损害程度一定要影响患者日常生活能力和社会活动功能，AD的诊断才能成立"，给AD患者的早识别、早诊断带来困难(NINCDS-ADRDA很可能AD的标准见表12-1)。

表12-1　NINCDS-ADRDA很可能AD的标准

标　准	症　状
诊断标准	痴呆：临床检查和认知量表测查确定有痴呆 两个或两个以上认知功能缺损，且进行性恶化 无意识障碍 40～90岁起病，多见于65岁以后 排除其他引起进行性记忆和认知功能损害的系统性疾病和脑部疾病
支持标准	特殊性认知功能如言语(失语症)、运动技能(失用症)、知觉(失认症)的进行性损害 日常生活功能损害或行为方式的改变 家庭中有类似疾病史，特别是有神经病理学或实验室证据者 实验室检查腰椎穿刺压力正常；脑电图正常或无特殊性的改变如慢波增加；CT或MRI证实有脑萎缩，且随诊检查有进行性加重
排除标准	突然起病或卒中样发作 早期有局灶性神经系统体征，如偏瘫、感觉丧失、视野缺损、共济失调 起病或疾病早期有癫痫发作或步态异常

2. 2007年修订的NINCDS-ADRDA　该标准供临床研究使用，首次纳入了客观标志物如MRI、脑脊液、PET等检查结果，此诊断标准提高了AD诊断的特异性和敏感性，对早期诊断帮助较大。2007年修订的NINCDS-ADRDA很可能AD标准见表12-2。

表12-2　2007年修订的NINCDS-ADRDA很可能AD标准

标　准	表　现
很可能AD诊断标准	符合核心标准，并满足一项以上支持表现
核心标准	早期、显著的情景记忆障碍

（续表）

标 准	表 现
支持表现	内颞叶萎缩：MRI 显示海马、内嗅皮质、杏仁核体积缩小(与同年龄人群比较) 脑脊液生物标记异常：Aβ42 降低，总 tau 或磷酸化 tau 蛋白增高，或三者同时存在 PET 的特殊表现：如双侧颞叶糖代谢减低，显像剂^{18}F－FDDNP 显示 AD 病理的改变等 直系亲属中有已证实的常染色体显性遗传导致的 AD
排除标准	病史：① 突然起病。② 早期出现下列症状：步态不稳、癫痫、行为异常 临床特点：① 局灶性神经系统症状体征：偏瘫、感觉缺失、视野损害。② 早期的锥体外系体征 其他疾病状态严重到足以解释记忆和相关症状：① 非 AD 痴呆。② 严重的抑郁。③ 脑血管疾病。④ 中毒或代谢异常(要求特殊检查证实)。⑤ MRI 的 FLAIR 或 T_2 加权相内颞叶信号异常与感染或血管损害一致

【鉴别诊断】

1. *轻度认知障碍*(MCI) 一般仅有记忆力障碍，无其他认知功能障碍，如老年性健忘与遗忘；健忘是启动回忆困难，通过提示可使回忆得到改善；而遗忘是记忆过程受损，提示不能改善。

2. *抑郁症* 表现抑郁心境，对各种事情缺乏兴趣，睡眠障碍，易疲劳或无力。

3. *血管性痴呆* 急性起病，偶可亚急性甚至慢性起病，症状波动性进展或阶梯式恶化，有神经系统定位体征，既往有高血压或动脉粥样硬化或糖尿病史，可能有多次卒中史，影像学可发现多发的脑血管性病灶。

4. *额颞叶痴呆*(FTD) 较少见，起病隐袭，比 AD 进展快。表现为情感失控、冲动行为或退缩，不适当的待人接物和礼仪举止，不停地把能拿到的可吃或不可吃的东西放入口中试探，食欲亢进，模仿行为等，记忆力减退较轻。CT 或脑部 MRI 显示额叶结构萎缩。PET 或 SPECT 扫描显示额颞叶大脑活性降低。Pick 病(Pick disease)是额颞叶痴呆的一种类型，病理可见新皮质或海马神经元胞质内出现银染包涵体，Pick 小体(Pick body)。

5. *路易体痴呆*(dementia with Lewy body, DLB) 表现为帕金森病症状、视幻觉、波动性认知功能障碍，伴注意力、警觉异常，运动症状通常出现于精神障碍后 1 年以上，患者易跌倒，对精神病药物敏感。

【西医治疗】

1. *一般治疗* 心理社会治疗是对药物治疗很好的补充，应鼓励早期患者参加各种社会活动和日常生活活动，说服患者有战胜疾病的信心，从而使其尽量维持生活基本自理能力，以延缓衰退速度，但同时应注意对有精神异常、认知功能下降、视空间功能障碍的患者提供必要的照顾，以防意外的发生。患者如外出活动无人陪同时需要携带提供身份的证件及可联系的电话，以防走失。鼓励家庭和社会对患者多予照顾和帮助，进行康复治疗和训练。

2. *药物治疗* 改善认知功能药物：可用乙酰胆碱前体如卵磷脂和胆碱增加乙酰胆碱(ACh)合成和释放，但临床未证明对改善 AD 症状有明显作用。目前常用乙酰胆碱酯酶(AChE)抑制剂，抑制 ACh 降解并提高活性，改善神经递质传递功能。

(1) 胆碱酯酶抑制剂：重用药物有多奈哌齐，起始剂量 2.5～5 mg，口服，每晚 1 次；4～8 周增至每日 10 mg；重酒石酸卡巴拉汀，1.5 mg，口服，每日 2 次；加兰他敏，4 mg，口服，每日 2 次。通过抑制胆碱酯酶而抑制乙酰胆碱降解并提高活性，改善神经递质的传递功能。胆碱酯酶抑制剂是目前唯一得到验证的能够改善 AD 患者症状的药物。多奈哌齐选择性与 AChE 结合，口服后 3～4 h 达血浆峰浓度，消除半衰期约 70 h，所以，多次每日单剂量给药将缓慢达到稳态。治疗开始后 3 周内达稳态，稳态后，血浆盐酸多奈哌齐浓度和相应的药效学活性在 1 d 中变化很小。饮食对盐酸多奈哌齐的吸收无影响。主要用于轻度或中度阿尔茨海默病症状的治疗，由于每日 1 次服药和副作用较轻，常被选用。重酒石酸卡巴拉汀如果漏服或多服，可能会出现不良反应，当出现不良反应时，可考虑减量至前一能耐受的剂量。加兰他敏建议与早餐及晚餐同服，治疗过程中保证足够液体摄入，常见的副作用为恶心、呕吐、腹泻厌食等。

(2) 谷氨酸受体拮抗剂：盐酸美金刚，5 mg，口服，每日1次，每周递增5 mg剂量，每日最大剂量20 mg。盐酸美金刚是*N*-甲基-*D*-天冬氨酸(NMDA)受体激动剂。AD病理过程中神经元丢失的一个重要原因是突触间隙存在过多谷氨酸，使NMDA受体被过度激活，离子通道长时间开放，Ca^{2+}内流增大，引起神经元死亡。盐酸美金刚可抑制大脑中兴奋性神经递质谷氨酸盐的活性，减少细胞内Ca^{2+}超载，增强乙酰胆碱通道，其机制是通过阻断NMDA受体，发挥治疗AD的效果。该药可用于中晚期AD患者，也可与多奈哌齐联合使用，从而增加疗效。研究显示对中重度患者整体转归、日常生活能力和行为有明显作用，其中妄想、激越或攻击性和易激惹是改善最明显的症状。该药的不良反应较少，包括幻觉、意识模糊、头晕、头痛等。发生率低的不良反应有焦虑、肌张力增加、呕吐、膀胱炎、性欲增加。为了减少副作用的发生，应注意逐渐加量达到维持剂量。

(3) 抗焦虑抑郁药物及抗精神病药物：常用利培酮，2～4 mg，口服，每日1次；盐酸氟西汀，10～20 mg，口服，每日1次；西酞普兰，10～20 mg，口服，每日1次。对AD有抑郁、焦虑表现者建议应用抗抑郁药，如SSRIs类药物治疗，改善抑郁相关的神经精神症状，传统三环类抗抑郁药(如阿米替林、丙米嗪)有抗胆碱能不良反应，应该避免使用。抗精神病药物可以减少精神行为症状，尤其是利培酮对激越攻击性精神症状已证实有效。但抗精神病药物都有较严重的不良反应，包括增加卒中危险、增加病死率、运动障碍及认知障碍，用药需谨慎，只有对中到重度症状的患者才能进行小剂量、短期用药，并应仔细评价风险收益关系，同时与看护者，如有可能与患者讨论后才能用药。

(4) 神经保护性治疗：① 抗氧化剂。维生素E和单胺氧化酶抑制剂司来吉兰(丙炔苯丙胺)可延缓AD进展，但仍有待进一步研究。② 雌激素替代疗法。研究证实雌激素可改善海马细胞的糖转运，促进胆碱吸收和转运，增加脑血流量，促进神经元及神经突触完整性。

(5) 选择性哺乳动物雷帕霉素靶蛋白(mTOR)抑制剂：已被食品药品监督管理局(FDA)以及欧洲药品管理局(EMA)批准用于治疗肾细胞癌的替西罗莫司目前正在运用于AD的体内、外试验研究中，均显示具有促进自噬、清除Aβ、保护神经元的作用。

血管性痴呆

【西医学定义】

血管性痴呆是与脑血管因素有关的痴呆，因脑血管疾病导致的智能及认知功能障碍临床综合征。诊断血管性痴呆，必须具备痴呆症状、卒中史、TIA史和局灶性神经系统体征，头颅CT或MRI检查证实脑内局灶性病灶；痴呆必须发生在卒中发病后3个月内，症状可突然发生或缓慢进展，病程呈波动性或阶梯样进展。常可伴有局限性神经系统体征，疗效及预后相对较好，早期诊断和早期治疗很有意义。本病多在中老年起病，美国多中心神经流行病学调查显示(Roman，1991)，约26.3%的60岁以上缺血性卒中患者合并痴呆。西方国家VD占所有痴呆的15%～20%，日本VD约占所有痴呆的50%，我国VD的发病率也较高，是仅次于阿尔茨海默病的第2位常见的痴呆。

【病理生理】

大脑特定部位如额叶、颞叶及边缘系统的血管源性损害可能导致痴呆，造成多发性脑梗死性痴呆的主要病因是动脉粥样硬化、动脉狭窄和脑梗死，当梗死脑组织容积为80～150 ml及以上时，临床即可出现痴呆表现。目前对VD的危险因素了解还不清楚，年龄、糖尿病、既往卒中史、卒中病灶部位及大小、卒中合并失语及文化程度低等可能易导致痴呆。

脑血管性病变是VD的基础，在大脑实质可见出血或缺血损害，以缺血性多见。常见的病理改变为多发性腔隙性病变或大面积梗死灶及动脉粥样硬化改变，脑组织病变可为弥漫性、多数局限性或多发腔隙性，可为皮质损害或皮质下病变为主。多发性梗死病灶使脑组织容积明显减少，导致脑萎缩及双侧侧脑室扩大。

【临床表现】

VD发病前一般多有脑血管疾病的病史，常表现为波动病程或阶梯进展，在执行能力方面如自我计划、整理、协同作业能力的损害较重，而在时间、地点定向、命名、事件的延迟和即刻回忆方面损害较轻。认知功能障碍表现为近记忆力、计算力减退，表情淡漠，焦虑，少语，抑郁或欣快等，不能胜任以往的工作。血管性痴呆大致可分为5种临床类型。

1. 多发性脑梗死性痴呆　MID是VD中最常见的类型，占VD的39.4%；起病较急，阶段性的进展或反复发生卒中后病变累及双侧半球。MID的临床表现无特异性，患者有多次脑血管疾病病史；每次发作后留下或多或少神经与精神症状，最终成为全面的严重的智力衰退。同时具有脑梗死局灶定位体征，如中枢性面舌瘫、偏瘫、偏身感觉障碍、肌张力增高、锥体束征、假性球麻痹等。

2. 大面积脑梗死性痴呆　常由于脑动脉的主干闭塞，引起大面积脑梗死，严重脑水肿，甚至出现脑疝。大部分患者可能死于急性期，少数存活的患者遗留不同程度的神经精神异常，包括痴呆、丧失工作与生活能力。

3. 皮质下动脉硬化性脑病　此病主要是通过CT或MRI等手段来协助诊断，主要表现为记忆力减退、精神异常以及伴有共济失调、假性球麻痹、尿失禁等。

4. 丘脑性痴呆　由于双侧丘脑局灶性梗死或病变引起的痴呆，临床表现为记忆力、注意力减退，伴失语及不同程度的感觉、运动障碍等。

5. 分水岭区梗死性痴呆　由于大脑前、中、后动脉分布区交界处的长期低灌流，导致严重缺血甚至梗死，致脑功能障碍。

【辅助检查】

1. 脑电图和脑电地形图　正常老年人的EEG主要表现为α节律减慢，从青壮年期α节律为10～11 Hz减慢为老年期的9.5 Hz，同时在颞区出现3～8 Hz的慢波，双侧额区和中央区出现弥漫性的θ或δ活动，特别是在困倦状态下更显著，提示为脑老化的表现。在大面积脑梗死的急性期，由于脑组织缺血、坏死和周围水肿，可表现为病灶区基本节律减慢，波幅减低，出现弥漫性不规则性θ或δ波。血管性痴呆的脑电图在多发性脑梗死病灶导致的EEG改变基础上，α节律进一步减慢至8～9 Hz及以下，双侧额区、颞区和中央区出现弥漫性θ波，伴有局灶的阵发性出现的高波幅δ节律。

2. 影像学表现　CT主要表现为脑沟增宽，皮质先出现萎缩，后期才显示脑室扩大，这与神经病理改变和临床分期一致，但在疾病的初期见不到脑萎缩。大多数患者可发现有单个或多个大小不等、新旧不等的低密度病灶，新鲜病灶边缘模糊，陈旧病灶边缘整齐，多位于侧脑室旁、底节（尾状核、壳核）、丘脑等处，左侧多于右侧，或双侧分布。MRI与CT相同，可以显示脑内病灶，其优点是能显示CT难以分辨的微小病灶，以及位于脑干的病灶，这无疑对病因的鉴别有一定的意义。

3. 神经心理检测　神经心理测验主要用于在认知功能方面鉴别痴呆与非痴呆，但不能单独依据某一测验结果来做出痴呆的诊断，可用一些量表根据评分来判断有无痴呆及严重程度。一般用（MMSE）及长谷川痴呆量表进行筛选，应用扩充痴呆量表（ESD）或WAIS及国内编制的记忆量表等进行较细致的检查。上述量表可以组合使用，也可单独应用，主要是依据临床的需要和患者的依从性而定。

4. 其他检查　① P300。研究发现P300潜伏期均比同龄对照组明显延长，其中40%患者无法诱发出明显的P300波形，说明有认知功能障碍。② Hachinski缺血量表。采用1975年Hachinski缺血量表区别血管性痴呆与阿尔茨海默病，评分≥7分者为血管性痴呆，5～6分为混合性痴呆，≤4分为阿尔茨海默病。③ SPECT。发现VD患者脑血流量减少。④ PET。本病患者脑平均血流灌注量及葡萄糖利用率显著低下。局部脑血流量以额颞叶下降最明显，在神经细胞消失区明显减少。此种情况早期不明显，晚期明显。

【诊断】

1. 病程分期诊断　第1期：主要表现为记忆

力及认知力减退，空间定向不良，主动性减少，日常生活能力尚能保持。第2期：认知能力进一步减退，痴呆加重，出现失语、失认和失用及一些神经定位症状与体征，部分生活需人照顾。第三期：极度痴呆，卧床，无自主运动，缄默不语，全部生活需人照顾。

2. 诊断标准　VD是由缺血性卒中、出血性卒中或缺血-缺氧脑损引起的复合性疾病。NINDS-AIREN的VD诊断分可考虑(possible)、可能(probable)和肯定(definite)3个等级，具体如下。

(1) 临床诊断可能VD标准，包括下列项目。

1) 痴呆：认知功能较以往减退，表现为记忆力损害及两项或两项以上认知领域内的功能损害(定向、注意力、语言、视空功能、执行功能、运动控制和实施功能)。最好由临床和神经心理测试确定。这些功能缺陷足以影响患者日常生活，而不单纯是由卒中所致的躯体障碍引起。

排除标准：有意识障碍、谵妄、精神病、重度失语、明显感觉运动损害，但无神经心理测验证据的病例。且排除其他能引起记忆、认知功能障碍的系统性疾病和其他脑部疾病。

2) 脑血管疾病：神经病学检查有局灶性体征，如偏瘫、下部面瘫、巴宾斯基征、感觉缺失、构语障碍等，与卒中一致(不管有无卒中史)。脑部影像学检查(CT或MRI)有相关脑血管疾病的证据，包括多发性大血管卒中，或单发性重要区域内梗死(角回、丘脑、前脑基底部、前脑动脉和后脑动脉的供血区域)，多发性基底节和白质内的腔隙性病灶，以及广泛性脑室周围缺血性白质损害，或两者兼有。

3) 至少有下列1项或1项以上的表现证实痴呆和脑血管病具有相关性：① 痴呆表现发生在卒中后3个月。② 有突发的认知功能恶化，或波动性、阶段性进展的认知功能缺损。

(2) 临床特征与可能VD一致的情况有：① 早期的步态不稳(小步态、共济失调步态或帕金森步态)。② 有不稳定的、频发的、原因不明的跌倒情况。③ 早期有不能用泌尿系统解释的尿频、尿急和其他尿路症状。④ 假性球麻痹。⑤ 人格改变，情感淡漠，抑郁，情感失禁，其他皮质下缺损症状，如精神运动迟缓和执行功能异常。

(3) 排除VD诊断的特征有：① 早期表现为记忆缺损，渐进性加重，同时伴其他认知功能的损害如语言(经皮质的感觉性失语)、运动技巧(失用)、感知觉(失认)方面的损害，且没有相关的脑影像学检查上的局灶性损害。② 除认知功能损害外，没有局灶性神经体征。③ 脑CT或MRI上无血管性病损。

(4) 可考虑VD：存在痴呆并有局灶性神经体征，但没有脑影像学检查上的CVD发现；或痴呆和卒中之间缺乏明显的短暂的联系；或虽有CVD存在，但缓慢起病，病程特征不符(没有平台期及改善期)。

(5) 肯定VD的诊断标准：① 临床上符合可能VD。② 组织病理学检查(活检或尸解)证实VD。③ 没有超过年龄限定数目的神经纤维缠结和老年斑。④ 没有其他引起痴呆的临床和病理的疾病。

为研究目的进行的VD分类可依据临床情况、放射学检查结果和神经病理做出，如分为皮质性VD、皮质下VD的丘脑痴呆。

【鉴别诊断】

1. 阿尔茨海默病　两者都是老年期常见的痴呆，临床表现有许多相似之处。但AD的认知功能障碍与VD不同，如AD以记忆障碍为主，其发展有明显的阶段性，而VD以执行功能障碍为主，Hachinski缺血量表评分≥7分者为血管性痴呆，≤4分为阿尔茨海默病；脑血管病的病史和神经影像学的改变有助于诊断。

2. 正常颅压脑积水　本病表现为进行性智能衰退、共济失调步态、尿失禁三大主症。发病比较隐匿，无明确的卒中史，影像学缺乏脑梗死的证据而主要是脑室扩大。结合临床与CT或MRI，两者可以鉴别。

3. 轻度认知障碍　一般仅有记忆力障碍，无其他认知功能障碍，如老年性健忘与遗忘；健忘是启动回忆困难，通过提示可使回忆得到改善；而遗忘是记忆过程受损，提示不能改善。

【西医治疗】

1. 一般治疗

(1) 生活方式的干预

1) 饮食与营养：饮食能直接或间接影响血管危险因素的发生和发展，并可以通过减少卒中后遗症和减轻缺血性神经损伤来预防和延缓 VD 的发生。血管性事件高危个体长期坚持地中海式饮食能显著改善认知功能，显著降低认知损害的发生率。

2) 功能锻炼：由于 VD 为斑片状的智能损害，康复治疗能收到很好的效果，包括日常生活能力训练、肌肉关节活动度训练和言语障碍的康复。有氧锻炼能改善卒中后认知功能，包括注意力、视空间和执行力在内的认知功能显著改善，可能与增加血清脑源性神经生长因子表达有关。重复经颅磁刺激也可改善认知功能作用。由于情绪低落、自发性淡漠是加重痴呆的主要病因，认知干预要鼓励患者积极参加社会活动，促使患者多与外界接触，参加一定范围的社交，从而能很好地回归社会。

(2) 血管危险因素的干预

1) 降脂治疗：他汀类药物治疗被证实能降低血管性痴呆的风险，强化降脂(低密度脂蛋白胆固醇＜2 mmol/L)与常规降脂(＜3 mmol/L)治疗具有保护作用。

2) 抗血小板治疗：抗血小板治疗是预防卒中复发的主要手段。阿司匹林联合氯吡格雷联合治疗腔隙性脑梗死对认知功能有保护作用。

3) 控制血压：高血压者，使血压维持适当水平，可阻止和延缓痴呆的发生。有学者发现，VD 伴高血压患者，收缩压控制在 135～150 mmHg 可改善认知功能，低于此水平症状恶化。

2. 药物治疗

(1) 脑血管扩张药物：如尼莫地平、银杏叶制剂等可扩张脑血管，并能改善脑细胞代谢。

(2) 改善智能药物：如吡拉西坦(脑复康)能促进大脑细胞代谢，提高脑内 ATP/ADP 的比值，并能增加脑血流量和对氧、葡萄糖的利用。其他如脑蛋白水解物(脑活素)、胞磷胆碱、小牛血去蛋白提取物、阿米三嗪/萝巴新(都可喜)等。

(3) 胆碱酯酶抑制剂：多奈哌齐、石杉碱甲属于可逆性胆碱酯酶抑制剂，易透过血脑屏障，有促进记忆再现和增强记忆保持的作用。美金刚可以通过拮抗谷氨酸受体和降低兴奋性毒性改善认知功能，除被批准用于 AD 外，还可用于轻中度 VD 患者，但整体神经功能改善不明显。

(4) 抗抑郁药：卒中后抑郁会影响患者的认知功能，而且执行功能损害也会增高老年性抑郁的发生率。5-羟色胺再摄取抑制剂氟西汀以及三环类抗抑郁药去甲替林能改善运动功能恢复和整体神经功能，舍曲林改善执行能力，艾司西酞普兰治疗 12 个月可以改善记忆与整体功能。

(5) 其他有维生素 C、维生素 E、ATP、γ-氨丁酸等。

额颞叶痴呆和 Pick 病

【西医学定义】

额颞叶痴呆是一组以行为和人格改变、失语为特征性表现的、以额颞叶萎缩为病理特征的神经变性痴呆综合征，包括 3 种临床综合征：行为变异额颞叶型痴呆(behavioral variant frontotemporal dementia，bvFTD)，即狭义的额颞叶痴呆或额颞叶痴呆额叶型，语义性痴呆(semantic dementia，SD)和进行性非流利性失语(progressive non-fluent aphasia，PNFA)。根据美国的流行病学调查和病理学分类，额颞叶变性(FTLD)是仅次于阿尔茨海默病引起年轻发病的痴呆类型。该病年发病率为 10 万人中 3～4 人发病，美国目前的患者为 2 万～3 万人。

Pick 病是一种少见的以额颞叶萎缩为特征的痴呆综合征。1892 年 Pick 首先描述了一组以额颞叶萎缩为病理特征的患者，临床表现为行为异常、失语和认知障碍等。1911 年 Alzheimer 首次进行组织学观察，发现 Pick 小体，组织学上与阿尔茨海默病明显不同。1926 年 Onari 和 Spatz 将该类型命名为 Pick 病。

【病理生理】

额颞叶痴呆及 Pick 病的病因和发病机制尚不清楚。多数学者认为本病是一种侵害神经元胞体的特发性退行性变，病理特征是脑萎缩，主要累及额叶和前颞叶，通常表现为双侧不对称性，以左半球严重，以杏仁核萎缩较海马明显。也有人认为是轴索损伤后继发胞体变化。组织学观察，神经元呈弥漫性肿胀变性、染色质松散，称为 Pick 细胞；电镜下可以观察发现神经元胞质内存在圆形或卵圆形、无包膜、直径为 5～10 μm 的嗜银包涵体，称为 Pick 小体，含有 Pick 小体可诊断为 Pick 病。

【临床表现】

发病年龄一般为 45～70 岁，绝大部分患者<65 岁发病。病程 2～20 年，平均约 8 年。男女均可发病，女性多于男性，近 60%患者有家族史，为常染色体显性遗传，与遗传因素关系密切。隐袭起病，进展缓慢，临床以明显的人格、行为改变和认知语言障碍为特征。

1. *行为方面*　FTD 患者人格和社交行为有明显改变，最常见的症状是淡漠、失抑制、重复或刻板行为、缺乏同情、异常饮食、思维刻板、情感变化等。淡漠比较常见，表现为被动或者懒惰、无活力，对以前的爱好缺乏兴趣，并有社交能力的减退。失抑制常出现于疾病晚期，表现为不计后果地鲁莽行事，无理性、不恰当的个人评论或者失礼行为，如评论性生活或开玩笑、触摸或亲吻陌生人、不穿衣服四处游荡、随地便溺、新发病的病理性赌博行为、过强的宗教信仰等。重复或刻板行为，如重复的说话、讲笑话，坚持顽固的日常生活制度，过分的贮藏行为。同情心表现为对他人痛苦遭遇缺乏同情。思维刻板，常不能很好地适应新环境或突发情况。饮食异常可以很明显，饮食过量、不规律，通常导致肥胖。饮食好恶改变，可以是喜欢吃甜食，执意每顿饭都选择一个风味的食物。情感变化，早期即可出现情感变化，大部分表现为负面情绪，如伤心、害怕、恐惧、厌恶，一些患者可出现精神愉快，表现出轻度躁狂的症状。精神症状，如妄想、幻觉，在 FTD 患者中很少见到，但在 FTD 合并运动神经元病(motor-neuron disease，MND)或者年轻发病的 FTLD－FUS 患者中，这些症状的出现概率可增加到 50%。这些患者的发病年龄常小于 40 岁，常无 *FUS* 基因突变的家族史，临床上可无行为障碍表现。

2. *认知方面*　早期患者与阿尔茨海默病的认知障碍比较很不典型，尤其空间定向保存较好，记忆障碍较轻，行为、判断和言语能力明显障碍。患者变得逐渐不能思考，注意力和记忆力减退，言语减少，词汇贫乏，刻板语言和模仿语言，以致缄默，可出现躯体异常感、片段妄想等。随着疾病进展，出现眶内额叶皮质损害时，可出现明显的认知功能损害。临床上，情景记忆的缺失常被作为 FTD 排除诊断的标准之一。

3. *语言方面*　早期和进展期语言功能有改变，许多患者语言表达困难，不能正确用词，命名困难，进一步发展为阅读、书写困难，词义理解困难。由于疾病的进展，FTD 患者言语输出趋于减少，最后出现哑症。语言的这些变化可能是疾病的最初表现，行为变化可能在其后，常见于 SD 和 PNFA。

4. *运动方面*　FTD 早期可出现原始“额叶”反射，有的表现为 MND 综合征，肌肉无力、萎缩，有的表现为帕金森综合征，僵硬、运动困难和震颤。

【辅助检查】

1. *脑电图*　早期脑电图多正常，少数表现为波幅降低，α 波减少；晚期 α 波极少或无，有不规则中幅 δ 波，少数患者有尖波，睡眠时纺锤波少，κ 综合波难出现，慢波减少。

2. *CT 和 MRI*　表现为特征性局限性额叶和前颞叶萎缩，脑回窄、脑沟宽及额角呈气球样扩大，额极和前颞极皮质变薄，颞角扩大，侧裂池增宽，多为不对称改变，但少数也可对称，这些改变可在疾病早期出现。SPECT 呈不对称性额、颞叶血流减少；PET 显示不对称性额、颞叶代谢降低；两者较 MRI 更为敏感，有助于早期诊断。

3. *遗传检查*　可发现多种 tau 蛋白基因突变。

【诊断】

目前临床上尚无统一的诊断标准。Neary 的诊断标准临床应用最为广泛。2007 年，Rascovsky 等学者指出 Neary 的诊断标准存在不足，认为其临床症状繁多，对早期患者过于严苛，可操作性较差。因此，2011 年 bvFTD 诊断标准国际组织(International Behavioural Variant

FTD Criteria Consortium，FTDC）通过多地点收集病理确诊的额颞叶痴呆患者资料，回顾性分析临床资料的方法进行确认并与已经提出的敏感性和早期标准进行比较，制定了修订的额颞叶痴呆行为障碍诊断指南（表 12－3）。

表 12－3 FTDC 诊断标准

Ⅰ. 神经系统退行性病变
  有进行性行为或认知功能损害表现或病史

Ⅱ. “可疑”bvFTD
  符合神经系统退行性病变的标准，并至少存在以下 6 个临床特征（A～F）中的 3 个。确定以下临床特征是经常发生或持续存在的，而不是稀有事件
  A. 早期* 出现去抑制［至少存在下列症状（A.1～A.3）中的 1 个］
    A.1. 不恰当的社会行为
    A.2. 缺乏礼节
    A.3. 冲动鲁莽或粗心大意的行为
  B. 早期出现冷漠/迟钝［至少存在下列症状（B.1～B.2）中的 1 个］
    B.1. 冷漠
    B.2. 迟钝
  C. 早期出现缺乏同情/移情［至少存在下列症状（C.1～C.2）中的 1 个］
    C.1. 对他人的需求和感觉缺乏反应
    C.2. 缺乏兴趣、人际关系或个人情感
  D. 早期出现持续性/强迫性/刻板性行为［至少存在下列症状（D.1～D.3）中的 1 个］
    D.1. 简单重复的动作
    D.2. 复杂强迫性/刻板性行为
    D.3. 刻板语言
  E. 口欲亢进和饮食改变［至少存在下列症状（E.1～E.3）中的 1 个］
    E.1. 饮食好恶改变
    E.2. 饮食过量、烟酒量增加
    E.3. 在口腔里放不能食用的东西
  F. 神经心理表现：执行或生殖障碍合并相对性记忆及视觉功能缺失［至少存在下列症状（F.1～F.3）中的 1 个］
    F.1. 执行功能障碍
    F.2. 相对性情景记忆缺失
    F.3. 相对性视觉功能缺失

Ⅲ. “可能”bvFTD
  必须存在下列所有特征
  A. 符合“可疑”bvFTD 的标准
  B. 存在显著的功能障碍
  C. 神经影像学表现［至少存在下列表现（C.1～C.2）中的 1 个］
    C.1. CT 或 MRI 显示额叶或前颞叶萎缩
    C.2. PET 或 SPECT 显示额叶或前颞叶低灌注或低代谢

Ⅳ. 明确 FTLD 病理的 bvFTD
  符合 A 标准和 B 或 C 标准中的 1 项
  A. 符合“可疑”bvFTD 或“可能”bvFTD
  B. 组织病理学确认 FTLD
  C. 明确的致病基因突变

（续表）

Ⅴ. 不支持诊断特征
  A 标准和 B 标准为不支持诊断特征，C 标准为相对不支持诊断特征，可于“可疑”bvFTD 阳性
  A. 症状由其他系统疾病或神经系统非退行性疾病引起
  B. 行为异常符合精神病学诊断
  C. 生物标记物提示 AD 或其他神经系统退行性病变

注：* 早期为首发症状出现的 3 年内。

【鉴别诊断】

AD 两者有许多共同的临床特点，最具鉴别价值的临床特征是症状以及症状在病程中出现的时间次序。① FTD 患者情感淡漠、失抑制、精神愉快、重复或刻板行为和异常饮食行为，可作为与 AD 患者鉴别的重要症状。神经精神病学量表（NPI），尤其是 NPI 中的 4 项亚量表（情感淡漠、去抑制、精神愉快和异常运动行为）能准确地鉴别 FTD 和 AD。② AD 患者通常早期出现遗忘、视空间定向力和计算力受损、智能障碍、社交技能和个人礼节相对保留；而 Pick 病或额颞叶痴呆患者早期表现明显的人格改变、言语障碍和行为障碍，空间定向力和记忆力保存较好。③ CT、MRI 有助于两者的鉴别，影像学显示 Pick 病为额颞叶萎缩，AD 为广泛脑萎缩。

【西医治疗】

1. *一般治疗* 可参照本章第二节阿尔茨海默病。

2. *药物治疗* 本病目前尚缺乏特异性治疗，可采用对症治疗方法。乙酰胆碱酯酶抑制剂通常无效。FTD 患者 5－羟色胺水平明显下降，选择性 5－羟色胺再摄取抑制剂可以用来治疗此类患者，有助于改善其行为异常症状，不良反应为呕吐、焦虑，但例数很少。用曲唑酮来治疗激惹和强迫症状有一定疗效。对于情绪亢奋、自我评价过高等症状的患者可以应用非经典抗精神病药，由于这些药物可以引起嗜睡、体重增加、药源性帕金森病、锥体外系症状等不良反应，用药时必须严密观察。对于淡漠的治疗比较困难，若在失抑制症状爆发后出现，可尝试经典抗精神病药物治疗。FTD 晚期可出现运动障碍，以卡比多巴－左旋多巴治疗有效，多巴胺受体激动剂治疗也有效，但有致精神症状的不良反应。

路易体痴呆

【西医学定义】

路易体痴呆是以进行性波动性认知功能障碍、视幻觉和自发性锥体外系功能障碍三主症为突出临床表现，以神经元胞质路易小体（Lewy body，LB）为病理特征的神经变性疾病。目前在老年人神经变性痴呆中，其发病率仅次于AD。1961年Okazak首先描述此病。其主要包括弥漫性路易体病和阿尔茨海默病路易体型。

【病理生理】

病因、危险因素及发病机制尚不明确。已发现DLB及帕金森病患者的路易小体主要是由α-突触核蛋白（α-synuclein）由可溶性变为不溶性而异常聚集，推测影响α-突触核蛋白表达和代谢的因素可能与DLB发病有关。DLB通常很少家族遗传倾向；但是*Parkin*基因突变导致底物丧失识别功能，则α-突触核蛋白不能被泛素化降解而在细胞内聚集，最终引起细胞死亡。实验证实DLB患者胆碱能及单胺类神经递质系统均有损伤，胆碱乙酰转移酶（ChAT）显著降低，多巴胺神经元丢失和路易体导致神经元死亡，壳核5-羟色胺及去甲肾上腺素（NE）浓度也显著减低；神经递质系统损害可能与DLB的认知及锥体外系运动障碍有关。

【临床表现】

DLB主要表现为进行性痴呆、锥体外系运动障碍及精神障碍三组症状。多在老年期发病，仅少数为中、青年患者；多表现为以痴呆为主，帕金森病症状较轻；少数病例可相反。认知功能障碍与AD有类似之处，但早期记忆障碍较轻，且有波动性，认知障碍可在数周内甚至1 d内有较大变化，异常与正常状态交替出现。患者可有注意力、记忆力及警觉性减退，亦可出现失语、失用及失认。

DLB的帕金森病主要表现为肌张力增高、动作减少和运动迟缓，震颤较轻；与认知障碍可同时或先后发生，两组症状在1年内相继出现具有诊断意义。一般对左旋多巴治疗反应差。

精神症状以视幻觉为突出特点，见于约70%患者，内容生动、完整，常为安静的人、物体和动物的具体图像，患者坚定不移；还可有妄想、谵妄和行为异常等，精神症状呈明显波动性。

患者还可有肌阵挛、自主神经功能紊乱、肌张力障碍、吞咽障碍和睡眠障碍等，如经常跌倒、晕厥，甚至短暂性意识丧失。

对神经安定剂及抗精神病药物非常敏感也是DLB区别于其他类型痴呆的特点，临床用此类药物控制精神症状如幻觉、妄想和躁动时应慎重，易发生药物副作用或使锥体外系运动障碍明显加重，认知功能下降，甚至出现嗜睡、昏迷。

【辅助检查】

1. 脑电图　早期脑电图多正常，少数背景波幅降低，可见2～4 Hz周期性放电，较多患者可见颞叶区α波减少和短暂性慢波。睡眠脑电图出现快速眼动期异常对诊断有一定的参考价值。

2. 影像学检查　MRI冠状扫描有助于DLB与AD鉴别，DLB颞叶萎缩不明显，AD可有颞叶内侧萎缩；^{18}F-dopa PET检查可发现黑质和纹状体多巴胺摄取减少，PET显示颞-顶-枕皮质葡萄糖代谢率降低，而AD主要是颞叶和扣带回降低。

【诊断】

具有波动性认知功能障碍、视幻觉和自发性锥体外系功能障碍的患者应考虑DLB可能。国际上较多使用的诊断标准如下。

（1）DLB临床诊断的必备条件包括呈进行性认知功能减退，影响社会及工作能力。

（2）具有下面3项核心症状中的2项：① 波动性认知功能障碍，以注意和警觉障碍波动尤为明显。② 反复发作的视幻觉。③ 同时或之后发生的锥体外系功能障碍。

（3）支持DLB的诊断条件：① 反复跌倒、晕厥或短暂性意识丧失。② 自主神经功能紊乱（如尿失禁、直立性低血压）。③ 其他形式幻觉、错觉、抑郁等。④ 对神经安定剂敏感。⑤ MRI冠状扫描示DLB颞叶萎缩不明显，AD颞叶内侧萎缩，有助于鉴别。DLB早期脑电图多正常，少数背景波幅降低，可见2～4 Hz周期性放电、颞叶α波减少和短暂性慢波。

(4) 不支持 DLB 的诊断条件：提示卒中的局灶性神经系统体征或影像学证据，或其他可能导致类似临床症状的躯体疾病和脑部疾病，或痴呆严重时才出现的帕金森病的症状。

【鉴别诊断】

本病应与 AD、PD 患者晚期、克雅病(CJD)进行鉴别。

进行性核上性眼肌麻痹(PSP)　出现眼球运动障碍前 PSP 与 DLB 较难鉴别，PSP 痴呆为皮质下痴呆，症状无波动性，视幻觉少见。

【西医治疗】

1. *一般治疗*　由于患者最终死亡原因为营养不良、肺炎、褥疮、摔伤等，故要做好营养支持、预防感染、优质护理等一般治疗。

2. *药物治疗*　目前对 DLB 尚无有效的治疗方法，主要以对症治疗为主，治疗上有一定困难。乙酰胆碱酯酶抑制剂多奈哌齐，可改善认知功能及行为障碍，疗效较肯定，是目前改善认知的首选药物；同时，可配合使用神经细胞活化剂及改善脑血液循环的药物等。

由于精神行为症状和椎体外系症状是该病比较突出的症状，因此，治疗上主要针对这些症状。新型抗精神病药如利培酮、奥氮平等对视幻觉安全有效；抑郁症状可用选择性 5 -羟色胺再摄取抑制剂如氟西汀、西酞普兰等治疗。慎用或禁用镇静剂和典型抗精神病药物氟哌啶醇和硫利达嗪；锥体外系功能障碍可用左旋多巴治疗，但应从小剂量开始。在对症治疗过程中如谵妄和幻觉加重，应停用。

第三节　病例分析

案 1

记忆力下降 2 年，加重伴人格改变半年(阿尔茨海默病)。

［患者一般情况］姓名：刘某；性别：男性；年龄：70 岁；民族：汉族；婚姻状况：已婚；身高 171 cm，体重 68 kg。出生地：广西宾阳；职业：退休教师。入院时间：2016 - 6 - 23；发病节气：夏至；病史陈述者：患者家属。

［主诉］记忆力下降 2 年，加重伴人格改变半年。

［现病史］患者于 2 年前开始逐渐出现言语减少，记忆力下降，以近记忆障碍为主，常不能辨认家人，叫不出家人名字，经常丢三落四，在家找不到自己放置的东西，常常忘记自己刚说过的话、刚吃过的饭、刚做过的事情，炒菜常常忘记关煤气，煮饭时常常忘记插上插头，对熟悉家电的使用方法变得陌生，日常生活自理能力下降，未进行系统诊疗。近半年来，患者病情逐渐加重，记忆力下降明显，常常忘记回家的路线，经常走失，生活变得懒散，少语，性格逐渐变得孤僻、冷漠，对周围环境兴趣减少，对待家人漠不关心，情绪不稳，容易暴躁，耳鸣耳聋，现为求进一步明确诊治来院就诊，门诊拟诊为“认知功能障碍”收住科内。病后，患者精神欠佳，食少纳呆，寐欠佳，二便调，无头晕、头痛、恶心呕吐，无幻觉，无言语不利、饮水呛咳、吞咽困难，无姿势步态异常，无大小便障碍，无抽搐、意识不清，无发热等。体重无明显下降。

［既往史］有“高血压病”病史 5 年，血压最高达 185/120 mmHg，规律服药，血压控制尚可。无“糖尿病、心脏病、帕金森病、脑血管病、肝炎、结核”等特殊疾病史，无长期特殊用药史，无药物及食物过敏史。

［个人史］吸烟 30 余年，平均 20 支/日，无饮酒嗜好。

［家族史］无特殊。

［入院查体］T 36.6℃，P 73 次/分，R 20 次/分，BP 138/85 mmHg。神清，精神欠佳，发育正常，营养中等，形体适中。舌暗淡，少苔，脉沉细。内科查体无异常。神经系统查体：神志清楚，表情呆滞，沉默缄言，言语清晰但缓慢，找词困难，反应迟钝，问答查体欠合作。右利手。记忆力减退，以近记忆力障碍明显，记不清早餐吃过什么，早上起床时刷没刷牙等；计算力下降，100－7＝?；定向力差，不知道自己身在何处，不知道现在是哪一年，不知道现在是白天还是黑夜等；理

解判断力差。双侧眼球活动自如，无复视及眼震。双侧瞳孔等大等圆，直径约 3.0 mm，对光反射灵敏。双侧角膜反射灵敏，无面部感觉障碍，张口下颌居中，下颌反射未引出。双侧额纹、鼻唇沟对称，示齿口角不偏。粗测双耳听力下降。双侧软腭上抬有力，悬雍垂居中，咽反射存在。双侧转头耸肩有力、对称。伸舌居中，无舌肌萎缩及舌肌震颤。四肢肌力 5 级，肌张力正常。双侧指鼻、跟膝胫试验、龙贝格征无法配合检查。深浅感觉无异常。双侧腱反射对称存在，病理反射未引出。颈软，无抵抗，脑膜刺激征阴性。自主神经系统检查未见异常。余查体不配合。

［辅助检查］入院后查血常规、尿常规、大便常规、C 反应蛋白、心脏联合标志物测定、凝血功能、血生化、空腹血糖、餐后 2 h 血糖、糖化血红蛋白测定、肿瘤标志物测定、红细胞沉降率、甲状腺功能、术前免疫学检测等均未见明显异常。脑电图示轻度异常（α 慢化）。头颅 MRI 示脑萎缩，脑室扩大，脑沟、脑池增宽，双侧颞叶、海马萎缩较明显（图 12－1）。Hachinski 缺血量表评分 2 分；MMSE 评分 20 分；MoCA 评分 21 分，CDR 评分 1 分。焦虑抑郁量表评定示无明显焦虑、抑郁情绪。余胸片、心电图等检查均正常。

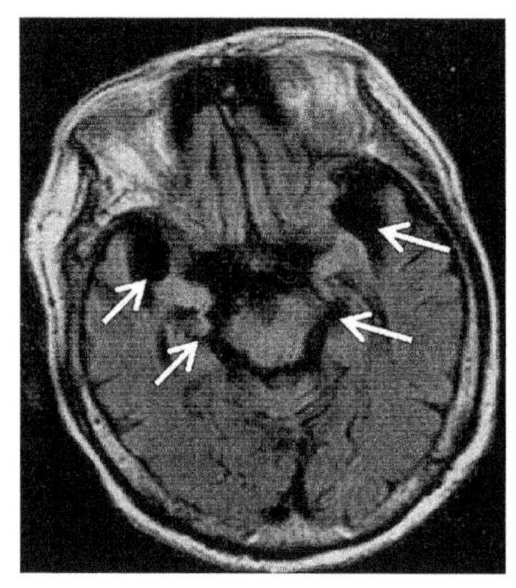
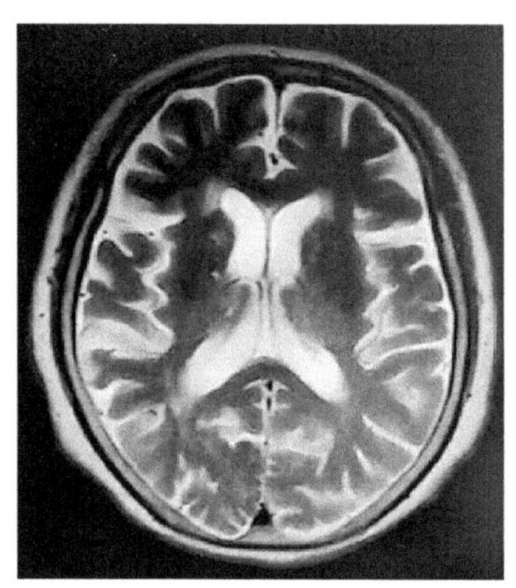
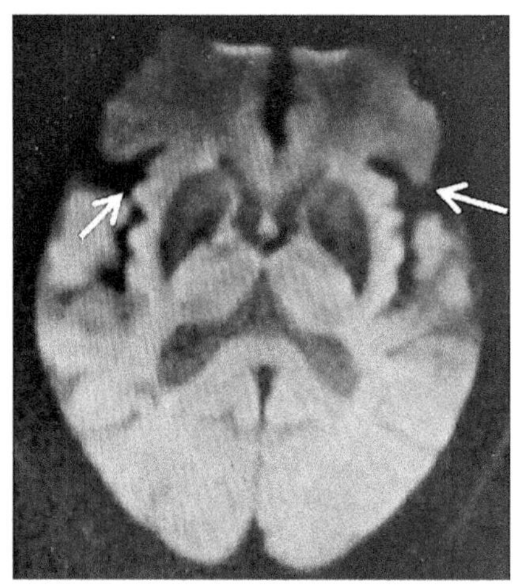

图 12－1　头颅 MRI 示大脑皮质广泛萎缩，以双侧颞叶、海马萎缩较明显

【病例分析】

1. 病情特点　① 患者老年男性，隐匿起病，病情逐渐进展加重，为慢性病程。② 主要表现为逐渐进展加重的智能减退，包括早期近记忆力受损为主的记忆障碍，视空间执行功能下降，语言障碍等，随着疾病的进展，患者智能全面衰退，日常生活自理能力下降，并于后期出现人格改变和精神症状等。③ 既往史，有“高血压病”史 5 年，血压最高达 185/120 mmHg，血压控制尚可。无“糖尿病、心脏病、帕金森病、脑血管病”等特殊疾病史。④ 入院查体。生命体征正常。主要阳性体征为高级皮质功能减退：表情呆滞，沉默缄言，言语清晰但缓慢，找词困难，反应迟钝，记忆力、计算力减退，定向力障碍，理解判断力差。余无其他神经系统阳性定位体征。⑤ 辅助检查。神经心理学检查：Hachinski 缺血量表评分 2 分；MMSE 评分 20 分；MoCA 评分 21 分，CDR 评分 1 分。焦虑抑郁量表评定示无明显焦虑、抑郁情绪。头颅 MRI 示大脑皮质广泛萎缩，双侧颞叶、海马萎缩较明显。脑电图示轻度异常（非特异性 α 慢化）。

2. 诊断　中医诊断：痴呆，髓海不足。西医诊断：① 阿尔茨海默病。② 高血压病 3 级，很高危组。

中医辨病分析：患者因“记忆力下降 2 年，加重伴人格改变半年”入院，故本病当属中医学之“痴呆”范畴。舌暗淡，少苔，脉沉细，故证属“髓海不足”。患者年老肝肾亏损，脑髓失养而消减，脑髓空虚则心无所虑，精明失聪，神无所依而使灵机记忆衰退，出现记忆力下降，发为痴呆。脑髓失充，灵机失运，故见记忆力下降。舌暗淡，少苔，脉沉细为精亏之象。病位在脑，病性属虚。

（1）西医定位、定性诊断：阿尔茨海默病。

1）定位诊断：患者以认知功能障碍及人格、精神障碍为主要表现，无局灶性神经功能缺损的症状体征，结合头颅 MRI 检查结果，存在广泛大脑皮质萎缩，双侧颞叶、海马萎缩较明显，故考虑定位于广泛大脑皮质，以颞叶内侧、海马为主。

2）定性诊断：① 患者主要表现为逐渐加重的智能减退，包括早期近记忆力受损为主的记忆障碍、视空间执行功能下降、语言障碍等，随着疾病的进展，患者智能全面衰退，日常生活自理能力下降，并于后期出现人格改变和精神症状等。结合神经心理学检查相关量表的评定，Hachinski 缺血量表评分≤4 分，患者诊断痴呆基本成立。② 患者老年男性，隐匿起病，病情逐渐加重，无明显缓解和波动，以近记忆力减退为首发症状，随着病情的进展，逐渐出现智能的全面衰退，精神症状出现较晚，结合影像学检查显示广泛大脑皮质萎缩，以双侧颞叶及海马萎缩较为明显，符合阿尔茨海默病诊断标准。③ 患者除高级皮质功能减退外，无局灶性神经功能缺损的症状体征，结合其病史、查体及其相关辅助检查结果，基本可排除其他疾病导致的痴呆。诊断阿尔茨海默病成立。

（2）中医鉴别诊断

1）癫病：癫病发病无性别差异，主要表现为表情淡漠，沉默痴呆，出言无序或喃喃自语，静而多喜，患者缺乏自知自控能力，病程迁延，心神失常的症状极少自行缓解。

2）健忘：健忘是指记忆力差，遇事善忘的一种病证，其神识如常，晓其事却易忘，但告知可晓，多见于中老年患者。由于外伤、药物所致健忘，一般经治疗后可以恢复。

（3）西医鉴别诊断

1）血管性痴呆：急性起病，偶可亚急性甚至慢性起病，症状波动性进展或阶梯性恶化，有神经系统定位体征，既往有高血压或动脉粥样硬化或糖尿病病史，可能有多次卒中史，影像学可发现多发的脑血管性病灶。该患者症状无波动性进展或阶梯性恶化，既往无卒中病史，影像学上无脑血管性病灶，故排除。

2）Pick 病：早期出现人格、精神障碍，遗忘则出现较晚，影像学示额叶和颞叶脑萎缩明显，与阿尔茨海默病弥漫性脑萎缩不同。该患者早期出现遗忘，以近记忆力下降为主，精神障碍后期方出现，头颅 MRI 检查提示弥漫性脑萎缩改变，据此排除。

3）路易体痴呆：表现为波动性认知功能障碍、反复发生的视幻觉和自发性锥体外系功能障碍三主征。结合患者认知障碍无波动性，无幻觉及锥体外系功能障碍等病情特点，可排除。

4）正常压力性脑积水：主要表现为痴呆、步态不稳及尿失禁三联征，该患者有认知障碍，但无步态不稳及尿失禁，故排除。

3. *治疗方案*

（1）中医治疗

治法：补肾益髓，填精养神。

方药：七福饮加减。熟地黄 25 g，当归 10 g，党参 15 g，白术 15 g，炙甘草 6 g，远志 6 g，杏仁 10 g。

每日 1 剂，水煎 400 ml，分早、晚 2 次饭后温服。

针灸取穴：百会，四神聪，内关（双），通里（双），足三里（双），三阴交（双），悬钟（双），太溪（双），肾俞（双），关元。

毫针针刺，中等刺激，留针 30 min，百会、肾俞、关元加灸，每日 1 次。

（2）西医治疗：针对该病，目前尚无特效的治疗方法，治疗原则为采取综合性治疗策略，延缓痴呆的发展，维持残存的脑功能，尽量减少并发症的发生。

1）心理社会治疗：鼓励患者尽可能参加各种社会活动，改善生活质量。

2）改善认知功能药物治疗：① 胆碱酯酶抑制剂如多奈哌齐、石杉碱甲等为目前比较常用的治疗轻中度 AD 的药物。该患者主要为轻度 AD 患者，首选此类药物，可予盐酸多奈哌齐片 5 mg 每晚 1 次口服，以改善记忆和认知功能。② 脑赋活剂如奥拉西坦、胞磷胆碱钠等药物应用改善大脑代谢及脑功能，促智。予注射用奥拉西坦 4 g 静滴改善认知功能。

3) 抗精神症状：针对 AD 出现的精神症状，可给予抗精神病性药物对症处理，常用利培酮、奥氮平等。用药原则为小剂量起始，缓慢增量，增量间隔时间稍长，尽量使用最小有效剂量，治疗个体化。予利培酮片 0.5 mg 每日 1 次起始口服，治疗精神行为异常。

4) 一般对症支持治疗：加强安全管理，防走失、坠床、冲动毁物等意外发生。预防并发症。

4. *住院治疗经过及其转归* 入院后给予患者以疏血通活血化瘀通络，注射用奥拉西坦 4 g 静滴改善认知功能，并给予胆碱酯酶抑制剂盐酸多奈哌齐片 5 mg 每晚 1 次口服，以改善记忆和认知功能，利培酮片 0.5 mg 每日 1 次起始口服，治疗精神行为异常，辅以中医中药活血化瘀通络、针灸、经颅磁刺激等综合治疗，并加强安全管理及护理。综合性治疗 14 d 后患者病情较前稍好转，精神行为异常症状有所减轻、缓解，无明显激惹行为及脾气暴躁，夜寐安，但神经心理学检查 MMSE、CDR 及 MoCA 评分尚无明显变化，予带药(奥拉西坦胶囊 0.8 g 每日 3 次、盐酸多奈哌齐 5 mg 每晚 1 次、利培酮片 0.5 mg 每日 1 次、中药 7 剂)出院。嘱门诊定期随诊，加强安全陪护工作，防走失、坠床、冲动毁物等意外发生。

案 2

肢体无力、言语不利 3 年，记忆力、理解力下降 2 年，加重半年(血管性痴呆)。

[患者一般情况] 姓名：陈某；性别：男性；年龄：72 岁；民族：汉族；婚姻状况：已婚；身高 170 cm，体重 69 kg。出生地：广西防城；职业：退休职工。入院时间：2013－9－23；发病节气：秋分；病史陈述者：患者家属。

[主诉] 肢体无力、言语不利 3 年，记忆力、理解力下降 2 年，加重半年。

[现病史] 患者于 3 年前晨起无明显诱因突然出现右侧肢体无力、言语不利，无法行走，曾在外院行头颅 MRI 检查，诊断为“脑梗死，高血压病，糖尿病”，予改善循环，营养脑细胞，抗血小板聚集，控制血压、血糖，理疗等治疗后病情好转，遗留轻度右侧肢体乏力、言语不利，尚能独自缓慢行走，生活能自理。半年后(2.5 年前)患者因左侧肢体无力、言语不利加重，并出现饮水呛咳现象再次住院，诊断为“脑梗死再发”，经治疗后遗留双侧肢体乏力、言语不利、饮水呛咳，不能独自行走，需借助助行器方能缓慢行走，自 2 年前开始，患者逐渐出现反应迟钝，记忆力、计算力、理解力下降，言语减少，有时答非所问、找词困难，常常穿反衣服、左鞋右穿，丢三落四，生活自理能力下降，经门诊输液及给予改善循环、改善认知功能等口服药物治疗后，智能稍好转。半年前，患者再发脑梗死，肢体无力、言语不利症状加重，饮水呛咳、吞咽困难较明显，伴有强哭强笑现象，已不能站立行走，需坐轮椅，认知功能障碍较前加重，并出现情绪不稳、性格改变，易激动易怒，无法与人正常交流，曾在当地医院住院治疗，病情改善不明显，遂于今日来院就诊要求进一步诊治。门诊拟诊为“脑梗死后遗症，血管性痴呆”收住入院。病后，患者精神欠佳，食少纳呆，夜寐差，二便调，无头晕、头痛、恶心呕吐，无幻觉，无大小便障碍，无抽搐、意识不清，无发热等。体重减轻，具体不详。

[既往史] 有“高血压病”史 8 年，血压最高达 180/105 mmHg，未规律服药，血压控制欠佳。有“糖尿病”史 6 年，未服药，未监测血糖，血糖控制情况不详。无“冠心病、肝炎、结核”等特殊疾病史，无药物及食物过敏史。

[个人史] 吸烟 30 余年，平均 30 支/日，已戒烟 3 年，无饮酒嗜好。

[家族史] 父亲、弟弟均患有“高血压病”。

[入院查体] T 36.6℃，P 83 次/分，R 20 次/分，BP 165/95 mmHg。神清，精神欠佳，发育正常，营养中等，形体适中。舌质淡胖，边有齿痕，脉细弱，内科查体无异常。神经系统查体：神志清楚，表情呆滞，反应迟钝，构音障碍，言语含糊不清，问答查体欠合作。右利手。记忆力减退，以近记忆力减退较为明显；计算力下降，100－7＝?；定向力尚可；理解力下降。双侧眼球活动自如，无复视及眼震。双侧瞳孔等大等圆，

直径约 3.0 mm，对光反射灵敏。双侧角膜反射灵敏，无面部感觉障碍，张口下颌居中，下颌反射未引出。双侧额纹对称，右侧鼻唇沟变浅，示齿口角左偏。双耳听力粗测正常。双侧软腭上抬有力，悬雍垂居中，咽反射对称灵敏。双侧转头耸肩有力、对称。伸舌偏左，无舌肌萎缩及舌肌震颤。四肢肌张力增高，右侧上下肢肌力 3 级，左侧上下肢肌力 4—级。双侧指鼻、跟膝胫试验、龙贝格征无法配合检查。深浅感觉查体欠配合。双侧腱反射亢进，双侧掌颌反射、吸吮反射(+)，双侧踝阵挛(+)，双侧霍夫曼征、龙贝格征、查多克征、戈登征均(+)，余病理反射未引出。颈软，无抵抗，脑膜刺激征阴性。

[辅助检查] 入院后查脑电图示轻度异常(α泛化、前移)。头颅 MRI 示双侧基底节区多发脑缺血灶、脑白质疏松症、脑萎缩(图 12-2)。心电图示窦性心律、ST-T 改变。心脏彩超示左室舒张功能减退，高血压性心脏病。颈部血管彩超示双侧颈动脉附壁斑块形成。超敏 C 反应蛋白14.60 mg/L↑，血生化示三酰甘油 3.46 mmol/L↑，低密度脂蛋白 4.21 mmol/L↑，葡萄糖 8.6 mmol/L↑(空腹)，餐后 2 h 血糖12.8 mmol/L↑。糖化血红蛋白 7.80%↑。Hachinski 缺血量表评分 14 分；MMSE 评分 5 分。焦虑抑郁量表评定示轻度抑郁。余检验检查均无明显异常。

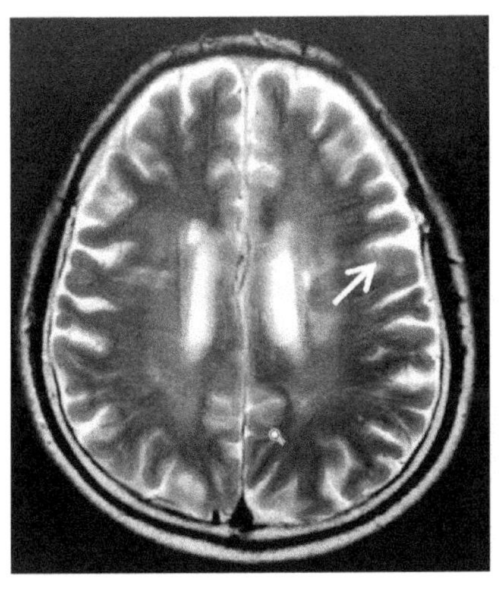

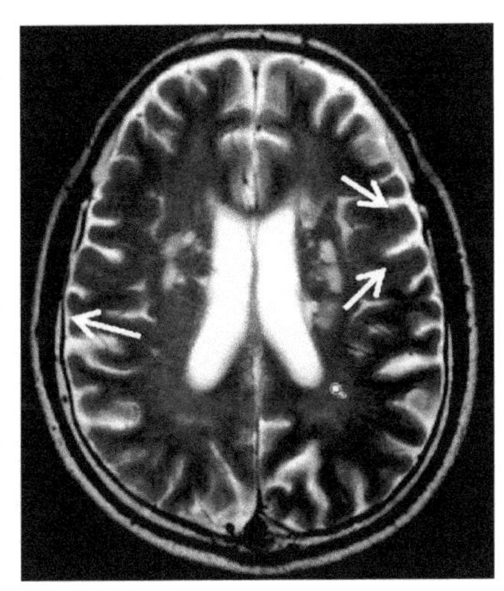

图 12-2 头颅 MRI 示双侧基底节区多发脑缺血灶、脑白质疏松症、脑萎缩

【病例分析】

1. 病情特点 ① 患者老年男性，病情呈阶梯状恶化，病程 3 年。② 主要表现为反复脑梗死后出现的进行性加重的认知功能障碍和人格改变、精神行为异常。认知功能障碍发生在卒中后半年内，随着卒中病情的发展而波动，卒中治疗后智能好转，但反复的卒中发作后智能障碍呈阶梯状恶化。③ 既往史，有"高血压病""糖尿病"病史多年，血压、血糖控制欠佳。④ 家族史，有"高血压病"家族史。⑤ 入院查体。BP 165/95 mmHg。主要阳性体征为高级皮质功能减退，右侧鼻唇沟变浅、伸舌偏左。四肢肌张力增高，右侧上下肢肌力 3 级，左侧上下肢肌力 4—级。双侧腱反射亢进，双侧掌颌反射、吸吮反射(+)，双侧踝阵挛(+)，双侧霍夫曼征、巴宾斯基征、查多克征、戈登征均(+)。⑥ 辅助检查。神经心理学检查：Hachinski 缺血量表评分 14 分；MMSE 评分 5 分。焦虑抑郁量表评定示轻度抑郁。脑电图示非特异性 α 泛化、前移。头颅 MRI 示双侧基底节区多发脑缺血灶、脑白质疏松症、脑萎缩。心电图示窦性心律、ST-T 改变。心脏彩超示左室舒张功能减退，高血压性心脏病。颈部血管彩超示双侧颈动脉附壁斑块形成。血生化示三酰甘油 3.46 mmol/L↑，低密度脂蛋白 4.21 mmol/L↑，葡萄糖 8.6 mmol/L↑(空腹)，餐后 2 h 血糖 12.8 mmol/L↑。糖化血红蛋白 7.80%↑。

2. 诊断 中医诊断：痴呆，气血亏虚。西医诊断：① 血管性痴呆。② 多发性腔隙性脑梗死。③ 高血压病3级，很高危组，高血压性心脏病。④ 糖尿病。⑤ 脂代谢异常。⑥ 双侧颈动脉硬化。

中医辨病分析：患者因“肢体无力、言语不利3年，记忆力、理解力下降2年，加重半年”入院，故本病当属中医学之“痴呆”范畴。舌质淡胖，边有齿痕，脉细弱，故证属“气血亏虚”。患者年迈久病损伤于中，致脾胃运化失司，气血生化乏源。心之气血不足，不能上荣于脑，神明失养则发为本病。神明失养，故见记忆力、计算力下降等痴呆症状。气血亏虚，脉道失充，故脉细弱。病位在脑，病性属虚。

（1）西医定位、定性诊断：血管性痴呆。

1）定位诊断：依据患者认知功能障碍及人格、精神障碍，考虑定位于大脑皮质及皮质下白质；右侧鼻唇沟变浅、伸舌偏左，考虑定位于双侧皮质脑干束；双侧力弱、肌张力增高、腱反射亢进、病理征阳性，考虑定位于双侧皮质脊髓束；言语不利、饮水呛咳、吞咽困难、双侧咽反射灵敏，无舌肌萎缩和舌肌震颤，考虑为假性球麻痹，结合双侧掌颌反射、吸吮反射阳性，考虑定位于双侧大脑半球。结合头颅MRI检查结果，综合定位于双侧大脑半球。

2）定性诊断：患者老年男性，有高血压病、糖尿病、脂代谢异常等脑血管病危险因素，有先后多次发生脑梗死的临床和影像学支持病史，且于卒中发生后的半年内逐渐出现认知功能障碍，病情呈阶梯状恶化，并随着脑梗死病情变化而波动，伴有局灶性神经功能缺损的症状体征，结合神经心理学检查相关量表的评定，Hachinski缺血量表评分≥7分，且分数较高，结合其病史、查体及其相关辅助检查结果，基本可排除其他疾病导致的痴呆，故诊断血管性痴呆成立。

（2）中医鉴别诊断

1）癫病：发病无性别差异，主要表现为表情淡漠，沉默痴呆，出言无序或喃喃自语，静而多喜，患者缺乏自知自控能力，病程迁延，心神失常的症状极少自行缓解。

2）健忘：健忘是指记忆力差，遇事善忘的一种病证，其神识如常，晓其事却易忘，但告知可晓，多见于中老年患者；由于外伤、药物所致健忘，一般经治疗后可以恢复。

（3）西医鉴别诊断

1）阿尔茨海默病：两者都是老年期常见的痴呆，临床表现有许多相似之处。但VD的认知功能障碍与AD不同，如AD以记忆障碍为主，其发展有明显的阶段性，而VD以执行功能障碍为主，Hachinski缺血量表评分≥7分者为血管性痴呆，≤4分为阿尔茨海默病；脑血管病的病史和神经影像学的改变有助于诊断。该患者有反复的卒中病史及脑血管病相关危险因素，Hachinski缺血量表评分≥7分，病情呈阶梯状恶化，且影像学检查亦支持血管性痴呆的诊断，故排除AD。

2）路易体痴呆：表现为波动性认知功能障碍、反复发生的视幻觉和自发性锥体外系功能障碍三主征。结合患者无幻觉及锥体外系功能障碍等典型临床表现，故可排除。

3）正常压力性脑积水：主要表现为痴呆、步态不稳及尿失禁三联征，该患者有认知障碍，但无步态不稳及尿失禁，故排除。

3. 治疗方案

（1）中医治疗

治法：益气养血，安神宁志。

方药：归脾汤加减。党参15 g，黄芪15 g，白术15 g，炙甘草6 g，茯神15 g，酸枣仁10 g，龙眼肉10 g，远志6 g，木香5 g。

每日1剂，水煎400 ml，分早、晚2次饭后温服。

针灸取穴：百会，四神聪，曲池（双），内关（双），足三里（双），三阴交（双），中脘，下脘，气海，关元，大横（双）。

毫针针刺，中等刺激，留针30 min，每日1次。

（2）西医治疗

1）抗血小板聚集：患者ESRS评分≥3分，抗血小板聚集首选硫酸氢氯吡格雷片75 mg每日1次口服。

2）针对病因的治疗：抗动脉硬化、调脂稳斑；控制血压、血糖、血脂等脑血管病相关危险因素。

3）对症支持治疗：改善认知功能、脑保护、调节情绪、降低肌张力等药物治疗。

4）神经康复治疗：促进言语、肢体、吞咽等功能恢复。

5）一般支持治疗：加强安全管理，防走失、坠床、冲动毁物等意外发生。预防并发症。

4. 住院治疗经过及其转归　入院后给予患者以疏血通活血化瘀通络，注射用奥拉西坦 4 g 静滴改善认知功能，并给予胆碱酯酶抑制剂盐酸多奈哌齐片 5 mg 每晚 1 次口服，以改善记忆和认知功能，奥氮平片 5 mg 每晚 1 次口服，治疗精神行为异常、改善睡眠，草酸艾司西酞普兰 10 mg 每日 1 次抗抑郁，巴氯芬片 5 mg 每日 3 次口服降低肢体张力，辅以中医中药活血化瘀通络、针灸、神经康复、理疗等综合治疗，并加强安全管理及护理。综合性治疗 28 d 后患者认知功能较前有所改善，精神行为异常症状减轻，无明显激惹行为及情绪不稳，夜寐安，言语功能较前稍好转，四肢肌张力稍减低，右上肢肌力 3＋级，右下肢肌力 4－级，左侧肢体肌力恢复至 4 级，其余神经功能缺损的症状体征尚无明显改善。MMSE 评分 8 分。嘱门诊定期随诊，加强安全陪护工作，嘱进食需缓慢，避免误吸，预防吸入性肺炎，加强言语、吞咽及肢体功能锻炼促进神经功能恢复。

案 3

记忆力下降、反应迟钝伴言行异常进行性加重 1 年(麻痹性痴呆)。

［患者一般情况］姓名：梁某；性别：男性；年龄：40 岁；民族：汉族；婚姻状况：已婚；身高 168 cm，体重 52 kg。出生地：广西钦州；职业：工人。入院时间：2013－11－23；发病节气：小雪；病史陈述者：患者家属。

［主诉］记忆力下降、反应迟钝伴言行异常进行性加重 1 年。

［现病史］患者于 1 年前无明显诱因出现记忆力下降，以近记忆力下降为主，表现为对刚发生的事、刚说过的话、刚吃过的饭容易忘记，炒菜后经常忘记关煤气，有时忘记熟悉的人名，伴反应迟钝、计算力下降，对简单的计算感到困难，脾气暴躁、容易激动，有时会出现自言自语、无故发笑，看到眼前很多人要害自己(实际只有 1～2 个人)，有时会穿反袜子，无头晕、头痛、恶心、呕吐，无肢体乏力、感觉障碍，无尿便失禁，无抽搐、意识不清，无畏寒发热，无迷路等，曾于当地医院就诊，查头颅 CT 示脑萎缩，予以门诊输液及口服药物治疗(具体不详)，病情无明显改善，并逐渐加重，只能进行一些简单的日常家务劳动，无法工作，日常生活自理能力下降，今来院就诊要求进一步诊治，门诊拟诊为“脑萎缩”收住入院。自发病以来，患者精神尚可，纳可，寐差，咽干口燥，小便调，大便干，体重无明显减轻。

［既往史］10 余年前曾患“肝炎”，具体不详，经药物治疗已治愈。无“高血压、糖尿病、心脏病、脑炎、脑肿瘤”等特殊疾病史，无重大颅脑外伤、手术史，无过敏史及输血史。

［个人史］饮酒 10 余年，平均每日 100～150 g，已戒酒半年，无吸烟嗜好。有“冶游”史。

［家族史］无特殊。

［入院查体］T 36.1℃，P 72 次/分，R 20 次/分，BP 90/68 mmHg。神清，精神可，发育正常，营养中等，形体偏瘦。舌淡暗，苔白腻，脉滑。内科查体无异常。神经系统查体：神志清楚，反应迟钝，言语清晰缓慢，问答查体欠合作。右利手。记忆力减退，以近记忆力减退较为明显，忘记早餐吃过什么，早上起床后做过什么事情；计算力下降，100－7＝93，93－7＝?；时间、地点定向力尚可，人物定向障碍，忘记熟悉的人名；理解判断力下降。双侧眼球活动自如，无复视及眼震。双侧瞳孔等大等圆，直径约 3.0 mm，对光反射灵敏。双侧角膜反射灵敏，无面部感觉障碍，张口下颌居中，下颌反射未引出。双侧额纹、鼻唇沟对称，示齿口角不偏。双耳听力粗测正常。双侧软腭上抬有力，悬雍垂居中，咽反射对称存在。双侧转头耸肩有力、对称。伸舌居中，无舌肌萎缩及舌肌震颤。四肢肌张力正常，肌力 5 级。双侧指鼻试验、跟膝胫试验无法配合检查，龙贝格征阴性。深浅感觉无异常。双侧腱反射对称存在，踝阵挛、髌阵挛阴性，病理反射未引出。颈软，无抵抗，脑膜刺激征阴性。

［辅助检查］入院后查脑电图示中度异常(阵发性慢波、两侧波幅调节、调幅差，以前头部明显)(图12-3)。TCD示右侧大脑中动脉、右侧颈内动脉血流速度减慢。头颅MRI示脑萎缩(图12-4)。Hachinski缺血量表评分2分；MoCA评分19分，MMSE评分20分。焦虑抑郁量表评定示轻度抑郁。血清RPR(+)，TPPA为1∶8(+)。脑脊液压力正常，脑脊液常规无色透明，红细胞数2×10^6/L，白细胞数180×10^6/L↑，其中淋巴细胞78%，中性粒细胞22%，潘氏试验(+)，脑脊液生化示蛋白质597 mg/L↑，糖、氯化物均正常，脑脊液RPR(+)，TPPA为1∶8(+)，余胸片、心电图检查均无明显异常。

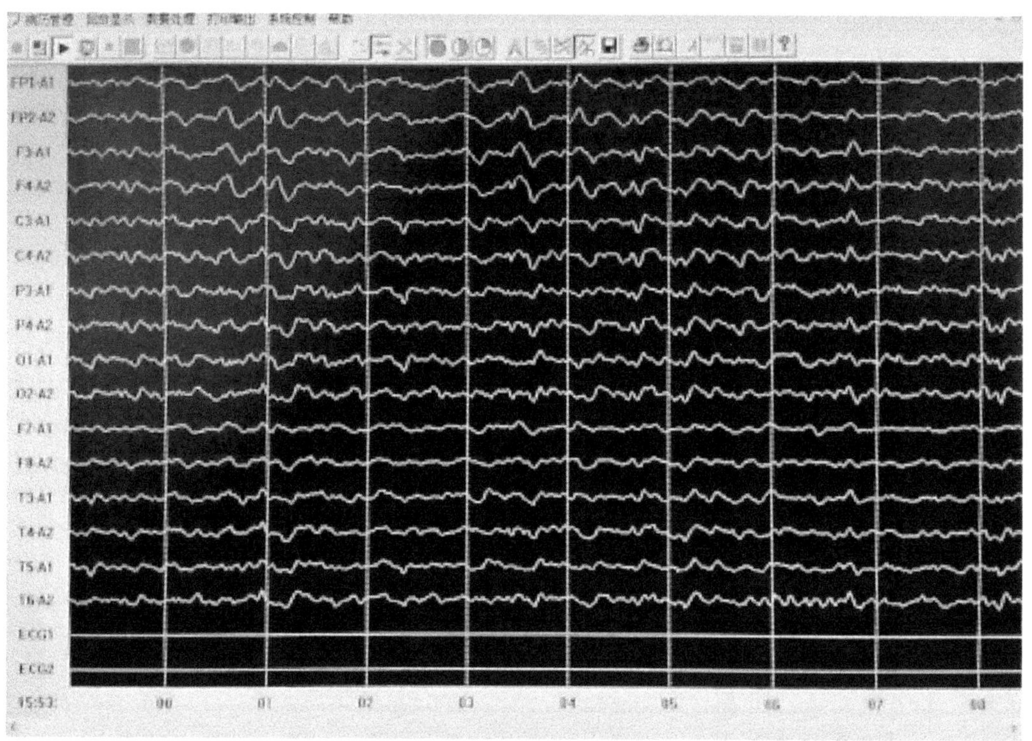

图12-3 脑 电 图

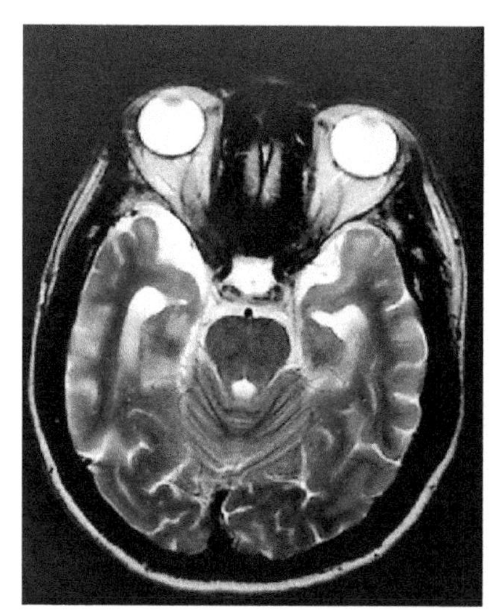
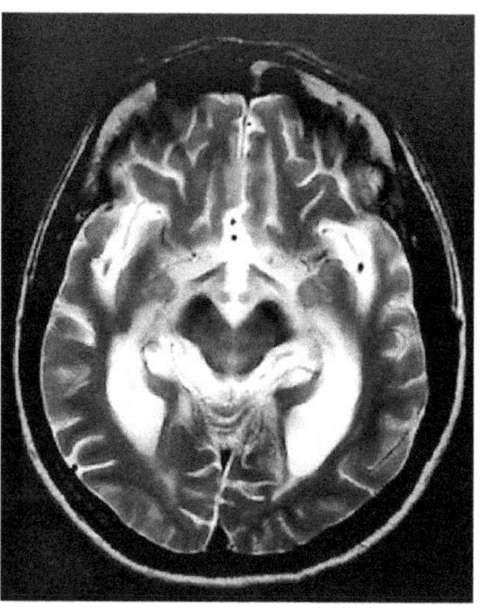
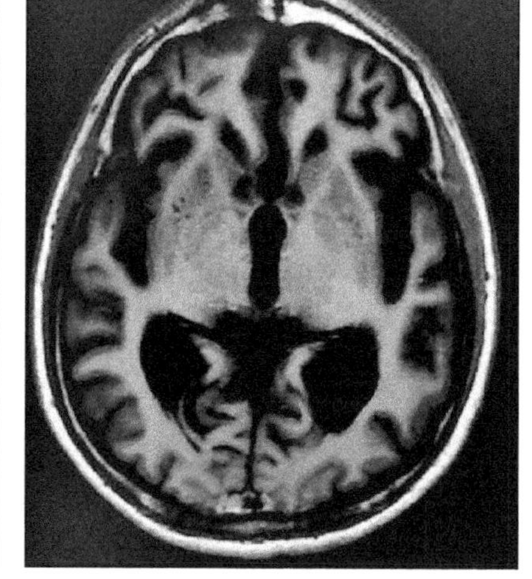

图12-4 头颅MRI示脑萎缩

【病例分析】

1. 病情特点 ① 患者青年男性，隐匿起病，病情逐渐进展加重，为慢性病程。② 主要表现为进行性加重的认知功能障碍和人格改变、精神行为异常。日常生活能力下降。③ 个人史，有"冶游"史。④ 既往史、家族史无特殊。⑤ 主要阳性体征为高级皮质功能减退：记忆力、计算力、理解力下降，反应迟钝，人物定向障碍。无局灶性神经功能缺损的症状体征。⑥ 辅助检查。神经心理学检查：Hachinski 缺血量表评分 2 分；MoCA 评分 19 分，MMSE 评分 20 分。焦虑抑郁量表评定示轻度抑郁。头颅 MRI 示脑萎缩。脑脊液白细胞数偏高，且以淋巴细胞增高为主，脑脊液蛋白质偏高，糖和氯化物正常，血清及脑脊液 RPR（+），TPPA 为 1∶8↑。脑电图示中度异常。

2. 诊断 中医诊断：痴呆，痰浊蒙窍。西医诊断：① 麻痹性痴呆。② 神经梅毒。③ 抑郁状态。

中医辨病分析：患者因"记忆力下降、反应迟钝伴言行异常进行性加重 1 年"入院，故本病当属中医学之"痴呆"范畴。舌淡暗，苔白腻，脉滑，故证属"痰浊蒙窍"。患者饮食不节，痰浊内生使脾失健运，痰浊上扰清窍，脑髓失聪而致痴呆。苔白腻，脉滑均为痰涎壅盛之象。病位在脑，病性属本虚标实。

（1）西医定位、定性诊断：麻痹性痴呆。

1）定位诊断：患者以认知功能障碍及人格、精神障碍为主要表现，无局灶性神经功能缺损的症状体征，结合头颅 MRI 检查结果，存在广泛大脑皮质萎缩，故考虑定位于广泛大脑皮质。

2）定性诊断：① 患者主要表现为逐渐加重的智能减退，日常生活能力下降，无法工作。结合神经心理学检查相关量表的评定，患者诊断痴呆成立。② 患者青年男性，隐匿起病，病情逐渐加重，无明显缓解和波动，影像学检查显示广泛大脑皮质萎缩。③ 患者除高级皮质功能减退外，无局灶性神经功能缺损的症状体征，脑脊液检查提示存在中枢神经系统感染可能，脑电图检查提示存在脑细胞功能受损，结合其既往有"冶游"史、血清及脑脊液梅毒螺旋特异性抗体及快速血浆反应素试验阳性，滴度＞（1∶8），故诊断神经梅毒明确，痴呆考虑为神经梅毒所致麻痹性痴呆。

（2）中医鉴别诊断

1）癫病：发病无性别差异，主要表现为表情淡漠，沉默痴呆，出言无序或喃喃自语，静而多喜，患者缺乏自知自控能力，病程迁延，心神失常的症状极少自行缓解。

2）健忘：是指记忆力差，遇事善忘的一种病证，其神识如常，晓其事却易忘，但告知可晓，多见于中老年患者；由于外伤、药物所致健忘，一般经治疗后可以恢复。

（3）西医鉴别诊断

1）AD：AD 好发于老年人，早期以记忆障碍、近记忆力减退为主，晚期出现精神症状及人格改变，该患者发病年龄较轻，记忆障碍及精神行为异常症状几乎同时出现，且结合其病史、脑脊液、脑电图等相关化验检查已可排除 AD。

2）血管性痴呆：急性起病，偶可亚急性甚至慢性起病，好发于老年人，症状波动性进展或阶梯性恶化，有神经系统定位体征，既往有高血压或动脉粥样硬化或糖尿病病史，有多次卒中史，影像学可发现多发脑血管性病灶。该患者青年男性，慢性起病，病情逐渐加重，无症状波动性或病情阶梯状恶化，无局灶性神经功能缺损的症状体征，无多次卒中病史，且影像学上未发现脑血管性病灶，故排除。

3）路易体痴呆：表现为波动性认知功能障碍、反复发生的视幻觉和自发性锥体外系功能障碍三主征。该患者虽然存在幻觉，但并非栩栩如生的视幻觉，无锥体外系功能障碍等典型临床表现，故可排除。

4）正常压力性脑积水：主要表现为痴呆、步态不稳及尿失禁三联征，该患者有认知障碍，但无步态不稳及尿失禁，故排除。

3. 治疗方案

（1）中医治疗

治法：健脾化浊，豁痰开窍。

方药：洗心汤加减。党参 15 g，炙甘草 6 g，半夏 9 g，陈皮 6 g，熟附子 10 g，茯神 15 g，酸枣仁 10 g，神曲 10 g。

每日 1 剂，水煎 400 ml，分早、晚 2 次饭后温服。

针灸取穴：百会，四神聪，内关（双），通里（双），足三里（双），阴陵泉（双），丰隆（双），中脘。

毫针针刺，中等刺激，留针 30 min，每日 1 次。

（2）西医治疗

1）针对病因的治疗：抗梅毒治疗，青霉素 G 为首选药物，剂量为每日 1 200～2 400 万 U，每隔 4 h 1 次，静脉滴注，14 d 为 1 个疗程。在大剂量应用青霉素 G 抗梅毒治疗的同时，可加用糖皮质激素醋酸泼尼松片 30 mg 每日 2 次共 3 d 口服，预防赫氏反应。

2）对症支持治疗：改善认知功能、脑保护、调节情绪治疗。

3）神经康复治疗。

4）一般支持治疗：加强安全管理，防走失、坠床、冲动毁物等意外发生。预防并发症。

5）心理社会治疗。

4. *住院治疗经过及其转归*　入院后给予患者注射用青霉素钠 400 万 U，每隔 4 h 1 次，静脉滴注，14 d 为 1 个疗程。在大剂量应用青霉素抗梅毒治疗的同时，可加用糖皮质激素醋酸泼尼松片 30 mg 每日 2 次共 3 d 口服，预防赫氏反应。同时予参芎葡萄糖注射液活血化瘀通络，注射用奥拉西坦 4 g 静滴改善认知功能，予胆碱酯酶抑制剂盐酸多奈哌齐片 5 mg 每晚 1 次口服，以改善记忆和认知功能，利培酮片 1 mg 每日 2 次口服，治疗精神行为异常，草酸艾司西酞普兰 10 mg 每日 1 次抗抑郁，辅以中医中药活血化瘀通络、针灸、神经康复、理疗等综合治疗，并加强安全管理及护理。综合性治疗 14 d 后患者智能较前好转，精神行为异常症状减轻，无幻觉及情绪不稳，情绪较前改善，夜寐安，咽干舌燥现象减轻，MMSE 评分 21 分，MoCA 评分 21 分。复查脑脊液常规、生化未见异常，脑脊液 RPR（＋），TPPA（＋），滴度 1∶8（表 12－4）。嘱门诊继续抗梅毒治疗：0.9％氯化钠注射液 4 ml＋注射用苄星青霉素 240 万 U 肌内注射每周 1 次（两侧臀部轮流肌内注射），连续肌内注射 3 次（3 周），每 3 个月复查血清及脑脊液梅毒两项（RPR＋TPPA）（治疗后第 1、3、6、12 个月及第 2、3 年进行临床检查和血清梅毒试验复查），直至血清快速血浆反应素试验＜（1∶8）；加强看护，防治走失等意外发生；皮肤科门诊定期随诊 2～3 年及以上。

表 12－4　脑脊液治疗前与治疗 14 d 后对比

脑脊液（CSF）	压力（mmH_2O）	性状	白细胞数（个/高倍镜视野）	单核/多核（%）	糖（mmol/L）	氯（mmol/L）	蛋白质（mg/L）
第 1 次	150	无色透明	180↑	78/22	3.1	130	597↑
第 2 次（14 d 后）	130	无色透明	8	/	3.2	128	415

注：治疗前后脑脊液 RPR 均（＋），TPPA（＋），滴度 1∶8。

第十三章
郁　　病

第一节　中医学概述

【中医概念】

郁病有广义和狭义之分，广义的郁病泛指由于外感六淫、内伤七情所引起的脏腑功能失调，导致气、血、痰、火、湿、食等病理产物的郁结；狭义的郁病主要指由于情志不舒所引起的郁结。狭义郁病者，以七情过极，如忧愁、思虑、悲哀、恐惧过度导致肝失疏泄、脾失健运、心失所养引起气机郁滞，津液输布不畅，血运失调，日久气血津液瘀滞不通，变生多端出现脏腑虚损，元神失养，引起心情抑郁、沉默慎忿、胸胁满闷胀痛、心悸多疑、易哭善怒为主要表现的病证。本病发病率近年逐渐增高，且复发率高，初起时予以正确诊治，可缩短病程或痊愈，病程迁延，再三复发者，则缠绵难愈。

【中医源流】

中医学对于抑郁障碍的认识起源于秦汉，发展于唐宋，完善于金元，而鼎盛于明清。《素问·六元正纪大论》："木郁达之，火郁发之，土郁夺之，金郁泄之，水郁折之。"《素问·通评虚实论》有"暴忧之病"，《素问·举痛论》指出"思则气结"，《素问·本病论》曰："人或恚怒，气逆上而不下，即伤肝也。"其对情志引起人体气机闭塞的病机做了开创性的论述，形成了情志致郁的观点，为后代七情致郁和因郁而病提供了理论基础。三国两晋南北朝和隋唐五代及两宋辽夏时期，巢元方的《诸病源候论》明确提出湿热蓄于脾胃是黄疸形成的病机关键，"热气相搏，则郁蒸不散，令身体面目爪甲及小便尽黄"。北宋时期《太平惠民和剂局方》收录大量治疗郁病的方剂，记载有许多芳香行气药物组成的药方。宋代陈无择的《三因极一病证方论》对历代的病因学内容进行了整理并加以总结。这与此前文献对情志致郁的零散记载形成了鲜明的对比。金元时期，代表性的"金元四大家"各有发挥：刘河间认为"热甚则腠理闭密而郁结也，如火炼物，热极相合而不能相离，故热郁则闭塞而不通畅也"(《素问玄机原病式·六气为病》)；张从正将《黄帝内经》五郁治法与五脏病机结合，使郁病有了典型的脏腑病症表现。《儒门事亲·五积六聚治同郁断》中有"此皆抑郁不伸而受其邪也，岂待司天克运，然后为之郁哉？且积之成也，或因暴怒、喜、悲、思、恐之气"的记载，明确指出了情志在郁病发病中的重要地位；朱丹溪从病机角度出发，开拓了专题研究郁病论治的先河，具体提出随气、血、痰、火、湿、食六郁之不同而采用辨证治疗之法，创制越鞠丸等解郁方剂，开创了治疗郁病专方的先河。李东垣把调理脾胃功能，恢复气机升降之性作为调治郁病的关键，在强调用甘温补中的同时，特别强调了火郁发之的治疗思想，这为后世补虚治郁的理论奠定了基础，对郁病学说的发展起了重要的推动作用。张元素认为"四时以胃气为本"，以"养正积自除"为临证思想，对"因病而郁"的郁病治法有重要的影响；滑伯仁从五行之理提出“木性条达、火性发扬、土性冲和、金性清肃、水性流通，一有怫郁，失其性矣”，且从气机升降理论来探研郁病，认为“郁者结聚，而不得发越，当升者不得升，当降者不得降，当变化者不得变化，所以传化失常，而六郁之病见矣”，丰富了气机升降失调致郁的病机。明清时期，各医家有关郁病的著述更是十分丰富，对郁病理论有更进一步的补充和完善。郁病病名首见于明代医家虞抟的《医学正传・郁证》，载：“或七情之抑遏，或寒热之交侵，故为九气怫郁之候。或雨湿之侵凌，或酒浆之积聚，故为留饮湿郁之疾。”张景岳《景岳全书・郁病》：“自古言郁者，但知解郁顺气，通作实邪论治，不无失矣。兹予辨其三证，庶可无误。盖一曰怒郁，二曰思郁，三曰忧郁。”“凡五气之郁，则诸病皆有，此因病而郁也。至若情志之郁，则总由乎心，此因郁而病也。”既有表示人体气血津液瘀滞不通而生的疾病，也指情志抑悒忧郁的疾病。不仅有根据五行及其对应的脏腑属性而创立、发展、完善的“金、木、水、火、土五郁论”和“脏腑郁论”，也有根据机体内的一切物质发生传化失常而形成的“气、湿、痰、热、血、食六郁论”，还有根据七种情志的异常变化引起内脏生郁的“情志郁论”，更有根据整体观念认识到的从肝、肺、脾论治郁病的不同观点，以及从表、里、阴、阳、虚、实八纲辨证论治郁病的认识，从太阳、少阳、阳明、少阴、太阴、厥阴六经及卫分、气分、营分、血分卫气营血辨证论治郁病的理论。而且随着时代的推进，郁病理论经创立、发展、丰富并获得了不断地完善。叶天士论郁强调情志是重要的致病因素，情志致郁可损及心、脾、肝、胆四脏腑，有明显的情志异常表现，久则成劳，病情有虚有实、证候复杂多变，并提出治疗情志之郁的用药原则为“苦辛凉润宣通，不投燥热敛涩呆补”(《临证指南医案・郁》)，发前人所未发，为治郁大法开辟了新的途径。以上理论还可看出，“郁”字是同时含有“忧郁”和“瘀积，阻滞”这两层意思的。有关郁病的两个概念是并列的，不存在从属关系。

【病因病机】

郁病的病因病机多因忧思、郁怒、恐惧等七情伤及脏气，初以气滞为主，继发痰结、火郁、寒凝、食滞等，经久不愈则会由实转虚，随着其影响的脏腑及耗损的气血阴阳不同，形成心、脾、肝、肾亏虚的不同病变。《素问・阴阳应象大论》言：“人有五脏化五气，以生喜怒悲忧恐。”不提思志，就是因为各志俱已含思在内。又因个人的年龄、性别、环境、体质等的不同而有所差别。

1. 忧思恼怒，肝气郁结　忧思恼怒、愤懑憎恨等精神因素均可使肝失条达，气机不畅，以致肝气郁结，而形成气郁之证。“气为血帅”“气行则血行，气滞则血滞”，故气郁常可影响及血，以致血行不畅，脉络阻滞，则成血郁。又因肝为风木之脏，体阴而用阳，主升，主动，主疏泄，主藏血，具有调畅气机、推动气血津液运行、促进脾胃运化和调畅情志的功能。肝喜条达而恶抑郁，其志在怒。因此肝气郁结，患者会出现情绪不宁、郁闷烦躁、胸胁胀痛、胸闷缓气等症状。若气郁日久而化火，则会形成火郁之证，可见急躁易怒、胸胁胀闷、头痛目赤或口干而苦等症状。

2. 忧愁思虑，脾失健运　忧愁思虑或长期精神紧张、伏案思虑过极则伤脾。脾在志为思，思虑过度会影响脾脏的功能。脾主运化水谷精微，为“后天之本”、气血生化之源；脾主升清，脾气上升，水谷精微等营养物质才能输布到全身发挥其营养功能；脾主统血，血液的正常运行与脾气的固摄作用密切相关。如果脾气郁结，气机运行不畅，运化失健，聚湿生痰，痰浊为黏稠滑腻之物，性善流动，可随气机升降，外可达四肢百骸，内可溢于五脏六腑致百病丛生。久郁伤脾，气血生化乏源，则可致心脾两虚。

3. 情志过极，心失所养　由于欲愿不遂或遭遇不幸、精神紧张、家庭不睦、忧愁悲哀等精神因素，损伤心气、心血、心阴，则心失所养。心者，君主之官，神明出焉，苟怵惕思虑所伤，或忧愁过损，惊惧失志，皆致是疾。心失所养，心神失守，可扰及脑神，以致精神惑乱，表现为哭笑无常；心气不足，则心悸胆怯，自汗，气短。若心血不足则会心神不宁，倦怠易惊，头晕神疲健忘。故曰：“愁忧思虑则伤心，心伤则喜忘。”

4. 惊吓恐惧，肾精亏虚　肾在志为恐，惊则气乱，恐则气下。素体肾精不足，长期紧张担忧，忧虑不解，或经历惊吓恐惧，致使肾气受损；或他脏病变日久，久病及肾，亦可致肾精亏虚。肾主骨生髓，上充于脑。“脑为元神之府”，脑髓为元神存在基础。肾精亏虚，元神失养，则会出现情绪低落、悲观失望、兴趣索然、思维混乱、反应迟钝、意志减退等症。肝肾同源，肾精亏虚，则水不涵木，肝失所养，疏泄功能低下，气机不畅，而致肝气郁结。临床上多见情绪低落、悲观失望与烦躁易怒并见为主要表现。

【中医诊断】

(1) 精神抑郁，情绪不宁，胸胁胀满疼痛，或者易哭善怒，情绪多变，或者咽中如有物阻等临床症状。

(2) 患者大多有忧愁、焦虑、悲哀、恐惧、愤怒等情志内伤病史，且病情变化常与各种因素导致的情绪变化有关。

(3) 各系统检查和实验室检查正常，除外器质性疾病。

【鉴别诊断】

1. 阴虚喉痹 梅核气多见于青中年女性，因情志抑郁而起病，自觉咽中有物梗塞，但无咽痛及吞咽困难，咽中梗塞的感觉与情绪波动有关，在心情愉快，工作繁忙时，症状可减轻或消失；而当心情抑郁或注意力集中于咽部时，则梗塞感觉加重。阴虚喉痹则以青中年男性发病较多，多因感冒、长期吸烟饮酒及嗜食辛辣食物而引发，咽部除有异物感外，尚觉咽干、灼热、咽痒，咽部症状与情绪无关，但过度辛劳或感受外邪则易加剧。

2. 噎膈 噎膈多见于中老年人，男性居多，梗塞的感觉主要在胸骨后的部位，吞咽困难的程度日渐加重，重者可米、水不进，高发于中老年男性，行食管检查常有异常发现。

3. 癫证 脏躁多发于青中年妇女，在精神因素的刺激下呈间歇性发作，在不发作时可如常人。而癫证则多发于青壮年，男女发病率无显著差别，病程迁延，心神失常的症状极少自行缓解。另在《灵枢·癫狂》中还记载“狂始生，先自悲也”“癫疾始生先不乐”。古代医家已经注意到躁狂患者可以在一个时期内有抑郁的表现。这可能是对躁狂抑郁双相障碍的最早记载。

【辨证论治】

1. 辨本虚标实 “本虚”是指人体的气血津液亏虚，脏腑功能低下。“标实”一般以气郁多见，气机运行失畅，即当行者不得行，当升者不得升，当降者不得降，当出者不得出，当入者不得入。人体气机的升降出入虽然是诸多脏腑功能的反映，也是由诸多脏腑功能所维持，其中以肝胆和脾胃的功能尤为重要，肝胆是人体气机出入的枢纽，脾胃则是人体气机升降的枢纽。郁则气滞，气血运行受阻，郁而化火则成热郁或火郁。气郁化火日久，则会炼津为痰；或因长期的忧思郁滞，脾气郁结，气机运行不畅，运化失健，郁聚生痰，痰为性稠滑腻之物，性善流动，可随气机升降，外可达四肢百骸，内可溢于五脏六腑，而致百病丛生。所谓“气为血帅”“气行则血行，气滞则血滞”，故气郁常可影响及血，以致血行不畅，脉络阻滞，则成血瘀。血行疲滞，心神失于滋养则会出现失眠、健忘。

2. 辨脏腑与六郁 抑郁障碍初起时实证和虚证皆可见，即便是实证起病者，亦有脏气偏弱为其基本病因。郁病病位主要在心，与肝、脾、肾、胆、胃的气血阴阳失调有关。急躁易怒而失眠，多为肝火内扰；脘闷苔腻而失眠，多为胃腑宿食，痰浊内盛；心烦心悸，头晕健忘而失眠，多为阴虚火旺，心肾不交；面色少华，肢倦神疲而失眠，多为脾虚不运，心神失养。六郁中的气郁、血瘀、火郁、食积、湿滞、痰积均属实证；而心、肝、脾等脏腑气血或阴精亏虚均属于虚证。但应注意实中夹虚，虚中夹实，或虚实夹杂的复杂证候。以实证为主起病者，初起多为气滞，是由体质素虚或肝脏疏泄功能低下、疏泄不及、肝失条达引起气机不畅，久则气郁化火、痰湿结聚、气滞血瘀或饮食停滞等，最终导致气血津液、脏腑功能失调，或肝病及脾，或肝火灼伤心气、心阴、心血，耗伤肾阴、肾精，导致损伤心、脾、肾而由实转虚，形成虚实夹杂之证。而由虚证为主起病者，疾病初期多以脾气亏虚，心气、心血不足，肾精亏虚为主，病久则因脏腑功能失调，气血津液运化失常，因虚致实，可出现气滞、水湿、痰结等症状，从而形成虚实夹杂之证。

【治则与治疗】

治疗上以补虚泻实、调整阴阳为原则，同时佐以安神之品。虚证多由于阴血不足或气血亏虚，治宜滋补肝肾或益气养血；实证宜清火化痰，消导和中。实证日久亦可转为虚证。虚实夹杂者，应先去其实，后补其虚，或补泻兼顾为治。同时，积极配合心理治疗亦十分重要。

1. 肝气郁结

［主症］精神抑郁，忧思郁虑，易哭善怒，胸部满闷，胁肋胀痛，痛无定处。

［兼症］善太息，脘闷嗳气，不思饮食，大便不调或腹胀。

［舌脉］苔薄腻，脉弦。

［证机概要］肝郁气滞，脾胃失和。

［治法］疏肝解郁，理气和中。

［分析］肝脏主疏泄，性喜条达，其经脉布胁肋。肝气郁结，肝失条达，疏泄功能失常，经脉气机不畅，故见忧思郁虑，易哭善怒，胸部憋闷，胁肋胀痛，痛无定处等症，肝气郁结，乘脾犯胃，犯于中焦，则见不思饮食，脘腹胀满不适，大便失调等症。气滞血行不畅，则女子月事不行。肝脉自弦，肝气郁结故见脉弦。

［代表方剂］柴胡疏肝散加减。加郁金、青皮、佛手增强疏肝理气；肝气犯胃，胃失和降，嗳气频作，脘闷不舒者，加法半夏、生姜；若无效再用旋覆花、代赭石；瘀血固定或刺痛加当归、丹参、郁金、红花；肝气乘脾，腹痛、腹泻可用痛泻要方；妇女出现乳房胀痛，加橘叶、炒王不留行；大便有不尽之感，加薤白。

2. 气郁化火

［主症］急躁易怒，胸胁胀满，目赤耳鸣。

［兼症］（肝火）口苦而干，或头痛，或嘈杂吞酸，大便秘结。

［舌脉］舌红，苔黄，脉弦数。

［证机概要］肝郁化火，横逆犯胃。

［治法］疏肝解郁，清肝泻火。

［分析］肝气郁结，疏泄不利，故见胸胁肋满疼痛；肝郁日久化火，故性情急躁易怒，口苦而干；肝火上炎，扰乱清空，则见头痛、目赤、耳鸣；肝火犯胃则见嘈杂吞酸；热势伤阴，则大便秘结；舌质红，苔黄，脉弦数均为气郁化火之象。

［代表方剂］丹栀逍遥散加减。肝经火热较甚，口苦，大便秘结者，加龙胆草、大黄（芦荟）泻热通腑；肝火犯胃，肝胃不和，口苦，嘈杂吞酸合用左金丸清泻肝火，降逆和胃；肝火上炎，头痛，耳鸣，加菊花、钩藤清热平肝；伤阴，舌红少苔，加生地黄、麦冬。

3. 痰气郁结

［主症］咽中如有物梗塞，咯之不出，吞之不下。

［兼症］（肝郁气滞）精神抑郁，胁肋胀满。

［舌脉］苔白腻，脉弦滑。

［证机概要］气郁痰凝，阻滞胸咽。

［治法］疏肝理气，化痰解郁。

［分析］由于肝郁脾虚，聚湿生痰，气滞痰郁，故胸部闷塞，胁肋胀痛，咽中如物梗塞，吞之不下，吐之不出；阻碍肺气，则咳嗽有痰，或吐痰而不咳嗽；气滞则瘀血，故可见胸胁刺痛；苔腻、脉弦滑为痰气郁结之候。

［代表方剂］半夏厚朴汤加减。可加玄参、浙贝母、桔梗、海浮石等顺气化痰；痰郁化热，烦躁口苦，舌红苔黄者，加黄芩、黄连、瓜蒌、胆南星清热化痰；也可用温胆汤加减；服药时也可口含溢津散（川贝母、风化硝）；如为慢性咽炎患者，可用金银花、麦冬、胖大海、木蝴蝶，代茶饮。

4. 元神失养

［主症］心神不宁，精神恍惚，悲伤欲哭，数欠伸。

［兼症］（心肝阴虚）心烦不得卧，心悸，坐卧不安。

［舌脉］舌淡苔薄白，脉细弱。

［证机概要］营血暗耗，心神失养。

［治法］养心安神。

［分析］五志过极，心气耗伤，营血不足，以致心神失养，故见精神恍惚，心神不宁，多疑易惊，时时欠伸；心神惑乱，不能自主，则见悲忧善哭，喜怒无常，手舞足蹈或骂人喊叫等脏躁之症。

［代表方剂］甘麦大枣汤加减。百合、生地

黄、合欢花、郁金滋养阴血,疏肝解郁;心悸不寐,神疲纳呆可合归脾汤;心烦易怒,失眠怔忡者加珍珠母、磁石重镇安神。血虚生风出现手足蠕动,加当归、生地黄、珍珠母、钩藤养血息风。

5. 心脾两虚

[主症] 多思善疑,心悸胆怯,失眠健忘。

[兼症] (心脾两虚)面色不华,头晕,食欲不振,便溏身疲。

[舌脉] 舌淡,脉细弱。

[证机概要] 气血亏虚,心脾失养。

[治法] 补益心脾,益气养血。

[分析] 忧愁思虑,久则损伤心脾,并使气血生化不足。心主血脉,其华在面,气血不足,心失所养,不主神明,则多思善虑,健忘失眠;不主血脉,则心悸;气血亏虚,故面色无华;不能上荣于脑,故头晕;脾失健运,故见纳差、食后腹胀等症。舌质淡,脉细,均为心脾两虚、气血不足之象。

[代表方剂] 归脾汤加减。阴虚有火,舌红,口干,心烦,加生地黄、麦冬、黄连;气郁明显,加合欢花、郁金疏肝理气。

6. 心肾阴虚

[主症] 情绪不宁,五心烦热,盗汗。

[兼症] (心阴虚)心悸,失眠多梦,健忘。(肾阴虚)眩晕,腰酸,口干咽燥。

[舌脉] 舌红少苔,脉细数。

[证机概要] 心肾阴虚,虚火上炎。

[治法] 滋养心肾。

[分析] 五志过极,或思虑太过,均使心阴耗伤。心失所养,故心悸健忘;神不守舍,故情志不宁;心阴亏虚,阳不入阴,则失眠;神不守舍则多梦;心阴不足,虚火内生,故五心烦热,潮热盗汗;心火亢盛,肾阴亏虚,水火不济,则遗精,腰膝酸软;舌红少津,脉细数,为阴虚有热之象。

[代表方剂] 天王补心丹合六味地黄丸加减。肾阴虚相火妄动,遗精较频者,加知母、黄柏泄相火;心肾不交,虚烦不得眠可用黄连阿胶汤;午后潮热者,加青蒿、地骨皮,退虚热。

【针灸治疗】

1. 基本治疗

[主穴] 水沟,神门,内关,太冲。

[配穴] 肝气郁结配曲泉、膻中、期门;气郁化火配行间、侠溪、外关;血行郁滞配血海、膈俞;痰气郁结配丰隆、阴陵泉、天突、廉泉;心阴亏虚配心俞、曲泽;心脾两虚配心俞、脾俞、足三里、三阴交;肝肾亏虚配太溪、三阴交、肝俞、肾俞;心神惑乱配通里、心俞、三阴交、太溪。

[操作] 水沟用雀啄法,以眼球湿润为佳;神门用平补平泻;内关、太冲用泻法。

2. 其他治疗

(1) 耳针法:选神门、心、交感、肝、脾。毫针刺,或揿针埋藏,或王不留行籽贴压。

(2) 穴位注射法:选风池、心、内关。用丹参注射液,每穴每次 0.3~0.5 ml,每日 1 次。

第二节 西医学概述

抑郁障碍

【西医学定义】

抑郁障碍是一种常见的心境障碍,可由各种原因引起,以显著而持久的心境低落、活动能力减退、思维与认知功能迟缓为主要临床特征,且心境低落与其处境不相称,严重者可出现自杀念头和行为。

【病理生理】

西医学关于抑郁障碍的发病机制仍不甚明了,根据目前的研究,抑郁障碍的发生是生化、遗传和社会环境之间相互作用的结果。其致病的因素一般分为生物因素、遗传因素和社会心理因素,但三者之间不能截然分开,而是互相影响和作用。

多种胺代谢障碍假说认为,5-羟色胺缺乏是情感性障碍的共同生化基础,构成素质和发病倾向,但导致狂躁或抑郁则与肾上腺素能神经功能失常有关;去甲肾上腺素活动过度出现狂躁,不足则会出现抑郁。胆碱障碍假说认为,脑内乙酰胆碱水平过高引起抑郁障碍,胆碱酯酶抑制剂在一定条件下可以诱发抑郁障碍。没有焦虑的非典型抑郁障碍似乎有胆碱能系统处于超敏状态,而伴焦虑者则未有此状态。

一般认为，遗传因素导致易感因素，特定的人格因素和认知模式是抑郁障碍发病的基础，负性社会生活事件则是抑郁障碍发病的诱因，而社会支持系统则是影响抑郁障碍发生、发展及预后的一个重要因素。同时，儿童期的经历在人格的发育过程中也起到重要作用，并影响社会支持系统的建立。但是这几个因素实际上是互相影响、互为因果的，并且不能截然分开。

抑郁障碍的病理研究目前主要有以下几种假说研究。

1. *抑郁障碍的单胺假说研究* 5-羟色胺、NA、DA等单胺类神经递质具有广泛的生物学活性，并且参与了许多中枢神经系统的生理反应，如精神状态、睡眠、情绪反应和体温调节等。单胺假说在50多年来一直是抑郁障碍发病和治疗研究的核心内容，其认为中枢神经系统突触间隙单胺类神经递质功能或浓度水平下降是抑郁障碍的生物学基础。药理学的研究也表明，能够提高中枢神经系统单胺类神经递质的功能或者提高其在神经突触间隙浓度的药物均有治疗抑郁障碍症状或者改善情绪的作用。

2. *抑郁障碍与神经营养因子的相关研究* 神经营养因子(neurotrophic factors, NTFs)因心理应激的影响可能发生异常，其中研究较多的是脑源性神经生长因子。抑郁障碍的神经营养作用失衡假说，即假定抑郁障碍是由于脑源性神经营养因子/成熟的BDNF受体(TrkB)通路信号不适当地减弱和(或)BDNF的前体蛋白(pro-BDNF)/pro-BDNF受体(p75NTR)通路信号不适当地增强，两种作用失衡而导致的一种精神障碍；治疗抑郁的关键是增强BDNF/TrkB通路的信号传导作用和(或)减弱pro-BDNF/p75NTR通路的信号，让两种作用恢复平衡。

3. *抑郁障碍与神经内分泌系统的相关研究* 神经内分泌系统参与抑郁障碍的发生，其中以下丘脑-垂体-肾上腺轴(HPA)、下丘脑-垂体-甲状腺轴(HPT)的参与为主，两者相互影响，而HPA可能是产生抑郁障碍症状与体征的"最后公路"。

4. *抑郁障碍与免疫系统的相关研究* 近年来，随着免疫学研究的发展，精神疾病与免疫学之间的关系受到重视。国内研究表明，抑郁障碍患者血清白介素-28(IL-28)、SIL26R、白介素-22(IL-22)水平明显高于正常人，表明免疫反应与抑郁障碍的发病有一定的相关性。刘延辉等认为活化的免疫细胞可释放细胞因子，调节细胞间相互作用，并通过参与中枢神经系统影响行为方式，在抑郁障碍的发生中发挥了一定的作用。

5. *抑郁障碍与递质受体的相关研究* 许多学者认为，受体的敏感性和平衡性发生改变是抑郁障碍发生的重要机制之一，相关受体包括5-羟色胺受体、肾上腺素受体、多巴胺受体。目前，对于单胺递质受体的研究仍然是抑郁障碍相关受体研究的重点，其研究结果很好地解释了一些生物胺学说时代的难解现象。受体功能的发挥与受体的数目及敏感性都有一定的相关性；而且同一种受体功能的发挥可因其位置不同而有所改变，如作为自身受体的突触前膜受体，多起抑制递质的释放作用，而后膜受体兴奋性提高则多起到与之相反的作用，对抑郁障碍受体研究结果的不一致性多与此类因素相关。

【临床表现】

1. *核心症状* ① 情绪低落。心情不好，高兴不起来；或感到自己的疾病无法好转，对治疗和康复失去信心；感到自己无用、无助或绝望，认为生活毫无意义；对前途感到绝望，认为自己给别人带来的只是麻烦，连累家人，甚至厌世、不愿活下去，产生自杀念头。② 兴趣缺乏。患者对任何事物不论好坏都缺乏兴趣，对以前的各种业余爱好和文体活动如下棋、打牌、读书、看电视、听音乐等均缺乏兴趣，或表现为不愿见人，不愿讲话。③ 乐趣丧失(或快感缺失)。患者无法从家庭、工作或生活中体验到乐趣。典型的抑郁障碍患者至少有1个或1个以上的核心症状。

2. *精神症状* ① 焦虑。往往与抑郁同时存在，有时常成为抑郁的主要表现之一，常伴有心悸、胸闷、汗多、尿频等躯体症状。② 认知症状。抑郁所伴发的认知症状往往是可逆的，如记忆力下降、注意力分散等，这些症状常随着治疗的好转而缓解。③ 妄想或幻觉。常有两种表现形式：一为与心境和谐的妄想，即妄想的内容与抑郁状态相称，如脑血管疾病无法恢复妄想、罪恶妄想、灾难妄想、无价值妄想或常听到一些谴责自己、嘲弄自己的听幻觉等；二为与心境不相和谐的妄想，即妄想的内容与抑郁状态不相称，如被害妄想、被折磨妄想、没有任何情感成分的幻听等。但所有这些妄想不具有怪诞性、荒谬性、原发性等精神分裂症妄想的性质。④ 自罪自责。常表现为无端自责，认为自己的疾病给家人带来了负担，对不起父母、子女或亲朋，甚至对过去的一些错误或过失悔恨不已，或妄加责备，严重时会达到妄想的程度。⑤ 自杀观念和行为。约有50%的抑郁障碍患者有自杀观念，轻者觉得活着没意思，生不如死，经常想到与死有关的事情；重者会主动寻找自杀的方法并付诸行动。因此对这类患者要高度警惕，积极给予干预治疗，同时应请精神科专业医师会诊，必要时要到精神病院住院治疗。⑥ 自知力。多数抑郁患者的自知力完整，主动求治，部分严重病例自知力扭曲或丧失，表现为患者往往对自己的精神症状丧失了判断力，否认自己是不正常的，甚至拒绝治疗。⑦ 精神运动性迟滞或激越。精神运动性迟滞的患者常表现为思维缓慢、大脑反应迟钝、记忆力和注意力下降；行动迟缓，做事慢腾腾，重者可达到木僵的程度。精神运动性激越则表现为思维跳跃混乱，大脑处于紧张状态，但其思维毫无条理、毫无目的；行动上表现为紧张不安，烦躁激越，甚至动作失控。

3. 躯体症状　① 睡眠紊乱。表现为入睡困难、夜间多梦或早醒，而且醒后无法再入睡，睡眠感丧失等，以卒中后抑郁患者最为常见，部分病例表现为睡眠增多。② 懒惰无力。表现为懒惰、疲乏、整日打不起精神，不愿讲话、不愿见人，常与精神运动性迟滞相伴随。③ 食欲紊乱。表现为食量减少，没有食欲，长久则出现体重减轻，甚至营养不良。部分患者可表现为食欲亢进和体重增加。④ 晨重夜轻。表现在清晨醒后即开始为这一天担忧，不知该怎样度过，从而忧心忡忡，心情郁闷，至午后或傍晚才有所减轻。但也有少数患者的表现与之相反。⑤ 性功能减退。表现为性欲减退、性感缺失或性欲完全丧失。⑥ 非特异性躯体症状。常见有头痛或全身疼痛、周身不适、心慌气短、胃肠功能紊乱、尿频多汗等。

【辅助检查】

汉密尔顿抑郁量表（HAMD，24 项）：总分＜8 分为正常；总分在 8～20 分为可能有抑郁症；总分在 20～35 分为肯定有抑郁症；总分＞35 分为严重抑郁症（表 13－1）。

表 13－1　汉密尔顿抑郁量表（HAMD，24 项）

评定项目		分		值			评分
1. 抑郁情绪		0	1	2	3	4	□
2. 有罪感		0	1	2	3		□
3. 自杀		0	1	2	3	4	□
4. 入睡困难		0	1	2			□
5. 睡眠不深		0	1	2			□
6. 早醒		0	1	2			□
7. 工作和兴趣		0	1	2	3	4	□
8. 阻滞		0	1	2	3	4	□
9. 激越		0	1	2	3	4	□
10. 精神性焦虑		0	1	2	3	4	□
11. 躯体性焦虑		0	1	2	3	4	□
12. 胃肠道症状		0	1	2			□
13. 全身症状		0	1	2			□
14. 性症状		0	1	2			□
15. 疑病		0	1	2	3	4	□
16. 体重减轻		0	1	2			□
17. 自知力		0	1	2			□
18. 日夜变化	A早	0	1	2			□
	B晚	0	1	2			□
19. 人格或现实解体		0	1	2	3	4	□
20. 偏执症状		0	1	2	3	4	□
21. 强迫症状		0	1	2			□
22. 能力减退感		0	1	2	3	4	□
23. 绝望感		0	1	2	3	4	□
24. 自卑感		0	1	2	3	4	□
总　分							□□

注：HAMD 大部分项目采用 0～4 分的 5 级评分法。各级的标准为：0，无；1，轻度；2，中度；3，重度；4，极重度。少数项目采用 0～2 分的 3 级评分法，其分级的标准为：0，无；1，轻～中度；2，重度。采用交谈和观察的方式，由主试者圈出每项中最适合受试者情况的分数。

【诊断】

抑郁障碍的诊断标准主要是依靠临床出现抑郁障碍症状的数量、严重程度、持续时间等进行诊断，以及配合神经心理量表进行量化评价。以下是《中国精神障碍分类与诊断标准》中关于抑郁障碍的诊断标准。

(1) 症状标准：以心境低落为主。① 丧失兴趣、无愉快感。② 精神减退或疲乏感。③ 精神运动性迟滞或激越。④ 自我评价过低、自责，或有内疚感。⑤ 联想困难或自觉思考能力下降。⑥ 反复出现想死的念头或有自杀、自伤行为。⑦ 睡眠障碍，如失眠、早醒，或睡眠过多。⑧ 食欲降低，或体重明显减轻。⑨ 性欲减退。

(2) 严重标准：社会功能受损，给本人造成痛苦或不良后果。

(3) 病程标准：① 符合症状标准和严重标准至少已持续 2 周。② 存在某些分裂性症状，但不符合分裂症的诊断。若同时符合分裂症的症状标准，在分裂症状缓解后，满足抑郁发作标准至少 2 周。

(4) 排除标准：排除器质性精神障碍，或精神活动性物质和非成瘾物质所致的抑郁。

(5) 本抑郁发作标准仅适用于单次发作的诊断。

【临床分型】

1. 轻型抑郁障碍(轻抑郁)　除了社会功能无损害或仅轻度损害外，发作符合抑郁发作的全部标准。

2. 无精神病性症状的抑郁障碍　除了在抑郁发作的症状标准中，增加“无幻觉、妄想，或紧张综合征等精神病性症状”之外，其余发作符合抑郁发作的全部标准。

3. 有精神病性症状的抑郁障碍　除了在抑郁发作的症状标准中，增加“有幻觉、妄想，或紧张综合征等精神病性症状”之外，其余发作符合抑郁发作的全部标准。

4. 复发性抑郁障碍　① 目前发作符合某一类型抑郁标准，并在间隔至少 2 个月前，有过另一次符合某一类型抑郁标准的发作。② 发作前从未有符合任何一型躁狂、双向情感障碍或唤醒情感障碍标准。③ 排除器质性精神障碍，或精神活性物质和非成瘾物质所致的抑郁发作。

【鉴别诊断】

1. 精神分裂症　临床表明部分精神分裂症患者可有抑郁障碍的表现，但精神分裂症患者还伴有荒谬离奇的妄想、幻听、自知力缺失、与环境不适应的兴奋、愚蠢的傻乐等。

2. 焦虑障碍　临床表明大部分抑郁患者都伴有焦虑状态。虽然抑郁障碍与焦虑症患者都有自主神经方面的症状，但焦虑症患者可能更多表现为交感神经系统功能活动增强，而抑郁障碍可能有过多的自我评价过低或消极观念。

【西医治疗】

抑郁障碍的治疗原则为：① 诊断确切。② 积极治疗共病。③ 全面考虑患者症状特点，个体化合理用药。④ 逐步剂量，采用最小有效剂量使不良反应最小，服药依从性最好。⑤ 小剂量疗效不佳时，根据不良反应和耐受情况，增至足量(有效剂量上限)和足疗程(4～6 周及以上)。⑥ 尽可能单一用药；足量、足疗程。仍无效，可考虑换药，用同类另一种或另一类作用机制的药。当换药治疗无效时，用两种作用机制不同药物联合，不主张 2 种以上联用。⑦ 治疗前向患者及其家人阐明药物性质、作用和可能的不良反应及对策，提高依从性。⑧ 治疗期间密切观察病情和不良反应，及时处理。⑨ 根据生物-心理-社会医学模式，药物治疗合并心理治疗。

抑郁障碍的治疗策略：抑郁障碍为高复发性疾病，目前倡导全程治疗。抑郁障碍的全程分为急性期治疗、巩固治疗和维持期治疗。首次发作的抑郁障碍患者中，50%～85%会有第 2 次发作，因此常需维持以防止复发。治疗时应足量足疗程，药物要依个体化原则，宜从小剂量开始，剂量逐渐加大。抑郁障碍首次发作者需按照急性期、巩固期及维持期三环节服药 1 年；二次复发者服药 3～5 年；三次复发者及 50 岁以上晚发者，需终生服药。① 急性期治疗。控制症状，尽量达到临床痊愈。治疗严重抑郁障碍时一般药物治疗 2～4 周开始起效。如果患者用药治疗 6～8 周无效，改用同类另一种药物或作用机制不同的另一类药物可能起效。② 巩固疗效。目的是防止症状复燃。巩固疗效至少 4～6 个月，在此期间患者病情不稳定，复燃风险较大。③ 维持治疗期。目的是防止症状复发。维持治疗结束后，病情稳定，可缓慢减药直至终止治疗，但要密切监测复发的早期征象，一旦发现有复发的早期征象，迅速恢复原有治疗，有关维持治疗的意见不一，多数认为抑郁发作维持治疗为 3～4 个月；有 2 次以上的复发特别是起病于青少年、伴有精神病性症状、病情严重、自杀风险大，并有家族遗传史的患者，维持治疗时间至少 2～3 年；多次复发者主张长期维持治疗，应缓慢(数周)减量，以便观察有无复发迹象，亦可以减少撤药综合征。虽然抗抑郁药的维持用药在一定程度上预防了抑郁障碍的复发，但不能防止转向躁狂发作，甚至可能促使躁狂发作。有研究显示，20%～50%的患者会发展为双向抑郁。双向抑郁患者应采取心境稳定剂维持疗效，预防复发。

1. *药物治疗* 传统抗抑郁药物包括三环类抗抑郁药(TCAs)、单胺氧化酶抑制药(MAOIs)和四环类抗抑郁药，其中三环类抗抑郁药、单胺氧化酶抑制药是两类经典、有效的抗抑郁药物，1980 年以前是临床抑郁障碍治疗主要药物。但该类药物不良反应涉及面广、程度重，患者对药物的耐受性及依从性差。比如第 1 代 TCA 缺乏明显的选择性，对中枢递质尤其是单胺类递质及受体有广泛作用，易造成视力模糊、口干、排尿犹豫、便秘、尿潴留等不良反应；患者在服用 MAOIs 时，同时饮食特定食物或高酪胺的食谱容易引起高血压危象。因此，目前这两类药物已非临床治疗的第一选择。

第 2 代抗抑郁药物根据其作用机制主要包括选择性 5 -羟色胺再摄取抑制药、5 -羟色胺和去甲肾上腺素再摄取抑制剂(SNRI)、选择性 5 -羟色胺和去甲肾上腺素摄取抑制剂(SSNRI)、去甲肾上腺素再摄取抑制剂(NRIs)、多巴胺再摄取抑制剂(DRIs)等。目前已有很多研究对第 2 代抗抑郁药临床治疗的有效性、安全性、耐受性进行对比研究，以期指导临床对症治疗。除氟伏沙明只能用于强迫性障碍治疗外，其他第 2 代抗抑郁药物都可以用来治疗重度抑郁障碍，对比于第 1 代药物，第 2 代抗抑郁药物更加有效、不良反应更小。大多数第 2 代抗抑郁药主要作用于中枢神经系统的神经传递物质，SSRI 类药物的作用机制是选择性抑制中枢神经突触前膜对 5 -羟色胺的再摄取，增加突触间隙处的 5 -羟色胺浓度，达到治疗抑郁目的，对 NA 受体、M 胆碱受体和组胺 H_1 受体等无影响。该类药物目前被广泛应用于临床，是有效的抗抑郁药之一；但不可忽视的是其不良反应，该不良反应因药物种类不同而有所区别，药物治疗早期的不良反应主要涉及中枢神经系统、胃肠道系统，随着治疗的深入，会引发性功能障碍、体重增加、情感淡漠等不良影响。以下是二代常用抗抑郁药。

(1) SSRIs：在临床上该类药物常用“五朵金花”，即氟西汀、帕罗西汀、舍曲林、西酞普兰、氟伏沙明。这类药的首要特点是对胆碱能受体、组胺能受体作用少或微弱，与这些受体相关的副反应较少，这些药物除抗抑郁外，他们对抑郁障碍伴随症状的改善也不完全一致。该类药物常见不良反应有头晕头痛、焦虑失眠、震颤、痉挛发作、恶心呕吐、皮疹，或性功能减退、白细胞减少等。使用本类药物需注意：新型抗抑郁药的选择要个体化，儿童、孕妇、癫痫患者应严格遵照药品的使用范围及其注意事项，两种 SSRIs 不宜合用，亦不宜与三环抗抑郁药合用。

(2) SNRIs：度洛西汀使用时注意禁止与 MAOIs 联用，未经治疗的闭角型青光眼患者应避免使用度洛西汀；文拉法辛起始剂量为每日 75 mg，必要时，可递增剂量至每日最大 225 mg(间隔时间不少于 4 d，每次增加 75 mg)。常见不良反应有恶心、口干、出汗、焦虑、震颤、阳痿和射精障碍等。使用本类药物应注意每日剂量超过 200 mg 时，可引起高血压，应注意监测。

(3) NRIs：瑞波西汀用药 2～3 周逐渐起效，3～4 周后视需要可增至每日 12 mg，每日 3 次。每日最大剂量不得超过 12 mg。常见不良反应为入睡困难(失眠)、口干、便秘、多汗、头痛、眩晕、心率加快、心悸、血管扩张、直立性低血压、视物模糊、厌食或食欲不振、恶心、排尿困难或尿潴留、尿路感染、勃起障碍、射精痛或睾丸痛、射精延迟、寒战。此外，自发报告有躁动、焦虑、易怒、攻击行为、幻觉、四肢发冷、恶心、呕吐、感觉异常、血压上升、雷诺现象、过敏性皮炎或皮疹、低钠血症、睾丸痛。多数不良反应较轻微，并且通常在前几周治疗后消失。

（4）去甲肾上腺素和特异性5-羟色胺再摄取抑制剂（NaSSA）：米塔扎平成人治疗起始剂量应为每日30 mg，逐渐加大剂量至获最佳疗效。有效剂量通常为15～45 mg。老年人剂量与成人相同，提高剂量应在医师密切观察之中进行，以便达到满意的疗效。肝、肾功能不良患者对米塔扎平的清除率有可能会降低，使用本药时应注意。该药最好在晚餐时服用，患者应连续服药，最好在病症完全消失4～6个月后再逐渐停药。常见不良反应为食欲增加，体重增加。嗜睡、镇静通常发生在服药后的前几周（此时减少剂量并不能减轻不良反应，反而会影响其抗抑郁效果）。在极少的情况下，以下不良反应有可能发生：直立性低血压，躁狂症，惊厥发作，震颤，肌痉挛，水肿及体重增加，血清氨基转移酶水平增加，药疹。对本品过敏者禁用；禁与单胺氧化酶抑制剂共同使用，必须停用单胺氧化酶抑制剂2周后方可使用米塔扎平；孕妇和哺乳期妇女不宜使用；慎用于粒细胞缺乏、心绞痛、心血管意外、脱水、癫痫、高胆固醇血症、心肌梗死患者及肝肾功能不全者；避免与乙醇、地西泮及其他中枢抗抑郁药联合应用。

（5）去甲肾上腺素和多巴胺再摄取抑制剂（NDRI）：安非他酮。此药应从小剂量开始，起始剂量为每次75 mg（1片），每日2次（早、晚各1次）；服用至少3 d后，根据临床疗效和耐受情况，可逐渐增大剂量到每次75 mg，每日3次（早、中、晚各1次）；以后可酌情继续逐渐增加至每日300 mg的常用剂量，每日3次（早2片，中、晚各1片）。在加量过程中，3 d内增加剂量不得超过每日100 mg。通常需要服用4周后才能出现明显的疗效，如已连续使用几周后仍没有明显疗效，可以考虑逐渐增加至每日最大剂量450 mg，但每次最大剂量不应超过150 mg（2片），两次用药间隔不得少于6 h。临床常见的不良事件有激越、口干、失眠、头痛/偏头痛、恶心/呕吐、便秘和震颤。有癫痫病史、正在使用其他含有安非他酮成分药物、贪食症或厌食症的患者以及对安非他酮或其所含任一成分过敏者、戒酒者或者停用镇静剂的患者禁用本品。不能与单胺氧化酶抑制药合并使用，单胺氧化酶抑制药与本品的服用间隔至少应该为14 d。

（6）5-羟色胺受体拮抗和再摄取抑制剂（SARIs）：曲唑酮开始每日150 mg，如需要，可每3～4 d增加每日总量50 mg直至到达每日300～400 mg，分次饭后服；重症患者可增量至每日600 mg；老年人或对药物敏感者开始每日服100 mg，渐增加至每日300 mg。常见的不良反应是倦睡，偶见皮肤过敏、视力模糊、便秘、口干、高血压或低血压、心动过速、头晕、头痛、腹痛、恶心、呕吐、肌肉痛、震颤、协同动作障碍。癫痫患者、肝肾功能不良者慎用。

萘法唑酮成人开始剂量50～100 mg，3～7 d后可加量至200 mg，每日2次，如必要，可给予最大剂量300 mg，每日2次。老年人，特别是女性，可能有较高的血药浓度，当剂量达到100～200 mg，每日2次时即可获得最高的疗效。最常见的不良反应有无力、口干、恶心、便秘、嗜睡、头晕和轻度头痛。较少见的有寒战、发热、直立性低血压、血管扩张、关节痛、感觉异常、精神错乱、记忆力减退、噩梦、共济失调、弱视和其他视力障碍。极少发生晕厥。有可能发生低钠血症，尤其老年人。超量时最常见者有低血压、恶心、呕吐和嗜睡。

（7）其他抗抑郁药

1）氟哌噻吨美利曲辛片属于神经阻滞剂，主要成分为氟哌噻吨及美利曲辛，通常每日2片；早晨及中午各1片；严重病例早晨的剂量可加至2片，每日最大用量为4片，老年患者早晨服1片即可，维持量通常每日1片，早晨口服。其不良反应有头晕、震颤、疲劳、睡眠障碍、不安、躁动、视觉调节障碍、胃肠道不适、口干、便秘。对美利曲辛、氟哌噻吨或该药中任一非活性成分过敏者禁用。

2) 奥氮平是一种抗精神病药,对多种受体系统具有药理作用。适用于精神分裂症和其他有严重阳性症状(如妄想、幻觉、思维障碍、敌意和猜疑)和(或)阴性症状(如情感淡漠、情感和社会退缩、言语贫乏)的精神病急性期与维持治疗。奥氮平亦可缓解精神分裂症及相关疾病常见的继发性情感症状,故此药亦可用于抗抑郁。建议起始剂量为每日 10 mg,每日 1 次,与进食无关。在精神分裂症的治疗过程中,可以根据患者的临床状态调整剂量为每日 5～20 mg。建议经过适当的临床评估后,剂量可增加到每日 10 mg 的常规剂量以上,加药间隔不少于 24 h。躁狂发作者,单独用药时起始剂量为每日 15 mg,合并治疗每日 10 mg。预防双相情感障碍复发者,推荐起始剂量为每日 10 mg。本药不良反应少,很少出现运动障碍。奥氮平的主要不良反应是嗜睡和体重增加。偶见用药初期出现肝脏氨基转移酶 ALT 和 AST 的一过性轻度升高,但不伴临床症状。罕见催乳素水平升高,并且绝大多数患者无须停药激素水平即可恢复至正常范围。其他很少见的不良反应有头晕、便秘、口干、食欲增强、嗜酸性粒细胞增多、外周水肿和直立性低血压。奥氮平禁用于已知对该药制剂中任何一种成分(尤其是乳糖)过敏者、闭角型青光眼患者;慎用于低血压倾向的心脑血管疾病患者,肝功能损害、前列腺肥大、麻痹性肠梗阻和癫痫患者亦应慎用。奥氮平可引起嗜睡,患者在操纵危险性机器包括机动车时应慎用。奥氮平还应慎用于下列情况:任何原因所致的白细胞和(或)中性粒细胞降低,药物所致骨髓抑制或毒性反应史,伴发疾病、放射治疗或化学治疗所致的骨髓抑制,嗜酸性粒细胞过多性疾病或骨髓及外骨髓增殖性疾病。

3) 舒必利开始每日口服 300～600 mg,1 周内增至 600～1 200 mg。肌内注射或静脉滴注,每日 400～600 mg。一般以口服为主,对拒药者或治疗开始 1～2 周内可用注射给药,以后改为口服。维持量每日 200～400 mg。不良反应为睡眠障碍、兴奋、躁动、嗜睡、乏力、口渴、头痛、发热、发汗,服大剂量或增量过快可有锥体外系症状、恶心、食欲减退、AST 升高、心律失常等。使用增量过快时,可有一过性心电图改变、血压升高或降低、胸闷、脉频等,应引起注意;有时可见轻度的锥体外系不良反应,应减少剂量或合用抗震颤麻痹药;如出现皮疹、瘙痒等过敏反应,应停药;该药对孕妇、新生儿的安全性尚未肯定,应慎用;用药期间不可从事伴有机械运转的危险性操作;幼儿禁用,心血管疾病、低血压者慎用。

2. *心理疗法* 包括认知治疗、行为治疗或人际关系治疗、自我调节以及家属的配合。

(1) 认知治疗:帮助患者识别并纠正歪曲负性想法,鼓励患者重建对生活的思考方式。

(2) 行为治疗:如制订活动计划,进行社会技能培训,指导解决问题,制订治疗目标。

(3) 人际关系治疗:包括解决角色冲突、社交技能缺乏、悲伤反应延长或角色转变。

(4) 教育:内容包括:① 抑郁是一种疾病,而不是人的一种缺点或性格的缺陷。② 抑郁大多能康复。③ 有许多治疗抑郁的方法能帮助患者康复,每位患者都有属于自己的治疗方法。④ 治疗的目的是 100%的恢复健康。⑤ 抑郁复发率很高。⑥ 患者及家属可学会识别复发先兆,从而及早进行治疗。

(5) 自我调节:指导患者应用心理学知识调整心态,控制不愉快的情绪,减少患者的负性情绪,建立康复信心。遇到某些不愉快的事情,应客观地分析处理,必要时与亲朋好友或有经验的专家一起讨论分析,找出解决问题的方法,提高其心理安全感。

(6) 家属配合:加强与患者家庭成员的沟通交流,争取家属的配合,鼓励家属经常探视、关心,以平静、轻松、愉快的心情感染患者,充分利用家庭和社会支持系统的帮助。

焦虑障碍

【西医学定义】

焦虑症是以发作性或持续性情绪焦虑和紧张为主要特征的神经症性障碍。其焦虑或恐惧往往无实质内容或与现实处境不符,常伴有头晕、胸闷、心悸、呼吸急促、口干、尿频尿急、出汗、震颤等自主神经症状和运动性紧张。本病包括广泛性焦虑(GAD)和惊恐发作(PA)。

【病理生理】

遗传因素在焦虑障碍的发病中起着重要作用,血缘亲属中同病率为15%,远高于一般人,环境因素和易感因素共同作用导致疾病发生,易感素质是由遗传决定的。焦虑反应的生理学基础是交感和副交感神经系统活动的亢进,常有肾上腺素和去甲肾上腺素的多度释放,躯体变化的表现形式决定于患者的交感、副交感神经功能平衡的情况。另外,患者发病前的性格特征往往具有自卑、自信心不足、胆小怕事、谨小慎微、对轻微挫折或身体不适容易紧张、焦虑或情绪波动等特征。

【临床表现】

1. 心理症状　主要是心理上的体验和感受。觉得自己面对威胁无能为力,感到危险马上要发生,内心处于警觉状态,或怀疑自己应对行为的有效性。患者表述的症状是通常与处境不相符合的痛苦情绪体验,如担忧、着急、紧张、不安、害怕、烦躁、不祥预感、恐惧等情绪反应。心理方面的焦虑症状又称精神性焦虑。

2. 躯体症状　多系交感神经兴奋的反应性症状,严重反应则称为躯体性焦虑。症状表现多种多样,缺少阳性体征,以呼吸系统、泌尿生殖系统、神经系统、心血管系统以及皮肤血管反应性症状常见,如自述胸闷、气促、气短、窒息感、气憋、过度换气;心前区不适、局部压痛感、心慌、胸痛、心悸、血压轻微升高;头晕、头昏、耳鸣、记忆障碍、似睡非睡、入睡困难、多梦、梦境有威胁性或有灾难性主题、视力模糊、时睡时醒、失眠、全身肌肉紧张、肌肉僵硬、全身或局部疼痛、抽搐;尿频、尿急、排尿困难、早泄、阳痿、性冷淡、月经紊乱;食欲减退、腹泻、瞳孔扩大、面红、皮肤出汗、寒战、手足心发冷或出汗等。

3. 行为异常　焦虑反应表现在行为方面,以外显情绪和躯体运动症状为主,如表情紧张、睑面痉挛、双眉紧锁、姿势僵硬、笨手笨脚、坐立不安、小动作多(抓耳挠腮、搓手、弹指、踢腿)、来回走动、奔跑呼叫、不自主震颤或发抖、哭泣等;说话唐突、语无伦次、言语巴结;注意力不集中、思绪不清,或警觉性增高,情绪易激动等。极度焦虑患者还可出现回避行为。

【辅助检查】

汉密尔顿焦虑量表(14项)包括14个项目,每项分5级评定,为经典的焦虑评定量表。总分超过29分,可能为严重焦虑;超过21分,肯定有明显焦虑;超过14分,肯定有焦虑;超过7分,可能有焦虑;小于7分,为无焦虑,一般取14分为焦虑分界值。量表又分出躯体性、精神性两项因子分,可进一步了解患者的焦虑特点。该量表主要用于评定神经症和其他患者的焦虑程度(表13-2)。

表13-2　汉密尔顿焦虑量表(HAMA)

序号	项　目	分		值		
1	焦虑心境	0	1	2	3	4
2	紧张	0	1	2	3	4
3	害怕	0	1	2	3	4
4	失眠	0	1	2	3	4
5	记忆或注意障碍	0	1	2	3	4
6	抑郁心境	0	1	2	3	4
7	肌肉系统症状	0	1	2	3	4
8	感觉系统症状	0	1	2	3	4
9	心血管系统症状	0	1	2	3	4
10	呼吸系症状	0	1	2	3	4
11	胃肠道症状	0	1	2	3	4
12	生殖泌尿系症状	0	1	2	3	4
13	自主神经症状	0	1	2	3	4
14	会谈时行为表现	0	1	2	3	4

注:HAMA所有项目采用0～4分的5级评分法,各级的标准为:0,无症状;1,轻;2,中等;3,重;4,极重。

【诊断】

1. 惊恐发作　无明显原因突然发生的强烈惊恐,伴濒死感或失控感;发作时伴有严重的自主神经症状;每次发作短暂(一般不超过2 h),发作明显影响日常工作;1个月至少发作3次;注意排除甲状腺功能亢进及肾上腺嗜铬细胞瘤、心血管疾病、自发性低血糖、内分泌病、药物戒断反应和颞叶癫痫所致类似发作。不符合失忆症和恐惧症的诊断标准。脑电图提示X活动减少,B活动增加。

2. *广泛性焦虑症* 过分的焦虑持续时间在半年以上;伴自主神经功能亢进、运动不安和过分警惕;不符合强迫症、恐惧症、抑郁性神经症的诊断,且焦虑并非器质性疾病引起。

【鉴别诊断】

1. *抑郁症* 抑郁症常伴焦虑状态,或激动不安,而焦虑症患者由于长期紧张不安,也常伴有抑郁状态。鉴别要点是焦虑患者通常先有焦虑症状,逐渐出现抑郁症状,无昼重夜轻的情绪变化;难入睡常见,睡眠不稳而早醒少见;自主神经症状不如抑郁症明显,食欲常不受影响;更为重要的是本病患者并不像抑郁症那样对事物缺乏兴趣或高兴不起来。但不典型的抑郁症鉴别比较困难。

2. *器质性疾病导致的焦虑情绪* 某些脑器质性疾病,如脑炎、遗传变性疾病、脱髓鞘脑病等,在疾病的不同时期都可出现焦虑症样的症状,特别是在疾病的早期,原发病的症状和体征不明显时,需要与焦虑症相鉴别。但随着病情的发展,原发性疾病的症状和体征日益明显,相关的辅助检查有助于鉴别诊断。某些重要器质的疾病,如心、肾、肝等的疾病,糖尿病和肿瘤等,也会因为病程长,治疗效果不理想,而出现恐惧和焦虑不安等症状。相反,焦虑症患者也可以躯体化障碍为主要表现,两者的鉴别有时比较困难,相关的辅助检查,如心电图、腹部B超或彩色多普勒超声检查、肝肾功能检查、胃肠影像学检查及相关的治疗试验,有助于疾病的诊断。

【西医治疗】

1. *药物治疗* 抗焦虑药既能稳定患者的情绪,又有助于心理治疗。苯二氮䓬类药物是目前最常用的药物,多选择半衰期较短的药物,如阿普唑仑、氯硝西泮、艾司唑仑等。阿普唑仑对惊恐发作效果较好。本类药物常见的不良反应为头昏、嗜睡、乏力、胃肠反应,长效苯二氮䓬类药物容易发生。大剂量可能导致共济失调。

非苯二氮䓬类药丁螺环酮和坦度螺酮抗焦虑效果较好,且较少产生镇静、肌肉松弛及耐药性问题。丁螺环酮片适用于过高5-羟色胺活动的焦虑患者,开始剂量为每次5 mg,每日2～3次,据病情可逐渐调节剂量,每隔2～3日增加5 mg,可增至20～30 mg,常用治疗剂量每日20～40 mg,老年人一般不超过每日15 mg,常见不良反应为头晕、头痛、恶心、不安、烦躁,少见的有神志不清、注意力涣散、口干、胃肠道不适、腹泻。坦度螺酮适用于焦虑症,成人剂量每次10 mg,每日3次,常见不良反应为嗜睡、步态蹒跚、恶心、倦怠感、情绪不佳、食欲下降、ALT及AST升高。三环类抗抑郁药物、单胺氧化酶抑制药、5-羟色胺受体阻滞剂等新一代抗抑郁药物也具有抗焦虑作用,如盐酸氟西汀、帕罗西汀、舍曲林、西酞普兰、度洛西汀、文拉法辛、氟哌噻吨美利曲辛等,其用法用量同抑郁障碍。

2. *心理治疗* 以支持性心理治疗为主,与患者建立良好的医患关系,取得患者的尊重与信任,引导患者认识疾病的性质为功能性而非器质性,与一般的精神病不同,说明出现的躯体症状不是由躯体疾病所致的,而是焦虑的表现,是可以治疗的。另可辅以各种形式的松弛训练,如气功等。

分离转换障碍

【西医学定义】

分离转换障碍也称为癔症,是一种以分离症状和转换症状为主的精神障碍,这些症状没有可证实的器质性病变基础,被认为是患者无法解决的内心冲突和愿望的象征性转换。

【病理生理】

本病一般多由急性精神创伤性刺激引起,亦可由持久的难以解决的人际矛盾和内心痛苦引起,尤其是气愤和悲哀不能发泄时常导致疾病的突然发生。患者发病前的性格特征具有高度情感性、高度暗示性、高度自我显示性、丰富幻想性等。另外在某些躯体疾病和躯体状况不佳时。由于能引起大脑皮质功能减弱而成为分离转换障碍的发病条件。

【临床表现】

本病多于青壮年期发病,突然起病,可多次发作,多见于女性。以精神方面症状为主要表现者称为分离性障碍,以躯体方面症状为主要表现者称为转换性障碍。

1. 分离性障碍　分离性障碍是指对过去经历与当今环境和自我身份的认知部分或完全不符合。较常见的表现形式包括:并非由器质性因素引起的记忆缺失,对曾经是或仍然是创伤性和应急性事件有部分或完全遗忘;突然发生在觉醒状态时无计划和无目的的漫游,梦游中能保持基本的自我照顾,可与人简单交往,与其不深入的短暂接触看不出有精神异常,清醒后对发病不能完全回忆;分离性身份识别障碍,又称双重人格,主要表现为患者突然失去了自己原来的身份体验,以另一种身份进行日常活动。

2. 转换性障碍　转换性障碍是指精神刺激引起的情绪反应,以躯体症状的形式表现出来,表现为运动障碍与感觉障碍。其特点是多种检查均不能发现神经系统和内脏器官有相应的器质性损害。常见的运动障碍有肢体瘫痪、立行不能、缄默症、失语症、失音症等。感觉障碍主要包括感觉过敏、感觉缺失、感觉异常、癔症性失明、癔症性失聪等。

【诊断】

本病的诊断必须具有排除性与支持性两种依据,诊断本病必须详询病史、症状演变进程,与发病有关的因素;认真分析症状的起因、性质和特征;详细查体和必要的辅助检查以排除其他疾病。其诊断要点有:① 患者多为16～40岁的青壮年,多见于年轻女性。② 起病急,常有强烈的精神因素和痛苦情感体验等诱因。③ 可有精神症状、运动障碍、感觉障碍及自主神经功能障碍,临床症状多而体征少。④ 患者大多受精神因素或暗示起病或使症状消失。⑤ 体格检查和辅助检查常无异常发现。⑥ 有性格特征,如高度情感性、暗示性、丰富的幻想、以自我为中心等。

【鉴别诊断】

癫痫　癫痫大发作时突然意识丧失,随处倒地,先强直,后痉挛,瞳孔散大,对光反射消失,持续时间数分钟不等。分离转换障碍发作时,缓慢倒地,抽搐不规律,持续时间长,意识不完全丧失,发作后可部分回忆,无瞳孔散大及锥体束征等。

【西医治疗】

暗示治疗是治疗分离转换障碍的最有效办法;催眠疗法可以使被遗忘的创伤性体验重现,受压抑的情绪获得释放来达到消除症状的目的;行为疗法多采用系统脱敏法循序渐进地对患者进行训练;对伴有抑郁、焦虑、失眠等症状的患者,可采用抗抑郁、抗焦虑等药物治疗。

第三节　病例分析

案

心情低落1年,加重3个月(抑郁症)。

[患者一般情况] 姓名:田某;性别:女性;年龄:30岁;民族:汉族;婚姻状况:已婚;身高161 cm,体重52 kg。出生地:广西南宁;职业:公务员。入院时间:2014-9-25;发病节气:秋分;病史陈述者:患者本人。

[主诉] 心情低落1年,加重3个月。

[现病史] 患者于1年前因工作失误,出现心情低落,夜不能寐,每晚仅睡2～3 h,间断服用阿普唑仑片,可睡5～6 h。曾在当地医院就诊,诊断为抑郁症,未服用抗抑郁药。近3个月来,患者心情低落、失眠加重,易惊易醒,有时几乎整夜未眠,或平均睡眠1～2 h,伴头晕,食欲不振,便溏身疲,时有烦闷欲哭,多思善疑,心悸胆怯,健忘,无幻视、幻听,无疑人害己,无头痛、呕吐,无胸痛、胸闷、呼吸困难,无抽搐、意识不清,无畏寒发热,无大小便障碍等。病后,患者精神欠佳,纳差,口微渴,小便可,时有便秘,体重减轻5 kg。

[既往史] 平素体健,否认"冠心病、糖尿病、高血压病"病史。否认"肝炎、结核"等传染病病史。否认手术外伤史、输血史。否认药物食物过敏史。

[个人史] 出生、生长于原籍。顺产,幼年父母离异,和外婆及母亲一起生活。上学成绩一般。病前性格偏内向。病前人际关系一般。无特别兴趣爱好。

[月经史] 月经紊乱 1 年,末次月经 2014 年 5 月 7 日,经量少,经色偏暗红,无血块,痛经程度较轻。

[婚育史] 适龄结婚,婚姻感情生活一般,育有 1 女,健康。

[家族史] 二系三代无阳性精神病史。

[入院查体] T 37.0℃,R 18 次/分,P 76 次/分,BP 110/70 mmHg。神清,精神欠佳,发育正常,营养中等,形体适中。中医四诊:精神抑郁,忧思郁虑,言语低微,舌质淡,舌苔薄白,脉细弱。内科查体无异常。神经系统查体:神志清楚,表情呆滞,情绪低落,谈吐间容易落泪,言轻语微,言语尚清晰流利,问答查体尚合作。右利手。视力、视野粗测正常。双侧眼球活动自如,无复视及眼震。双侧瞳孔等大等圆,直径约 3.0 mm,对光反射灵敏。双侧角膜反射灵敏,无面部感觉障碍,张口下颌居中,下颌反射未引出。双侧额纹、鼻唇沟对称,示齿口角不偏。听力粗测正常。双侧软腭上抬有力,悬雍垂居中,咽反射存在。双侧转头耸肩有力、对称。伸舌居中,无舌肌萎缩及舌肌震颤。四肢肌力 5 级,肌张力正常。双侧指鼻试验、跟膝胫试验稳准,龙贝格征阴性。深浅感觉无异常。双侧腱反射对称存在,病理反射未引出。颈软,无抵抗,脑膜刺激征阴性。自主神经系统检查未见异常。精神科检查:意识清晰,表情呆滞,接触交谈被动,情绪低落,郁郁寡欢,对周围的人和事物兴趣下降,担忧害怕,谈吐间容易落泪,无幻听、幻觉,无情绪高涨、思维奔逸,无嫉妒、被害妄想,智力正常,定向力完整,自知力欠缺。

[辅助检查] 入院后查血常规、尿常规、大便常规、C 反应蛋白、心脏联合标志物测定、凝血功能、血生化、糖化血红蛋白测定、肿瘤标志物测定、红细胞沉降率、甲状腺功能等均未见明显异常。简明精神病评定量表阴性。汉密尔顿、宗氏焦虑抑郁量表评定示重度抑郁、中度焦虑状态。头颅 MRI、脑电图、脑电地形图正常,胸片、心电图、心脏彩超等均未见异常。

【病例分析】

1. 病情特点、诊断依据 ① 患者青年女性,急性起病,病程长,病情迁延难愈。② 主要表现为心情低落,郁郁寡欢,夜不能寐,易惊易醒,有时几乎整夜未眠,伴头晕、食欲不振、便溏身疲,时有烦闷欲哭、多思善疑、心悸胆怯、健忘等。病后患者精神欠佳,纳差,口微渴,时有便秘,体重减轻。③ 发病前有精神因素作为诱因,工作失误。④ 个人史,幼年父母离异,和外婆及母亲一起生活。上学成绩一般。病前性格偏内向。病前人际关系一般。无特别兴趣爱好。⑤ 月经史。月经紊乱 1 年,末次月经 2014 年 5 月 7 日,经量少,经色偏暗红,无血块,痛经程度较轻。⑥ 主要阳性体征。精神科检查:意识清晰,表情呆滞,接触交谈被动,情绪低落,郁郁寡欢,对周围的人和事物兴趣下降,担忧害怕,谈吐间容易落泪,无幻听、幻觉,无情绪高涨、思维奔逸,无嫉妒、被害妄想,智力正常,定向力完整,自知力欠缺。无神经系统局灶性定位体征。⑦ 辅助检查。简明精神病评定量表阴性。汉密尔顿、宗氏焦虑抑郁量表评定示重度抑郁、中度焦虑状态。头颅 MRI、脑电图、心电图等均未见异常。

2. 诊断 中医诊断:郁病,心脾两虚。西医诊断:抑郁症。

中医辨病分析:患者因"心情低落 1 年,加重 3 个月"入院,故本病当属中医学之"郁病"范畴。寐差,舌质淡,舌苔薄白,脉细弱,故证属"心脾两虚"。患者忧愁思虑,久则损伤心脾,并使气血生化不足,心失所养,不主神明,发为本病。心失所养,不主神明,则多思善虑;舌质淡,脉细弱,均为心脾两虚、气血不足之象。病位在心、脾,病性属虚。

(1) 中医鉴别诊断

1) 癫病:发病无性别差异,主要表现为表情淡漠,沉默痴呆,出言无序或喃喃自语,静而多喜,患者缺乏自知自控能力,病程迁延,心神失常的症状极少自行缓解。该病患者无喃喃自语,无出言无序或静而多喜,无心神失常等表现,以情绪低落、郁郁寡欢为主要表现,故排除。

2) 脏躁:脏躁多发于中青年或绝经期女性,缓慢起病,在精神因素刺激下呈间歇性发作,主要表现有精神恍惚,情绪不稳定,烦躁不安,易怒善哭,哭笑无常,时作欠伸,但是具有自知自控能力，不发作时可如常人。患者无明显的哭笑无常，故可排除。

（2）西医鉴别诊断

1）精神分裂症：主要表现为幻觉、被害妄想、偏执、疑人害己，有时思维奔逸、欣快、情绪高涨，有冲动毁物等过激行为，有时情绪低落，有自伤、自杀行为，自知力缺乏。该患者无幻觉，无情绪高涨或低落，无被害妄想等。

2）痴呆：是以呆傻愚笨为主要特征的疾病，常伴有生活能力下降或人格障碍，部分抑郁症患者常因不愿与外界沟通而被误认为痴呆，取得患者信赖并与之沟通后，两者亦能鉴别。患者无呆傻愚笨表现，未伴生活能力下降或人格障碍，故可排除。

3. *治疗方案*

（1）中医治疗

治法：健脾养心，补益气血。

方药：归脾汤加减。党参 15 g，白术 15 g，茯神 15 g，炙甘草 6 g，黄芪 15 g，当归 10 g，远志 6 g，酸枣仁 10 g，黑枣 10 g，生姜 6 g，木香 5 g（后下），夜交藤 15 g。

每日 1 剂，水煎 400 ml，分早、晚 2 次饭后温服。

针灸取穴：百会，神庭，内关（双），神门（双），足三里（双），三阴交（双），太冲（双），血海（双），关元，中脘，心俞（双），脾俞（双）。

毫针针刺，中等刺激，留针 30 min，每日 1 次。

（2）西医治疗：目前国内外公认的治疗方案，规范化治疗。

1）西药治疗：盐酸舍曲林 50 mg 每日 1 次，阿普唑仑片 0.4 mg 每晚 1 次，奥氮平片 5 mg 每晚 1 次。

2）理疗：经颅磁刺激治疗。

3）松弛疗法。

4）心理疗法：① 人际关系治疗。侧重于解决使患者患上抑郁症的有问题的人际关系和社会关系。学习如何更有效地与他人交往，减少日常生活中的冲突，并获得家人和朋友的支持。② 认知行为治疗。帮助患者认识到自己消极的思维模式和行为，并用积极的思维模式和行为进行代替。

5）心理疏导及心理咨询，安抚患者，建立信心，嘱患者调畅情志，首先保持生活规律，养成良好的睡眠习惯，避免情绪波动。

4. *住院治疗经过及其转归*　经给予上述综合治疗 18 d，患者抑郁情绪较前有所缓解，全身不适症状减轻，愿意主动接受治疗，夜寐好转，平均每晚基本可睡 5～6 h。

第十四章
不 寐

第一节 中医学概念

【中医概念】

不寐，亦有称为“目不瞑”“不得眠”等，即指“失眠”，是阳不入阴所致，以经常不易入眠为特征的病证。轻者入寐困难，有寐而易醒，有醒后不能再寐，亦有时寐时醒等，严重者则整夜不能入寐。

【中医源流】

不寐的病名首见于《难经·四十六难》。该篇认为“卧而不寐”是因为“气血衰，肌肉不滑，荣卫之道涩”。《灵枢·大惑论》详细地论述了“目不瞑”的病机，认为“卫气不得入于阴，常留于阳。留于阳则阳气满，阳气满则阳跷盛；不得入于阴则阴气虚，故目不瞑矣”。阳盛于外，而阴虚于内，阳不能入于阴故不寐。后世医家，如隋代巢元方《诸病源候论·大病后不得眠候》曰：“大病之后，脏腑尚虚，荣卫未和，故生于冷热。阴气虚，卫气独行于阳，不入于阴，故不得眠。若心烦不得眠者，心热也。若但虚烦，而不得眠者，胆冷也。”指出脏腑功能失调，营卫不和，阳不能入于阴，是不寐的主要病机所在。明代张景岳《景岳全书·不寐》指出：“不寐证虽病由不一，然惟知邪正二字则尽之矣。盖寐本乎阴，神其主也。神安则寐，神不安则不寐；其所以不安者，一由邪气之扰，一由营气之不足耳。有邪者多实，无邪者皆虚。”张景岳明确指出以虚实作为本病的辨证纲要，同时在论治用药方面亦做了详细的论述，如“若精血虚耗，兼痰气内蓄，而怔忡夜卧不安者，秘传酸枣仁汤；痰盛者十味温胆汤”。

【病因病机】

正常的睡眠依赖于人体的“阴平阳秘”，脏腑调和，气血充足，心神安定，心血得静，阳能入于阴。如《素问·阴阳应象大论》曰：“阴在内，阳之守也；阳在外，阴之使也。”卫阳通过阳跷脉、阴跷脉而昼行于阳，夜行于阴。由于心脾两虚，生化之源不足；或数伤于阴，阴虚火旺；或心胆气虚；或宿食停滞化热，食热扰胃；或肝火扰神，均能使心神不安，心血不静，阴阳失调，营卫失和，阳不入阴而发为本病。

1. 化源不足，心神失养　思虑劳倦，伤及心脾，心伤则阴血暗耗，神不守舍，脾伤则纳少，生化之源不足，故血虚不能上奉于心，心失所养，致心神不安，心血不静，而成不寐。正如《类证治裁·不寐论治》所云：“思虑伤脾，脾血亏损，经年不寐。”可见心脾不足而致失眠，关键在于血虚。

2. 阴虚火旺，阴不敛阳　禀赋不足，房劳过度，或久病之人，肾精耗伤，水不济火，则心阳独亢，心阴渐耗，虚火扰神，心神不安，阳不入阴，因而不寐。正如《景岳全书·不寐》曰：“真阴精血之不足，阴阳不交，而神有不安其室耳。”

3. 心虚胆怯，心神不安　心虚则神不内守，胆虚则少阳之气失于升发，决断无权，则肝郁脾失健运，痰浊内生，扰动神明，故遇事易惊，神魂不安，可致不寐。如明代戴思恭《证治要诀·不寐》所云："有痰在胆经，神不归舍，亦令不寐。"亦有因暴受惊骇，终日惕惕，渐至胆怯心虚而不寐者。

4. 痰热实火，扰动心神　饮食不节，脾胃受伤，宿食停滞，酿为痰热，上扰心神，或情志内伤，肝郁化火，或五志过极，心火内炽，皆能扰动心神，使心血不静，阳不入阴，而发为不寐。

不寐主要与心、肝、脾、肾关系密切。因血之来源，由水谷精微所化，上奉于心，则心得所养；受藏于肝，则肝体柔和；统摄于脾，则生化不息。调节有度，化而为精，内藏于肾，肾精上承于心，心气下交于肾，阴精内守，卫阳护于外，阴阳协调，则神志安宁。若思虑、劳倦伤及诸脏，精血内耗，心神失养，神不内守，阳不入阴，每致顽固性不寐。

【中医诊断】

(1) 以不寐为主症，轻者入寐困难或寐而易醒，醒后不寐，重者彻夜难眠。

(2) 常伴有心悸、头晕、健忘、多梦、心烦等症。

(3) 不寐常有饮食不节，情志失常，劳倦，思虑过度，病后体虚等病史。

【鉴别诊断】

不得卧　《素问·逆调论》曰："夫不得卧，卧则喘者，是水气之客也。"《素问·评热病论》曰："诸水病者，不得卧，卧则惊，惊则咳甚也。"此是指因疾病之苦而不得平卧。而张仲景所用的黄连阿胶汤治疗"少阴病……心中烦，不得卧"(《伤寒论·辨少阴病脉证并治》)是指阴亏火旺，烦躁不眠，属"不寐"范畴。在临床上应加以鉴别。

【辨证论治】

1. 辨虚实　虚证多因脾失健运，气血生化不足，心脾两虚，心神失养而致多梦易醒，心悸健忘；或因肾阴不足，心肾不交，虚热扰神，则心烦不寐，心悸不安；或因心胆气虚，痰浊内生，扰动心神，则不寐多梦，易于惊醒。总因心、脾、肝、肾功能失调，心失所养而致，病程长，起病缓慢。实证多因郁怒伤肝，气郁化火，上扰心神，则急躁易怒，不寐多梦；或因宿食停滞，痰湿化热，痰热上扰，则不寐头重，痰多胸闷。总因火邪扰心，心神不安所致，病程短，起病急。

2. 辨脏腑　不寐病位主要在心，与肝、脾、肾、胆、胃的气血阴阳失调有关。急躁易怒而失眠，多为肝火内扰；脘闷苔腻而失眠，多为胃腑宿食，痰浊内盛；心烦心悸，头晕健忘而失眠，多为阴虚火旺，心肾不交；面色少华，肢倦神疲而失眠，多为脾虚不运，心神失养。

【治则与治疗】

治疗上以补虚泻实、调整阴阳为原则，同时佐以安神之品。虚证多由于阴血不足或气血亏虚，治宜滋补肝肾或益气养血；实证宜清火化痰，消导和中。实证日久亦可转为虚证。虚实夹杂者，应先去其实，后补其虚，或补泻兼顾为治。同时，应积极配合心理治疗。

1. 心脾两虚

[主症] 多梦易醒，心悸健忘。

[兼次症] 头晕目眩，肢倦神疲，饮食无味，面色少华，或脘闷纳呆。

[舌脉] 舌质淡，苔薄白，或苔滑腻，脉细弱，或濡滑。

[分析] 因心脾两虚，营血不足，不能奉养心神，致使心神不安，而生不寐、多梦、健忘，醒后不易入睡；血不养心则心悸；气血虚弱，不能上奉于脑，清阳不升，则头晕目眩；心主血，其华在面，血虚不能上荣于面，所以面色少华；脾气虚则饮食无味；生化之源不足，血少气虚，故肢倦神疲，舌质淡，苔薄白，脉细弱。若脾虚湿盛，脾阳失运，痰湿内生，则脘闷纳呆，舌苔滑腻，脉濡滑。

[治法] 补养心脾，以生气血。

[方药] 归脾汤中黄芪、白术、甘草补气健脾；当归、龙眼肉滋养营血；茯神、酸枣仁、远志宁心安神；木香理气醒脾，补而不滞。本方重在健脾补气，意在生血，使脾旺则气血生化有源。如不寐较重者，可酌加养心安神药，如夜交藤、合欢花、柏子仁。若脾失健运，痰湿内阻，而见脘闷纳呆，舌苔滑腻，脉濡滑者，加陈皮、半夏、茯苓、肉桂(肉桂对脉涩者尤为相宜)等温运脾阳而化痰湿，然后再用前法调补。

2. 阴虚火旺

[主症] 心烦不寐，心悸不安。

［兼次症］头晕耳鸣，健忘，腰酸梦遗，五心烦热，口干津少。

［舌脉］舌质红，少苔或无苔，脉细数。

［分析］肾阴不足，心肾不交，水火失于既济，心肾阴虚，君火上炎，扰动神明，则心烦不寐，心悸不安而健忘。肾阴不足，脑髓失养，相火妄动，故眩晕，耳鸣，梦遗。腰为肾之府，肾阴虚则腰失所养，故腰酸。口干津少，五心烦热，舌质红，少苔或无苔，脉细数，均为阴虚火旺之象。

［治法］滋阴降火，养心安神。

［方药］黄连阿胶汤、朱砂安神丸随证选用。两方均为清热安神之剂。黄连阿胶汤重在滋阴清火，适于阴虚火旺及热病后之心烦失眠。方中黄连、黄芩除热以坚阴；生地黄、白芍药、阿胶、鸡子黄滋肾阴而养血。其中，白芍药佐阿胶，于补肾阴中敛阴气；鸡子黄佐芩、连，于泻心火中补阴血。故能心肾相交，水升火降。若面热微红，眩晕，耳鸣，可加牡蛎、龟甲、磁石等以重镇潜阳，使阳升得平，阳入于阴，即可入寐。朱砂安神丸重在重镇安神，适用于心火亢盛，阴血不足证。方中朱砂不宜多服或久服。对阴虚而火不太旺者，亦可选用滋阴养血的天王补心丹。

3. 心胆气虚

［主症］不寐多梦，易于惊醒。

［兼次症］胆怯恐惧，遇事易惊，心悸气短，倦怠，小便清长，或虚烦不寐，形体消瘦，面色㿠白，易疲劳，或不寐心悸，虚烦不安，头目眩晕，口干咽燥。

［舌脉］舌质淡，苔薄白，或舌红，脉弦细，或弦弱。

［分析］心胆气虚，痰浊内扰心窍，故心神不安，不寐多梦，易于惊恐而心悸。气虚则气短倦怠，小便清长。舌质淡，脉弦细，均为气血不足之象。若病后血虚，则虚烦不眠，形体消瘦。面色㿠白，易疲劳，脉弦弱，为气血不足。若肝血不足，魂不守舍，心失所养则虚烦不眠，心悸不安。血亏阴虚，易生内热，虚热内扰，每见虚烦不安，口干咽燥，舌质红等。头目眩晕，脉弦细，乃血虚肝旺使然。

［治法］益气镇惊，安神定志。

［方药］安神定志丸。方中人参大补元气；茯神、龙齿定惊安神；茯苓淡渗利湿，健脾益气以化痰；石菖蒲去心窍之痰浊而安神。全方具有镇惊、安神、定志的作用。若虚烦不眠，形体消瘦，为气血不足，可合用归脾汤，以益气养血，安神镇静。

若阴血偏虚则虚烦不寐，失眠心悸，头目眩晕，口干咽燥，舌质红，脉弦细，宜用酸枣仁汤。本方所治不寐皆由肝血不足，阴虚内热所致。方中重用酸枣仁养血补肝，宁心安神，为君药。茯苓化痰宁心，知母清胆宁神，为臣药，与君药相配，以助安神除烦之效。佐以川芎调血疏肝。甘草和中缓急，为使药。诸药相伍，一则养肝血以宁心神，一则清内热以除虚烦，全方共奏养血安神、清热除烦之功。

4. 痰热内扰

［主症］不寐头重，痰多胸闷，心烦。

［兼次症］呕恶嗳气，口苦，目眩，或大便秘结，彻夜不寐。

［舌脉］舌质红，苔黄腻，脉滑数。

［分析］因宿食停滞，土壅木郁，肝胆不疏，因郁致热，生痰生热，痰热上扰，故不寐心烦，口苦目眩；痰热郁阻，气机不畅，胃失和降，则头重，胸闷，呕恶，嗳气。舌质红，苔黄腻，脉滑数，均为痰热之象。若痰热较盛，痰火上扰心神，则可彻夜不寐。大便不通为热邪伤津所致。

［治法］清化痰热，和中安神。

［方药］温胆汤加黄连、瓜蒌主之。方中半夏、竹茹化痰降逆，清热和胃，止呕除烦；枳实、橘皮理气化痰，使气顺痰消；茯苓健脾利湿，使湿去痰不生；加入黄连、瓜蒌与半夏为伍，辛开苦降，加强清热涤痰之力。若心悸惊惕不安者，可加重镇安神剂，如朱砂、琥珀以镇惊定志。

若痰热盛，痰火上扰心神，彻夜不寐，大便秘结者，可改用礞石滚痰丸，以泻火逐痰。方中煅青礞石为君，取其燥悍重坠之性，攻坠痰邪，使“木平气下”，痰积通利。臣以大黄之苦寒，荡涤邪热，开痰火下行之路。佐以黄芩苦寒泻火，专清上焦气分之热；复以沉香降逆下气，亦为治痰必先顺气之理。全方泻火逐痰之力较猛，可使痰积恶物自肠道而下。痰火去，心神得安。

若宿食积滞较甚，见有嗳腐吞酸，脘腹胀痛，可用保和丸消导和中安神。

5. 肝郁化火

［主症］不寐，急躁易怒，严重者彻夜不寐。

［兼次症］胸闷胁痛，口渴喜饮，不思饮食，口苦而干，目赤耳鸣，小便黄赤，或头晕目眩，头痛欲裂，大便秘结。

［舌脉］舌质红，苔黄，或苔黄燥，脉弦数，或弦滑数。

［分析］因恼怒伤肝，肝郁化火，上扰心神，则不寐而易怒。肝气郁结，则胸闷胁痛。肝气犯胃，则不思饮食。肝郁化火乘胃，胃热则口渴喜饮。火热上扰，则口苦，目赤，耳鸣。小便黄赤，舌质红，苔黄，脉弦数，均为肝火内扰之象。若肝郁化火，肝胆实热，肝阳上亢，则头晕目眩，头痛欲裂，彻夜不眠。热邪灼津，大便秘结，舌苔黄燥，脉弦滑数，皆实热内盛之象，为肝郁化火之重症。

［治法］清肝泻火，佐以安神。

［方药］龙胆泻肝汤加减。方中龙胆草、黄芩、栀子清肝泻火；泽泻、木通、车前子清肝经湿热，导热下行，使热邪从水道而去；当归、生地黄养阴血而和肝，使邪去而不伤正；柴胡以疏肝胆之气。

若肝胆实火，肝火上炎之重症，可见彻夜不寐，头痛欲裂，头晕目眩，大便秘结者，可改服当归龙荟丸，以清泻肝胆实火。

上述两方皆为苦寒泻火之剂，凡肝经实火之证，津液未伤者，均可以苦寒直折。但苦寒亦能败胃伤阴，中病即止，勿使过剂。

【针灸治疗】

1. 基本治疗

［主穴］神门，印堂，四神聪，照海，申脉。

［配穴］心脾两虚配心俞、脾俞、足三里；阴虚火旺配太溪、水泉、太白、大陵；心胆气虚配丘墟、心俞、内关；痰热内扰配丰隆、内庭、曲池；肝郁化火配太冲、行间、侠溪。

［操作］神门、印堂、四神聪平补平泻；对于较重的不寐患者，四神聪可留针过夜；照海用补法，申脉用泻法。

2. 其他治疗

(1) 耳针法：选皮质下、心、肝、肾、神门、垂前、耳背心，每次选 2～3 穴，毫针刺，或揿针埋藏，或王不留行籽贴压。

(2) 皮肤针法：自项至腰部督脉和足太阳经背部第 1 侧线，用梅花针自上而下叩刺，叩至皮肤潮红为度，每日 1 次。

(3) 拔罐法：自项至腰部足太阳经背部侧线，用火罐自上而下行走罐，以背部潮红为度。

(4) 电针法：选四神聪、太阳，接通电针仪，用较低频率，每次刺激 30 min。

第二节　西医学概述

睡眠占人生 1/3 的时间，是维持机体健康必不可少的生理过程。睡眠与觉醒的周期性交替是人类生活所必需的。睡眠剥夺和 24 h 周期内定时定量睡眠的紊乱都可以造成昼夜生活和功能障碍。在人类有两个神经生物系统主管睡眠-觉醒周期，一个主管睡眠和睡眠相关过程，另一个主管 24 h 内的睡眠定时。该系统内在异常或外在因素，如药物、环境、相关疾患等都可以导致睡眠或睡眠节律紊乱，统称为睡眠障碍。这包括两大类：一类是睡眠量过度增多，如因各种脑病、内分泌障碍、代谢异常等引起的嗜睡状态或昏睡，以及因脑部病变所引起的发作性睡病，这种睡病表现为经常出现短时间(一般不到 15 min)不可抗拒性的睡眠发作，往往伴有摔倒、睡眠瘫痪和入睡前幻觉等症状。另一类是睡眠量不足的失眠，整夜睡眠时间少于 5 h，表现为入睡困难、浅睡、易醒或早醒等。本章主要论述发作性睡病(narcolepsy)、失眠(insomnia)、睡眠呼吸暂停综合征(sleep apnea syndrome)和下肢不宁综合征(restless leg syndrome，RLS)。

失眠

【西医学定义】

失眠是以入睡和(或)睡眠维持困难所致的睡眠质量或数量达不到正常生理需求，而影响白天社会功能的一种主观体验，是最常见的夜间睡眠障碍，又称入睡和维持睡眠障碍。临床常见的有睡眠潜伏期延长，睡眠维持障碍，睡眠质量下降，总睡眠时间缩短及日间残留效应。失眠可分为入睡性、睡眠维持性和早醒性 3 种，临床表现为入睡困难、睡眠表浅、频繁觉醒、多梦和早醒等。

【病理生理】

失眠按病因可分为原发性和继发性两类。原发性失眠通常缺少明确病因，或在排除可能引起失眠的病因后仍遗留失眠症状，主要包括心理生理性失眠、特发性失眠和主观性失眠等。继发性失眠包括由于躯体疾病、精神障碍、药物滥用等引起的失眠，以及与睡眠呼吸紊乱、睡眠运动障碍等相关的失眠。失眠常与其他疾病同时发生，有时很难确定这些疾病与失眠之间的因果关系。

【临床表现】

失眠病因不同，其临床表现各异，主要以夜间难以入睡、睡眠表浅、睡中不宁或多梦、中途觉醒、早醒、醒后难以入睡为特点。白天神疲乏力、缺乏清醒感、注意力下降、记忆力减退、倦怠思睡或心烦焦虑、抑郁甚或惊恐为其继发表现。躯体疾病等引起失眠者，尚有其发病的症状和体征。

【辅助检查】

1. 多导睡眠图(PSG)检查　作为失眠的客观指标。① 显示睡眠潜伏期延长，觉醒次数和时间增多，睡眠效率下降，总睡眠时间减少。② 各种失眠病因不同，PSG 表现的非快速眼动期(NREM)和快速眼动期(REM)及多次睡眠潜伏试验(multiple sleep latency test，MSLT)的特征也各异。

2. 睡眠质量相关量表评定　各种评定睡眠质量及影响睡眠质量疾病的量表如睡眠障碍评定量表(SDRS)、匹兹堡睡眠质量指数(PSQI)、阿森斯失眠量表(AIS)、焦虑与抑郁自评量表(SAS、SDS)、HAMD、HAMA，通过测定，可发现失眠相关评分异常。此外，睡眠信念和态度量表、睡眠卫生知识和睡眠卫生习惯量表等也可显示失眠的依据。

3. 躯体疾病相关检查　各种影像检查、神经内分泌(递质和激素等)测定、其他脏器功能及生化检测可以显示或排除与失眠相关的病因与病理关系。

【诊断】

目前国际上对失眠诊断有三个标准，根据国际标准，国内制定了中国精神障碍的分类与诊断标准。各种诊断标准不尽相同，但有以下共同点：① 患者主诉有失眠。包括入睡困难(卧床 30 min 还没有入睡)、易醒、频繁觉醒(每夜超过 2 次)、多梦、早醒或醒后再次入睡超过 30 min，总睡眠时间不足 6 h。有上述 1 项以上，同时伴有头昏、乏力等不适症状。② 社会功能受损。白天有头昏、乏力、精神不足、疲劳、昏昏欲睡及注意力不集中等症状，严重者出现认知能力下降从而影响工作和学习。③ 上述情况每周至少 3 次，持续至少 1 个月。④ 排除各种神经、精神和躯体疾病导致的继发性失眠。⑤ 多导睡眠图作为失眠的客观指标睡眠潜伏期超过 30 min；实际睡眠时间少于 6 h；夜间觉醒时间超过 30 min。

【临床分型】

失眠障碍根据病程可分为慢性失眠障碍、短期失眠障碍及其他失眠障碍(慢性与短期失眠障碍的区分时间为 3 个月)。其他失眠障碍的诊断仅在患者不能满足慢性失眠障碍和(或)短期失眠障碍的情况下给出。

根据夜间失眠时间可分为：① 入睡性失眠症(入睡时间超过 30 min)。② 易醒性失眠症(睡眠时间维持困难)。③ 早醒性失眠症(比正常睡眠早醒 30 min)。

根据失眠的原因可分为：① 生理性失眠症(由于环境、条件、情感因素引起的一过性失眠)。② 病理性失眠症(躯体器官疾病引起或诱发的失眠，时间相对较长)。

根据失眠的质与量可分为：① 真性失眠症(失眠每周至少发生 3 次，持续 1 个月以上，多导睡眠图可证实)。② 假性失眠症(自我感觉性失眠，睡眠质量正常，但多导睡眠图不支持)。

【鉴别诊断】

睡眠时相延迟综合征、睡眠时相提前综合征

及睡眠不足综合征　皆由于其临床表现可误为失眠。实际上其睡眠的质与量、24 h 睡眠模式一级 PSG 监测显示均属正常改变，唯一的区别是第 1 种仅为 24 h 昼夜周期中主睡眠出现后移、延迟（晚睡晚醒）；第 2 种则与其相反，为前移、提前（早睡早醒）；第 3 种则为睡眠总时间绝对不足，其睡眠结构和基本睡眠结构无异。

【西医治疗】

1. 一般治疗

（1）心理治疗：此疗法有助于因精神应激带来的心理冲突引起情绪压力造成的失眠，即精神性失眠患者。临床常用的心理治疗方法包括劝说开导法、情志相胜法、移情易性法、气功导引法、森田疗法、认知行为治疗等。

（2）松弛疗法：此疗法通过身心松弛，使全身肌肉松弛，促使警醒水平降低，以诱导入睡。它包括音乐疗法、气功、太极拳等疗法。

（3）其他治疗：临床还有许多治疗失眠的方法。有报道单独采用高压氧或高压静电对失眠有一定效果，应用直线偏光近红外线照射疗法不失为治疗顽固性失眠的有效方法。

2. 药物治疗　治疗失眠的药物包括第 1 代苯巴比妥类、第 2 代苯二氮䓬类及第 3 代非苯二氮䓬类。苯巴比妥类目前很少用于治疗失眠，苯二氮䓬类药物是目前使用最广泛的催眠药，非苯二氮䓬类目前推荐为治疗失眠的一线药物。

（1）苯二氮䓬类：① 短效催眠类（半衰期<6 h）。主要用于入睡困难和醒后难睡眠者。常用药物有奥沙西泮 15～30 mg，睡前口服。② 中效催眠类（半衰期6～24 h）。主要用于浅睡眠、易醒和晨起需要保持清醒头脑者。常用药物有阿普唑仑片（0.4～0.8 mg）、艾司唑仑（1～2 mg）、劳拉西泮（1～4 mg），睡前口服。③ 长效睡眠类（半衰期超过 24 h）。主要用于睡眠维持困难、早醒，本类药物起效慢，有抑制呼吸和次日头昏、无力等“宿醉”反应，使用后要加强临床监察，以防意外事件发生。常用药物有地西泮（2.5～5 mg）、氯硝西泮（2～4 mg）、氟西泮（15～30 mg），睡前口服。

应注意的是服用上述三类药物期间避免饮酒、开车、做机械工作等，以免发生意外。禁忌或慎用者有孕妇、哺乳期妇女及过敏者、重症肌无力、青光眼、白细胞减少、严重慢性阻塞性肺疾病、肝肾功能不全、心脏传导阻滞、抑郁症、婴幼儿和儿童等。

上述药物不良反应：治疗量连续用药可出现嗜睡、头晕、头痛、肌无力等反应，长效类尤易发生；大剂量可导致共济失调；过量急性中毒可导致昏迷和呼吸抑制，可用氟马西尼解毒；静脉注射对心血管有抑制作用；长期使用易产生耐受性、依赖性、停药反弹和戒断症状（如失眠、焦虑、激动、震颤）、认知和精神运动损害，以及影响胎儿发育等。

（2）非苯二氮䓬类：本类药物为新型催眠药，半衰期 2～4 h，起效快，为一线治疗失眠的药物，主要作用为镇静催眠。常用药物有唑吡坦（5～10 mg）、佐匹克隆（7.5 mg）、艾司佐匹克隆（1～3 mg），睡前口服。

服用上述药物后可明显改善异常睡眠结构，治疗剂量内不产生次晨宿醉症状、药物依赖、停药反弹及戒断综合征。虽然安全范围大，但不能与其他中枢抑制药，尤其是乙醇合用。严重呼吸功能不全、睡眠呼吸暂停综合征、肝性脑病、重症肌无力、孕妇、哺乳期妇女、15 岁以下少年儿童更属禁用之列。

（3）抗抑郁类药物

1）SSRIs：改善抑郁或焦虑症状，促进正常睡眠。常用药物有氟西汀（20～40 mg）、帕罗西汀、西酞普兰（均 20～60 mg）、文拉法辛（20～125 mg）。氟西汀开始剂量为 20 mg，据病情可增至每次 40 mg，每日 1 次；帕罗西汀、西酞普兰开始剂量均为 20 mg，据病情可增至每次 60 mg，每日 1 次；文拉法辛开始剂量为 25 mg，据病情可增至每次 75～125 mg，每日 3 次。小剂量文拉法辛对心理生理失眠症也有显著疗效，但使用时必须严格注意其禁忌证，如对本品过敏者，特别是不能与各类单胺氧化酶抑制药合用，以免引起中枢神经 5-羟色胺综合征或高血清素综合征，造成严重不良后果。文拉法辛对有闭角型青光眼、癫痫、严重心脏疾病、高血压、甲状腺疾病、肝肾功能不全者慎用，用药期间若出现狂躁发作倾向者应立即停药。

2）三环类抗抑郁药物：常用药物有丙米嗪和阿米替林。丙米嗪开始剂量为每次 25 mg，每日 3 次，逐渐增至每次 50 mg，每日 3～4 次，严重者最高可达每次 75～100 mg。丙米嗪对内源性抑郁症、围绝经期抑郁症效果较好，对伴有焦虑、紧张、情绪低落的抑郁症更为显著。阿米替林从 25 mg 开始，每日 1 次，据病情可逐步适应增加剂量至 150 mg，每日 2 次，能耐受者亦可睡前 1 次顿服。

3）去甲肾上腺素再摄取抑制剂：此类药物可选择性抑制 NA 的再摄取，对脑内 NA 缺乏为主的抑郁症起效快。常用药物有地昔帕明（去甲丙米嗪），剂量和用法同丙米嗪；去甲替林剂量和用法同阿米替林，禁忌证同丙米嗪，故应防范过量引起的心脏疾病，如心律失常、QT 间期延长等。注意上述药物对抑郁相关性失眠早期疗效不明显，因此治疗之初要合用苯二氮䓬类药物或盐酸曲唑酮，可增强疗效。其不良反应较三环类抗抑郁药轻。

4）内源性促眠物质：常用药物有褪黑素（1～3 mg），睡前口服。该药能有效促进生理性睡眠冲动，改善睡眠质量和脑电活动，特别适用于时差变化综合征、倒班工作睡眠障碍、睡眠时相延迟综合征及长期卧床的老年人失眠。不良反应很少，但不推荐作为催眠药来使用。

发作性睡病

【西医学定义】

发作性睡病是一种原因不明的慢性睡眠障碍，临床上以不可抗拒的病理性睡眠、猝倒发作、睡眠瘫痪和睡眠幻觉四大主征为特点。多于儿童或青年期起病，男、女发病率差别不大。

【病理生理】

发作性睡病的病理生理学基础是 REM 睡眠异常，即在觉醒时插入了 REM 睡眠。研究表明，脑干的某些区域与 REM 睡眠的调节有关，蓝斑的去甲肾上腺素能神经元和中缝背核的 5-羟色胺能神经元在 REM 睡眠和 NREM 睡眠转换中起重要作用。近年来，食欲肽（orexin）与发作性睡病的关系令人瞩目。食欲肽是下丘脑的食欲素能神经元分泌的一种神经肽。脑脊液中食欲肽水平降低可能是发作性睡病的一项敏感及特异的指标。

病因目前未明，现研究发现此病跟基因、环境因素及某些中枢神经疾病有关。对可能诱发发作性睡病的环境因素现在知之甚少，文献报道有头部外伤、睡眠习惯改变、精神刺激及病毒感染等。

【临床表现】

发作性睡病四大主征：① 病理性睡眠。也称为白天过度嗜睡症，是发作性睡病的主要症状，表现为白天突然发生不可克制的睡眠发作，阅读、看电视、骑车或驾车、听课、吃饭或行走时均可出现，一段小睡（几分钟到数小时不等）可使精神振作。② 猝倒发作。本病的特征性症状，具有诊断价值。常由于强烈情感刺激诱发，大笑是最常见的诱因，表现为躯体肌张力突然丧失但意识清楚，不影响呼吸，通常发作持续数秒，发作后很快入睡，恢复完全。③ 睡眠幻觉。此症不常见，可发生于从觉醒向睡眠转换（入睡前幻觉）或睡眠向觉醒转换时（醒后幻觉），为视、听、触或运动性幻觉，多为生动的不愉快感觉体验。④ 睡眠瘫痪。发生于刚刚入睡或刚觉醒时数秒至数分钟内，表现为肢体不能活动，不能言语，发作时意识清楚，患者常有濒死感，这种发作可以被轻微刺激所终止。

【辅助检查】

1. MSLT　该试验是一种评定嗜睡程度的试验。受试者在一个舒适、安静、光线暗淡的房间里，每隔 2 h 让其小睡 20 min，共 5～6 次，通常在 10 点、12 点、14 点、16 点及 18 点进行，同时用 PSG 进行监测。记录从关灯到睡眠开始的时间（根据脑电图）、REM 期的有无以及出现的时间。一般认为正常人的睡眠潜伏期应在 10 min 以上，如平均在 8 min 以内属于病理性的；小睡中出现 REM 期且在睡眠起始 15 min 之内（正常人在睡眠起始后 90 min 左右出现），被认为是一次起始于 REM 期的睡眠。如果在 MSLT 中有 2 次以上起始于 REM 期的睡眠，而且整夜多导睡眠图又排除了可引起嗜睡的其他疾病，则可以确诊为发作性睡病。

2. PSG 检查　可以将睡眠呼吸暂停综合征与发作性睡病区别开来，睡眠呼吸暂停综合征有典型的呼吸事件发生，少数发作性睡病患者也有睡眠呼吸暂停，与其鉴别应注意有无病理性 REM 睡眠。

3. 带有胫前肌电图的 PSG 检查　可以诊断睡眠性周期性肢体活动不利（periodic limb movement in sleep，PLMS）。其特征是胫骨前肌电有周期性爆发活动，持续 0.5～5 s，伴有 15～60 s 的间歇。

【诊断】

1. 白天过度嗜睡和睡眠发作　白天疲劳乏力、嗜睡，尤其在安静或单调环境下，可不分场合和时间，甚至在危险环境下发生入睡，每次半分钟至 20 min。睡后有明显清醒感。有时入睡发作后，原有的工作和言谈仍可继续进行，或出现一些不合时宜的动作或言谈，患者自己不能察觉，称为自动性行为，可发生意外。

2. 猝倒发作　在情绪激动如大笑、恐惧、忿怒等时，全身或某些肌肉突发无力，为时数秒、数分钟，如面肌下垂、言语不清、垂头、下颚松垂或腿软跌倒等。

3. 睡眠瘫痪　将入睡时或梦醒后，在意识清醒状态下，发生除眼外肌和呼吸肌以外的躯体活动不能和言语不能，为时数秒或数分钟。常使患者惊恐不安。

4. 入睡前或醒后幻觉　由清醒至睡眠的移行过程中或刚醒时，出现鲜明的梦境样幻觉，可为幻视、幻听、幻嗅和幻触，也常引起惊恐。

5. 白天 MSLT 可明确诊断　即在每隔 2 h 入睡 20 min 的 5 次睡眠脑电图检查中，出现 2 次以上 REM 睡眠（正常应在入睡后 70～90 min 才出现 REM 睡眠），或一入睡不经过非 REM 睡眠而直接进入 REM 睡眠，同时 5 次小睡平均潜伏期<5 min（正常>10 min）。MSLT 仍阴性的疑难病例，可行人类白细胞抗原 DR2 检测，应呈阳性。

【鉴别诊断】

1. 癫痫失神发作　多见于儿童或少年，以意识障碍为主要症状，常突然意识丧失，瞪目直视，呆立不动，并不跌倒；或突然终止正在进行的动作，如持物落地，不能继续原有动作，历时数秒。脑电图可有 3 Hz 的棘慢综合波。

2. 昏倒　由于脑血液循环障碍所致短暂的一过性意识丧失。多有头昏、无力、恶心、眼前发黑等短暂先兆，继之意识丧失而昏倒。常伴有自主神经症状，如面色苍白、出冷汗、脉快微弱、血压降低，多持续几分钟。

3. Kleine - Levin 综合征　又称周期性嗜睡与病理性饥饿综合征。通常见于男性少年，呈周期性发作（间隔数周或数月），每次持续 3～10 d，表现为嗜睡、贪食和行为异常。病因及发病机制尚不清楚，可能为间脑特别是丘脑下部功能异常或局灶性脑炎所致。

【西医治疗】

1. 一般治疗　合理安排作息时间，保证夜间充足睡眠，此类患者不宜从事高空、水下、驾驶和高压电器等危险工作，以防发生意外。给予心理支持与增强治疗信心。

2. 药物治疗　一般预后尚好，通常持续多年后可缓解，疾病本身不直接引起严重后果，但发作性嗜睡可影响学习和工作。通常选用的药物有苯丙胺（10～20 mg，每日 2～3 次）、哌甲酯（5～10 mg，每日 2～3 次）、哌苯甲醇（2 mg，每日 2～3 次）。猝倒者可选用丙米嗪（20～50 mg，每日 2～3 次）。

睡眠呼吸暂停综合征

【西医学定义】

睡眠呼吸暂停综合征是夜晚睡眠中反复出现呼吸暂停和低通气次数 30 次以上，或平均每小时呼吸暂停和通气次数 5 次或 5 次以上[通常用呼吸紊乱指数（RDI）或呼吸暂停低通气指数（AHI）表示]，又称睡眠呼吸暂停低通气综合征（sleep apnea hypopnea syndrome，SAHS）。睡眠状态下口、鼻气流停止至少在 10 s 以上为一次睡眠呼吸暂停，睡眠低通气是口、鼻气流低于正常50%以上，同时伴有3%以上的氧饱和度下降。SAHS包括由呼吸中枢病变引起呼吸暂停和由气道解剖结构变化引起的呼吸暂停，前者为其他疾病影响延髓的呼吸中枢，不属本节叙述范围；后者临床通常称为阻塞性睡眠呼吸暂停低通气综合征（obstructive sleep apnea hypopnea syndrome，OSAHS），为本节重点内容。OSAHS是因解剖和神经因素造成，其中由解剖因素造成的原发性OSAHS更常见。OSAHS患者由于肥胖或气道组织过多，使咽腔狭窄，加重吸气时咽部组织塌陷，造成呼吸阻塞。MRI显示，呼吸暂停患者的小舌、软腭、舌头后的气道明显小于正常人。

【病理生理】

OSAHS的直接发病机制是上气道的狭窄和阻塞，但其发病并非简单的气道阻塞，实际是上气道塌陷，并伴有呼吸中枢神经调节因素障碍。引起上气道狭窄和阻塞的原因很多，包括鼻中隔弯曲、扁桃体肥大、软腭过长、下颌弓狭窄、下颌后缩畸形、颞下颌关节强直，少数情况下出现的两侧关节强直继发的小颌畸形、巨舌症、舌骨后移等。此外，肥胖、上气道组织黏液性水肿，以及口咽或下咽部肿瘤等也均可引起OSAHS。

【临床表现】

最常见的是睡中鼾鸣，鼾声可时高时低，有时可完全中断，并伴通气功能不良，呼吸暂停，夜间频繁觉醒，白天嗜睡，或夜间头痛、头昏、倦怠、困乏、醉酒感，严重者可憋醒，醒后出现心慌、气短等。此外，还可出现睡眠行为异常，如夜间出现恐惧、周期性肢体抽动、夜游、谵语。久之产生认知功能减退、定向障碍。继发抑郁、焦虑、易激惹、性格改变、性功能减退、心悸或心律失常、高血压、肺动脉高压、水肿、红细胞增多。更严重者合并心力衰竭和其他脑功能减退的症状和体征。

【辅助检查】

1. 多导睡眠图检查　它是诊断OSAHS的金标准。可在睡眠中记录各种生理指标，包括脑电、眼动电图、呼吸气流、胸腹式呼吸运动、动脉氧饱和度、鼾声、心电图等。根据所记录的呼吸暂停和低通气次数的结果，按RDI或AHI分为：① 轻度，每小时5～15次。② 中度，每小时16～30次。③ 重度，每小时>30次。

2. X线投影测量　可检查气道阻塞部位，并能做出初步诊断。

3. 鼻咽纤维镜检查　可使阻塞性睡眠呼吸暂停和一些疾病相鉴别，如原发性或良性打鼾、慢性低通气综合征、上气道阻力综合征、肥胖低通气综合征、慢性阻塞性肺疾病等。此外，还能与甲状腺功能减低、发作性睡眠病、肌无力、肢端肥大症、癫痫、胃液食管反流以及肾衰竭等进行区别。

【诊断】

凡符合如下3项者，即可诊断，临床表现结合睡眠多导图检测结果可以明确诊断。① 主诉白天睡眠过多或夜晚失眠。② 睡眠中频繁出现呼吸暂停现象。③ 伴随特有症状，鼾声响亮，晨间头痛，醒后口干，幼儿睡中出现胸廓回收。④ 多导睡眠图监测证实，每晚至少发生阻塞性睡眠呼吸暂停5次，每次持续5 s以上，相关出现频繁觉醒、心搏快慢交替、动脉血氧饱和度降低等1项或多项；Epworth嗜睡量表(ESS)评分在10分以上，MSLT平均睡眠潜伏期不足10 min。

【鉴别诊断】

本病应与单纯鼾症、低通气综合征、各种神经系统病变引起的中枢呼吸暂停、潮式呼吸综合征、发作性睡病、特发性过度睡眠、睡眠不足综合征等疾病相鉴别。

【西医治疗】

治疗原则是增加咽部气道的张力、扩大气道容积、建立旁道通气、消除呼吸暂停和低通气以改善缺氧和二氧化碳潴留，改善临床症状，提高生活质量。

1. 一般治疗　减少危险因素如减肥、戒烟酒、睡前勿饱食、尽量不服安眠药、适当运动、尽可能侧卧位睡眠。

2. 器具治疗

(1) 经鼻持续气道正压呼吸是目前治疗此症最有效的方法。持续正压通气呼吸机犹如一个上气道的空气扩张器，可防止吸气时软组织的被动塌陷，并刺激颏舌肌的机械感受器，使气道张力增加。该方法可单独使用，也可和外科手术配合使用。

(2) 各种矫治器：睡眠时戴上专用矫治器可抬高软腭，牵引舌主动或被动向前，使下颌前移，达到扩大口咽及下咽部、改善呼吸的目的，是治疗鼾症的主要手段。

(3) 吸氧。

3. *药物治疗* 目前尚无特别有效的药物。对绝经期睡眠呼吸暂停轻、中度者，雌激素有一定效果。主要应用的血管收缩剂如麻黄碱，可增加上气道开放、减低上气道阻力。呼吸兴奋剂如氨茶碱等，可增加通气、减少暂停次数。抗抑郁药物如普罗替林和氟西汀，可减少快速眼动睡眠，减轻此期引起的低氧和呼吸暂停。具体用药如下。

盐酸麻黄碱片极量成人口服每次 60 mg，每日 150 mg。不良反应为对前列腺肥大者可引起排尿困难；大剂量或长期使用可引起精神兴奋、震颤、焦虑、失眠、心痛、心悸、心动过速等。甲状腺功能亢进、高血压、动脉硬化、心绞痛等患者禁用。

氨茶碱成人常用量口服，每次 0.1～0.2 g，每日 0.3～0.6 g；极量为每次 0.5 g，每日 1 g。小儿常用量口服，每日按体重 4～6 mg/kg，每日 2～3 次。常见的不良反应为恶心、胃部不适、呕吐、食欲减退，也可见头痛、烦躁、易激动。

普罗替林剂量为每日 15～60 mg，分次服用。青少年和老年患者开始剂量每次 5 mg。与其他三环类抗抑郁药相似，较大剂量时需注意对心脏的影响。禁用于心肌梗死后恢复期、传导阻滞和心律失常的患者，禁与 MAOIs 合用。

4. *手术治疗* 手术是治疗阻塞性睡眠呼吸暂停低通气综合征的基本方法，其目的在于减轻和消除气道阻塞，防止气道软组织塌陷。选择手术方法要根据气道阻塞部位、严重程度，是否有病态肥胖及全身情况来决定。常用的手术方法有扁桃体、腺样体切除术，鼻腔手术，舌成形术，正颌外科。

下肢不宁综合征

【西医学定义】

下肢不宁综合征是一种至今病因不明、发病机制亦不十分清楚的神经功能紊乱性综合征，是指人在坐位或卧位时经常性地出现双下肢，尤其是小腿肚憋胀酸痛，莫名难受，令腿不得安宁，经揉捏捶打局部，用力屈伸两腿，或站立走动后方可缓解，后又反复发作，时轻时重，持续几年或几十年不愈的综合征，女性和老年人多见。

【病理生理】

病因尚未完全阐明，现主要分为原发性和继发性。原发性下肢不宁综合征患者往往伴有家族史，目前认为 *BTBD*9、*Meis*1、*MAP*2*K*5、*LBXCOR*1 等基因可能跟下肢不宁综合征有关。继发性下肢不宁综合征患者可见于缺铁性贫血、孕妇或产妇、肾脏疾病后期、风湿性疾病、糖尿病、帕金森病、Ⅱ型遗传性运动感觉神经病、Ⅰ/Ⅱ型脊髓小脑性共济失调及多发性硬化等。

【临床表现】

任何年龄均可发病，但中老年人多见，男：女为 1：2。患者有强烈活动双腿的愿望，运动症状是睡眠中伴发的周期性腿动，可将患者从睡眠中唤醒；在安静时明显，长时间的坐、卧及夜间易发生，活动、捶打后可缓解症状。感觉症状为夜间患者出现小腿深部难以描述的特殊不适，如麻木、蚁走、蠕动、烧灼、疼痛、痉挛等，活动、敲打、触压可使症状暂时缓解。少数患者疼痛明显，往往误诊为慢性疼痛性疾病，感觉症状可累及踝部、膝部或整个下肢，也可以累及上肢和身体其他部位。80%患者有周期性肢动(PLM)，表现为睡眠时重复出现刻板样的髋、膝、踝关节的三联屈曲致使踇趾背伸。由于夜间不适感明显，加之 PLM 影响睡眠，95%的患者合并睡眠障碍。

【辅助检查】

1. *血液检查* 有少数患者血常规显示红细胞减少。

2. *肢体血流图* 可有血管紧张度增高、血流量降低表现。

3. *多导睡眠图检查* 目前唯一有效的客观

指标。70%～90%的患者出现 PLMS，多在慢波相中的 1～2 期出现，快速眼动相中最少出现。睡眠中每小时出现 5 次肢体活动异常；另外，可见睡眠潜伏期延长、觉醒次数增多、睡眠结构破坏等。

4. 脑电图 用来评估患者白天的脑部功能，RLS 患者在清醒、安静、闭眼放松状态下，δ 波和快 α 波的波幅明显增高，慢 α 波的波幅明显降低。

5. PET 和 SPECT 检查 可提供脑血管灌注、脑代谢及中枢神经递质与受体亚型等功能定位影像。

【诊断】

1. 症状标准 ① 强烈活动双腿的愿望，常伴有各种不适的感觉症状，如双腿深部蚁行感、麻刺感、蠕动感、抖动、紧张感等不适感觉，小腿的症状比其他部位明显；有时累及上肢；由于感觉异常迫使患者活动患肢，尤其是下肢。② 静息时（如躺着或坐着）症状发生或加重，运动后减轻。③ 只要持续活动（如行走或伸展），不适感部分或完全缓解。④ 不适感仅在傍晚和夜间加重，或傍晚和夜间比白天加重。

2. 临床证据 ① 大约 50%的患者具有阳性家族史。② 所有的患者基本上对于传统剂量的多巴胺能药物敏感，但长期治疗疗效降低。

3. 临床特点 ① 自然临床过程。RLS 发生的年龄小于 50 岁者，开始症状不明显；随着年龄的增加而逐渐加重，许多患者可间断发生自然缓解多年。② 因为夜间比白天不适感加重，常继发睡眠障碍，患者因而就诊求治。③ 体检或实验室检查无阳性，但继发者除外。

【鉴别诊断】

1. 多发性周围神经病变 起病可缓可急；表现为肢体末端对称性感觉、运动、自主神经受损，腱反射减弱；肌电图检查可见下运动神经元损害征象及运动、感觉传导速度变慢；大多有病因，如营养障碍、感染、中毒或服药史等。

2. 静坐不能 精神药物常见的不良反应，表现为坐卧不安、运动不停、难以静止，伴有心烦意乱、肌肉不适；症状为全身性，夜间或休息不加重；常有抗精神病药物应用史；停止抗精神病药物症状缓解；应用中枢抗胆碱能药物（如苯海索）症状缓解。

3. 躯体形式障碍 躯体形式障碍是一类精神障碍的总称，主要特征为患者反复陈述躯体症状，无视检查的阴性结果。其特点为大多存在精神因素或精神刺激的发病背景；发病时具有焦虑、失眠等精神和心理异常伴随症状及感情色彩；体检或实验室检查无器质性病变发现，易复发且复发时的表现多为既往相同症状。研究表明躯体化与 5-羟色胺等神经递质变化有关，针对性药物如选择性 5-羟色胺摄取抑制剂和（或）认知行为治疗有效。

【西医治疗】

首先应该注意睡眠卫生以及规律作息。少用咖啡及含咖啡的饮料、戒烟、少饮酒或睡前热水浴。应避免白天过度的睡眠，减少因此而出现的睡眠障碍。另外，白天过度的体力运动也可能会加剧 RLS 的症状。同时避免服用可能导致病情恶化的药物如抗组胺药物、止吐药（如甲氧氯普胺）、多巴胺能受体拮抗剂（氯吡嗪、抗精神病药物等）、感冒药（如对乙酰氨基酚）等。

1. 药物治疗

（1）拟多巴胺能药物：① 多巴胺前体药。常用的药物有多巴丝肼和卡比多巴-左旋多巴。多巴丝肼又称美多巴、苄丝肼多巴，由左旋多巴和脱羧酶抑制剂苄丝肼按 4∶1 比例配制而成；从 50 mg 开始，睡前服。因左旋多巴半衰期短，约 1/4 服用者可在凌晨出现症状反跳，改用控释剂型，信尼麦控释片可使反跳延迟，起始剂量为每次 137.5 mg，以后每日增加 137.5 mg，直至每日 2.2 g。维持量为每日 550 mg，疗程 20～40 周，开始给药前 8 h 需停用左旋多巴。② 多巴胺受体激动剂，常用的药物有普拉克索。③ 非麦角类选择性 D_2 受体激动剂，常用的药物有罗匹尼罗，该药是目前推荐较为安全的药物，起始剂量为每次 0.25 mg，每日 2 次，口服，最大剂量每日 4 mg。研究证实，本药可明显降低病情分值，改善睡眠和提高生活质量，且耐受性良好，常见不良反应有轻中度头痛、恶心。④ 非麦角类选择

性 D_3 受体激动剂，常用的药物有普拉克索，该药起始剂量为 0.125 mg，每日 2 次，最大剂量为每日 1.5 mg。常见不良反应为恶心、幻觉、嗜睡、运动障碍，但出现概率少。由于多巴胺受体激动剂半衰期长，应用此类药物大多无凌晨反跳现象。

(2) 抗癫痫类药：常用的药物有卡马西平和加巴喷丁。卡马西平可抑制脑内去甲肾上腺素敏感的腺苷酸环化酶类物质，从而抑制 cAMP 的生物合成，致中枢某些部位神经冲动的异常兴奋降低。起始剂量每次 50 mg，每晚 1 次，睡前服；逐次加量至每次 200～300 mg，每晚 1 次，睡前服；效果满意后，每晚可服 100 mg 维持量。不良反应为各种形式的过敏反应，一旦出现，须立即停药；长期服用可有头晕、嗜睡和乏力。当卡马西平出现过敏反应时可选用加巴喷丁，不良反应为嗜睡、共济失调、腹泻、恶心、呕吐、食欲不振等。

(3) 苯二氮䓬类药物：常用的药物有氯硝西泮、阿普唑仑。氯硝西泮可逐次加量至 2 mg，阿普唑仑 0.4 mg，均睡前 0.5 h 服用 1 次，可有效改善睡眠。不良反应为睡后头昏、困倦、精神不振。

(4) 阿片制剂：常用的药物为可待因(15～30 mg，睡前口服)。此类药物适用于症状严重而对苯二氮䓬类和拟多巴胺能药物无效者，不良反应为长期应用具有成瘾性，也因此限制了临床应用。

(5) 某些肾上腺素 α_2 受体激动剂，如可乐定(0.2 mg，睡前口服)。可乐定可改善血管肌肉功能，连服 5 d。不良反应为口干、便秘、嗜睡、乏力等。

(6) 氟桂利嗪，10 mg，每晚 1 次，口服，此药对血管平滑肌有扩张作用，能显著改善脑循环及周围循环，15 d 为 1 个疗程。不良反应为嗜睡、乏力、体重增加，偶有锥体外系反应等。

(7) 铁剂：常用的药物为硫酸亚铁(0.3～0.5 g，每日 3 次)或注射用右旋糖酐铁(25～50 mg，每日 1 次，静脉滴注)，硫酸亚铁可改善缺铁状态，对部分病例有效，如与维生素 C 合用可有益吸收。不良反应为恶心、呕吐、腹泻。右旋糖苷铁为注射用铁制剂，急需纠正缺铁或不宜口服者可选用。用法：① 肌内注射，每日 50 mg。② 静脉注射，起始剂量为每日 25～50 mg，用 0.9%氯化钠注射液稀释，在 2～3 min 内注射完毕，如无不良反应，可增至每日 100～150 mg。不良反应为肌内注射可致局部疼痛；静脉注射可引起栓塞性静脉炎。应用铁制剂，疗程据缺铁程度及缺铁纠正情况而定。

第三节　病例分析

案 1

反复入睡困难 20 余年，加重 2 d(失眠症)。

[患者一般情况] 姓名：韩某；性别：女性；年龄：69 岁；民族：汉族；婚姻状况：已婚；身高 158 cm，体重 54 kg。出生地：广西南宁；职业：退休工人。入院时间：2015－12－10；发病节气：大雪；病史陈述者：患者本人。

[主诉] 反复入睡困难 20 余年，加重 2 d。

[现病史] 患者于 20 余年前出现入睡困难，伴有心烦意乱，睡后多梦、易醒，平均每晚仅可睡 2～3 h。余无特殊不适，曾至当地医院就诊治疗(具体诊疗不详) 好转。出院后间断服用“地西泮片 10 mg 每晚睡前 1 次”方能入睡，平日容易忘事，偶有心悸、胸闷不适。2 d 前患者入睡困难加重，伴烦躁不安、自汗盗汗，自服“地西泮 10 mg”后仍不能入睡，无头晕头痛、恶心呕吐，无畏寒发热、咳嗽咳痰，无肢体乏力、麻木，无抽搐、意识不清，无胸痛、呼吸困难，无眼突、颈粗、性格改变，无耳鸣、听力下降，无大小便障碍等不适。病后，患者精神欠佳，纳少，寐差，二便调，近期体重无明显改变。

[既往史] 平素体健，无“高血压、糖尿病、心脏病、甲亢、肝炎、结核”等特殊疾病史，无药物及食物过敏史。

[个人史] 无特殊。

[家族史] 无特殊。

[入院查体] T 36.3℃，P 72 次/分，R 20 次/分，BP 98/64 mmHg。神清，精神欠佳，发育正

常，营养中等，形体适中。舌质淡，苔薄白，脉细弱，内科查体无异常。神经系统查体：神志清楚，言语清晰流利，情绪焦虑，担忧害怕，问答查体合作。右利手。记忆力、计算力及定向力等高级皮质功能检查均正常。视力、视野粗测正常。双侧眼球活动自如，无复视及眼震。双侧瞳孔等大等圆，直径约3.0 mm，对光反射灵敏。双侧角膜反射灵敏，无面部感觉障碍，张口下颌居中，下颌反射未引出。双侧额纹、鼻唇沟对称，示齿口角不偏。听力粗测正常，Rinnie试验阴性，Weber试验居中。双侧软腭上抬有力，悬雍垂居中，咽反射存在。双侧转头耸肩有力、对称。伸舌居中，无舌肌萎缩及舌肌震颤。四肢肌力5级，肌张力正常。双侧指鼻试验、跟膝胫试验稳准，龙贝格征阴性。深浅感觉无异常。双侧腱反射对称存在，病理反射未引出。颈软，无抵抗，脑膜刺激征阴性。自主神经系统检查未见异常。精神科检查：意识清晰，接触交谈主动，心情焦虑，坐立不安，担忧害怕，无幻听、幻觉，无情感淡漠、牵连观念，无嫉妒、被害妄想，智力正常，定向力完整，自知力存在。

［辅助检查］入院后查血常规、尿常规、大便常规、C反应蛋白、心脏联合标志物测定、凝血功能、血生化、空腹血糖、餐后2 h血糖、糖化血红蛋白测定、肿瘤标志物测定、红细胞沉降率、甲状腺功能等均未见明显异常。脑电图示轻度异常(快波增多)。心电图示窦性心律，T波改变。焦虑抑郁量表评定示轻度抑郁、中度焦虑。余胸片、B超、头颅MRI平扫未见异常。

【病例分析】

1. 病情特点、诊断依据　① 患者老年女性，慢性起病，病程长。② 主要表现为入睡困难，伴有心烦意乱，睡后多梦、易醒，平日容易忘事，偶有心悸、胸闷不适。③ 既往史、个人史、家族史无特殊。④ 主要阳性体征。精神科检查，意识清晰，接触交谈主动，心情焦虑，坐立不安，担忧害怕，无幻听、幻觉，无情感淡漠、牵连观念，无嫉妒、被害妄想，智力正常，定向力完整，自知力存在。无神经系统阳性定位体征。⑤ 辅助检查。焦虑抑郁量表评定示轻度抑郁、中度焦虑。脑电图示轻度异常(快波增多)。头颅MRI平扫未见异常。

2. 诊断　中医诊断：不寐，心脾两虚。西医诊断：① 睡眠障碍(失眠)。② 焦虑抑郁状态。

中医辨病分析：患者因“反复入睡困难20余年，加重2 d”入院，故本病当属中医学“不寐”范畴。兼见纳少，舌质淡，苔薄白，脉细弱，故证属“心脾两虚”。患者思虑劳倦，伤及心脾，心伤则阴血暗耗，神不守舍，脾伤则纳少，生化之源不足，故血虚不能上奉于心，心失所养，致心神不安，而生不寐。舌质淡，苔薄白，脉细弱。若脾虚湿盛，脾阳失运，痰湿内生，则纳少。病位在心，病性属虚。

(1) 中医鉴别诊断

不得卧：《素问・逆调论》曰：“夫不得卧，卧则喘者，是水气之客也。”《素问・评热病论》曰：“诸水病者，不得卧，卧则惊，惊则咳甚也。”此是指因疾病之苦而不得平卧。而张仲景所用的黄连阿胶汤治疗“少阴病……心中烦，不得卧”是指阴亏火旺，烦躁不眠，属“不寐”范畴。在临床上应加以鉴别。

(2) 西医鉴别诊断

器质性障碍：因躯体器质性疾病所致的睡眠障碍，如脑炎、心力衰竭、呼吸衰竭等，注意完善相关检查加以鉴别。

3. 治疗方案

(1) 中医治疗

治法：补养心脾，益生气血。

方药：归脾汤加减。党参15 g，白术15 g，茯神15 g，炙甘草6 g，黄芪15 g，当归10 g，远志6 g，酸枣仁10 g，黑枣10 g，生姜6 g，木香5 g(后下)，夜交藤15 g。

每日1剂，水煎400 ml，分早、晚2次饭后温服。

针灸取穴：百会，印堂，安眠(双)，内关(双)，足三里(双)，三阴交(双)，照海(双)，太冲(双)，中脘，下脘，气海，关元，心俞(双)，脾俞(双)，胆俞(双)。

毫针针刺，中等刺激，留针30 min，每日1次。

(2) 西医治疗

1) 西药治疗：盐酸度洛西汀肠溶胶囊30 mg每日1次，奥氮平片5 mg睡前1次(注明疗程)。

2) 理疗：经颅磁刺激治疗。

3) 松弛疗法。

4) 心理指导，安抚患者，建立信心，嘱患者学会自我调畅情志，改变不良睡眠习惯。

4. *住院治疗经过及其转归* 入院后经给予上述综合治疗，患者焦虑抑郁情绪较前改善，入睡时间明显缩短，做梦时间减少，平均每晚可睡5～6 h。住院14 d，患者病情好转出院。嘱患者学会自我调畅情志，适时进行心理疏导，门诊定期随诊。

案 2

发作性睡眠障碍10年余，加重半年(发作性睡病)。

[患者一般情况] 姓名：朱某；性别：男性；年龄：38岁；民族：汉族；婚姻状况：已婚；身高165 cm，体重60 kg。出生地：广西桂平；职业：装修工人。入院时间：2014-11-20；发病节气：立冬；病史陈述者：患者本人。

[主诉] 发作性睡眠障碍10年余，加重半年。

[现病史] 患者于10余年前无明显诱因下白天开始反复出现工作、驾车、走路、看电视及休息时突然发生不可克制的睡眠发作，持续数分钟即缓解，患者诉发作时意识清楚，但无法控制的想睡觉、睁不开眼。上述症状反复发作，病后有时出现幻觉、记忆混乱，反应能力及记忆力减退。曾于当地医院就诊，完善头颅CT、脑电图等相关检查未见异常，诊断为“癫痫”，具体诊治情况不详，病情无明显改善，平均每年发作10余次，发作前有自觉全身不适。病程中无视物旋转、一过性黑朦，无头痛、恶心、呕吐，无抽搐、意识不清，无肢体麻木、乏力，无饮水呛咳、吞咽困难、大小便失禁等。近半年来，患者上述症状发作较频繁，平均每月发作2～3次，发作时伴四肢乏力、不能站立，有反复跌倒发作，数秒缓解，缓解后行动恢复如常，跌倒发作时意识清晰。有时晨起刚睡醒时肢体不能活动，不能言语，但神志清楚，能清楚感知周围发生的事情，无抽搐、双眼上翻、口吐白沫，无咂嘴、意识不清、尿便失禁等，持续1～2 min缓解，半年来发作次数达10余次，情绪不好、压力过大及劳累时容易出现，有时心烦易怒，头晕耳鸣，健忘，腰酸腿胀，口干舌燥，现为求进一步明确诊治来院就诊，门诊遂拟诊为“发作性症状待查”收住入院。病后，患者精神欠佳，纳可，夜寐差，容易惊醒，白天睡眠时间增多，无头痛、恶心呕吐，无畏寒发热、咳嗽咳痰，无抽搐、意识不清，无胸闷、胸痛、呼吸困难，无大小便障碍等不适。二便调，近期体重无明显改变。

[既往史] 平素体健，无“脑血管病、脑炎、颅脑外伤、脑肿瘤、脑部手术”等特殊疾病史，无药物及食物过敏史。

[个人史] 无特殊。

[家族史] 无特殊。

[入院查体] T 36.0℃，P 62次/分，R 18次/分，BP 98/66 mmHg。神清，精神欠佳，发育正常，营养中等，形体适中。舌质红，少苔，脉细数。内科查体无异常。神经系统查体：神志清楚，言语清晰流利，反应稍迟钝，记忆力减退，计算力下降，100－7＝90，93－7＝86，86－7＝？定向力正常，未引出幻觉。问答查体尚合作。右利手。视力、视野粗测正常。双侧眼球活动自如，无复视及眼震。双侧瞳孔等大等圆，直径约3.0 mm，对光反射灵敏。双侧角膜反射灵敏，无面部感觉障碍，张口下颌居中，下颌反射未引出。双侧额纹、鼻唇沟对称，示齿口角不偏。听力粗测正常。双侧软腭上抬有力，悬雍垂居中，咽反射存在。双侧转头耸肩有力、对称。伸舌居中，无舌肌萎缩及舌肌震颤。四肢肌力5级，肌张力正常。双侧指鼻试验、跟膝胫试验稳准，龙贝格征阴性。深浅感觉无异常。双侧腱反射对称存在，病理反射未引出。颈软，无抵抗，脑膜刺激征阴性。自主神经系统检查未见异常。精神科检查：意识清晰，接触交谈主动，心情烦躁，坐立难安，担忧害怕，无幻听、幻觉，无情感淡漠、牵连观念，无嫉妒、被害妄想，智能减退，定向力完整，自知力存在。

[辅助检查] 入院后查血常规、尿常规、大便

常规、C反应蛋白、心脏联合标志物测定、凝血功能、血生化、空腹血糖、餐后2h血糖、糖化血红蛋白测定、肿瘤标志物测定、红细胞沉降率、甲状腺功能、甲状旁腺激素、电解质、钙、镁、磷等均未见明显异常。脑电图示界线性脑电图、脑电地形图(慢波频带能量级稍高)。多导睡眠图示睡眠结构紊乱,存在轻度夜间缺氧程度。睡眠潜伏期<10 min;REM睡眠潜伏期<20 min,多次小睡试验(+)。焦虑抑郁量表评定示轻度抑郁、轻度焦虑。心脏彩超示左室舒张功能减退。TCD示双侧大脑中动脉、双侧颈内动脉、左侧大脑前动脉血流速度减慢。颈部血管彩超示右侧椎动脉内径偏细,双侧椎动脉走行稍弯曲。头颅MRI平扫、胸片等检查未见异常。

【病例分析】

1. 病情特点、诊断依据 ① 患者青年男性,慢性起病,病情反复,呈发作性病程,病程长。② 主要表现为白天过度嗜睡、猝倒发作和睡眠瘫痪,病程中有时出现幻觉,但不发生在睡眠前后或睡眠过程中。病情逐渐加重,好发于情绪不好、压力过大及劳累时,伴记忆混乱,反应能力及记忆力减退,心烦易怒,头晕耳鸣,健忘,腰酸腿胀,口干舌燥,夜寐差,容易惊醒。③ 既往史、个人史、家族史无特殊。④ 主要阳性体征。高级皮质功能减退:反应稍迟钝,记忆力减退,计算力下降,100－7＝90,93－7＝86,86－7＝? 定向力正常,未引出幻觉。精神科检查:意识清晰,接触交谈主动,心情烦躁,坐立难安,担忧害怕,无幻听、幻觉,无情感淡漠、牵连观念,无嫉妒、被害妄想,智能减退,定向力完整,自知力存在。无神经系统局灶性定位体征。⑤ 辅助检查。多导睡眠图示睡眠结构紊乱,存在轻度夜间缺氧程度。睡眠潜伏期<10 min;REM睡眠潜伏期<20 min,多次小睡试验(+)。焦虑抑郁量表评定示轻度抑郁、轻度焦虑。头颅MRI平扫、脑电图检查未见明显异常。

2. 诊断 中医诊断:不寐,阴虚火旺。西医诊断:① 发作性睡病。② 焦虑抑郁状态。

中医辨病分析:患者因“发作性睡眠障碍10年余,加重半年”入院,故本病当属中医学“不寐”范畴。舌质红,少苔,脉细数,故证属“阴虚火旺”。患者禀赋不足,水不济火,则心阳独亢,心阴渐耗,虚火扰神,心神不安,阳不入阴,则不寐,舌质红,少苔,脉细数,均为阴虚火旺之象。病位在心,病性属虚。

(1) 中医鉴别诊断

不得卧:《素问·逆调论》曰:“夫不得卧,卧则喘者,是水气之客也。”《素问·评热病论》曰:“诸水病者,不得卧,卧则惊,惊则咳甚也。”此是指因疾病之苦而不得平卧。而张仲景所用的黄连阿胶汤治疗“少阴病……心中烦,不得卧”是指阴亏火旺,烦躁不眠,属“不寐”范畴。在临床上应加以鉴别。

(2) 西医鉴别诊断

1) 特发性睡眠过多症:常缺乏与快速眼动睡眠相关的表现,如发作性猝倒、睡眠瘫痪、入睡前幻觉,无发作性睡病的多次小睡潜伏期试验表现。据此可鉴别。

2) Kleine-Levin综合征:为一种原因不明的青少年嗜睡贪食症。周期性发作性睡眠过多,睡眠时间过长,可持续数日到数周,常有醒后兴奋、躁动、冲动等精神症状;伴善饥多食。每年发作多达3～4次,起病多在10～20岁,男性较多,成年后可自愈。该患者成年后发病,无醒后兴奋、躁动、冲动等精神症状,无善饥多食,伴有反复的猝倒发作和睡眠瘫痪表现,故排除。

3) 复杂部分性癫痫发作:50%左右的发作性睡病患者可出现自动行为和遗忘,容易被误诊为癫痫。癫痫没有不可控制的睡眠和猝倒发作,脑电图可见痫性放电,多导睡眠图有利于鉴别。

4) 假性癫痫发作:又称癔症样发作,是一种非癫痫性的发作性疾病,由心理障碍而非脑电紊乱引起的脑部功能异常。焦虑抑郁量表评定及多导睡眠图有助于鉴别及诊断,该患者虽存在焦虑抑郁情绪,但为轻度,且多导睡眠图提示多次小睡试验(+),故排除。

5) 其他:还需要与低血糖反应性发作性睡病、低血钙性发作性睡病、脑干肿瘤等发作性睡病相鉴别,该患者行血糖、血钙、甲状旁腺激素、甲状腺功能等相关化验及头颅 MRI 检查均未见明显异常，暂不考虑，需要在病情发展过程中进一步鉴别。

3. 治疗方案

(1) 中医治疗

治法：滋阴降火，养心安神。

方药：黄连阿胶汤。黄连 6 g，阿胶 10 g(烊化)，白芍药 15 g，黄芩 10 g，鸡子黄 1 枚，生地黄 15 g，知母 10 g，夜交藤 15 g。

每日 1 剂，水煎 400 ml，分早、晚 2 次饭后温服。

针灸取穴：百会，神庭，印堂，大陵(双)，阳陵泉(双)，三阴交(双)，太溪(双)，太冲(双)，太白(双)，行间(双)。

毫针针刺，中等刺激，留针 30 min，每日 1 次。

(2) 西医治疗

1) 西药治疗：草酸艾司西酞普兰 10 mg 每日 1 次；院外自购新型中枢兴奋剂(莫达非尼)，常规剂量为每日 200～400 mg，分 2～3 次服用。

2) 理疗：经颅磁刺激治疗。

3) 松弛疗法。

4) 改善认知功能：奥拉西坦胶囊 2 粒每日 3 次口服。

5) 心理指导，安抚患者，建立信心，嘱患者首先保持生活规律，养成良好的睡眠习惯，避免情绪波动，白天有意安排小憩以减轻白天过度嗜睡现象。

6) 嘱患者避免进行危险的体育活动，如登山、攀爬、游泳、驾车及操作机械等，必要时更换工作岗位，尽量避免单独外出，防止意外发生。

4. 住院治疗经过及其转归　因院内无莫达非尼，建议患者外面自行购入，患者要求出院，予出院，安排上述门诊治疗。嘱患者学会自我调畅情志，适时进行心理疏导，门诊定期随诊。门诊治疗半个月后，患者自觉病情较前稍好转，白天睡眠时间有所缩短，猝倒发作次数减少，夜寐好转。

第十五章
痿　　病

第一节　中医学概述

【中医概念】

痿病是因外感或内伤，五脏精血津液受损，肌肉筋脉失养，以致肢体筋脉弛缓，软弱无力，不能随意运动或伴有肌肉萎缩的一种病证。临床以下肢痿弱较为常见，亦称"痿躄"。"痿"是指肢体痿弱不用，肌肉萎缩；"躄"是指下肢软弱无力，不能步履之意。

【中医源流】

《黄帝内经》阐述了痿病的病因病机、病证分类及治疗大法。《素问・痿论》指出本病的主要病机为"肺热叶焦"，肺燥不能输精于五脏，而致五体失养，发为痿病，还将痿病分为皮、脉、筋、骨、肉五痿。在发病原因上，《素问・痿论》指出了"热伤五脏""思想无穷""焦虑太过""有渐于湿""远行劳倦""入房太甚"等。《素问・生气通天论》有"因于湿，首如裹，湿热不攘，大筋緛短，小筋弛长，緛短为拘，弛长为痿"的描述，认为湿热也是痿病成因之一。

汉唐时期将"痿"列入风门，较少进行专题论述。直到金元时期，张从正在《儒门事亲・指风痹痿厥近世差玄说》对"风、痹、痿、厥"予以鉴别，强调"痿病无寒"。张从正认为"夫四末之疾，动而或痉者为风；不仁或痛者为痹；弱而不用者为痿；逆而寒热者为厥，此其状未尝同也"，寥寥数语，对风、痹、痿、厥四者的辨析甚为精辟。他同时强调火热在发病中的重要性："大抵痿之为病，皆因客热而成……总因肺受火热叶焦之故，相传于四脏，痿病成矣。"宋代陈无择在《三因极一病证方论・五痿叙论》明确指出"痿躄证属内脏气不足之所为也"，认为脏气不足是发病的关键，与西医学认识相吻合。明代《景岳全书・痿病》认为"元气败伤则精虚不能灌溉，血虚不能营养者，亦不少矣。若概从火论，则恐真阳亏败"，指出痿病非皆属火证。清代邹滋九在《临证指南医案・痿》按语中，将痿病病机概括为"肝肾肺胃四经之病"，说明脏腑气血津精不足是痿病致病的直接因素。此外，《丹溪心法》及《类证治裁》补充了瘀血致痿的论点。《丹溪心法・痿》曰："痿证断不可作风治，而用风药。有湿热、湿痰、气虚、血虚、瘀血。"治疗上，《素问・痿论》提出"治痿独取阳明"，成为指导临床治疗痿病的重要原则。朱丹溪提出了"泻南方，补北方"的治疗原则，并创名方"虎潜丸"。《医林改错》以气虚血瘀论治，张景岳则认为"当酌寒热之浅深，审虚实之缓急，以施治疗"(《景岳全书・痿》)。

根据本病的临床表现，西医学的神经系统疾病，如多发性神经炎、急性非特异性脊髓炎(简称"急性脊髓炎")、重症肌无力、周期性麻痹、运动神经元病及中枢神经系统感染并发软瘫后遗症等，表现为肢体符合本病证候特征者，均可参照本病辨证论治。

【病因病机】

痿病形成的原因颇为复杂，外感湿热、温毒、情志内伤、饮食劳倦、药毒所伤、先天不足、久病房劳、跌打损伤等，均可致使五脏受损，精津不足，气血亏耗，肌肉筋脉失养而发为痿病。病位虽在肌肉、筋脉，但关乎多脏，尤以肝、肾、肺、脾、胃最为密切，因肝藏血主筋，肾藏精生髓，津生于脾胃，输布于肺。其病机关键为内脏虚损，精血津液亏虚，肌肉筋脉失养。病机性质有虚有实，临床以热证、虚证和虚实夹杂者为多。

1. 感受温毒　外感温热毒邪，上犯于肺，或病后邪热未尽，皆令内热燔灼，耗灼肺津，津伤失布，五脏失濡，五体失养而痿弱不用。此即《素问·痿论》“五脏因肺热叶焦，发为痿躄”之谓也。

2. 湿热浸淫　久处湿地或涉水冒雨，感受湿邪，积渐不去，郁遏生热；或湿热内生，湿热浸淫经脉，气血营运受阻，筋脉肌肉失养而成痿病。《张氏医通·痿》有云：“痿病……大都起于阳明湿热，内蕴不清，则肺受热乘而日槁，脾受湿淫而日溢，遂成上枯下湿之候。”

3. 脾胃虚弱　素体脾胃虚弱，或饮食不节，或药毒所伤，或思虑劳倦，或久病中气受损，脾胃受纳、运化、输布水谷精微的功能失常，气血津液生化乏源，不能濡养五脏、四肢、筋脉、肌肉，发为痿病。

4. 肝肾亏损　先天禀赋不足，或房劳过度，劳役太过伤肾，或久病损肾，或情志失调，耗损阴精，肾水亏虚，精血虚耗，筋脉肌肉失养，肢体痿弱不用。此外，亦可因肺燥、脾虚、湿热久羁转化而致，由于真脏亏损，病多沉重深痼。

5. 痰瘀阻络　外伤跌仆，瘀血阻络；或久病入络，聚成痰，痰瘀互结；或脾虚不运，痰湿内生，经络不通，血行不畅，痰瘀互结，阻滞经脉，肢体筋脉失于气血荣养而成痿病。

【中医诊断】

(1) 肢体筋脉弛缓，下肢或上肢，一侧或双侧，痿软无力，甚至瘫痪，或伴肌肉萎缩。

(2) 由于肌肉痿软无力，严重者可见排尿障碍、呼吸困难、吞咽无力等。

(3) 部分患者发病前有外感温热病史，或有久居湿地或涉水淋雨史，或有药物史、家族史，起病方式隐匿或突然发病。

【鉴别诊断】

1. 痹病　痹病后期，由于肢体关节疼痛，不能活动，长期废而失用，以致肌肉松弛萎缩，类似痿病。但痿病肢体关节一般不痛，痹病以肢体关节疼痛、僵硬、肿大、变形为特征。其鉴别要点首先在于痛与不痛；其次为是否存在肢体的活动障碍，痹病是因痛而影响活动，痿病是无力运动；其病因病机、治法也各不相同。

2. 偏枯　亦称半身不遂，是中风症状，中风后半身不遂日久不能恢复者，亦可见肌肉瘦削，常伴有语言謇涩、口眼㖞斜，久则患肢肌肉枯瘦。痿病起病缓慢，无神志障碍，以四肢痿弱不用为主，两者临床不难鉴别。

【辨证论治】

1. 辨病位　有在肺、脾胃、肝肾之不同。凡痿病初起，症见发热、咳嗽、咽痛，或热病后出现肢体痿弱不用者，病位在肺。凡四肢痿软，伴腹胀便溏，食少乏力，病位在脾胃。凡见下肢痿软无力，甚则不能站立，兼见头晕耳鸣、腰脊酸软者则病在肝肾。

2. 辨标本虚实　因外感温热湿毒或外伤者，多起病急，病情发展快，肌肉萎缩不明显，属实证。热邪最易耗津伤正，故疾病早期就常见虚实错杂；内伤积损，久病不愈，则见肝肾阴虚和脾胃虚弱，多属虚证，起病缓慢或隐匿，病程较长，肌肉萎缩明显，但又常兼夹郁热、湿热、痰浊、瘀血，而虚实夹杂。

【治则与治疗】

治疗痿病应以重视调理脾胃，补益肝肾，育阴清热，不妄用风药为基本原则。虚证宜补虚扶正为主，肝肾亏虚者，宜滋养肝肾；脾胃虚弱者，宜益气健脾。实证宜祛邪和络，肺热伤津者，宜清热润燥；湿热浸淫者，宜清热利湿；瘀阻脉络者，宜活血化瘀。虚实夹杂者，视其所夹之不同，当兼顾之。《黄帝内经》所云“治痿独取阳明”，一则重视补益脾胃；二则清化阳明湿热。所谓“独取”，乃重视之意，非“唯独”之法，临床应重视调理脾胃，但亦不能拘泥于此，仍需辨证论治。

1. 肺热津伤

[主症] 病起发热，或热退后突然出现肢体软

弱无力，咽干，咳呛少痰。

[兼次症] 皮肤干燥，心烦口渴，小便黄赤，大便干燥。

[舌脉] 舌质红，苔黄，脉细数。

[分析] 温热毒邪犯肺，肺热叶焦，精津不布，筋脉肌肤失养，故肢体软弱无力，皮肤干燥；肺热津耗，肺失润降，故咳呛少痰；热盛伤津，故心烦口渴，溲短便燥；舌质红，苔黄，脉细数为热盛伤津之象。

[治法] 清热润肺，养阴生津。

[方药] 清燥救肺汤加减。方中北沙参、西洋参、麦冬、生甘草养阴生津润燥；阿胶、胡麻仁养阴血以润燥；生石膏、桑叶、苦杏仁、炙枇杷叶清热宣肺。若热蒸气分，高热未退，口渴、汗多者，重用生石膏，并加金银花、连翘、知母清气分热；呛咳少痰者，加川贝母、瓜蒌、芦根清热润肺，化痰止咳。若身热渐退，兼见食欲减退，口燥咽干者，证属肺胃阴伤，宜用益胃汤加薏苡仁、山药、石斛之类益胃生津。

2. 湿热浸淫

[主症] 逐渐出现肢体困重，痿软无力，以下肢为甚，尿短赤涩。

[兼次症] 肢体麻木、微肿，扪及微热，喜凉恶热，或发热，胸闷脘痞。

[舌脉] 舌质红，苔黄腻，脉濡数或滑数。

[分析] 湿热浸淫筋脉，壅遏经脉，筋脉失养，故肢体痿软无力；湿性重浊，下先受之，故以下肢为常见；湿热浸渍肌肉，故见肢体困重或微肿；湿热蕴蒸肌肤，气血运行不畅，则肌肤麻木，扪及微热喜凉，或发热；湿热阻滞气机，故胸闷脘痞；湿热下注，则尿短赤涩；舌质红，苔黄腻，脉濡数或滑数为湿热内蕴之征。

[治法] 清热利湿，通利经脉。

[方药] 加味二妙散加减。方中苍术、黄柏清热燥湿；萆薢、防己、薏苡仁渗湿分利；蚕砂、木瓜、牛膝利湿，通经活络；龟甲滋阴益肾强骨。若湿邪偏盛，伴胸脘痞闷，肢重且肿者，可加厚朴、砂仁、土茯苓、枳壳健脾理气化湿；暑湿明显者，酌加藿香、佩兰芳香化浊，健脾除湿；若热邪偏盛，身热肢重，尿黄赤涩，加蒲公英、忍冬藤、连翘、苦参清热解毒利湿。湿热久羁，肾阴亏损，见形体消瘦，下肢有热感，心烦口干，舌红少苔，脉细数者，上方去苍术加生地黄、麦冬、玄参清养并施；久病入络夹瘀，如肢体麻木，关节活动不利，舌质紫暗，脉细涩，加丹参、桃仁、红花、穿山甲活血通络。

3. 脾胃亏虚

[主症] 肢体痿软无力逐渐加重，肌肉渐见瘦瘦，纳呆便溏，肢倦乏力。

[兼次症] 神疲，面色萎黄无华，少气懒言。

[舌脉] 舌质淡，苔薄白，脉细弱。

[分析] 脾胃虚弱，气血生化乏源，筋脉失荣，故肢体痿软，逐渐加重，肌肉痿瘦；脾失健运，则纳呆便溏；脾虚水湿不化，故面浮不华，舌淡苔白；肢倦乏力，少气懒言，舌质淡，脉细弱皆因脾胃虚弱、气血不足所致。

[治法] 补中益气，健脾升清。

[方药] 补中益气汤加减。方中黄芪、人参、白术益气健脾；当归养血和血；陈皮理气和胃，调理脾胃气机；升麻、柴胡升举脾气；甘草调和药性为使药。脾虚兼夹湿热不化，当健脾化湿，土茯苓、苦参、黄柏、薏苡仁健脾祛湿；夹食积者，酌加山楂、神曲、砂仁健脾助运，导其食滞；气血虚甚者，重用黄芪、党参、当归，加山药、黄精、枸杞子补气养血；兼有血瘀，唇舌紫黯，脉兼涩象者，加丹参、红花、川牛膝、地龙活血通络。

4. 肝肾亏损

[主症] 起病缓慢，渐见肢体痿软无力，下肢为甚，腰脊酸软，不能久立，甚则步履全废，腿胫大肉渐脱。

[兼次症] 目眩耳鸣，咽干，遗精或遗尿，或见妇女月经不调。

[舌脉] 舌质红，苔少，脉细数。

[分析] 肝肾亏虚，精血不能濡养筋脉肌肉，故渐成痿病；腰为肾之府，肾主骨生髓，精髓不足，腰脊酸软，久则髓枯筋燥，腿胫大肉消脱，痿废不起；目为肝之窍，耳为肾之窍，发为血之余，肝肾精血亏虚，濡养不足，故见目眩耳鸣，咽干；肾虚封藏固摄失职，故见遗精、遗尿；肝肾亏损，冲任失调，故见月经不调；舌质红，少苔，脉细数

为阴虚内热之象。

［治法］补益肝肾，强壮筋骨。

［方药］虎潜丸加减。方中虎骨(用狗骨代)、牛膝补益肝肾，强筋健骨；芍药、当归养血柔筋；黄柏、知母、熟地黄、龟甲填精补髓，滋阴养血，清肝肾之虚热；陈皮、干姜理气温中健脾，使滋补而不腻，干姜并制黄柏苦寒以防败胃；炙甘草调和诸药为使药。若久病阴损及阳，阴阳两虚者，兼见怕冷，阳痿，小便清长，舌淡，脉沉细无力者，佐用右归丸加减；兼夹湿热、血瘀者，加土茯苓、泽泻、薏苡仁、牛膝、地龙等清热化湿、活血通络；面色无华，心悸气短，舌淡红，脉细弱，脾虚血亏明显者，加黄芪、党参、何首乌、鸡血藤益气养血通络。

5. 痰瘀阻络

［主症］久病体虚，四肢痿弱，甚至瘫痪，肌肤麻木不仁。

［兼次症］肌肉瘦削，或挛缩，或活动时隐痛。

［舌脉］舌痿不能伸缩，或舌暗淡、有瘀斑，苔厚腻，脉细涩。

［分析］跌仆损伤，或久病入络，湿聚成痰，痰瘀阻络，筋脉失养，故肢体麻木，痿软无力；瘀血内阻，故见肌肉活动时隐痛；肌肉失濡，则肌肉瘦削或挛缩；舌痿，舌暗淡或有瘀斑，苔厚腻，脉细涩为虚中夹痰夹瘀之象。

［治法］益气养营，活血行瘀。

［方药］圣愈汤合补阳还五汤加减。圣愈汤益气养血活血，用于气血亏虚，血行滞涩，经脉失养。补阳还五汤重在补气活血通络，用于气虚血瘀证。方中人参、黄芪大补元气；当归、川芎、熟地黄、白芍药养血和血；牛膝、赤芍药、桃仁、红花、地龙活血祛瘀通络。手足麻木、舌苔厚腻者，加橘络、木瓜等增强化痰祛湿之力。若见肌肤甲错，形体消瘦，手足痿弱，为瘀血久留，新血不生，可用圣愈汤送服大黄䗪虫丸，补虚活血，以丸图缓。

【针灸治疗】

1. 基本治疗

［主穴］上肢：肩髃，曲池，合谷，颈胸部夹脊穴。

下肢：髀关，足三里，阳陵泉，三阴交，腰部夹脊穴。

［配穴］肺热伤津配尺泽、肺俞；湿热浸淫配阴陵泉、大椎；脾胃亏虚配太白、中脘；肝肾亏损配肝俞、肾俞。

［操作］毫针刺，按虚补实泻法操作，可沿萎缩肌肉排刺。

2. 其他治疗

(1) 皮肤针法：皮肤针叩刺上述穴位，病变部位腧穴须反复叩刺，以局部微热或充血为度。隔日 1 次。

(2) 电针法：在瘫痪肌肉处选取穴位，针刺得气后加脉冲电刺激，采用断续波，以患者能耐受为度。

(3) 穴位注射法：用维生素 B_1(或维生素 B_2，或维生素 B_{12})注射液注射于上述穴位，每次取 2～4 穴，每穴注射 0.5～1 ml，每 2 d 1 次。

第二节 西医学概述

中医所论述的痿症，以肢体筋脉弛缓、软弱无力、不能随意运动或伴有肌肉萎缩为主要特征，神经系统疾病中的重症肌无力、肌营养不良症、运动神经元疾病、周期性麻痹、进行性肌营养不良、线粒体肌病及线粒体脑肌病、腓骨肌萎缩症(CMT)、偏侧萎缩症等具此特征。另外吉兰-巴雷综合征、脊髓炎、视神经脊髓炎(NMO)、多发性硬化等疾病的临床表现中肌无力常为主要症状，本节一并论述。

重症肌无力

【西医学定义】

重症肌无力是由乙酰胆碱受体(AChR)抗体介导，补体参与，具有细胞免疫依赖性，累及突触后膜上的乙酰胆碱受体导致神经肌肉接头(neuromuscular junctions，NMJ)处传递障碍的一种自身免疫病。主要临床表现是波动性肌无力，经休息或用胆碱酯酶抑制剂后可缓解，活动后则加重，晨轻暮重。

【病理生理】

目前 MG 被认为是最经典的自身免疫病，MG 特异性靶位是神经肌肉接头突触后膜的 AchR，抗体为 AchR 抗体，免疫应答为 AchR 致敏的 T 细胞和分泌 AchR 抗体的 B 细胞。病理改变：骨骼肌肉眼观察早期无明显改变，晚期有肌肉萎缩。镜下可见肌纤维灶性坏死，肌纤维间各小血管周围可见淋巴细胞浸润，称为“淋巴溢”。心肌也可有类似改变。胸腺则有胸腺淋巴滤泡增生，生发中心增多，部分患者合并有胸腺瘤。

研究认为本病是多因素的结果。主要涉及自身免疫反应、突触后膜乙酰胆碱受体的病损等方面。

1. *自身免疫反应学说* 胸腺内异常肌样细胞可产生乙酰胆碱受体抗体（AchR - Ab），由于免疫反应而发病，抗体的产生与其他免疫病相似，可能有持续存在的病毒感染。此外，MG 的患者常合并其他自身免疫病，如甲状腺功能亢进，其他甲状腺病、系统性红斑狼疮（SLE）、类风湿关节炎等。因此认为 MG 是自身免疫反应性疾病。

2. *突触后膜乙酰胆碱受体病损学说* 实验研究表明突触后膜 AchR 数量减少、密度降低，突触后膜崩解破坏。实验动物 NMJ 处免疫组织化学检查，发现 AchR - Ab 均集中于 NMJ 突触后膜的 AchR 上，并与补体形成免疫复合物，破坏突触后膜 AchR，致使 AchR 减少、变性、敏感性降低导致肌无力。所以 AchR - Ab 是特异地通过 NMJ 处突触后膜上的 AchR 致 MG。80%～90% MG 患者可测到血清 AchR - Ab，这种抗体是特异性抗体，在其他肌无力患者中一般不易测出，因此，对诊断本病有特征性意义。此外，还可查到血清抗肌、抗核、抗甲状腺、抗胸腺等抗体和类风湿因子等。

3. *内分泌学说* 临床上还发现 MG 患者的临床症状与内分泌的改变有一定的关系。如女性在月经期病情会加重，闭经和妊娠时症状减轻，分娩或产后症状又加重。这可能与女性激素促卵泡激素促进 Ach 的合成有关，孕二酮类女性激素对某些 MG 患者治疗有效，2.1%～18%的患者合并有甲状腺功能亢进，这些现象都说明 MG 与内分泌失调有一定的关系。

4. *遗传学说* 自身免疫病多发生在遗传的基础上，先天遗传性因素决定某一个体的胸腺易被某些病毒所感染，被感染的胸腺上皮细胞变成上皮样肌样细胞，其细胞表面出现新的抗原决定簇与 NMJ 处突触后膜 AchR 相似，于是启动了对 AchR 的自身免疫。

【临床表现】

从新生儿到老年人均可患病，国外文献报道 10 岁以前首次发病者不到 10%，女性 20～30 岁、男性 50～60 岁为发病高峰。

1. *MG 的肌无力特点* MG 患者的核心临床表现为肌无力。可累及全身所有骨骼肌，其显著特点是每日波动性，即晨轻暮重，或休息后减轻而活动后加重等波动性症状。最易受累的肌肉为上睑提肌和眼外肌（约占 70%），表现为眼肌无力、眼睑下垂、复视、斜视等，5%～10%的患者以咽喉肌无力起病，变性为声音嘶哑、说话带鼻音、吞咽困难等，约 50%的患者有面肌受累，表现为苦笑面容，双眼不能闭合，露齿、鼓腮受限，约 10%患者咀嚼肌受累，表现为咀嚼时容易疲劳，吃不下硬物，约有 40%患者累及颈部肌肉，表现为抬头困难，平卧时头不能抬离床面，另有 40%患者有肢体肌肉无力，常以近端为主，也可四肢同时受累，若呼吸肌受累往往会导致严重后果，出现呼吸困难时称为“MG 危象”，出现危象的患者约占 6%。

2. *MG 的伴发疾病* MG 患者可合并胸腺瘤和胸腺增生以及其他与自身免疫有关的疾病，如甲状腺功能亢进、甲状腺功能低下、系统性红斑狼疮、多发性肌炎、视神经脊髓炎、多发性硬化和类风湿关节炎等。临床除肌无力外，尚有上述疾病的相关症状。

3. *危象* 危象是指在 MG 患者的病程中突然发生的病情急剧恶化，呼吸困难，危及生命的危重现象。常见有 3 种类型：因胆碱酯酶抑制剂不足导致的肌无力危象，胆碱酯酶抑制剂过量导致的胆碱能危象以及不明原因的反拗性危象。

（1）肌无力危象：多由于疾病本身发展导致

胆碱酯酶抑制剂不足引起，也可因治疗过程中胆碱酯酶抑制剂用量不足导致。患者表现为肌无力症状突然加重，咽喉肌和呼吸肌极度无力，不能吞咽，呼吸困难，患者此时烦躁不安，大汗淋漓，直至出现窒息、口唇发绀等缺氧症状。

（2）胆碱能危象：见于服用胆碱酯酶抑制剂过量的患者。患者表现出恶心、呕吐、腹痛、腹泻、流泪、多汗、口腔分泌物增多等明显的胆碱酯酶抑制剂的副作用，患者神情激动，焦虑不安。

（3）反拗性危象：因 MG 患者突然对抗胆碱酯酶药物产生耐药，出现了严重的呼吸困难，通常无胆碱能副作用症状。

【临床分型】

目前广泛接受 Osserman 分型方法，便于临床分层治疗和预后判断。

1. Ⅰ型　眼肌型（15%～20%），仅眼肌受累。此型较良性，但对药物治疗的敏感性较差。

2. Ⅱa 型　轻度全身型（30%），进展缓慢，无危象，可合并眼肌受累，对药物敏感。

3. Ⅱb 型　中度全身型（25%），骨骼肌和延髓部肌肉严重受累，但无危象，药物敏感性欠佳。

4. Ⅲ型　重症急进型（15%），症状危重，进展迅速，在数周至数月内达到高峰，有呼吸危象，药效差，胸腺瘤高发，常需做气管切开或借助呼吸机进行辅助呼吸，死亡率高。

5. Ⅳ型　迟发重症型（10%），症状同Ⅲ型，但从上述Ⅰ型发展为Ⅱa、Ⅱb 型，经 2 年以上的进展期逐渐发展而来。

此外，MG 母亲的新生儿 15%可有出生后一过性肌无力症状，称为新生儿型重症肌无力，主要临床表现为吸奶困难、哭声无力、四肢活动减少、全身肌张力降低，多在 6 周内自然减轻、痊愈。

【辅助检查】

1. 影像学检查　胸腺 CT 和 MRI 可发现胸腺增生或胸腺瘤，必要时应行强化扫描进一步明确。

2. 血、脑脊液化验检查　AChR 抗体滴度的检测对重症肌无力的诊断具有特征性意义。85%以上全身型重症肌无力患者的血清中 AChR 抗体浓度明显升高，但眼肌型患者的 AChR 抗体升高可不明显。小部分重症肌无力患者有甲状腺功能亢进，表现为 T_3、T_4 升高。脑脊液化验正常。

3. 神经电生理检查　在停用新斯的明 17 h 后进行重复神经电刺激（repeating nerve electric stimulation，RNES）检查为常用的具有确诊价值的检查方法。以低频（3～5 Hz）和高频（10 Hz 以上）重复刺激尺神经、正中神经和副神经等运动神经。MG 典型改变为动作电位波幅第 5 波比第 1 波在低频刺激时递减 10%以上或高频刺激时递减 30%以上。90%的重症肌无力患者低频刺激时为阳性。

4. 疲劳试验　正常人的肌肉持续性收缩时也会出现疲劳，但 MG 患者常过早出现疲劳，称作病态疲劳。

5. 新斯的明试验　可使用甲基硫酸新斯的明肌内注射，注射前和注射后 30 min 分别根据疲劳试验，将前后两次结构进行对比，如有一项或一项以上明显改善，即为阳性。为对抗新斯的明的心动过缓、腹痛、腹泻、呕吐等副作用，试验之前可先肌内注射阿托品 0.5～1 mg。哮喘患者禁用。

6. 其他检查　部分患者抗核抗体和甲状腺抗体阳性。

【诊断】

MG 临床诊断主要依据具有病态疲劳性和每日波动性的肌无力表现。

（1）眼肌、延髓支配肌肉、呼吸肌、全身肌肉极易疲劳，肌无力表现为“晨轻暮重”的波动现象。

（2）骨骼肌疲劳试验阳性。检查方法为嘱患者持续上视出现上睑下垂或两臂持续平举后出现上臂下垂，休息后恢复则为阳性。

（3）抗胆碱酯酶药物试验：新斯的明0.5～1.0 mg肌内注射，20 min 后肌无力症状明显减轻者为阳性。可同时注射阿托品 0.5 mg 以对抗新斯的明的毒蕈碱样反应（瞳孔缩小、心动过缓、流涎、多汗、腹痛、腹泻和呕吐等）；腾喜龙试验，静注依酚氯铵 2 mg，观察 20 s，如无出汗、唾液增多、心率加快等副作用，再给 8 mg，1 min 内症状明显好转为阳性，持续 10 min 后又恢复原状。

(4) 重复电刺激受累肌肉的运动神经，低频刺激(1～10 Hz，通常用 3 Hz)或高频刺激(10 Hz 以上)，肌肉动作电位幅度很快递减 10%以上为阳性。

(5) 血清乙酰胆碱受体抗体阳性。

(6) 根据临床资料和免疫学检查排除其他自身免疫病。

【鉴别诊断】

1. *Lambert-Eaton 肌无力综合征* 本病是一组自身免疫病，多见于小细胞肺癌或其他恶性肿瘤，可引起自身免疫反应。其自身抗体直接作用于周围神经末梢突触前膜的钙离子通道导致肌无力。临床表现为四肢近端肌无力，需与重症肌无力鉴别。此病患者虽然活动后即感疲劳，但短暂用力收缩后肌力反而增强，而持续收缩后又呈疲劳状态，脑神经支配的肌肉很少受累。肌电图行神经重复电刺激有特异性反应，其结果与 MG 表现正相反。高频(10 Hz 以上)重复刺激常可出现电位波幅递增 1 倍以上，具有诊断意义。血清乙酰胆碱受体抗体水平不增高，对抗胆碱酯酶药物的反应不明显，而用盐酸胍治疗有效。该综合征可以在恶性肿瘤出现后表现出来，也可在原发肿瘤出现前数年先出现。

2. *多发性肌炎* 表现为对称性四肢近端肌无力，伴肌肉压痛，症状无波动，病情逐渐进展，实验室检查血清肌酶明显增高，肌电图上见自发性纤颤电位和正相尖波，肌肉活组织检查见肌纤维变性、坏死、再生，炎症细胞浸润，血管内皮细胞增生等。新斯的明试验阴性，抗胆碱酯酶药治疗无效。

3. *延髓麻痹* 由延髓发出的颅神经受损而出现咽喉肌无力表现，但多伴有其他神经缺损症状，如吞咽困难，病情无波动特征，疲劳试验和新斯的明试验阴性，抗胆碱酯酶药治疗无效。

4. *肌营养不良症* 本病是由于遗传因素引起的肌肉变性疾病，多隐匿起病，临床以进行性的肌肉萎缩无力为主要表现，血肌酶明显升高，新斯的明试验阴性，抗胆碱酯酶药治疗无效。

5. *肉毒杆菌中毒* 误食肉毒杆菌污染的食物后，肉毒杆菌作用在突触前膜阻碍了神经肌肉接头的传递功能，可出现全身无力，甚至呼吸肌瘫痪，酷似重症肌无力危象。但患者有食物中毒的病史，常有多人同时中毒。新斯的明试验或腾喜龙试验阴性对本病有重要的诊断价值。

6. *药物性肌无力* 影响神经肌肉接头传递功能的药物，如某些抗生素(如新霉素、链霉素、多黏菌素)、青霉胺、奎宁等，主要根据用药史鉴别。

【西医治疗】

MG 的治疗可以分为两部分，一是对症支持治疗，不针对病因，仅用于暂时改善肌无力症状；二是针对 MG 生理病理机制的几种不同环节进行干预治疗。

1. *一般治疗* 胆碱酯酶抑制剂可通过抑制胆碱酯酶的活性达到增加突触间隙乙酰胆碱的含量，能暂时改善患者肌无力症状，维持基本生命活动，争取时间进行进一步病因治疗。只有当肌无力影响患者的生活质量，出现明显的四肢无力、吞咽和呼吸困难时方考虑使用胆碱酯酶抑制剂。应从小剂量开始，逐步加量，以能维持日常起居为宜。常用的有溴化新斯的明、溴吡斯的明、安贝氯铵等。溴化新斯的明 15～30 mg，口服，每日 3～4 次(服药次数、剂量、时间应根据病情而定)。溴吡斯的明 60～120 mg，口服，每日 3～4 次(作用时间较溴化新斯的明长，可维持 6～8 h，且副作用较轻)。安贝氯铵 5～10 mg，口服，每日 3～4 次(药效较强，为新斯的明的 2～4 倍，可维持 6～8 h，副作用较轻)。

2. *病因治疗* 包括药物治疗、放射治疗和手术治疗。

(1) 肾上腺皮质激素：适用于各种类型的 MG，目前公认有效的常规疗法，肾上腺皮质激素可抑制自身免疫反应，减少 AChR 抗体的生成及促使运动终板再生和修复，改善神经肌肉接头的传递功能。它还用于胸腺切除手术前的诱导缓解治疗以及配合血浆交换(PE)或大剂量免疫球蛋白冲击治疗同时使用。激素疗法要掌握足量、足够疗程、缓慢减量和适当维持剂量的治疗原则。① 冲击疗法。适用于住院危重病例、已用气管插管或呼吸机者，激素剂量逐渐递减，俗称“下楼法”。甲泼尼龙 1 000 mg，静脉滴注，每日 1 次，连用 3～5 d 后改为泼尼松片 60 mg，口服，每日 1 次，连续服用 4～6 周(以临床症状改善参照)，之后逐渐减量，具体方案可参照开始减 5 mg，服 1 周；再减 5 mg，服 2 周；再减 5 mg，服 3 周，以此类推，至 30 mg，每日 1 次时，每次减量 2.5 mg，直至 10～15 mg，每日 1 次的维持量。大剂量肾上腺皮质激素治疗初期可使病情加重，甚至出现危象，应予注意。② 小剂量递增法。从小剂量开始，隔日增加剂量的方法，俗称“上楼法”。该法病情改善速度减慢，最大疗效常见于用药后 5 个月，使病情加重的概率较小，但病情恶化的日期可能推迟，使医师和患者的警惕性削弱。起始泼尼松片 20 mg，口服，每日 1 次，每 2～3 d 增加 5 mg，一直增加至 50～60 mg，每日 1 次，待症状稳定改善 4～5 d 后，逐渐减量至隔日 5～15 mg，维持数年。长期应用激素者应注意激素的不良反应，如胃溃疡出血、血糖升高、库欣综合征、股骨头坏死、骨质疏松等，注意对症处理。

(2) 免疫抑制剂：适用于对肾上腺糖皮质激素疗效不佳或不能耐受，胸腺切除术疗效不佳，肾上腺皮质激素减量即复发，或因有高血压、糖尿病、溃疡病而不能用肾上腺糖皮质激素者。应注意药物不良反应，如周围血白细胞、血小板减少，脱发，胃肠道反应，出血性膀胱炎，肝、肾功能受损等。环磷酰胺 50 mg，口服，每日 2～3 次；硫唑嘌呤 25～100 mg，口服，每日 2 次；环孢素 6 mg/(kg · d)，口服，1 个疗程为 12 个月(不良反应有肾小球局部缺血坏死、恶心、心悸等)。

(3) 大剂量静脉注射免疫球蛋白(intravenous immunoglobulin, IVIg)：外源性 IgG 可以干扰 AChR 抗体与 AChR 的结合从而保护 AChR 不被抗体阻断，作为辅助治疗缓解病情。人免疫球蛋白 0.4 g/(kg · d)，静脉滴注，5～7 d 为 1 个疗程。

(4) 血浆置换：通过正常人血浆或血浆代用品置换患者血浆，能清除 MG 患者血浆中 AChR 抗体、补体及免疫复合物。每次交换量为 2 000 ml左右，每周 1～3 次，连用 3～8 次。起效快，但疗效持续时间短，仅维持 1 周至 2 个月，随抗体水平增高而症状复发且不良反应大，仅适用于危象和难治性重症肌无力。

(5) 胸腺切除：是治疗 MG 最根本的方法。尤其适用于伴有胸腺肥大和高 AchR－Ab 效价者；伴胸腺瘤的各型 MG；年轻女性全身型 MG，对抗胆碱酯酶药物治疗反应不满意者。5 岁以前的儿童因考虑到胸腺在生长和发育过程中的生理作用，一般不采用手术治疗，65 岁以上老年人考虑到对手术的耐受性比较差，也谨慎选择胸腺切除治疗。胸腺切除的疗效多在术后几个月才能显现，并随着时间的延长逐年增高，其 3 年缓解率达 65%，6 年达 80%，若手术前后并用激素疗法，术后 3 年的缓解率可达 100%。

(6) 放射治疗：对老年患者，或有严重并发症而不宜进行胸腺摘除术者可行深部放射治疗，如应用 ^{60}Co 放射胸腺部位，可达到胸腺摘除的疗效。但由于副作用较大，故已基本不用于重症肌无力的治疗。

3. *MG 危象的处理* MG 危象一旦发生，病情十分凶险，危及生命，若出现严重的呼吸困难，应立即行经口气管插管或气管切开，使用呼吸机辅助呼吸。危象抢救成功的关键是严格执行气管切开护理常规，做到无菌操作，雾化吸入，勤吸痰，保持呼吸道通畅，预防肺不张和肺部感染等并发症。肌无力危象应加大抗胆碱酯酶药物用量；胆碱能危象应停用抗胆碱酯酶药物。不管哪种危象均可在保证生命体征得以维持的前提下采用上述血浆置换、大剂量静脉注射免疫球蛋白、激素冲击等疗法。

运动神经元病

【西医学定义】

MND 是一系列以上、下运动神经元病变为突出表现的慢性进行性神经系统变性疾病。表现为肌无力、肌萎缩和锥体束征的不同组合，感觉和括约肌功能一般不受影响。它是一组病因未明，选择性侵犯脊髓前角细胞、脑干运动神经元、皮质锥体细胞和锥体束的慢性进行性变性疾病。

【病理生理】

运动神经元病可见大脑皮质运动区锥体细胞、脑干后组运动神经核及脊髓前角细胞变性、数目减少。颈髓前角细胞变性最显著，是最常并早期受累的部位。尚存的变性细胞深染固缩，胞质内可见脂褐质沉积，并有星形胶质细胞增生。脊髓前根和脑干运动神经根轴突可发生变性和继发性脱髓鞘，可见轴突侧支芽生。皮质脊髓束和皮质延髓束弥漫性变性，锥体束变性最早发生在脊髓下部，并逐渐向上发展。然而其病因迄今未明，可能与下列因素有关。

1. 遗传因素　5%～10%肌萎缩侧索硬化(ALS)患者有遗传性，称为家族性肌萎缩侧索硬化(family amyotrophic lateral sclerosis，FALS)，家族性成年型ALS属常染色体显性遗传，青年型则为常染色体显性或隐性遗传；目前已将FALS基因定位于21号染色体长臂基因内(21q22.1～22.2)。但大多数MND是散发性的，未见与遗传有关。

2. 中毒因素　由于神经元去极化时间延长或过度去极化导致兴奋性氨基酸谷氨酸的毒性作用，造成细胞溶解，被认为是诱发ALS的原因之一。植物毒素如木薯中毒，微量元素缺乏或堆积，摄入过多的铜、铝、锰、硅等元素可能与发病有关；神经营养因子减少也可能有致病作用。

3. 免疫因素　尽管从MND患者血清中曾检出多种抗体和免疫复合物，如IgG抗体、IgM抗体、抗甲状腺原抗体、GM1抗体和L型钙通道蛋白抗体等，但尚无证据表明这些抗体和免疫复合物能选择性以运动神经元为靶细胞，其为致病的原因，还是继发性改变还难以确定。目前认为MND不属于神经系统自身免疫病。

4. 慢性病毒感染及恶性肿瘤　有人推测MND与脊髓灰质炎病毒或脊髓灰质炎样病毒的慢性感染有关。但ALS患者CSF、血清及神经组织均未发现病毒或相关抗原及抗体。有些MND患者并发恶性肿瘤，部分患者肿瘤治疗好转时MND症状亦有缓解，但机制不清。

5. 氧化应激　一些有铜(锌)超氧化物歧化酶基因突变的家族遗传性肌萎缩侧索硬化患者病情进展非常迅速，提示运动神经元易受自由基的损害。

【临床表现】

由于损害部位的不同，运动神经元病临床表现可为肌无力与肌萎缩及椎体束征的不同组合。本病通常分为四型。

1. ALS　脊髓前角细胞、脑干运动神经核及锥体束受累，表现为上、下运动神经元损害同时并存的特征。本型为最常见的类型，男性多于女性，多在40岁以后发病；首发症状常为手指运动不灵活和力弱，随之手部小肌肉如大、小鱼际肌和蚓状肌萎缩，渐向前臂、上臂、肩胛带肌群发展，萎缩肌群出现粗大的肌束颤动；颈膨大前角细胞严重受损害时上肢腱反射减低或消失，双上肢可同时出现或先后相隔数月；与此同时或以后出现下肢痉挛性瘫痪，剪刀样步态，肌张力增高，腱反射亢进和巴宾斯基征等；少数病例从下肢起病，渐延及双上肢；延髓麻痹通常晚期出现；可有主观感觉异常如麻木感、痛感等，无客观感觉异常；病程持续进展，最终因呼吸肌麻痹或并发呼吸道感染死亡；本病生存期短者数月，长者10余年，平均3～5年。

2. 进行性脊髓性肌萎缩(progressive spinal muscular atrophy，PSMA)　运动神经元变性仅限于脊髓前角细胞。表现为下运动神经元损害的症状和体征。本型发病年龄稍早于ALS，男性多见，多在30岁左右；表现为肌无力、肌萎缩和肌束颤动等下运动神经元受损症状体征；隐袭起病，首发症状常为一手或双手小肌肉萎缩、无力，逐渐累及前臂、上臂及肩胛带肌肉；少见有从下肢萎缩开始者，远端萎缩明显，肌张力及腱反射减低，无感觉障碍，括约肌功能不受累；累及延髓出现延髓麻痹者存活时间短，多在1～2年内死于肺部感染。

3. 进行性延髓麻痹(progressive bulbar palsy，PBP)　病变主要侵及脑桥和延髓运动神经核。本型少见，发病年龄较晚，多中年以后起病，主要表现为构音不清、饮水呛咳、吞咽困难和咀嚼无力，舌肌萎缩明显，伴肌束震颤，咽反射消失;皮质延髓束受损出现下颌反射亢进,后期伴有强哭强笑,表现为真性与假性球麻痹并存。本型进展较快,预后不良,多在1～3年死于呼吸肌麻痹和肺部感染。

4. 原发性侧索硬化(primary lateral sclerosis, PLS) 选择性地损害锥体束。本型临床罕见,中年或更晚起病,起病隐袭,多为缓慢进行性病程,可存活较长时间。首发症状为双下肢对称性强直性无力,痉挛步态,进展缓慢,渐及双上肢,四肢肌张力增高、腱反射亢进、病理征阳性,下肢明显;无肌萎缩,感觉正常;皮质延髓束变性可出现假性球麻痹,伴情绪不稳、强哭强笑。

【辅助检查】

1. 实验室常规检查 一般血尿常规、生化检查、血清肌酸激酶(CK)活性、脑脊液检查多无异常。

2. 肌电图检查 呈典型神经原性改变,主动收缩时运动单位时限增加,有时可见束颤或纤颤电位,神经传导速度正常。

3. 肌肉活检 神经源性肌萎缩的病理改变有助于诊断,但特异性不强,晚期在光镜下与肌源性萎缩不易鉴别。

4. 头颅MRI 部分病例显示受累脊髓和脑干萎缩变小。

5. 脑电图、CT、躯体感觉诱发电位(SEP)及BAEP 检查多无异常。

【诊断】

根据中年以后隐袭起病,慢性进行性加重,表现为上、下运动神经元同时受累,远端肌无力、肌萎缩、肌束震颤,伴腱反射亢进(或减退)、病理征等,无感觉障碍,典型神经源性肌电图改变,一般可做出临床诊断。

【鉴别诊断】

运动神经元病需与其他以上运动神经元伴或不伴运动神经元病变为主要症状的疾病鉴别。

1. 颈椎病脊髓型 由于颈椎骨质增生和椎间盘退行性病变导致脊髓压迫性损伤。发病年龄与MND相似,病程也呈慢性进行性,临床表现相近,两者的鉴别有时较为困难。但颈椎病肌萎缩局限于上肢,常伴有感觉减退,可有括约肌功能障碍,肌束震颤少见,一般无脑干症状。ALS胸锁乳突肌肌电图阳性率可达94%,有助于鉴别。

2. 脊髓性肌萎缩(spinal muscular atrophy, SMA) 这是一种神经系统常染色体隐性遗传病,主要的致病基因已被克隆,命名为运动神经元生存(survival motor neuron, SMN)基因。病变只累及下运动神经元,以脊髓前角细胞为主,易误诊为进行性脊髓性肌萎缩。但SMA肌无力和肌萎缩从四肢近端开始,根据起病年龄又可分为婴儿型、青少年型和成年型,除婴儿型进展较快外,青少年型和成年型进展缓慢,可存活20年以上。

3. 脊髓空洞症 可有双手小肌肉萎缩、肌束震颤、锥体束征和延髓麻痹,但临床进展极慢,常合并其他畸形,有节段性分离性痛温觉缺失,MRI可见空洞形成。

4. 颈段脊髓肿瘤 可有上肢肌萎缩和四肢腱反射亢进,双侧病理征反射阳性。但一般无肌束颤动,常有神经根痛和传导束性感觉障碍。腰椎穿刺可发现椎管阻塞,脑脊液蛋白质含量增高,椎管内造影、MRI或CT提示椎管内占位病变有助于诊断。

5. 良性肌束颤动 正常人有时可出现粗大的肌束颤动,但无肌力和肌萎缩,肌电图结果无异常。

6. 上肢周围神经损伤 可有上肢的肌无力和肌萎缩,但多为一侧性,且有感觉障碍,两者可相鉴别。

【西医治疗】

目前对本组疾病尚无特效治疗方法。主要是病因治疗、对症治疗和各种非药物支持治疗。

1. 对症治疗 加强患者营养支持治疗,吞咽困难者必要时应给予鼻饲或经皮胃造瘘术以保证营养,防止呛咳。晚期患者应加强护理,防止误吸、防止感染及适当的抗生素抗感染治疗,正确处理患者心理反应等。亦可用针灸、按摩、理疗及被动运动等改善肢体状况,防止关节固定和肢体挛缩。

2. 药物治疗 利鲁唑50 mg,口服,每日2

次，适用于轻中症患者，但价格昂贵。半数治疗病例可出现不良反应，如无力、腹痛、恶心、厌食、嗜睡及氨基转移酶升高等。其他包括应用神经营养因子神经保护治疗、维生素 E 等抗氧化治疗、大剂量免疫球蛋白的免疫治疗及干细胞移植治疗等，但临床疗效尚需进一步的系统研究。

周期性瘫痪

【西医学定义】

周期性麻痹是一组反复发作的、以突发性骨骼肌弛缓性瘫痪为特征的疾病，发作时多伴有血清 K^+ 含量的改变。依血清 K^+ 变化情况，临床上将本病分为三型：低钾型、高钾型和正常血钾型。其中以低钾型最多见。此外还有一组继发性低钾型周期性瘫痪见于甲状腺功能亢进、原发性醛固酮增多症、17α-羟化酶缺乏症和钡剂中毒等引起的低钾血症。

【病理生理】

本病的主要病理变化为电镜下观察可见肌质网终末池和横管的扩张可形成空泡。在发作间期，低钾型和高钾型均可见钠含量的增高和钾含量的降低；在发作期由于水分进入肌细胞可进一步引起钠和钙增加。这些病理改变与瘫痪的发生有很大的关系。在病变晚期可能有肌纤维变性，可能与发病期间持续肌无力有关。

低钾型周期性麻痹（hypokalemic periodic paralysis，HoPP）是一种常染色体显性遗传性钙通道病，在我国以散发者多见。离子通道病（ion channel disease）是由于离子通道功能异常而引起的一组疾病，离子通道病主要包括中枢神经系统通道病和骨骼肌钙通道病两种，HoPP 属于后者，主要侵及神经和肌肉系统，少数可见心脏和肾脏等器官受累。人类周期性麻痹的最常见类型是家族性 HoPP，家系研究证实与染色体 1q31～32 连锁。

正常血钾型和高钾型周期性麻痹属于骨骼肌钠通道病，其致病基因均位于 17q23.1～25.3 的 *SCN4A*（编码骨骼肌钠通道的 α-亚单位），已研究发现此基因有与上述疾病相关的 21 个错义突变。

【临床表现】

1. 低血钾型　于清晨或饱餐后半夜醒时出现四肢无力，下肢重，上肢轻，近端重，远端轻。四肢肌张力低，腱反射减弱或消失；可伴口渴、心慌、肢体酸痛、肿胀、针刺样或蚁走感；极严重者可有呼吸肌麻痹、呼吸困难以及心律失常等。

2. 高血钾型　四肢无力同低血钾型相似，但程度较轻；常伴有肌肉疼痛性痉挛和肌强直，多见于面肌、舌肌和双手的肌肉。

3. 正常血钾型　四肢无力同低血钾型相似，或仅选择性地影响某些肌群，如小腿肌或肩臂肌等；可伴轻度吞咽困难和发声低弱。

【辅助检查】

1. 血钾检测　发作时血清钾一般在 3.5 mmol/L以下，最低可达 1～2 mmol/L，也有患者血钾接近正常水平，补足钾后肌无力症状未能立即缓解，仍持续一段时间。甲状腺功能亢进性周期性瘫痪的患者血钾可明显降低。原发性醛固酮增多症患者血醛固酮和血管紧张素水平升高。肾小管酸中毒时尿 pH 降低。

2. 电生理检查　肌电图显示电位幅度降低或消失，严重者可见电刺激无反应。心电图可呈现典型的低钾性改变，如 U 波的出现，PR 间期、QT 间期延长，ST 段下降等。

3. 血清 CK　发作期可以正常或轻度升高，少数患者可升高至数千。

4. 肌活检　可见肌纤维大小不等，Ⅱ型肌纤维萎缩明显。典型病理改变为肌质内可发现圆形或椭圆形空泡，以及肌小管聚集，NADH 染色上表现为酶活性增高等。

5. 诱发试验　对诊断困难者，可在心电图监护下，结合肌电图进行以下诱发试验。事前应取得患者及家属的了解和同意，并做好应对可能发生的一切意外（如心律不齐、呼吸肌麻痹）的准备。

（1）药物诱发：于 1 h 内静脉滴注葡萄糖 100 g 及胰岛素 20 U。通常在滴注后 1 h 随血糖降低而出现血钾降低。在瘫痪发生前，可见到由快速感应电刺激引起的肌肉动作电位幅度的节律性波动，继而潜伏期延长，动作电位间期增宽，波幅降低，甚至反应消失。出现瘫痪后可予氯化钾 6～10 g(每小时不超过 1 g)加入盐水中静脉滴注，以终止发作。本试验对于诊断低钾型周期性麻痹有帮助。

(2) 肾上腺素试验：可用于鉴别单纯性低钾型周期性麻痹与甲状腺功能亢进性周期性麻痹。将 10 μg 肾上腺素以 2 μg/min 的速度由肱动脉注入，同时以表皮电极记录由电刺激尺神经诱发同侧手部小肌肉所产生的动作电位。注射后 10 min 内电位下降 30%以上者为阳性，可证实为原发性低钾型病例。甲状腺功能亢进性周期性麻痹患者偶在瘫痪时呈现阳性。

(3) 冷水诱发试验：将患者前臂浸于 11～13℃水中，如为高血钾型周期性麻痹患者，在 20～30 min 内可以诱发肌无力；停止浸冷水 10 min 后肌无力症状可消失。

【诊断】

根据以往有类似发作史，可有饱食、寒冷、过度疲劳、酗酒或应用无钾高糖等诱发因素；睡眠中或晨起后突发的四肢对称性弛缓性瘫痪，其特点为下肢重、上肢轻，近端重、远端轻，头面和咽喉肌不受累。部分患者可有口渴、心慌和肌肉胀痛；血清钾降低或升高或正常，肌电图检查提示电位幅度降低，数量减少。完全瘫痪时运动单位电位消失，电刺激无反应，心电图有低血钾改变或高血钾改变，同时排除其他疾病引起的低血钾、高血钾即可诊断。

【鉴别诊断】

1. 周期性瘫痪不同类型之间的鉴别　低、高、正常这三种血钾型周期性麻痹区别在于血清钾浓度，此外，其各自存在特殊的临床表现。低血钾型周期性麻痹起病较快，恢复亦较快，四肢呈迟缓性瘫痪，无呼吸肌麻痹及脑神经受损，无感觉障碍及神经跟刺激症，脑脊液检查正常，查血钾低，补钾治疗有效，既往有反复发作史。高血钾型周期性麻痹极为罕见，只发生在北欧国家，为常染色体显性遗传病，病变基因位于第 17 号染色体，迄今为止，我国报告的病例不足 10 例。发作时血钙降低，尿钾偏高；心电图可呈现高钾性改变。正常血钾型周期性麻痹极为罕见，为常染色体显性遗传，方式未定。多于夜间发生或在晨起时发现发作性四肢肌无力或瘫痪，严重者可出现发声不清或呼吸困难；发作持续时间长，数日至数周，通常在 10 d 以上；可有轻度的感觉障碍；限制食盐摄入量或补钾可诱发本病，血钾水平多无变化；发作时静脉滴注大量氯化钠注射液可使瘫痪恢复。甲状腺功能亢进性周期性麻痹可通过检查甲状腺功能，还可用肾上腺素试验予以鉴别。

2. 吉兰-巴雷综合征　吉兰-巴雷综合征多有病前感染史及自身免疫反应，急性或亚急性起病，进展不超过 4 周，可有不同程度的呼吸肌麻痹及脑神经损伤，脑脊液检查示蛋白细胞分离，电生理检查早期 F 波或 H 反射延迟，血钾检查结果正常，无既往反复发作病史。

3. 其他疾病　如原发性醛固酮增多症、肾小管酸中毒、应用皮质类固醇噻嗪类利尿剂等，还要与胃肠道疾病引起钾离子大量丧失、癔病性瘫痪鉴别。

【西医治疗】

本病治疗原则为去除诱因、调整血钾，低钾者补钾，高钾者补钙，正常血钾者补钠。

1. 低血钾型周期性麻痹　急性发作时可顿服 10%氯化钾 20～50 ml，24 h 内再分次口服，总量为 10 g；如无效可继续服用 10%氯化钾每日 30～60 ml，直至症状好转。重症病例可用 10%氯化钾 10～15 ml 加入 500 ml 输液中静脉滴注。甲状腺功能亢进性周期性麻痹应积极治疗甲状腺功能亢进，可预防发作。发作频繁的患者在发作间期，可给予长期口服钾盐 1 g，每日 3 次。如预防无效可口服乙酰唑胺 25 mg，每日 4 次；或螺内酯 20 mg，口服，每日 2 次。应避免各种诱因，平时少食多餐，忌浓缩高碳水化合物饮食，并限制钠盐。

2. 高血钾型周期性麻痹　发作轻者通常无须治疗，较严重者可静脉注射 10%葡萄糖酸钙或氯化钙 10～20 ml，或 10%葡萄糖 500 ml 加胰岛素 10～20 U 静脉滴注以降低血钾，也可用呋塞米。

3. 正常血钾型周期性麻痹　治疗与高血钾

型相同，可静脉注射10%葡萄糖酸钙或氯化钙10～20 ml，每日1～2次；或用钙片，每日0.6～1.2 g，分1～2次口服。

进行性肌营养不良

【西医学定义】

进行性肌营养不良（progressive muscular dystrophy，PMD）是一组原发于肌肉组织的、以心肌纤维变性和坏死为主要病理改变的遗传性肌肉变性疾病，是肌源性肌萎缩症中最具代表性的一种。其临床特征是缓慢进行性加重的对称性肌无力和肌萎缩，无感觉障碍，多累及肢体和头面部肌肉，少数可涉及心肌。根据遗传方式、受累肌群的分布以及病程演变过程，本病可分为多个临床类型。随着分子病理机制不断明确，基于基因突变类型和蛋白质缺陷的分型亦逐渐被广泛接受。

【病理生理】

进行性肌营养不良病理可见肌纤维大小不匀；肌纤维坏死，可有巨噬细胞和淋巴细胞浸润；肌纤维再生；肌核向中心移位；肌束膜间结缔组织增生；血管周围、肌内膜、肌束膜可出现少许单核细胞；肌活检组化检查可见抗肌萎缩蛋白（Dys）缺失或异常。

然而本病病因及发病机制极为复杂，由遗传因素所引起的一系列酶及生化改变在发病中起主导作用。西医学认为本病的主要原因是遗传的异常，进行性假肥大性肌营养不良（DMD）的病因学研究已有明确的结果。早在20世纪80年代初已确认DMD的基因位点在Xp21染色体上，含有79个外显子，编码3 685个氨基组成427 kD的Dys，基因组长2 500 kb，分布于骨骼肌和心肌细胞膜的质膜面，起细胞支架作用，在维持肌纤维的完整性和抗牵拉方面发挥重要的作用，该基因是迄今发现的人类最大的基因。患者因基因缺陷（缺失或突变）而导致肌细胞内缺乏Dys，造成功能缺失而发病。临床上此类患者无感觉障碍，肌电图无失神经支配表现，也无代谢产物异常贮积的表现。此外，尚有胎儿肌肉发育不全学说、神经源性学说、血管源性学说，特别是膜缺陷学说受到很多学者的认同。膜缺陷学说认为本病由肌细胞某种代谢遗传性缺陷使肌纤维膜结构和功能发生改变而引起。目前对Dys的研究较多，正常骨骼肌含有足量及结构正常的Dys，而DMD Dys几乎缺如，含量不足正常人的3%；而约85%的贝克肌营养不良（BMD）患者主要表现为分子量的改变，其余的15%为蛋白质含量减少。近年来又发现一种Utrophin蛋白，位于第6号染色体，其序列的80%与Dys相同，正常者该蛋白质位于神经肌肉接头处，而在本病则移至细胞膜。随着分子遗传学对DMD/BMD基因翻译表达、蛋白产物的亚细胞及组织定位和作用研究的不断深入，愈来愈多的证据提示，DMD/BMD病理性基因突变与膜蛋白，尤其是细胞骨架蛋白有直接关系。

【临床表现】

1. *假肥大型肌营养不良* 假肥大可见于多种类型的肌营养不良，但由于几乎所有DMD和BMD患者均有腓肠肌假性肥大，因此两者又被统称为假肥大型肌营养不良。

（1）DMD：该病是最常见的X连锁隐性遗传性肌病。

肌无力：患儿均为男性，多在3～5岁发病；起病隐袭，多以行走慢，不能正常跑步，容易跌倒为始发症状。肌无力先发自躯干和四肢近端，缓慢进展，下肢较上肢为重。骨盆带肌肉无力，肌张力减低，由于髂腰肌和股四头肌无力而出现登楼及蹲位站立困难，可导致腰椎前凸。由于腹肌和髂腰肌的无力，患儿由仰卧站立时必须先转为俯卧位，然后以双手支撑双足背、膝部等处顺次攀附，方能站立，称为Gower征，为本病的特征性表现。由于盆带肌无力而出现走路时向两侧摇摆的动作，呈典型"鸭步"。同时肩胛带肌肉也被受累，会出现举臂无力，因前锯肌和斜方肌无力，肩胛内缘不能固定而游离呈翼状支于背部，称为翼状肩胛，当双臂前推时尤为明显。也可见轻度面肌无力，但发声、吞咽、眼肌运动不受影响。一般至9～12岁时，患儿不能行走，要坐轮椅。

肌萎缩：以四肢近端肌肉萎缩比较明显，90%的患儿因双腓肠肌萎缩的肌纤维周围均被脂肪和结缔组织填充而呈假性肥大，触之坚硬。假性肥大也可在臂肌、三角肌、冈下肌等肌肉出现。因患者用脚尖走路而形成跟腱挛缩，由于功能废用而致肘、膝挛缩。

其他症状：多数患儿心肌受累，少数由于心肌严重受损可有充血性心力衰竭；患者约在20岁时出现呼吸道症状，晚期病情加重常需呼吸机支持；约有30%的患儿智力发育迟缓。少见的并发症为急性胃扩张，一般无消化道症状；多数患者在25～30岁以前死于心力衰竭、呼吸道感染或消耗性疾病。

实验室检查：肌电图多表现为典型肌源性损害，乳酸脱氢酶(LDH)、CK、ALT、AST和醛缩酶等可增高，尤其是CK显著增高，可达正常者的50倍以上；尿中肌酸增加，肌酐减少；心电图表现为V_1导联RS波幅增加，左前导联Q波深而窄。

(2) BMD：1957年Becker首先报道了该病。该病较DMD少见，除具DMD的特征外，还有发病年龄较晚(常在12岁以后)，病情进展缓慢(病程可达25年以上，20岁以后仍能行走)等特点；多无或仅有轻度心肌受累，预后较好，故称良性型。

2. 面肩肱型肌营养不良(facio scapulo humeral muscular dystrophy, FSHD)　也称为Landouzy－Dejerine型，基因定位于常染色体4q35。该病是最多见的常染色体显性遗传的肌病，亦有极少数散发病例。发病年龄自儿童期至中年不等，多见于青春期，儿童偶见，男女均可罹患。早期症状为面部表情肌无力和萎缩，表现为眼睑闭合无力，吹哨、鼓腮困难。肩胛肌受累时可表现为翼状肩胛，体检时让患者双手平肩推墙则症状明显；侵犯面肌时可呈特殊的肌病面容，称为“斧头脸”；并逐渐向肩胛带、三角肌、肱二头肌、肱三头肌和胸大肌的上半部扩展，偶可出现三角肌和腓肠肌的假性肥大；因口轮匝肌假性肥大可使口唇显得增厚而微噘，下肢胫前肌、腓肠肌受累时表现为远端无力；心肌损害较少出现，病变可向躯干和骨盆带蔓延；病情进展缓慢，多不影响寿命，少数患者因病情严重而需用轮椅。肌电图表现为肌源性损害，肌肉活检表现为肌病特征，但组织学改变较轻；血清CK、LDH等可正常或轻度增高，心电图多为正常。

3. 肢带型肌营养不良(limb－girdle muscular dystrophies, LGMD)　该病为常染色体隐性遗传，极少数也可表现为显性遗传，亦可为散发性。有Dys存在，无Xp21的突变。无明显性别差异。多数于20岁左右发病。首发症状多为盆骨带肌肉萎缩、腰椎前凸、鸭步、下肢近端无力出现上楼困难，可有腓肠肌假性肥大。逐步发生肩胛带肌肉萎缩。抬臂和梳头困难、翼状肩胛，面肌一般不受累。血清CK明显升高，肌电图呈肌源性损害，心电图正常，病情缓慢发展，平均起病后20年左右丧失劳动能力。

4. 眼咽型肌营养不良　该病为常染色体显性遗传，亦有散发病例。起病年龄40～60岁，主要症状为双侧上睑下垂，通常为对称性，部分患者有不全性眼肌麻痹。咽喉肌力弱，吞咽困难，构音障碍。面肌、颞肌、咀嚼肌也可有轻的力弱。病情进展缓慢，但可因吞咽困难致营养不良或吸入性肺炎死亡。血清CK正常。

5. Emery－Dreifuss肌营养不良　X连锁隐性遗传，5～15岁缓慢起病。受累肌肉呈肱腓型，上肢以肱二头肌和肱三头肌为主，下肢则以腓骨肌和胫前肌为主，后期累及肩胛肌、胸带肌及骨盆带肌。肌无力或轻或重，没有腓肠肌肥大。该病最主要特点是早期出现严重的关节挛缩，累及颈椎、肘、踝、腰椎等关节，使患者出现特殊的行走姿势。还有一个特点是心脏受累早，表现为严重的传导阻滞，心动过缓，心房纤颤，需要安装起搏器。心肌损害明显，疾病缓慢进展，常因心脏病死亡。病情进展缓慢，症状轻重不等，严重者不能行走，轻者无明显症状。

6. 其他类型　包括眼肌型肌营养不良和远端型肌营养不良等，均属罕见，为常染色体显性遗传。眼肌型肌营养不良在20～30岁后起病多见。此两种类型进展均缓慢，对寿命无影响。

【辅助检查】

1. 血清肌酶检验　包括肌酸激酶、乳酸脱氢酶、肌酸激酶同工酶、AST和ALT等。DMD时肌酸激酶升高显著，可达正常值的20～100倍以上。BMD时可升高5～20倍。在疾病不同阶段,肌酶水平也有变化。早期升高显著,当肌肉萎缩严重达疾病晚期时,肌酶水平逐渐下降。LGMD和远端型肌病患者肌酶轻到中度升高,FSHD患者肌酶可正常或轻度增高。

2. 肌肉活检 肌营养不良肌肉组织病理表现为肌纤维变性、坏死,可见不透明纤维和肌纤维再生,可见肌纤维肥大,间质中结缔组织和脂肪组织增生。DMD不同阶段病理改变也不相同,在疾病晚期以结缔组织增生为主,在大量结缔组织中可残存少数变性肌纤维。BMD的病理改变较DMD轻。LGMD可出现分裂纤维和涡状纤维。采用针对缺陷蛋白的特异性抗体进行肌肉组织的免疫组化染色,是目前鉴别各型肌营养不良的主要方法。

3. 肌电图 呈现典型肌源性改变的特征,轻收缩时运动单位电位时限缩短,波幅降低,最大用力收缩时为电位密集的病理干扰相。在疾病不同阶段,肌电图改变也可有变化。

4. 基因检查 部分肌营养不良可采用基因检查获得诊断,主要是DMD和BMD患者,有助于基因携带者检出和产前诊断。运用多重PCR技术,能检测Dys基因缺失和基因重复,对于非缺失型的突变不能检出,对点突变可采用mRNA分析进行检测。应用p13E－11标记的4q35EcoR1/Bln1双重消化可检测限制性片段长度,对FSHD进行基因诊断。对于LGMD来说,由于涉及的基因多,每种亚型的基因突变缺乏热点,因此直接的基因检查比较困难,应先根据免疫组化结果初步分型然后再进行DNA检测。

5. 其他检查 胸片、心电图和超声心动图检查可了解患者心脏受累情况。骨和关节X线可了解骨关节畸形。肺功能检查有助于判断疾病的严重程度。

【诊断】

根据典型的病史、遗传家族史、神经系统体格检查和临床表现,尤其是基因检测和抗肌萎缩蛋白检测,配合肌电图、肌肉病理检查及血清肌酶测定,可做出明确诊断。

【鉴别诊断】

1. 进行性脊髓性肌萎缩 主要是与少年型脊髓性肌萎缩(Kugelberg－Welander病)鉴别,该病表现为下肢近端力弱,站立时腹部前凸,行走时似鸭步,与DMD临床表现相似。但肌电图呈典型的神经源性改变,血清CK正常或轻度增高,肌肉活检病理为神经源性损害有助于鉴别。

2. 重症肌无力 主要是与眼咽型肌营养不良区别。重症肌无力的肌无力具有波动性、易疲劳性的特点,新斯的明试验阳性,肌电图检查重复神经电刺激低频时可见波幅递减。

3. 多发性肌炎 成年人对称性肢体近端无力、血清肌酶升高是慢性多发性肌炎和LGMD的共同特征,但前者没有家族遗传史,病情进展较快,多有肌痛,肌肉病理符合肌炎改变,用皮质类固醇激素或免疫抑制剂治疗有效,不难鉴别。

4. 进行性眼外肌麻痹 易与眼咽型肌营养不良混淆。该病为一线粒体肌病,表现为上睑下垂,眼球活动受限,可伴有四肢近端的肌无力。肌肉活检病理在改良的Gomori三色染色下可见肌膜下出现不规则的红色边缘,即不整边红肌纤维(ragged red fiber, RRF),电镜下证实为堆积的线粒体膜,进行线粒体DNA分析也有助于诊断。

【西医治疗】

进行性肌营养不良是一大类基因突变引起的肌肉变性疾病,迄今尚无特效的治疗方法。只能对症治疗及支持疗法为主,包括各种维生素、苯丙酸诺龙等,嘱患者适当锻炼,避免过劳,防止继发感染。

1. 一般治疗 对症治疗及支持疗法为主,适当锻炼,合理营养,采取物理治疗和矫形治疗以纠正骨关节畸形,防止关节挛缩,对尽可能长地保持运动功能具有重要作用。加强呼吸锻炼,改善呼吸功能和心脏功能,对防治呼吸和心力衰竭,较长时间维持生命有一定意义。人胚肌细胞注入治疗仅见短期效果;基因治疗仍未显现有效性。进行心理治疗,进行日常生活能力训练,使患者和家庭保持积极的态度也非常重要。

2. 药物治疗

(1) 皮质类固醇激素：是目前唯一一个能够在一定时间内保持DMD患者肌力的药物。目前多数采用泼尼松0.75 mg/(kg·d)，使用时间超过6个月，如出现副作用，包括体重显著增加、发育迟缓、骨质疏松等，则可将剂量减少至0.3 mg/(kg·d)。也有采用泼尼松0.75 mg/(kg·d)，每月前10 d用药，后20 d不用的疗法，被认为可减轻副作用。另外，地夫可特是泼尼松的衍生物，用于治疗肌营养不良，无体重增加和骨质疏松的副作用，不良反应较泼尼松少。由于激素、免疫抑制剂并不能使肌纤维的Dys蛋白及其相关蛋白增多，不能从根本上改变病程。

(2) 腺苷三磷酸：每次20 mg，肌内注射或静脉注射，每日1～3次。该药为一种辅酶，有改善机体代谢的作用，参与体内脂肪、蛋白质、糖、核酸及核苷酸的代谢，同时又是体内能量的主要来源，适用于细胞损伤后细胞酶减退引起的疾病。动物实验发现该药对心肌细胞的电生理有明显作用，可抑制慢反应细胞的钙离子内流，阻断和延长房室结折返环路的前向传导，大剂量尚可阻断房室旁路的折返性，具有增强迷走神经的作用，可用于室上性心动过速。其不良反应有头痛、头昏、出冷汗、胸闷、低血压等。偶可见关节酸痛、荨麻疹等。病态窦房结综合征患者禁用。

(3) 肌苷：该药为人体的正常成分，是腺嘌呤的前体，能直接透过细胞膜进入体细胞，参与体内核酸代谢、能量代谢和蛋白质的合成。本药能活化丙酮酸氧化酶系，提高辅酶A的活性，活化肝功能，并使处于低能缺氧状态下的组织细胞继续进行代谢，有助于受损肝细胞功能的恢复；并参与人体能量代谢与蛋白质合成。该药能提高ATP水平并可转变为各种核苷酸，可刺激体内产生抗体，还可提高肠道对铁的吸收，活化肝功能，加速肝细胞的修复，有增强白细胞增生的作用。其用法用量为：① 口服。成人每次0.2～0.4 g，每日3次，必要时如肝脏疾病，用量可加倍；小儿每次0.1～0.2 g，每日3次。② 静脉注射。每次0.2～0.6 g，每日1～2次。③ 静脉滴注。成人每次0.2～0.6 g，可用5%葡萄糖注射液或注射用氯化钠注射液20 ml稀释滴注，每日1～2次；小儿每次0.1～0.2 g，每日1次。

(4) 肌生注射液：该药具有抗感染作用，对过敏性肌炎、免疫性肌炎和化学性肌炎有治疗作用。通过使血清CK活性降低而减轻肌肉的病理损害。该药适用于治疗神经症、多发性肌炎、皮肌炎(DM)、萎缩性肌强直与进行性肌营养不良以及因免疫功能所致的各种疾病。每次2 ml，肌内注射，每日1次，1～3个月为1个疗程或遵医嘱。

(5) 别嘌醇：治疗DMD可使临床症状得到不同程度的改善、CK水平有所下降；以年龄小者疗效为好，治疗过程中应定期检查白细胞，如白细胞低于3.0×10^9/L者则应停用。

急性炎症性脱髓鞘性多发性神经病

【西医学定义】

急性炎症性脱髓鞘性多发性神经病(acute inflammatory demyelinating polyneuropathy, AIDP)又称吉兰-巴雷综合征，是以周围神经和神经根的脱髓鞘与小血管周围淋巴细胞及巨噬细胞的炎性反应为病理特点的自身免疫病。

【病理生理】

虽然GBS的病因尚未确定，但大多数人认为是多因素的。患者病前多有非特异性病毒感染或疫苗接种史，最常见为空肠弯曲菌(campylobacter jejuni，CJ)，约占30%，此外还有巨细胞病毒(CMV)、EB病毒、肺炎支原体、乙型肝炎病毒(HBV)和人类免疫缺陷病毒(HIV)等。以腹泻为前驱感染的GBS患者CJ感染率可高达85%，CJ感染常与急性运动轴索型神经病(AMAN)有关。CJ是一种革兰阴性微需氧弯曲菌，有多种血清型，GBS常见的血清型为2型、4型和19型，我国以Penner19型最常见；CJ感染潜伏期为24～72 h，最初为水样便，变为脓血便，高峰期为24～48 h，1周左右恢复，GBS发病常在腹泻停止之后，故分离CJ较困难。也有白血病、淋巴瘤和器官移植后应用免疫抑制剂出现GBS的报道，系统性红斑狼疮和桥本甲状腺炎等自身免疫病也可合并GBS。GBS的实验动物模型EAN

可用牛 P_2 蛋白免疫 Lewis 大鼠诱发，病理可见神经根、神经节、周围神经节段性脱髓鞘及炎性反应，严重者可累及轴索；将 EAN 大鼠的 P_2 蛋白抗原特异性 T 细胞被动转移给健康 Lewis 大鼠，经 4～5 d 潜伏期也可出现 EAN，与脱髓鞘为主的 AIDP 相似。

【临床表现】

多数患者起病前 1～4 周有胃肠道或呼吸道感染症状，少数有疫苗接种史。多为急性或亚急性起病，部分患者在 1～2 d 内迅速加重，出现四肢完全性瘫痪及呼吸肌麻痹，瘫痪可始于下肢、上肢或四肢同时发生，下肢常较早出现，可自肢体近端或远端开始，多于数日至 2 周达到高峰；肢体呈弛缓性瘫痪，腱反射减弱或消失，发病第 1 周可仅有踝反射消失；如对称性肢体无力 10～14 d 内从下肢上升到躯干、上肢或累及脑神经，称为 Landry 上升性麻痹。发病时多有肢体感觉异常如麻木、刺痛、烧灼感和不适感，可先于瘫痪或与之同时出现；感觉缺失较少见，呈手套袜子样分布，震动觉和关节运动觉障碍更少见，约 30% 患者有肌肉痛，也可始终无感觉异常。有的患者出现凯尔尼格征和拉塞格征等神经根刺激症状。有的患者以脑神经麻痹为首发症状，双侧周围性面瘫最常见，其次是延髓麻痹，眼肌及舌肌瘫痪较少见，因数日内必然出现肢体瘫痪，故易于鉴别。自主神经症状常见皮肤潮红、出汗增多、手足肿胀及营养障碍，严重患者可见窦性心动过速、直立性低血压、高血压和暂时性尿潴留。所有类型 GBS 均为单相病程，多于发病 4 周时肌力开始恢复，恢复中可有短暂波动，但无复发-缓解。

【临床分型】

Griffin 等（1996）根据 GBS 的临床、病理及电生理表现分成以下类型。

1. *经典吉兰-巴雷* 即 AIDP。

2. *急性运动轴索型神经病* 其为纯运动型。主要特点是病情重，多有呼吸肌受累，24～48 h 内迅速出现四肢瘫，肌萎缩出现早，病残率高，预后差。国外学者将中国发现的这种急性软瘫称作“中国瘫痪综合征”。

3. *急性运动感觉轴索型神经病(AMSAN)* 发病与 AMAN 相似，病情常较其更严重，预后差。

4. *Fisher 综合征* 其被认为是 GBS 的变异型，表现为眼外肌麻痹、共济失调和腱反射消失(ophthalmoplegia-ataxia-areflexia)三联征。

5. *不能分类的 GBS* 它包括全自主神经功能不全和复发型 GBS 等变异型。

【辅助检查】

1. *脑脊液* 改变常在发病 1 周后出现，典型的表现是蛋白细胞分离现象，即蛋白质含量增高而细胞数正常，是本病的特征之一；起病之初蛋白质含量正常，至病后第 2～3 周蛋白质增高最明显，少数病例 CSF 细胞数可达(20～30)$\times 10^6$/L。

2. *神经活检* 腓肠神经活检发现脱髓鞘及炎症细胞浸润可提示 GBS，但腓肠神经是感觉神经，GBS 以运动神经受累为主，因此活检结果仅可作为诊断参考。

3. *肌电图* 神经传导速度和 EMG 检查对 GBS 的诊断及确定原发性脱髓鞘很重要。发病早期可能仅有 F 波或 H 反射延迟或消失，F 波改变常代表神经近端或神经根损害，对 GBS 诊断有重要意义。脱髓鞘电生理特征是 NCV 减慢、远端潜伏期延长、波幅正常或轻度异常；轴索损害以远端波幅减低甚至不能引出为特征，但严重的脱髓鞘病变也可表现波幅异常，几周后可恢复。NCV 减慢可在疾病早期出现，并可持续到疾病恢复之后，远端潜伏期延长有时较 NCV 减慢更多见。由于病变的节段性及斑点状特点，运动 NCV 可能在某一神经正常，而在另一神经异常，因此异常率与检查的神经数目有关，应早期做多根神经检查。

严重病例可出现心电图异常，以窦性心动过速和 T 波改变最常见，如 T 波低平，QRS 波电压增高，可能是自主神经功能异常所致。

【诊断】

根据病前 1～4 周有感染史，急性或亚急性起病；四肢对称性弛缓性瘫，可有感觉异常、末梢型感觉障碍、脑神经受累；脑脊液检查常有 CSF 蛋白细胞分离，肌电图检查早期 F 波或 H 反射延迟、NCV 减慢、远端潜伏期延长及波幅正常等电生理改变即可做出诊断。同时注意除外以下情况：有机物接触史；急性发作性卟啉病；近期白喉感染史或证据，伴或不伴心肌损害；表现单纯感觉症状；临床上符合铅中毒或有铅中毒证据；有肯定的脊髓灰质炎、肉毒中毒、癔症性瘫痪或中毒性神经病诊断依据。

【鉴别诊断】

1. *低血钾型周期性瘫痪* 补钾治疗有效，症状可迅速缓解。本病为急性起病的两侧对称性肢体瘫痪，病前常有过饱、饮酒或过度劳累史，既往常有类似发作史，无感觉障碍及脑神经损害。发作时血钾低，心电图呈低钾样改变，脑脊液正常。

2. *脊髓灰质炎* 多在发热数日之后体温尚未完全恢复正常时出现瘫痪，常累及一侧下肢，无感觉障碍及脑神经受累。病后3周CSF可有蛋白细胞分离现象。

3. *急性重症全身型重症肌无力* 可呈四肢弛缓性瘫，但起病较慢，无感觉症状，症状表现为晨轻暮重。疲劳试验、腾喜龙试验阳性，CSF检查正常。

4. *急性脊髓炎* 病变在颈髓时可表现为四肢瘫痪，肌张力早期减低呈迟缓性，但水平面型深、浅感觉消失，伴尿便潴留，脊髓休克期后有四肢肌张力增高表现，腱反射亢进，病理征阳性。

【西医治疗】

1. *治疗原则* 主要采取病因治疗和对症治疗。病因治疗目的是抑制免疫反应，消除致病性因子对神经的损害，并促进神经再生。对症治疗：若呼吸肌麻痹则辅助呼吸；血压高者可能与失神经支配后β受体上调有关，可用小剂量β受体阻断剂；低血压可补充胶体液或调整患者体位治疗；若出现严重心脏传导阻滞和窦性停搏，需立即植入临时性心内起搏器；疼痛很常见，常用非阿片类镇痛药；同时，要积极预防并发症的发生，如预防褥疮、肺炎、肺栓塞、防止足下垂畸形及焦虑和抑郁等。

2. *一般治疗* 保持良好心态，避免忧思恼怒等精神刺激，保持床单平整和勤翻身以预防褥疮，调适衣服，预防感冒，保持足部处于功能位，预防呛食。注意维持患者水、电解质与酸碱平衡，常规使用水溶性维生素并着重增加维生素B_1、维生素B_{12}的补充，可应用神经生长因子等促进神经修复。

3. *药物治疗*

（1）静脉注射免疫球蛋白：已证实IVIg治疗AIDP是有效的，应在出现呼吸肌麻痹前尽早施行，成人剂量为0.4 g/(kg·d)，连用5 d；近年国外的临床试验比较了IVIg、PE及两者联合治疗，疗效无差异，故推荐单一治疗。对发热和面红等常见的副作用，可通过减慢输液速度而减轻。个别报道发生肾衰竭、无菌性脑膜炎和脑梗死；近来发现IVIg可引起肝功能损害，但停用1个月后即可恢复。

（2）血浆交换：可去除血浆中致病因子如抗体成分，每次交换血浆量按40 ml/kg或1～1.5倍血浆容量计算，血容量复原主要靠5%白蛋白，可减少使用血浆的并发症。轻度、中度和重度患者每周应分别做2次、4次和6次PE。临床试验表明，接受PE的患者获得良好的疗效。主要禁忌证是严重感染、心律失常、心功能不全等。

（3）皮质类固醇：通常认为无效，并可产生不良反应。国外一项大剂量甲泼尼龙试验，242例AIDP患者于发病15 d内随机用甲泼尼龙500 mg或安慰剂静脉滴注，每日1次，连用5 d，功能改善无显著差异。

4. *康复治疗* 瘫痪严重时应注意肢体功能位摆放并经常被动活动肢体，肌力开始恢复时应主动与被动活动相结合，可进行按摩、理疗等配合治疗。

急性脊髓炎

【西医学定义】

急性脊髓炎亦称为急性横贯性脊髓炎，是指各种感染后由变态反应引起的急性发展的脊髓非特异性、横断性炎症性损害，是临床上最常见的一种脊髓炎。其临床表现包括三个方面：在受损平面以下运动功能受累，即肢体瘫痪；感觉功能受累，深、浅感觉缺失；自主神经功能受累。

【病理生理】

本病病因未明，多数患者发病前1～4周有上呼吸道感染、发热、腹泻等病毒感染症状，但脑脊液未检出抗体，神经组织亦未分离出病毒，其发生可能为病毒感染后诱发的异常免疫应答，而非感染因素的直接作用，故亦称非感染性炎症型脊髓炎或急性横贯性脊髓炎。本病可累及脊髓的任何节段，但以胸段(T_3～T_5)最为常见，其次为颈段和腰段。病灶为局灶性和横贯性，亦有多灶融合或散在于脊髓的多个节段，但较少见。肉眼观察受损节段脊髓肿胀、质地变软、软脊膜充血或有炎性渗出物，切面可见受累脊髓软化、边缘不整、灰白质界限不清。镜下可见软脊膜和脊髓内血管扩张、充血，血管周围炎症细胞浸润，以淋巴细胞和浆细胞为主；灰质内神经细胞肿胀、碎裂、消失，尼氏体溶解，白质中髓鞘脱失、轴突变性，病灶中可见胶质细胞增生。

【临床表现】

任何年龄均可发病，青壮年多见，病前的1～2周内多有上呼吸道感染、消化道感染史，也可有受寒、劳累、外伤、预防接种史。多急性起病，在数小时至2 d内达到高峰，常先有双下肢麻木或病变节段束带感，数小时或数日内出现受损平面以下运动障碍、感觉缺失及括约肌功能障碍。少数患者起病急骤，感觉障碍平面常于1～2 d内甚至数小时内上升至高颈髓，瘫痪也由下肢迅速波及上肢和呼吸肌，出现吞咽困难、构音不清、呼吸肌麻痹而死亡，即上升性脊髓炎。

1. *运动障碍*　其为病变平面以下的肢体瘫痪，早期是肌张力低、腱反射消失、锥体束征阴性、腹壁及提睾反射均消失，即所谓“脊髓休克”现象。2～3周后脊髓休克开始恢复，肢体肌力有所恢复，肌张力增高，腱反射亢进，出现病理征。

2. *感觉障碍*　急性期在病变水平以下的深、浅感觉基本消失，感觉障碍的恢复可有两种形式，一是感觉平面下降，二是部分感觉恢复。多数患者首先恢复的为关节位置觉。但感觉恢复比运动恢复更困难。

3. *自主神经功能障碍*　主要为膀胱、直肠括约肌功能的障碍，休克期多出现尿便潴留、无充盈感觉；进入恢复期可出现尿失禁、尿频、尿急或自主节律性膀胱。部分患者除了病变平面以下皮肤少汗或无汗外，还可有皮肤水肿、干燥脱屑、指甲松脆等。

【辅助检查】

1. *实验室常规检查*　急性期外周血白细胞正常或轻度增高。脑脊液一般压力正常，压颈试验通畅，个别病例脊髓水肿严重可有不完全梗阻，2～3周后出现；外观无色透明，白细胞数正常或增高[(10～100)×10^9/L]，以淋巴细胞为主；蛋白质含量正常或轻度增高(0.5～1.2 g/L)，糖、氯化物正常。

2. *电生理检查*　视觉诱发电位(VEP)正常，可与视神经脊髓炎及多发性硬化鉴别。下肢SEP可见波幅明显减低；运动诱发电位(MEP)异常，可作为判断疗效及预后的指标。肌电图呈失神经改变。

3. *影像学检查*　脊柱X线平片可正常。MRI是早期能够显示急性脊髓炎的影像学检查手段。脊髓MRI典型改变是病变部脊髓增粗，病变节段内斑点状或片状长T1、长T2信号，常为多发，或有融合，强度不均；恢复期可恢复正常。但也有脊髓MRI始终无异常者。CT可除外继发性脊髓病，对脊髓炎本身诊断意义不大。

【诊断】

根据急性起病，发病前1～2周有腹泻、上呼吸道感染或疫苗接种史，迅速出现的脊髓横贯性损害症状，结合脑脊液检查符合急性脊髓炎的改变，CT、MRI检查可以除外其他脊髓病。

【鉴别诊断】

1. *急性硬脊膜外脓肿*　该病亦可出现急性脊髓横贯性损害，但病前常有身体其他部位化脓性感染灶，病原菌经血行或邻近组织蔓延至硬膜外形成脓肿。原发感染数日或数周后突然起病，出现头痛、发热、全身无力等感染中毒症状，常伴有神经根痛、脊柱叩痛和脊膜刺激症状。外周血及脑脊液白细胞增高，CSF蛋白质含量明显增加，脊髓腔梗阻，CT、MRI可帮助诊断。

2. *脊柱结核及转移性肿瘤*　其均可引起病变椎体骨质破坏、塌陷，压迫脊髓出现急性横贯性损害。病变脊柱棘突常有明显突起或后凸成角畸形，脊柱结核常有低热、纳差、消瘦、精神萎靡、乏力等全身中毒症状及其他结核病灶，脊柱X线可见椎体破坏、椎间隙变窄及椎旁寒性脓肿阴影等典型改变。转移性肿瘤以老年人多见，X线可见椎体破坏，能找到原发灶可确诊。

3. 脊髓出血　多由外伤或脊髓血管畸形引起。起病急骤，迅速出现剧烈背痛、截瘫和括约肌功能障碍。CSF为血性，脊髓CT可见出血部位高密度影，脊髓DSA可发现脊髓血管畸形。

4. 视神经脊髓炎　除有脊髓炎外，还有视力下降或视觉诱发电位异常，视神经损害症状可在脊髓症状之前、同时或之后出现。

【西医治疗】

急性脊髓炎应早期诊断，早期治疗，早期康复，预防并发症，对预后很重要。

1. 一般治疗　有呼吸困难者加强气道管理，必要时气管切开或人工呼吸机辅助呼吸；吞咽困难者给予胃管留置，加强营养；防治肺部、尿路、皮肤感染，加强按时翻身拍背、排痰和转换体位，瘫痪肢体及足应保持功能位，防止肢体痉挛及关节挛缩。康复治疗应早期进行。注意心理调适，积极配合。

2. 药物治疗

(1) 糖皮质激素：急性期可采用大剂量甲泼尼龙短程冲击疗法，500～1 000 mg静脉滴注，每日1次，连用3～5 d；也可用地塞米松10～20 mg静脉滴注，每日1次，10 d左右为1个疗程；使用上述两药之后，可改用泼尼松口服，每日40～60 mg，随病情好转可于1～2个月后逐步减量停用。用药期间注意激素副作用，给予补钾、补钙、保护胃黏膜等对症治疗。

(2) 免疫球蛋白：成人每次用量0.4 g/(kg·d)，静脉滴注，每日1次，连用5 d为1个疗程。

(3) 抗生素：预防和治疗泌尿道或呼吸道感染。

(4) B族维生素：有助于神经功能恢复，维生素B_1 100 mg，肌内注射，每日1次；维生素B_{12} 500 μg，肌内注射，每日1次。

(5) 其他：血管扩张剂如丹参、尼莫地平，神经营养药如ATP、胞磷胆碱、细胞色素C亦可选用，可能对促进恢复有益。

视神经脊髓炎

【西医学定义】

视神经脊髓炎又称Devic病，是视神经和脊髓同时或相继受累为特征的一种急性或亚急性脱髓鞘病变，病程呈进行性或者缓解与复发。以往的研究多认为它是从属于多发性硬化的一个变异型，但是目前大量的证据表明该病是不同的临床实体，是不同于多发性硬化的独立疾病。其主要临床表现为眼球胀痛，视力下降，视野缺损，肢体瘫痪，麻木，感觉缺失，小便障碍等。特征的病理改变为视神经髓鞘脱失，炎症细胞轻度浸润，脊髓肿胀、软化，空洞形成。

【病理生理】

视神经脊髓炎确切发病机制不详，内因、遗传、种族差异可能与之有关。白种人具有MS的种族易感性，以脑干损害多见；非白种人则对NMO具有易感性，以视神经和脊髓损害多见，这可能是遗传素质和种族差别所致。亦有指出其与感染有关，因在起病过程中，约1/3患者有非特异性感染史，多数病例有低热、血及CSF白细胞增高等。典型病变部位在视神经与脊髓，主要为轻重不等的脱髓鞘改变、血管周围炎症细胞浸润及坏死空洞形成。视神经病损在视神经与视交叉处最为多见，有时累及视束，病变性质与急性间质性视神经炎的各个过程基本相同。脊髓病损好发部位在上胸段与颈段，少数累及腰段，大多呈弥漫性，可累及一个或多个节段，脱髓鞘性病变轻重不一，有的病灶较小，有的融合成片，重者坏死与空洞形成，甚至可能侵及脊髓的灰质，致使病损区灰质、白质界限不清。

【临床表现】

本病发病年龄在5～60岁，20～40岁多见，好发于女性。一般呈急性或亚急性起病，数日或1～2个月达到高峰，少数患者是慢性进行性加重，其中50%以上的患者在起病前出现低热、咽痛、头痛等上呼吸道感染和恶心、呕吐、腹泻等消化道感染的前驱症状。

1. 视神经症状　常表现为双侧或是单侧先后出现的视神经炎(ON)或是球后神经炎,同时发生的情况很少,多为一眼首发,相隔数小时、数日至数周或数年另一眼亦被累及。出现视力下降,眼球疼痛,受累眼在数小时或是数日内出现视力完全丧失。眼底检查早期轻度水肿或是正常,后期出现视神经萎缩。急性期出现的视力损害,基本能够显著恢复,特别是单时相病程者视力恢复较好,复发者视神经反复受累出现视力明显损害。视野损害的表现为视野改变或中心暗点、同心性缩小、各种偏盲和象限盲,以及部分视野消失,瞳孔常扩大,对光反应迟钝或消失。

2. 脊髓症状　以胸椎多见,主要表现为急性或亚急性横贯性损害,呈播散性、不完全横贯性或上升性脊髓炎征象,呈现相应部位感觉、运动以及自主神经功能障碍严重受损,除运动障碍迅速发展出现的截瘫、四肢瘫痪、括约肌功能障碍,还有阵发性剧烈抽搐,或有痛性强直性痉挛发作,颈髓病变时常出现莱尔米特征,有时可出现霍纳综合征。

【辅助检查】

1. 脑脊液　压力与外观一般正常。脊髓病变发作时,约半数病例可有 CSF 白细胞增多,以淋巴细胞为主,通常不超过 100×10^6/L;蛋白质含量轻度增高,多在 1.0 g/L 以下,γ 球蛋白增高,亦可出现寡克隆带。如急性期脊髓严重肿胀合并蛛网膜炎时可致椎管不完全梗阻,蛋白质含量增高每升可达数克;糖含量正常或偏低。

2. MRI　T2 加权像显示脊髓病损的高信号灶,可有增强效应。多数复发型患者脊髓纵向融合病灶超过 3 个,通常可累及 6～10 个脊髓节段。

3. 诱发电位　大部分视觉诱发电位异常,少数患者脑干听觉诱发电位异常。

【诊断】

典型病例不难诊断,即急性或亚急性起病,病症涉及视神经和脊髓,脑脊液中或见白细胞、蛋白质增高。但若合并中枢神经系统其他病症时,应考虑多发性硬化的诊断。

【鉴别诊断】

1. 单纯球后视神经炎　多损害单眼,而视神经脊髓炎常为双眼先后受累,并有脊髓病损,有明显缓解-复发。

2. 急性播散性脑脊髓炎　多发生于某些感染或疫苗接种后,病势严重,常有发热、头痛、呕吐、脑膜刺激征、昏迷、抽搐等广泛的脑与脊髓受累征象,病程多自限,少有复发。

3. 亚急性脊髓视神经病　本病常与用药有关,多见于小儿,均有腹部症状,表现为腹痛、腹泻,且先于神经症状出现,神经症状以感觉异常为主,常呈对称性,无反复发作,运动症状不突出,CSF 无明显改变。

【西医治疗】

主要用肾上腺皮质激素治疗,甲泼尼龙大剂量冲击可加速 ON 等发作性症状恢复,终止或缩短 NMO 恶化,常规用量为每日 500～1 000 mg,静脉滴注,连用 3～5 d 后改用泼尼松口服并逐渐减量,若无效可考虑行血浆置换。在治疗过程中密切观察病情,注意病变上升和发生呼吸肌麻痹的情况,有呼吸肌麻痹时采用呼吸机辅助呼吸。

多发性硬化

【西医学定义】

多发性硬化是以 CNS 白质脱髓鞘病变为特点的自身免疫病。本病多在成年早期发病,女性多于男性。其特点为病灶多发,病程中常有缓解与复发。病理上最常累及脑室周围白质、视神经、脊髓、脑干及小脑。地理分布有明显的特点,北欧、加拿大、北美、澳大利亚南部、新西兰等北半球寒冷与温带为高发地区,但极北地区又较少见。我国属低发地区,近些年来报道此病逐渐增多,地域分布较广,多数为汉族,少数属蒙古族、满族与朝鲜族。

【病理生理】

MS 病理改变重点在脑和脊髓的白质内,呈弥漫分布。大脑半球外观无明显异常,病程较长者可见脑沟增宽。脊髓表面可能并不完整,脑和脊髓的冠状切面可见较多分散的脱髓鞘病灶,呈粉灰色,大小不一,形态各异,多见于侧脑室周围和小脑。急性期斑块境界欠清，呈暗灰色或深红色，可见局限性轻度肿胀；慢性期陈旧斑块呈浅灰色，境界清楚。镜下可见早期病变区髓鞘崩解，局部组织水肿，血管周围有单个核细胞、淋巴细胞和浆细胞浸润，轴索尚保持完整；中期随着髓鞘崩解产物被吞噬细胞逐渐清除，形成斑点状软化坏死灶，亦可见格子细胞形成，轴索消失；晚期陈旧性病灶区内有胶质细胞与星形细胞增生，周围有网状与胶原纤维增殖，形成边界清楚的灰色斑块。

本病确切病因及发病机制至今尚未阐明，其发病可能与以下因素有关。

1. *病毒感染* 大量流行病学与研究提示MS发病与病毒感染因素有关，其根据是患者的血清或脑脊液可有多种病毒抗体滴度增高，如人类疱疹病毒-6(HHV-6)、单纯疱疹病毒、水痘带状疱疹病毒、风疹病毒、腮腺炎病毒和EB病毒等。许多MS患者可检出麻疹病毒水平增高。麻疹病毒是一种嗜神经病毒，它作为一种慢病毒感染可引起致命的亚急性硬化性全脑炎，因此，有人认为MS是这种儿童期常见的病毒感染引起遗传上易感个体免疫异常造成的少见后果。但在MS患者死亡脑组织中进行病毒分离始终未能成功。

2. *免疫反应异常* 动物实验包括用髓鞘或髓鞘碱性蛋白引起的实验性过敏性脑脊髓炎，病理改变与MS相似，提示同免疫损害有关。活动期或进展期MS患者血中辅助性T细胞(Th)升高，抑制性T细胞(Ts)减少；脑脊液细胞增加，90%为T细胞，可分离出对髓鞘碱性蛋白呈高反应的T淋巴细胞系。脑脊液中IgG含量及24 h合成率增高，并可检出IgG寡克隆带，均为中枢神经系统内IgG合成的证据。血中还可检测少突胶质细胞抗体及半乳糖脑苷脂抗体，甚至脑脊液中测到抗髓鞘相关糖蛋白抗体。最近有报道血清和CSF中肿瘤坏死因子等激活性细胞因子升高，而转移生长因子-β等抑制性细胞因子降低，可引起少突胶质细胞受损和脱髓鞘。这些现象说明MS存在细胞和体液免疫异常及免疫调节障碍。

3. *环境因素* MS具有地理分布的特点，高纬度寒冷地区发病率高，温度、日照、食物、生活方式、毒素等环境因素对MS发病可能也起作用。

4. *遗传因素* MS具有明显的家族性倾向，患者的一级亲属发生MS的风险较一般人群高12～15倍，风险最高的是兄弟姐妹，其次为双亲，双胞胎的患病一致率在异卵者为5%～15%，在单卵者高达25%～50%，且多数认为MS的遗传易感性可能是多基因产物相互作用的结果。

【临床表现】

MS发病年龄多在20～40岁，男女之比约为1∶2。起病方式多为急性或亚急性，病程中复发-缓解是本病的重要特点，通常每复发1次就会残留部分症状和体征，逐渐积累而使病情加重。MS病灶可累及中枢神经系统多个部位，因而临床症状不一，大致归纳如下。

1. *运动障碍* 最常见，80%的患者有此症状，一侧或双侧下肢无力是最常见且最早出现的症状，以后发展为痉挛性截瘫，也可呈偏瘫，可出现小脑性共济失调，偶见痛性强直肌痉挛。

2. *感觉障碍* 多数患者在疾病某一时期呈现感觉异常。最常见的主诉为麻木感，也可有束带感、烧灼感、寒冷感或痛性感觉异常。疼痛作为早期症状也可以是常见的，多见于背部、小腿与上肢，多为神经根痛、灼热痛，疼痛呈持续性或阵发性。

3. *言语障碍* 可在早期或晚期出现，开始为个别字顿挫，以后则缓慢不清，最后变为呐吃，使人难以理解，多数属小脑病损的类型。其他还有声嘶、鼻音、构音困难，由于假性球麻痹所致。

4. *视力障碍* 患者常以球后视神经炎或视盘炎为首发症状。症状常为一侧性或先后双眼受累，若病损位于视盘附近，可见视盘边缘模糊、肿胀。视野障碍表现为色觉视野最先受损，并有中心暗点。首次发病易于缓解，如反复发作可致视盘萎缩。

5. *眼肌麻痹、眼球震颤* 以复视而不伴客观可见的眼肌麻痹为常见，脑干内侧纵束的病变可致核间眼肌瘫痪，此时表现为患者向一侧侧视时，对侧眼球不能内收，而双眼内聚时则正常，核间性眼肌麻痹为 MS 的重要体征。眼球震颤较常见，其表现可为水平性、旋转性或垂直性；偶在直视时出现轻度摆动性眼震样动作。

6. 其他颅神经受损　可有面部感觉异常，如麻木和角膜反射减弱，极少数患者伴有三叉神经痛，对患有三叉神经痛的年轻患者应疑及本病可能。病程中可能看到面偏侧痉挛以及自眼轮匝肌扩展到整个面肌的面肌抽搐。早期常表现有突发性眩晕，并伴有眼震和呕吐，此系第 4 脑室底部前庭神经根进入处病损所致。延髓部病灶可引起吞咽困难、言语含糊、咽反射减弱等。

7. 精神障碍　以情感改变最为显著，常先于其他神经系统体征，如情感不稳定和情感的不能控制、欣快、不自主的笑和哭。抑郁反应也不少见。后期可有智能障碍。

8. 其他症状　62%患者可有括约肌功能障碍，早期有尿频、尿急，后期常有尿潴留或失禁。部分患者有阳痿或性欲减退。

【临床分型】

根据神经系统表现如复发(发病)、缓解(恢复)或持续进展的功能障碍和时间表可把 MS 分为几种亚型。

1. 复发缓解型 MS(RRMS)　反复发作，而两次复发间期病情稳定，可以完全康复，也可能留有后遗症或残留部分功能障碍。

2. 进展复发型 MS(PRMS)　发病后病情逐渐进展，有明确的急性复发，伴或不伴完全的康复，两次发作的间期病情持续进展。

3. 原发进展型 MS(PPMS)　疾病从发病就持续进展，偶尔稳定和暂时的轻微改善。

4. 继发进展型 MS(SPMS)　最初为复发-缓解的疾病病程，但之后进行性加重而不再缓解，伴或不伴急性复发。

5. 良性型 MS　起病后 15 年，患者神经系统功能仍保持完整。

6. 恶化型 MS　病情持续迅速进展，短时间内导致神经系统的多处严重功能障碍或发病后很短的时间就死亡。

【辅助检查】

1. 脑脊液　压力多数正常。疾病活动期有 60%患者 CSF 白细胞增高在 50×10^6/L 以内。蛋白质多为正常，部分病例可有轻至中度蛋白质增高(1.5 g/L 以下)。约有 90%的病例 CSF 中免疫球蛋白含量增多，可见于 CSF 总蛋白含量正常时，其中绝大部分为 IgG，偶见 IgM 与 IgA 增高。约 70%以上患者 IgG 指数增高。IgG 指数[(CSF－IgG/血清－IgG)/(CSF－白蛋白/血清－白蛋白)]。IgG 指数>0.7 提示有 CNS 内的 IgG 合成及 MS 可能。在绝大多数临床肯定的 MS 病例中 CSF 可检出 IgG 寡克隆带。此外，MS 患者 CSF 可检出髓鞘碱性蛋白(MBP)、磷酸吡哆醛(PLP)、髓鞘相关糖蛋白(MAG)和髓鞘少突胶质细胞糖蛋白(MOC)等抗体或抗体生成细胞数明显增多。

2. 视觉、听觉及体感等诱发电位检查

(1) 视觉诱发电位：临床肯定的 MS 患者 75%～90%显示异常，主要表现为各波峰潜伏期延迟，单纯 P100 延长，或伴波形改变。

(2) 脑干听觉诱发电位：在临床肯定的 MS 患者中，约 50%异常。

(3) 体感诱发电位：在临床肯定的 MS 患者，异常发生率为 50%～70%。

3. MRI 检查　表现为白质内多发长 T1、长 T2 异常信号，散在分布于脑室周围、胼胝体、脑干与小脑，少数在灰质、白质交界处。

4. CT 扫描　可显示侧脑室周围，尤其在前角和后角旁、皮质下边界清楚或不清楚散在多发、大小不一的低密度斑。少数患者平扫时无阳性发现，但经大剂量滴注造影剂延迟扫描后仍可见小的强化斑。

【诊断】

1. 典型病例　青壮年发病；CNS 病损、病灶多发；病程波动，有缓解、复发是主要的诊断依据。

2. 目前对 MS 的诊断　以 Poser(1983)等提出的诊断要点，同时结合包括影像学在内的实验室检查所见，予以综合分析为多。Poser 临床确诊 MS 的诊断标准是：发病年龄在 10～50 岁；病变主要在神经系统的白质；有 2 个或 2 个以上的病变体征；病程中有 2 次或以上的缓解复发，间隔 1 个月；或呈进展型，病程＞6 个月；排除其他病因。

【鉴别诊断】

1. ADEM　脑脊髓弥散性损害的炎症性脱髓鞘疾病，病前多有感染或疫苗接种史，为单时相疾病，发病急，病程短，1～2 个月恢复，一般不再复发。

2. SLE　本病由于病程反复迁延，时轻时重，易与 MS 的复发与缓解相混淆，特别当 SLE 的神经系统病损为首发症状时，此时抗核抗体试验(ANA)有助于鉴别，且 SLE 的 MRI 表现常以皮质下白质病损为主，而 MS 以侧脑室周病损为主。

3. 脑白质营养不良　各种原因导致的中枢神经系统白质发育异常。儿童或青少年多见，起病隐袭，进行性加重，MRI 病灶多融合，双侧对称，两者可相鉴别。

4. 结节性多动脉炎　一种累及中、小动脉全层的炎症和坏死性血管炎，随受累动脉的部位不同，临床表现多种多样，可波及多个器官或系统，神经系统以周围神经受累多见，而 MS 病损主要为中枢神经系统。

【西医治疗】

MS 治疗的主要目的是抑制炎性脱髓鞘病变进展，防止急性期病变恶化及缓解期复发；预防并发症；对症及支持疗法，尽可能减轻神经功能障碍带来的痛苦。

1. 一般治疗　发生痉挛者可选用巴氯芬、苯二氮䓬类、丹曲林等；针对疼痛症状可选用卡马西平、苯妥英钠，或酌情加用阿米替林、氯硝西泮等；肢体震颤者可选用卡马西平，小剂量巴比妥类药物，无效时选用氯硝西泮；伴有膀胱直肠功能障碍，有尿频、尿急者，可选用奥昔布宁；有尿潴留者，可选用肌松弛剂如巴氯芬、地西泮、丹曲林，严重者宜采取间断插导尿管方法。

2. 药物治疗

(1) 糖皮质激素：肾上腺皮质类固醇是治疗 MS 急性发作和复发的主要药物，具有免疫调节和抗感染作用，可缩短急性期和复发期病程及加速恢复。多提倡大剂量短程疗法。① 甲泼尼龙每日 1 g，静脉点滴 3～4 h，连用 3～5 d。后继以泼尼松口服，逐渐减量，直至停服。② 泼尼松从每日 80 mg 开始，口服 1 周；以后依次减为每日 60 mg，5 d；每日 40 mg，5 d；以后每 5 d 减 10 mg，连用 4～6 周为 1 个疗程。

(2) 干扰素：干扰素 β－1b(betaferon)对 MS 中 BBB 破损有重要效应。通常选用剂量为 50 μg，每 2 d 皮下注射 1 次，持续 2 年。也可用干扰素 β－1a 治疗复发缓解型 MS，常用剂量为 30 μg，每 2 d 皮下注射 1 次，持续 2 年，效用与干扰素 β－1b 相仿。

(3) 血浆置换疗法：用于 MS 急性期及复发病例的急性发作期，单独使用本疗法疗效不及与硫唑嘌呤、环磷酰胺、促肾上腺皮质激素(ACTH)及泼尼松等合用。每 1～2 周交换 1 次，每次交换血浆为 50 ml/kg，连用 10 次，或直到症状改善。

(4) 免疫球蛋白：增强机体抵抗力及预防感染的作用。据报道在脱髓鞘损伤过程中有促进髓鞘修复的作用。免疫球蛋白 0.4 g/(kg・d)，静脉滴注，每日 1 次，连用 3～5 d 为 1 个疗程。可根据病情需要每月加强 1 次，连续应用 3～6 个月。

(5) 免疫抑制剂：能减轻 MS 的症状。① 硫唑嘌呤：可抑制细胞和体液免疫。口服硫唑嘌呤 2～3 mg(kg・d)可降低 MS 复发率，但不能影响残疾的进展。硫唑嘌呤长期疗法是否会增加非霍奇金淋巴瘤或皮肤癌的危险性尚未确定。② 环磷酰胺是一种具有强烈细胞毒性和免疫抑制作用的烷化剂，此药最适宜治疗快速进展型 MS，特别是低毒性药如甲氨蝶呤治疗无效者，每月给予冲击量的环磷酰胺似可降低复发缓解型 MS 的恶化率。③ 环孢素是一种强效的免疫抑制药，可延长患者完全致残的时间，但多数患者出现肾脏毒性，高血压也常见。药物毒性似乎超过了中等的临床疗效。剂量应控制在 2.5 mg/(kg・d)之内，＞5 mg/(kg・d)易发生肾中毒，需监测血清肌酐水平。为减少毒性，可分 2～3 次口服。④ 甲氨蝶呤：抑制二氢叶酸还原酶，小量口服相对无毒，具有抑制细胞免疫和体液免疫及抗感染作用。甲氨蝶呤可使患者病情进展变慢，对继发进展型 MS 疗效尤佳。

线粒体肌病及线粒体脑肌病

【西医学定义】

线粒体肌病和线粒体脑肌病是一组由线粒体 DNA 或核 DNA 缺陷导致线粒体结构和功能障碍，使 ATP 生成不足而引起的肌肉疾病，如病变同时累及中枢神经系统，则称为线粒体脑肌病。主要临床表现为活动后即感到疲乏无力，休息后好转。

【病理生理】

线粒体肌病和线粒体脑肌病的病因主要是线粒体 DNA(mtDNA)[少数是核 DNA(nDNA)]发生突变，如基因点突变、缺失、重复和丢失，以及 mtDNA 拷贝数减少等，使编码线粒体在氧化代谢过程中所必需的酶或载体发生障碍，糖原和脂肪酸等原料不能进入线粒体，或不能充分被利用，因而无法产生足够的 ATP。因能量产生不足，故难以维持细胞的正常生理功能，产生氧化应激反应，诱导细胞凋亡而致线粒体病。线粒体病的遗传方式主要是母系遗传，其遗传病理改变仅能通过母系遗传传递给后代，家系显示母系遗传的临床表型。这是由于受精卵中的线粒体主要来自卵子。同一 mtDNA 突变对于不同的患者可能引发不同的临床症状，这与突变的 mtDNA 的数量有关，突变 mtDNA 数目越多，临床症状越重，因而这也是线粒体病病情复杂的原因。

【临床表现】

线粒体病是以神经、骨骼肌和心肌受累为主的多系统疾病，临床表现复杂多样，现将常见的线粒体病临床类型简述如下。

1. 线粒体肌病　多在 20 岁左右起病，也有儿童及中年起病者，男女均可受累。临床上以骨骼肌极度不能耐受疲劳为主要特征，往往轻度活动后即感疲乏，休息后好转，常伴有肌肉酸痛及压痛。后期可出现持续性肌无力，甚至肌萎缩。如果以眼睑下垂为首发症状，且缓慢进展为全眼外肌瘫痪，眼球完全固定，部分患者可有咽部肌肉和四肢无力，称为慢性进行性眼外肌瘫痪(CPEO)。

2. 线粒体脑肌病　有较多类型，且分类比较复杂，症状重叠。以下类型较为常见，且在临床上有特殊条件确诊。

(1) 高乳酸血症和卒中样发作(mitochondrial encephalomyopathy with lactic acidosis and stroke-like episodes, MELAS)：其为线粒体脑肌病的最常见类型。青少年发病，也可至中老年发病。多为突然发病。临床表现为突发卒中样表现，如精神障碍、智力低下、皮质盲、癫痫等，可有偏头痛病史，一般身材矮小和神经性耳聋。追问病史，常可见不耐疲劳现象。可有阳性家族史。

(2) Kearns - Sayre 综合征(KSS)：本病诊断标准为：① 20 岁前起病。② CPEO。③ 视网膜色素变性。在同时具备这三种条件下，加上以下一种即可诊断，如心脏传导阻滞、小脑性共济失调、脑脊液蛋白质增高>1 g/L。

(3) 肌阵挛性癫痫伴肌肉破碎红肌纤维(MERRF)综合征：多在儿童期发病，可有明显的家族史。主要特征为：① 肌阵挛。② 癫痫。③ 共济失调。④ 肌肉活检提示有 RRF。部分患者还可有身材矮小、智力低下、视神经萎缩、听力障碍、运动不耐受及周围神经病等；也偶有心肌病、视网膜色素变性、锥体束征、眼外肌麻痹和多发性脂肪瘤。

【辅助检查】

1. 神经影像学检查　头颅 CT 或 MRI 示白质脑病、基底节钙化、脑软化、脑萎缩和脑室扩大。

2. 血生化检查　① 血乳酸、丙酮酸最小运动量试验约 80%的患者阳性，即运动后 10 min 血乳酸和丙酮酸仍不能恢复正常；线粒体脑肌病者 CSF 乳酸含量也增高。② 线粒体呼吸链复合酶活性降低。③ 约 30%的患者血清 CK 和 LDH 水平增高。

3. 肌电图　60%的患者为肌源性损害，少数呈神经源性损害或两者兼之。

4. 肌肉活检　冰冻切片，组织化学染色，可见肌细胞内线粒体堆积，RRF 增多是特征性改变，糖原脂肪也增多。

5. 线粒体 DNA 分析　对诊断有决定性意义。① CPEO 和 KSS 均为 mtDNA 片段缺失，其可能发生在卵子或胚胎形成期。② 80%的 MELAS 患者是由于 mtDNA - tRNA 亮氨酸基因 3243 位点突变所致。③ MERRF 是 mtDNA tRNA 赖氨酸基因位点 8344 的点突变所致。

【诊断】

依据患者的临床表现、影像学特征、血清和脑脊液的乳酸水平可对线粒体病做出临床诊断，确诊需依靠肌肉活检和 mtDNA 突变检测。

1. 线粒体肌病　患者机体不耐受疲劳，且活动后出现肌无力，休息后好转，血乳酸或丙酮酸试验阳性，但没有脑受损表现，结合肌活检观察到较多的 RRF，即可诊断本病；基因检测到 mtDNA 丢失和重排则可确诊。

2. 线粒体脑肌病　出现脑或视网膜受损的同时，结合影像学及肌活检观察到的 RRF，可考虑线粒体脑肌病的可能性。依据不同特色的临床表现及基因检测，可确定本病的特殊类型。

【鉴别诊断】

单纯性线粒体肌病应注意与多发性肌炎、重症肌无力、脂质沉积性肌病和肢带型肌营养不良鉴别。MELAS 应与单纯疱疹病毒性脑炎、青年卒中以及急性播散性脑脊髓炎等鉴别。CPEO 与重症肌无力和眼咽型肌营养不良相鉴别。

【西医治疗】

目前无特效治疗，以对症治疗为主。最根本的治疗有待于正在研究的基因治疗。目前治疗关键在于认识 KSS，因其常伴有心脏传导阻滞，可引起猝死，如能早期发现，有助于预防。

1. 一般治疗

（1）饮食疗法：饮食治疗可减少内源性毒性代谢产物的产生。高蛋白、高碳水化合物、低脂饮食能代偿受损的糖异生和减少脂肪的分解。

（2）其他治疗：物理治疗可减轻痛苦。KSS 患者重度心脏传导阻滞者可用心脏起搏器。

2. 药物治疗　可长期应用维生素 E、ATP、辅酶 Q10 和 B 族维生素治疗或许可减轻症状。对癫痫发作、颅内压增高、心脏病、糖尿病等进行对症处理。

腓骨肌萎缩症

【西医学定义】

腓骨肌萎缩症，又称遗传性运动感觉性周围神经病（hereditary motor sensory neuropathy，HMSN），是人类遗传性周围神经病中最常见的类型。主要临床特征为儿童或青少年起病，足内侧肌和腓骨肌进行性无力和萎缩，伴有轻到中度感觉减退、腱反射减弱和弓形足。主要病理表现为周围神经的节段性脱髓鞘和（或）轴索变性，某些部位的周围神经髓鞘呈洋葱样增厚，施万细胞增生，肌纤维束萎缩，间质胶原纤维增生伴玻璃样变。本病发病率为 1/2 500，多数为常染色体显性遗传，少数为常染色体隐性遗传或 X 连锁遗传。根据神经传导速度不同将 CMT 分为 1 型（脱髓鞘型）和 2 型（轴索型）：正中神经运动传导速度<38 m/s 为 1 型，正常或接近正常为 2 型。基因定位后进一步将 CMT 分为 1A、1B、1C 和 1D 四个亚型，CMT 2 型分为 2A、2B、2C 和 2D 四个亚型，以 CMT 1A 型最为常见。

【病理生理】

CMT 多为常染色体显性遗传，少部分是常染色体隐性遗传、X 连锁显性遗传和 X 连锁隐性遗传。周围神经轴突和髓鞘均受累，远端重于近端。轴突呈变性改变，髓鞘则节段性对称性脱失，部分髓鞘再生，施万细胞增生与修复组成同心圆层而形成“洋葱头”样结构。造成运动和感觉神经传导速度减慢。各型相关基因产物参与髓鞘的形成、施万细胞的分化或轴突的形成，基因突变导致基因产物异常，使髓鞘形成障碍、脱髓鞘或轴索变性，导致外周神经病。

【临床表现】

临床以 CMT 1 型和 CMT 2 型多见，此处主要介绍这两型的临床特点。

1. 脱髓鞘型（CMT 1 型）　该型占 CMT

的50%，儿童晚期或青春期发病。周围神经对称性、进行性变性导致远端肌萎缩，开始是足和下肢，数月至数年可波及手肌和前臂肌、踇长伸肌、趾长伸肌、腓骨肌和足固有肌等伸肌早期受累，屈肌基本正常，产生马蹄内翻足和爪形趾、锤状趾畸形，常伴有脊柱侧弯和弓形足，腓肠肌神经变性行走时垂足，呈跨阈步态。仅少数病例先出现手肌和前臂肌萎缩，而后出现下肢远端肌萎缩。查体可见小腿肌肉和大腿的下1/3肌肉无力和萎缩，形似“鹤腿”或“倒立的香槟酒瓶”状，足屈曲能力减弱或丧失，受累肢体腱反射消失。手肌萎缩，并波及前臂肌肉，变成爪形手。萎缩很少波及肘以上部分或大腿的中上1/3部分。深浅感觉减退可从远端开始，呈手套、袜子样分布；伴有自主神经功能障碍和营养代谢障碍，但严重的感觉缺失伴穿透性溃疡罕见。部分患者伴有视神经萎缩、视网膜变性、眼震、眼肌麻痹、突眼、瞳孔不对称、神经性耳聋、共济失调和肢体震颤。病程缓慢，在很长时间内都很稳定，脑神经通常不受累。部分患者虽然存在基因突变，但无肌无力和肌萎缩，仅有弓形足或神经传导速度减慢，有的甚至完全无临床症状。脑脊液正常，少数病例蛋白质含量升高。

2. 轴索型(CMT 2型)　发病晚，成年开始出现肌萎缩，部位和症状与1型相似，但程度较轻；脑脊液蛋白质含量正常。

【辅助检查】

1. 体液检查　脑脊液通常正常，少数病例蛋白质含量增高。血清肌酶正常或轻度升高。

2. 肌电图和神经传导速度检测　检查神经传导速度对分型至关重要。CMT 1型正中神经运动NCV从正常的50 m/s减慢为38 m/s以下，CMT 2型NCV接近正常。肌电图示两型均有运动单位电位波幅升高，有纤颤或束颤电位，运动末端潜伏期延长，呈神经源性损害。多数患者伴有感觉神经动作电位消失。

3. 基因分析　临床上不易对1型和2型进一步分出各亚型，需用基因分析的方法来确定各亚型。

4. 肌肉及神经活检　肌活检显示为神经源性肌萎缩。

5. 诱发电位检测　脑干听觉诱发电位和视觉诱发电位异常，躯体感觉诱发电位的中枢和周围传导速度减慢。

【诊断】

临床诊断依据：① 儿童期或青春期出现缓慢进展的对称性双下肢无力。② “鹤腿”、垂足、弓形足，可有脊柱侧弯。③ 腱反射减弱或消失，常伴有感觉障碍。④ 常有家族史。⑤ 周围神经传导速度减慢，神经活检示“洋葱头样”改变(CMT 1型)或轴索变性(CMT 2型)及神经源性肌萎缩。⑥ 基因检测CMT 1A基因重复等。

【鉴别诊断】

1. CMT 1型和CMT 2型的鉴别　① 发病年龄。CMT 1型12岁左右，CMT 2型25岁左右。② 神经传导速度。CMT 1型明显减慢，CMT 2型正常或接近正常。③ 基因诊断。CMT 1型中的CMT 1A为17号染色体短臂(17p 11.2)1.5 Mb长片段(其中包含*PMP*22基因)的重复或*PMP*22基因的点突变，CMT 2型中的CMT 2E为*NF*-*L*基因的点突变。

2. 远端型肌营养不良症　四肢远端肌无力、肌萎缩，逐渐向上发展，需与CMT鉴别。但该病成年起病，肌电图显示肌源性损害，运动传导速度正常可资鉴别。

3. 家族性淀粉样多神经病　通常在20～45岁起病，以下肢感觉障碍和自主神经功能障碍为早期特征，临床较难区分，需借助神经活检或DNA分析加以区别。

4. 慢性炎症性脱髓鞘性多发性神经病　进展相对较快，CSF蛋白质含量增多，泼尼松治疗效果较好，无足畸形，易与CMT鉴别。

5. 慢性进行性远端型脊肌萎缩症　该病的肌萎缩分布和病程类似CMT病，但伴有肌肉跳动，EMG显示为前角损害，感觉一般不受累，可与CMT鉴别。

6. 遗传性压迫易感性神经病(hereditary neuropathy with liability to pressure palsy, HNPP)　因有肌无力、萎缩和传导速度减慢及显性遗传需与CMT鉴别，但HNPP是一种反复发作的轻微的一过性疾病，在轻微牵拉、压迫或外伤后反复出现肌无力、麻木和肌萎缩、踝反射消失、弥漫性神经传导速度减慢，神经活检为阶段性脱髓鞘和腊肠样结构改变。预后良好。

7. *遗传性共济失调伴肌萎缩*（hereditary ataxia with muscular atrophy） 又称 Roussy-Levy 综合征。儿童期缓慢起病，有腓骨肌萎缩、弓形足、脊柱侧凸、四肢腱反射减弱或消失、站立不稳、步态蹒跚、手震颤等共济失调表现，肌电图运动传导速度减慢，与 CMT 不同或认为是 CMT 变异型。

【西医治疗】

本病目前尚无特殊的治疗方法。

1. *一般治疗* 纠正垂足可穿高跟鞋、长筒靴或矫正鞋。理疗及肌肉和跟腱锻炼、按摩可增强其伸缩功能。踝关节挛缩严重者可手术松解或肌腱移植。

2. *药物治疗* 神经营养因子，如脑源性神经营养因子、胰岛素样生长因子-1、睫状神经营养因子等有促进和维持神经细胞生长、存活、分化的作用，对延缓腓骨肌萎缩症的周围损害有一定的帮助。肌苷、神经节苷脂和维生素类等对神经肌肉亦有一定的营养作用。

应注意对本病的预防，首先进行基因诊断，确定基因型，然后利用胎儿绒毛、羊水或脐带血，分析胎儿的基因型以建立产前诊断。

青年上肢远端肌萎缩症

【西医学定义】

该病又称为平山病，是由日本学者平山惠造（Keizo Harayma）于 1959 年首次报道，是一种良性自限性下运动神经元疾病，其临床特点、发病机制以及预后与运动神经元病完全不同。

【病理生理】

本病的发病机制尚未确定。近年来，多数学者认为平山病是一种屈曲性脊髓病。研究发现在充分前屈位时发生异常的影像学改变（硬膜囊前移和脊髓变扁），这种异常改变在脊髓造影时可达 88%，CT 可达 94%，MRI 平扫可达 87%，在中立位时没有这种异常改变。脊髓的变扁是不对称的，且与萎缩的肢体相对应，提示本病进展期在下位颈髓存在着动力学改变，而这种动力学的压迫则是一种病理特征。下段颈髓反复或持续的前屈导致硬膜囊后壁前移，脊髓受压，使脊髓前角微循环障碍或者脊髓前角慢性损伤。

【临床表现】

该病多于青少年起病，男性多于女性，起病隐匿且多在发病数年后静止，多以一侧上肢远端的肌肉萎缩、无力为首发症状，其中以手部小肌肉（骨间肌、鱼际肌）萎缩最显著，肱桡肌萎缩相对轻，致使萎缩后的前臂呈现“斜坡”样的特殊形状。有时也可累及对侧肢体，但一般两侧不对称。部分患者伴有寒冷麻痹和手指伸展时出现震颤。通常无感觉异常、脑神经损害及括约肌功能障碍。

【辅助检查】

1. *肌电图* 病变肌肉肌电图检查示呈神经源性损害。

2. *影像学检查* 中立位及充分屈曲位的颈部 MRI 是目前最为常用的检查方法。临床病历可能具备以下特点：① 局限性脊髓萎缩。② 脊髓动态前移。③ 异常的颈椎曲度。④ 后硬膜囊与下方椎板的失连接。⑤ 硬膜囊后壁的前移。⑥ 硬膜后的异常高信号影。

【诊断】

在临床上遇到年轻患者出现非对称性、局限于上肢远端的肌群萎缩无力而无感觉异常，肌电图检查示呈神经源性损害，应考虑平山病的诊断。

【鉴别诊断】

肌萎缩侧索硬化 肌萎缩症状可见于躯干、肢体和延髓等多个部位，病变累及上、下运动神经元，病情逐渐加重，无自限性，亦不同于本病病灶局限于单侧肢体。

【西医治疗】

1. *非手术治疗* 颈托治疗可以有效缩短病程，尤其是对病程短、症状轻的患者治疗效果好。

2. *手术治疗* 现行的术式主要分为关节融合术（前路融合及后路融合）、关节融合＋硬脊膜成形术以及单纯硬脊膜成形术。因此对于肌肉萎缩严重甚至完全萎缩的患者，上述手术治疗很难取得满意的效果。

偏侧萎缩症

偏侧萎缩症是进展性的偏侧肢体或躯干组织萎缩，表现一侧皮肤变薄、皮下脂肪减少及骨骼变小等。局限于一侧头面部的萎缩称为面侧萎缩症。偏侧萎缩症的病因不清，病理上首先累及结缔组织，特别是皮下脂肪组织，随病情发展逐渐累及皮肤、皮脂腺和毛发，严重者累及骨骼、肾脏及大脑半球。诊断主要根据儿童或青春期出现缓慢进展的对称性双下肢肌无力，以及"鹤腿"、垂足、弓形足和脊柱侧弯，腱反射减弱或消失，常伴感觉障碍，运动 NCV 减慢，神经活检脱髓鞘和施万细胞增生，常有家族史，基因检测 *PMP*22 基因重复等。本病迄今尚无有效病因治疗，主要为对症及支持治疗，与腓骨肌萎缩症治疗方法相似。

第三节　病例分析

案 1

双上眼睑下垂 3 年余，加重伴吞咽困难半个月(重症肌无力)。

[患者一般情况] 姓名：庞某；性别：男性；年龄：41 岁；民族：壮族；婚姻状况：已婚；身高 170 cm，体重 73 kg。出生地：广西宾阳；职业：财务。入院时间：2017－3－23；发病节气：春分；病史陈述者：患者本人。

[主诉] 双上眼睑下垂 3 年余，加重伴吞咽困难半个月。

[现病史] 患者自诉 3 年前(2014 年 6 月)无明显诱因出现右上眼睑下垂、斜视，当时症状轻微，未引起足够重视，病情逐渐进展，于 1 年前(2016 年)出现左上眼睑下垂，视物重影，于活动、疲劳及见光后加重，无头晕、头痛、恶心、呕吐，无耳鸣、听力下降，无肢体乏力、麻木，无声嘶、饮水呛咳、吞咽困难，无胸痛、呼吸困难，无言行异常、意识不清、大小便失禁等。患者双侧上眼睑下垂症状交替出现，伴斜视、视物有重影，上述症状晨轻暮重，疲劳后加重。患者至广西医科大学第一附属医院神经内科住院治疗，完善抗 AchR 抗体测定、胸腺 CT＋增强扫描、甲状腺功能等相关化验检查后，明确诊断为"重症肌无力"，予溴吡斯的明片 60 mg 每日 3 次口服后，双上眼睑下垂症状好转，病情稳定。半个月前，患者感冒后出现上述症状加重，低热伴咳嗽咳痰，体温 38℃，有痰难咳出，并出现咀嚼无力、吞咽困难，言语含糊，呼吸稍困难，下午至夜间病情加重，疲劳后加重，并自觉双上臂肌肉酸痛、无力，抬举稍费力，无双下肢乏力、肢体麻木、抽搐，无头晕、头痛、大小便障碍，无肌肉跳动、肌肉红肿热痛等，现为求进一步治疗而至医院就诊，门诊拟"重症肌无力"收入院内。病后，患者精神尚可，纳可，寐差，二便调，近期体重无明显改变。

[既往史] 平素体健，无"高血压、糖尿病、心脏病、甲亢、肝炎、结核"等特殊疾病史，无药物及食物过敏史。

[个人史] 无饮酒嗜好，吸烟 20 余年，平均 1 包/日。

[家族史] 无特殊。

[入院查体] T 37.6℃，P 78 次/分，R 20 次/分，BP 121/74 mmHg。神清，精神可，发育正常，营养中等，形体适中。舌质红，苔黄，脉细数。听诊双肺呼吸音粗，可闻及少许湿性啰音，未闻及干啰音。其余心腹查体无异常。双下肢不肿。神经系统查体：神志清楚，言语稍含糊、尚流利，长时间言语后言语不清加重，问答查体合作。右利手。记忆力、计算力及定向力等高级皮质功能检查均正常。视力、视野粗测正常。双上眼睑下垂，疲劳试验(＋)，双侧眼球各向活动均受限，有复视，无眼震。双侧瞳孔等大等圆，直径约 3.0 mm，对光反射灵敏。双侧角膜反射灵敏，无面部感觉障碍，张口下颌居中，下颌反射未引出。双眼闭合有力，双侧额纹、鼻唇沟对称，示齿口角不偏。听力粗测正常，Rinnie 试验阴性，Weber 试验居中。双侧软腭上抬有力，悬雍垂居中，双侧咽反射减弱。双侧转头耸肩有力、对称。伸舌

居中，无舌肌萎缩及舌肌震颤。四肢肌肉无萎缩，双上肢肌力近端 4 级、远端 5 级，双下肢肌力 5 级，疲劳试验(＋)，四肢肌张力正常。双侧指鼻试验、跟膝胫试验稳准，龙贝格征阴性。深浅感觉无异常。浅反射存在，双侧腱反射对称存在、减弱，病理反射未引出。颈软，无抵抗，脑膜刺激征阴性。自主神经系统检查未见异常。

入院后行新斯的明试验，给予甲磺酸新斯的明注射液 1.5 mg，硫酸阿托品注射液 0.5 mg肌内注射，分别于试验后 10 min、20 min、30 min、40 min、50 min、60 min 后观察患者呼吸及双侧眼裂、言语及吞咽功能、肌力的恢复情况。50 min 后患者诉呼吸困难症状明显减轻，双侧眼裂较前明显开大，言语较前清晰，吞咽好转，双上肢近端肌力 5－级、远端肌力 5 级；60 min 后患者未诉呼吸困难，观察双侧眼裂基本恢复正常大小，言语清晰，能正常吞咽，双上肢近端肌力恢复至 5 级。新斯的明试验(＋)(图 15－1)。

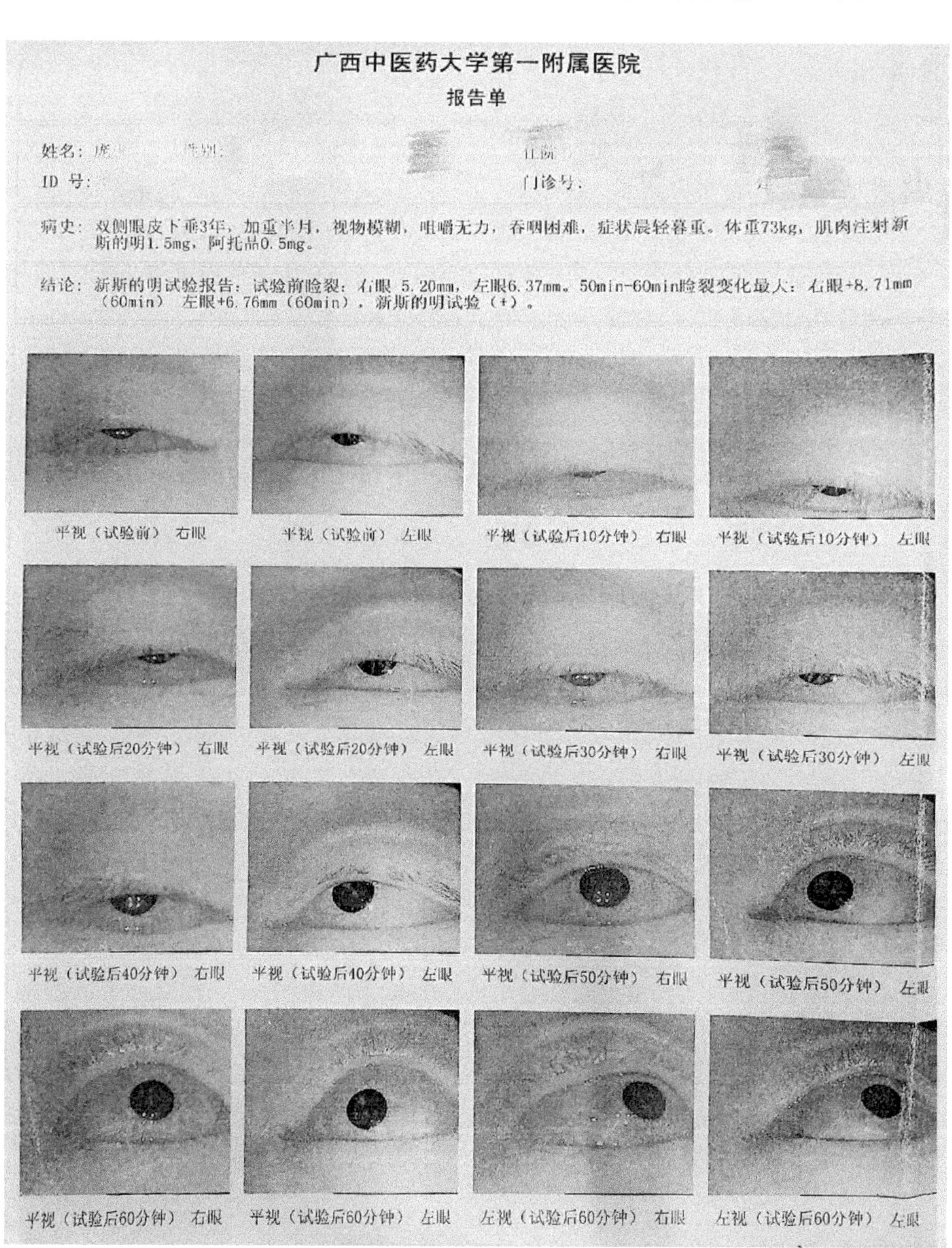
广西中医药大学第一附属医院

报告单

姓名：　性别：

ID 号：　门诊号：

病史：双侧眼皮下垂3年，加重半月，视物模糊，咀嚼无力，吞咽困难，症状晨轻暮重。体重73kg，肌肉注射新斯的明1.5mg，阿托品0.5mg。

结论：新斯的明试验报告：试验前睑裂：右眼 5.20mm，左眼6.37mm。50min-60min睑裂变化最大：右眼+8.71mm（60min） 左眼+6.76mm（60min），新斯的明试验（+）。

平视（试验前） 右眼　平视（试验前） 左眼　平视（试验后10分钟） 右眼　平视（试验后10分钟） 左眼

平视（试验后20分钟） 右眼　平视（试验后20分钟） 左眼　平视（试验后30分钟） 右眼　平视（试验后30分钟） 左眼

平视（试验后40分钟） 右眼　平视（试验后40分钟） 左眼　平视（试验后50分钟） 右眼　平视（试验后50分钟） 左眼

平视（试验后60分钟） 右眼　平视（试验后60分钟） 左眼　左视（试验后60分钟） 右眼　左视（试验后60分钟） 左眼

图 15－1　新斯的明试验(＋)

［辅助检查］入院后查血常规示白细胞 11.8×10^9/L↑，嗜中性粒细胞百分比 78%↑，C 反应蛋白 15 mg/L↑。红细胞沉降率 35 mm/h↑。血气分析示 pH 7.38，PO_2 85%，PCO_2 42 mmHg，SPO_2 94%。胸部 CT＋增强扫描提示双肺炎症，未见胸腺增生或胸腺瘤。（2016－6－29，金域医学检验所）抗 AChR 抗体 IgG＞8.00 nmol/L，阳性。重复频率电刺激示选择 2 Hz、3 Hz、5 Hz 低频电刺激腋神经后，CMAP 波幅递减 60%。10 Hz、20 Hz 高频刺激无明显递减或递增，肌电图及运动感觉神经传导速度测定正常。余尿常规、大便常规、心脏联合标志物测定、凝血功能、血生化、空腹血糖、餐后 2 h 血糖、糖化血红蛋白测定、肿瘤标志物测定、甲状腺功能、痰培养等均未见明显异常。心电图、头颅 MRI 检查正常。

【病例分析】

1. 病情特点 ① 患者中青年男性，起病隐袭，病情逐渐进展，为慢性病程。② 主要表现为受累肌肉病态易疲劳，活动、疲劳后加重，具有症状波动性，晨轻暮重。此次感染后诱发肌无力症状加重。③ 个人史，有吸烟史。家族史无特殊。④ 入院查体。体温 37.6℃。听诊双肺呼吸音粗，可闻及少许湿性啰音。神经系统查体：神志清楚，言语稍含糊，长时间言语后言语不清加重。双上眼睑下垂，疲劳试验（＋），双侧眼球各向活动均受限，有复视。双侧咽反射减弱。双上肢近端肌力 4 级，四肢腱反射减弱。疲劳试验（＋）。余无其他神经系统阳性定位体征。入院后行新斯的明试验（＋）。⑤ 辅助检查。血常规示白细胞 11.8×10^9/L↑，嗜中性粒细胞百分比 78%↑，C 反应蛋白 15 mg/L ↑。红细胞沉降率 35 mm/h↑。胸部 CT＋增强扫描示双肺炎症，未见胸腺增生或胸腺瘤。抗 AChR 抗体 IgG＞8.00 nmol/L，阳性。重复频率电刺激示 CMAP 波幅呈低频递减，高频刺激无明显递减或递增，肌电图及神经传导速度测定正常。

2. 诊断 中医诊断：痿病，肺热津伤。西医诊断：① 重症肌无力（ⅡB 型中度全身型）。② 肺部感染。

中医辨病分析：患者因“双上眼睑下垂 3 年余，加重伴吞咽困难半个月”入院，故本病当属中医学之“痿病”范畴。舌质红，苔黄，脉细数，故证属“肺热津伤”。患者外感温热毒邪，上犯于肺，耗灼肺津，津伤不能布送津液濡润五脏，濡养肢体，遂致眼睑下垂，发为本病。舌质红，苔黄，脉细数为热盛伤津之象。病位在肌肉、筋脉，病性属实。

（1）西医定位、定性诊断：重症肌无力（ⅡB 型中度全身型）。

1）定位诊断：患者以全身肌无力为主要表现，且以近端肌无力为主，伴眼肌麻痹、咽喉肌、呼吸肌麻痹，无肌肉萎缩，四肢腱反射减弱，病理征阴性，故首先考虑定位于下运动神经元、周围神经、神经肌肉接头或肌肉。因患者无肌肉跳动和肌肉萎缩，无感觉障碍，血生化检查肌酶谱正常，肌电图及感觉运动神经传导速度正常，故考虑下运动神经元、周围神经及肌肉本身病变可能性不大。患者入院行新斯的明试验（＋），重复频率电刺激提示低频递减，故考虑定位于神经肌肉接头病变。

2）定性诊断：患者中青年男性，起病隐袭，病情逐渐进展，为慢性病程。以全身肌无力为主要表现，且以近端肌无力为主，伴眼肌麻痹、咽喉肌、呼吸肌麻痹，主要表现为受累肌肉病态易疲劳，活动、疲劳后加重，具有症状波动性，晨轻暮重。此次感染后诱发肌无力症状加重。新斯的明试验（＋）。重复频率电刺激示低频递减，高频刺激无明显递减或递增，抗 AChR 抗体阳性，支持重症肌无力（ⅡB 型中度全身型）诊断标准。

（2）中医鉴别诊断

1）痹病：痹病后期，由于肢体关节疼痛，不能活动，长期废而失用，以致肌肉松弛萎缩，类似痿病。但痿病肢体关节一般不痛，痹病以肢体关节疼痛、僵硬、肿大、变形为特征。其鉴别要点首先在于痛与不痛；其次为是否存在肢体的活动障碍，痹病是因痛而影响活动，痿病是无力运动；其病因病机、治法也各不相同。

2）中风：中风后半身不遂日久不能恢复者，亦可见肌肉瘦削，常伴有语言謇涩、口眼㖞斜，久则患肢肌肉枯瘦。痿病起病缓慢，无神志障碍，以四肢痿弱不用为主，两者临床不难鉴别。

(3) 西医鉴别诊断

1) 眼肌型肌营养不良：易与眼型重症肌无力混淆，但前者：① 起病隐袭。② 青年男性多见。③ 症状无波动，病情逐渐加重。④ 抗胆碱酯酶药治疗无效。该患者肌无力累及全身，且症状波动，抗胆碱酯酶药治疗有效，故排除。

2) 脑干脑炎：起病多急，病程短，病前多有前驱感染症状，头颅 MRI 可见脑干炎性脱髓鞘病变，结合患者病情特点，不似。

3) 多颅神经炎：通常起病急，病程短，病前多有前驱感染史，病情不具有波动性，无病态易疲劳性的特点，据此可排除。

4) Lambert-Eaton 肌无力综合征：为累及突触前膜的获得性自身免疫病，对称性近段肌无力，短暂用力收缩后肌力可增强，持续用力后无力加重，腱反射减低或消失，肌电图高频重复刺激波幅递增及胆碱酯酶抑制药疗效不佳，新斯的明试验阴性等应考虑本病诊断。约 50% Lambert-Eaton 肌无力综合征发生于肿瘤相关患者人群中，肺癌常见。该患者为对称性近端肌无力，腱反射减弱，注意与此病相鉴别，但患者活动后症状加重，有病态易疲劳性的特点，且重复频率电刺激示低频递减，高频刺激无明显递减或递增，与该病表现不符。

3. 治疗方案

(1) 中医治疗

治法：清热润肺，濡养筋脉。

方药：清燥救肺汤加减。桑叶 15 g，石膏 30 g，甘草 6 g，党参 15 g，火麻仁 15 g，阿胶 10 g（烊化），麦冬 15 g，杏仁 10 g，枇杷叶 10 g，知母 10 g，天花粉 15 g。

每日 1 剂，水煎 400 ml，分早、晚 2 次饭后温服。

针灸取穴：廉泉，攒竹（双），鱼际（双），曲池（双），合谷（双），阴陵泉（双），三阴交（双），太溪（双），太冲（双），足三里（双）。

毫针针刺，中等刺激，留针 30 min，每日 1 次。

(2) 西医治疗

1) 应用抗胆碱酯酶药：溴吡斯的明片 60 mg 每日 4 次，每隔 6 h 1 次。

2) 应用肾上腺皮质激素：因重症肌无力患者应用激素治疗初期容易导致肌无力症状加重，并可能诱发肌无力危象，故此病例可采用递增法。注意护胃、补钾、补钙，预防激素不良反应。

3) 免疫抑制剂：出现下列情况要考虑加用或改用免疫抑制剂：① 肾上腺皮质激素治疗不能耐受者。② 肾上腺皮质激素疗法无效或疗效缓慢者。③ 胸腺切除术疗效不佳者。④ 肾上腺皮质激素减量即复发者。⑤ 重症肌无力伴有胸腺瘤者。

4) 如上述治疗效果均欠佳，可考虑增加血浆置换或大剂量 IVIg 疗法。

5) 加强抗感染治疗：感染可诱发肌无力加重，故抗感染力度需加强。患者皮试阴性后，可给予头孢哌酮钠舒巴坦钠（舒普深）1.5～3.0 g 每隔 8 h 1 次，如感染控制欠佳，必要时可联合应用抗生素治疗。抗生素方面应禁用链霉素、卡那霉素、新霉素、庆大霉素、四环素、林可霉素、诺氟沙星、环丙沙星、氨苄西林、妥布霉素、黏菌素、多黏菌素 A、多黏菌素 B、多黏菌素 E、紫霉素、巴龙霉素等，因其均有加重神经肌肉接头传递或抑制呼吸肌作用。

6) 一般对症及支持治疗：吸氧，改善呼吸困难现象；安静、卧床休息，避免劳累、情绪波动；如发热，注意物理降温。

4. 住院治疗经过及其转归　因患者存在全身肌无力，伴呼吸困难，病情较重，入院后给予患者一级护理，下病重通知，卧床休息，持续吸氧改善呼吸困难症状；予溴吡斯的明片 60 mg 每日 4 次，因患者存在吞咽困难，每当吃饭时难以下咽，故时间上安排为 5:00、11:00、17:00、23:00，尽量在三餐前 1 h 左右服药；糖皮质激素治疗予注射用甲泼尼龙琥珀酸钠 60 mg 每日 1 次开始应用，每隔 3 d 加倍，逐渐加量至 1 000 mg 每日 1 次静滴，症状稳定控制 5 d 后逐渐减量，治疗过程中注意予护胃、补钾、补钙，预防激素不良反应；予头孢哌酮钠舒巴坦钠 3.0 g 每隔 8 h 1 次抗感染治疗，并予氨溴索祛痰。配合中医中药健脾、补中益气等综合治疗。治疗 20 d 后患者病情好转出院，肺部感染已控制，无发热、咳嗽咳痰及呼吸困难现象，肌无力症状改善，言语、吞咽好转，出院时糖皮质激素减量至以醋酸泼尼松片 30 mg 每日 1 次，晨起一次性顿服。嘱患者注意休息，避免劳累、情绪激动；预防感冒，进食需缓慢，避免误吸导致吸入性肺炎；注意用药禁忌，门诊定期随诊。1 个月后患者复诊，诉糖皮质激素减量过程中病情容易反复，予增加硫唑嘌呤片 50 mg 每日 2 次口服抑制免疫，现以醋酸泼尼松片 15 mg 每日 1 次、溴吡斯的明片 60 mg 每日 4 次口服维持治疗。

案 2

四肢无力进行性加重 8 月余（Lambert - Eaton 综合征）。

［患者一般情况］姓名：卢某；性别：男性；年龄：62 岁；民族：汉族；婚姻状况：已婚；身高 172 cm，体重 60 kg。出生地：广西桂林；职业：退休。入院时间：2015 - 5 - 23；发病节气：小满；病史陈述者：患者本人。

［主诉］四肢无力进行性加重 8 月余。

［现病史］患者于 8 个多月前无明显诱因出现双下肢无力，平地行走尚可，但爬楼梯费劲，蹲下后很难自行站起，未介意，未诊治。3 个月后患者亦出现双上肢无力症状，抬举费力，梳头困难。至当地医院门诊就诊，考虑“重症肌无力”，给予溴吡斯的明片 60 mg 每日 3 次口服，病情无明显改善，此后，上述症状持续并逐渐加重，下肢无力重于上肢，于短暂用力时肌无力症状稍好转，但持续劳累后明显加重，休息后亦难以缓解。无头晕、头痛、恶心、呕吐，无耳鸣、听力下降，无声嘶、饮水呛咳、吞咽困难，无胸痛、胸闷、呼吸困难，无畏寒发热、咳嗽咳痰、咯血，无言行异常、抽搐、意识不清、大小便失禁，无肌肉萎缩、肌肉红肿热痛等不适。遂来诊要求进一步诊治，门诊拟“肌无力查因”收入科内。病后，患者精神尚可，纳差，寐可，常自觉口干，有时排尿费力，便秘，平均每 3～5 d 一行，近期体重减轻约 8 kg。

［既往史］平素体健，无“高血压、糖尿病、心脏病、肝炎、结核”等特殊疾病史，无药物及食物过敏史。

［个人史］无饮酒嗜好，吸烟 40 余年，平均 1 包/日。

［家族史］无特殊。

［入院查体］T 36.8℃，P 72 次/分，R 20 次/分，BP 100/72 mmHg。神清，精神可，发育正常，营养中等，形体偏瘦。舌质红，苔黄腻，脉滑数，内科查体无异常。神经系统查体：神志清楚，言语清晰流利，问答查体合作。右利手。记忆力、计算力及定向力等高级皮质功能检查均正常。视力、视野粗测正常。双侧眼球活动自如，无复视及眼震。双侧瞳孔等大等圆，直径约 3.0 mm，对光反射灵敏。双侧角膜反射灵敏，无面部感觉障碍，张口下颌居中，下颌反射未引出。双眼闭合有力，双侧额纹、鼻唇沟对称，示齿口角不偏。听力粗测正常，Rinnie 试验阴性，Weber 试验居中。双侧软腭上抬有力，悬雍垂居中，咽反射存在。双侧转头耸肩有力、对称。伸舌居中，无舌肌萎缩及舌肌震颤。四肢肌肉无萎缩，双上肢肌力近端 5－级、远端 5 级，双下肢肌力近端 4 级、远端 5－级，疲劳试验（＋），四肢肌张力正常。双侧指鼻试验、跟膝胫试验稳准，龙贝格征阴性。深浅感觉无异常。浅反射存在，四肢腱反射（＋），病理反射未引出。颈软，无抵抗，脑膜刺激征阴性。自主神经系统检查：皮肤黏膜色泽、温度、毛发分布、指甲形态均正常，皮肤划痕症阴性，汗液分泌减少，排尿困难、便秘。

入院后行新斯的明试验，给予甲磺酸新斯的明注射液 1 mg，硫酸阿托品注射液 1 mg 肌内注射，分别于试验后 20 min、30 min、50 min、60 min 后观察患者肌无力症状无明显改善。

［辅助检查］入院后查血常规、C 反应蛋白、红细胞沉降率、尿常规、大便常规、心脏联合标志物测定、凝血功能、血生化、空腹血糖、餐后 2 h 血糖、糖化血红蛋白测定、甲状腺功能、风湿 12 项等均未见明显异常。肿瘤标志物测定示血 CEA 32 ng/ml↑，CA125 7.5 万 U/L↑，余未见异常。胸部 CT＋增强扫描提示左下肺占位性病变，周围型肺癌可能性大（图 15 - 2）。（金域医学检验所）抗 AChR 抗体阴性。重复频率电刺激示

选择 2 Hz、3 Hz、5 Hz 低频电刺激腋神经后，CMAP 波幅递减 42%。10 Hz、20 Hz、30 Hz 高频刺激波幅递增 220%，肌电图示肌源性损害。运动感觉神经传导速度测定正常。余心电图、头颅 MRI 检查正常。

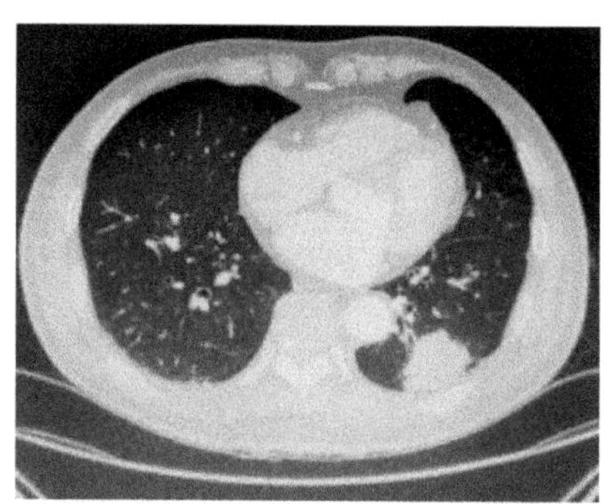

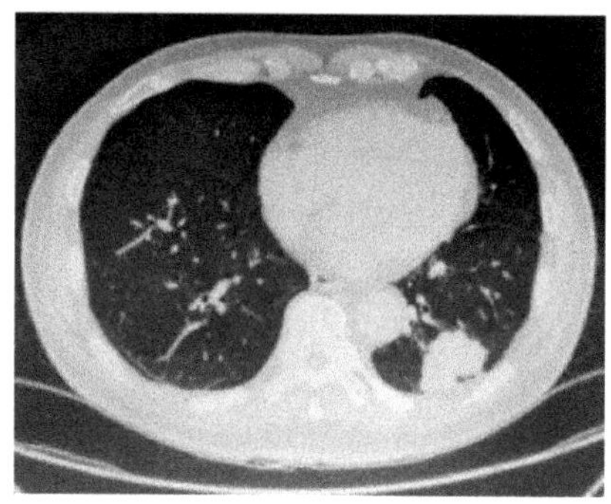

图 15-2　左下肺占位性病变，周围型肺癌可能性大

【病例分析】

1. 病情特点　① 患者老年男性，慢性起病，病情逐渐进展加重。② 主要表现为受累肌肉病态易疲劳，短暂用力收缩后肌力可增强，持续用力后肌无力加重，下肢肌无力重于上肢。伴口干、排尿困难、便秘等自主神经症状。服用溴吡斯的明片效果不佳。③ 个人史，有长期吸烟史。④ 主要阳性体征。双上肢肌力近端 5－级、远端 5 级，双下肢肌力近端 4 级、远端 5－级，疲劳试验(＋)，四肢腱反射(＋)。自主神经系统：汗液分泌减少，排尿困难、便秘。余无其他神经系统阳性定位体征。入院后行新斯的明试验阴性。⑤ 辅助检查。血 CEA 32 ng/ml ↑，CA125 7.5 万 U/L ↑。胸部 CT＋增强扫描提示左下肺占位性病变，周围型肺癌可能性大。抗 AChR 抗体阴性。重复频率电刺激示低频电刺激波幅递减 42%，高频刺激波幅递增 220%。肌电图示肌源性损害。运动感觉神经传导速度测定正常。

2. 诊断　中医诊断：痿病，湿热浸淫。西医诊断：① Lambert－Eaton 综合征。② 左下肺占位性病变(周围型肺癌可能性大)。

中医辨病分析：患者因“四肢无力进行性加重 8 月余”入院，故本病当属中医学之“痿病”范畴。舌质红，苔黄腻，脉滑数，故证属“湿热浸淫”。患者饮食不节，损伤脾运，湿热内生，湿热浸淫经脉，气血营运受阻，筋脉肌肉失养而成痿病。筋脉失养，故肢体痿软无力；舌质红，苔黄腻，脉滑数为湿热内蕴之征。病位在肌肉、筋脉，病性属实。

(1) 西医定位、定性诊断 Lambert－Eaton 综合征。

1) 定位诊断：患者以全身骨骼肌无力为主要表现，且以近端肌无力为主，无肌肉萎缩，四肢腱反射减弱，病理征阴性，故首先考虑定位于下运动神经元、周围神经、神经肌肉接头或肌肉。因患者无肌肉跳动和肌肉萎缩，无感觉障碍，血生化检查肌酶谱正常，感觉运动神经传导速度正常，肌电图检查提示肌源性损害改变，故不考虑下运动神经元或周围神经病变。患者重复频率电刺激提示低频递减，高频递增，故考虑定位于神经肌肉接头突触前膜可能性大。

2) 定性诊断：患者老年男性，慢性起病，病情逐渐进展加重。有长期吸烟史。以全身骨骼肌无力为主要表现，且以近端肌无力为主，下肢重于上肢，患肢无力时短暂用力收缩肌力反而增强，持续收缩后又呈病态疲劳。新斯的明试验阴性。重频电刺激示低频递减，高频递增，抗 AChR 抗体阴性，结合肿瘤标志物测定值 CEA、CA125 增高，胸部 CT 结果提示肺癌可能，支持 Lambert－Eaton 综合征诊断。

(2) 中医鉴别诊断

1) 痹病：痹病后期，由于肢体关节疼痛，不能活动，长期废而失用，以致肌肉松弛萎缩，类似痿病。但痿病肢体关节一般不痛，痹病以肢体关节疼痛、僵硬、肿大、变形为特征。其鉴别要点首先在于痛与不痛；其次为是否存在肢体的活动障碍，痹病是因痛而影响活动，痿病是无力运动；其病因病机、治法也各不相同。

2）中风：中风后半身不遂日久不能恢复者，亦可见肌肉瘦削，常伴有语言謇涩、口眼㖞斜，久则患肢肌肉枯瘦。痿病起病缓慢，无神志障碍，以四肢痿弱不用为主，两者临床不难鉴别。

（3）西医鉴别诊断

1）重症肌无力：常常以眼肌麻痹为首发症状，症状晨轻暮重，新斯的明试验阳性，Ach 受体抗体阳性，肌电图低频重复电刺激波幅递减，高频刺激无递减或递增，抗胆碱酯酶药物有效等可资鉴别。该患者以四肢骨骼肌无力为主要表现，无眼肌麻痹症状，新斯的明试验阴性，Ach 受体抗体阴性，重复频率电刺激示低频递减、高频递增，抗胆碱酯酶药治疗无效，故可排除。

2）多发性肌炎：主要侵犯骨骼肌，表现以近端力弱为主，常伴颈肌无力、肌肉酸痛及典型皮肤损害，无感觉障碍，结合血清肌酶谱明显增高，肌电图显示肌源性损害，可以鉴别，必要时可行肌活检协助进一步确诊。该患者无肌肉疼痛及典型的皮肤损害改变，肌酶谱正常，不符合该病表现。

3）吉兰-巴雷综合征：患者病前 1～4 周的感染史，急性或亚急性起病，四肢对称性迟缓性瘫痪，可伴有感觉异常和末梢型感觉障碍、脑神经受损、脑脊液蛋白细胞分离现象，肌电图早期 F 波或 H 反射延迟、NCV 减慢、远端潜伏期延长。该患者无明确发病原因，无脑神经受损表现，无感觉异常，运动感觉神经传导速度正常，不支持该病诊断。

3. *治疗方案*

（1）中医治疗

治法：清热利湿，通利经脉。

方药：加味二妙散加减。黄柏 10 g，苍术 10 g，萆薢 15 g，汉防己 9 g，当归 10 g，川牛膝 15 g，龟甲 15 g，薏苡仁 30 g。

每日 1 剂，水煎 400 ml，分早、晚 2 次饭后温服。

（2）西医治疗

1）积极治疗原发病：针对原发肿瘤的治疗可以使神经系统症状获得改善。

2）症状性治疗：可以应用乙酰胆碱释放增强剂，例如 3，4 －二氨基吡啶（3，4 －diaminopyridine，DAP）可以增加神经肌肉接头突触前膜 ACh 释放，剂量为每日 10～20 mg，分 4～5 次口服。

3）可考虑应用免疫抑制剂、血浆交换或免疫球蛋白冲击治疗。血浆置换和免疫抑制剂有一定的治疗效果。

4. *住院治疗经过及其转归*　入院后一边积极完善相关化验检查，一边予以改善循环、营养神经及对症支持治疗，明确诊断后予转心胸外科进一步诊治。左下肺占位术后病理结果回报：小细胞肺癌，诊断 Lambert－Eaton 综合征明确。

案 3

反复发作性四肢乏力 11 年，再发加重 1 d（低钾型周期性麻痹）。

［患者一般情况］姓名：赵某；性别：男性；年龄：23 岁；民族：汉族；婚姻状况：未婚；身高 170 cm，体重 60 kg。出生地：广西崇左；职业：工人。入院时间：2014－11－23；发病节气：小雪；病史陈述者：患者本人。

［主诉］反复发作性四肢乏力 11 年，再发加重 1 d。

［现病史］患者于 11 年前开始无明显诱因反复出现发作性四肢乏力症状，发作时以四肢近端肌无力为主，蹲下后难站立，抬举困难，无肢体麻木、抽搐，无头晕、头痛、恶心呕吐，无胸闷、气促、呼吸困难，无畏寒发热、腹痛、腹泻，无意识不清、大小便失禁，无脾气暴躁、食欲增加、心慌、手抖、明显消瘦等，未做特殊处理，平均每次发作持续 24～48 h 可自行缓解，缓解后患者四肢力量可恢复正常，行动如常。上述症状平均每月发作 1 次。近 6 年来，发作频率增加，平均每周发作 1 次，夜间睡眠中好发，曾于当地医院就诊，诊断为“低钾型周期性麻痹”，经治疗好转后出院，但病情反复。昨日晚饭（患者进食较多）后患者上述症状再发并加重，主要表现为双下肢无力，不能站立及行走，无肌肉萎缩、肌肉红肿热痛、肌肉跳动等不适，遂来院就诊要求进一步诊治。门诊拟

"低钾型周期性麻痹"收入院。病后，患者常自觉口干、眼干，精神尚可，纳寐可，二便调，近期体重无明显改变。

［既往史］平素体健，无"高血压、糖尿病、心脏病、甲亢、肝炎、结核"等特殊疾病史，无药物及食物过敏史。

［个人史］无烟酒嗜好。

［家族史］母亲、姐姐亦有类似本病病史。

［入院查体］T 36.5℃，P 78 次/分，R 18 次/分，BP 120/80 mmHg。神清，精神可，发育正常，营养中等，形体正常。舌质淡，苔厚腻，脉细涩。心肺腹查体无异常。双下肢不肿。神经系统查体：神志清楚，言语清晰流利，问答查体合作。右利手。记忆力、计算力及定向力等高级皮质功能检查均正常。视力、视野粗测正常。双侧眼球活动自如，无复视及眼震。双侧瞳孔等大等圆，直径约 3.0 mm，对光反射灵敏。双侧角膜反射灵敏，无面部感觉障碍，张口下颌居中，下颌反射未引出。双眼闭合有力，双侧额纹、鼻唇沟对称，示齿口角不偏。听力粗测正常，Rinnie 试验阴性，Weber 试验居中。双侧软腭上抬有力，悬雍垂居中，咽反射存在。双侧转头耸肩有力、对称。伸舌居中，无舌肌萎缩及舌肌震颤。四肢肌肉无萎缩，双上肢肌力 5 级，双下肢肌力近端 3 级、远端 4 级，双上肢肌张力正常，双下肢肌张力减低。双侧指鼻试验稳准，跟膝胫试验及龙贝格征因患者力弱无法配合检查。深浅感觉无异常。浅反射存在，四肢腱反射减弱，病理反射未引出。颈软，无抵抗，脑膜刺激征阴性。自主神经系统检查无异常。

［辅助检查］入院后查 C 反应蛋白、红细胞沉降率、尿常规、大便常规、心脏联合标志物测定、凝血功能、肝肾功能、空腹及餐后 2 h 血糖、糖化血红蛋白测定、甲状腺功能、肿瘤标志物测定、免疫球蛋白测定、抗 CCP 抗体、RF、抗 ds-DNA、ASO、抗核抗体、抗 ANCA 抗体、醛固酮卧立位、肾素、血管紧张素及甲状旁腺激素检查等均未见明显异常。风湿 12 项示抗 SSA(+)、抗 SSB(+)。血常规示嗜酸性粒细胞百分比 7.5%↑、嗜酸性粒细胞绝对值 0.53×10^9/L↑。血钾2.4 mmol/L↓。心肌酶谱示血清 CK 1 080 U/L↑，CK-MB 35 U/L，LDH 373 U/L↑。连续 2 d 24 h 尿钾示（第 1 d）24 h 尿钾 66 mmol/24 h；（第 2 d）24 h 尿钾 121 mmol/24 h。血气分析示 pH 7.38，PO_2 90 mmHg，PCO_2 43 mmHg，HCO_3^- 26 mmol/L，钾 2.9 mmol/L，iCa 1.22 mmol/L。唇腺活检示（唇部）可见小叶内导管扩张，部分腺泡萎缩，浸润淋巴细胞＞50 个/4 mm^2。至眼科行双眼泪液分泌试验见左 4 mm、右 4 mm，提示泪液分泌减少，符合干燥综合征眼部特征。发作时心电图示窦性心动过缓与不齐，T-U 波改变(提示低血钾)。肌电图示肌源性损害。胸片，脑电图，头颅 MRI、腹部及双肾、肾上腺超声，甲状腺、心脏超声，感觉运动神经传导速度测定，重复频率电刺激检查均未见异常。

【病例分析】

1. 病情特点　① 患者青年男性，急性起病，病情反复，呈发作性病程。② 以四肢肌肉弛缓性瘫痪为主要表现，且以近端为重，头面部和咽喉肌不受累，呈发作性病程，平均每次发作持续 24～48 h 可自行缓解，发作间歇期无异常。夜间睡眠中好发。此次饱食后发病。③ 家族史，母亲、姐姐亦有类似本病病史。④ 主要阳性体征，双上肢肌力 5 级，双下肢肌力近端 3 级、远端 4 级，双下肢肌张力减低，四肢腱反射减弱。余无其他神经系统阳性定位体征。⑤ 辅助检查。抗 SSA、抗 SSB(+)。血钾 2.4 mmol/L↓。心肌酶谱示血清 CK 1 080 U/L↑，CK-MB 35 U/L，LDH 373 U/L↑。唇腺活检示(唇部)可见小叶内导管扩张，部分腺泡萎缩，浸润淋巴细胞＞50 个/4 mm^2。双眼泪液分泌试验提示泪液分泌减少，符合干燥综合征眼部特征。发作时心电图示窦性心动过缓与不齐，T-U 波改变(提示低血钾)。肌电图示肌源性损害。

2. 诊断　中医诊断：痿病，脾胃亏虚。西医诊断：① 低钾型周期性麻痹。② 干燥综合征。

中医辨病分析：患者因"反复发作性四肢乏力 11 年，再发加重 1 d"入院，故本病当属中医学之"痿病"范畴。舌质淡，苔厚腻，脉细涩，故证属"脾胃亏虚"。患者素体脾胃虚弱，损伤脾胃，受纳、运化、输布功能失常,导致气血津液生化乏源,无以濡养五脏、四肢、筋脉、肌肉,发为痿病。筋脉失荣,故肢体痿软,逐渐加重;舌质淡,脉细涩皆因脾胃虚弱,气血不足所致。病位在肌肉、筋脉,病性属虚。

(1) 西医定位、定性诊断:低钾型周期性麻痹。

1) 定位诊断:患者以四肢肌肉弛缓性瘫痪为主要表现,且以近端肌无力为主,无肌肉萎缩,肌张力减低、腱反射减弱,病理征阴性,故首先考虑定位于下运动神经元、周围神经、神经肌肉接头或肌肉病变。因患者肌电图检查提示肌源性损害改变,感觉运动神经传导速度测定、重复频率电刺激检查均未见异常,故不考虑下运动神经元或周围神经、神经肌肉接头病变。而血清肌酶谱增高,故考虑为肌肉本身病变可能性大。

2) 定性诊断:患者青年男性,急性起病,病情反复,呈发作性病程。以四肢肌肉弛缓性瘫痪为主要表现,且以近端为重,头面部和咽喉肌不受累,呈发作性病程,平均每次发作持续24～48 h可自行缓解,发作间歇期无异常。夜间睡眠中好发。此次饱食后发病。有阳性家族史。体征上存在肌张力减低、腱反射减弱,无感觉障碍和锥体束征,结合心肌酶谱增高、肌电图示肌源性损害,心电图提示低血钾改变,血生化检查提示血钾明显降低,支持低钾型周期性麻痹诊断。该病常伴随有风湿免疫性相关疾病,结合本病例,考虑合并有干燥综合征。

(2) 中医鉴别诊断

1) 痹病:痹病后期,由于肢体关节疼痛,不能活动,长期废而失用,以致肌肉松弛萎缩,类似痿病。但痿病肢体关节一般不痛,痹病以肢体关节疼痛、僵硬、肿大、变形为特征。其鉴别要点首先在于痛与不痛;其次为是否存在肢体的活动障碍,痹病是因痛而影响活动,痿病是无力运动;其病因病机、治法也各不相同。

2) 中风:中风后半身不遂日久不能恢复者,亦可见肌肉瘦削,常伴有语言謇涩、口眼㖞斜,久则患肢肌肉枯瘦。痿病起病缓慢,无神志障碍,以四肢痿弱不用为主,两者临床不难鉴别。

(3) 西医鉴别诊断

1) 重症肌无力:通常隐匿起病,起病较缓慢,以波动性对称性肢体无力和受累肌肉病态易疲劳为主要临床表现特点,疲劳试验和新斯的明试验(+),重复频率电刺激试验可见低频递减。本患者为急性起病,迟缓性瘫痪为主要表现,伴血清钾明显降低,临床表现和辅助检查均与之不符,故排除。

2) 正常血钾和高钾型周期性瘫痪:为骨骼肌钠离子通道病,多于儿童期发病,除急性迟缓性瘫痪外,可伴有肌强直或肌肉痉挛,血清钾正常或升高,心电图提示T波高尖。本患者为中年男性,无肌强直表现,且血清钾明显降低,故可排除。

3) 吉兰-巴雷综合征:临床表现也可为急性对称性迟缓性瘫痪,但发病前多有前驱感染史,可有四肢远端手套袜套样感觉障碍,肌电图检查提示神经根受损、周围神经脱髓鞘或轴索损害,脑脊液检查可见蛋白细胞分离现象,血钾正常。而本病患者无感觉障碍,血钾明显降低,且肌电图检查提示肌源性损害,无周围神经受损表现,故排除。

3. 治疗方案

(1) 中医治疗

治法:健脾益气,补中升阳。

方药:补中益气汤加减。黄芪18 g,炒白术9 g,党参6 g,陈皮9 g,柴胡6 g,升麻6 g,当归15 g,炙甘草6 g。

每日1剂,水煎400 ml,分早、晚2次饭后温服。

(2) 西医治疗

1) 针对病因治疗:迅速补钾,可给予口服补钾与静脉补钾相结合的方案。首次立刻给予10%氯化钾溶液30 ml一次性口服,之后每隔2～3 h口服氯化钾溶液20 ml。静脉补钾,可给予10%的氯化钾注射液15 ml加入能量中静滴。

2) 伴随疾病的治疗:患者同时合并有免疫性疾病干燥综合征,可请风湿免疫科会诊指导治疗。

4. 住院治疗经过及其转归　患者入院后第1 d共补氯化钾15 g，此后每日口服补充氯化钾约9 g。于治疗后第2 d患者自觉肌力明显好转，已能下地缓慢行走，但仍稍感乏力，肌力未完全恢复至正常，复查血钾示3.3 mmol/L，双上肢肌力5级，双下肢肌力近端4＋级、远端5－级。治疗后第3 d患者肌力完全恢复至正常，行动如常，复查血钾示3.8 mmol/L，心肌酶谱示血清CK 298 U/L↑，CK－MB 32 U/L，LDH 258 U/L↑。四肢肌力5级，四肢肌张力正常，腱反射（＋＋），双侧共济运动协调。复查心电图正常。患者同时合并有干燥综合征，经请风湿免疫科会诊，诊断明确，且经过治疗患者肌力已完全恢复，予转科进一步治疗。

案4

进行性双下肢无力、行走不稳3年余（假肥大型肌营养不良）。

［患者一般情况］姓名：冯某；性别：男性；年龄：8岁；民族：汉族；婚姻状况：未婚；身高127 cm，体重22 kg。出生地：广西贺州；职业：无。入院时间：2012－2－4；发病节气：立春；病史陈述者：患者父母。

［主诉］进行性双下肢无力、行走不稳3年余。

［现病史］患儿父母发现患儿于3年多前开始无明显诱因出现双下肢无力症状，主要表现为行走不稳，姿势步态异常，似“鸭步”，当时未介意，未进一步诊治。患儿逐渐出现步态蹒跚、行走易跌倒，跑步困难，爬楼梯费力现象，小腿增粗，运动发育较同龄儿童缓慢，曾于当地医院就诊，具体诊治情况不详，症状无明显改善，病情呈逐渐加重趋势，患儿起床站立困难，需翻身转为俯卧位后，再以双手支撑床面和下肢才能缓慢站起。无肢体麻木、抽搐，无头晕、头痛、恶心呕吐，无胸闷、气促、呼吸困难，无意识不清、大小便失禁，无肌肉萎缩、肿痛等不适，遂来院就诊要求进一步诊治，门诊拟“进行性肌营养不良”收入院。病后，患儿精神尚可，纳寐可，二便调，体重偏轻。

［既往史］平素体健，无特殊疾病史，无药物及食物过敏史。

［个人史］出生正常，无脐带绕颈、难产、出生窒息史，病前生长发育、智力发育同正常同龄儿童。

［家族史］其舅舅有同样症状。

［入院查体］T 36.3℃，P 90次/分，R 20次/分，BP 90/50 mmHg。神清，精神可，发育正常，营养中等，形体偏瘦小。舌质红，少苔，脉细数，内科查体无异常。神经系统查体：神志清楚，言语清晰流利，问答查体合作。右利手。走路呈“鸭步”步态，Gower征（＋）。记忆力、计算力及定向力等高级皮质功能检查均正常。视力、视野粗测正常。双侧眼球活动自如，无复视及眼震。双侧瞳孔等大等圆，直径约3.0 mm，对光反射灵敏。双侧角膜反射灵敏，无面部感觉障碍，张口下颌居中，下颌反射未引出。双眼闭合有力，双侧额纹、鼻唇沟对称，示齿口角不偏。听力粗测正常，Rinnie试验阴性，Weber试验居中。双侧软腭上抬有力，悬雍垂居中，咽反射存在。双侧转头耸肩有力、对称。伸舌居中，无舌肌萎缩及舌肌震颤。四肢肌肉无明显萎缩，双侧小腿增粗、腓肠肌肥大，触之较硬，双上肢近端肌力5－级、远端肌力5级，双下肢近端肌力4－级、远端肌力5－级，四肢肌张力减低。双侧指鼻试验稳准，跟膝胫试验及龙贝格征因患儿力弱无法配合检查。深浅感觉无异常。四肢腱反射消失，病理反射未引出。颈软，无抵抗，脑膜刺激征阴性。自主神经系统检查无异常。

［辅助检查］入院后查血生化示：谷丙转氨酶282 U/L↑，谷草转氨酶163 U/L↑，乳酸脱氢酶823 U/L↑，肌酸激酶2 495 U/L↑，肌酸激酶同工酶356 U/L↑，α－羟丁酸脱氢酶739 U/L↑，肌红蛋白180 mg/ml↑，肌酐26 μmol/L↓，余C反应蛋白、红细胞沉降率、血常规、尿常规、大便常规、凝血功能、肾功能、电解质、甲状腺功能、风湿免疫等均未见明显异常。心电图示窦性心动过速，PR间期稍缩短。肌电图示双下肢呈肌源性损害电生理改变。肌肉活检示（右侧腓肠肌）横纹肌组织部分肌束肥大，部分肌束萎缩，可见多核肌细胞，但未见明显坏死及肌核中

移，肌束内脂肪组织增生，请结合血清肌酶谱等情况诊断假肥大型肌营养不良。感觉运动神经传导速度测定、重复频率电刺激检查均未见异常。

【病例分析】

1. 病情特点 ① 患儿为学龄期儿童，隐袭起病，病情逐渐缓慢发展。② 以双下肢无力起病，主要表现为行走不稳，姿势步态异常，似“鸭步”，逐渐出现小腿增粗，起床站立困难，需翻身转为俯卧位后，再以双手支撑床面和下肢才能缓慢站起。步态蹒跚、行走易跌倒，跑步困难，爬楼梯费力。③ 家族史，其舅舅有同样症状。④ 主要阳性体征。形体偏瘦小。走路呈“鸭步”步态，Gower 征(＋)。双侧小腿增粗，腓肠肌肥大，触之较硬，双上肢近端肌力 5－级、远端肌力 5 级，双下肢近端肌力 4－级、远端肌力 5－级，四肢肌张力减低、腱反射消失，病理反射未引出。余无其他神经系统阳性定位体征。⑤ 辅助检查。血生化示谷丙转氨酶 282 U/L ↑，谷草转氨酶 163 U/L ↑，乳酸脱氢酶 823 U/L ↑，肌酸激酶 2 495 U/L ↑，肌酸激酶同工酶 356 U/L ↑，α－羟丁酸脱氢酶 739 U/L ↑，肌红蛋白 180 mg/ml ↑。肌电图示双下肢肌源性损害。肌肉活检示部分肌束肥大，部分肌束萎缩，可见多核肌细胞，但未见明显坏死及肌核中移，肌束内脂肪组织增生。

2. 诊断 中医诊断：痿病，肝肾亏损。西医诊断：假肥大型肌营养不良。

中医辨病分析：患者因“进行性双下肢无力、行走不稳 3 年余”入院，故本病当属中医学之“痿病”范畴。舌质红，少苔，脉细数，故证属“肝肾亏损”。患者先天禀赋不足，致肝肾亏损，精血虚耗，水亏火旺，筋脉肌肉失养，肢体痿弱不用，渐成痿病。舌质红，少苔，脉细数为阴虚内热之象。病位在肌肉、筋脉，病性属虚。

(1) 西医定位、定性诊断：假肥大型肌营养不良。

1) 定位诊断：患儿以四肢肌肉弛缓性瘫痪为主要表现，且以近端肌无力为主，无肌肉萎缩，肌张力减低，腱反射消失，病理征阴性，故首先考虑定位于下运动神经元、周围神经、神经肌肉接头或肌肉病变。因患儿肌电图及肌活检提示肌源性损害改变，感觉运动神经传导速度测定、重复频率电刺激检查均未见异常，故不考虑下运动神经元或周围神经、神经肌肉接头病变。而血清肌酶谱增高，故考虑为肌肉本身病变可能性大。

2) 定性诊断：患儿为学龄期儿童，隐袭起病，病情逐渐缓慢发展。以双下肢无力起病，主要表现为行走不稳，姿势步态异常，似“鸭步”，逐渐出现小腿增粗，起床站立困难。步态蹒跚、行走易跌倒，跑步困难，爬楼梯费力。有阳性家族史。体征上存在形体偏瘦小，走路呈“鸭步”步态，Gower 征(＋)。双侧腓肠肌假性肥大，四肢肌张力减低、腱反射消失，无感觉障碍和锥体束征，结合心肌酶谱增高、肌电图及肌活检提示肌源性损害，故定性诊断考虑假肥大型肌营养不良。

(2) 中医鉴别诊断

1) 痹病：痹病后期，由于肢体关节疼痛，不能活动，长期废而失用，以致肌肉松弛萎缩，类似痿病。但痿病肢体关节一般不痛，痹病以肢体关节疼痛、僵硬、肿大、变形为特征。其鉴别要点首先在于痛与不痛；其次为是否存在肢体的活动障碍，痹病是因痛而影响活动，痿病是无力运动；其病因病机、治法也各不相同。

2) 中风：中风后半身不遂日久不能恢复者，亦可见肌肉瘦削，常伴有语言謇涩、口眼㖞斜，久则患肢肌肉枯瘦。痿病起病缓慢，无神志障碍，以四肢痿弱不用为主，两者临床不难鉴别。

(3) 西医鉴别诊断

1) 少年近端型脊肌萎缩症：属常染色体显性和隐性遗传病。病理变化为脊髓前角细胞和延髓运动核的退行性病变，临床起病有两个高峰，学龄前发病和青春期发病，主要表现为四肢近端对称性肌无力及肌萎缩，远端肌肉相对正常，貌似肌病，但有肌束震颤，可有严重的肌张力减低，腱反射随肌肉萎缩的程度不同而减弱或消失，智能、感觉无影响，可伴有先天性脊柱侧弯、高弓足等；肌电图为神经源性损害。而该患者肌电图为肌源性损害，故可排除。

2) 多发性肌炎：有近端为主的肌肉无力和

血清CK升高，注意与多发性肌炎相鉴别。多发性肌炎在18岁以前的儿童和青少年中比较少见，病情进展较快，早期可出现颈前屈肌无力和吞咽困难，可伴有明显的肌痛，无家族遗传史，对糖皮质激素治疗有效。肌肉活检可见炎症细胞浸润。而本病患者为学龄期儿童，病情缓慢进展，无肌痛，有阳性家族史，肌肉活检无炎症细胞浸润，与多发性肌炎临床表现不相符，故可排除。

3. 治疗方案

(1) 中医治疗

治法：补益肝肾，强壮筋骨。

方药：虎潜丸加减。黄柏10 g，龟甲20 g，知母10 g，生地黄25 g，陈皮6 g，白芍药15 g，锁阳10 g，狗骨30 g，干姜5 g，当归10 g，牛膝15 g，炙甘草6 g。

每日1剂，水煎400 ml，分早、晚2次饭后温服。

(2) 西医治疗

1) 目前无论哪种类型的肌营养不良均缺乏有效的治疗方法。一般只采取对症处理及支持疗法，包括各种维生素、苯丙酸诺龙以及中医中药治疗、针灸、理疗及康复治疗等。

2) 有报告糖皮质激素治疗有可能延缓假肥大型肌营养不良的进展，改善患者的生活质量，可采用假日疗法，即醋酸泼尼松片0.75 mg/(kg·d)，每月前10 d服用，由于服用时间较短，不会抑制肾上腺内分泌轴，因此无须减量。

3) 基因治疗：包括成肌细胞移植、骨髓干细胞移植、脐带血干细胞移植以及以质粒或病毒为载体的基因治疗均处在实验室和临床研究阶段，治疗方法尚不成熟，疗效尚不确定。

4. 住院治疗经过及其转归　患儿入院后给予醋酸泼尼松片20 mg每日1次，每月前10 d服用。予胞磷胆碱钠营养神经肌肉，并补充B族及C族维生素、辅酶A，联合中医中药活血化瘀通络、针灸、理疗及神经康复等综合治疗。经治疗10日，患儿病情无明显改善，家属要求出院，予出院。嘱门诊定期复诊。

案5

进行性双下肢无力3个月，加重1周(多发性肌炎)。

［患者一般情况］姓名：林某；性别：女性；年龄：48岁；民族：汉族；婚姻状况：已婚；身高158 cm，体重49 kg。出生地：广西博白；职业：销售员。入院时间：2013-3-24；发病节气：春分；病史陈述者：患者本人。

［主诉］进行性双下肢无力3个月，加重1周。

［现病史］患者于3个月前无明显诱因出现双下肢无力，伴双侧大腿肿胀、酸痛不适，主要表现为蹲下后难站立、爬楼梯困难，自以中草药局部外敷后症状无明显好转。患者病情逐渐加重，肢体无力症状逐渐累及双上肢，以近端肌无力为主，患者抬臂受限、梳头困难。无局部肌肉发红、发热，无肌肉跳动、肌肉萎缩，无畏寒发热、皮肤损害，无言语不利、吞咽困难、肢体麻木、抽搐，无视物模糊、视物重影，无胸闷、胸痛、呼吸困难等。上述症状于疲劳及活动后明显加重，休息后稍有缓解，无晨轻暮重现象。曾于当地医院就诊，考虑“重症肌无力”，予溴吡斯的明片口服后病情无改善。近1周来，患者肌无力症状明显加重，无法站立及行走，不能抬臂，遂来诊要求进一步诊治，门诊拟“四肢无力查因”收入院。病后，患者精神可，纳可，寐欠佳，小便色如浓茶样，大便调，体重无明显改变。

［既往史］平素体健，无特殊疾病史，无药物及食物过敏史。

［个人史及家族史］无特殊。

［入院查体］T 36.8℃，P 80次/分，R 20次/分，BP 102/68 mmHg。神清，精神可，发育正常，营养中等，形体正常。舌质红，苔黄腻，脉滑数，双侧大腿肌肉稍肿胀，有轻压痛，无局部皮肤潮红、皮温不高。余内科查体无异常。神经系统查体：神志清楚，言语清晰流利，问答查体合作。右利手。记忆力、计算力及定向力等高级皮质功能检查均正常。视力、视野粗测正常。双侧眼球活动自如，无复视及眼震。双侧瞳孔等大等圆，直径约3.0 mm，对光反射灵敏。双侧角膜反射灵

敏，无面部感觉障碍，张口下颌居中，下颌反射未引出。双眼闭合有力，双侧额纹、鼻唇沟对称，示齿口角不偏。听力粗测正常，Rinnie 试验阴性，Weber 试验居中。双侧软腭上抬有力，悬雍垂居中，咽反射存在。双侧转头耸肩有力、对称。伸舌居中，无舌肌萎缩及舌肌震颤。四肢肌肉无明显萎缩，双上肢近端肌力 3－级、远端肌力 4 级，双下肢近端肌力 2 级、远端肌力 4－级，四肢肌张力减低。双侧指鼻试验、跟膝胫试验及龙贝格征因患者力弱无法配合检查。深浅感觉无异常。四肢腱反射减弱，病理反射未引出。颈软，无抵抗，脑膜刺激征阴性。自主神经系统检查无异常。

［辅助检查］入院后查血生化示谷丙转氨酶 82 U/L↑，谷草转氨酶 103 U/L↑，乳酸脱氢酶 1 282 U/L↑，肌酸激酶 3 498 U/L↑，肌酸激酶同工酶 146 U/L↑，α－羟丁酸脱氢酶 854 U/L↑，肌红蛋白 168 mg/ml ↑，C 反应蛋白 62 mg/L↑、红细胞沉降率 48 mm/h↑。血常规示白细胞 12.01×10^9/L↑，嗜中性粒细胞百分比 78％↑。风湿 12 项示抗 Jo－1 抗体（＋）。尿常规示红细胞（＋＋）、蛋白质（＋＋）。24 h 尿肌酸测定示 883 μ/24 h↑。余大便常规、凝血功能、肾功能、电解质、甲状腺功能、抗核抗体、抗双链 DNA 抗体、抗 CCP 抗体、RF 测定、ACA 测定、肿瘤标志物检测等均未见明显异常。肌电图示肌源性损害。肌肉活检示（右侧腓肠肌）可见部分肌纤维变性、萎缩、坏死，肌纤维周围可见巨噬细胞及淋巴细胞浸润。心电图示窦性心律，QT 间期稍延长，ST 段下移。余胸片，头颅 MRI，腹部超声，甲状腺、心脏超声均未见明显异常。

【病例分析】

1. 病情特点 ① 患者为中年妇女，隐袭起病，病情缓慢发展，病程 3 个月。② 主要表现为四肢近端为主的肌肉无力，伴近端肌痛，无肌肉萎缩、肌肉跳动、皮肤损害，无晨轻暮重。③ 个人史及家族史，无特殊。④ 主要阳性体征。双侧大腿肌肉稍肿胀，有轻压痛，无局部皮肤潮红、皮温不高。四肢肌肉无萎缩，双上肢近端肌力 3－级、远端肌力 4 级，双下肢近端肌力 2 级、远端肌力 4－级，四肢肌张力减低、腱反射减弱，病理反射未引出。余无其他神经系统阳性定位体征。⑤ 辅助检查。血清肌酶明显增高。肌红蛋白、血白细胞、嗜中性粒细胞百分比、C 反应蛋白、红细胞沉降率、24 h 尿肌酸均增高。抗 Jo－1 抗体（＋）。尿常规示红细胞（＋＋）、蛋白质（＋＋）。肌电图示肌源性损害。肌肉活检示部分肌纤维变性、萎缩、坏死，肌纤维周围可见炎症细胞浸润。

2. 诊断 中医诊断：痿病，湿热浸淫。西医诊断：多发性肌炎。

中医辨病分析：患者因“进行性双下肢无力 3 个月，加重 1 周”入院，故本病当属中医学之“痿病”范畴。舌质红，苔黄腻，脉滑数，故证属“湿热浸淫”。患者饮食不节，损伤脾运，湿热内生，湿热浸淫经脉，气血营运受阻，筋脉肌肉失养而成痿病。筋脉失养，故肢体痿软无力；湿性重浊，下先受之，故以下肢为常见；湿热浸渍肌肉，故见肢体困重或微肿；湿热下注，则小便色如浓茶样；舌质红，苔黄腻，脉滑数为湿热内蕴之征。病位在肌肉、筋脉，病性属实。

（1）西医定位、定性诊断：多发性肌炎。

1）定位诊断：依据患者四肢肌无力以近端为主，且肌张力减低、腱反射减弱，无感觉障碍和锥体束征，CK 明显增高，肌电图及肌肉活检均提示肌源性损害，故提示病变位于骨骼肌。

2）定性诊断：患者为中年妇女，隐袭起病，病情缓慢发展，病程 3 个月。主要表现为四肢近端为主的肌肉无力，伴近端肌痛，无肌肉萎缩、肌肉跳动、皮肤损害，无晨轻暮重。无家族史。主要阳性体征，双侧大腿肌肉稍肿胀，有轻压痛，四肢肌力下降以近端明显，四肢肌张力减低、腱反射减弱。无感觉障碍和锥体束征，CK 明显增高，肌电图及肌肉活检均提示肌源性损害，且肌肉活检可见炎症细胞浸润，故定性诊断考虑多发性肌炎可能性大。

（2）中医鉴别诊断

1）痹病：痹病后期，由于肢体关节疼痛，不能活动，长期废而失用，以致肌肉松弛萎缩，类似痿病。但痿病肢体关节一般不痛，痹病以肢体关节疼痛、僵硬、肿大、变形为特征。其鉴别要点首先在于痛与不痛；其次为是否存在肢体的活动障碍，痹病是因痛而影响活动，痿病是无力运动；其病因病机、治法也各不相同。

2）中风：中风后半身不遂日久不能恢复者，亦可见肌肉瘦削，常伴有语言謇涩、口眼㖞斜，久则患肢肌肉枯瘦。痿病起病缓慢，无神志障碍，以四肢痿弱不用为主，两者临床不难鉴别。

（3）西医鉴别诊断

1）进行性肌营养不良：表现为近端为主的肌肉无力，CK 升高，有些类型还可表现为伴有炎症细胞浸润，容易与多发性肌炎相混淆。但肌营养不良发病年龄相对较早，40 岁以后发病罕见，可有家族史，免疫组化或免疫印迹法发现致病基因编码的蛋白质缺陷有助于诊断及鉴别。

2）线粒体肌病：是由于线粒体遗传物质缺陷后引起线粒体结构与功能异常而导致的肌病，发病年龄相对较早，临床可表现为近端肌肉无力、极度不能耐受疲劳。症状具有波动性。肌肉活检可见 RRF 和细胞色素 C 氧化酶缺失纤维。而本病患者临床表现与之不符，且肌肉活检未见这种典型表现，故诊断此病可能性小。

3. 治疗方案

（1）中医治疗

治法：清热利湿，通利经脉。

方药：加味二妙散加减。黄柏 10 g，苍术 10 g，萆薢 15 g，汉防己 9 g，当归 10 g，川牛膝 15 g，龟甲 15 g，薏苡仁 30 g。

每日 1 剂，水煎 400 ml，分早、晚 2 次饭后温服。

（2）西医治疗

1）抑制免疫治疗：应用糖皮质激素地塞米松磷酸钠注射液 15 mg 每日 1 次墨菲管滴注，注意激素的序贯治疗，治疗过程中逐渐减量，至改为醋酸泼尼松片口服，注意抑酸、护胃、补钾、补钙，预防激素不良反应。

2）可考虑应用免疫抑制剂、血浆交换或免疫球蛋白冲击治疗。

3）一般治疗：低盐低脂饮食，高蛋白饮食。

4）生活方式：劳逸结合，适当增加户外体育锻炼，预防感冒，避免机会感染。

5）神经康复治疗。

4. 住院治疗经过及其转归 入院后给予患者地塞米松磷酸钠注射液 20 mg，每日 1 次经墨菲管滴注 5d，每 5 d 减量 1 次，减至每日 5 mg 应用 5 d 后，改为醋酸泼尼松片 40 mg 每日 1 次晨起顿服，配合血浆置换治疗，每周 2～3 次，每次 1 500～1 800 ml 血浆，共置换 5 次，同时服用兰索拉唑肠溶片抑酸、氯化钾溶液预防低血钾、碳酸钙 D_3 补钙、预防骨质疏松，防治激素不良反应。予硫唑嘌呤片 50 mg 每日 2 次口服抑制免疫，胞磷胆碱钠营养神经肌肉，并补充 B 族及 C 族维生素，配合中医中药活血化瘀通络、针灸、理疗及神经康复等综合治疗。经治疗 28 d，患者醋酸泼尼松片服药剂量为每日 40 mg，肌痛症状已减轻、消失，肌无力症状开始有所改善，双上肢近端肌力 4 级、远端肌力 5－级，双下肢近端肌力 3 级、远端肌力 4 级，复查血生化示谷丙转氨酶 58 U/L↑，谷草转氨酶 62 U/L↑，乳酸脱氢酶 628 U/L↑，肌酸激酶 588 U/L↑，肌酸激酶同工酶 72 U/L↑，α-羟丁酸脱氢酶 398 U/L↑，肌红蛋白 68 mg/ml↑，C 反应蛋白 21 mg/L↑、红细胞沉降率 28 mm/h↑。患者要求出院，予出院。嘱门诊定期复诊，醋酸泼尼松片口服剂量宜缓慢减量，平均每 2 周减量 1 片(5 mg)，减量至每日 30 mg 时改为每 4～8 周减量 1 片(5 mg)，最后达到维持量每日 10～20 mg，维持 1～2 年。嘱咐患者注意劳逸结合，适当增加户外运动，预防感冒。当患者出院后 1 周，糖皮质激素减量至每日 30 mg 时，患者肌无力症状明显改善，四肢近端肌力 5－级、远端肌力 5 级，能下地缓慢行走，生活能自理，复查血生化示谷丙转氨酶、谷草转氨酶、乳酸脱氢酶、α-羟丁酸脱氢酶、肌红蛋白、肌酸激酶同工酶已恢复至正常水平，肌酸激酶 168 U/L↑(稍高)。

案 6

发作性意识丧失 8 年，四肢无力 3 年，头痛呕吐、视物模糊 2 d(线粒体脑肌病)。

［患者一般情况］姓名：程某；性别：女性；年龄：20 岁；民族：汉族；婚姻状况：未婚；身高 148 cm，体重 39 kg。出生地：广西上林；职业：无。入院时间：2013－8－8；发病节气：立

秋;病史陈述者：患者家属。

［主诉］发作性意识丧失 8 年,四肢无力 3 年,头痛呕吐、视物模糊 2 d。

［现病史］患者于 8 年前始无明显诱因出现短暂意识丧失、手中物品掉落,每次发作持续约数秒后患者恢复清醒意识,醒后对发作过程无记忆,发作间歇期无异常,病初平均每 3 个月至半年发作 1 次,无明显规律性,此后发作频率增多,平均每月 1 次,有时伴有抽搐、牙关紧闭、小便失禁现象,历时数秒至数分钟缓解,曾于当地医院就诊,诊断为癫痫,予丙戊酸钠片 0.2 g 每日 3 次口服抗癫痫治疗后明显好转,发作性症状减少。3 年前逐渐出现双下肢无力,后又渐渐出现双上肢无力症状,以四肢近端肌无力为主,患者主要表现为蹲下后站立困难、走楼梯费力,双上臂无力抬起、梳头困难,运动及劳累后明显加重,不能耐受疲劳。2 d 前,无明显诱因下患者突发头痛,右侧颞枕部持续性胀痛为主,伴恶心呕吐,双眼向左侧视物不清,呕吐物为胃内容物,无咖啡样物,非喷射性,无言语不利、饮水呛咳、吞咽困难,无畏寒发热、腹痛腹泻,无头晕、视物旋转、胸闷、呼吸困难,无肌肉酸痛,无肉跳,无肢体麻木等。现为进一步诊治来诊,门诊行头颅 CT 检查提示“双侧基底节钙化”,遂拟“头痛、抽搐查因”收住院。病后,患者精神尚可,身体及智力发育迟缓,身材较矮小,反应迟钝,纳寐可,二便调,体重无明显改变。

［既往史］平素体健,无特殊疾病史,无药物及食物过敏史。

［个人史］出生正常,无脐带绕颈、难产、出生窒息史。

［家族史］母亲身材较矮小,身高 146 cm。

［入院查体］T 36.4℃,P 82 次/分,R 20 次/分,BP 95/60 mmHg。神清,精神可,身材矮小,营养中等。舌质红,少苔,脉细数。内科查体无异常。神经系统查体：神志清楚,言语清晰流利,反应迟钝,记忆力、计算力、理解力下降,定向力正常,无幻觉。问答查体欠合作。右利手。步态蹒跚。视力粗测正常,眼底检查正常,左侧同向性偏盲。双侧眼球活动自如,无复视及眼震。双侧瞳孔等大等圆,直径约 3.0 mm,对光反射灵敏。双侧角膜反射灵敏,无面部感觉障碍,张口下颌居中,下颌反射未引出。双眼闭合有力,双侧额纹、鼻唇沟对称,示齿口角不偏。听力检查不配合。双侧软腭上抬有力,悬雍垂居中,咽反射存在。双侧转头耸肩有力、对称。伸舌居中,无舌肌萎缩及舌肌震颤。四肢肌肉无明显萎缩、肥大,双上肢近端肌力 5－级、远端肌力 5 级,双下肢近端肌力 4 级、远端肌力 5 级,四肢肌张力减低。双侧指鼻试验、跟膝胫试验、龙贝格征因患者不配合无法检查。深浅感觉无异常。四肢腱反射减弱,病理反射未引出。颈软,无抵抗,脑膜刺激征阴性。自主神经系统检查无异常。

［辅助检查］入院后查血生化示乳酸脱氢酶 282 U/L↑,肌酸激酶 338 U/L↑,乳酸(安静时)5.8 mmol/L↑。余 C 反应蛋白、红细胞沉降率、血常规、尿常规、大便常规、凝血功能、肝肾功能、电解质、甲状腺功能、风湿免疫、脑脊液检查等均未见明显异常。头颅 CT 示双侧基底节区钙化(图 15－3)。头颅 MRI 示双侧颞枕顶叶皮质异常信号,右侧为著,Flair 像、DWI 呈高信号,增强扫描可见少许脑回样强化(图 15－4)。脑电图＋脑电地形图示中度异常(弥漫性慢波)(图 15－5)。肌电图提示肌源性损害。肌肉活检示部分骨骼肌纤维萎缩,部分肌纤维呈破碎样,以萎缩的肌纤维为多见。余胸部 CT、心电图、腹部超声、甲状腺、心脏超声、头颈部 CTA、脑脊液等检查均未见明显异常。

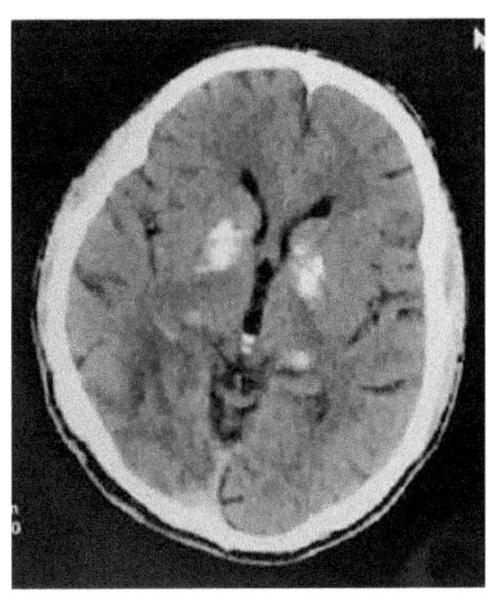

图 15－3 头颅 CT

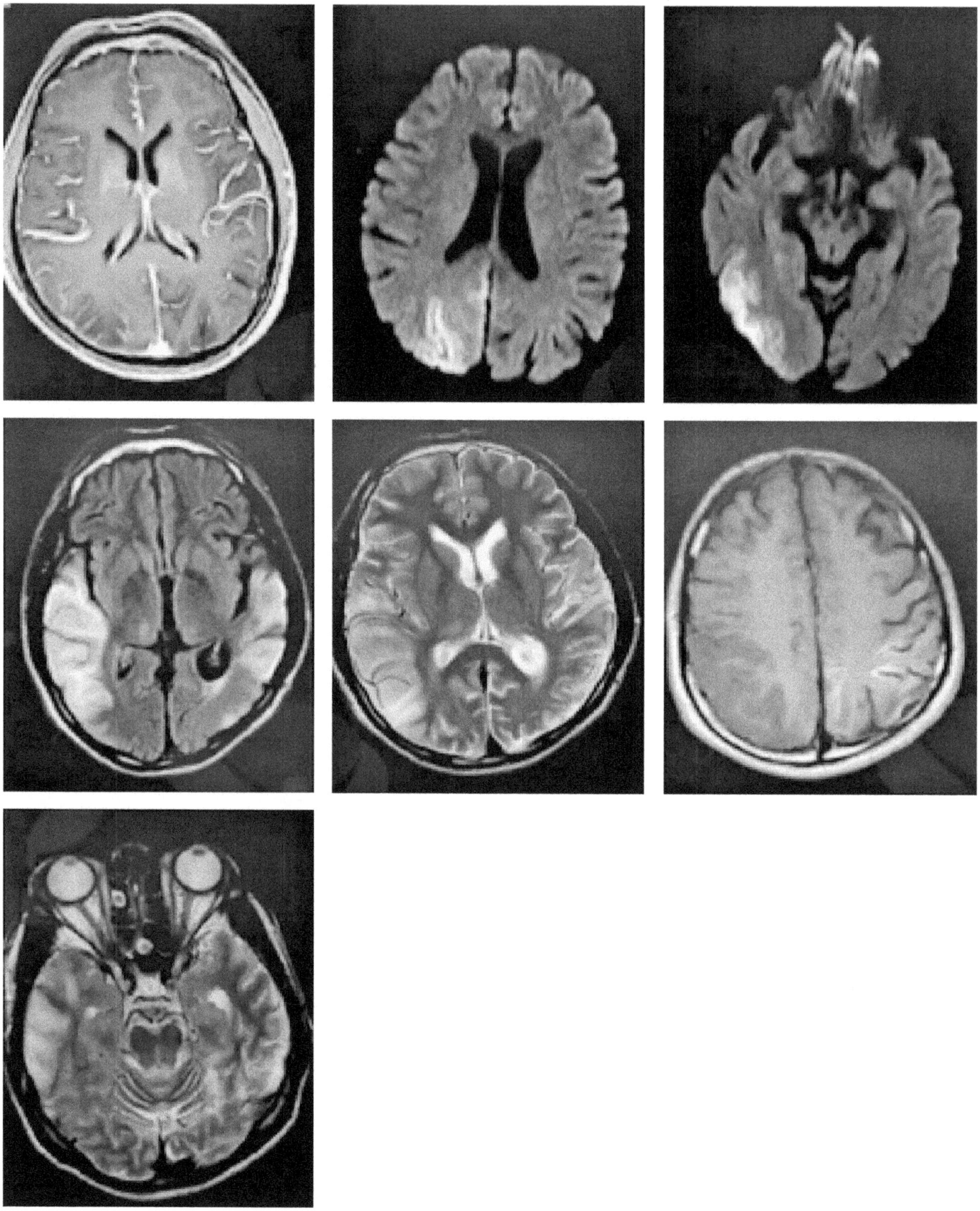

图 15-4 头颅 MRI

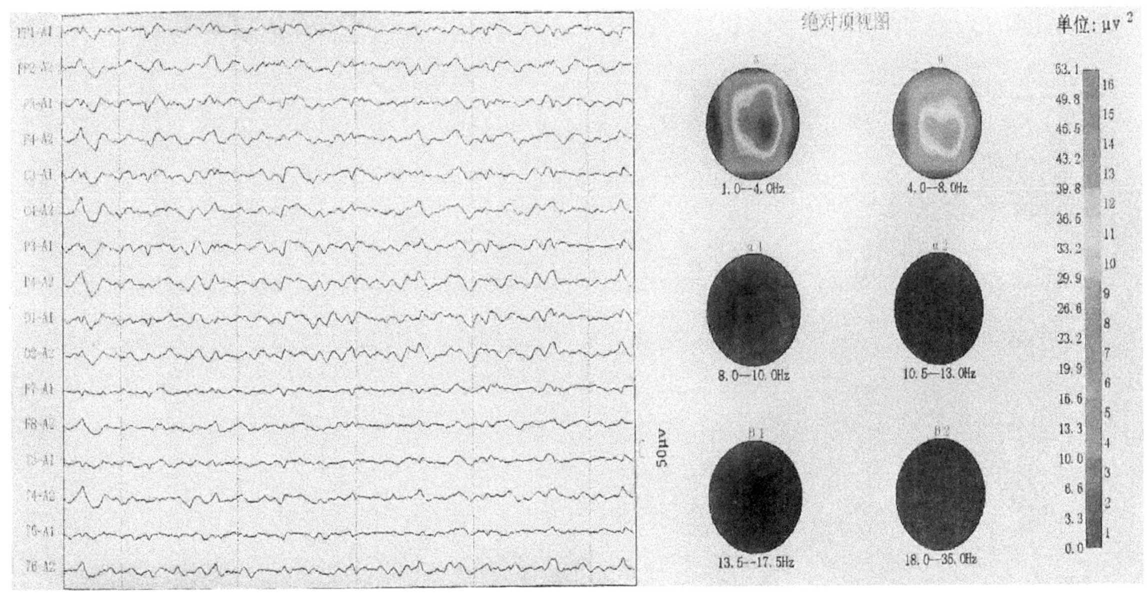

图 15-5 脑 电 图

【病例分析】

1. 病情特点 ① 患者青年女性，急性起病，病情逐渐加重。② 主要表现为发作性意识障碍伴四肢抽搐，四肢近端肌无力，不能耐受疲劳，并于近 2 d 出现头痛呕吐伴视物模糊。③ 家族史，母亲身材较矮小，身高 146 cm。④ 主要阳性体征。身材矮小。高级皮质功能减退。步态蹒跚。左侧同向性偏盲。双上肢近端肌力 5－级、远端肌力 5 级，双下肢近端肌力 4 级、远端肌力 5 级，四肢肌张力减低，腱反射减弱，病理反射未引出。⑤ 辅助检查。血生化示乳酸脱氢酶 282 U/L↑，肌酸激酶 338 U/L↑，乳酸（安静时）5.8 mmol/L↑。头颅 CT 示双侧基底节区钙化。头颅 MRI 示双侧颞枕顶叶皮质异常信号，Flair 像、DWI 呈高信号，增强扫描可见少许脑回样强化。头颈部 CTA 检查无异常。脑电图示弥漫性慢波。肌电图提示肌源性损害。肌肉活检示部分骨骼肌纤维萎缩，部分肌纤维呈破碎样。

2. 诊断 中医诊断：痿病，肝肾亏损。西医诊断：① 线粒体脑肌病（MELAS）。② 症状性癫痫。

中医辨病分析：患者因“发作性意识丧失 8 年，四肢无力 3 年，头痛呕吐、视物模糊 2 d”入院，故本病当属中医学之“痿病”范畴。身材矮小，舌质红，少苔，脉细数，故证属“肝肾亏损”。患者先天禀赋不足，可致肝肾亏损，精血虚耗，水亏火旺，筋脉肌肉失养，肢体痿弱不用，渐成痿病。舌质红，少苔，脉细数为阴虚内热之象。病位在肌肉、筋脉，病性属虚。

(1) 西医定位、定性诊断：线粒体脑肌病（MELAS）。

1) 定位诊断：依据患者存在癫痫发作、高级皮质功能减退，考虑定位于大脑皮质；左侧同向性偏盲，考虑定位于右侧视束、视放射、枕叶视皮质；四肢近端肌无力，肌张力减低，腱反射减弱，结合血清 CK 明显增高，安静状态下血乳酸增高及肌电图、肌活检结果存在肌源性损害，提示肌肉病变。结合头颅 MRI 检查结果，考虑综合定位于双侧颞枕顶叶大脑皮质及肌肉。

2) 定性诊断：患者青年女性，急性起病，病情逐渐加重。主要表现为发作性意识障碍伴四肢抽搐，四肢近端肌无力，不能耐受疲劳，并于近 2 d 出现头痛呕吐伴视物模糊。主要阳性体征：身材矮小。高级皮质功能减退。左侧同向性偏盲。四肢肌力减退、近端为重，四肢肌张力减低、腱反射减弱，无感觉障碍及锥体束征。有阳性家族史（母亲）。血清 CK 及安静状态下血乳酸水平明显增高，头颅 CT、MRI 检查可见病变主要局限于大脑皮质，不沿血管分布，头颈部 CTA 检查无异常，同时双侧基底节区钙化，肌电图及肌肉活检提示肌源性损害，可见破碎肌纤维。根据以上临床表现及辅助检查结果，提示线粒体脑肌病可能性大。确诊仍需要进一步行 mtDNA 分析。

（2）中医鉴别诊断

1）痹病：痹病后期，由于肢体关节疼痛，不能活动，长期废而失用，以致肌肉松弛萎缩，类似痿病。但痿病肢体关节一般不痛，痹病以肢体关节疼痛、僵硬、肿大、变形为特征。其鉴别要点首先在于痛与不痛；其次为是否存在肢体的活动障碍，痹病是因痛而影响活动，痿病是无力运动；其病因病机、治法也各不相同。

2）中风：中风后半身不遂日久不能恢复者，亦可见肌肉瘦削，常伴有语言謇涩、口眼㖞斜，久则患肢肌肉枯瘦。痿病起病缓慢，无神志障碍，以四肢痿弱不用为主，两者临床不难鉴别。

（3）西医鉴别诊断

1）单纯疱疹病毒性脑炎：通常急性起病，临床可表现为高热、频繁癫痫发作或癫痫持续状态、头痛呕吐和精神智能改变，常常累及额、颞叶及边缘系统，脑脊液检查可见炎症细胞增高，神经影像学检查以大脑皮质、灰质受累为主，脑电图检查可见慢波为主或相应部位的棘尖波改变，而本病例患者无发热，脑脊液检查无异常，临床表现与之不完全相符，影像学检查也非脑炎常见受累部位，故排除。

2）青年缺血性卒中：此病脑血管相关检查可以发现脑血管狭窄、闭塞等，神经影像学检查可以看到相应血管供应区域内的缺血性病灶，而该病患者病变主要局限于大脑皮质，不沿血管分布，且相关血管检查亦未发现血管狭窄或闭塞，故不似。

3）烟雾病：多见于儿童或青少年，常出现头痛和癫痫，亦可出现智能减退或左右交替出现的轻偏瘫，或其他神经系统局灶性缺损的症状体征，早期多为脑梗死，后期可出现脑出血，并可合并脑萎缩。确诊主要依据脑血管造影，其特征为双侧颈内动脉虹吸段及末端分叉处明显狭窄或闭塞，脑基底部有许多密集成束的小血管网滋生，脑的其他部位亦可有广泛的侧支循环。本病例患者儿童期起病，病程中头痛、呕吐、癫痫发作、智能减退、卒中样发作与本病最为类似，但患者发病后行脑血管相关检查未见脑血管异常，据此可排除此病。

3. 治疗方案

（1）中医治疗

治法：补益肝肾，强壮筋骨。

方药：虎潜丸加减。黄柏 10 g，龟甲 20 g，知母 10 g，生地黄 25 g，陈皮 6 g，白芍药 15 g，锁阳 10 g，狗骨 30 g，干姜 5 g，当归 10 g，牛膝 15 g，炙甘草 6 g。

每日 1 剂，水煎 400 ml，分早、晚 2 次饭后温服。

（2）西医治疗

1）改善能量代谢：口服维生素 B_2 片 10 mg 每日 3 次、维生素 B_1 30 mg 每日 3 次；辅酶 Q10 20 mg 每日 3 次；ATP 40 mg、辅酶 A 200 U 加入 10%葡萄糖注射液 500 ml 中静滴；左卡尼汀注射液 2 g 加入氯化钠注射液 250 ml 中静滴。

2）改善大脑代谢及脑循环、改善线粒体能量代谢：艾地苯醌 60 mg 每日 3 次口服。

3）保护大脑细胞：奥拉西坦 4 g 加入氯化钠注射液 250 ml 中静脉滴注。

4）抗癫痫：奥卡西平 0.3 g 每日 2 次口服。

5）神经康复治疗。

4. 住院治疗经过及其转归　患者入院后给予奥卡西平片 0.3 g 每日 2 次口服抗癫痫和补充 B 族维生素、辅酶 Q10、ATP、左卡尼汀、奥拉西坦改善能量及大脑代谢，保护线粒体功能及联合中医中药活血化瘀通络、针灸、理疗及神经康复等综合治疗。经治疗 21 d，患者症状较前明显好转，未再出现抽搐症状，认知功能逐渐恢复，视野扩大，四肢肌力较前改善，双上肢肌力 5 级，双下肢近端肌力 5－级、远端肌力 5 级，复查血生化示乳酸脱氢酶 152 U/L，肌酸激酶 188 U/L，乳酸（安静状态）2.5 mmol/L↑。肌酶谱恢复正常，安静状态下血乳酸值明显下降，病情好转、稳定出院。嘱门诊定期复诊。

案 7

四肢远端肌肉逐渐萎缩乏力伴肢体麻木 8

年余(腓骨肌萎缩症)。

[患者一般情况] 姓名：陈某；性别：男性；年龄：35 岁；民族：汉族；婚姻状况：未婚；身高 168 cm，体重 60 kg。出生地：广西柳州；职业：从事建筑工作，否认接触油漆等有害物质。入院时间：2017－4－21；发病节气：谷雨；病史陈述者：患者。

[主诉] 四肢远端肌肉逐渐萎缩乏力伴肢体麻木 8 年余。

[现病史] 患者于 8 年前(2009 年)发现双下肢双膝以下肌肉萎缩、乏力，当时症状轻微，未予重视和处理，双膝以下肌肉萎缩乏力缓慢加重。2 年后(2011 年)出现双手僵硬感，遇冷加重，遇热缓解，日常生活能自理，能正常劳动，未诊治，逐渐出现双腕以下肌肉萎缩乏力并逐渐加重。2015 年 12 月患者左足踇趾乏力明显，屈伸不利。至 2016 年上述症状进一步加重，穿鞋困难，行走欠稳，行走时左足下垂明显，双手不能进行精细动作，伴四肢末端麻木感，无肢体疼痛、抽搐、肢体震颤，无肌肉红肿、肉跳，无视物模糊、视物重影，无言语不利、饮水呛咳，无二便失禁等。今为进一步明确诊治，遂来院就诊，门诊拟“四肢肌肉萎缩乏力查因(腓骨肌萎缩症?)”收入院。发病后，患者精神、纳寐尚可，二便调，体重减轻约 4 kg。

[既往史] 平素体健，无特殊疾病史，无药物及食物过敏史。

[个人史] 无烟酒嗜好。

[家族史] 其父母、哥哥体型均偏瘦，双下肢较细，具体情况不详。

[入院查体] T 36.4℃，P 73 次/分，R 21 次/分，BP 104/60 mmHg。神清，精神可，发育正常，营养中等，形体偏瘦。舌质红，少苔，脉细，内科查体无异常。神经系统查体：神志清楚，言语清晰流利，问答查体合作。右利手。行走呈“跨阈”步态。记忆力、计算力及定向力等高级皮质功能检查均正常。视力、视野粗测正常。双侧眼球活动自如，无复视及眼震。双侧瞳孔等大等圆，直径约 3.0 mm，对光反射灵敏。双侧角膜反射灵敏，无面部感觉障碍，张口下颌居中，下颌反射未引出。双眼闭合有力，双侧额纹、鼻唇沟对称，示齿口角不偏。听力粗测正常，Rinnie 试验阴性，Weber 试验居中。双侧软腭上抬有力，悬雍垂居中，咽反射存在。双侧转头耸肩有力、对称。伸舌居中，无舌肌萎缩及舌肌震颤。双侧肩、背部、胸部肌肉对称、无萎缩，双上肢上臂、前臂肌肉对称无萎缩，双手指间肌、大小鱼际肌肌肉萎缩，双小腿、双足肌肉萎缩(图 15－6)，左足下垂。双上肢肩、肘、腕、指肌力分别为 5、5、5－、4－级，右下肢髋、膝、踝、趾肌力分别为 5、5－、3、3－级，左下肢髋、膝、踝、趾肌力分别为 5、5－、1、3－级，双上肢肌张力正常，双下肢肌张力减低。双侧指鼻试验稳准，双侧跟膝胫试验及龙贝格征因患者力弱无法配合检查。四肢远端针刺觉及音叉震动觉稍减退。双膝反射减弱，双踝反射未引出，病理反射未引出。颈软，无抵抗，脑膜刺激征阴性。自主神经系统检查无异常。

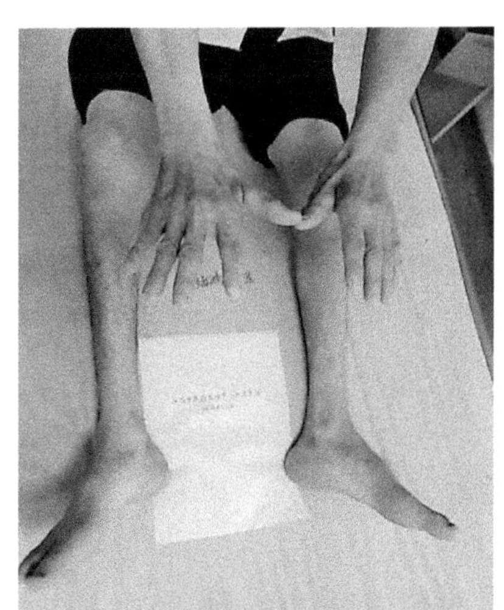

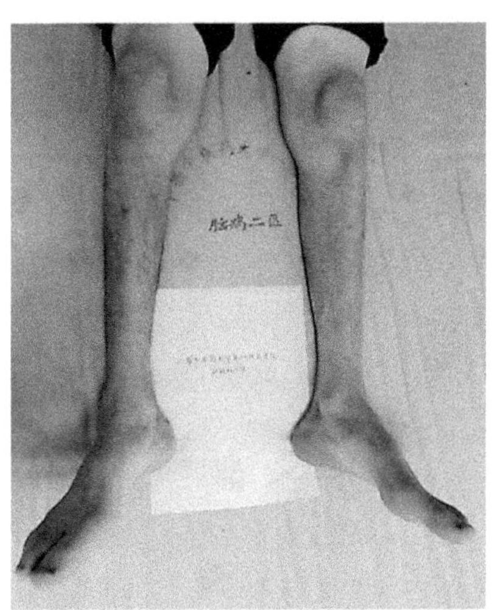

图 15－6　患者四肢肌肉萎缩，远端为著

［辅助检查］入院后完善相关检查：心肌酶谱示磷酸肌酸激酶 208.0 U/L↑。血常规、凝血功能、甲状腺功能五项、电解质、肝肾功能、糖化血红蛋白测定、感染八项、尿常规、大便常规未见异常。MRI 头颅＋颈椎平扫示 C_4/C_5、C_5/C_6、C_6/C_7 椎间盘膨出，头颅 MRI 平扫未见异常。心电图示窦性心动过缓。肌电图示上、下肢周围神经源性损害伴对称性神经传导阻滞（运动、感觉纤维均受损，髓鞘损害合并轴索损害），结合临床。患者不愿行神经病理检查。余胸片、腹部超声、甲状腺、心脏超声均未见明显异常。

【病例分析】

1. 病情特点 ① 患者青年男性，成年后发病，慢性起病，病情缓慢进展。② 以四肢远端对称性肢体乏力、肌萎缩、麻木为主要表现。精细动作困难。有左足下垂。无肢体疼痛、抽搐、肢体震颤，无肌肉红肿、肉跳，无视物模糊、视物重影，无言语不利、饮水呛咳、二便失禁等。③ 家族史，其父母、哥哥体型均偏瘦，双下肢较细。④ 主要阳性体征。行走呈"跨阈"步态。双手指间肌、大小鱼际肌肌肉萎缩，双小腿、双足肌肉萎缩，左足下垂。双上肢肩、肘、腕、指肌力分别为 5、5、5－、4－级，右下肢髋、膝、踝、趾肌力分别为 5、5－、3、3－级，左下肢髋、膝、踝、趾、肌力分别为 5、5－、1、3－级，双下肢肌张力减低。四肢远端针刺觉及音叉震动觉稍减退。双膝反射减弱，双踝反射未引出，病理反射未引出。余无其他神经系统阳性定位体征。⑤ 辅助检查。肌电图示上下肢周围神经源性损害伴对称性神经传导阻滞（运动、感觉纤维均受损，髓鞘损害合并轴索损害）。头颅 MRI 检查未见异常。

2. 诊断 中医诊断：痿病，肝肾亏损。西医诊断：腓骨肌萎缩症。

中医辨病分析：患者因"四肢远端肌肉逐渐萎缩乏力伴肢体麻木 8 年余"入院，故本病当属中医学之"痿病"范畴。舌质红，少苔，脉细，故证属"肝肾亏损"。患者先天禀赋不足，久病损肾，劳役太过伤肾，情志失调，五志之火耗灼阴精，均可致肝肾亏损，精血虚耗，水亏火旺，筋脉肌肉失养，肢体痿弱不用，渐成痿病。舌质红，少苔，脉细为阴虚内热之象。病位在肌肉、筋脉，病性属虚。

（1）西医定位、定性诊断：腓骨肌萎缩症。

1）定位诊断：患者以四肢远端对称性肢体乏力、肌萎缩、麻木为主要表现，呈弛缓性瘫痪，四肢末端深浅感觉减退，病理征阴性，结合肌电图检查结果提示上下肢周围神经源性损害伴对称性神经传导阻滞，故首先考虑定位于周围神经。

2）定性诊断：患者青年男性，成年后发病，慢性起病，病情缓慢进展。以四肢远端对称性肢体乏力、肌萎缩、麻木为主要表现。精细动作困难。有左足下垂。无肢体疼痛、抽搐、肢体震颤，无肌肉红肿、肉跳等。有阳性家族史。体征上存在四肢远端肌无力、肌萎缩、肌张力减低、腱反射减弱或消失，四肢末端深浅感觉减退。结合肌电图结果示上、下肢周围神经源性损害伴对称性神经传导阻滞（运动、感觉纤维均受损，髓鞘损害合并轴索损害），自主神经系统检查无异常，故定性诊断考虑为遗传性疾病，腓骨肌萎缩症可能性大。

（2）中医鉴别诊断

1）痹病：痹病以肢体关节疼痛为特征；痿病肢体痿弱无力，肢体关节一般无疼痛，据此可鉴别。

2）中风：中风后半身不遂日久不能恢复者，亦可见肌肉瘦削，常伴有语言謇涩、口眼㖞斜，久则患肢肌肉枯瘦。痿病起病缓慢，无神志障碍，以四肢痿弱不用为主，两者临床不难鉴别。

（3）西医鉴别诊断

1）远端型肌营养不良症：四肢远端肌无力、肌萎缩、逐渐向上发展，注意与远端型肌营养不良症相鉴别。但远端型肌营养不良症通常成年发病，无感觉异常，肌电图显示肌源性损害，运动传导速度正常，据此可排除。

2）慢性炎症性脱髓鞘性多发性神经病：多中年起病，进展相对较快，临床表现为双侧对称性弛缓性瘫痪，病前可有腹泻或上呼吸道感染史，可有四肢远端手套-袜套样感觉障碍，无足畸形，脑脊液蛋白细胞分离，肌电图可提示神经根受损、周围神经脱髓鞘或轴索损害，激素效果好，而本病患者青年起病，进展较缓慢，无前驱感染史，无感觉障碍，有足畸形，与慢性炎症性脱髓鞘性多发性神经病表现不符。

3）慢性进行性远端型脊肌萎缩症：该病的肌萎缩分布和病程与腓骨肌萎缩症相类似，但伴有肌肉跳动，肌电图提示脊髓前角损害，无感觉传导障碍，据此可鉴别。

3. 治疗方案

（1）中医治疗

治法：补益肝肾，强壮筋骨。

方药：虎潜丸加减。黄柏 10 g，龟甲 20 g，知母 10 g，生地黄 25 g，陈皮 6 g，白芍药 15 g，锁阳 10 g，狗骨 30 g，干姜 5 g，当归 10 g，牛膝 15 g，炙甘草 6 g。

每日 1 剂，水煎 400 ml，分早、晚 2 次饭后温服。

（2）西医治疗

1）对症治疗：纠正垂足可穿长筒靴或矫正鞋。

2）药物治疗：营养神经，可予 ATP、肌苷、神经节苷脂和维生素 B_1、维生素 B_{12}、维生素 B_6、烟酰胺等营养神经肌肉。

3）配合神经康复治疗增强肢体肌肉伸缩功能。

4. 住院治疗经过及其转归　入院后一边积极完善相关化验检查，一边予以改善循环、活血化瘀通络、营养神经肌肉（维生素 B_1、甲钴胺）及对症支持治疗，配合针灸、理疗、肢体按摩及神经康复治疗增强肢体肌肉伸缩功能。经治疗 7 d，患者病情尚无明显改善，要求出院，予出院。嘱门诊定期随诊。

案 8

进行性行走不稳、言语含糊 10 年余（脊髓小脑性共济失调）。

［患者一般情况］姓名：赵某；性别：女性；年龄：45 岁；民族：汉族；婚姻状况：已婚；身高 163 cm，体重 54 kg。出生地：广西合浦；职业：财务。入院时间：2015－6－24；发病节气：夏至；病史陈述者：患者及其家属。

［主诉］进行性步态不稳、言语含糊 10 年余。

［现病史］患者于 10 余年前开始无明显诱因出现行走不稳，走路时易向左右摇晃，容易跌倒，逐渐出现言语含糊不清、饮水稍呛，双手笨拙，无头晕、视物旋转、视物重影，无头痛、呕吐，无肢体乏力、萎缩、震颤，无抽搐、意识不清，无言行异常，无智能障碍，无大小便障碍等，未系统诊治，在家自服中草药治疗，效果欠佳，上述病情缓慢进展，逐年加重。今为进一步明确诊治来诊，门诊拟“共济失调查因”收住院。自发病以来，患者精神可、纳寐尚可，二便调，体重无明显减轻。

［既往史］平素体健，无“高血压、糖尿病、心脏病、肝炎、结核”特殊疾病史，无药物及食物过敏史。

［个人史］无特殊。

［家族史］其母亲亦有类似症状，至晚年不能行走。

［入院查体］T 36.8℃，P 71 次/分，R 20 次/分，BP 114/68 mmHg。神清，精神可，发育正常，营养中等，形体正常。舌质红，少苔，脉细，内科查体无异常。神经系统查体：神志清楚，构音障碍，呈吟诗样语言，问答查体合作。右利手。步态不稳，呈剪刀步态。记忆力、计算力及定向力等高级皮质功能检查均正常。视力、视野粗测正常。双侧眼球活动自如，双眼侧视时有水平眼震，无复视。双侧瞳孔等大等圆，直径约 3.0 mm，对光反射灵敏。双侧角膜反射灵敏，无面部感觉障碍，张口下颌居中，下颌反射未引出。双眼闭合有力，双侧额纹、鼻唇沟对称，示齿口角不偏。听力粗测正常，Rinnie 试验阴性，Weber 试验居中。双侧软腭上抬有力，悬雍垂居中，双侧咽反射灵敏。双侧转头耸肩有力、对称。伸舌居中，无舌肌萎缩及舌肌震颤。四肢肌肉无萎缩，四肢肌力 5 级、肌张力增高。双侧指鼻试验、跟膝胫试验欠稳准，快复轮替试验笨拙，龙贝格征（+），向左右摇晃，不能直线行走，精细动作不能。深浅感觉无异常。四肢腱反射活跃，未引出髌阵挛、踝阵挛，双侧巴宾斯基征（+），余病理反

射未引出。颈软，无抵抗，脑膜刺激征阴性。自主神经系统检查无异常。

［辅助检查］入院后完善相关检查：头颅MRI检查示脑干、小脑萎缩（图15－7）。颈椎MRI示颈椎退行性改变。胸片、心电图、肌电图、脑干诱发电位、脑脊液检查均正常。

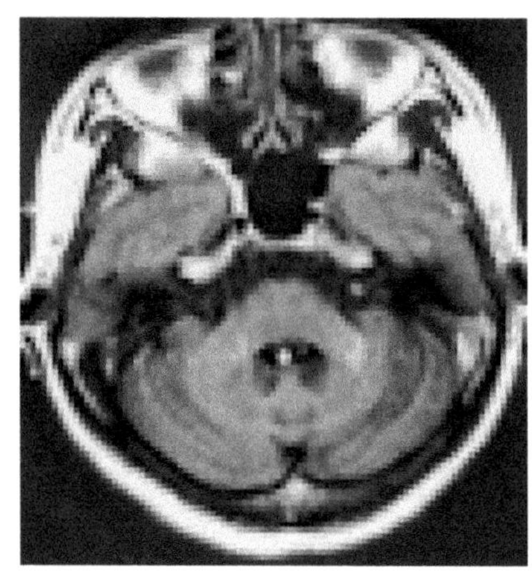

图15－7 头颅MRI可见脑桥“十字征”，小脑萎缩改变

【病例分析】

1. 病情特点 ①患者中年妇女，缓慢起病，病情逐渐加重。②主要表现为进行性行走不稳、言语不清，走路向左右摇晃，容易跌倒，双手笨拙，饮水呛咳。③家族史，其母亲有类似症状。④主要阳性体征。构音障碍，呈吟诗样语言。步态不稳，呈剪刀步态。有水平眼震，双侧咽反射灵敏。四肢肌力正常、肌张力增高、腱反射活跃。双侧共济运动失调，龙贝格征（＋），向左右摇晃，不能直线行走，精细动作不能。双侧巴宾斯基征（＋）。余无其他神经系统阳性定位体征。⑤辅助检查，头颅MRI检查示脑干、小脑萎缩。

2. 诊断 中医诊断：痿病，肝肾亏损。西医诊断：遗传性脊髓小脑性共济失调。

中医辨病分析：患者因“进行性步态不稳、言语含糊10年余”入院，故本病当属中医学之“痿病”范畴。舌质红，少苔，脉细，故证属“肝肾亏损”。患者先天禀赋不足，久病损肾，劳役太过伤肾，情志失调，五志之火耗灼阴精，均可致肝肾亏损，精血虚耗，水亏火旺，筋脉肌肉失养，肢体痿弱不用，渐成痿病。舌质红，少苔，脉细为阴虚内热之象。病位在肌肉、筋脉，病性属虚。

（1）西医定位、定性诊断：遗传性脊髓小脑性共济失调。

1）定位诊断：患者行走不稳、构音障碍，有吟诗样语言、水平眼震，四肢共济运动失调，龙贝格征向左右摇晃，故考虑定位于双侧小脑半球及其联系纤维；依据患者剪刀步态、咽反射灵敏，四肢腱反射活跃、双侧病理征阳性，可定位于双侧皮质脊髓束。结合头颅MRI检查示脑干、小脑萎缩，可明确解剖定位。

2）定性诊断：患者中年妇女，缓慢起病，病情逐渐加重。有阳性家族史。以小脑性共济失调及锥体束损害为主要表现，结合头颅MRI检查可见脑干、小脑萎缩，故考虑神经系统遗传性疾病脊髓小脑性共济失调可能性大。

（2）中医鉴别诊断

1）痹病：痹病以肢体关节疼痛为特征；痿病肢体痿弱无力，肢体关节一般无疼痛，据此可鉴别。

2）中风：中风后半身不遂日久不能恢复者，亦可见肌肉瘦削，常伴有语言謇涩、口眼㖞斜，久则患肢肌肉枯瘦。痿病起病缓慢，无神志障碍，以四肢痿弱不用为主，两者临床不难鉴别。

（3）西医鉴别诊断

1）弗里德赖希共济失调：亦可以共济失调和锥体束损害为主要特征，但该病通常4～15岁起病，除共济失调和锥体束征外，常伴突出的深感觉障碍、双侧膝反射和踝反射消失，主要为感觉性的共济失调，还可伴随脊柱畸形、弓形足、心肌病等，MRI示脊髓萎缩。而本病患者成年后缓慢起病，以小脑性共济失调为主要表现，无深感觉障碍和骨骼畸形，不符合该病诊断标准。可进一步行基因检测明确。

2）橄榄脑桥小脑萎缩（OPCA）：亦可中年起病，常以进行性小脑性共济失调为首发和主要表现，亦可出现锥体束征，两者在诊断上有时难以鉴别。但OPCA一般散发，无家族史，随病情的进展常常可出现明显的锥体外系和自主神经症状，锥体束征晚期出现，且较轻。该患者表现与此病不相符，据此可鉴别。

3. 治疗方案

(1) 中医治疗

治法：补益肝肾，强壮筋骨。

方药：虎潜丸加减。黄柏 10 g，龟甲 20 g，知母 10 g，生地黄 25 g，陈皮 6 g，白芍药 15 g，锁阳 10 g，狗骨 30 g，干姜 5 g，当归 10 g，牛膝 15 g，炙甘草 6 g。

每日 1 剂，水煎 400 ml，分早、晚 2 次饭后温服。

(2) 西医治疗

1) 对症治疗：双下肢肌张力增高，如出现明显的足畸形，可穿矫正鞋。

2) 药物治疗：左旋多巴可缓解肌强直及其他帕金森样症状体征；氯苯氨丁酸可减轻痉挛；金刚烷胺可改善共济失调；毒扁豆碱或胞磷胆碱钠可减轻走路摇晃、眼球震颤等；共济失调伴肌阵挛首选氯硝西泮；可试用改善脑功能和脑代谢的药物，如大剂量辅酶 A、ATP、肌苷和 B 族维生素等。

3) 神经康复锻炼。

4. 住院治疗经过及其转归　入院后给予改善循环、活血化瘀通络，B 族维生素营养神经，胞磷胆碱钠改善脑代谢、金刚烷胺改善共济失调，盐酸替扎尼定片减轻肌痉挛，辅以神经康复训练(肢体及言语、吞咽功能锻炼)、理疗、针灸及对症支持治疗改善神经功能。经治疗 14 d，患者临床症状体征稍有改善出院。嘱门诊定期随诊，进食需缓慢，避免因呛咳、误吸导致吸入性肺炎。

案 9

进行性步态不稳、言语不清 3 年，加重伴头晕半年(多系统萎缩)。

[患者一般情况] 姓名：李某；性别：女性；年龄：48 岁；民族：壮族；婚姻状况：已婚；身高 158 cm，体重 50 kg。出生地：广西钦州；职业：职员。入院时间：2016 - 10 - 25；发病节气：霜降；病史陈述者：患者及其家属。

[主诉] 进行性步态不稳、言语不清伴头晕 3 年，加重半年。

[现病史] 患者于 3 年前开始无明显诱因出现行走不稳，走路时易向左右摇晃，行走步基增宽，伴头晕、言语含糊不清，时有饮水呛咳，逐渐出现双手笨拙、活动欠灵活，持物时容易出现双手不自主颤抖现象，精细动作完成较差，无视物旋转、视物重影，无头痛、呕吐，无肢体乏力、萎缩，无抽搐、意识不清，无言行异常，无智能障碍，无大小便障碍等。曾至当地医院门诊就诊，考虑“后循环缺血”，予“血塞通软胶囊、银杏叶片及吡拉西坦片”口服治疗，效果欠佳。近半年来，患者上述症状较前加重，行走时容易跌倒，持物及书写困难，改变体位后头晕明显，通常由卧位变为坐位或站立位时头晕尤甚，眼前发黑，无晕厥、肢体麻木、抽搐，无心慌、胸闷、呼吸困难，无耳鸣、听力下降，无大小便障碍等不适。今为进一步明确诊治来诊，门诊拟“头晕、共济失调查因”收住院。自发病以来，患者精神可、纳寐尚可，二便正常，体重无明显减轻。

[既往史] 平素体健，无“高血压、糖尿病、心脏病、肝炎、结核”特殊疾病史，无药物及食物过敏史。

[个人史] 无特殊。

[家族史] 无特殊。

[入院查体] T 37.0℃，P 68 次/分，R 20 次/分，卧位 BP 138/88 mmHg，立位 BP 98/65 mmHg。神清，精神可，发育正常，营养中等，形体正常。舌质红，少苔，脉细，内科查体无异常。神经系统查体：神志清楚，构音障碍，呈吟诗样语言，问答查体合作。右利手。步态不稳，步基增宽。记忆力、计算力及定向力等高级皮质功能检查均正常。视力、视野粗测正常。双侧眼球活动自如，双眼侧视时有水平眼震，无复视。双侧瞳孔等大等圆，直径约 3.0 mm，对光反射灵敏。双侧角膜反射灵敏，无面部感觉障碍，张口下颌居中，下颌反射未引出。双眼闭合有力，双侧额纹、鼻唇沟对称，示齿口角不偏。听力粗测正常，Rinnie 试验阴性，Weber 试验居中。双侧软腭上抬有力，悬雍垂居中，双侧咽反射存在。双侧转头耸肩有力、对称。伸舌居中，无舌肌萎缩及舌肌震颤。四肢肌肉无萎缩，四肢肌力 5 级、肌张力稍减低。双侧指鼻试验欠稳准，有意

向性震颤，快复轮替试验笨拙，双侧跟膝胫试验欠稳准，龙贝格征睁眼闭眼均不稳，向左右摇晃，不能直线行走，精细动作不能。深浅感觉无异常。四肢腱反射对称、减弱，未引出髌阵挛、踝阵挛，病理反射未引出。颈软，无抵抗，脑膜刺激征阴性。自主神经系统检查：直立试验（＋），皮肤划痕症阴性，汗液分泌正常，大小便正常。

［辅助检查］入院后完善相关检查，头颅MRI＋DWI检查示脑萎缩，DWI未见弥散受限征象（图15－8）。脑电图＋脑电地形图示轻度异常。胸部CT、心电图、肌电图、脑干诱发电位、头颈部CTA、TCD、肿瘤标志物检测等均正常。

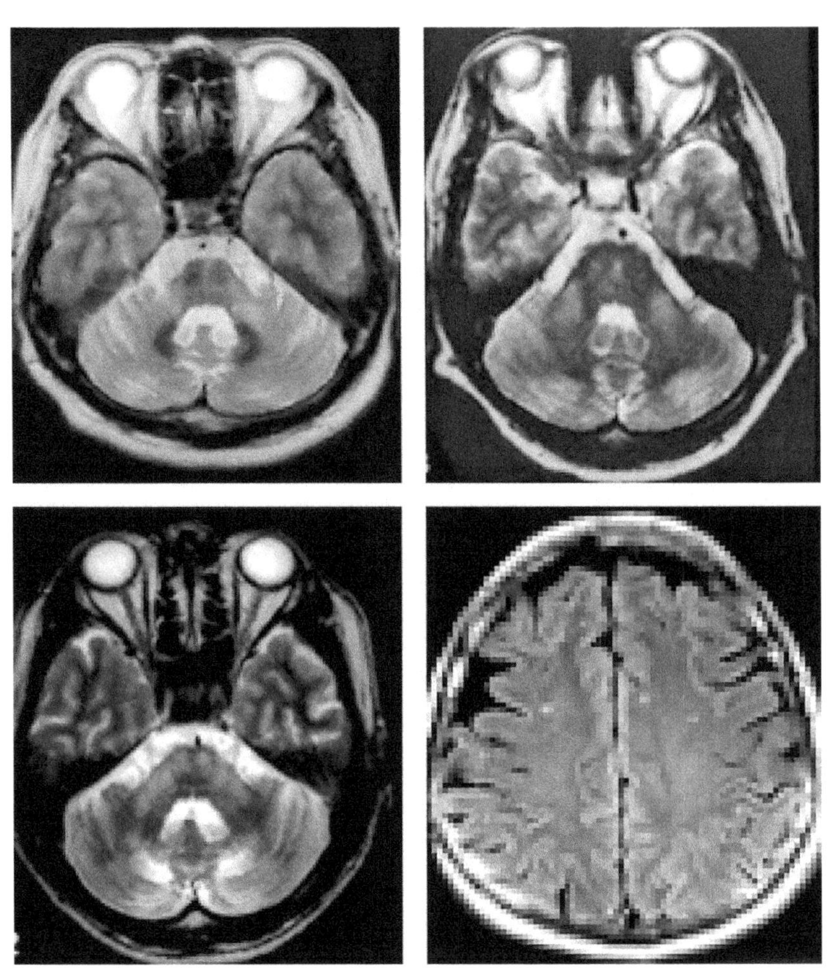

图15－8 头颅MRI可见脑桥“十字征”，延髓、小脑半球、蚓部、扁桃体、大脑皮质均明显萎缩

【病例分析】

1. 病情特点 ①患者中年妇女，缓慢起病，病情逐渐进展加重。②主要表现为头晕、进行性步态不稳、言语不清，走路向左右摇晃，容易跌倒，双手笨拙，饮水呛咳、精细动作不能，双手持物时有震颤。头晕与改变体位有关，通常由卧位变为坐位或站立位时头晕尤甚，眼前发黑。③个人史、家族史，无特殊。④主要阳性体征。卧位BP 138/88 mmHg，立位BP 98/65 mmHg，直立试验（＋）。构音障碍，呈吟诗样语言。步态不稳，步基增宽。有水平眼震。四肢肌力正常、肌张力稍减低、腱反射减弱。双侧共济运动失调，龙贝格征睁、闭眼均（＋），向左右摇晃，不能直线行走，精细动作不能。病理征阴性。⑤辅助检查，头颅MRI检查示脑干、小脑萎缩。

2. 诊断 中医诊断：痿病，肝肾亏损。西医诊断：多系统萎缩（MSA）。

中医辨病分析：患者因“进行性步态不稳、言语不清伴头晕3年，加重半年”入院，故本病当属中医学之“痿病”范畴。舌质红，少苔，脉细，故证属“肝肾亏损”。患者先天禀赋不足，久病损肾，劳役太过伤肾，情志失调，五志之火耗灼阴精，均可致肝肾亏损，精血虚耗，水亏火旺，筋脉肌肉失养，肢体痿弱不用，渐成痿病。舌质红，少苔，脉细为阴虚内热之象。病位在肌肉、筋脉，病性属虚。

(1) 西医定位、定性诊断：多系统萎缩(MSA)。

1) 定位诊断：依据患者行走不稳、构音障碍，有吟诗样语言、水平眼震，四肢共济运动失调，龙贝格征睁闭眼均向左右摇晃、不稳，考虑定位于双侧小脑半球；依据患者与改变体位有关的头晕，直立位头晕明显，卧立位血压相差超过 30/15 mmHg，直立试验(+)，可定位于自主神经系统。结合头颅 MRI 检查示脑干、小脑萎缩，可明确解剖定位。

2) 定性诊断：患者中年妇女，缓慢起病，病情逐渐进展加重。无家族史。以小脑性共济失调及自主神经功能受损为主要表现，结合头颅 MRI 检查可见脑干、小脑萎缩，故考虑多系统萎缩可能性大，综合其临床表现，考虑为 MSA - C 亚型(橄榄脑桥小脑萎缩)、MSA - A 亚型(夏伊-德雷格尔综合征)两种亚型相结合。

(2) 中医鉴别诊断

1) 痹病：痹病以肢体关节疼痛为特征；痿病肢体痿弱无力，肢体关节一般无疼痛，据此可鉴别。

2) 中风：中风后半身不遂日久不能恢复者，亦可见肌肉瘦削，常伴有语言謇涩、口眼㖞斜，久则患肢肌肉枯瘦。痿病起病缓慢，无神志障碍，以四肢痿弱不用为主，两者临床不难鉴别。

(3) 西医鉴别诊断

1) 进行性核上性麻痹(PSP)：患者无垂直性眼动障碍，无后仰跌倒等表现，且头颅 MRI 未见典型的中脑“蜂鸟征”中脑萎缩征象，故诊断进行性核上性麻痹可能性小。

2) 亚急性小脑变性：本病多见于恶性肿瘤，可与癌肿同时出现，也可在恶性肿瘤出现前的数月或数年出现。多呈亚急性起病，在数周或数月中加重。本病多发生于小细胞肺癌、乳腺癌、卵巢癌等。早期可出现典型的小脑损害症状体征。头颅 CT 或 MRI 检查多为正常。晚期有小脑萎缩或信号异常的改变。应在病情的演变过程中加以鉴别。

3. *治疗方案*

(1) 中医治疗

治法：补益肝肾，强壮筋骨。

方药：虎潜丸加减。黄柏 10 g，龟甲 20 g，知母 10 g，生地黄 25 g，陈皮 6 g，白芍药 15 g，锁阳 10 g，狗骨 30 g，干姜 5 g，当归 10 g，牛膝 15 g，炙甘草 6 g。

每日 1 剂，水煎 400 ml，分早、晚 2 次饭后温服。

(2) 西医治疗：该病为散发性神经系统变性病，目前尚无特效治疗方法，主要是对症治疗。

1) 对症治疗：① 治疗直立性低血压：嘱患者从卧位转换成立位时，动作要缓慢；可以穿紧身的弹力袜或弹力裤，促进直立时静脉回流；药物治疗首选血管 α 受体激动剂盐酸米多君 2.5 mg，每日 2～3 次，最大剂量为每日 40 mg，主要不良反应为心率减慢、竖毛反应、尿潴留和卧位时血压升高，尽量避免睡前服用，以免发生卧位高血压。对于严重的直立性低血压患者药物治疗不能缓解临床症状时，可考虑安装心脏起搏器，将心率调节在大于 100 次/分的情况下，可使血压适当上升。② 治疗小脑性共济失调：可试用盐酸丁螺环酮，可能有效。

2) 神经康复锻炼。

4. *住院治疗经过及其转归* 入院后给予改善循环、活血化瘀通络，胞磷胆碱钠营养脑细胞、改善脑代谢，盐酸丁螺环酮改善共济失调，予患者穿弹力袜促进直立时静脉回流，辅以神经康复训练(肢体及言语、吞咽功能锻炼)、理疗、针灸及对症支持治疗改善神经功能。经治疗 10 d，患者临床症状体征无明显改善，要求出院。嘱门诊定期随诊，进食需缓慢，避免误吸。

案 10

进行性四肢无力、肌萎缩 1 年余，加重伴言语不清、饮水呛咳 1 个月(运动神经元病，肌萎缩侧索硬化)。

[患者一般情况] 姓名：张某；性别：男性；年

龄：48 岁；民族：汉族；婚姻状况：已婚；身高 173 cm，体重 57 kg。出生地：广西凭祥；职业：公司职员。入院时间：2016－11－26；发病节气：小雪；病史陈述者：患者家属。

［主诉］进行性四肢无力、肌萎缩 1 年余，加重伴言语不清、饮水呛咳 1 个月。

［现病史］患者于 1 年多前无明显诱因出现左手无力、活动笨拙，当时症状轻微，未介意，未进一步诊治，病情逐渐加重，继而出现左前臂、左上臂、右上肢及双下肢无力症状，持物及行走困难，平地行走尚可，下楼梯较困难，四肢无力以远端为著。此后相继出现双手部、双前臂、双上臂继而双下肢肌肉不同程度的萎缩，四肢逐渐变细，肢体远端肌萎缩较为明显，并时有"肉跳"感，患者不能持物及书写，平地行走亦较困难，无畏寒发热、肌肉红肿、疼痛、肌肉僵硬，无肢体麻木、抽搐等。至当地医院就诊，行颈椎 CT、X 线检查提示颈椎病、腰椎间盘突出症，予颈椎牵引＋针灸等对症治疗后，病情无明显好转。1 个月前，患者出现言语含糊不清、饮水呛咳、吞咽稍困难，无头晕、视物旋转、视物模糊、视物重影，无头痛、恶心、呕吐，无肢体麻木、疼痛、抽搐，无心慌、胸闷、呼吸困难，无颈肩部疼痛，无意识不清、大小便障碍等。今为求进一步明确诊治来院就诊，门诊拟诊为"四肢无力、肌萎缩查因(运动神经元病?)"收住院。自发病以来，患者精神尚可，纳寐欠佳，二便正常，体重减轻约 6 kg。

［既往史］平素体健，无"高血压、糖尿病、心脏病、肝炎、结核"特殊疾病史，无药物及食物过敏史。

［个人史］无特殊。

［家族史］无特殊。

［入院查体］T 36.2℃，P 80 次/分，R 20 次/分，BP 126/80 mmHg。神清，精神可，发育正常，营养中等，形体消瘦。舌质红，少苔，脉细数，内科查体无异常。神经系统查体：神志清楚，构音障碍，问答查体欠合作。右利手。步态不稳。记忆力、计算力及定向力等高级皮质功能检查均正常。视力、视野粗测正常。双侧眼球活动自如，无复视及眼震。双侧瞳孔等大等圆，直径约 3.0 mm，对光反射灵敏。双侧角膜反射灵敏，无面部感觉障碍，张口下颌居中，下颌反射未引出。双眼闭合有力，双侧额纹、鼻唇沟对称，示齿口角不偏。听力粗测正常，Rinnie 试验阴性，Weber 试验居中。双侧软腭上抬乏力，悬雍垂居中，双侧咽反射减弱。双侧转头耸肩乏力。伸舌受限，舌肌萎缩，可见舌肌震颤。双手大、小鱼际肌，骨间肌萎缩，双前臂，双上臂，双臀部，双侧大腿、小腿肌群不同程度萎缩，以肢体远端肌萎缩为甚，双上肢近端肌力 4 级、远端肌力 4－级，握力 3 级，手指夹指试验(＋)，双下肢近端肌力 5－级、远端肌力 4 级，足趾背屈肌力 4－级、趾屈肌力 4－级，双上肢肌张力正常，双下肢肌张力增高。无不自主运动，可引出肌束颤动。双侧指鼻试验、快复轮替试验因患者力弱不配合检查，双侧跟膝胫试验、龙贝格征阴性。深浅感觉无异常。双侧腹壁反射、提睾反射消失，双上肢腱反射减弱，双下肢腱反射活跃，双侧踝阵挛(＋)，双侧巴宾斯基征(＋)。颈软，无抵抗，脑膜刺激征阴性。自主神经系统检查无异常。

［辅助检查］入院后完善相关检查。肌电图提示广泛神经源性损害(双侧胸锁乳突肌、大小鱼际肌、骨间肌、股四头肌静息状态下可见纤颤电位，小力收缩时运动单位时限增宽、波幅增大，大力收缩时呈单纯相)，双侧尺神经传导速度减慢、波幅偏低，余所检测神经运动感觉传导速度未见异常。颈椎 MRI 示颈椎退行性变。头颅 MRI 检查未见明显异常。余血常规、尿常规、大便常规、血生化及肿瘤标志物测定、抗 GM1 抗体测定等均在正常范围内。胸片、心电图、脑干诱发电位等均未见明显异常。

【病例分析】

1. 病情特点　① 患者中年男性，隐匿起病，病情逐渐缓慢进展，病程 1 年。② 主要表现为进行性四肢无力、肌萎缩(从一侧上肢开始，逐渐加重累及四肢)，并伴有言语不清、饮水呛咳、吞咽困难等后组颅神经受损的症状体征。③ 个人史、家族史，无特殊。④ 主要阳性体征。构音障碍，双侧软腭上抬乏力、咽反射减弱。伸舌受限，舌肌萎缩，可见舌肌震颤(真性球麻痹)。四肢肌肉不同程度的萎缩，以肢体远端肌萎缩为甚，四肢力弱，以肢体远端为著。有肌束颤动。双上肢腱反射减弱，双下肢肌张力增高、腱反射亢进、病理征阳性。无感觉障碍及括约肌功能障碍。⑤ 辅助检查。肌电图检查提示广泛神经源性损害。抗 GM1 抗体测定阴性。头颅 MRI 检查无异常。颈椎 MRI 检查无脊髓压迫征象。

2. 诊断　中医诊断：痿病，肝肾亏损。西医诊断：肌萎缩侧索硬化。

中医辨病分析：患者因“进行性四肢无力、肌萎缩 1 年余，加重伴言语不清、饮水呛咳 1 个月”入院，故本病当属中医学之“痿病”范畴。舌质红，少苔，脉细数，故证属“肝肾亏损”。患者先天禀赋不足，致肝肾亏损，精血虚耗，水亏火旺，筋脉肌肉失养，肢体痿弱不用，渐成痿病。舌质红，少苔，脉细数为阴虚内热之象。病位在肌肉、筋脉，病性属虚。

(1) 西医定位、定性诊断：肌萎缩侧索硬化。

1) 定位诊断：依据患者双上肢肌力减弱、肌张力不高、腱反射减弱，考虑定位于下运动神经元；双下肢肌力减弱、肌张力增高、腱反射活跃，双侧腹壁反射、提睾反射消失及病理征阳性，考虑双侧上运动神经元受损；言语不清、饮水呛咳、吞咽困难，体征上存在双侧软腭上抬乏力、咽反射减弱、伸舌受限、舌肌萎缩伴舌肌震颤，考虑存在后组颅神经(第 9～12)受损的症状体征，为真性球麻痹，定位于第 9～12 对颅神经，为累及延髓的下运动神经元受损；四肢肌肉萎缩，可见肌束颤动，结合肌电图巨大运动电位改变定位于脊髓前角细胞损害。感觉神经传导速度正常。综合定位，考虑上、下运动神经元同时受损。

2) 定性诊断：患者中年男性，隐匿起病，病情逐渐缓慢进展，病程 1 年。主要表现为从一侧上肢开始的进行性四肢无力、肌萎缩、肌束颤动，并伴有言语不清、饮水呛咳、吞咽困难等后组颅神经受损的症状体征。以上、下运动神经元受损同时存在，结合肌电图检查结果提示神经源性损害，以运动神经元损害为主，感觉神经传导正常，因此考虑定性诊断为：运动神经元病，肌萎缩侧索硬化。

(2) 中医鉴别诊断

1) 痹病：痹病以肢体关节疼痛为特征；痿病肢体痿弱无力，肢体关节一般无疼痛，据此可鉴别。

2) 中风：中风后半身不遂日久不能恢复者，亦可见肌肉瘦削，常伴有语言謇涩、口眼㖞斜，久则患肢肌肉枯瘦。痿病起病缓慢，无神志障碍，以四肢痿弱不用为主，两者临床不难鉴别。

(3) 西医鉴别诊断

1) 颈椎病脊髓型：可有手肌萎缩，四肢腱反射亢进，双侧病理征阳性，且多伴有颈肩部及上肢疼痛，检查有感觉障碍，肌束震颤少见，一般无延髓症状。该患者四肢腱反射减弱，无颈肩部及肢体疼痛现象，无感觉障碍及括约肌功能障碍，不似颈椎病脊髓型。

2) 多灶性运动神经病(MMN)：是一种以手部小肌肉无痛性不对称性无力、萎缩起病，呈缓慢进展的疾病。中青年起病，可伴束颤，逐渐波及前臂、上臂，少数患者可有舌肌受累，腱反射可活跃，肌电图检查可见周围神经节段性多灶性运动神经传导阻滞。当单个神经支配障碍形式的无力而不是节段性分布的无力出现时，应该考虑 MMN。而本病例患者上、下运动神经元同时受累，双侧症状比较对称，且肌电图检查未见节段性运动神经传导阻滞，血清抗 GM1 抗体测定阴性，故不支持该病。

3) 颈段脊髓肿瘤：颈段脊髓肿瘤压迫，可有四肢上、下运动神经元同时受累表现，亦可缓慢进行性发展。但本患者有肌束颤动，无神经根痛和传导束性感觉障碍，无感觉障碍及括约肌功能障碍，颈椎 MRI 检查未见肿瘤征象。故排除。

3. 治疗方案

(1) 中医治疗

治法：补益肝肾，强壮筋骨。

方药：虎潜丸加减。黄柏 10 g，龟甲 20 g，知母 10 g，生地黄 25 g，陈皮 6 g，白芍药 15 g，锁阳 10 g，狗骨 30 g，干姜 5 g，当归 10 g，牛膝 15 g，炙甘草 6 g。

每日1剂,水煎400 ml,分早、晚2次饭后温服。

(2)西医治疗:该病为中枢神经系统变性疾病,目前尚无特效治疗方法,主要是对症及支持治疗。

1)药物治疗:抗兴奋性氨基酸毒性药物如利鲁唑,可能延长肌萎缩侧索硬化患者的生存期,50 mg每日2次,饭前1 h或饭后2 h口服,适用于轻、中症患者。

2)神经保护治疗:维生素E及B族维生素、奥拉西坦。

3)神经康复治疗:肢体功能、言语及吞咽功能康复锻炼。

4)对症支持治疗:注意维持水、电解质平衡,如患者存在进食困难、饮水呛咳,注意加强肠内外营养支持治疗,防治误吸及肺部感染,必要时予留置胃管。如患者肌力弱,行动不便,长期卧床,注意防治下肢静脉血栓形成、褥疮等并发症。

4. *住院治疗经过及其转归* 入院后给予患者利鲁唑50 mg每日2次口服抗兴奋性氨基酸毒性,B族维生素营养神经,奥拉西坦营养神经肌肉,辅以中药活血化瘀通络、神经康复训练(肢体及言语、吞咽功能锻炼)、理疗、针灸及对症支持治疗改善神经功能。经治疗14 d,患者肌无力症状略有好转,但好转尚不明显,仍有言语不清、饮水呛咳、吞咽困难症状,患者要求出院,予出院。嘱进食需缓慢,避免误吸及肺部感染,加强康复治疗,门诊定期随诊。

案11

吞咽困难、双眼闭合不全2周,四肢乏力麻木3 d(急性吉兰-巴雷综合征)。

[患者一般情况] 姓名:唐某;性别:女性;年龄:38岁;民族:汉族;婚姻状况:已婚;身高161 cm,体重50 kg。出生地:广西全州;职业:服务员。入院时间:2017-1-20;发病节气:大寒;病史陈述者:患者及其家属。

[主诉] 吞咽困难、双眼闭合不全2周,四肢乏力麻木3 d。

[现病史] 患者于3周前受凉后出现发热、咳嗽,体温高达39℃,经输液治疗5 d后治愈。2周前无明显诱因下患者突然出现声音嘶哑、饮水呛咳、吞咽困难,双侧眼睑闭合无力、口角左歪,无头晕、头痛、恶心呕吐,无视矇、视物旋转,无耳鸣、听力下降,无肢体偏瘫、麻木,无抽搐、意识不清、大小便失禁等,随即至当地医院就诊,诊断为"多颅神经炎",予以激素应用及改善循环、营养神经、针灸等治疗后,病情稍好转。近3 d来患者逐渐出现四肢乏力、麻木症状,以近端肌无力为主,举臂、梳头困难,蹲下后难站起,步行困难,四肢末端麻木感,无畏寒发热、咳嗽咳痰,无心慌、胸闷、呼吸困难,无抽搐、意识不清,无大小便障碍,无肌肉疼痛、肌肉萎缩等,遂于今日转入院要求进一步诊治,门诊拟"吉兰-巴雷综合征?"收入院内。患者自发病以来,精神欠佳,纳差,寐尚可,二便正常,体重减轻约4 kg。

[既往史] 平素体健,无"高血压、糖尿病、心脏病、肝炎、结核"特殊疾病史,无药物及食物过敏史。

[个人史] 无特殊。

[家族史] 无特殊。

[入院查体] T 36.6℃,P 80次/分,R 20次/分,BP 110/65 mmHg。神清,精神可,发育正常,营养中等,形体正常。舌质红,苔黄,脉细数,内科查体无异常。神经系统查体:神志清楚,构音障碍,问答查体欠合作。右利手。步态不稳。记忆力、计算力及定向力等高级皮质功能检查均正常。视力、视野粗测正常。双侧眼球活动自如,无复视及眼震。双侧瞳孔等大等圆,直径约3.0 mm,对光反射灵敏。双侧角膜反射灵敏,无面部感觉障碍,张口下颌居中,下颌反射未引出。双上眼睑闭合不全,露白约4.0 mm,双侧额纹消失、鼻唇沟变浅,右侧重于左侧,口角稍左歪,鼓腮漏气、吹口哨不能。听力粗测正常,Rinnie试验阴性,Weber试验居中。双侧软腭上抬无力,悬雍垂居中,双侧咽反射减弱。双侧转头耸肩正常、对称。伸舌居中,无舌肌萎缩及舌肌震颤。四肢肌肉无萎缩,双上肢肌力近端4级、远端5-级,双下肢肌力近端4-级、远端4级,四肢肌张

力减低。无不自主运动。双侧指鼻试验、跟膝胫试验稳准、快复轮替试验阴性，Romberg 征阴性。双侧肘关节、膝关节以下针刺觉减弱，余深浅感觉无异常。浅反射存在，四肢腱反射消失，踝阵挛、髌阵挛未引出。病理征阴性。颈软，无抵抗，脑膜刺激征阴性。自主神经系统检查无异常。

［辅助检查］入院后完善相关检查。肌电图示上、下肢周围神经源性损害伴对称性神经传导阻滞(运动、感觉纤维均受损，髓鞘损害合并轴索损害)，结合临床。腰椎穿刺脑脊液检查示脑脊液压力 120 mmH_2O，无色透明，脑脊液常规示白细胞 0，红细胞 1×10^6/L，潘氏试验(＋)，脑脊液生化示蛋白质 788 mg/L↑，余糖、氯均正常。脑脊液病原学检查无异常。余血常规、尿常规、大便常规、血生化及肿瘤标志物测定、甲状腺功能、补体二项、类风湿两项、免疫球蛋白 5 项、风湿 12 项等均未见明显异常。胸片、心电图、B 超、头颅 MRI、颈椎 MRI 等均无明显异常。

【病例分析】

1. 病情特点　① 患者青年女性，急性起病，病情在 1 个月内进展至高峰，病程 2 周。② 主要表现为双侧面瘫、声音嘶哑、饮水呛咳、吞咽困难等多颅神经损害的症状体征，外加四肢对称性迟缓性瘫痪、麻木，肢体乏力以近端为著，四肢麻木以远端为主。病前 1 周有呼吸道感染史。③ 个人史、家族史，无特殊。④ 主要阳性体征。构音障碍，双眼睑闭合不全，露白约 4.0 mm，双侧额纹消失、鼻唇沟变浅，右侧重于左侧，口角稍左歪，鼓腮漏气、吹口哨不能。四肢无力，以近端为著，四肢肌张力减低、腱反射消失。双侧肘关节、膝关节以下针刺觉减弱。病理征阴性。无括约肌功能障碍。⑤ 辅助检查。肌电图示上、下肢周围神经源性损害伴对称性神经传导阻滞(运动、感觉纤维均受损，髓鞘损害合并轴索损害)。脑脊液存在蛋白细胞分离现象。头颅、颈椎 MRI 检查无异常。

2. 诊断　中医诊断：痿病，肺热津伤。西医诊断：吉兰-巴雷综合征(急性)。

中医辨病分析：患者因“吞咽困难、双眼闭合不全 2 周，四肢乏力麻木 3 d”入院，故本病当属中医学之“痿病”范畴。舌质红，苔黄，脉细数，故证属“肺热津伤”。患者外感温热毒邪，上犯于肺，耗灼肺津，津伤不能布送津液濡润五脏，濡养肢体，遂致四肢筋脉痿弱不用，发为本病。筋脉肌肤失养，故肢体软弱无力；舌质红，苔黄，脉细数为热盛伤津之象。病位在肌肉、筋脉，病性属实。

(1) 西医定位、定性诊断：吉兰-巴雷综合征(急性)。

1) 定位诊断：依据患者双侧周围性面瘫，考虑定位于双侧面神经；声音嘶哑、饮水呛咳、吞咽困难，为真性球麻痹，考虑定位于舌咽、迷走神经；四肢肌力减弱、肌张力降低、腱反射消失，四肢末端对称性感觉障碍，病理征阴性，结合肌电图检查可见四肢周围神经源性损害伴对称性神经传导阻滞，故综合考虑定位于周围神经。

2) 定性诊断：患者青年女性，急性起病，病情在 1 个月内进展至高峰，病程 2 周。病前 1 周有呼吸道感染史。以双侧面瘫、饮水呛咳、吞咽困难等多颅神经损害为首发症状，继而出现四肢对称性迟缓性瘫痪(近端为著)及感觉障碍。结合肌电图检查结果提示四肢周围神经源性损害伴对称性神经传导阻滞，脑脊液蛋白细胞分离现象。故支持急性吉兰-巴雷综合征(AIDP)的诊断。

(2) 中医鉴别诊断

1) 痹病：痹病以肢体关节疼痛为特征；痿病肢体痿弱无力，肢体关节一般无疼痛，据此可鉴别。

2) 中风：中风后半身不遂日久不能恢复者，亦可见肌肉瘦削，常伴有语言謇涩、口眼㖞斜，久则患肢肌肉枯瘦。痿病起病缓慢，无神志障碍，以四肢痿弱不用为主，两者临床不难鉴别。

(3) 西医鉴别诊断

1) 脑干脑炎：患者病前有前驱感染史，以多颅神经损害＋四肢肌无力为主要病情特点，诊断上注意与此病相鉴别，结合头颅 MRI 检查脑干未发现异常信号，脑脊液检查无炎性改变，故诊断依据不足。

2) 重症肌无力：也表现为四肢迟缓性瘫痪，

并可有对称性脑神经所支配肌肉无力，特别是面瘫和咽喉部肌肉瘫痪，但本病有病态易疲劳性、波动性和新斯的明试验阳性的病情特点，脑脊液检查正常，重复频率电刺激可见低频递减，据此可排除。

3）周期性瘫痪：该患者病后进食差，注意排除因进食不良，低钾所致周期性瘫痪。该病发作时可表现为四肢迟缓性瘫痪，但无感觉障碍和脑神经损害，脑脊液检查正常，发作时多有血钾减低和低钾心电图表现，补钾后症状迅速缓解。结合患者病情特点，不似周期性瘫痪。

4）急性脊髓炎：病变部位在颈髓时可表现为四肢瘫痪，早期肌张力减低呈迟缓性，但有损害平面以下深浅感觉消失，伴括约肌功能障碍，脊髓休克期过后可有四肢痉挛性瘫痪，该患者病情特点与此病不相符，故排除。

3. *治疗方案*

（1）中医治疗

治法：清热润肺，濡养筋脉。

方药：清燥救肺汤加减。桑叶 15 g，石膏 30 g，甘草 6 g，党参 15 g，火麻仁 15 g，阿胶 10 g（烊化），麦冬 15 g，杏仁 10 g，枇杷叶 10 g，知母 10 g，天花粉 15 g。

每日 1 剂，水煎 400 ml，分早、晚 2 次饭后温服。

（2）西医治疗

1）病因治疗：以抑制免疫反应，清除致病因子，阻止病情发展为目标。AIDP 首选人免疫球蛋白静脉注射及血浆置换疗法。如效果欠佳，可配合应用糖皮质激素抑制免疫治疗。① 静脉注射免疫球蛋白适用于病情进展，有出现呼吸肌麻痹可能的病例，应尽早使用。成人常用量为 0.4 g/(kg · d)静脉滴注连用 5 d，以中和致病性自身抗体、抑制炎症细胞因子等。② 血浆置换，每次 30～40 ml/kg，3～5 次为 1 个疗程，以清除血液循环中致病性免疫复合物。③ 糖皮质激素治疗，曾经是治疗 GBS 的主要药物，但目前对此药物治疗有争议。如 IVIg 及 PE 疗效欠佳，可考虑配合应用激素治疗改善病情。

2）神经保护治疗：B 族维生素、奥拉西坦、神经生长因子等。

3）神经康复治疗：肢体功能、言语及吞咽功能康复锻炼。

4）对症支持治疗：注意维持水、电解质平衡，如患者存在进食困难、饮水呛咳，注意加强肠内外营养支持治疗，防治误吸及肺部感染，必要时予留置胃管。如患者肌力弱，行动不便，长期卧床，注意防治下肢静脉血栓形成、褥疮等并发症。如患者出现呼吸肌无力、呼吸困难，血氧饱和度下降，应更早考虑行气管插管或气管切开术保持呼吸道通畅。

4. *住院治疗经过及其转归*　入院后经患者及其家属签字同意，给予患者首选血浆置换治疗，每次置换量为 1 500～1 800 ml，平均每周置换 2～3 次，配合应用 B 族维生素（维生素 B_1、甲钴胺肌内注射）、神经生长因子促进神经修复，辅以中药活血化瘀通络、神经康复训练（肢体及言语、吞咽功能锻炼）、理疗、针灸及对症支持治疗改善神经功能。经行 5 次血浆置换治疗后，患者双侧面瘫及四肢无力、麻木症状较前明显好转，但仍有声音嘶哑、饮水呛咳、吞咽困难症状，予增加糖皮质激素 15 mg 每日 1 次开始应用，根据病情逐渐减量，减量至 5 mg 每日 1 次左右（住院 24 d），患者声音嘶哑、饮水呛咳及吞咽困难症状明显改善，双侧面瘫、四肢乏力麻木症状基本消失，肌力恢复正常。住院 29 d 予复查腰椎穿刺，脑脊液检查示蛋白质 418 mg/L，已降至正常。住院 30 d 予维生素 B_1 片、甲钴胺片及醋酸泼尼松片带药出院。嘱注意加强日常调护，防感染，加强康复锻炼，门诊定期随诊。出院 1 个月后，患者返院复诊，声音嘶哑、饮水呛咳及吞咽困难症状完全消失。

案 12

进行性四肢乏力半年，感觉异常 1 个月（慢性吉兰-巴雷综合征）。

［患者一般情况］姓名：全某；性别：女性；年龄：51 岁；民族：壮族；婚姻状况：已婚；身高 159 cm，体重 50 kg。出生地：广西阳朔；职业：无。入院时间：2016－7－12；发病节气：小

暑;病史陈述者:患者。

[主诉] 进行性四肢乏力半年,感觉异常1个月。

[现病史] 患者于半年前无明显诱因出现双手指乏力,活动不灵活,继而出现双膝关节以下双下肢乏力、行走不便,尚能独自缓慢行走,肌无力症状逐渐向上累及双手臂及双大腿,蹲下后不能站起,双手臂无法上举,平地行走困难。近1个月来,患者上述症状明显加重,持物及行走不能,并出现全身感觉异常,自觉肉跳,四肢末端麻木感,劳累后常加重,经休息可稍减轻,无头晕、视物旋转,无视物模糊、视物重影,无头痛、恶心呕吐,无畏寒发热、咳嗽咳痰、腹痛、腹泻,无抽搐、意识不清,无言语不利、饮水呛咳、吞咽困难,无心慌、胸闷、呼吸困难,无大小便障碍等,病后曾于桂林医学院及南溪山医院就诊,经行肌电图及腰椎穿刺、磁共振等相关检查后诊断为"慢性吉兰-巴雷综合征",予补液、营养神经等对症支持治疗后病情稍改善,但改善不明显,现为求进一步明确诊治来院就诊,门诊拟诊为"慢性吉兰-巴雷综合征"收住院。患者自发病以来,精神欠佳,纳差,寐尚可,二便正常,体重减轻约2.5 kg。

[既往史] 平素体健,无"高血压、糖尿病、心脏病、肝炎、结核"特殊疾病史,无药物及食物过敏史。

[个人史] 无特殊。

[家族史] 无特殊。

[入院查体] T 36.8℃,P 78次/分,R 20次/分,BP 120/85 mmHg。神清,精神可,发育正常,营养中等,形体正常。舌质淡,苔厚腻,脉细涩,内科查体无异常。神经系统查体:神志清楚,言语清晰流利,问答查体合作。右利手。记忆力、计算力及定向力等高级皮质功能检查均正常。视力、视野粗测正常。双侧眼球活动自如,无复视及眼震。双侧瞳孔等大等圆,直径约3.0 mm,对光反射灵敏。双侧角膜反射灵敏,无面部感觉障碍,张口下颌居中,下颌反射未引出。双侧额纹、鼻唇沟对称,双眼闭目有力,示齿口角不偏。听力粗测正常,Rinnie试验阴性,Weber试验居中。双侧软腭上抬有力,悬雍垂居中,双侧咽反射对称存在。双侧转头耸肩正常、对称。伸舌居中,无舌肌萎缩及舌肌震颤。四肢肌肉无萎缩,双上肢肌力近端2级、远端3级,双下肢肌力近端3级、远端4-级,四肢肌张力减低。无不自主运动。双侧指鼻试验、跟膝胫试验、快复轮替试验、龙贝格征因患者肌力差不配合检查。深浅感觉无异常。浅反射存在,四肢腱反射消失,踝阵挛、髌阵挛未引出。病理征阴性。颈软,无抵抗,脑膜刺激征阴性。自主神经系统检查无异常。

[辅助检查] 入院后完善相关检查。肌电图示上、下肢周围神经源性损害,以双上肢为重(运动、感觉纤维均受损,髓鞘损害合并轴索损害)。脑脊液检查示脑脊液压力150 mmH_2O,无色透明,脑脊液常规示白细胞2×10^6/L,红细胞2×10^6/L,潘氏试验(+),脑脊液生化示蛋白质1 288 mg/L↑,余糖、氯均正常。脑脊液病原学检查无异常。余血常规、尿常规、大便常规、血生化及肿瘤标志物测定、甲状腺功能、补体二项、类风湿两项、免疫球蛋白5项、风湿12项等均未见明显异常。胸片、心电图、B超、头颅、颈椎MRI检查均无明显异常。

【病例分析】

1. *病情特点* ① 患者中年女性,慢性起病,病程超过2个月,病情缓慢进展。② 主要表现为进行性四肢乏力伴主观感觉异常,自觉肉跳、四肢末端麻木感。肢体乏力由远及近,以近端肌无力为重,为四肢对称性迟缓性瘫痪。③ 个人史、家族史,无特殊。④ 主要阳性体征,四肢无力,以近端为著,四肢肌张力减低、腱反射消失,病理征阴性。无括约肌功能障碍。⑤ 辅助检查。肌电图示上、下肢周围神经源性损害,以双上肢为重(运动、感觉纤维均受损,髓鞘损害合并轴索损害)。脑脊液存在蛋白细胞分离现象。头颅、颈椎MRI检查无异常。

2. *诊断* 中医诊断:痿病,脾胃亏虚。西医诊断:慢性吉兰-巴雷综合征。

中医辨病分析:患者因"进行性四肢乏力半年,感觉异常1个月"入院,故本病当属中医学之"痿病"范畴。舌质淡,苔厚腻,脉细涩,故证属"脾胃亏虚"。患者素体脾胃虚弱,加之饮食不节，损伤脾胃，受纳、运化、输布功能失常，导致气血津液生化乏源，无以濡养五脏、四肢、筋脉、肌肉，发为痿病。筋脉失荣，故肢体痿软，逐渐加重；脾不健运，则纳差；舌质淡，脉细涩皆因脾胃虚弱、气血不足所致。病位在肌肉、筋脉，病性属虚。

(1) 西医定位、定性诊断：吉兰-巴雷综合征(慢性)。

1) 定位诊断：依据患者四肢肌力减弱、肌张力降低、腱反射消失，主观感觉存在四肢末端对称性感觉障碍及肉跳，病理征阴性，结合肌电图检查可见四肢周围神经源性损害，故考虑定位于周围神经。

2) 定性诊断：患者中年女性，慢性起病，病程超过 2 个月，病情逐渐缓慢进展。以四肢对称性迟缓性瘫痪(近端为著)及感觉障碍为主要临床表现。结合肌电图检查结果提示四肢周围神经源性损害，脑脊液蛋白细胞分离，故定性诊断为慢性吉兰-巴雷综合征(CIDP)可能性大。

(2) 中医鉴别诊断

1) 痹病：痹病以肢体关节疼痛为特征；痿病肢体痿弱无力，肢体关节一般无疼痛，据此可鉴别。

2) 中风：中风后半身不遂日久不能恢复者，亦可见肌肉瘦削，常伴有语言謇涩、口眼㖞斜，久则患肢肌肉枯瘦。痿病起病缓慢，无神志障碍，以四肢痿弱不用为主，两者临床不难鉴别。

(3) 西医鉴别诊断

1) 急性吉兰-巴雷综合征：该病通常急性起病，多在 1 个月内进展至高峰，而后逐渐恢复，常有脑神经和呼吸肌受累。CIDP 则病情持续进展超过 2 个月，甚至长达数年，恢复常不完全，激素治疗效果显著。可给予激素治疗协助进一步诊断。

2) 中毒与代谢性疾病引起的神经病：有应用异烟肼、呋喃类等药物的历史或毒物接触史，或可明确诊断为糖尿病、尿毒症、肢端肥大症、甲状腺功能减退等疾病。

3) 副肿瘤性神经病：感觉损害的症状较明显，表现为肢体远端向近端发展的疼痛，深浅感觉减退或消失，可出现感觉性共济失调，少数有脑脊液蛋白细胞分离现象。血清可检出与肿瘤相关的自身抗体(Hu 抗体)，部分患者肿瘤治疗好转后神经病也出现好转，也可因抗肿瘤药物毒性作用无好转或恶化。中年以上多发性神经病患者应注意仔细检查，除外肿瘤相关性病变。

3. 治疗方案

(1) 中医治疗

治法：健脾益气，补中升阳。

方药：补中益气汤加减。黄芪 18 g，炒白术 9 g，党参 6 g，陈皮 9 g，柴胡 6 g，升麻 6 g，当归 15 g，炙甘草 6 g。

每日 1 剂，水煎 400 ml，分早、晚 2 次饭后温服。

(2) 西医治疗

1) 病因治疗：以抑制免疫反应，清除致病因子，阻止病情发展为目标。CIDP 首选糖皮质激素治疗。

2) 静脉注射免疫球蛋白：成人常用量为 0.4 g/(kg・d)，静脉滴注连用 5 d，与激素合用可维持更长时间的疗效。

3) 血浆置换治疗：如患者经济条件允许，此治疗效果确切。疗程 6 周，前 3 周每周 2 次，后 3 周每周 1～2 次。之后可定期进行 PE 治疗。

4) 神经保护治疗：B 族维生素、奥拉西坦、神经生长因子等。

5) 神经康复治疗：肢体功能、言语及吞咽功能康复锻炼。

6) 对症支持治疗。

4. 住院治疗经过及其转归　入院后经患者及其家属签字同意，治疗首选糖皮质激素联合人免疫球蛋白静脉注射(患者不同意行血浆置换)，予注射用甲泼尼龙琥珀酸钠 500 mg 每日 1 次冲击及序贯治疗，配合 IVIg 每日 20 g(人免疫球蛋白 8 瓶)，连用 5 d，并给予维生素 B_1、甲钴胺肌内注射，神经生长因子促进神经修复，辅以中药活血化瘀通络、神经康复训练、理疗、针灸及对症支持治疗改善神经功能。经上述积极治疗 20 d 后，患者四肢乏力、麻木症状较前明显好转，能持物及下地缓慢行走，但仍欠灵活，全身肉跳减轻，双

上肢肌力近端4－级、远端5级，双下肢肌力近端4级，四肢肌张力仍低，腱反射仍未引出。复查腰椎穿刺，脑脊液蛋白质718 mg/L↑，较前好转。予维生素B_1片、甲钴胺片及醋酸泼尼松片带药出院。嘱注意加强日常调护，防感染，加强康复锻炼，门诊定期随诊。

案13

视物重影、行走不稳1周(吉兰-巴雷综合征之变异型：Miller－Fisher综合征)。

[患者一般情况] 姓名：凌某；性别：男性；年龄：46岁；民族：壮族；婚姻状况：已婚；身高171 cm，体重65 kg。出生地：广西玉林；职业：个体经营。入院时间：2015－6－30；发病节气：夏至；病史陈述者：患者。

[主诉] 视物重影、行走不稳1周。

[现病史] 患者于1周前无明显诱因出现视物重影，向远处望及左右侧视时尤为明显，并出现行走摇晃不稳，无头晕、视物旋转，无头痛、恶心呕吐，无畏寒发热、咳嗽咳痰、腹痛、腹泻，无肢体乏力、麻木，无抽搐、意识不清，无言语不利、饮水呛咳、吞咽困难，无心慌、胸闷、呼吸困难，无大小便障碍等，现为求进一步明确诊治来院就诊，门诊拟诊为“共济失调原因待查”收住院。病后，患者精神尚可，纳寐可，二便调，体重无明显减轻。

[既往史] 此次发病前2周有过腹痛、腹泻伴发热病史，在外院诊断为“胃肠型感冒”，经药物治疗已治愈。既往无“高血压、糖尿病、心脏病、肝炎、结核”特殊疾病史，无药物及食物过敏史。

[个人史] 无特殊。

[家族史] 无特殊。

[入院查体] T 36.9℃，P 72次/分，R 19次/分，BP 128/86 mmHg。神清，精神可，发育正常，营养中等，形体正常。舌质红，苔黄腻，脉滑数，内科查体无异常。神经系统查体：神志清楚，言语清晰流利，走路呈醉酒步态，问答查体合作。右利手。记忆力、计算力及定向力等高级皮质功能检查均正常。视力、视野粗测正常。双侧眼球外展稍受限，注视远处及向左右侧视时有重影，无眼震。双侧瞳孔等大等圆，直径约3.0 mm，对光反射灵敏。双侧角膜反射灵敏，无面部感觉障碍，张口下颌居中，下颌反射未引出。双侧额纹、鼻唇沟对称，双眼闭目有力，示齿口角不偏。听力粗测正常，Rinnie试验阴性，Weber试验居中。双侧软腭上抬有力，悬雍垂居中，双侧咽反射对称存在。双侧转头耸肩正常、对称。伸舌居中，无舌肌萎缩及舌肌震颤。四肢肌肉无萎缩，肌力5级，四肢肌张力减低。无不自主运动。双侧指鼻试验、跟膝胫试验欠稳准，龙贝格征睁闭眼均(＋)，直线行走不能。深浅感觉无异常。浅反射存在，四肢腱反射消失，踝阵挛、髌阵挛未引出。病理征阴性。颈软，无抵抗，脑膜刺激征阴性。自主神经系统检查无异常。

[辅助检查] 入院后行肌电图示四肢呈周围神经源性损害(H反射消失)。脑脊液检查示脑脊液压力130 mmH_2O，无色透明，脑脊液常规示白细胞0，红细胞0，潘氏试验(±)，脑脊液生化示蛋白质518 mg/L↑，余糖、氯均正常。脑脊液病原学检查无异常。余血常规、尿常规、大便常规、血生化及肿瘤标志物测定、甲状腺功能、风湿免疫等相关化验检查均无明显异常。胸片，心电图，B超，头颅、颈椎MRI，视觉诱发电位，脑干诱发电位等检查均无明显异常。

【病例分析】

1. *病情特点* ① 患者中年男性，急性起病，病程1周，发病前2周曾有过腹痛、腹泻伴发热病史。② 主要表现为双侧眼外肌麻痹(双侧外展神经麻痹)、共济失调。无肢体乏力、麻木，无括约肌功能障碍等。③ 个人史、家族史，无特殊。④ 主要阳性体征，双侧展神经麻痹、复视，四肢肌张力减低、腱反射消失，双侧共济失调，病理征阴性。无感觉障碍及括约肌功能障碍。⑤ 辅助检查，肌电图示四肢呈周围神经源性损害(H反射消失)，脑脊液存在蛋白细胞分离现象。

2. *诊断* 中医诊断：痿病，湿热浸淫。西医诊断：Miller－Fisher综合征(MFS)。

中医辨病分析：患者因“视物重影、行走不稳1周”入院，故本病当属中医学之“痿病”范畴。舌质红，苔黄腻；脉滑数，故证属“湿热浸淫”。患者饮食不节，损伤脾运，湿热内生，湿热浸淫经脉，气血营运受阻，筋脉肌肉失养而成痿病。筋脉失养，故行走欠稳；舌质红，苔黄腻，脉滑数为湿热内蕴之征。病位在肌肉，筋脉，病性属实。

(1) 西医定位、定性诊断：Miller - Fisher 综合征(MFS)。

1) 定位诊断：依据患者双侧眼外肌麻痹(外展受限)，考虑定位于双侧展神经；四肢肌张力降低、腱反射消失，病理征阴性。结合肌电图检查可见四肢周围神经源性损害，故考虑定位于周围神经。双侧小脑性共济失调，考虑定位于小脑或其联系纤维。

2) 定性诊断：患者中年男性，急性起病，病程 1 周，发病前 2 周曾有过腹痛、腹泻伴发热病史。以双侧眼外肌麻痹＋共济失调＋四肢肌张力减低、腱反射消失为主要病情特点，结合肌电图检查结果及脑脊液蛋白细胞分离现象，故定性诊断考虑为 Miller - Fisher 综合征(GBS 变异型)可能性大。

(2) 中医鉴别诊断

1) 痹病：痹病以肢体关节疼痛为特征；痿病肢体痿弱无力，肢体关节一般无疼痛，据此可鉴别。

2) 中风：中风后半身不遂日久不能恢复者，亦可见肌肉瘦削，常伴有语言謇涩、口眼㖞斜，久则患肢肌肉枯瘦。痿病起病缓慢，无神志障碍，以四肢痿弱不用为主，两者临床不难鉴别。

(3) 西医鉴别诊断

1) 重症肌无力：可有对称性脑神经所支配肌肉无力，特别是面瘫和咽喉部肌肉瘫痪，也表现为四肢迟缓性瘫痪，但本病有病态易疲劳性、波动性和新斯的明试验阳性的病情特点，脑脊液检查正常，重复频率电刺激可见低频递减，而该病患者无四肢瘫痪表现，无病态疲劳病情特点，脑脊液检查可见蛋白细胞分离，据此可排除。

2) 周期性瘫痪：该病发作时可表现为四肢迟缓性瘫痪，但无感觉障碍和脑神经损害，脑脊液检查正常，发作时多有血钾减低和低钾心电图表现，补钾后症状迅速缓解。结合患者病情特点，不似周期性瘫痪。

3) 中毒与代谢性疾病引起的神经病：有应用异烟肼、呋喃类等药物的历史或毒物接触史，或可明确诊断为糖尿病、尿毒症、肢端肥大症、甲状腺功能减退等疾病。该患者无相关药物应用或毒物接触史，无内分泌代谢性相关疾病，故排除。

3. *治疗方案*

(1) 中医治疗

治法：清热利湿，通利经脉。

方药：加味二妙散加减。黄柏 10 g，苍术 10 g，萆薢 15 g，汉防己 9 g，当归 10 g，川牛膝 15 g，龟甲 15 g，薏苡仁 30 g。

每日 1 剂，水煎 400 ml，分早、晚 2 次饭后温服。

(2) 西医治疗

1) 病因治疗：以抑制免疫反应，清除致病因子，阻止病情发展为目标。AIDP 首选人免疫球蛋白静脉注射及血浆置换疗法。如效果欠佳，可配合应用糖皮质激素抑制免疫治疗。

2) 神经保护治疗：B 族维生素、奥拉西坦、神经生长因子等。

3) 神经康复治疗。

4) 对症支持治疗。

4. *住院治疗经过及其转归*　入院后经患者及其家属签字同意，治疗首选血浆置换联合人免疫球蛋白静脉注射，IVIg 每日 26 g(人免疫球蛋白 10 瓶)，连用 5 d，并给予维生素 B_1、甲钴胺肌内注射，神经生长因子促进神经修复，辅以中药活血化瘀通络、神经康复训练、理疗、针灸及对症支持治疗改善神经功能。经上述积极治疗 21 d 后，患者复视减轻、行走不稳症状明显好转，双侧共济好转，四肢肌张力仍低，腱反射未引出。复查腰椎穿刺，脑脊液蛋白质示 398 mg/L，恢复正常。予维生素 B_1 片、甲钴胺片带药出院。嘱门诊定期随诊。注意加强日常调护，防感冒。

案 14

进行性四肢麻木、乏力半年(副肿瘤性感觉运动神经病)。

[患者一般情况] 姓名：林某；性别：男性；年

龄：70 岁；民族：汉族；婚姻状况：已婚；身高 172 cm，体重 60 kg。出生地：广西邕宁；职业：无。入院时间：2016-11-30；发病节气：小雪；病史陈述者：患者。

［主诉］进行性四肢麻木、乏力半年。

［现病史］患者于半年前无明显诱因出现双足底麻木、厚重感，不影响活动，未介意，未诊治。病情逐渐进展，继而出现双膝、双肘关节以下四肢麻木、灼热感，伴肢体远端乏力，行走不稳，行走时有路面高低不平感，持物不稳，精细动作较差，症状持续不能缓解。无头晕、视物旋转，无头痛、恶心呕吐，无畏寒发热、咳嗽咳痰，无胸闷、胸痛、咯血，无腹痛、腹泻，无肌肉红肿、萎缩、肉跳，无抽搐、意识不清，无言语不利、饮水呛咳、吞咽困难，无大小便障碍等，现为求进一步明确诊治来院就诊，门诊拟诊为“四肢麻木乏力查因”收住院。病后，患者精神尚可，纳寐可，二便调，体重减轻约 5 kg。

［既往史］平素体健，无“高血压病、糖尿病、冠心病、肝炎、结核”等特殊疾病史，无药物及食物过敏史。

［个人史］吸烟 40 余年，平均 20 支/日，无饮酒嗜好。

［家族史］无特殊。

［入院查体］T 36.8℃，P 72 次/分，R 20 次/分，BP 132/86 mmHg。神清，精神可，发育正常，营养中等，体型偏瘦。舌质淡，苔厚腻，脉细涩，内科查体无异常。神经系统查体：神志清楚，言语清晰流利，问答查体合作。右利手。记忆力、计算力及定向力等高级皮质功能检查均正常。视力、视野粗测正常。眼球活动自如，无复视及眼震。双侧瞳孔等大等圆，直径约 3.0 mm，对光反射灵敏。双侧角膜反射灵敏，无面部感觉障碍，张口下颌居中，下颌反射未引出。双侧额纹、鼻唇沟对称，双眼闭目有力，示齿口角不偏。听力粗测正常，Rinnie 试验阴性，Weber 试验居中。双侧软腭上抬有力，悬雍垂居中，双侧咽反射对称存在。双侧转头耸肩正常、对称。伸舌居中，无舌肌萎缩及舌肌震颤。四肢肌肉无萎缩，双上肢近端肌力 5－级、远端肌力 4 级，双下肢近端肌力 4 级、远端肌力 4－级，四肢肌张力稍减低。无不自主运动。双侧指鼻试验、跟膝胫试验稳准，龙贝格征阴性。双膝、双肘关节以下深浅感觉减退。双侧腹壁反射减弱，双侧肱二头肌、肱三头肌、桡骨膜反射、膝反射减弱，双侧跟腱反射消失。踝阵挛、髌阵挛未引出。病理征阴性。颈软，无抵抗，脑膜刺激征阴性。自主神经系统检查无异常。

［辅助检查］入院后行肌电图示四肢周围神经源性损害（运动、感觉纤维均受损，髓鞘损害合并轴索损害）。糖化血红蛋白测定 5.8%，空腹血糖 5.6 mmol/L，餐后 2 h 血糖 6.5 mmol/L。肿瘤标志物测定示 CEA 15 ng/ml↑。脑脊液无色透明，压力 140 mmH_2O，脑脊液常规、生化未见明显异常，脑脊液病原学检查阴性。（外送金域检验）血清及脑脊液抗 Hu 抗体测定（＋）。胸部 CT 示左上肺占位，考虑周围型肺癌可能性大（图 15-9）。余血常规、大便常规、肝肾功能、电解质及心脏联合标志物检测、甲状腺功能、贫血三项测定、心电图、头颅 MRI、颈椎 MRI 检查均无明显异常。

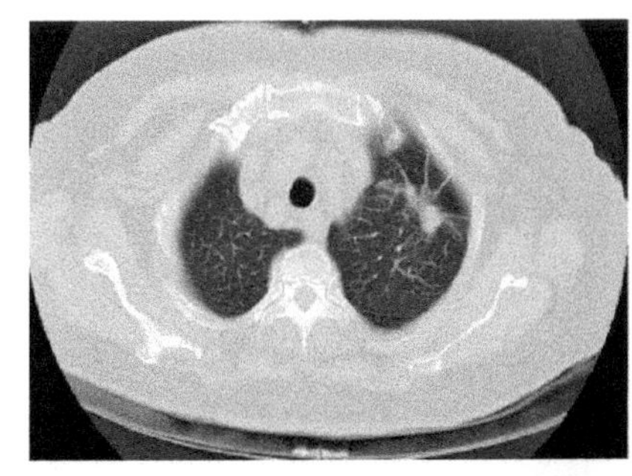

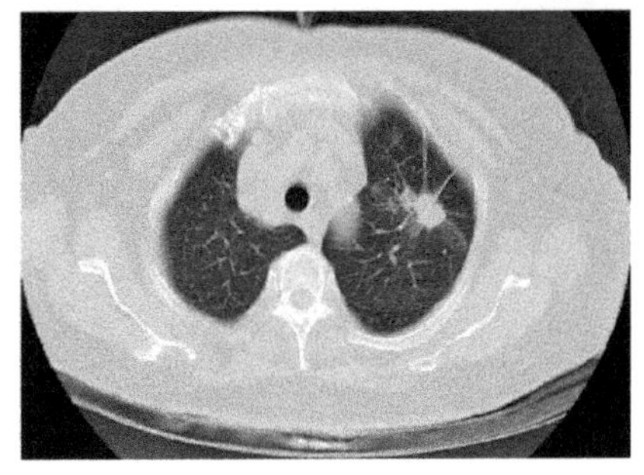

图 15-9　胸部 CT 示左上肺占位，考虑周围型肺癌可能性大

【病例分析】

1. 病情特点　① 患者老年男性，慢性起病，进行性加重，病程半年。② 主要表现为进行性四肢麻木、乏力，以四肢对称性迟缓性瘫痪为主，伴四肢末端感觉障碍，行走不稳，有地面高低不平感。持物不稳，精细动作较差，症状持续不能缓解。病后明显消瘦。③ 个人史，长期嗜烟史。④ 主要阳性体征。体型偏瘦。四肢肌力减弱，以远端为著，双肘、双膝关节以下皮肤深浅感觉减弱，四肢腱反射减弱至消失。病理征阴性。⑤ 辅助检查。肌电图示四肢周围神经源性损害（运动、感觉纤维均受损，髓鞘损害合并轴索损害）。肿瘤标志物测定示 CEA 15 ng/ml↑。血清及脑脊液抗 Hu 抗体测定（+）。胸部 CT 示左上肺占位，考虑周围型肺癌可能性大。

2. 诊断　中医诊断：痿病，脾胃亏虚。西医诊断：① 副肿瘤性感觉运动神经病。② 左上肺占位（周围型肺癌可能性大）。

中医辨病分析：患者因“进行性四肢麻木、乏力半年”入院，故本病当属中医学之“痿病”范畴。舌质淡，苔厚腻，脉细涩，故证属“脾胃亏虚”。患者素体脾胃虚弱，加之饮食不节，损伤脾胃，受纳、运化、输布功能失常，导致气血津液生化乏源，无以濡养五脏、四肢、筋脉、肌肉，发为痿病。筋脉失荣，故肢体痿软，逐渐加重；舌质淡，脉细涩皆因脾胃虚弱、气血不足所致。病位在肌肉、筋脉，病性属虚。

（1）西医定位、定性诊断：副肿瘤性感觉运动神经病。

1）定位诊断：患者四肢末端麻木、乏力，体征上存在四肢肌力减弱，以远端为著，双肘、双膝关节以下皮肤深浅感觉减弱，四肢腱反射减弱至消失。病理征阴性。考虑周围神经运动、感觉纤维受损，结合肌电图检查四肢周围神经源性损害（运动、感觉纤维均受损），故考虑定位于周围神经。

2）定性诊断：患者老年男性，慢性起病，进行性加重，病程半年。有长期吸烟史。以四肢对称性迟缓性瘫痪为主，伴四肢末端感觉障碍，行走不稳，有地面高低不平感。持物不稳，精细动作较差，症状持续不能缓解。病后明显消瘦。体征上存在四肢肌力减弱，以远端为著，四肢远端对称性深浅感觉减弱，呈长手套-袜套样感觉减退，四肢腱反射减弱至消失。病理征阴性。结合肌电图检查四肢周围神经源性损害（运动、感觉纤维均受损），CEA 升高。血清及脑脊液抗 Hu 抗体（+）。胸部 CT 考虑左上肺周围型肺癌可能性大。故定性诊断考虑为副肿瘤性感觉运动神经病可能性大。

（2）中医鉴别诊断

1）痹病：痹病以肢体关节疼痛为特征；痿病肢体痿弱无力，肢体关节一般无疼痛，据此可鉴别。

2）中风：中风后半身不遂日久不能恢复者，亦可见肌肉瘦削，常伴有语言謇涩、口眼㖞斜，久则患肢肌肉枯瘦。痿病起病缓慢，无神志障碍，以四肢痿弱不用为主，两者临床不难鉴别。

（3）西医鉴别诊断

1）慢性吉兰-巴雷综合征：该患者老年男性，慢性起病，病情逐渐进展加重，病程超过 2 个月，以四肢末端乏力、麻木为主要表现，注意与 CIDP 相鉴别。但 CIDP 是以运动障碍为主的多发性周围神经病，近端损害明显，脑脊液检查有蛋白细胞分离现象，血清及脑脊液肿瘤相关抗体检测阴性，对激素治疗反应好。而该病患者四肢肌无力以远端为著，且脑脊液检查无蛋白细胞分离现象，血清及脑脊液肿瘤相关抗体检测阴性，胸部 CT 检查提示左上肺周围型肺癌可能性大，此为不支持点，故可排除。

2）糖尿病性周围神经病：此病是糖尿病患者的慢性合并症，起病多在糖尿病确诊后的 5 年左右。表现为远端对称性感觉运动神经病、自主神经病、多发性单神经病等，在某些方面与本病患者表现相似，需要加以鉴别。但本病患者既往无糖尿病史，入院行糖化血红蛋白测定及空腹、餐后血糖测定均无异常，故可排除。

3. *治疗方案*

（1）中医治疗

治法：健脾益气，补中升阳。

方药：补中益气汤加减。黄芪 18 g，炒白术 9 g，党参 6 g，陈皮 9 g，柴胡 6 g，升麻 6 g，当归 15 g，炙甘草 6 g。

每日 1 剂，水煎 400 ml，分早、晚 2 次饭后温服。

(2) 西医治疗

1) 积极治疗原发病：针对原发肿瘤的治疗可以使神经系统症状获得改善。

2) 神经保护、营养神经治疗：B 族维生素(维生素 B_1、甲钴胺肌内注射每日 1 次)、补充辅酶 A、ATP 及给予神经生长因子促进神经修复等。

3) 可考虑应用糖皮质激素、免疫抑制剂、血浆交换或免疫球蛋白冲击治疗。血浆置换和免疫抑制剂有一定的治疗效果。

4) 对症支持治疗：首选加巴喷丁胶囊 0.3 g 每日 3 次口服，改善神经病理性感觉障碍，如疼痛、麻木、灼热感等；加强护理，感觉缺失的患者应注意保护皮肤，以防发生烫伤、烧伤等不良事件。

5) 神经康复治疗。

4. *住院治疗经过及其转归* 入院后一边积极完善相关化验检查，一边给予患者维生素 B_1、甲钴胺肌内注射，神经生长因子促进神经修复，并给予加巴喷丁胶囊 0.3 g 每日 3 次口服，缓解神经病理性感觉障碍，予糖皮质激素甲泼尼龙琥珀酸钠每日 500 mg 冲击治疗，辅以中药活血化瘀通络、神经康复、理疗、针灸及对症支持治疗改善神经功能，但治疗效果欠佳，待相关辅助检查结果回报明确诊断后，予转心胸外科进一步诊治。左上肺占位术后病理结果回报：小细胞肺癌，诊断副肿瘤性感觉运动神经病基本明确。

案 15

进行性左手无力、萎缩 5 个月(平山病)。

[患者一般情况] 姓名：郑某；性别：男性；年龄：20 岁；民族：汉族；婚姻状况：未婚；身高 173 cm，体重 69 kg。出生地：云南；职业：战士。入院时间：2012－12－11；发病节气：大雪；病史陈述者：患者。

[主诉] 进行性左手无力、萎缩 5 个月。

[现病史] 患者于 5 个月前一次体能训练中出现左手无力、抓握困难，当时未介意。病情逐渐进展，出现左手虎口部肌肉萎缩，并累及左手各肌肉群，左手无力症状较前加重，寒冷环境中明显加重，左手各指无法伸展，左手伸展时有震颤，持物不稳。无头晕、头痛、恶心、呕吐，无肢体麻木、抽搐，无言语不利、饮水呛咳、吞咽困难，无二便潴留、失禁、意识不清，无心慌、胸闷、呼吸困难等，未进一步处理，病情无缓解，今为求进一步诊治来院，门诊拟诊为“运动神经元病?”收入院内。自发病以来，患者精神可，纳寐尚可，大小便正常，体重无明显改变。

[既往史] 平素体健，无高血压、糖尿病、心脏病史，无颅脑、颈部外伤史，无风湿免疫性疾病、肿瘤病史，对“黄连素、安乃近”过敏。

[个人史] 吸烟 2 年，平均 4～5 支/日，偶饮酒。

[家族史] 无特殊。

[入院查体] T 36.4℃，P 84 次/分，R 20 次/分，BP 128/76 mmHg。神清，精神可，发育正常，营养中等，形体正常。舌质红，少苔，脉细，内科查体无异常。神经系统查体：神志清楚，言语清晰流利，问答查体合作。右利手。记忆力、计算力及定向力等高级皮质功能检查均正常。视力、视野粗测正常。双侧眼球活动自如，无复视及眼震。双侧瞳孔等大等圆，直径约 3.0 mm，对光反射灵敏。双侧角膜反射灵敏，无面部感觉障碍，张口下颌居中，下颌反射未引出。双侧额纹、鼻唇沟对称，双眼闭目有力，示齿口角不偏。听力粗测正常，Rinnie 试验阴性，Weber 试验居中。双侧软腭上抬有力，悬雍垂居中，双侧咽反射对称存在。双侧转头耸肩正常、对称。伸舌居中，无舌肌萎缩及舌肌震颤。左手大、小鱼际肌，骨间肌，掌间肌萎缩，以尺侧明显。左上肢肌力远端 4 级、近端 5 级，余肢体肌力 5 级，四肢肌张力正常。无不自主运动。双侧指鼻试验、跟膝胫试验稳准，龙贝格征阴性。左上肢尺侧皮肤痛触觉稍减退，左手夹指试验(＋)，左手指伸展时有震颤。余深浅感觉无异常。浅反射存在，双上肢腱反射(＋)，双下肢腱反射(＋＋)，踝阵挛、髌阵挛未引出。病理征阴性。颈软，无抵抗，脑膜刺激征阴性。自主神经系统检查无异常。

[辅助检查] 入院后完善相关检查。肌电图

示左上肢神经源性改变(MCV：左侧尺神经运动传导速度减慢，波幅偏低；左侧正中神经腕部刺激-运动传导潜伏时延长，腕部至肘部刺激-运动传导速度正常，波幅偏低；左侧桡神经运动传导速度正常；右侧正中神经运动传导速度正常；右侧尺神经运动传导速度正常。SCV：左侧正中神经感觉传导速度正常；左侧尺神经感觉传导速度正常；左侧桡神经感觉传导速度正常。F 波：双侧小鱼际肌记录，双侧 F 波潜伏期正常，左侧 F 波出现率为 50%。EMG：左侧大鱼际肌，插入电位未见延长，肌肉放松时，可见大量正相、纤颤波，轻用力时，运动单位电位平均时限延长，平均波幅增高，多相波增多，重用力时，呈单纯相；左侧第一骨间肌，插入电位未见延长，肌肉放松时，可见大量正相、纤颤波，轻用力时，运动单位电位平均时限延长，平均波幅增高，多相波增多，重用力时，呈单纯相；右侧大鱼际肌，插入电位未见延长，肌肉放松时，未见明显自发电位，轻用力时，运动单位电位平均时限正常，平均波幅正常，多相波增多，重用力时，呈混合相)。颈椎(髓)MRI＋增强示结合颈椎自然位、屈颈位提示低位颈髓萎缩伴颈髓背侧硬膜外静脉丛扩张，符合平山病 MR 改变(图 15－10)。余血常规、尿常规、大便常规、肝肾功能、电解质、血脂、红细胞沉降率、凝血功能、术前免疫检查、风湿免疫相关化验检查、脑脊液常规、生化、病原学检查均无明显异常。胸片、心电图、腹部 B 超、头颅 MRI 未见异常。

【病例分析】

1. 病情特点 ① 患者青年男性，隐匿起病，病情逐渐进展。② 以不明原因的单侧(左上肢)肢体远端肌无力、肌萎缩为主要病情特点，并具有寒冷麻痹、伸展震颤的特点。无括约肌功能障碍。③ 个人史，吸烟 2 年，平均 4～5 支/日，偶饮酒。④ 主要阳性体征。左上肢肌力远端 4 级、近端 5 级，双上肢腱反射(＋)，左上肢尺侧皮肤痛触觉稍减退，左手夹指试验(＋)，左手指伸展时有震颤。左手大小鱼际肌、骨间肌、掌间肌萎缩，以尺侧明显。无感觉异常、颅神经损害及括约肌功能障碍，锥体束征阴性。⑤ 辅助检查。肌电图示左上肢神经源性损害改变，其左上肢运动神经传导速度减慢、波幅偏低，以尺神经损害为主，客观感觉传导速度未见异常，针极肌电图检查提示高波幅、宽时限。颈椎(髓)MRI＋增强示结合颈椎自然位、屈颈位提示低位颈髓萎缩伴颈髓背侧硬膜外静脉丛扩张，符合平山病 MR 改变。头颅 MRI 检查无异常。

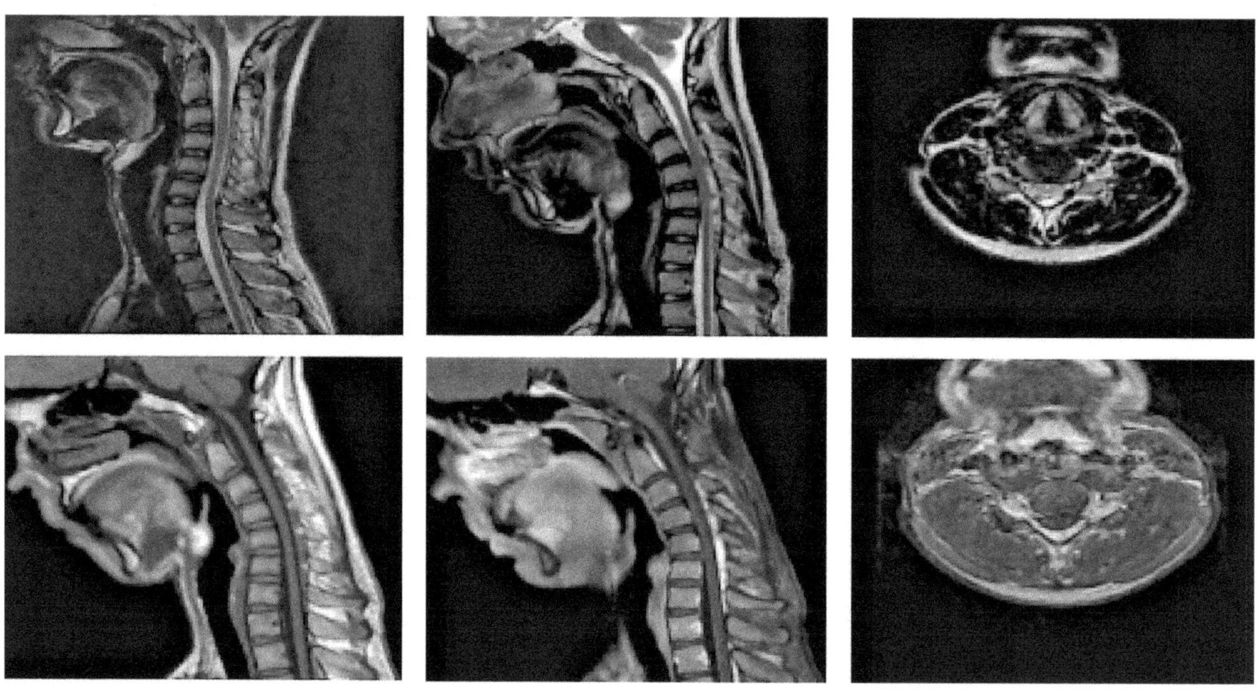

图 15－10 颈椎 MRI＋增强：颈椎自然位、屈颈位提示低位颈髓萎缩伴颈髓背侧硬膜外静脉丛扩张

2. 诊断　中医诊断：痿病，肝肾亏损。西医诊断：平山病。

中医辨病分析：患者因"进行性左手无力、萎缩5个月"入院，故本病当属中医学之"痿病"范畴。舌质红，少苔，脉细，故证属"肝肾亏损"。患者先天禀赋不足，久病损肾，劳役太过伤肾，情志失调，五志之火耗灼阴精，均可致肝肾亏损，精血虚耗，水亏火旺，筋脉肌肉失养，肢体痿弱不用，渐成痿病。肾精不足，腰脊酸软，久则髓枯筋燥，腿胫大肉消脱，痿废不起；舌质红，少苔，脉细为阴虚内热之象。病位在肌肉、筋脉，病性属虚。

(1) 西医定位、定性诊断：平山病。

1) 定位诊断：患者左上肢远端肌无力、肌萎缩，体征上存在左上肢远端肌力下降、腱反射减弱，左上肢尺侧皮肤痛触觉减退，左手夹指试验(＋)，左手指伸展时有震颤。左手大、小鱼际肌，骨间肌，掌间肌萎缩，以尺侧明显。病理征阴性，结合肌电图检查可见左上肢神经源性损害，感觉传导速度未见异常，颈髓MRI示低位颈髓萎缩，故考虑定位于脊髓前角细胞下运动神经元。

2) 定性诊断：患者青年男性，隐匿起病，病情逐渐进展。以不明原因的左上肢远端肌无力、肌萎缩为主要病情特点，左上肢远端肌力下降、腱反射减弱，左上肢尺侧皮肤痛触觉减退，左手夹指试验(＋)，并具有寒冷麻痹、伸展震颤的特点。无感觉异常及括约肌功能障碍，锥体束征阴性。结合肌电图检查可见左上肢神经源性损害，以尺神经损害为主，感觉传导速度未见异常，针极肌电图提示高波幅、宽时限。颈椎(髓)MRI＋增强示颈椎自然位、屈颈位提示低位颈髓萎缩伴颈髓背侧硬膜外静脉丛扩张。头颅MRI检查无异常。故定性诊断为平山病(青少年上肢远端肌萎缩症或良性单肢肌萎缩症)可能性大。

(2) 中医鉴别诊断

1) 痹病：痹病以肢体关节疼痛为特征；痿病肢体痿弱无力，肢体关节一般无疼痛，据此可鉴别。

2) 中风：中风后半身不遂日久不能恢复者，亦可见肌肉瘦削，常伴有语言謇涩、口眼㖞斜，久则患肢肌肉枯瘦。痿病起病缓慢，无神志障碍，以四肢痿弱不用为主，两者临床不难鉴别。

(3) 西医鉴别诊断

1) 进行性脊肌萎缩症：发病年龄20～50岁，男性多于女性。起病隐匿，进展缓慢，病程可达10年以上。病变仅限于脊髓前角细胞和脑干运动神经核，表现为下运动神经元损害的症状体征，如肌肉萎缩和肌无力，言语不利、饮水呛咳、吞咽困难等，而无锥体束征。首发症状常为对称性双手大、小鱼际肌萎缩、无力，以后逐渐累及骨间肌、蚓状肌、前臂、上臂、肩胛带肌、颈肌、躯干肌及下肢、全身。同时还可表现为肌束震颤。肌萎缩也可从一侧开始，渐波及对侧，由远端向近端缓慢发展，受累肌肉萎缩明显。无感觉障碍及括约肌功能障碍。而本病患者首发症状为单肢远端的肌无力、肌萎缩，左上肢尺侧皮肤痛触觉稍减退，具有寒冷麻痹、伸展震颤的特点，且病变局限于肢体远端，未向近端发展，肌电图检查提示神经源性损害以尺神经受损为主，此为不支持点，可继续观察病情发展以利于诊断及鉴别。

2) 颈椎病脊髓型：可有手肌萎缩，四肢腱反射亢进，双侧病理征阳性，且多伴有颈肩部及上肢疼痛，检查有感觉障碍，肌束震颤少见，一般无延髓症状。患者以脊髓前角损害为主要表现，不似颈椎病脊髓型。

3) 脊髓空洞症：临床上也常有双手小肌肉萎缩，肌束颤动，也可出现锥体束征。但临床上进展缓慢，常合并其他畸形，且有节段性分离性感觉障碍，MRI检查可显示脊髓空洞，有助于鉴别。该患者无锥体束征及合并其他畸形，无感觉障碍，脊髓MRI检查未见脊髓空洞，故排除。

3. 治疗方案

(1) 中医治疗

治法：补益肝肾，强壮筋骨。

方药：虎潜丸加减。黄柏10 g，龟甲20 g，知母10 g，生地黄25 g，陈皮6 g，白芍药15 g，锁阳10 g，狗骨30 g，干姜5 g，当归10 g，牛膝15 g，炙甘草6 g。

每日1剂，水煎400 ml，分早、晚2次饭后温服。

西医治疗：该病为一种良性自限性运动神经

元疾病，病程可在 5 年内停止发展，预后较好。

1）神经保护治疗：B 族维生素、维生素 E、辅酶 Q10 及奥拉西坦、神经生长因子等神经营养药。

2）神经康复治疗：局部按摩、理疗及适当肢体功能康复锻炼。

3）佩戴颈托治疗，建议患者避免较长时间过度屈颈，可能有利于防止病情发展。

4）非特异性抗感染、减轻水肿：可试用糖皮质激素治疗，可能有一定效果。

5）一般对症治疗。

4. 住院治疗经过及其转归　入院后给予患者维生素 B_1、甲钴胺肌内注射，神经生长因子促进神经修复，予地塞米松磷酸钠注射液自 15 mg 每日 1 次开始经墨菲管滴入，逐渐减量应用，抑酸、护胃、补钾、补钙，预防激素不良反应，并辅以中药活血化瘀通络、神经康复训练、理疗、针灸及对症支持治疗改善神经功能。予佩戴颈托。经上述积极治疗 30 d 后，患者左手无力、伸展震颤等症状体征较前好转，左手萎缩现象尚无明显改善，左上肢肌力远端 5－级、近端 5 级。予维生素 B_1 片、甲钴胺片、胞磷胆碱钠胶囊及醋酸泼尼松片，补钾、护胃及补钙等药物带药出院。嘱加强日常调护，注意颈部保暖，加强患肢功能锻炼，佩戴颈托，避免过度屈颈，门诊定期随诊。

案 16

进行性四肢麻木、无力、行走不稳 3 月余（脊髓亚急性联合变性）。

［患者一般情况］姓名：钟某；性别：男性；年龄：47 岁；民族：汉族；婚姻状况：已婚；身高 173 cm，体重 61 kg。出生地：广西来宾；职业：工人。入院时间：2017－02－21；发病节气：雨水；病史陈述者：患者。

［主诉］进行性四肢麻木、无力、行走不稳 3 月余。

［现病史］患者于 3 个多月前无明显诱因出现右手麻木不适，当时未介意，未诊治。2 个月前逐渐出现左手麻木，双手精细活动欠灵活，曾在来宾市中医医院住院治疗，行“针灸、推拿、理疗”等治疗，症状无明显缓解，于 20 d 前出现腰部胀痛，伴双下肢麻木、乏力，以双下肢远端为甚，行走摇晃不稳，有脚踩棉花感，久行久立后加重，休息后稍缓解，光线不好时不敢行走，至夜间行走困难症状尤为明显，无胸闷、胸痛、呼吸困难，无头痛、头晕、视物模糊、恶心呕吐，无畏寒、发热、咳嗽咳痰，无言语不清、饮水呛咳、吞咽困难，无肌肉红肿、萎缩，无抽搐、意识不清、大小便失禁等，现为求进一步诊治，遂到院门诊就诊，门诊拟“四肢麻木无力待查：脊髓病变?”收入院内。患者自发病以来，精神尚可，进食明显减少（不吃肉，节食减肥），夜间睡眠差，偶有失眠，小便正常，大便干结难解，体重下降约 7 kg。

［既往史］平素体健，无“高血压、糖尿病、心脏病、胃炎、消化性溃疡、肝炎、结核”特殊疾病史，无药物及食物过敏史。

［个人史］饮酒 30 余年，平均每日 150 g（白酒），无吸烟嗜好。近半年有节食减肥史，不吃肉，只吃素食。

［家族史］无特殊。

［入院查体］T 36.6℃，P 79 次/分，R 20 次/min，BP 130/80 mmHg。神清，精神可，发育正常，营养中等，形体正常。舌质淡，苔厚腻，脉细涩。内科查体无异常。神经系统查体：神志清楚，言语清晰流利，问答查体合作。右利手。步态不稳。记忆力、计算力及定向力等高级皮质功能检查均正常。视力、视野粗测正常。双侧眼球活动自如，无复视及眼震。双侧瞳孔等大等圆，直径约 3.0 mm，对光反射灵敏。双侧角膜反射灵敏，无面部感觉障碍，张口下颌居中，下颌反射未引出。双眼闭合有力，双侧额纹、鼻唇沟对称，示齿口角不偏。听力粗测正常，Rinnie 试验阴性，Weber 试验居中。双侧软腭上抬有力，悬雍垂居中，双侧咽反射对称存在。双侧转头耸肩有力。伸舌居中，无舌肌萎缩及舌肌震颤。四肢肌肉无萎缩，双上肢近端肌力 5 级、远端肌力 4 级，握力 4－级，双下肢近端肌力 5－级、远端肌力 4 级，足趾背屈肌力 4－级、趾屈肌力 4－级，双上肢肌张力稍减低，双下肢肌张力稍高。无不自主

运动。双侧指鼻试验、跟膝胫试验睁眼准、闭眼不准，龙贝格征睁眼稳、闭眼站立不稳，闭目(+)。双侧腕关节、膝关节以下皮肤痛、温、触觉及音叉震动觉、关节位置觉减退。余深浅感觉无异常。双侧腹壁反射、提睾反射消失，双上肢腱反射减弱，双下肢腱反射稍活跃，踝阵挛(+)，双侧巴宾斯基征、查多克征、奥本海姆征(+)，余病理反射未引出。颈软，无抵抗，脑膜刺激征阴性。自主神经系统检查：便秘，余未见异常。

[辅助检查] 入院后完善相关检查。肌电图+体感诱发电位示上、下肢周围神经源性损害(感觉、运动纤维受损，髓鞘并轴索损害，感觉纤维髓鞘受损为主)，请结合临床；双下肢 SEP 周围性损害并中枢性损害不除外，请结合临床。MRI 头颅平扫+DWI+MRI 胸腰椎平扫+MRI 颈椎过伸过屈位平扫示颈、胸段脊髓异常信号灶(图 15-11)，考虑为亚急性脊髓联合变性可能性大，请结合临床，建议行维生素 B_{12} 相关检查；颈椎、胸椎、腰椎退行性变；脑缺血、脑萎缩改变。血常规示血红蛋白 91.0 g/L↓，红细胞 2.21×10^{12}/L↓，血细胞比容 0.281↓，平均血红蛋白量 41.2 pg↑，红细胞平均体积 127.2 fl↑。红细胞沉降率正常。血生化示白蛋白 32.6 g/L↓，总蛋白 56.6 g/L↓。贫血三项示铁蛋白 527.91 ng/ml；维生素 B_{12}<119.00 pg/ml↓。余尿便常规、肝肾功能、电解质及肿瘤标志物测定、术前免疫学检测、脑脊液检测、胸片、心电图、腹部B超等均未见明显异常。

【病例分析】

1. 病情特点 ① 患者中年男性，慢性起病，病情逐渐进展，病程 3 个月。② 主要表现为进行性四肢麻木、无力、行走不稳，双手精细活动欠灵活。四肢麻木、无力以远端为甚，呈对称性，行走有脚踩棉花感，光线不好时不敢行走，至夜间行走困难症状尤为明显。便秘。③ 个人史。饮酒 30 余年，平均每日 150 g(白酒)。近半年有节食减肥史，不吃肉，长期素食。④ 主要阳性体征。步态不稳。四肢力弱，以肢体远端为著。双侧腕关节、膝关节以下皮肤痛、温、触觉及音叉震动觉、关节位置觉减退。感觉性共济失调。双侧腹壁反射、提睾反射消失，双上肢弛缓性瘫，双下肢痉挛性瘫，锥体束征(+)。自主神经系统检查：便秘，余未见异常。⑤ 辅助检查。肌电图+体感诱发电位示上、下肢周围神经源性损害(感觉、运动纤维受损，髓鞘并轴索损害，感觉纤维髓鞘受损为主)；双下肢 SEP 周围性损害并中枢性损害不除外。脊髓 MRI 示颈、胸段脊髓异常信号灶，考虑为亚急性脊髓联合变性可能性大。血常规示大细胞性贫血。维生素 B_{12}<119.00 pg/ml↓。

2. 诊断 中医诊断：痿病，脾胃亏虚。西医诊断：① 脊髓亚急性联合变性。② 巨幼红细胞性贫血。③ 颈椎病。④ 胸腰椎退行性变。

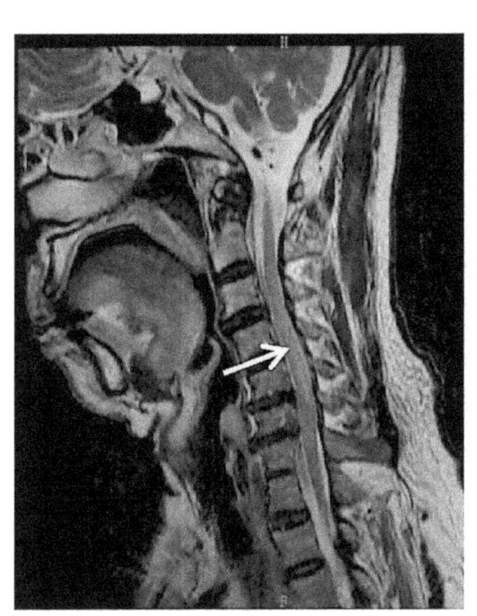
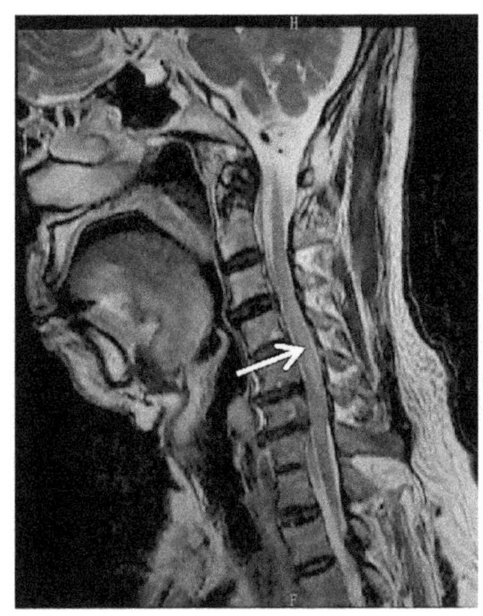
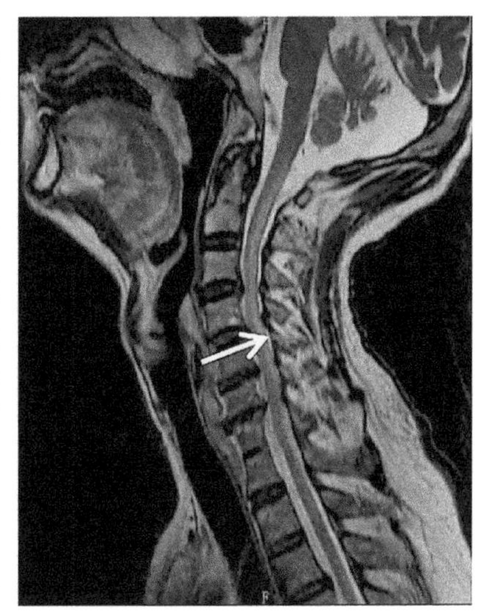

图 15-11 脊髓 MRI T2 加权示颈、胸段脊髓异常信号灶，主要分布于脊髓背侧

中医辨病分析：患者因“进行性四肢麻木、无力、行走不稳3月余”入院，故本病当属中医学之“痿病”范畴。舌质淡，苔厚腻，脉细涩，故证属“脾胃亏虚”。患者素体脾胃虚弱，加之饮食不节，损伤脾胃，受纳、运化、输布功能失常，导致气血津液生化乏源，无以濡养五脏、四肢、筋脉、肌肉，发为痿病。筋脉失荣，故肢体痿软，逐渐加重；舌质淡，脉细涩皆因脾胃虚弱、气血不足所致。病位在肌肉、筋脉，病性属虚。

（1）西医定位、定性诊断：脊髓亚急性联合变性。

1）定位诊断：依据患者四肢远端对称性麻木、无力，体征上存在四肢力弱，以远端为著，四肢对称性深浅感觉减退，双上肢弛缓性瘫，肌电图检查提示四肢周围神经源性损害，以感觉纤维髓鞘受损为主，故考虑定位于周围神经。患者行走不稳，如踩棉花样感觉，光线不好时不敢行走，至夜间行走困难症状尤为明显。体征上存在双侧腕关节、膝关节以下深感觉减退，存在感觉性共济失调，故考虑定位于脊髓后索。患者双下肢痉挛性瘫，病理征阳性，考虑锥体束（脊髓侧索）受损。结合肌电图检查结果，双下肢SEP周围性损害并中枢性损害不除外，脊髓MRI示颈、胸段脊髓异常信号灶，主要分布于脊髓背侧。综合定位，考虑周围神经，脊髓后索、侧索同时受损。

2）定性诊断：患者中年男性，慢性起病，病情逐渐进展，病程3个月。主要表现为进行性四肢麻木、无力、行走不稳，四肢麻木、无力以远端为甚，呈对称性，行走有脚踩棉花感，光线不好时不敢行走，至夜间行走困难症状尤为明显。以周围神经，脊髓后索、侧索受损同时存在，为了减肥，长期素食，不吃肉，伴有巨幼红细胞性贫血、血清维生素B_{12}水平低，结合肌电图检查结果提示四肢周围神经源性损害，双下肢SEP周围性损害并中枢性损害不除外；脊髓MRI示颈、胸段脊髓异常信号灶，主要分布于脊髓背侧。因此考虑定性诊断为：维生素B_{12}缺乏所致的脊髓亚急性联合变性可能性大。

（2）中医鉴别诊断

1）痹病：痹病以肢体关节疼痛为特征；痿病肢体痿弱无力，肢体关节一般无疼痛，据此可鉴别。

2）中风：中风后半身不遂日久不能恢复者，亦可见肌肉瘦削，常伴有语言謇涩、口眼㖞斜，久则患肢肌肉枯瘦。痿病起病缓慢，无神志障碍，以四肢痿弱不用为主，两者临床不难鉴别。

（3）西医鉴别诊断

1）神经梅毒（脊髓痨）：临床上以后索及后根受损症状较重，如下肢深感觉缺失、感觉性共济失调等，少有周围神经或锥体束损害。且脊髓痨患者常有特征性的体征即阿-罗瞳孔，血清及脑脊液瓦氏反应（+）。通常有不洁性交史。该患者无不良性接触，无阿-罗瞳孔，除存在脊髓后索受损的症状体征，还同时存在明显的周围神经和锥体束损害的症状体征，有明确的维生素B_{12}缺乏的证据，血清梅毒螺旋体抗体测定阴性，故不支持此诊断。

2）多发性硬化：通常以缓解、复发交替为显著的临床特点，无对称性周围神经损害表现，脑脊液检查通常有脑脊液蛋白质增高现象，脑脊液寡克隆带可（+），肌电图及诱发电位可帮助诊断。该患者无缓解、复发交替的病情特点，有对称性周围神经损害表现，脑脊液检查无异常，肌电图检查提示周围神经源性损害，据此可排除。

3）脊髓压迫症：可出现进行性痉挛性瘫痪，注意与之相鉴别。但脊髓压迫症病灶常自一侧脊髓开始，逐渐出现脊髓部分或半侧受压症状，早期多有神经根刺激症状。腰椎穿刺检查可见椎管内有梗阻，脑脊液蛋白质含量高，脊髓MRI扫描可资鉴别。该患者无神经根刺激症状，脑脊液蛋白质含量不高，无椎管梗阻现象，脊髓MRI检查未见脊髓压迫表现，故排除。

4）吉兰-巴雷综合征：表现为对称性四肢远端感觉、运动、自主神经功能障碍，但不累及锥体束，无贫血及维生素B_{12}缺乏的依据，脑脊液可见蛋白细胞分离现象，结合该患者病情特点，故可排除。

3. 治疗方案

（1）中医治疗

治法：健脾益气，补中升阳。

方药：补中益气汤加减。黄芪 18 g，炒白术 9 g，党参 6 g，陈皮 9 g，柴胡 6 g，升麻 6 g，当归 15 g，炙甘草 6 g。

每日 1 剂，水煎 400 ml，分早、晚 2 次饭后温服。

(2) 西医治疗

1) 病因治疗：加强营养支持，补充维生素 B_{12}。甲钴胺注射液（弥可保）0.5 mg 每日 1 次肌内注射，持续 3 周；此后改为 0.5 mg 每日 1 次肌内注射，每周 3 次，持续 2 个月；后再改为 0.5 mg 每日 1 次肌内注射，每月 1 次，持续 1 年。

2) 多种维生素治疗：同时补充维生素 C 及 B 族维生素。

3) 神经康复治疗：肢体功能康复锻炼。

4) 对症支持治疗：双下肢痉挛性瘫痪，可给予盐酸替扎尼定片或巴氯芬片、乙哌立松片降低肌张力、抗肌痉挛治疗；加巴喷丁胶囊 0.3 g 每日 3 次改善神经病理性感觉障碍。

4. 住院治疗经过及其转归 入院后给予患者甲钴胺注射液 0.5 mg 每日 1 次肌内注射；同时补充维生素 C 及 B 族维生素；予巴氯芬片 5 mg 每日 3 次口服降低肢体张力；奥拉西坦营养神经肌肉；加巴喷丁胶囊 0.3 g 每日 3 次改善神经病理性感觉障碍；辅以中药活血化瘀通络、神经康复训练（肢体功能锻炼）、理疗、针灸及对症支持治疗改善神经功能。经治疗 21 d，患者四肢麻木、无力症状较前明显改善，行走较前平稳，双上肢近端肌力 5 级、远端肌力 5－级，双下肢近端肌力 5 级、远端肌力 5－级，双下肢肌张力较前减低，深浅感觉较前增强。患者要求出院，予带药出院。嘱加强营养支持，门诊定期随诊，加强肢体功能锻炼，定期补充维生素 B_{12}，甲钴胺注射液 0.5 mg 每日 1 次肌内注射，每周 3 次，持续 2 个月；后再改为 0.5 mg 每日 1 次肌内注射，每月 1 次，持续 1 年，监测维生素 B_{12} 含量，定期复查脊髓 MRI 及肌电图。

案 17

反复肢体麻木无力 6 年，再发伴视物模糊半个月（多发性硬化）。

［患者一般情况］姓名：秦某；性别：女性；年龄：43 岁；民族：汉族；婚姻状况：已婚；身高 160 cm，体重 50 kg。出生地：广西柳州；职业：无。入院时间：2015－9－23；发病节气：秋分；病史陈述者：患者。

［主诉］反复肢体麻木无力 6 年，再发伴视物模糊半个月。

［现病史］患者于 6 年前无明显诱因出现右侧肢体麻木无力，主要表现为右手持物不稳、行走困难，尚能拖步缓慢行走，无头晕、头痛、恶心呕吐，无视物模糊、视物重影，无抽搐、意识不清等，在柳州市人民医院住院治疗，完善磁共振等相关检查后，诊断为“脱髓鞘性脑病”，给予激素治疗后完全缓解。此后，分别于 4 年前及 2 年前，患者肢体麻木无力症状反复出现，第一次为右侧肢体，第二次为左侧肢体，先后于柳州市中医院、柳州市工人医院住院治疗，行头颅 MRI 检查提示“双侧侧脑室旁多发病灶”，考虑为“多发性硬化”，经给予改善循环、营养神经、甲泼尼龙冲击治疗及康复理疗等对症支持治疗后，患者肢体麻木无力症状较前缓解，但未完全恢复至正常，遗留轻度左侧肢体麻木乏力，活动欠灵活，行走不稳，生活尚能自理。近半个月来，无明显诱因下患者左侧肢体再发麻木无力，症状较前加重，左手持筷不能，站立、行走摇晃不稳、易跌倒，并出现双眼视物模糊，生活无法自理，无头晕、头痛、恶心呕吐，无视物成双、视物旋转，无耳鸣、听力下降，无言语不利、饮水呛咳、吞咽困难，无抽搐、意识不清，无心慌、胸闷、呼吸困难，无言行异常、大小便障碍等，此次发病前无畏寒发热、咳嗽咳痰、腹痛、腹泻等，在家自服泼尼松片及血塞通软胶囊，效果欠佳，症状持续不能缓解，家属视病情严重再次将患者送入院就诊，门诊拟诊为“多发性硬化”收住院。病后，患者精神尚可，纳寐可，二便调，体重无明显改变。

［既往史］平素体健，无“高血压、糖尿病、心脏病、胃病、肝炎、结核”等特殊疾病史，无药物及食物过敏史。

［个人史］无特殊。

［家族史］无特殊。

［入院查体］T 37.1℃，P 72 次/分，R 20 次/分，BP 110/70 mmHg。神清，精神可，发育正常，营养中等，形体正常。舌质红，少苔，脉细数，内科查体无异常。神经系统查体：神志清楚，言语清晰流利，问答查体欠合作。右利手。记忆力、计算力及定向力等高级皮质功能检查均正常。粗测双眼视力下降，眼底未窥入，视野粗测正常。双侧眼球活动自如，无复视，左侧注视时有水平眼震。双侧瞳孔等大等圆，直径约 3.0 mm，对光反射灵敏，双侧角膜反射灵敏，无面部感觉障碍，张口下颌居中，下颌反射未引出。双眼闭合有力，双侧额纹、鼻唇沟对称，示齿口角不偏。听力粗测正常，Rinnie 试验阴性，Weber 试验居中。双侧软腭上抬有力，悬雍垂居中，双侧咽反射对称存在。双侧转头耸肩有力。伸舌居中，无舌肌萎缩及舌肌震颤。四肢肌肉无萎缩，右侧肢体肌力 5 级，左侧肢体肌力 4 级，四肢肌张力正常。无不自主运动。左侧指鼻试验、跟膝胫试验欠稳准，右侧指鼻试验、跟膝胫试验稳准，龙贝格征（+）。左侧肢体针刺觉及音叉震动觉减退，余深浅感觉无异常。双侧腹壁反射消失，四肢腱反射（+++），髌阵挛、踝阵挛未引出。双侧霍夫曼征、罗索利莫征、巴宾斯基征（+），左侧查多克征、奥本海姆征（+）。颈软，无抵抗，凯尔尼格征和布鲁津斯基征阴性。自主神经系统检查无异常。

［辅助检查］入院后完善相关检查。头颅+颈椎（髓）MRI 示双侧侧脑室周围、半卵圆中心白质内、丘脑、左侧小脑多发大小不一类圆形病灶，垂直于侧脑室前后角，T1 低信号，T2、Flair 像高信号（图 15－12）；颈椎退行性变，未见髓内异常信号灶。脑脊液压力 130 mmH$_2$O，脑脊液常规示无色透明，红细胞计数 0；白细胞计数 1×10^6/L；潘氏试验（+）；脑脊液蛋白质 557 mg/L↑；余糖、氯化物、腺苷脱氢酶均正常。OB（+）。脑脊液病原学检查无异常。VEP 示双眼 P100 潜伏期延长。BAEP 示双侧Ⅲ波潜伏期正常，双侧Ⅰ波、Ⅴ波波形分化差，Ⅴ波波幅偏低，潜伏期仅供参考。SEP 示双侧 P40、N50、P60、N75 波未引出。眼科会诊结果：双眼球后视神经炎。余血常规、尿常规、大便常规、血生化、甲状腺功能检查、糖化血红蛋白测定、凝血功能、肿瘤五项、感染四项、风湿免疫相关化验检查、胸片、心电图、腹部 B 超等均未见明显异常。

【病例分析】

1. 病情特点　① 患者青年女性，亚急性起病，病情反复，具有缓解复发特点。② 主要表现为反复发作的肢体麻木无力，病情反复 3 次，2 次为右侧肢体、1 次为左侧肢体，最近 1 次为左侧肢体麻木无力伴双眼视物模糊。激素治疗有效。③ 个人史、家族史，无特殊。④ 主要阳性体征。双眼视力下降。左侧注视时有水平眼震。左侧肌力下降，双侧锥体束征（+），左侧著，左侧小脑体征。左侧肢体深浅感觉减退。⑤ 辅助检查。头颅 MRI 示双侧侧脑室周围、半卵圆中心白质内、小脑多发大小不一类圆形病灶，垂直于侧脑室前后角，T1 低信号，T2、Flair 像高信号。脑脊液蛋白质↑，OB（+）。VEP 示双眼 P100 潜伏期延长。BAEP 示双侧Ⅲ波潜伏期正常，双侧Ⅰ波、Ⅴ波波形分化差，Ⅴ波波幅偏低，潜伏期仅供参考。SEP 示双侧 P40、N50、P60、N75 波未引出。眼科会诊结果：双眼球后视神经炎。

2. 诊断　中医诊断：痿病，肝肾亏损。西医诊断：① 多发性硬化。② 颈椎退行性变。

中医辨病分析：患者因“反复肢体麻木无力 6 年，再发伴视物模糊半个月”入院，故本病当属中医学之“痿病”范畴。舌质红，少苔，脉细数，故证属“肝肾亏损”。患者先天禀赋不足，致肝肾亏损，精血虚耗，水亏火旺，筋脉肌肉失养，肢体痿弱不用，渐成痿病。舌质红，少苔，脉细数为阴虚内热之象。病位在肌肉、筋脉，病性属虚。

（1）西医定位、定性诊断：多发性硬化。

1）定位诊断：依据患者双眼视力下降，VEP 示双侧 P100 潜伏期延长，眼科考虑双眼球后视神经炎，故定位于双侧视神经。左侧肌力下降，四肢腱反射活跃，双侧病理征（+），考虑双侧皮质脊髓束受损。左侧肢体深浅感觉减退，考虑右侧脊髓丘脑束、内侧丘系受损。左侧注视时有水平眼震，左侧共济失调，龙贝格征（+），考虑定位于小脑及其联系纤维。结合头颅 MRI 示双侧大

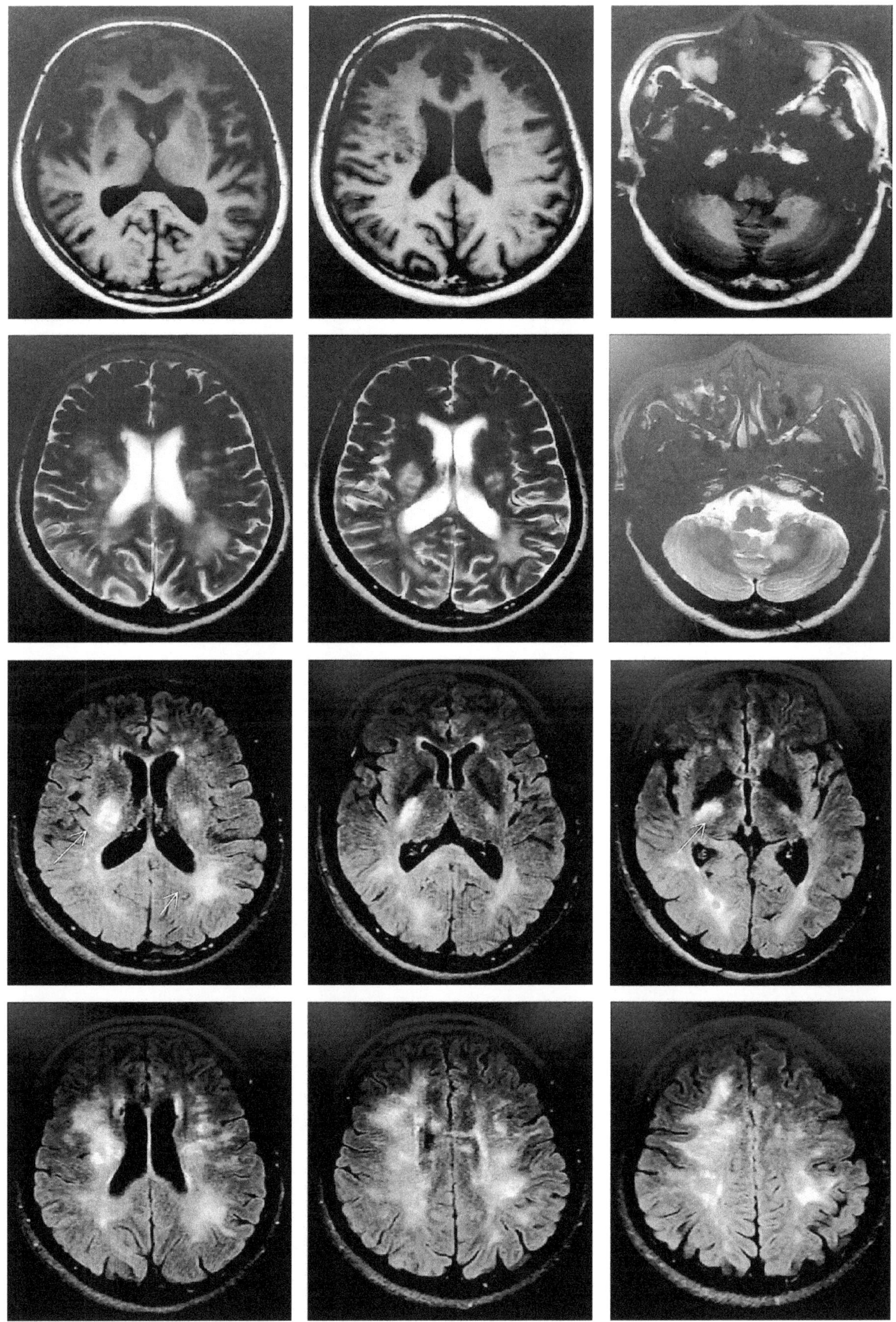

图 15 - 12　头颅 MRI 示双侧侧脑室周围、半卵圆中心白质内、丘脑、左侧小脑多发大小不一类圆形病灶，垂直于侧脑室前后角，T1 低信号，T2、Flair 像高信号

脑半球、小脑多发异常信号灶，故综合定位于双侧视神经、双侧大脑半球、小脑多发病变。

2）定性诊断：患者青年女性，亚急性起病，病情反复，具有缓解复发特点。主要表现为反复发作的肢体麻木无力，伴双眼视物模糊，出现神经系统多处病灶的症状体征，病情反复 3 次以上，具备 MS 诊断的空间多发及时间多发的特点。结合头颅 MRI 上可见多发病灶，脑脊液蛋白质增高、OB(＋)，VEP、BAEP、SEP 等诱发电位异常及激素治疗有效等病情特点，可诊断为多发性硬化。

（2）中医鉴别诊断

1）痹病：痹病以肢体关节疼痛为特征；痿病肢体痿弱无力，肢体关节一般无疼痛，据此可鉴别。

2）中风：中风后半身不遂日久不能恢复者，亦可见肌肉瘦削，常伴有语言謇涩、口眼㖞斜，久则患肢肌肉枯瘦。痿病起病缓慢，无神志障碍，以四肢痿弱不用为主，两者临床不难鉴别。

（3）西医鉴别诊断

1）视神经脊髓炎：急性或亚急性起病，兼有脊髓炎和视神经炎症状，如两者同时或先后相隔不久出现，易于诊断。本病常有复发缓解，通常脑脊液 OB 阴性，而多发性硬化通常脑脊液 OB(＋)，而该病患者除了视神经症状外，无相应脊髓炎症状体征，且脑脊液 OB(＋)，故排除。

2）急性播散性脑脊髓炎：病灶波及广泛，累及脑和脊髓，起病急，病情重，常有发热、木僵和昏迷，病前多有疫苗接种或前驱感染史，多为单一病程，该患者临床表现与此病不相符，故排除。

3）CADASIL 病：中年发病，临床上以反复皮质下缺血性卒中发作为特征，MRI 显示双侧大脑半球多发的白质内病灶。但 CADASIL 病多有阳性家族史，早期出现偏头痛发作，视神经常不受累，激素治疗无效，与本病患者表现不符，故可排除。

4）中枢神经系统血管炎：好发于青年女性，可因系统性红斑狼疮、白塞综合征、梅毒等原因导致小血管炎，引起中枢神经系统反复发作的症状体征，激素治疗有效。但本病患者无相应病史，故可排除。

5）缺血性脑血管病：通常急性起病，好发于中老年患者，常有高血压病、糖尿病等危险因素，以局灶性神经功能缺损的症状体征为主要表现，头颅 MRI 上可见相应部位的缺血梗死灶，沿血管分布，激素治疗无效。而该病患者为青年女性，亚急性起病，无脑血管病相关危险因素，激素治疗有效，与缺血性脑血管病表现不相符，故排除。

3. *治疗方案*

（1）中医治疗

治法：补益肝肾，强壮筋骨。

方药：虎潜丸加减。黄柏 10 g，龟甲 20 g，知母 10 g，生地黄 25 g，陈皮 6 g，白芍药 15 g，锁阳 10 g，狗骨 30 g，干姜 5 g，当归 10 g，牛膝 15 g，炙甘草 6 g。

每日 1 剂，水煎 400 ml，分早、晚 2 次饭后温服。

（2）西医治疗

1）糖皮质激素治疗：予甲泼尼龙琥珀酸钠每日 1 000 mg 开始冲击治疗，连用 3 d 后依次减半(500 mg，240 mg，120 mg)，每个剂量维持 3 d，逐渐减量至每日 120 mg；后改为醋酸泼尼松片每日 60 mg 口服，根据患者病情，每周减量，平均每 5～7 d 减量 1～2 片。激素治疗过程中注意抑酸、护胃、补钾、补钙，预防激素不良反应；监测血糖、血压，维持水、电解质平衡。

2）神经保护治疗：予 B 族维生素营养神经，并给予神经细胞生长因子促进神经修复，予奥拉西坦营养脑细胞、改善脑代谢。

3）静脉注射免疫球蛋白、血浆置换治疗：IVIg 成人常用量为 0.4 g/(kg・d)静脉滴注连用 5 d，清除血中免疫复合物，IVIg 与 PE 在激素治疗无效的时候可联合应用，改善症状，增强疗效。

4）免疫抑制剂治疗：在糖皮质激素减量改为口服时，可加用免疫抑制剂如硫唑嘌呤片 2 mg/(kg・d)，以降低复发率。

5）神经康复治疗。

6）对症支持治疗：肢体痉挛、肌张力增高，可给予中枢性肌松剂降低肌张力；奥卡西平片

0.3 g 每日 2 次改善麻木症状。

7) 心理疏导及情绪调节等治疗：反复多次发病，患者容易出现情绪障碍，注意适时地给予患者心理疏导及情绪调节治疗。

4. 住院治疗经过及其转归 入院后给予患者甲泼尼龙琥珀酸钠每日 1 000 mg 开始冲击，逐渐减量至每日 120 mg；同时予免疫球蛋白静脉注射清除血中免疫复合物；予维生素 B_1、甲钴胺肌内注射联合奥拉西坦改善脑代谢、营养脑细胞、促进神经修复；予替扎尼定片 2 mg 每日 3 次口服降低肌张力；奥卡西平片 0.3 g 每日 2 次缓解麻木症状；硫唑嘌呤片 50 mg 每日 2 次口服降低 MS 复发率；辅以中药活血化瘀通络、神经康复训练、理疗、针灸及对症支持治疗改善神经功能；予草酸艾司西酞普兰 10 mg 每日 1 次口服调节情绪治疗。经过 21 d 系统治疗，患者行走较前平稳，视力基本恢复正常，但仍有左侧肢体麻木乏力，行走欠平稳。查体：左侧注视时水平眼震消失，四肢肌张力正常，右侧肌力 5 级，左侧肌力 5－级，左侧指鼻试验、跟膝胫试验较前稳准，龙贝格征(±)，左侧肢体深浅感觉较前增强，双侧病理征仍(＋)，复查血常规、肝肾功能、电解质无明显异常，激素改为口服后出院，予醋酸泼尼松片、维生素 B_1、甲钴胺片、草酸艾司西酞普兰、奥卡西平片、奥拉西坦、硫唑嘌呤片等带药出院。嘱门诊定期随诊，加强肢体功能锻炼，预防感染。定期复查血常规、肝肾功能、电解质、头颅 MRI、脊髓 MRI。

案 18

双下肢麻木无力 3 d，排尿困难 1 d(急性脊髓炎)。

[患者一般情况] 姓名：胡某；性别：男性；年龄：30 岁；民族：壮族；婚姻状况：未婚；身高 168 cm，体重 60 kg。出生地：四川绵阳；职业：个体经营。入院时间：2016－8－23；发病节气：处暑；病史陈述者：患者。

[主诉] 双下肢麻木无力 3 d，排尿困难 1 d。

[现病史] 患者于 5 d 前受凉后出现发热、鼻塞流涕、咽痛现象，自服感冒药后痊愈，无发热。3 d 前开始突然出现双下肢麻木无力，胸部有束带感，行走困难，当时尚能缓慢行走，病情逐渐加重，1 d 前出现不能排尿，站立及行走不能，身体下半部出汗异常，现为求进一步明确诊治来院就诊，门诊拟诊为“急性脊髓炎?”收住院。病后，患者精神尚可，无头晕、头痛、恶心呕吐，无视物模糊、视物重影，无言行异常、抽搐、意识不清，无言语不利、饮水呛咳、吞咽困难，无心慌、胸闷、呼吸困难，无双上肢麻木无力、胸背部疼痛等，纳寐可，排尿困难，3 d 未解大便，体重无明显改变。

[既往史] 平素体健，无“高血压、糖尿病、心脏病、胃病、肝炎、结核”等特殊疾病史，无药物及食物过敏史。

[个人史] 无特殊。

[家族史] 无特殊。

[入院查体] T 36.8℃，P 75 次/分，R 20 次/分，BP 120/76 mmHg。神清，精神可，发育正常，营养中等，形体正常。舌质红，苔黄，脉细数。内科查体无异常。神经系统查体：神志清楚，言语清晰流利，问答查体欠合作。右利手。记忆力、计算力及定向力等高级皮质功能检查均正常。视力、视野粗测正常。双侧眼球活动自如，无复视及眼震。双侧瞳孔等大等圆，直径约 3.0 mm，对光反射灵敏，双侧角膜反射灵敏，无面部感觉障碍，张口下颌居中，下颌反射未引出。双眼闭合有力，双侧额纹、鼻唇沟对称，示齿口角不偏。听力粗测正常，Rinnie 试验阴性，Weber 试验居中。双侧软腭上抬有力，悬雍垂居中，双侧咽反射对称存在。双侧转头耸肩有力。伸舌居中，无舌肌萎缩及舌肌震颤。四肢肌肉无萎缩，双上肢肌力 5 级，双下肢肌力 1 级，双上肢肌张力正常，双下肢肌张力减低。无不自主运动。双上肢指鼻试验稳准，快复轮替试验阴性，双下肢跟膝胫试验及龙贝格征因患者肌力差不配合检查。双侧 T_{12} 平面以下深浅感觉均减退。双侧上、中腹壁反射存在，双侧下腹壁、提睾反射消失。双上肢腱反射存在，双下肢腱反射消失，髌阵挛、踝阵挛未引出。病理征未引出。颈软，无抵抗，凯尔尼格征和巴宾斯基征阴性。T_{12} 平面以下皮肤干燥、菲薄、无汗。

［辅助检查］入院后完善相关化验检查。头颅＋胸椎（髓）MRI＋增强扫描示 T_6～T_9 椎体水平脊髓增粗并信号异常，T1 等信号，T2 高信号，增强后病变无明显强化（图 15－13）；头颅 MRI 及增强扫描无异常。腰椎穿刺压力 130 mmH_2O，脑脊液常规示无色透明，红细胞计数 0，白细胞计数 $28×10^6$/L↑，其中淋巴细胞 56%，中性粒细胞 44%，潘氏试验（＋）；脑脊液蛋白质 480 mg/L↑；余糖、氯化物、腺苷脱氢酶均正常。脑脊液病原学检查无异常。VEP 示双眼 P100 潜伏期正常。血常规示白细胞数 $9.8×10^9$/L，中性粒细胞百分比 72.1%↑，C 反应蛋白 98 mg/L，红细胞沉降率 26 mm/h↑。余尿常规、大便常规、血生化、甲状腺功能、凝血功能、肿瘤五项、感染四项、风湿免疫相关化验检查、胸片、心电图、腹部 B 超等均未见明显异常。

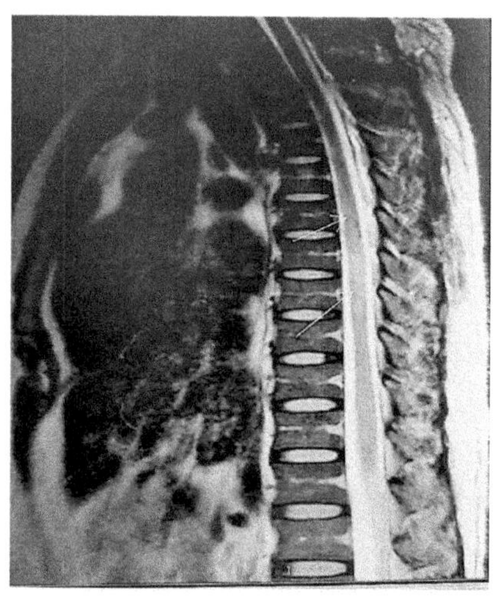

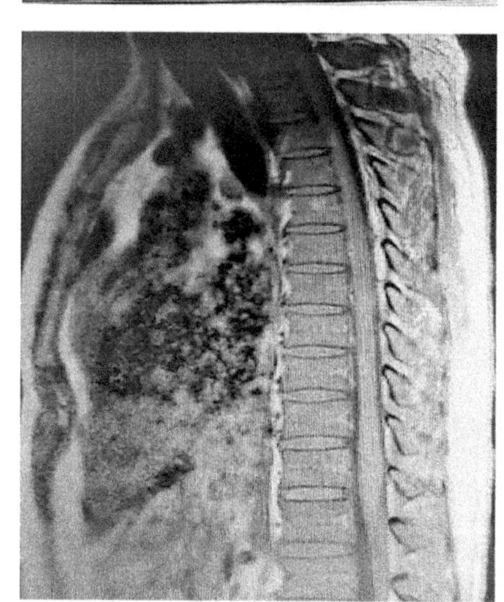

图 15－13　胸髓 MRI 示 T_6～T_9 椎体水平脊髓增粗并信号异常，T2 高信号，增强后病变无明显强化

【病例分析】

1. 病情特点　① 患者青年男性，急性起病，病情逐渐加重。② 主要表现为双下肢麻木无力、胸部束带感 3 d，伴二便障碍、身体下半部排汗异常 1 d。③ 发病前有上呼吸道感染史。④ 主要阳性体征为双下肢弛缓性瘫痪，有感觉障碍平面，T_{12}平面以下传导束型感觉障碍。伴自主神经功能障碍：T_{12}平面以下皮肤干燥、菲薄、无汗。⑤ 辅助检查。胸椎（髓）MRI 示 T_6～T_9 椎体水平脊髓增粗并信号异常，T2 高信号，增强后病变无明显强化。血常规增高、红细胞沉降率偏快。腰椎穿刺压力正常，白细胞计数 $28×10^6$/L↑；蛋白质 480 mg/L↑。VEP 正常。

2. 诊断　中医诊断：痿病，肺热津伤。西医诊断：急性脊髓炎。

中医辨病分析：患者因"双下肢麻木无力 3 d，排尿困难 1 d"入院，故本病当属中医学之"痿病"范畴。舌质红，苔黄，脉细数，故证属"肺热津伤"。患者外感温热毒邪，上犯于肺，耗灼肺津，津伤不能布送津液濡润五脏，濡养肢体，遂致四肢筋脉痿弱不用，发为本病。筋脉肌肤失养，故肢体麻木乏力；舌质红，苔黄，脉细数为热盛伤津之象。病位在肌肉、筋脉，病性属实。

（1）西医定位、定性诊断：急性脊髓炎。

1）定位诊断：依据患者双下肢麻木无力，胸部束带感，T_{12}平面以下传导束型感觉障碍，定位于 T_9 椎体水平；双下肢弛缓性瘫痪，定位于腰膨大或以上，目前处于休克期；患者无根性疼痛，括约肌功能障碍出现早，故定位于髓内病变。结合胸髓 MRI 检查结果，故综合定位于 T_9 椎体水平脊髓髓内。

2）定性诊断：患者青年男性，急性起病，病情逐渐加重。病前有上呼吸道感染史。迅速出现双下肢弛缓性瘫痪、传导束型感觉障碍和二便障碍、自主神经功能障碍，无根性疼痛。结合胸髓 MRI 结果，考虑为脊髓胸髓内横贯性损伤的临床表现，结合脑脊液及血常规结果，诊断为急性脊髓炎。

(2) 中医鉴别诊断

1) 痹病：痹病以肢体关节疼痛为特征；痿病肢体痿弱无力，肢体关节一般无疼痛，据此可鉴别。

2) 中风：中风后半身不遂日久不能恢复者，亦可见肌肉瘦削，常伴有语言謇涩、口眼㖞斜，久则患肢肌肉枯瘦。痿病起病缓慢，无神志障碍，以四肢痿弱不用为主，两者临床不难鉴别。

(3) 西医鉴别诊断

1) 视神经脊髓炎：除有脊髓炎表现外，还兼有视神经炎症状，如视力下降或视觉诱发电位异常，如两者同时或先后相隔不久出现，易于诊断。该患者无视力下降表现，VEP 正常，故可排除。

2) 脊髓血管病：脊髓前动脉闭塞综合征容易与急性脊髓炎相混淆，均呈急性起病，短时间内发生截瘫、痛温觉缺失、尿便障碍。但脊髓前动脉闭塞综合征起病前一般无感染史，起病常较脊髓炎急骤，病变水平相应部位常有剧烈根痛，病变节段以下深感觉保留，结合 MRI 检查可资鉴别。

3) 急性脊髓压迫症：脊柱外伤、脊柱结核或转移瘤，造成椎体破坏，突然塌陷而压迫脊髓，出现急性脊髓横贯性损害。脑脊液检查可有椎管梗阻表现，脑脊液蛋白质可增高，一般无细胞数增多，脊髓 X 线、MRI 或脊髓造影等检查可资鉴别。

4) 急性炎症性脱髓鞘性多神经根炎：为急性起病的四肢弛缓性瘫痪，与急性脊髓炎休克期相似，但感觉障碍为末梢型而非传导束型，瘫痪远端重于近端，多无括约肌功能障碍，脑脊液检查有蛋白细胞分离现象。该患者感觉障碍为传导束型，有括约肌功能障碍，脑脊液检查无蛋白细胞分离现象，故排除。

3. 治疗方案

(1) 中医治疗

治法：清热润肺，濡养筋脉。

方药：清燥救肺汤加减。桑叶 15 g，石膏 30 g，甘草 6 g，党参 15 g，火麻仁 15 g，阿胶 10 g(烊化)，麦冬 15 g，杏仁 10 g，枇杷叶 10 g，知母 10 g，天花粉 15 g。

每日 1 剂，水煎 400 ml，分早、晚 2 次饭后温服。

(2) 西医治疗

1) 糖皮质激素治疗：急性期可采用大剂量甲泼尼龙琥珀酸钠每日 500～1 000 mg 开始冲击治疗，连用 3～5 d，有可能控制病情发展。也可用地塞米松每日 10～20 mg 静脉滴注，10 d 左右为 1 个疗程。后改为醋酸泼尼松片每日 60 mg 口服，根据患者病情，逐渐减量停用。激素治疗过程中注意抑酸、护胃、补钾、补钙，预防激素不良反应。监测血糖、血压，维持水、电解质平衡。

2) 大剂量人免疫球蛋白静脉注射：成人常用量为 0.4 g/(kg·d)静脉滴注，连用 3～5 d 为 1 个疗程。

3) 神经保护治疗：予 B 族维生素(维生素 B_1、维生素 B_{12} 或甲钴胺注射液)营养神经，并给予神经细胞生长因子促进神经修复。

4) 神经康复治疗。

5) 对症支持治疗：肢体痉挛、肌张力增高，可给予中枢性肌松剂如乙哌立松片 50 mg 每日 3 次，或巴氯芬片 5～10 mg 每日 2～3 次，或盐酸替扎尼定片 2 mg 每日 3 次口服降低肌张力；奥卡西平片 0.3 g 每日 2 次或加巴喷丁胶囊 0.3 g 每日 3 次口服改善麻木症状。

4. 住院治疗经过及其转归 入院后给予患者导尿，予甲泼尼龙琥珀酸钠每日 1 000 mg 开始冲击，每 3 d 减量 1 次，逐渐减量至每日 120 mg；同时予免疫球蛋白(每日 20 mg)静脉注射；予维生素 B_1 0.1 g、甲钴胺注射液 0.5 mg 每日 1 次肌内注射联合神经生长因子(鼠神经生长因子)促进神经修复；奥卡西平片 0.3 g 每日 2 次缓解麻木症状；辅以中药活血化瘀通络、润肠通便，神经康复训练、理疗、针灸及对症支持治疗改善神经功能。经过 14 d 系统治疗，患者双下肢肌张力开始增高，肌力逐渐恢复，病情开始有所好转。经治疗至 28 d，患者双下肢肌张力增高，查体：双上肢肌张力正常，双下肢肌张力增高、腱反射活跃，双下肢肌力 4 级，感觉平面下降至 T_{12} 水平以下，双侧下腹壁反射出现，双侧巴宾斯基征、

查多克征、奥本海姆征(+),脊髓休克期转变为双下肢痉挛期,予加用巴氯芬片 5 mg 每日 3 次口服降低肌张力治疗,患者经陪护者搀扶能下地缓慢行走,平均每 3 d 解大便 1 次,小便有尿意,每日夹闭尿管进行排尿训练。糖皮质激素已由静脉注射改为口服治疗。患者脊髓炎症状体征已较前明显好转,病情趋于稳定,为脊髓炎恢复期,予转康复科进一步治疗。

案 19

颈痛、进行性四肢无力麻木 1 年余,排尿困难 2 d(脊髓压迫症)。

[患者一般情况] 姓名:黄某;性别:男性;年龄:39 岁;民族:汉族;婚姻状况:已婚;身高 170 cm,体重 68 kg。出生地:广西平果;职业:职员。入院时间:2015-6-1;发病节气:夏至;病史陈述者:患者。

[主诉] 颈痛、进行性四肢无力麻木 1 年余,排尿困难 2 d。

[现病史] 患者于 1 年多前无明显诱因出现颈项部疼痛,咳嗽及屈颈后明显,曾在当地医院门诊就诊,拟诊为“颈椎病”,给予局部理疗及中药外敷后症状无明显缓解。此后,逐渐出现右下肢无力、麻木,继而右上肢亦出现无力症状,尚可缓慢行走,生活能自理,未诊治。3 个月前,患者右侧肢体无力症状较前加重,右上肢不能持筷,不能写字,右下肢行走呈拖步,并同时出现左下肢麻木无力现象,行走困难,不能独自行走,至当地医院就诊,考虑为“脊髓炎”,给予激素冲击及对症支持等治疗,病情无明显改善。2 d 前,患者出现下腹部胀痛、排尿困难,肢体无力麻木症状亦累及左上肢,至附近中医院予留置导尿管后遂转入院要求进一步诊治,门诊拟诊为“脊髓病变”收住院。病后,患者精神尚可,无头晕、头痛、恶心呕吐,无视物模糊、视物重影,无抽搐、意识不清,无言语不利、饮水呛咳、吞咽困难,无心慌、胸闷、呼吸困难,无肌肉萎缩等不适,纳可,寐差,排尿困难,2 d 未解大便,体重无明显改变。

[既往史] 平素体健,无“高血压、糖尿病、心脏病、胃病、肝炎、结核”等特殊疾病史,无药物及食物过敏史。

[个人史] 无特殊。

[家族史] 无特殊。

[入院查体] T 36.5℃,P 70 次/分,R 20 次/分,BP 110/72 mmHg。神清,精神可,发育正常,营养中等,形体正常。舌质红,苔黄腻,脉滑数。内科查体无异常。神经系统查体:神志清楚,言语清晰流利,问答查体欠合作。右利手。记忆力、计算力及定向力等高级皮质功能检查均正常。视力、视野粗测正常。双侧眼球活动自如,无复视及眼震。双侧瞳孔等大等圆,直径约 3.0 mm,对光反射灵敏,双侧角膜反射灵敏,无面部感觉障碍,张口下颌居中,下颌反射未引出。双眼闭合有力,双侧额纹、鼻唇沟对称,示齿口角不偏。听力粗测正常,Rinnie 试验阴性,Weber 试验居中。双侧软腭上抬有力,悬雍垂居中,双侧咽反射对称存在。双侧转头耸肩有力。伸舌居中,无舌肌萎缩及舌肌震颤。四肢肌肉无萎缩,右上肢肌力 4 级,左上肢肌力 5-级,双下肢肌力 4-级,双上肢肌张力减低,双下肢肌张力增高。无不自主运动。双上肢指鼻试验尚稳准,双下肢跟膝胫试验及龙贝格征因患者肌力差不配合检查。双侧 C_8 平面以下痛温觉减退,触觉、音叉震动觉、关节位置觉存在。双侧腹壁、提睾反射消失。双上肢腱反射减弱,双下肢腱反射亢进,双侧髌阵挛、踝阵挛均(+),双侧巴宾斯基征、查多克征、奥本海姆征(+),余病理反射未引出。颈软,无抵抗,凯尔尼格征和布鲁津斯基征阴性。C_6~C_7 棘突压痛。

[辅助检查] 入院后完善相关化验检查,头颅+颈髓 MRI 示 C_6~C_7 椎体水平椎管内占位,同水平脊髓明显受压移位、变形(图 15-14);头颅 MRI 无异常。腰椎穿刺压力正常,压颈试验示椎管梗阻。脑脊液常规示无色透明,红细胞计数 0;白细胞计数 2×10^6/L;潘氏试验(+);脑脊液蛋白质 1 254 mg/L↑;余糖、氯化物、腺苷脱氢酶均正常。脑脊液病原学检查无异常。余血常规、尿常规、大便常规、血生化、甲状腺功能、凝血功能、肿瘤五项、感染四项、胸片、心电图、腹部 B 超等均未见明显异常。

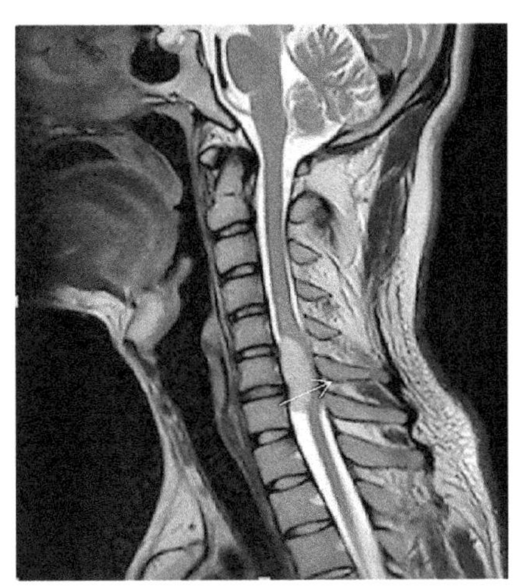
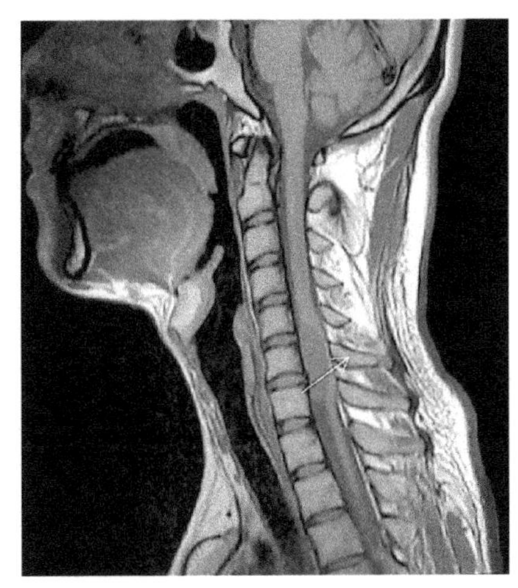

图 15-14 颈髓 MRI 示 C_6～C_7 椎体水平椎管内占位，同水平脊髓明显受压移位、变形

【病例分析】

1. 病情特点 ① 患者青年男性，慢性起病，病情逐渐进展加重，病程 1 年余。② 主要表现为颈痛、进行性四肢无力麻木，自下而上，由一侧肢体到另一侧肢体缓慢发展。后期出现尿便障碍。③ 主要阳性体征为双上肢弛缓性瘫痪，双下肢痉挛性瘫痪，有感觉障碍平面，C_8 平面以下传导束型感觉障碍：痛温觉缺失，而触觉及深感觉保留。伴尿便障碍。C_6～C_7 棘突压痛。④ 辅助检查。颈髓 MRI 示 C_6～C_7 椎体水平椎管内占位，同水平脊髓明显受压移位、变形。腰椎穿刺压力正常，脑脊液蛋白质增高较明显，压颈试验提示有椎管梗阻。

2. 诊断 中医诊断：痿病，湿热浸淫。西医诊断：脊髓压迫症（椎管内占位）。

中医辨病分析：患者因"颈痛、进行性四肢无力麻木 1 年余，排尿困难 2 d"入院，故本病当属中医学之"痿病"范畴。舌质红，苔黄腻，脉滑数，故证属"湿热浸淫"。患者饮食不节，损伤脾运，湿热内生，湿热浸淫经脉，气血营运受阻，筋脉肌肉失养而成痿病。筋脉失养，故肢体麻木无力；湿热下注，则排尿困难；舌质红，苔黄腻，脉滑数为湿热内蕴之征。病位在肌肉、筋脉，病性属实。

（1）西医定位、定性诊断：脊髓压迫症（椎管内肿瘤）。

1）定位诊断：纵向定位，依据患者双下肢痉挛性瘫痪，定位于双侧皮质脊髓束，结合双上肢弛缓性瘫痪，考虑定位于颈膨大处（C_5～T_2），患者感觉障碍平面在 C_8，C_8 平面以下痛温觉减退，故定位于双侧脊髓丘脑束，C_7 椎体水平；早期出现颈部疼痛为根痛，定于 C_6、C_7 后根。因此，结合颈髓 MRI 结果，纵向定位在 C_6～C_7 节段。横向定位，患者早期即出现根痛现象，病变自下而上，由一侧肢体到另一侧肢体缓慢发展，存在较明显的锥体束征及传导束型感觉障碍，后期才出现尿便障碍。腰椎穿刺脑脊液蛋白质含量较高，存在椎管梗阻现象，脊髓 MRI 检查可见髓外肿块及脊髓受压移位征象，故横向定位考虑为髓外硬膜内肿瘤。

2）定性诊断：患者青年男性，慢性起病，病情逐渐进展加重，病程 1 年余。主要表现为颈痛、进行性四肢无力麻木，自下而上，由一侧肢体到另一侧肢体缓慢发展。后期出现尿便障碍。有脊髓压迫的症状体征，结合颈髓 MRI 检查，可诊断为颈髓压迫症，椎管内肿瘤可能性大。

（2）中医鉴别诊断

1）痹病：痹病以肢体关节疼痛为特征；痿病肢体痿弱无力，肢体关节一般无疼痛，据此可鉴别。

2）中风：中风后半身不遂日久不能恢复者，亦可见肌肉瘦削，常伴有语言謇涩、口眼㖞斜，久则患肢肌肉枯瘦。痿病起病缓慢，无神志障碍，以四肢痿弱不用为主，两者临床不难鉴别。

（3）西医鉴别诊断

1）急性脊髓炎、脊髓血管病：起病急骤，可有横贯性脊髓损害的症状体征，需与急性脊髓压迫症相鉴别。但前两者无相应导致脊髓压迫的疾病病史，结合脊髓 MRI 检查无压迫性病灶，可资鉴别。

2）脊髓空洞症：青年隐匿起病，疾病缓慢进展，注意与慢性脊髓压迫症相鉴别。脊髓空洞症表现为特征性的节段性分离性感觉障碍，肌无力，肌萎缩及皮肤关节营养障碍，MRI 检查可见脊髓空洞，常伴中央管扩张征象。该患者无节段性分离性感觉障碍，无皮肤关节营养障碍表现，脊髓 MRI 检查未见脊髓空洞，故排除。

3）颈椎关节病：颈椎的椎间盘突出易与颈段脊髓肿瘤相混淆。但椎间盘突出的发病常与外伤有密切关系，影像学检查病变椎间隙变窄、椎间盘突出，而此患者无颈部外伤史，且结合影像学检查不支持此诊断。

3. *治疗方案*

（1）中医治疗

治法：清热利湿，通利经脉。

方药：加味二妙散加减。黄柏 10 g，苍术 10 g，萆薢 15 g，汉防己 9 g，当归 10 g，川牛膝 15 g，龟甲 15 g，薏苡仁 30 g。

每日 1 剂，水煎 400 ml，分早、晚 2 次饭后温服。

（2）西医治疗

1）病因治疗：请神经外科会诊，转科手术治疗。

2）对症支持治疗：颈部疼痛，可予非甾体类消炎止痛药及神经止痛剂对症处理；脱水减轻脊髓肿胀。

3）神经修复治疗：予补充 B 族维生素营养神经，给予神经生长因子促进神经修复。

4. *住院治疗经过及其转归*　入院后积极完善相关检查，予非甾体类消炎止痛药及神经止痛剂（奥卡西平片 0.3 g 每日 2 次）对症处理；七叶皂苷钠脱水减轻脊髓肿胀；予维生素 B_1 0.1 g、甲钴胺注射液 0.5 mg 每日 1 次肌内注射联合神经生长因子促进神经修复。明确诊断后，请神经外科会诊，予转神经外科行手术治疗。术后病理诊断为脊膜瘤。经行手术切除病灶，患者病情明显好转，肌力基本恢复出院。

第十六章
痉　　证

第一节　中医学概述

【中医概念】

痉证是由于感受外邪致经络壅阻，气血不畅，或脏腑功能失调，痰瘀阻络，阴血不足致筋脉失养致痉。主要表现为颈项强急、四肢抽搐，甚至口噤、角弓反张的急危重症。严重者可伴有神昏。

【中医源流】

《黄帝内经》中有“柔痓”，痓（音 chi）一般被认为是痉的俗体字。《素问·至真要大论》病机十九条之一“诸痉项强，皆属于湿”，开启对痉的探讨。后世医家大致将其分为刚痉、柔痉、阳痉、阴痉、风痉、风痰痉、痰水痉、热甚发痉、风寒痉、湿热痉、三阴痉、三阳痉、虚痉、血虚发痉等。与外邪相干之痉，如《灵枢·热病》之风痉，症见突然跌倒，身背强直，口噤不开如痫状，因感受风寒湿邪而发。《金匮要略·痉湿暍病脉证治》之刚痉：发热无汗，恶寒，颈项强急，头摇口噤，手足挛急，角弓反张。《金匮要略·痉湿暍病脉证治》之柔痉：身热汗出，颈项强急，头摇口噤，角弓反张。其中《伤寒论·辨痉湿暍脉证》对刚、柔痉描述：“太阳病发热汗出表虚为柔痉，发热无汗表实证为刚痉。”还有《万病回春》之风痰痉，以及风寒痉、湿热痉。此外，《医宗金鉴·杂病心法·痉病总括》提出：“痉病项强背反张，有汗为柔无汗刚，生产血多过汗后，溃疮犬咬破风伤。”朱丹溪在《医学明理·痉门论》指出：“方书皆谓感受风湿而致，多用风药，予细详之，恐仍未备，当作气血内虚，外物干之所致。”提出气血亏虚可致痉证出现，同时治疗上不可一味用祛除外风之“风药”。同样，张景岳《景岳全书·痉证》云：“凡属阴虚血少之辈，不能养荣筋脉，以致抽挛僵仆者，皆是此证。”提出阴虚血少致痉，从内伤致痉进行描述。随着温病学说的形成，《温病条辨》对痉的成因、种类及证治要点等均有较为系统论述。《温病条辨·解儿难》：诸痉项强，应为皆属于风。提出其病因病机，与“风”相关；“以卒得痉病而论，风为百病之长，六淫之邪，皆因风而入，以久病致痉而论，其强直背反瘛疭之状，皆肝风内动为之也。似‘风’之一字，可以包得诸痉。”且在《温病条辨·解儿难》中痉分为寒痉、风温痉、温热痉、暑痉、燥痉、湿痉、内伤饮食痉、客忤痉和本脏自病痉，共九种，并提出就其性质而论，不外寒热虚实四纲。吴鞠通认为在治则上，虚寒之痉，温补为主，虚热之痉，滋阴为要。同时也强调“凡遇痉病，只治致痉之因，而痉自止，不必沾沾但于痉中求之。若执痉以求痉，吾不知痉为何物”，故根据疾病性质及部位不同，选用桂枝汤、葛根汤、杏苏散、银翘散、新加香薷饮、三仁汤、白虎汤之类加减。中医古籍还有“瘛疭”一证。清代张璐《张氏医通·瘛疭》：“瘛者，筋脉拘急也；疭者，筋脉弛纵也，俗谓之抽。”“瘛疭”谓之“抽搐”。在《中医内科临证备要·抽搐》中说：“抽搐在历代医籍中有痉、瘛、瘛疭等病名。”《内经词典·痉》：“痉，手足搐搦也。”

张景岳提出“痉，风强病也”（《类经·疾病类》），且“痉，坚强反张，尤甚于瘛者也”（《类经·十二经筋痹刺》）。同时《灵枢·经筋》：“病在此者，主痫、瘛及痉。”可以看出痉、瘛、瘛疭存在区别，同时也可表现为不同程度的抽搐。汉代张仲景《金匮要略·痉湿暍病脉证治》：“病者身热足寒，颈项强急，恶寒，时头热，面赤，独头动摇，卒口噤，背反张者，痉病也。”记载了具有痉证的脑膜炎。明代医家孙一奎《赤水玄珠》：“凡耳中策策痛者，皆是风入肾经也，不治流入肾，则猝然变，恶寒发热，脊强背直，如痉之状，曰黄耳伤寒。”记载了典型的脑膜炎症状。《诸病源候论》中诸多痉证描述，其中小儿中风痉候、腕折中风痉候及妇人产后中风痉候均指当属外科范畴的破伤风。

【病因病机】

痉证的病因病机，从外感和内伤两个方面入手。外感是指感受风、寒、湿邪，脉络壅阻，气血运行不畅，筋脉失养；或外感热邪，热灼津液，筋脉失养，或邪热炽盛，燔灼肝经，炽热内盛引动肝风，风火相煽，经脉拘急致痉。内伤是阴虚血少，气血两虚，或久病不愈，痰瘀阻络，筋脉失养所致。

1. *邪壅经络*　风、寒、湿邪侵袭人体，壅阻经络，气血运行不畅，筋脉失养致痉。

2. *热甚动风*　外感热毒或是热从内生，热灼津液，筋脉失于濡养；或外感温热之邪，内传营血，邪热炽盛引动肝风，发为痉证。《临证指南医案·痉厥》：“五液劫尽，阳气与内风鸱张，遂变为痉。”

3. *阴虚血少*　素体阴血亏虚，或劳累过度，耗气伤津，产后或是外伤致失血过多，疮家血随脓出，以及过用汗、吐、下法，耗伤气血津液，筋脉失养，均可发生痉证。如《金匮要略心典·痉湿暍病脉证治》：“亦有亡血竭气，损伤阴阳，而病变成痉者……阴阳既衰，筋脉失其濡养，而强直不柔矣。”

4. *瘀血内阻*　久病失调，气血耗伤，或是情志不畅，气机不通，血行不畅，瘀血内阻，或是外伤致瘀血内阻，筋脉失于濡养；或饮食不节，脾失健运，痰浊内生，阻滞经脉，筋脉失养而致痉。《医学原理·痉门论》：“是以有气血不能引导，津液无以养筋脉而致者。”

总之，外感与内伤两因素常相兼致痉，外感及内伤疾病中均可见。其主要的病理改变是经脉拘急，病位在脑、筋脉，为肝所主，与心、肝、脾、胃有关。病机性质有虚有实，外感者多为实证及热证，内伤常为虚实相杂。需注意痉证，发病一般较急，病情发展迅速，变化多端，外感痉证与内伤痉证可出现转化。

【中医诊断】

（1）一般多突然起病，原因多种多样，发病前常有外感或内伤等病史。

（2）临床主要表现为不自主地颈项强直，四肢抽搐，甚至口噤不开、角弓反张。

【鉴别诊断】

1. *痫病*　两者均出现四肢抽搐甚或神昏。痉证发病前多有外感或是内伤疾病病史，除出现抽搐外，还多伴颈背强直，甚至口噤不开、角弓反张等临床表现。痫病是一种短暂性、反复性、刻板性、发作性疾病，大发作的主要表现为突然昏仆倒地，不省人事，口吐涎沫，两目上视，四肢抽搐，或口中发出如猪羊声，可自行苏醒，醒后如常人。

2. *厥证*　厥证是以突然出现昏倒，不省人事，四肢逆冷，移时苏醒或是出现一厥不醒。痉证也可出现神昏，不省人事。但前者并无颈项强直、四肢抽搐的临床表现。

3. *中风*　中风和痉证均可突然起病，有神昏等症状，其中前者主要为中老年突然出现半身不遂、口舌歪斜等临床表现，常常遗留言语不利、行走困难等。后者任何年龄均出现，一般无半身不遂、口舌歪斜的表现。

4. *颤震*　颤震是以头颈、上下肢不自主颤动、振摇为主的一种慢性疾病过程，其特点是手足颤抖的动作幅度小，频率较快，多呈持续性，入眠后可停止，一般无发热、神昏等临床表现。痉证出现的肢体抽搐，其幅度大、力量强，呈持续性，即使昏迷不省人事，症状仍存在。

5. *破伤风*　该病又称“金疮痉”，系外伤后创口不洁，感受风毒而成，发作时出现与痉证相似的临床表现。其常发生在外伤后 4～14 d，出现恶寒发热，项背强急，四肢抽搐，甚至角弓反张，常常出现典型苦笑面容，且自头面筋肉拘急开始。痉证多有外感或是内伤疾病史，无明显的外伤史。

【辨证论治】

1. 辨外感与内伤　痉证不外外感及内伤致病，临床辨证上，需辨明外感还是内伤致痉。外感致痉中，六淫中风寒湿热为患；多出现恶寒、发热、脉浮等表证；部分为热邪直中致痉者，无恶寒，但必发热。内伤者，血虚、气虚、阴虚、实热、肝风、痰火等致痉者，则多无恶寒发热，一般出现脏腑功能失调的具体表现。

2. 辨病性　痉证临床辨证中，不外寒、热、虚、实四纲。吴鞠通《温病条辨·痉有寒热虚实四大纲论》云："六淫致痉，实证也；产妇亡血，病久致痉，风家误下，温病误汗，疮家发汗者，虚痉也；风寒、风湿致痉者，寒证也。风温、风热、风暑、燥火致痉者，热痉也；俗称慢脾风者，虚寒痉也；本论后述本脏自病者，虚热痉也。"此外，可根据其发作的程度、频度、幅度及相关兼杂症辨证。感受外邪或痰、瘀血阻络所致痉者，实证居多，其证候特点为颈项强直，同时出现四肢抽搐频繁而有力、幅度较大，伴有发热恶寒等表证。而体虚，失血、失津过多，筋脉失养所致痉者，一般为虚证，证候特点为四肢抽搐但蠕动无力，时作时止，此外伴有神疲乏力、面色少华等脏腑功能受损及气血不畅的临床表现。同时需注意，其虚实可出现相互转化；如风、寒、湿邪化热，热陷心包，扰乱神明，出现一派实证表现；风热化燥，伤肝肾之阴，阴血不足，致筋脉失养，则可出现虚证表现。邪气伤正，常表现虚实夹杂。如热盛伤津，无以濡养；瘀痰阻塞，经脉壅阻，筋脉失养，则多表现为正虚邪实，虚实夹杂证。

3. 辨病势　痉证起病急，病情发展迅急，如持续出现，突然口唇发绀，呼吸困难，脉数紧不静，考虑气道壅塞危象，需立即采取急救措施；若痉证实证，四肢抽搐幅度大，强而有力，转为幅度小、频度低之虚证，或是出现手足瘛疭，神倦形瘦，一派虚象，当急救固脱。

【治则与治疗】

痉证属危急重证范畴，当"急则治其标，缓则治其本"。发病时尽快采取各项治疗措施如药物、针灸等治其标，症状缓解后，则治其本。风、寒、湿致痉者，予以祛风、散寒、祛湿；热甚动风者，则宜清热存阴；痰瘀内阻者，予活血豁痰；阴虚血少，则予养血滋阴。同时强调未病先防、既病防变的原则。积极控制诱发因素，如高热者，宜控制高热，避免出现热极生风致痉。祛除病因，和络止痉，避免致厥证出现。

1. 邪壅经络

［主症］项背强直，四肢抽搐，甚至口噤不开，不能言语。

［兼次症］头痛，恶寒发热，无汗或汗出，肢体酸重。

［舌脉］舌苔薄白或白腻，脉浮紧。

［分析］起居不慎，外感风、寒、湿邪气，侵于肌表，壅阻经脉，气血运行不畅，筋脉失养，拘急而致痉，表现为项背强直，甚至口噤不开，言语不能，四肢抽搐。风邪上犯，营卫不和则头痛，恶寒发热。寒甚者，腠理紧闭则无汗。风甚者，腠理开泄则汗出。湿甚者，性重浊则见肢体酸重，渴不欲饮。舌苔薄白或白腻，脉浮紧，均为风寒湿邪之表征。

［治法］祛风散寒，燥湿和营。

［方药］羌活胜湿汤加减。方中以羌活、独活、防风、藁本祛风散寒，胜湿止痉；川芎、蔓荆子和营通络，行气止痛。风寒湿得以分散消解，筋脉通畅，邪祛脉通则痉证解。临证上根据风寒湿之偏重，灵活加减。若寒甚者，项背强急无汗，治宜解肌发汗。伤寒表实无汗者，兼项背强几几，方可选葛根汤加减，方中以葛根、麻黄解肌发汗，桂枝汤调和营卫而缓急止痉。若风甚者，发热但不恶寒，汗出，头痛，以瓜蒌桂枝汤加减，方中桂枝汤调和营卫，解表散邪；同时予以天花粉清热生津，和络柔筋。若湿盛者，筋脉拘急，胸脘痞闷，身热，渴不欲饮，溲短赤，苔黄腻，脉滑数，当予以三仁汤加减，适当加用苍术、杏仁、地龙、丝瓜络、威灵仙等清热化湿，通经和络。

2. 肝热动风

［主症］项背强直，手足拘急，甚则口噤不开，

四肢抽搐，角弓反张。

［兼次症］身热壮盛，烦躁易怒，眩晕，口苦咽干。

［舌脉］舌黄或苔少，脉弦数或细数。

［分析］温热之邪，内传营血，肝经邪热炽盛，引动肝风，故见项背强直，四肢抽搐，甚则口噤抽搐，角弓反张。风火相煽，故身热壮盛；肝火上炎，上窜脑络，故烦躁易怒，眩晕，口苦咽干。舌质红，脉弦数或细数为热盛伤阴。

［治法］清热凉肝，息风止痉。

［方药］羚角钩藤汤加减。羚羊角、钩藤凉肝息风，清热止痉。桑叶、菊花辛凉疏泄，清热平肝。生地黄、白芍药、生甘草，酸甘化阴，滋阴增液，柔肝舒筋。热盛易灼热化痰，故予川贝母、竹茹清热化痰；茯神以平肝安神。若热结阳明，症见腹满便结、咽干口渴喜冷饮明显者，可予白虎汤合增液汤加减。若心营热盛，症见高热不退，神昏谵语，皮肤瘀斑或是瘀点，舌质红绛，可易用清营汤并加服安宫牛黄丸或至宝丹以清热开窍止痉。若抽搐明显者，可加以全蝎、蜈蚣、地龙、僵蚕息风通络止痉。

3. 痰瘀阻络

［主症］项背强急，四肢抽搐。

［兼次症］头痛昏蒙或如刺或重，痛有定处，胸脘满闷，呕吐痰涎或见形疲乏力。

［舌脉］舌质紫暗，边有瘀斑，苔薄白或白腻，脉细涩或弦滑。

［分析］久病入络，气血不畅，或是头颅外伤，瘀血内阻，饮水不节，脾失健运，痰浊内生，痰瘀互结；脑脉瘀阻，则头痛如刺，部位固定；痰瘀内阻，气血运行不畅，则筋脉失养，症见项背强急，四肢抽搐。本证多见久病所致，正气已虚且瘀血阻络，新血不生，常可见形瘦神疲。舌质紫暗，边有瘀斑，苔薄白或白腻，脉细涩或弦滑，为瘀痰阻络之象。

［治法］活血豁痰，通络止痉。

［方药］通窍活血汤合导痰汤。前方以桃仁、红花、川芎、赤芍药活血通络，麝香、老葱通窍。后方以陈皮、半夏、茯苓、制胆南星、枳实、甘草理气健脾，豁痰化浊，并加蜈蚣、全蝎、地龙以止痉。若余热未清，可适当加青蒿、地骨皮等清虚热之品；若痰热盛者，可加强清热化痰之品，酌情加用皂角刺、枳实等。若兼形瘦神疲，也可加益气健脾之人参、黄芪、白术助活血豁痰之力。

4. 阴血亏虚

［主症］项背强急，四肢抽搐蠕动无力，时作时止。

［兼次症］头晕目眩，面色不华，五心烦热，唇舌干燥，皮肤干枯，小便短少，大便干结。

［舌脉］舌质红，苔薄而津少，脉细数。

［分析］素体阴血亏虚，或汗吐下太过，或是产后失血过多等导致阴血不足，津伤液脱，水不涵木，筋脉失养，虚风内动而症见项背强急，四肢抽搐蠕动无力，时作时止。阴血耗伤，无以上奉头目故见头晕目眩，面色不华；肌肤失养则症见唇舌干燥，皮肤干枯；津液不足，不能化生小便，无以濡润肠道故有小便短少，大便干结。舌红而干，苔薄而少津，脉细数，皆为阴血亏虚之象。

［治法］滋阴补血，缓急止痉。

［方药］四物汤合大定风珠加减。前方补血养血，充养筋脉；当归补血活血，地黄、芍药养血敛阴，川芎活血行气。后方滋阴养血，息风止痉。炙甘草、生地黄、白芍药、麦冬、阿胶、火麻仁滋阴润肠，养血敛阴；牡蛎、龟甲、鳖甲滋阴潜阳息风。若症见心悸者，可加用茯神、小麦；津液耗伤甚者，可酌加滋阴之品石斛、西洋参、鲜芦根。痉急势重可酌情加天麻、钩藤、全蝎息风止痉。若出现时时欲脱者，当加强滋阴救脱，可加用五味子、鸡子黄。

【针灸治疗】

1. 基本治疗

［主穴］水沟，印堂，内关，太冲，合谷。

［配穴］热极生风配曲池、大椎、中冲；痰热化风配阴陵泉、丰隆；血虚生风配血海、足三里。神昏配十宣、涌泉、百会。

［操作］毫针刺，泻法。水沟、印堂可点刺出血。

2. 其他治疗

(1) 耳针法：选肝、肾、皮质下、神门、脑干。每次选 2～3 穴，毫针刺，强刺激，留针 30～60 min。

(2) 电针法：选合谷、太冲。得气后接电针治疗仪，用连续波，快频率强刺激 20～30 min。

第二节 西医学概述

强直性肌营养不良

【西医学定义】

强直性肌营养不良(myotonic dystrophy, MD)主要表现为骨骼肌收缩后不能立即松弛，呈强直状态，伴有肌无力、肌萎缩等，是一种常染色体显性遗传疾病。

【病理生理】

强直性肌营养不良的基因位于 19 号染色体长臂，该基因的 3′非编码区的 CTG 三核苷酸重复序列(CTG)的动态突变导致疾病的发生。强直性肌营养不良肌肉病变的病理学特点为肌质块及肌源性群组化。典型改变为肌细胞核内移，呈链状排列；细胞大小不等，呈镶嵌分布；肌原纤维常向一侧退缩而形成肌质块。肌细胞坏死和再生不显著。近年研究表明发病系因膜异常所致，除骨骼肌膜异常外，诸如红细胞膜、血管膜和晶状体膜等也存在异常，故临床上患者不仅有多组肌群萎缩和肌强直，尚存在晶状体、心脏、内分泌、生殖系统和皮肤等多系统损害。

【临床表现】

病情进展缓慢，多见于青春期或 30 岁以后；男性多于女性，且症状较重。主要临床表现为肌无力、肌强直和肌萎缩，以肌无力和肌萎缩更为明显。肌无力可出现于全身骨骼肌，前臂和手肌无力可伴有肌萎缩和肌强直；肌萎缩常累及面肌、颞肌、咬肌和胸锁乳突肌，故患者面容瘦长，颧骨隆起，呈斧状脸，颈部瘦长而稍前屈，也就是“斧头状面容、鹅颈”；肌强直往往在肌萎缩同时或之前数年发生，分布不如先天性肌强直广泛，多仅限于面肌、舌肌和上肢肌，如用力握拳后不能立即将手松开，重复数次后才能放松；欲咀嚼时不能张口；用力闭眼后不能立即睁眼等。用叩诊锤叩击四肢和躯干肌肉可见局部肌球形成，以前臂和手部伸肌为多见，多持续数秒，此体征对诊断本病有重要价值。另外，约 90%以上患者伴有白内障、视网膜变性、眼睑下垂、眼球内陷等，此外患者还可有多汗、消瘦、肺活量减少、心律失常、脑室扩大、颅骨内板增生、智能低下等症状。男性可见前额秃发和睾丸萎缩，女性则出现卵巢功能不全和月经不规则，但均不影响生育，故家族中有类似患者。本病早期特征性改变为玻璃体红晕。

【辅助检查】

1. 基因检测　患者染色体 19q13.3 位点萎缩性肌强直蛋白激酶(DMPK)基因内 CTG 三核苷酸序列异常重复扩增超过 100 次(正常人为 5～40 次)，即可确诊。

2. 肌电图　肌强直时可见逐渐衰减的连续高频强直波，为典型肌强直放电；67%的患者运动单位时限缩短，48%的患者有多相波。

3. 肌肉活检　Ⅰ型肌纤维萎缩，Ⅱ型肌纤维肥大，伴大量核内移，可见肌质块和环状肌纤维，以及肌纤维的坏死和再生。

【诊断】

依据头面部肌肉、胸锁乳突肌和四肢远端肌萎缩、肌强直、肌无力，伴白内障、秃发、睾丸萎缩、月经不调等临床症状，加上阳性家族史即可考虑诊断。肌电图及基因检测可确诊。

【鉴别诊断】

1. 先天性肌强直　该病特征改变是肌强直和肌肥大，貌似运动员但肌力减退，无肌萎缩和内分泌改变，不难鉴别。

2. 神经性肌强直　儿童及青少年期隐匿起病，缓慢进展，临床特征为持续性肌肉抽动和出汗，腕部和踝部持续或间断性痉挛。

【西医治疗】

目前无有效治疗方法，以对症治疗为主。针对肌强直可试用膜系统稳定药，如苯妥英钠 0.1 g，每日 3 次；普鲁卡因胺 1 g，每日 4 次；或奎宁 0.3 g，每日 3 次；这类药物能促进钠泵活动，降低膜内钠离子浓度以提高静息电位，缓解肌强直；但有心脏传导阻滞者忌用普鲁卡因胺和奎宁，可试用钙离子通道阻滞剂或其他解痉药。治疗肌萎缩可试用苯丙酸诺龙以加强蛋白质的合成代谢。

先天性肌强直

【西医学定义】

先天性肌强直因 1876 年 Thomsen 详细地描述了其本人及其家族的四代患者，故又称为 Thomsen 病。男女均可发病，为常染色体显性遗传病，主要临床特征为骨骼肌用力收缩后放松困难。

【病理生理】

本病由位于染色体 7q35 的氯离子通道基因突变导致氯离子通道蛋白主要疏水区的氨基酸替换，使氯离子的通透性降低而诱发肌强直。主要病变在骨骼肌，肉眼可见肌肉肥大，苍白；光镜下肌纤维肥大、肌质增多、肌膜内核增多且核中心移位，肌纤维横纹不清；ATP 酶组化染色Ⅱ型肌纤维的Ⅱb 型肌纤维缺失。

【临床表现】

多数患者自婴儿期和儿童期起病，也有在青春期起病者，肌强直和肌肥大进行性加重，在成人期逐渐稳定；全身骨骼肌普遍性肌强直，患者肢体僵硬，动作笨拙，静息后初次运动较重，如就座后不能立即站立，静立后不能起步，握手后不能放松等，但重复动作后上述症状减轻。在寒冷的环境中上述症状加重。叩击肌肉可见肌球和局部肌肉收缩，出现持久凹陷，为叩击性肌强直；全身骨骼肌普遍性肌肥大，酷似运动员，肌力基本正常，无肌肉萎缩，感觉正常，腱反射存在；部分患者可出现激动、情绪低落、孤僻、抑郁等精神症状。患者寿命不受限。

【辅助检查】

肌电图检查见肌强直电位；肌肉活检示肌纤维肥大、核中心移位、横纹欠清，ATP 酶组化染色Ⅱ型肌纤维的Ⅱb 型肌纤维缺失，即酶学检查正常。

【诊断】

根据婴儿或儿童期起病的全身性肌强直及肌肥大特征、阳性家族史，易于诊断。肌电图及基因检查可确诊。

【鉴别诊断】

强直性肌营养不良　多在 30 岁以后起病，肌力减弱、肌萎缩明显，无普遍性肌肥大，伴有白内障、秃发、睾丸萎缩、月经失调等，不难鉴别。

【西医治疗】

目前无特效治疗，同强直性肌营养不良，可对症使用苯妥英钠、卡马西平、普鲁卡因胺等减轻肌强直。生活调护方面注意保暖。

肌张力障碍

【西医学定义】

肌张力障碍是一种主动肌与拮抗肌收缩不协调或过度收缩引起的以异常动作和姿势性障碍为特征的锥体外系疾病。本病由多种病因引起，可累及躯体任何部位，如发生在颈、胸、腰、下肢、手足等。在运动和情绪激动时症状明显，休息或安静时减轻，睡眠中消失。

依据病因可分为原发性和继发性。依据肌张力障碍的发生部位可分为局限性、节段性、偏身性和全身性。

【病理生理】

原发性肌张力障碍致病基因 *DYT*1 定位于 9 号染色体长臂 9q32－34，编码一种 ATP 结合蛋白扭转蛋白 A。成人发病的局限性肌张力障碍也表现为常染色体显性遗传，与 18*p*3 基因突变有关。特发性扭转痉挛可见特异性病理改变，壳核、丘脑及尾状核小神经元变性，基底节脂质和脂色素增多。继发性扭转痉挛病理学特征因原发病而不同。痉挛性斜颈、书写障碍和职业性痉挛等局限性肌张力障碍在病理上无特异性改变。大多数梅格斯综合征患者病理检查无实质性病变。继发性肌张力障碍是纹状体、丘脑、蓝斑、脑干网状结构等病变所致，如肝豆状核变性、核黄疸、苍白球黑质红核色素变性、进行性核上性麻痹、家族性基底节钙化、甲状旁腺功能低下、中毒、脑血管病变、脑外伤、脑炎、药物（左旋多巴、酚噻嗪类、丁酰苯类、甲氧氯普胺）诱发等。

【临床表现】

不同年龄、不同部位、不同病因发生的肌张

力障碍各有特点。其中约50%的患者为局限性肌张力障碍。临床常见的肌张力障碍疾病有以下几种。

1. *扭转痉挛* 该病又称变形性肌张力障碍，是以肌张力障碍后姿势和运动异常为主要症状的一种遗传性疾病，属于全身性肌张力障碍。起病时表现为局限性的肌张力障碍，以后可波及全身，一般不会严重致残。儿童患者多从一侧或双侧下肢开始，下肢牵拉或僵硬使行走困难，逐渐进展至广泛不自主扭转运动和姿势异常。成人患者常从上肢或躯干起病，表现为上肢弯曲、手指伸直、手和前臂内翻、书写障碍、斜颈、面肌痉挛、构音障碍，当躯干及脊旁肌受累时可引起全身的扭转运动。

2. *痉挛性斜颈* 该病是由于胸锁乳突肌、斜方肌等颈部肌群自发性不自主收缩引起的头向一侧扭转和阵发性倾斜，是局限性肌张力障碍中的一种。通常30～40岁发病，女性多见，起病缓慢，早期为阵发性，最终可发展为持续性的斜颈，导致头固定于某一姿势。

3. *手足徐动症* 该病又称为指痉症或划指动作，是纹状体变性引起的以肢体远端为主的缓慢弯曲的蠕动样不自主运动，掌指关节过度伸展，呈"佛手"样姿势。

4. *梅格斯综合征* 主要表现为眼睑痉挛和口、下颌肌张力障碍。中老年女性多见，双眼睑痉挛为最常见的首发症状，部分由单侧起病。在睡眠、讲话、唱歌、打哈欠、张口时眼睑痉挛改善。在强光、疲劳、紧张和阅读时加重。口、下颌肌张力障碍表现为不自主张口、闭嘴、噘嘴和收缩嘴唇、伸舌扭舌等，严重时可使下颌脱臼、牙齿磨损或脱落。常影响发声和吞咽。临床分为眼肌痉挛型、眼睑痉挛合并口-下颌肌张力障碍型和口-下颌肌张力障碍型3种。

5. *书写痉挛* 在执笔书写时手和前臂出现的肌张力障碍和姿势异常。表现为手臂僵硬，握笔如握匕首，手腕弯曲，肘部不自主的外弓形抬起，患者常不得不用另一只手代替，而与书写无关的动作则表现正常。

【诊断】

根据病史、不自主运动和异常姿势的特征性表现与部位等通常诊断不难。注意区分判断是原发性还是继发性肌张力障碍。

【鉴别诊断】

1. *面肌痉挛* 常为一侧眼睑或面肌的抽动，持续时间短，无眼睑持续痉挛，不伴有口、下颌的不自主运动。

2. *僵人综合征* 表现为发作性躯干和四肢近端肌紧张、僵硬和强直，而面肌和肢体远端肌多不受累，常伴有疼痛。肌电图在患者休息和肌肉放松时均可出现持续性运动单位电活动。

【西医治疗】

1. *药物治疗* 对原发性肌张力障碍的治疗可给予可耐受的大剂量抗胆碱能制剂，如苯海索每日20～40 mg，每日3～4次，口服，可控制症状。地西泮2.5～5 mg或硝西泮5～7.5 mg，每日3次，口服，对部分病例有效。氟哌啶醇或酚噻嗪类药物可能有效，但应用至有效剂量时可能诱发锥体外系副作用。左旋多巴对一种变异型原发性扭转痉挛(多巴反应性肌张力障碍)有戏剧性效果。其他可能有效的药物还有巴氯芬和卡马西平。

2. *手术治疗* 对以偏侧肢体症状为主的严重病例可施行丘脑腹外侧核损毁术和脑深部电刺激术(DBS)。采用副神经和上颈段神经根切断术对部分严重痉挛性斜颈可缓解症状，但常复发。

3. *肉毒毒素治疗* A型肉毒杆菌毒素局部注射疗效较佳，该药通过酶效应抑制乙酰胆碱囊泡的量子性释放，使肌肉收缩力减弱，消除肌肉痉挛，注射部位选择临床检查示痉挛最严重之肌肉或肌电图检查示有明显异常放电之肌群。注射剂量应个体化，痉挛性斜颈可选择胸锁乳突肌、颈夹肌、斜方肌三对肌肉中的四块行多点注射，对眼睑痉挛和口-下颌肌张力障碍可分别选择眼裂周围皮下和口轮匝肌行多点注射，1次总剂量不超过55 U。2～5 d后起效，可持续3个月或以上，显效率达50%～90%，重复注射有效。继发性肌张力障碍者则需同时治疗原发疾病。

面肌痉挛

【西医学定义】

以一侧面部肌肉阵发性不自主抽动为特征的脑神经疾病，无神经系统其他阳性体征，常为特发性面神经麻痹的暂时性或永久性后遗症。

【病理生理】

多数学者认为本病的发生与面神经通路受到机械性刺激和压迫有关，少部分鉴于面神经麻痹恢复不完全的患者。小脑下前动脉、小脑下后动脉、小脑上动脉及静脉血管受压迫可致病。脑桥小脑角区的肉芽肿、肿瘤、囊肿等压迫面神经也可引起面肌痉挛。发病机制可能是面神经的异位兴奋和伪突触传导所致。

【临床表现】

多在中年以后发病，女性多见。多从一侧眼轮匝肌间歇性轻微抽动起病，缓慢地扩散至同一侧的其他面肌，口角部肌肉最易受累，严重者可累及同侧颈阔肌。抽搐的轻重程度不等，可因疲劳、精神紧张和自主运动而加剧，不能自行控制，入睡后消失。神经系统检查无阳性体征。

【辅助检查】

肌电图检查显示肌纤维震颤和肌束震颤波。刺激面神经后患侧面肌可出现 10～65 Hz 同步阵发性急促动作电位，痉挛抽动者可见 100～300 Hz 的动作电位。

【诊断】

根据病史及临床表现特点，查体无其他阳性体征，肌电图可见肌纤维震颤和肌束震颤波，不难做出诊断。

【鉴别诊断】

1. *梅格斯综合征* 该病或称为特发性眼睑痉挛-口-下颌肌张力障碍综合征，亦好发于老年女性，表现为两侧睑痉挛，且伴有面肌、下颌、口舌、喉及颈肌肌张力障碍。

2. *舞蹈病* 该病可出现面肌抽动，但多为双侧，常伴有躯干、四肢的不自主运动。

【西医治疗】

1. *肉毒毒素治疗* A 型肉毒毒素被认为是目前治疗该病最安全有效的首选方法。在选择的肌肉终板处注射极小量肉毒毒素即可产生足够的麻痹效应，多数患者症状可获明显改善，疗效平均持续时间为 3 个月左右，复发后重复注射还有效。

2. *其他治疗* 可试用卡马西平 0.1 g，每日 3 次，缓慢增量，部分患者发作可完全消失。氯硝西泮 0.5～1 mg，每日 3 次，可使症状减轻。重症者可试用 50％乙醇阻滞治疗和颅后窝微血管减压术，虽有肯定疗效，但易导致不同程度的面瘫。

僵人综合征

【西医学定义】

僵人综合征为一种中枢神经系统自身免疫病，以进行性中轴肌肉强直及痛性痉挛为特点。

【病理生理】

本病因中枢神经系统突触存在抗谷氨酸脱羧酶抗体引起 γ-氨基丁酸受体或相关蛋白功能障碍，造成突触前抑制障碍，使多突触反射增强或造成下降性控制通道缺陷，使脑干和脊髓运动神经元兴奋性升高而发病。96％僵人综合征患者的血清和脑脊液内谷氨酸脱羧酶抗体滴度升高，但仍有部分患者谷氨酸脱羧酶抗体呈阴性。

【临床表现】

发病年龄一般在 30～60 岁，通常为中年男性，主要表现为肌肉强直及痛性痉挛。首发症状常为肌肉发作性疼痛、发紧，多出现在中轴躯干肌肉，持续几周或数月后症状固定。肌肉痛性痉挛为最主要的特点，与肌强直并存，近端肌肉及中轴肌肉最早受累，以后波及远端，下肢比上肢重，晚期可影响咽喉肌、咀嚼肌、呼吸肌。由于收缩肌和拮抗肌同时出现痉挛，出现肌肉强直，呈石板样硬度，累及躯干、肢体、颈肌，使关节固定，不能行走，常突然倒地并出现僵直的特殊姿势，故称为“僵人”。肌痉挛及肌强直并非持续性存在，也不一定对称性分布，在程度上有一定的波动性。睡眠时症状消失，噪声、震动、肢体主动运动、肌肉被动牵张、情绪紧张均可诱发。神经系统及肌肉查体常无异常。

【辅助检查】

肌电图 在静息状态下，肌肉完全放松时无

任何自发电活动，运动电位时限及电压正常；当肌肉出现张力性收缩及僵硬时，肌电图上出现自发的运动电位，组成电位的时限、电压与正常动作电位相同；通常重叠有几组排放的动作电位，与出现肌肉痉挛一致。在痉挛期可见收缩肌、拮抗肌同步性放电；在肌肉被动伸展和刺激皮肤时，均可引发运动电位发放，并迅速扩展到对侧及其他部位的肌肉；当局部用麻醉药神经阻滞时，自发放电完全停止。运动及感觉神经传导速度正常。重复刺激检查时诱发电位的幅度无递增或递减现象。H 反射容易引出。

【诊断】

表现为进行性、波动性的肌肉痉挛、肌强直，病变累及肢体近端及远端肌肉，噪声、感觉刺激、情绪激动均可诱发，肌电图上出现连续性运动电位，睡眠、麻醉、地西泮注射可解除肌肉痉挛。根据上述特点可做出诊断。

【鉴别诊断】

其他肌强直疾病 肌强直疾病时出现肌强直、叩击性肌强直，重复运动后减轻，肌电图上出现肌强直电活动。

【西医治疗】

1. *对症治疗* 地西泮可减轻症状，轻度发作时可口服 5～10 mg，每 4～6 h 1 次，程度较重时可用 5～10 mg 静脉注射或 50～100 mg 加 500 ml 溶液中持续静脉滴入。另外还可选用氯硝西泮、劳拉西泮等。

2. *免疫抑制剂* 可采用甲泼尼龙冲剂治疗，大剂量免疫球蛋白静脉注射，还可试用血浆置换及其他免疫抑制剂。

第三节 病例分析

案 1

眼睑、面部肌肉痉挛 2 年，加重 2 d（面肌痉挛）。

［患者一般情况］姓名：宋某；性别：男性；年龄：48 岁；民族：壮族；婚姻状况：已婚；身高 165 cm，体重 62 kg。出生地：广西邕宁；职业：农民。入院时间：2016－4－23；发病节气：谷雨；病史陈述者：患者本人。

［主诉］眼睑、面部肌肉痉挛 2 年，加重 2 d。

［现病史］患者于 2 年前开始逐渐出现左侧面部肌肉抽搐，伴左眼睑痉挛，表现为左眼频繁眨眼，怕光，症状持续约数分钟可缓解，约 1 个月后右眼睑、右面部亦出现类似痉挛现象，病情反复，呈发作性，每次持续数秒至数分钟不等，于精神紧张、疲劳及见强光后痉挛加重，心情愉快及休息后减轻，入睡后停止，无头晕、头痛、一过性黑矇，无肢体抽搐、意识丧失，无胸闷、恶心呕吐，无肢体瘫痪、言语不利、尿便失禁，无伸舌、缩舌、噘嘴，无复视、颜面部疼痛等不适，患者未重视，未进一步诊治。近 2 d 外出吹风受凉后，患者双侧面部肌肉抽搐及眼睑痉挛现象较前频繁，左侧为著，以致双眼常常睁不开，影响日常工作及生活，遂来院就诊要求进一步诊治，门诊拟诊为"面肌痉挛"收住院。病后，患者精神较好，纳可，寐欠佳，时有多梦、失眠，二便调，近期体重无明显改变。

［既往史］平素体健，无"高血压、糖尿病、心脏病、肝炎、结核"等特殊疾病史，无药物及食物过敏史。

［家族史］无特殊。

［入院查体］T 36.9℃，P 76 次/分，R 20 次/分，BP 120/88 mmHg。神清，精神可，发育正常，营养中等，形体适中。舌干红，苔薄而少津，脉细数。内科查体无异常。神经系统查体：神志清楚，言语清晰流利，问答查体合作。右利手。记忆力、计算力及定向力等高级皮质功能检查均正常。视力、视野粗测正常。双眼睑痉挛，阵发性加重，不易睁眼，双侧面部、口角交替性出现不自主抽搐，左侧为著，双侧眼球活动自如，无复视及眼震。双侧瞳孔等大等圆，直径约 3.0 mm，对光反射灵敏。双侧角膜反射灵敏，无面部感觉障碍，张口下颌居中，下颌反射未引出。双侧额纹、鼻唇沟对称，示齿口角不偏。听力粗测正常，Rinnie 试验阴性，Weber 试验居中。双侧软腭上抬有力，悬雍垂居中，咽反射存在。双侧转头耸

肩有力、对称。伸舌居中,无舌肌萎缩及舌肌震颤。四肢肌力 5 级,肌张力正常,四肢共济运动协调。深浅感觉无异常。双侧腱反射对称存在,病理反射未引出。颈软,无抵抗,脑膜刺激征阴性。

［辅助检查］入院后查血常规、尿常规、大便常规、C 反应蛋白、心脏联合标志物测定、凝血功能、血生化、空腹血糖、餐后 2 h 血糖、肿瘤标志物测定、红细胞沉降率等均未见明显异常。胸部 CT、心电图、脑电图、肌电图、头颅 MRI、TCD 等检查均正常。焦虑抑郁量表评定示轻度抑郁、轻度焦虑。

【病例分析】

1. 病情特点　① 患者中年男性,隐匿起病,病情逐渐加重,为慢性病程。② 主要表现为逐渐加重的眼睑、面肌痉挛,不易睁眼,呈发作性,每次持续时间短暂,于精神紧张、疲劳及见强光后痉挛加重,心情愉快及休息后减轻,入睡后停止,不伴畏寒发热、头晕、头痛、肢体抽搐,无颜面部疼痛等。睡眠障碍。③ 既往及家族史,无特殊。④ 入院查体,生命体征正常,双侧眼睑、面肌痉挛,睁眼困难,余无其他神经系统阳性定位体征。⑤ 辅助检查,焦虑抑郁量表评定示轻度抑郁、轻度焦虑,脑电图、肌电图及头颅 MRI 检查未见异常。

2. 诊断　中医诊断:痉证,阴血亏虚。西医诊断:① 面肌痉挛。② 焦虑抑郁状态。

中医辨病分析:患者因“眼睑、面部肌肉痉挛 2 年,加重 2 d”入院,病属中医学之“痉证”范畴,舌干红,苔薄而少津,脉细数,故证属“阴血亏虚”。患者素体阴血亏虚导致阴血不足,津伤液脱,筋脉失养而见眼睑、面部肌肉痉挛。舌干红,苔薄而少津,脉细数,皆为阴血亏虚之象。病位在筋脉,为肝所主,病性属虚。

(1) 西医定位、定性诊断:面肌痉挛。

1) 定位诊断:根据患者双侧眼睑及面部肌肉痉挛,于精神紧张、疲劳及见强光后加重,心情愉快及休息后减轻,入睡后停止,不伴畏寒发热、头晕、头痛、肢体抽搐,无颜面部疼痛等。余神经系统查体未见阳性定位体征,故考虑定位于双侧面神经。

2) 定性诊断:患者中年男性,隐匿起病,病情逐渐加重,为慢性病程。主要表现为逐渐加重的双侧眼睑、面肌痉挛,不易睁眼,呈发作性,每次持续时间短暂,于精神紧张、疲劳及见强光后痉挛加重,心情愉快及休息后减轻,入睡后停止,不伴畏寒发热、头晕、头痛、肢体抽搐,无颜面部疼痛、复视等。伴有睡眠及情绪障碍。脑电图、肌电图及头颅 MRI 检查均未见异常,无家族遗传史。故诊断上首先考虑为功能性面肌痉挛。

(2) 中医鉴别诊断

1) 痫病:痫病表现为四肢抽搐,两目上视,昏不识人,与痉证相似,但痫病多有反复发作史,发作前常无明显诱因,发病突然,伴口吐涎沫,或有怪叫声,或有遗尿,移时苏醒,一如常人。痉证发作多有外感、内伤等病因,发时伴高热、呕吐等症,且多无自然恢复者。

2) 厥证:痉证可伴有神识昏迷,与厥证相似,伴发神昏时也有称为痉厥者,实为痉与厥并见。痉证是以肢体抽搐、强急为主症,神昏或为其伴发症;而厥证是以突然昏倒、不省人事、四肢厥冷为主症,甚至也有一厥不复而殁者,一般无四肢抽搐和项背强直等表现。

3) 中风:中风以突然昏仆,不省人事,或不经昏仆而渐进加重,即以半身不遂、口舌歪斜为主症;而痉证却无半身不遂、口舌歪斜,可资鉴别。

(3) 西医鉴别诊断

1) 功能性眼睑痉挛:常见于中年以上女性患者,常为双侧性,仅仅限于眼睑肌的痉挛,无下部面肌抽搐等症。该患者眼睑肌痉挛的同时伴有面部、口角抽搐,故排除。

2) 面神经麻痹后遗症:患者既往无特发性面神经麻痹病史,无相应周围性面神经麻痹的症状体征,故排除。

3) 三叉神经痛:患者无颜面部阵发性剧痛,无三叉神经痛的临床症状及相应体征,故可排除继发于三叉神经痛所伴发的面部肌肉痉挛。

4) 中枢性病变:如脑底部、脑干某些病变有时可引起继发性面肌痉挛,但患者除眼睑、面肌痉挛外，并无更多神经系统阳性定位体征，故诊断继发性面肌痉挛依据不足。

3. 治疗方案

(1) 中医治疗

治法：滋阴补血，缓急止痉。

方药：四物汤合大定风珠加减。生白芍药 18 g，阿胶 9 g，生龟甲 12 g，干地黄 18 g，火麻仁 6 g，五味子 6 g，生牡蛎 12 g，麦冬 18 g，炙甘草 12 g，生鸡子黄 2 个，生鳖甲 12 g，川芎 9 g，当归 9 g。

每日 1 剂，水煎 400 ml，分早、晚 2 次饭后温服。

针灸取穴：阳白(左)，颧髎(左)，下关(左)，地仓(左)，颊车(左)，攒竹(左)，翳风(左)，合谷(双)，太溪(双)，太冲(双)。

毫针针刺，中等刺激，留针 30 min，每日 1 次。

(2) 西医治疗

1) GABA 受体激动剂：巴氯芬片从 5 mg 每日 3 次开始口服，逐渐加量至每日 20～30 mg 服用。

2) 氟哌啶醇：从小剂量 1/4 片每日 2 次开始服用，逐渐加量至 1 mg 每日 3 次口服。注意预防锥体外系反应。

3) 如肌肉痉挛明显，必要时可服用苯二氮䓬类如地西泮片 2.5～5 mg、氯硝西泮片 1～2 mg、阿普唑仑片 0.4～0.8 mg 等减缓痉挛及痉挛引起的疼痛等。

4) 抗焦虑抑郁、调节情绪治疗：如草酸艾司西酞普兰从 5 mg 每日 1 次开始服用，逐渐增加剂量至 20 mg 每日 1 次口服调节情绪。心电图提示 QT 间期延长者禁用。

5) 经颅磁刺激治疗。

4. 住院治疗经过及其转归　入院后给予患者卧床休息，巴氯芬片从 5 mg 每日 3 次开始口服，逐渐加量至 10 mg 每日 3 次服用；氟哌啶醇片从小剂量每日 1/4 片 2 次开始服用，逐渐加量至 1 mg 每日 3 次口服；草酸艾司西酞普兰从每日 5 mg 1 次开始口服，逐渐加量至 20 mg 每日 1 次调节情绪，并配合中医中药活血化瘀通络、针灸、经颅磁刺激等综合治疗。治疗 2 周后患者病情明显好转，无明显药物毒副作用，情绪好转、稳定出院，现以巴氯芬片 10 mg 每日 3 次、氟哌啶醇片 1 mg 每日 2 次联合草酸艾司西酞普兰 15 mg 每日 1 次口服控制病情。嘱注意面部防寒保暖，避免吹风受凉、情绪紧张及劳累等，门诊定期随诊。

案 2

不自主眨眼、张口伸舌 4 个月，加重 5 d (Meige 综合征)。

[患者一般情况] 姓名：林某；性别：女性；年龄：46 岁；民族：汉族；婚姻状况：已婚；身高 158 cm，体重 50 kg。出生地：广西宾阳；职业：工人。入院时间：2015－6－28；发病节气：夏至；病史陈述者：患者本人。

[主诉] 不自主眨眼、张口伸舌 4 个月，加重 5 d。

[现病史] 患者于 4 个月前无明显诱因出现不自主眨眼，开始以左眼为主，渐及双眼，间歇性出现，伴视矇、双眼睁开困难，时有头晕、畏光、流泪、眼部有刺激感，在疲劳后、注视物体、看电视时症状加重，睡眠、放松时减轻，症状无晨轻暮重。无头痛、视物重影，无恶心、呕吐，无肢体乏力麻木、饮水呛咳、吞咽困难，无胸闷、胸痛、呼吸困难，无言行异常、意识不清、大小便失禁等。曾于当地医院就诊，具体诊治情况不详，效果欠佳。多次就诊于外院，查眼底未见 K－F 环，桥小脑区及脑干 MRI 平扫、面听神经及血管薄层扫描、三维重建均未见异常，予卡马西平片口服对症治疗，症状无明显改善。近 1 个月来出现不自主张口、缩唇、伸舌、噘嘴等异常动作，说话困难，饮水稍呛。5 d 前开始患者不自主眨眼、张口伸舌等异常动作增加，双眼睁不开，今来院就诊要求进一步诊治，门诊拟诊为“肌张力障碍”收住入院。自发病以来，患者精神欠佳、纳寐差，二便正常，体重下降约 3 kg。

[既往史] 平素体健，无“高血压、糖尿病、心脏病、肝炎、结核”等特殊疾病史，无药物及食物过敏史。

［个人史］无特殊。

［家族史］无特殊。

［入院查体］T 36.6℃，P 72 次/分，R 20 次/分，BP 120/86 mmHg。神清，精神尚可，发育正常，营养中等，形体适中。舌淡，苔白，脉浮紧。内科查体无异常。神经系统查体：神志清楚，言语清晰流利，问答查体合作。右利手。记忆力、计算力及定向力等高级皮质功能检查均正常。视力、视野粗测正常。双眼睑痉挛，阵发性加重，不易睁眼，双侧眼球活动自如，无复视及眼震。双侧瞳孔等大等圆，直径约 3.0 mm，对光反射灵敏。双侧角膜反射灵敏，无面部感觉障碍，张口下颌居中，下颌反射未引出。双侧额纹、鼻唇沟对称，示齿口角不偏。听力粗测正常，Rinnie 试验阴性，Weber 试验居中。双侧软腭上抬有力，悬雍垂居中，咽反射存在。双侧转头耸肩有力、对称。伸舌居中，无舌肌萎缩及舌肌震颤。不自主张口、缩唇、伸舌、噘嘴。四肢肌力 5 级，肌张力正常，四肢共济运动协调。深浅感觉无异常。双侧腱反射对称存在，病理反射未引出。颈软，无抵抗，脑膜刺激征阴性。

［辅助检查］入院后完善血常规、尿常规、大便常规、C 反应蛋白、心脏联合标志物测定、凝血功能、血生化、空腹及餐后 2 h 血糖、肿瘤标志物测定、红细胞沉降率等均未见明显异常。胸部 CT、心电图、脑电图、肌电图、头颅 MRI 均正常。新斯的明试验阴性。焦虑抑郁量表评定示中度抑郁、轻度焦虑。

【病例分析】

1. 病情特点　① 患者中年女性，隐匿起病，病情逐渐加重，为慢性病程。② 主要表现为逐渐加重的眼睑痉挛，一侧起病，渐累及双侧，伴视矇、双眼睁开困难，畏光、流泪、眼部有刺激感，在疲劳后、注视物体、看电视时症状加重，睡眠、放松时减轻，症状无晨轻暮重。同时出现不自主张口、缩唇、伸舌、噘嘴等口周异常动作，说话困难，饮水稍呛。③ 既往史及家族史，无特殊。④ 入院查体。生命体征正常。双侧眼睑痉挛，睁眼困难，不自主张口、缩唇、伸舌、噘嘴等口周异常动作，说话困难，饮水稍呛，余无其他神经系统阳性定位体征。⑤ 辅助检查。焦虑抑郁量表评定示中度抑郁、轻度焦虑。脑电图、肌电图及头颅 MRI 检查未见异常。新斯的明试验阴性。

2. 诊断　中医诊断：痉证，邪壅经络。西医诊断：① Meige 综合征（眼睑痉挛-口-下颌肌张力障碍综合征）。② 焦虑抑郁状态。

中医辨病分析：患者因“不自主眨眼、张口伸舌 4 个月，加重 5 d”入院，病属中医学之“痉证”范畴，舌苔白，脉浮紧，故证属“邪壅经络”。患者起居不慎感受邪气，壅滞经络，气血运行不利，筋脉失养，挛急而致不自主眨眼、张口伸舌。舌苔白，脉浮紧，均为邪气在表之征。病位在筋脉，为肝所主，病性属实。

（1）西医定位、定性诊断：Meige 综合征（眼睑痉挛-口-下颌肌张力障碍综合征）。

1）定位诊断：根据患者双侧眼睑痉挛，口-下颌肌张力障碍，余无神经系统其他阳性定位体征，故考虑定位于锥体外系。

2）定性诊断：患者中年女性，隐匿起病，病情逐渐加重，为慢性病程。主要表现为逐渐加重的眼睑痉挛，双眼睁开困难，在疲劳后、注视物体、看电视时症状加重，睡眠、放松时减轻，症状无晨轻暮重。同时出现不自主张口、缩唇、伸舌、噘嘴等口周异常动作，说话困难，饮水稍呛。伴有睡眠及情绪障碍。脑电图、肌电图及头颅 MRI 检查均未见异常。以双侧眼睑痉挛，伴口-下颌肌张力障碍为主要表现，故诊断上首先考虑为眼睑痉挛-口-下颌肌张力障碍综合征（Meige 综合征）。

（2）中医鉴别诊断

1）痫病：痫病表现为四肢抽搐，两目上视，昏不识人，与痉证相似，但痫病多有反复发作史，发作前常无明显诱因，发病突然，伴口吐涎沫，或有怪叫声，或有遗尿，移时苏醒，一如常人。痉证发作多有外感、内伤等病因，发时伴高热、呕吐等症，且多无自然恢复者。

2）厥证：痉证可伴有神识昏迷，与厥证相似，伴发神昏时也有称为痉厥者，实为痉与厥并见。痉证是以肢体抽搐、强急为主症，神昏或为其伴发症；而厥证是以突然昏倒、不省人事、四肢厥冷为主症，甚至也有一厥不复而殁者，一般无四肢抽搐和项背强直等表现。

3）中风：中风以突然昏仆，不省人事，或不经昏仆而渐进加重，即以半身不遂、口舌歪斜为主症，而痉证却无半身不遂、口舌歪斜，可资鉴别。

（3）西医鉴别诊断

1）重症肌无力：常由手术、精神创伤、过度劳累诱发，肌无力于下午或傍晚、劳累后加重，有受累肌肉病态易疲劳性特点，晨起或休息后减轻，有“晨轻暮重”表现，全身肌肉均可受累，多以脑神经支配的肌肉最先受累。该患者病情无晨轻暮重特点，新斯的明试验阴性，故诊断依据不足。

2）面肌痉挛：常为一侧眼睑或面肌抽动，持续时间短，无眼睑持续痉挛，不伴有口-下颌不自主抽动。结合该患者病情特点，故排除。

3）僵人综合征：表现为发作性躯干和四肢近端肌紧张、僵硬和强直，而面肌和肢体远端多不受累，常伴有疼痛。肌电图在患者休息和肌肉放松时均可出现持续性运动单位电活动。结合该患者临床表现及肌电图检查无异常等病情特点，可排除。

3. 治疗方案

（1）中医治疗

治法：祛风散邪，燥湿和营。

方药：羌活胜湿汤加减。羌活 6 g，独活 6 g，藁本 3 g，防风 3 g，炙甘草 3 g，蔓荆子 2 g，川芎 1.5 g。

每日 1 剂，水煎 400 ml，分早、晚 2 次饭后温服。

针灸取穴：阳白（双），颧髎（双），下关（双），地仓（双），颊车（双），攒竹（双），率谷（双），风池（双），合谷（双），太冲（双）。

毫针针刺，中等刺激，留针 30 min，每日 1 次。

（2）西医治疗

1）内科治疗：① 苯二氮䓬类药物，氯硝西泮片首选，可 1～2 mg 睡前 1 次口服减缓肌肉痉挛及痉挛引起的疼痛等。② GABA 受体激动剂，巴氯芬片从 5 mg 每日 3 次开始口服，逐渐加量至每日 20～30 mg 服用。③ 胆碱能受体阻滞剂，盐酸苯海索片（安坦）从小剂量 1 mg 每日 2 次口服起，逐渐加量至 2 mg 每日 3 次口服。注意预防精神症状、认知功能减退等药物不良反应。④ 氟哌啶醇，可能有效，可从小剂量 1/4 片每日 2 次开始服用，逐渐加量至 1 mg 每日 3 次口服。注意预防锥体外系反应。⑤ 抗焦虑抑郁、调节情绪治疗，如草酸艾司西酞普兰从 5 mg 每日 1 次开始服用，逐渐增加剂量至 20 mg 每日 1 次口服调节情绪。心电图提示 QT 间期延长者禁用。⑥ 经颅磁刺激治疗。

2）局部注射肉毒杆菌毒素（BTX－A）：可选择眼裂周围皮下和口轮匝肌多点注射。

3）外科手术治疗：药物治疗无效，可采用手术治疗，目前 DBS 手术是伴随着立体定向技术的发展应运而生的一种新型的治疗 Meige 综合征的方法，即在 MRI 引导下丘脑底核或苍白球电刺激术。或可采用面神经、三叉神经微血管减压术＋梳理术。

4. 住院治疗经过及其转归　入院后给予患者氯硝西泮片 2 mg 睡前 1 次；巴氯芬片从 5 mg 每日 3 次开始口服，逐渐加量至 10 mg 每日 3 次服用；草酸艾司西酞普兰从 5 mg 每日 1 次开始口服，逐渐加量至 20 mg 每日 1 次调节情绪；并配合中医中药活血化瘀通络、针灸、经颅磁刺激等综合治疗。治疗 10 d 后患者病情好转，情绪稳定出院，现以巴氯芬片 10 mg 每日 3 次、氯硝西泮片 2mg 睡前 1 次联合草酸艾司西酞普兰 20 mg 每日 1 次口服控制病情。嘱门诊定期随诊。

案 3

头颈部不自主向右侧偏转 3 个月，加重 1 周（痉挛性斜颈）。

［患者一般情况］姓名：周某；性别：男性；年龄：50 岁；民族：汉族；婚姻状况：已婚；身高 167 cm，体重 68 kg。出生地：广西河池；职业：工人。入院时间：2017－1－22；发病节气：大寒；病史陈述者：患者本人。

[主诉] 头颈部不自主向右侧偏转3个月，加重1周。

[现病史] 患者于3个月前无明显诱因出现头颈部向右侧偏转，病初症状不明显，患者未在意。上述症状愈发明显及发作频繁，患者不能控制，头颈部向右侧偏转时伴左侧颈项部肌肉痉挛、疼痛，头部被牵拉向后仰，有时需要用双手用力托住后枕部方能将头部转回原位。上述症状于精神紧张、情绪激动及久坐、久站后明显，安静休息及心情愉快时减轻，曾于当地医院就诊，行颈椎X线片、颈椎CT检查提示“颈椎病”，按“颈椎病”给予消炎止痛、针灸及康复理疗等治疗半个月，效果不明显。近1周来，患者上述症状较前加重，头颈部不自主向右侧偏转症状几乎持续存在，伴颈项部肌肉痉挛、明显疼痛，有时亦牵扯至前额及双颞部，导致头部牵扯样疼痛，严重影响工作及睡眠，现为求进一步诊治来诊，门诊拟诊为“痉挛性斜颈?”收住院。自发病以来，患者无头晕、视物模糊，无畏寒发热、恶心呕吐，无肢体乏力、麻木、抽搐，无言语不利、饮水呛咳，无意识不清、二便失禁等。精神欠佳、纳寐差，二便调，体重无明显减轻。

[既往史] 平素体健，无中毒、颅脑外伤、脑炎、脑肿瘤等特殊病史。

[个人史] 无特殊。

[家族史] 无特殊。

[入院查体] T 36.9℃，P 82次/分，R 20次/分，BP 130/80 mmHg。神清，精神欠佳，发育正常，营养中等，形体适中。舌暗，苔薄白，脉细涩。心肺腹查体未见异常。神经系统查体：神志清楚，言语清晰流利，问答查体合作。右利手。记忆力、计算力及定向力等高级皮质功能检查均正常。视力、视野粗测正常。双侧眼裂正常，无眼睑下垂，双侧眼球活动自如，无复视及眼震。双侧瞳孔等大等圆，直径约3.0 mm，对光反射灵敏。双侧角膜反射灵敏，无面部感觉障碍，张口下颌居中，下颌反射未引出。双侧额纹、鼻唇沟对称，示齿口角不偏。听力粗测正常，Rinnie试验阴性，Weber试验居中。双侧软腭上抬有力，悬雍垂居中，咽反射存在。头颈部向右侧偏转并呈后仰位，左侧胸锁乳突肌较右侧肥厚、肌张力增高，局部肌肉有压痛，双侧颈项肌及斜方肌肌张力增高，伸舌居中，无舌肌萎缩及舌肌震颤。四肢肌力5级，肌张力正常，四肢共济运动协调。深浅感觉无异常。双侧腱反射对称存在，病理反射未引出。颈项强直，凯尔尼格征、布鲁津斯基征阴性。

[辅助检查] 入院后完善血常规、尿常规、大便常规、C反应蛋白、心脏联合标志物测定、凝血功能、血生化、空腹及餐后2 h血糖、肿瘤标志物测定、红细胞沉降率、抗“O”、RF、甲状腺功能、风湿免疫相关化验检查等均未见明显异常。胸部CT、心电图、头颅MRI均正常。颈椎MRI示颈椎病。肌电图示左侧胸锁乳突肌、斜方肌及头夹肌存在痉挛电位。焦虑抑郁量表评定示无焦虑抑郁。

【病例分析】

1. 病情特点　① 患者中年男性，隐匿缓慢起病，病情逐渐加重。② 主要表现为逐渐加重的头颈部不自主向右侧偏转及后仰。劳累及情绪激动、紧张时加重，休息及心情愉快时减轻。③ 既往及家族史，无特殊。④ 入院查体。生命体征正常。头颈部向右侧偏转并呈后仰位，左侧胸锁乳突肌较右侧肥厚、肌张力增高，局部肌肉有压痛，双侧颈项肌及斜方肌肌张力增高，余无其他神经系统阳性定位体征。⑤ 辅助检查。头颅MRI检查正常。颈椎MRI示颈椎病。肌电图示左侧胸锁乳突肌、斜方肌及头夹肌存在痉挛电位。

2. 诊断　中医诊断：痉证，痰瘀阻络。西医诊断：① 痉挛性斜颈。② 颈椎病。

中医辨病分析：患者因“头颈部不自主向右侧偏转3个月，加重1周”入院，病属中医学之“痉证”范畴，舌暗，苔薄白，脉细涩，故证属“痰瘀阻络”。患者素体痰湿加之久病不愈，痰瘀阻络，筋脉失养而拘急则见头颈部不自主向右侧偏转。舌质暗，苔薄白，脉细涩，为瘀痰阻络之征。病位在筋脉，为肝所主，病性属虚实夹杂。

(1) 西医定位、定性诊断：痉挛性斜颈。

1) 定位诊断：根据患者头颈部不自主向右

侧偏转及后仰，体征上存在左侧胸锁乳突肌较右侧肥厚、肌张力增高，局部肌肉有压痛，双侧颈项肌及斜方肌肌张力增高，余无神经系统其他阳性定位体征，故考虑定位于锥体外系。

2）定性诊断：患者中年男性，隐匿缓慢起病，病情逐渐加重。主要表现为逐渐加重的头颈部不自主向右侧偏转及后仰。劳累及情绪激动、紧张时加重，休息及心情愉快时减轻。体征上存在左侧胸锁乳突肌较右侧肥厚、肌张力增高，局部肌肉有压痛，双侧颈项肌及斜方肌肌张力增高，余无其他神经系统阳性定位体征。头颅 MRI 检查正常。肌电图示左侧胸锁乳突肌、斜方肌及头夹肌存在痉挛电位。病前无明确疾病史及服药史，无精神性因素，故诊断上首先考虑为原发性病变，痉挛性斜颈。

（2）中医鉴别诊断

1）痫病：痫病表现为四肢抽搐，两目上视，昏不识人，与痉证相似，但痫病多有反复发作史，发作前常无明显诱因，发病突然，伴口吐涎沫，或有怪叫声，或有遗尿，移时苏醒，一如常人。痉证发作多有外感、内伤等病因，发时伴高热、呕吐等症，且多无自然恢复者。

2）厥证：痉证可伴有神识昏迷，与厥证相似，伴发神昏时也有称为痉厥者，实为痉与厥并见。痉证是以肢体抽搐、强急为主症，神昏或为其伴发症；而厥证是以突然昏倒、不省人事、四肢厥冷为主症，甚至也有一厥不复而殁者，一般无四肢抽搐和项背强直等表现。

3）中风：中风以突然昏仆，不省人事，或不经昏仆而渐进加重，即以半身不遂、口舌歪斜为主症，而痉证却无半身不遂、口舌歪斜，可资鉴别。

（3）西医鉴别诊断

1）颈椎病：如颈椎间盘突出等。患者常诉颈部不适，亦可有一侧颈肌萎缩、头部偏斜等症状，但一般不会有痉挛样发作。同时上颈段的病变一般可导致四肢腱反射活跃，肢体运动或感觉功能的改变，如肢体无力、麻木等，甚至可出现病理征，而痉挛性斜颈一般不会引起此种改变。

2）注意与继发性因素相鉴别：如癔病性、药物性所致的斜颈或眼肌麻痹后的代偿性斜颈所致，癔病性斜颈，发作突然，头部及颈部活动变化多端，无一定规律，经暗示治疗后症状可随情绪稳定而缓解。患者焦虑抑郁量表评定无情绪障碍，且依据患者病史已基本排除这些继发性因素。

3. 治疗方案

（1）中医治疗

治法：活血豁痰，通络止痉。

方药：通窍活血汤合导痰汤加减。半夏 6 g，橘红 3 g，茯苓 3 g，枳实 3 g，南星 3 g，甘草 1.5 g，赤芍药 3 g，川芎 3 g，桃仁 9 g，红枣 10 g，红花 9 g，老葱 9 g，鲜姜 9 g，麝香 0.15 g。

每日 1 剂，水煎 400 ml，分早、晚 2 次饭后温服。

针灸取穴：风池（双），完骨（双），翳风（双），颈百劳（右），肩井（右），肩中俞（右），后溪（双），中渚（双），血海（双），太冲（双）。

毫针针刺，中等刺激，留针 30 min，每日 1 次。

（2）西医治疗

1）内科治疗：① 胆碱能受体阻滞剂，盐酸苯海索片可从小剂量 1 mg 每日 2 次口服起，逐渐加量至 2 mg 每日 3 次口服，如患者疗效好或可耐受，可逐渐增加至 4 mg 每日 3 次口服，注意预防精神症状、认知功能减退等药物不良反应。② GABA 受体激动剂，巴氯芬片从 5 mg 每日 3 次开始口服，逐渐加量至每日 20～30 mg 服用。③ 左旋多巴。④ 氟哌啶醇、吩噻嗪类药物等：可能有效，氟哌啶醇片可从小剂量 1/4 片每日 2 次开始服用，逐渐加量至 1 mg 每日 3 次口服。注意预防锥体外系反应。⑤ 苯二氮草类药物如地西泮片 2.5～5 mg、氯硝西泮片 1～2 mg、阿普唑仑片 0.4～0.8 mg 等减缓痉挛及痉挛引起的疼痛等，部分病例有效。

2）局部注射肉毒杆菌毒素（BTX-A）：局部注射疗效佳，注射部位选择痉挛最严重的肌肉或肌电图显示明显异常放电的肌群，如左侧胸锁乳突肌、斜方肌、头夹肌等三对肌肉中的四块做多点注射，1 次总剂量一般不超过 55 U，操作需由接受过专业培训、技术熟练的人完成。

3) 外科手术治疗：对严重痉挛性斜颈患者如药物治疗无效，可采用手术治疗，如副神经核上颈段神经根切除术，部分病例可缓解症状，但可复发。

4. 住院治疗经过及其转归　入院后给予患者氯硝西泮片 2 mg 睡前 1 次、巴氯芬片从 5 mg 每日 3 次开始口服，逐渐加量至 10 mg 每日 3 次服用；盐酸苯海索片 2 mg 每日 3 次口服，并配合中医中药活血化瘀通络、针灸、康复理疗松解紧张肌肉等综合治疗，病初患者治疗效果尚满意，头颈部偏转减轻、疼痛缓解。但出院后 2 个月，患者疗效减退，症状复发，门诊随诊建议其行局部肉毒毒素 A 注射治疗，经治疗后病情改善。

案 4

四肢僵硬、乏力 8 年，加重伴咀嚼困难 1 年（先天性肌强直）。

［患者一般情况］姓名：黄某；性别：男性；年龄：14 岁；民族：壮族；婚姻状况：未婚；身高 158 cm，体重 50 kg。出生地：广西扶绥；职业：学生。入院时间：2015－1－24；发病节气：大寒；病史陈述者：患者父母。

［主诉］四肢僵硬、乏力 8 年，加重伴咀嚼困难 1 年。

［现病史］患者于 8 年前开始无明显诱因出现四肢肌肉僵硬、饱满感，肢体逐渐增粗，以双上臂及双大腿尤为明显，跑步及上楼梯均较困难，久坐后不能立即站起，长时间站立后不能立即迈步行走，握拳或持物后手指不能迅速松开，需反复握拳后手指方能松开，遇冷或紧张时上述症状加重，温暖环境中有所缓解，上学期间体育成绩较差，基本不合格。无眼睑下垂、视物模糊、视物重影，无言语不利、饮水呛咳，无头晕、头痛、恶心呕吐，无肌肉发红、疼痛，无肌肉萎缩等，曾于当地医院门诊就诊，考虑"肌营养不良"，给予对症处理后病情无好转，逐渐缓慢加重。近 1 年来患者出现咀嚼困难，常有咀嚼第一口饭后即出现张口不能，咀嚼硬物时容易疲劳，现为求进一步明确诊治来院就诊，门诊拟诊为"四肢乏力查因"收住院。病后，患者精神可，纳寐尚可，常口干口苦，小便调，时有便秘现象，病程中不伴发热，无皮疹、关节疼痛，无肢体麻木、抽搐，无胸闷、气促、呼吸困难，无意识不清、大小便障碍等不适，体重无明显改变。

［既往史］平素体健，无特殊疾病史，无药物及食物过敏史。

［个人史］足月顺产，出生正常，无脐带绕颈、难产、出生窒息史，生长发育、智力发育同正常同龄人。

［家族史］其母亲有类似相同症状。

［入院查体］T 36.8℃，P 68 次/分，R 20 次/分，BP 100/70 mmHg。神清，精神可，发育正常，营养良好，体格健壮。舌暗，苔薄白，脉弦滑。内科查体无异常。神经系统查体：神志清楚，言语清晰流利，问答查体合作。右利手。久坐后站立困难，稍微活动后站立、行走自如，步态正常。记忆力、计算力及定向力等高级皮质功能检查均正常。视力、视野粗测正常。双侧眼球活动自如，无复视及眼震。双侧瞳孔等大等圆，直径约 3.0 mm，对光反射灵敏。双侧角膜反射灵敏，无面部感觉障碍，张口下颌居中，下颌反射未引出。双眼闭合有力，闭目后不能立即睁眼，需反复睁闭眼后，睁眼自如。双侧额纹、鼻唇沟对称，示齿口角不偏。听力粗测正常，Rinnie 试验阴性，Weber 试验居中。双侧软腭上抬有力，悬雍垂居中，咽反射存在。双侧转头耸肩有力、对称。伸舌居中，无舌肌萎缩及舌肌震颤。四肢肌肉无萎缩，四肢肌容积饱满，触之僵硬，无压痛，用叩诊锤叩击局部肌肉可引出肌球征。四肢近端肌力 5－级、远端肌力 5 级，握拳后不能立即放松，需反复活动后方能放松手指，肢体活动自如。四肢肌张力正常。双侧指鼻试验、跟膝胫试验稳准，轮替试验笨拙，龙贝格征阴性。深浅感觉无异常。浅反射存在，四肢腱反射对称存在（＋＋），髌阵挛、踝阵挛阴性，病理反射未引出。颈软，无抵抗，脑膜刺激征阴性。自主神经系统检查无异常。

［辅助检查］入院后查血常规、尿常规、大便常规、C 反应蛋白、红细胞沉降率、凝血功能、肝

肾功能、电解质、心肌酶谱、甲状腺功能、风湿免疫等均未见明显异常。肌电图可见肌强直电位，插入电位延长，运动感觉神经传导速度正常。患者拒绝行肌肉活检。余胸片，心电图，头颅 MRI，腹部超声，甲状腺、心脏超声，裂隙灯，眼底等检查均未见明显异常。

【病例分析】

1. 病情特点　① 患者青少年，儿童期缓慢起病，病情逐渐加重。② 主要表现为四肢僵硬、乏力，四肢肌肉僵硬、饱满感，肢体逐渐增粗，以双上臂及双大腿尤为明显，跑步及上楼梯均较困难，久坐后不能立即站起，长时间站立后不能立即迈步行走，握拳或持物后手指不能迅速松开，需反复握拳后手指方能松开，遇冷或紧张时上述症状加重，温暖环境中缓解。伴咀嚼困难，常有咀嚼第一口饭后即出现张口不能。无肌肉发红、疼痛、肌肉萎缩等。③ 家族史，母亲有类似病史。④ 主要阳性体征。体格健壮。久坐后站立困难，稍微活动后站立、行走自如。双眼闭目后不能立即睁眼，需反复睁闭眼后，睁眼自如。四肢肌容积饱满，触之僵硬，用叩诊锤叩击局部肌肉可引出肌球征。四肢近端肌力 5－级、远端肌力 5 级，握拳后不能立即放松，需反复活动后方能放松手指，肢体活动自如。轮替试验笨拙，病理反射未引出。余无其他神经系统阳性定位体征。⑤ 辅助检查。头颅 MRI 检查正常。肌电图可见肌强直电位，插入电位延长，运动感觉神经传导速度正常。心肌酶谱正常。

2. 诊断　中医诊断：痉证，痰瘀阻络。西医诊断：先天性肌强直。

中医辨病分析：患者因“四肢僵硬、乏力 8 年，加重伴咀嚼困难 1 年”入院，病属中医学之“痉证”范畴，舌质暗，苔薄白，脉弦滑，故证属“痰瘀阻络”。患者久病不愈，痰瘀阻络，筋脉失养而拘急则见四肢僵硬。舌质暗，苔薄白，脉弦滑，为瘀痰阻络之征。病位在筋脉，为肝所主，病性属虚实夹杂。

(1) 西医定位、定性诊断：先天性肌强直。

1) 定位诊断：患者以四肢僵硬、乏力为主要临床表现，表现为握拳或持物时不能立即放松，咀嚼硬物时容易出现疲劳现象，近端肌无力、僵硬为主，体征上存在四肢近端肌力下降、肢体僵硬，叩诊时可引出肌球征，结合肌电图检查可见肌强直电位，肌源性损害改变，故考虑定位于肌肉。

2) 定性诊断：患者青少年，儿童期缓慢起病，病情逐渐加重。主要表现为四肢僵硬、乏力，四肢肌肉僵硬、饱满感，肢体逐渐增粗，以近端肌无力、僵硬为主，久坐后不能立即站起，长时间站立后不能立即迈步行走，握拳或持物后手指不能迅速松开，需反复握拳后手指方能松开，遇冷或紧张时上述症状加重，温暖环境中缓解。咀嚼硬物时容易疲劳。无肌肉发红、疼痛、肌肉萎缩等。有明确的阳性家族史。叩诊时可引出肌球征，结合肌电图检查可见肌强直电位，肌酶谱正常，故定性诊断考虑为先天性肌强直可能性大。

(2) 中医鉴别诊断

1) 痫病：痫病表现为四肢抽搐，两目上视，昏不识人，与痉证相似，但痫病多有反复发作史，发作前常无明显诱因，发病突然，伴口吐涎沫，或有怪叫声，或有遗尿，移时苏醒，一如常人。痉证发作多有外感、内伤等病因，发时伴高热、呕吐等症，且多无自然恢复者。

2) 破伤风：又称“金疮痉”，系外伤后创口不洁，感受风毒而成，发作时出现与痉证相似的临床表现。其常发生在外伤后 4～14 d，出现恶寒发热，项背强急，四肢抽搐，甚至角弓反张，常常出现典型苦笑面容，且自头面筋肉拘急开始。痉证多有外感或是内伤疾病史，无明显的外伤史，可与破伤风相鉴别。

(3) 西医鉴别诊断

1) 强直性肌营养不良：本病除了肌强直症状外，还常伴有明显的肌肉萎缩、脱发、白内障、内分泌功能障碍等，面肌和颈项部肌群受累明显，可有明显的肌萎缩现象。而本病患者无明显的肌肉萎缩，无脱发、白内障和内分泌功能障碍等，不伴其他系统的损害，据此可排除。

2) 先天性副肌强直：为骨骼肌的钠通道病。通常幼年起病，突出的症状是在寒冷程度尚不足以影响正常人活动的情况下，发生全身肌肉强直和无力，肌肉连续收缩后症状加重，反常性肌强直现象尤为明显。面肌、手肌受累明显，患者遇冷后睁眼困难，进食冷食物后可诱发咽喉部肌肉强直。温暖环境中，肌肉用力收缩后无放松困难现象。患者可有发作性的软瘫，寒冷环境及运动后容易诱发。肌无力的分布主要在近端肌肉，发作可持续数分钟到数日，强直和无力通常在活动后加重，这与先天性肌强直截然相反(后者的肌强直和无力均可在活动后消失)，故排除。

3) 高钾型周期性瘫痪：是一种骨骼肌钠通道病。发作时血钾升高，肌肉无力，可同时伴有轻度的肌强直现象，应注意鉴别。

3. 治疗方案

(1) 中医治疗

治法：活血豁痰，通络止痉。

方药：通窍活血汤合导痰汤加减。半夏 6 g，橘红 3 g，茯苓 3 g，枳实 3 g，南星 3 g，甘草 1.5 g，赤芍药 3 g，川芎 3 g，桃仁 9 g，红枣 10 g，红花 9 g，老葱 9 g，鲜姜 9 g，麝香 0.15 g。

每日 1 剂，水煎 400 ml，分早、晚 2 次饭后温服。

针灸取穴：百会，下关(双)，颊车(双)，廉泉，曲池(双)，外关(双)，合谷(双)，血海(双)，丰隆(双)，阳陵泉(双)，三阴交(双)，中脘。

毫针针刺，中等刺激，留针 30 min，每日 1 次。

(2) 西医治疗：先天性肌强直为常染色体遗传性疾病，目前尚无很好的根治办法。

1) 药物治疗：普鲁卡因胺为目前治疗肌强直的常用药物。首次剂量每日 0.5 g，以后逐渐增加剂量至 0.5～1.0 g，每日 3～4 次。主要的副作用有恶心、胃纳减退或腹泻等消化道症状。房室传导阻滞者禁用。其他药物如奎宁(常用剂量为每日 1.0～1.5 g，分 3 次口服)、苯妥英钠(常用剂量为每日 0.2～0.4 g，分 3 次口服)等均可应用。

2) 神经康复治疗。

4. 住院治疗经过及其转归　入院后给予患者普鲁卡因胺片 0.5 g 每日 1 次，逐渐增加剂量至 0.5 g 每日 3 次口服，胞磷胆碱钠营养神经肌肉，并配合中医中药活血化瘀通络、针灸、康复理疗等综合治疗缓解患者肌强直症状。住院 14 d，患者病情改善不明显，要求出院，嘱门诊定期随诊，注意防寒保暖，避免加重病情。

第十七章
颤　　震

第一节　中医学概念

【中医概念】

颤震是因脑髓失充，筋脉、肢体失控而发生以头部或肢体摇动颤抖，不能自制为主要临床表现的一类病证。轻者仅头摇或手足微颤；重者头部震摇大动，肢体颤动不止，甚则有痉挛扭转样动作，或兼有项强，四肢拘急，失去生活自理能力。

【中医源流】

颤震亦称“振掉”“颤振”“震颤”。《黄帝内经》无“颤震”病名，如《素问·至真要大论》曰“诸风掉眩，皆属于肝”，其中的“掉”即含震颤之义，《素问·脉要精微论》指出“骨者髓之府，不能久立，行则振掉，骨将惫矣”，阐明了肢体摇动属风象，与肝、肾、骨髓密切相关，《黄帝内经》的这一理论，一直被后世所宗。明代楼英在《医学纲目》中除肯定了《黄帝内经》肝风内动的观点，还扩充了病因病机内容，阐明风寒、热邪、湿痰均可作为病因生风致颤，并指出颤震“比之瘛疭，其势为缓”。孙一奎《赤水玄珠》又提出气虚、血虚均可引起颤震。至清代《张氏医通·颤振》明确指出颤震与瘛疭的鉴别：“颤振与瘛疭相类，瘛疭则手足牵引，而或伸或屈，颤振则振动而不屈也，也有头摇手不动者。盖木盛则生风生火，上冲于头，故头为颤振。”

【病因病机】

颤震的病因有虚实两方面，实证病因为风阳内动、痰热动风或瘀血夹风；虚证病因为髓海不足和气血亏虚。

1. *风阳内动*　多由年迈或久病肾亏，或劳欲太过，使肝肾阴虚，精血俱耗，以致水不涵木，风阳内动，筋脉失养，故颤动振掉或拘急强直等症由此而生；亦可由暴怒伤肝而气机不畅，阳气内郁，化热生风，风阳暴张，上冲头部或窜入经络，扰动筋脉而成。

2. *痰热动风*　多由肺、脾、肾亏虚，而致痰浊内生，又由五志过极，肝热化火，痰热互结，风火交盛，而致颤震。痰热夹风阻于四肢，则见肢体颤动；上冲于脑，则见头部摇动。

3. *气血亏虚*　多由劳倦过度，或饮食不节，或思虑内伤，心脾俱损。心气衰少，无力行血以荣四肢百骸；脾气受损，气血生化乏源，气血不足，不濡肢体经脉，筋脉失养，而成本病。

4. *瘀血夹风*　年老体弱，髓海不足，或气血亏虚，气虚无力行血，血行不畅日久成瘀。瘀阻脉道，又使得气血运行不畅，经脉失养，则拘急或颤抖；且年老之人，常肝肾不足，水不涵木，风阳内动，故瘀血夹风而发病。

5. *髓海不足*　久病或年迈肾亏精少，或七情之伤，或房室太过，暗耗肾精；肾虚髓减，髓海失充，神机失养，筋脉肢体失主而成。

综上所述，颤震常因年老体虚、情志过极、久病脏腑受损或劳逸失当，致使肝肾、气血不足，髓海失充，肢体失主，并与肝阳、痰热、瘀血等互阻络道。其病虽在筋脉，但为脑髓与肝、肾、脾、肺等脏器受损有关。本病病性为本虚标实。

本病标本之间相互影响，风、火、痰、瘀之邪因虚而生，诸邪又进一步耗伤阴津气血，如风因阴虚、血虚而生，也有阳亢动风或痰热化风者；痰因脾虚不运化水湿而成，或热邪煎熬津液所致，痰又与肝风、热邪兼夹为患；火有实火、虚火之分，虚火为阴虚生热化火，实火为五志过极化火；久病多瘀，瘀血常与痰浊并病；故单一或复合因素导致了颤震的发生。

【中医诊断】

(1) 具有头部及肢体颤抖或头部摇动，不能自制等特定临床表现。轻者头摇、肢颤，重者头部震摇大动，肢体颤动不已，不能持物；继则肢体不灵，行动迟缓，步履慌张，表情淡漠、呆滞，口角流涎等症。

(2) 多见于中老年人，男性多于女性。

(3) 起病缓慢，逐渐发展加重，不能自行缓解；部分患者发病与情志有关，或继发于脑部病变。

【鉴别诊断】

1. 瘛疭　即抽搐，多见于急性热病或某些疾病急性发作，发作过程较短，其证手足屈伸牵引，常伴发热、神昏，两目窜视。颤震为一慢性疾病，以头、手颤动、振摇为主要表现，手足颤抖动作幅度小，频率快，而无肢体抽搐牵引，一般无发热、神昏及其他神志改变症状。可结合病史，辅以实验室及特殊检查，可以鉴别。

2. 脑萎　可发生肢体颤动、头摇等症，但多有智能减退、人格障碍、失语、肢体失用、痴呆等症状，头部CT检查有脑萎缩。

【辨证论治】

辨标本虚实　本病为本虚标实。肝肾阴虚、气血不足等脏腑气血功能失调为病之本，属虚，多表现为颤抖无力、腰膝酸软、眩晕体瘦、缠绵难愈等，常遇烦劳而加重。风、火、痰、瘀等引起风动之象为病之标，属实，多表现为颤震较剧、肢体僵硬、烦躁不宁、胸闷体胖等，常遇郁怒而发。临床多虚实夹杂证，但应注意其主次偏重。

【治则与治疗】

本病的治疗，应遵循急则治标、缓则治本、标本兼治三大法则。若患者颤震明显，其风火、痰热、瘀血症状也较明显时，应先平肝息风，清化热痰，或活血化瘀；若标证不明显，主要表现为肾精亏虚或脾气不足者，则重在填精补脑或补益气血，所谓缓则治本；若本虚标实者，又当补虚泻实，攻补兼施。

1. 风阳内动

［主症］头摇肢颤，不能自主。

［兼次症］眩晕头胀，面红，口干舌燥，急躁易怒，心情紧张时颤动加重，或项强不舒。

［舌脉］舌质红，舌苔黄，脉弦或弦数。

［分析］肝属厥阴风木之脏，藏血主筋，体阴而用阳，肝郁化火生风，上扰于头，则头部摇动，眩晕头胀，面红；风阳侵扰筋脉，则肢体颤抖；肝郁化火伤阴，肝阴亏虚，阴津不足，口舌失其濡养，则口干舌燥；筋脉失养，则项强不舒；肝主条达情志，郁怒伤肝，阴不潜阳，肝阳上亢，故急躁易怒，心情紧张时颤动加重；舌质红，苔黄，脉弦或数皆风阳内动之征。

［治法］育阴潜阳，息风止颤。

［方药］六味地黄丸合天麻钩藤饮。六味地黄丸滋肾水而育肝阴，阴复则能潜阳；合天麻钩藤饮中天麻、钩藤、牛膝、生石决明等平肝潜阳息风药，共达育阴潜阳、息风止颤之功效。肝火偏盛，焦虑心烦加龙胆草、夏枯草、炒栀子；痰多加竹沥、天竺黄；肾阴不足，虚火上扰，眩晕耳鸣加知母、黄柏、牡丹皮、玄参；心烦失眠，加炒酸枣仁、柏子仁、丹参、夜交藤；颤动不止，加僵蚕、全蝎，增强息风活络止颤之力。

2. 痰热动风

［主症］肢体颤震，咯吐黄稠痰或形体肥胖。

［兼次症］肢体麻木，头晕目眩，燥扰不宁，口干口苦，或胸闷泛恶，呕吐痰涎，咳喘，痰涎如缕如丝，吹拂不断。

［舌脉］舌体胖大，有齿痕，舌质红，苔厚腻，或白，或黄，脉弦滑或弦滑数。

［分析］痰热内蕴，阳盛化风，筋脉失于约束或筋脉失养，以致肢体颤震、肢体麻木；痰热夹风上扰，则头晕目眩，燥扰不宁；口干口苦，胸闷泛恶，咯吐痰涎等症以及苔黄腻，脉弦滑数皆为痰

热之象。

［治法］清热化痰，平肝息风。

［方药］导痰汤。导痰汤即二陈汤加胆南星、枳实。方中二陈汤燥湿化痰，为化痰祖方，加入胆南星清热化风痰，枳实理气导痰下行。痰湿内聚，加煨皂角、白芥子；胸闷脘痞，加瓜蒌皮、厚朴、苍术；神识呆滞，加石菖蒲、远志；肌肤麻木不仁，加地龙、丝瓜络、竹沥；心烦易怒者，加郁金、天竺黄、黄连、牡丹皮；颤震较重，加天麻、生石决明、珍珠母、羚羊角、全蝎、地龙平肝息风。

3. 血瘀风动

［主症］手足震颤，肌肉强直。

［兼次症］动作减少、迟缓，肢体屈伸不利，时有头部刺痛或头部摇动。

［舌脉］舌质暗红，或有瘀点瘀斑，舌苔薄，脉涩，或细涩，或弦涩。

［分析］瘀血内生，阻于脉络，血行不畅，经脉肌肤失其濡养，生风象而见肢体震颤、肌肉强直、屈伸不利等症；肢体之运行赖气血以养，气血不足，故动作减少、迟缓；刺痛、舌暗或有瘀点瘀斑、脉涩等均为血瘀之象。

［治法］活血化瘀，息风定颤。

［方药］通窍活血汤。方中赤芍药、川芎、桃仁、红花活血化瘀，以使“血行风自灭”；老葱、麝香芳香通窍。全方活血化瘀、通窍息风为治疗头部血瘀有效之方。

4. 髓海不足

［主症］头摇肢颤，善忘，甚或神呆。

［兼次症］头晕目眩，耳鸣，记忆力差，或溲便不利，寤寐颠倒，甚则啼笑反常，言语失序。

［舌脉］舌质淡红，舌体胖大，舌苔薄白，脉多沉弱或弦细。

［分析］脑者髓之海，元神之府，神机之源，但髓之养有赖于肾精；肾精虚，髓海不足，脑失所养，则头晕目眩，耳鸣，记忆力差，神呆，寤寐颠倒，甚则啼笑反常，言语失序等。肾精虚，肝阴亦虚，肝肾之阴不足则风阳升动，故见头摇，肢颤。肾失蒸化水液，则溲便不利。舌质淡红，苔薄白，脉弱皆肝肾亏虚之象。

［治法］填精益髓，育阴息风。

［方药］龟鹿二仙膏。该方以鹿角通督脉，龟甲通任脉，均为血肉有情之品，一善通阳，一善通阴，使阴阳相和，则髓化生有源；人参大补中气，气足源头得助，则能化精生髓；枸杞子滋补肝肾，四味合用，有填精益髓之功。亦可加入制何首乌、黄精、山茱萸等补益阴血，天麻、全蝎、钩藤等息风定颤；兼见阴虚火旺，五心烦热、失眠，加知母、黄柏、玄参；肢体麻木，拘急强直，加木瓜、僵蚕、地龙，并重用白芍药、甘草。

5. 气血亏虚

［主症］头摇肢颤，乏力。

［兼次症］头晕眼花，心悸而烦，乏力，动则短气懒言，纳呆，自汗出，甚则畏寒肢冷，溲便失常。

［舌脉］舌体胖大，舌质淡，舌苔薄，脉沉细无力。

［分析］气血两虚，筋脉失于濡养，故见颤震；气虚则乏力、短气懒言、纳呆、自汗；气虚导致阳虚，则畏寒肢冷；血虚不能上荣清窍，则头晕眼花；血不养心，则心悸而烦；舌质淡，脉沉细无力，均为气血亏虚之象。

［治法］补益气血，濡养筋脉。

［方药］八珍汤。八珍汤系四物汤合四君子汤，方用四物汤补血，四君子汤补气；可加天麻、钩藤、全蝎等平肝息风，全方共奏补益气血、息风定颤之功效。若气虚运化无力，湿聚成痰，可酌加化痰通络止颤之品，如半夏、白芥子、南星等；心悸、失眠、健忘，加远志、柏子仁、炒酸枣仁；气虚血滞，肢体颤抖，疼痛麻木，加鸡血藤、丹参、桃仁、红花。

【针灸治疗】

1. 基本治疗

［主穴］百会，四神聪，风池，合谷，太冲，阳陵泉。

［配穴］风阳内动配太溪、行间、侠溪；痰热动风配阴陵泉、丰隆、曲池；血瘀风动配血海、膈俞；髓海不足配悬钟、中脘、关元；气血亏虚配气海、血海、足三里；上肢震颤配内关、阳池；下肢震颤配曲泉、三阴交；头摇配后溪、申脉、承浆。

［操作］毫针刺，四神聪针尖均朝向百会，其余穴位按虚补实泻法操作。百会也可用灸法，重

灸 20 min 以上，使患者感到艾灸热力透达颅内或穴位深层。

2. 其他疗法

(1) 电针法：头部穴位针刺后选 2～3 对加用电针，用疏密波强刺激 20～30 min。

(2) 耳针法：取皮质下、神门、内分泌、肝、肾。每次选 2～4 穴，以毫针中度刺激；或加用电针；或用耳穴压豆法。

(3) 头针法：取顶中线、顶颞后斜线、顶旁 1 线、顶旁 2 线。留针 20 min，期间嘱患者活动。

(4) 穴位注射法：取天柱、大椎、曲池、手三里、阳陵泉、足三里、三阴交、风池等。每次选用 2～3 穴，用维生素 B_1、维生素 B_{12} 或黄芪注射液等，每穴注入药液 0.5～2 ml。

第二节　西医学概述

颤震常见于西医学所称某些锥体外系疾病所致的不随意运动，如帕金森病、舞蹈病、手足徐动症等。

帕金森病

【西医学定义】

帕金森病又称震颤麻痹，是一种中老年人常见的神经系统变性疾病，临床表现为静止性震颤、肌强直、运动迟缓和姿势步态异常等。病变部位主要在黑质和黑质纹状体通路，病变性质与变性有关。

【病理生理】

本病病因及发病机制复杂，目前病因研究集中在遗传因素、环境因素方面。研究已发现导致帕金森发病的基因有 α-突触核蛋白基因、*Parkin* 基因、*PARK7* 基因、泛素 C 末端水解酶-L1 基因、*PINK1* 基因等。环境因素中的除草剂和杀虫剂、油漆、汽油、各种金属(铝、铜、镁等)等多种物质均与帕金森病的发生有一定的关系。另外年龄老化也是帕金森病发病的一个促发原因。

帕金森病突出的病理改变是中脑黑质多巴胺能神经元的变性死亡、纹状体 DA 含量显著性减少以及黑质残存神经元胞质内出现嗜酸性包涵体，即路易小体。出现临床症状时，黑质多巴胺能神经元死亡至少在 50%以上，纹状体 DA 含量减少在 80%以上。导致黑质多巴胺能神经元变性坏死的确切发病机制尚不完全清楚，目前已知氧化应激、线粒体功能缺陷、蛋白质错误折叠和聚集、胶质细胞增生和炎症反应等在黑质多巴胺能神经元变性坏死中起着重要作用。氧化应激产生过量的自由基，可以使生物膜中的不饱和脂肪酸发生脂质过氧化反应，后者对蛋白质和 DNA 产生氧化损伤，导致细胞变性坏死。而自由基是氧在线粒体代谢过程中产生的，如果线粒体功能受损就会减少 ATP 的合成而增加氧自由基的生成。导致氧化应激和 α-突触核蛋白的异常表达和聚集。而纤维化的 α-突触核蛋白是构成路易小体的主要成分，α-突触核蛋白基因突变本身既可导致其异常聚集，又可导致氧化应激和线粒体功能异常。三者互为因果，相互作用形成一种恶性循环，最终引起进行性神经元变性坏死。

除多巴胺能系统外，帕金森病患者的非多巴胺能系统也有明显的受损。如 Meynert 基底核的胆碱能神经元、蓝斑的去甲肾上腺素能神经元、脑干中缝核的 5-羟色胺能神经元，以及大脑皮质、脑干、脊髓及外周自主神经系统的神经元。纹状体多巴胺含量显著下降与帕金森病运动症状的出现密切相关。中脑-边缘系统和中脑-皮质系统多巴胺浓度的显著降低与帕金森病患者出现智能减退、情感障碍等密切相关。

【临床表现】

临床症状的出现一般在 50 岁以后，40 岁以前起病者较少，起病缓慢，逐渐进展，主要症状是静止性震颤、肌强直、运动弛缓和姿势步态异常。

1. 静止性震颤　在静止状态下出现，常为首发症状，多从一侧上肢远端开始，常为规律性的手指屈曲和拇指对掌动作，每秒 4～6 次，如“搓丸样”动作，在精神紧张时加重，做随意运动时减轻，睡眠时消失。随病情的进展，震颤可以波及四肢、下颌、唇、舌、颈。

2. 肌强直 多从一侧上肢的近端开始，逐渐蔓延到远端、对侧肢体及全身。面肌强直使表情肌动作减少，瞬目动作减少造成“面具脸”。肌强直是协调肌和拮抗肌同时过度紧张的结果，临床上常可见以下两种形式：① 铅管样强直。在关节被动运动时，增强的肌张力始终保持一致，而阻力是均匀的。② 齿轮样强直。感到在均匀的阻力上出现断续的停顿，如齿轮在转动一样，常见于合并有震颤者。

3. 运动弛缓 患者可表现多种动作的缓慢。随意运动减少，尤其开始动作时为甚，如坐下时不能站立，起床、翻身、系纽扣、洗脸、刷牙等日常活动均发生困难。行走时上肢的自然摆动减少，起步和转弯困难。由于臂部和手部肌肉强直，患者上肢不能做精细动作，书写困难，写字越写越小，称之为“写字过小症”。患者面部表情肌运动减少，表现为面部无表情，不眨眼，双眼凝视，称之为“面具脸”。

4. 姿势步态异常 由于肌肉的强直，患者可出现特殊的姿势。如“路标现象”，即嘱患者把双肘置于桌上，使前臂与桌面成垂直位置，并让其两臂及腕的肌肉尽量放松，此时患者由于腕关节伸肌强直而或多或少仍保持伸直位置，而在正常人腕关节与前臂约成90°屈曲，很像铁路上的路标，故称为“路标现象”，此对早期的诊断有价值。还有一个体征是“慌张步态”，患者全身肌张力增高，可出现头部前倾、躯干俯屈、肘关节屈曲、前臂内收、髋关节膝关节屈曲的特殊姿势，且由于重心前移，患者走路时会出现越走越快的步态。

【辅助检查】

1. 功能显像检测 采用PET或SPECT与特定的放射性核素检测，可发现PD患者脑内多巴胺转运体(DAT)功能显著降低，DA递质合成减少以及D_2型DA受体活性在疾病早期超敏、后期低敏。对PD的早期诊断、鉴别诊断及病情进展监测有一定的价值。

2. 基因检测 DNA印迹技术、PCR、DNA序列分析等可能会发现基因突变。

【诊断】

中华医学会神经病学分会帕金森病及运动障碍学组、中国医师协会神经内科医师分会帕金森病及运动障碍专业委员会于2016年发表了适合我国国情的帕金森病诊断标准，该标准以帕金森综合征的诊断为前提，具体如下。

1. 帕金森综合征的诊断标准 帕金森综合征诊断的确立是诊断帕金森病的先决条件。诊断帕金森综合征基于3个核心运动症状，即必备运动迟缓和至少存在静止性震颤或肌强直2项症状的1项，上述症状必须是显而易见的，且与其他干扰因素无关。对所有核心运动症状的检查必须按照统一帕金森病评估量表(UPDRS)中所描述的方法进行。值得注意的是，MDS-UPDRS仅能作为评估病情的手段，不能单纯地通过该量表中各项的分值来界定帕金森综合征。

2. 帕金森综合征的核心运动症状

(1) 运动迟缓：即运动缓慢和在持续运动中运动幅度或速度的下降(或者逐渐出现迟疑、犹豫或暂停)。该项可通过MDS-UPDRS中手指敲击(3.4)、手部运动(3.5)、旋前-旋后运动(3.6)、脚趾敲击(3.7)和足部拍打(3.8)来评定。在可以出现运动迟缓症状的各个部位(包括发声、面部、步态、中轴、四肢)中，肢体运动迟缓是确立帕金森综合征诊断所必需的。

(2) 肌强直：即当患者处于放松体位时，四肢及颈部主要关节的被动运动缓慢。强直特指“铅管样”抵抗，不伴有“铅管样”抵抗而单独出现的“齿轮样”强直是不满足强直的最低判定标准的。

(3) 静止性震颤：即肢体处于完全静止状态时出现4～6 Hz震颤(运动起始后被抑制)。可在问诊和体检中以MDS-UPDRS中3.17和3.18为标准判断。单独的运动性和姿势性震颤(MDS-UPDRS中3.15和3.16)不满足帕金森综合征的诊断标准。

3. 帕金森病的诊断 一旦患者被明确诊断存在帕金森综合征表现，可按照以下标准进行临床诊断(图17-1)。

(1) 临床确诊的帕金森病：需要具备：① 不存在绝对排除标准。② 至少存在2条支持标准。③ 没有警示征象。

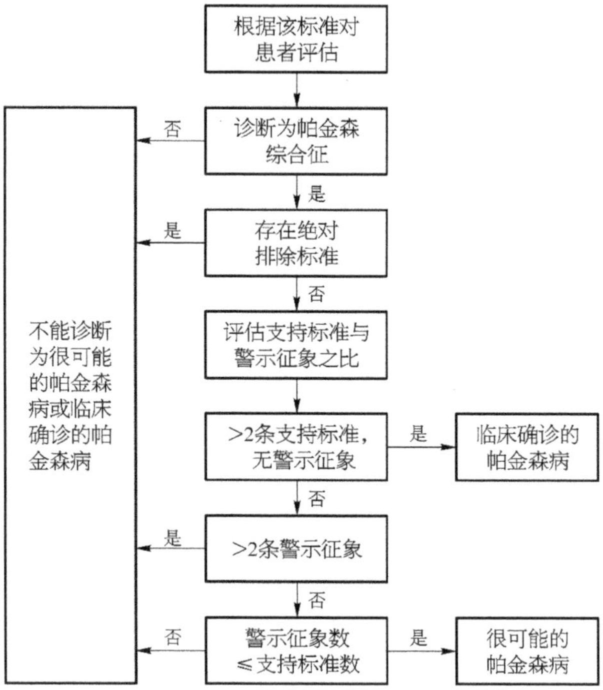

根据该标准对患者评估

诊断为帕金森综合征 —否→ 不能诊断为很可能的帕金森病或临床确诊的帕金森病

是 ↓

存在绝对排除标准 —是→ 不能诊断为很可能的帕金森病或临床确诊的帕金森病

否 ↓

评估支持标准与警示征象之比

↓

>2条支持标准，无警示征象 —是→ 临床确诊的帕金森病

否 ↓

>2条警示征象 —是→ 不能诊断为很可能的帕金森病或临床确诊的帕金森病

否 ↓

警示征象数≤支持标准数 —是→ 很可能的帕金森病；—否→ 不能诊断为很可能的帕金森病或临床确诊的帕金森病

图 17－1 帕金森病诊断流程图

（2）临床很可能的帕金森病：需要具备：①不符合绝对排除标准。②如果出现警示征象则需要通过支持标准来抵消。如果出现 1 条警示征象，必须有至少 1 条支持标准抵消；如果出现 2 条警示征象，必须有至少 2 条支持标准抵消；如果出现 2 条以上警示征象，则诊断不能成立。

4. 支持标准、绝对排除标准和警示征象

（1）支持标准

1）患者对多巴胺能药物的治疗明确且显著有效。在初始治疗期间，患者的功能可恢复或接近至正常水平。在没有明确记录的情况下，初始治疗的显著应答可定义为以下两种情况：药物剂量增加时症状显著改善，剂量减少时症状显著加重。以上改变可通过客观评分（治疗后 UPDRS－Ⅲ评分改善超过 30％）或主观描述（由患者或看护者提供的可靠而显著的病情改变）来确定；存在明确且显著的开/关期症状波动，并在某种程度上包括可预测的剂末现象。

2）出现左旋多巴诱导的异动症。

3）临床体检观察到单个肢体的静止性震颤（既往或本次检查）。

4）以下辅助检测阳性有助于鉴别帕金森病与非典型性帕金森综合征：存在嗅觉减退或丧失，或头颅超声显示黑质异常高回声（＞20 mm^2），或心脏间碘苄胍闪烁显像法显示心脏去交感神经支配。

（2）绝对排除标准：出现下列任何 1 项即可排除帕金森病的诊断（但不应将有明确其他原因引起的症状算入其中，如外伤等）。

1）存在明确的小脑性共济失调，或者小脑性眼动异常（持续的凝视诱发的眼震、巨大方波跳动、超节律扫视）。

2）出现向下的垂直性核上性凝视麻痹，或者向下的垂直性扫视选择性减慢。

3）在发病后 5 年内，患者被诊断为高度怀疑的行为变异型额颞叶痴呆或原发性进行性失语。

4）发病 3 年后仍局限于下肢的帕金森样症状。

5）多巴胺受体阻滞剂或多巴胺耗竭剂治疗诱导的帕金森综合征，其剂量和时程与药物性帕金森综合征相一致。

6）尽管病情为中等严重程度（即根据 MDS－UPDRS，评定肌强直或运动迟缓的计分大于 2 分），但患者对高剂量（不少于每日 600 mg）左旋多巴治疗缺乏显著的治疗应答。

7）存在明确的皮质复合感觉丧失（如在主要感觉器官完整的情况下出现皮肤书写觉和实体辨别觉损害），以及存在明确的肢体观念运动性失用或进行性失语。

8）分子神经影像学检查突触前多巴胺能系统功能正常。

9）存在明确可导致帕金森综合征或疑似与患者症状相关的其他疾病，或者基于全面诊断评估，由专业医师判断其可能为其他综合征，而非帕金森病。

（3）警示征象

1）发病后 5 年内出现快速进展的步态障碍，以至于需要经常使用轮椅。

2）运动症状或体征在发病后 5 年内或 5 年以上完全不进展，除非这种病情的稳定是与治疗相关。

3）发病后 5 年内出现球麻痹症状，表现为严重的发声困难、构音障碍或吞咽困难(需进食较软的食物,或通过鼻胃管、胃造瘘进食)。

4) 发病后5年内出现吸气性呼吸功能障碍,即在白天或夜间出现吸气性喘鸣或者频繁的吸气性叹息。

5) 发病后5年内出现严重的自主神经功能障碍,包括:① 直立性低血压,即在站起后3 min内,收缩压下降至少30 mmHg或舒张压下降至少20 mmHg,并排除脱水、药物或其他可能解释自主神经功能障碍的疾病。② 发病后5年内出现严重的尿潴留或尿失禁(不包括女性长期存在的低容量压力性尿失禁),且不是简单的功能性尿失禁(如不能及时如厕)。对于男性患者,尿潴留必须不是由前列腺疾病所致,且伴发勃起障碍。

6) 发病后3年内由于平衡障碍导致反复(每年>1次)跌倒。

7) 发病后10年内出现不成比例的颈部前倾或手足挛缩。

8) 发病后5年内不出现任何一种常见的非运动症状,包括嗅觉减退、睡眠障碍(睡眠维持性失眠、日间过度嗜睡、快速眼动期睡眠行为障碍)、自主神经功能障碍(便秘、日间尿急、症状性直立性低血压)、精神障碍(抑郁、焦虑、幻觉)。

9) 出现其他原因不能解释的锥体束征。

10) 起病或病程中表现为双侧对称性的帕金森综合征症状,没有任何侧别优势,且客观体检亦未观察到明显的侧别性。

【鉴别诊断】

1. *原发性震颤* 本病是一种原因不明的,具有遗传倾向的神经系统疾病,约1/3的患者有家族史。但本病起病早,多在30岁左右,多呈姿势性震颤,静止时消失,疲劳、情绪紧张时加重,无肌强直或运动减少,饮酒后或β-肾上腺素能受体阻滞剂普萘洛尔治疗有效,而左旋多巴治疗无效。

2. *进行性核上性麻痹* 本病有痴呆、帕金森样症状以及核上性眼肌麻痹(以垂直凝视不能最具特征性),后者是与帕金森病鉴别的要点,另外本病对左旋多巴反应差。

3. *多系统萎缩* 多系统萎缩病变累及基底节、脑桥、橄榄、小脑和自主神经系统,临床上除具有帕金森病的锥体外系症状以外,尚有小脑系统、椎体系统及自主神经系统损害的多种临床表现,而且绝大多数患者对左旋多巴反应不敏感。

【西医治疗】

1. *药物治疗* 目前,在帕金森病的各种治疗方法中仍以药物治疗最为有效,通过维持纹状体内多巴胺和乙酰胆碱两种神经递质的平衡,使临床症状得以改善。适当的药物治疗可在不同程度上减轻症状,减少并发症而延长患者生命,但不能阻止疾病的自然进展,需要长期服药,终身治疗。药物治疗时要注意的是掌握好用药时机,疾病早期无须特殊治疗,应鼓励患者进行适度的体育锻炼;若疾病影响患者的日常生活和工作能力时,可进行药物治疗;用药坚持“细水长流,不求全效”的原则;尽可能维持低剂量,增加剂量应缓慢;同时强调个体化的治疗方案。

(1) 抗胆碱能药物:此类药物可以协助维持纹状体内递质平衡,适用于早期症状轻者,可代偿性地降低乙酰胆碱的合成,对降低肌张力效果较好,常用药如苯海索,每次1~2 mg,每日3次,口服,或苯甲托品口服,每次12 mg,每日2~3次。此类药物可引起口干、排尿困难、幻觉、妄想、精神错乱,停药或减量后可消失。青光眼、前列腺肥大者禁用。

(2) 金刚烷胺:能促进神经末梢释放多巴胺和减少多巴胺的再摄取,可使帕金森病主要症状略减轻,常用剂量每次100~150 mg,每日2次。副作用可引起恶心、失眠、踝部水肿、精神症状等。癫痫、哺乳期妇女者禁用。

(3) 多巴胺替代药物:可补充黑质纹状体内多巴胺的不足,对震颤、肌强直、运动迟缓均有效,是帕金森病最重要的治疗药物。根据病情而逐渐增加剂量至疗效满意和不出现副作用时的适宜剂量维持治疗。副反应有恶心、呕吐、腹部不适、心律失常、直立性低血压、尿潴留、便秘、失眠、幻觉等,青光眼和精神分裂。常见制剂如下。

多巴丝肼:即左旋多巴4份加苄丝肼1份合成。开始时62.5 mg,每日2~3次,可视症状控制情况增至 125 mg，每日 2～3 次；最大不应超过 250 mg，每日 3～4 次。空腹服药药效较好。

卡左双多巴控释片：又称帕金宁或息宁，由左旋多巴肼 200 mg 和卡比多巴 20 mg 组成。开始小剂量服用，每次 1/4 片，逐渐增量至 1/2 片或 1 片，每日 3 次。每日总量（以左旋多巴计算）300～600 mg 已足够，少数患者每日总量可达 800～1 000 mg。

现常用的左旋多巴控释片有卡左双多巴控释片和多巴丝肼控释片。卡左双多巴控释片每日 2 次即可，老年人的剂量宜更小。剂量大易发生多动等副作用，且可促使黑质、纹状体的多巴胺能系统迅速变性。与卡左双多巴普通片比较，控释片能明显减少上述异动症症状，并可减少服药次数。因控释片的生物利用度平均为 70%（普通片为 95%），故用量需比普通片增加 25%。多巴丝肼控释片的日剂量为左旋多巴 100 mg、苄丝肼 25 mg，逐渐增量，日有效量为 400 mg。因控释片起效较慢，如每日初次剂量起效慢以致症状改善不明显者，首剂量仍可服用卡左双多巴普通片或多巴丝肼弥散片以保证疗效。

长期服用左旋多巴出现的主要运动并发症有症状波动和异动症。

症状波动：① 剂末恶化。每次用药有效时间缩短，在下一次服药前症状恶化，再服药则症状消失，随血药浓度发生规律性波动。处理方法可不增加复方左旋多巴的每日总剂量，而适当增加每日服用次数。② 开关现象。症状在突然缓解和加重间波动，开期常伴有异动症。对开关现象的处理较为困难，可以服用 DR 激动剂。

异动症：表现为舞蹈症或手足徐动样不自主运动、肌强直或肌阵挛，可累及头面部、四肢和躯干。处理方法主要为减少每次用复方左旋多巴的剂量，加用 DR 激动剂或金刚烷胺。

（4）单胺氧化酶 B(MAO－B)抑制剂：可抑制神经元内 DA 分解代谢，增加脑内 DA 含量，与左旋多巴伍用效果更好。常用如司来吉兰(selegiline)，开始用量为每日 2.5～5 mg，每日 2 次。副作用有恶心、失眠，胃溃疡患者慎用。

（5）多巴胺受体激动剂：能在多巴胺神经元突触点直接激动受体，产生和多巴胺相同的药效。常用药物如溴隐亭，由 0.625 mg 开始，缓慢增加，常用量为每日 10～15 mg，副作用近似左旋多巴，但错觉和幻觉常见。其他如吡贝地尔(piribedil)和培高利特(pergolide)等，比溴隐亭的半衰期长、副作用少。其常与左旋多巴合用，从小剂量开始，如后者为每日 0.025 mg，渐增量至最低有效剂量，一般有效剂量为每日 0.375～1.5 mg，最大量不超过每日 2 mg。

（6）儿茶酚－O－甲基转移酶(COMT)抑制剂：如托卡朋(tasmart)和恩他卡朋(comtan)，与左旋多巴合用可增强疗效，单独使用无效。

2. *手术治疗*　手术治疗适用于药物治疗无效、不能耐受或出现异动症的患者，需强调的是手术仅能改善症状，而不能根治疾病，术后仍需应用药物治疗，但可减少剂量。手术方法主要有神经核毁损术和脑深部电刺激术，因脑深部电刺激术相对无创、安全和可调控性而成为主要选择。

3. *细胞移植治疗及基因治疗*　目前尚处在动物实验阶段，技术上还不成熟，不能正式进入临床应用。

4. *康复治疗*　通过对患者进行语言、进食、走路及各种日常生活的训练和指导，可提高患者的生活质量。康复治疗包括语音及语调锻炼，面部肌肉的锻炼，手部、四肢及躯干的锻炼，步态平衡的锻炼及姿势恢复锻炼等。

小舞蹈病

【西医学定义】

小舞蹈病又称 Sydenham 舞蹈病，是风湿热在神经系统的常见表现，故也称为风湿性舞蹈病。本病多见于儿童和青少年，临床特征为不自主的舞蹈样动作、肌张力降低、肌力减弱、自主运动障碍和情绪改变。

【病理生理】

本病与 A 族溶血性链球菌感染有关。约 1/4 患者在病前有发热、关节痛、扁桃体肿大等病史，部分患者咽拭子培养 A 族溶血性链球菌阳性。患者血清中可查到抗神经元抗体，这类抗体能与尾状核、丘脑底核等部位神经元抗原起反应，提示本病可能与自身免疫反应有关。本病好发于围青春期，女性多于男性，一些患者在怀孕时复发，提示与内分泌改变有关系。病理改变主要为黑质、纹状体、丘脑底部、小脑齿状核及大脑皮质的可逆性炎性改变，如充血、水肿、炎症细胞浸润及神经细胞弥漫性变性。有的病例出现散在动脉炎、点状出血，有时脑组织可呈现栓塞性小梗死。软脑膜可有轻度炎性改变，血管周围有少量淋巴细胞浸润。

【临床表现】

发病年龄大多在 5～15 岁，女性较多。大多数为亚急性起病，早期症状表现为情绪激动、行为变化、易激惹、注意力散漫和学业退步，还可有手足活动不协调、字迹歪斜、手持物体易掉落、行走摇晃不稳等。其后症状日趋明显，表现为舞蹈样动作和肌张力改变等。

舞蹈样动作都是不规则、不重复、变幻不定、突发骤止的，以面部最明显，表现为挤眉、弄眼、噘嘴、吐舌、扮鬼脸等。肢体表现为一种极快的不规则无目的的不自主运动，常起于一肢，逐渐累及一侧或对侧，上肢比下肢明显，上肢各关节交替伸直、屈曲、内收等动作；下肢步态颠簸、行走摇晃、易跌倒；躯干表现为脊柱不停地弯、伸或扭转，呼吸也可变得不规则。以上均在情绪紧张时加重，安静时减轻，睡眠时消失。

肢无力、舞蹈样动作与共济失调一起构成小舞蹈病的三联征。肌收缩力下降，容易疲劳，严重时可达到瘫痪程度。由于肌张力降低和肌力下降导致患者手臂前伸时，腕部屈曲，掌指关节过伸，称为舞蹈病手姿。当患者坐在床边叩击膝反射，可能摆动多次方能停止，称为钟摆样膝反射。共济失调主要表现为手部快速动作的障碍。

【辅助检查】

1. *血清学检查*　白细胞增加，红细胞沉降率加快，C 反应蛋白效价提高，黏蛋白增多，抗链球菌溶血素“O”滴度增加。

2. *影像学检查*　头部 CT 可显示尾状核区低密度改变，MRI 检查 T2WI 序列上可见尾状核、壳核和苍白球信号增高。PET 显示纹状体呈高代谢改变。

【诊断】

依据起病年龄、特征性舞蹈样动作、随意运动不协调、肌张力降低、肌力减退等不难诊断；如有急性风湿病的其他表现(关节炎、扁桃体炎、心脏病、红细胞沉降率增快等)即可确诊。

【鉴别诊断】

1. *先天性舞蹈病*　通常为脑瘫的一种表现形式，发病年龄较小舞蹈病早，多在 2 岁前发病，常伴有智能障碍、震颤和痉挛性瘫痪等。

2. *抽动秽语综合征*　男性多见，发病年龄 2～20 岁，以多发性不自主抽动和发声痉挛为特征，症状可有波动，病程持续一年以上，体格检查无阳性体征。

【西医治疗】

1. *一般治疗*　急性期需要卧床休息，并尽量避免光、声刺激，舞蹈样动作频繁者在床边加软垫，以防损伤。针对舞蹈症状可用地西泮 5 mg，每日 2～3 次，口服；亦可用氟哌啶醇 1～2 mg，每日 2～3 次，注意观察是否诱发锥体外系副反应。

2. *病因治疗*　确诊本病后，无论病症轻重，均应使用青霉素或其他有效抗生素治疗，10～14 d 为 1 个疗程。同时给予水杨酸钠或泼尼松，症状消失后再逐渐减量至停药，目的是最大限度地防止或减少本病复发，并控制心肌炎、心瓣膜病的发生。

亨廷顿舞蹈症

【西医学定义】

亨廷顿舞蹈症是一种常染色体显性遗传的基底节和大脑皮质变性疾病，临床主要表现为肌张力降低、动作过多等运动症状。

【病理生理】

本病为影响纹状体和大脑皮质的常染色体显性遗传病。外显率为百分之百，致病的相关基因 *IT*15 位于 4 号染色体的 4p16.3 区域，该基因的“胞嘧啶-腺嘌呤-鸟嘌呤”三核苷酸重复序列异常重复拷贝数增多，导致相应蛋白质中的谷氨酰胺大量增加，加速神经细胞的凋亡，导致纹状体内多巴胺受体密度减少，多巴胺含量相对增多，尾状核和壳核中的γ-氨基丁酸和催化γ-氨基丁酸合成的谷氨酸脱羧酶显著减少，导致疾病发生。显著的病理改变为基底节的萎缩，其中尾状核的萎缩最为明显，壳核和苍白球也有不同程度的萎缩。

【临床表现】

本病好发于30～50岁，男女无差异，绝大多数有阳性家族史。起病隐袭，缓慢进行性加重，主要症状为舞蹈-手足徐动样不自主运动、精神症状和进行性痴呆。成人症状主要是以舞蹈样动作为主，首发症状多始于颜面部及上肢，以后逐渐扩展至全身，舞蹈样动作具有特征性，即以肢体近端和躯干部为主，行走时有较明显的臂、腿部的异常运动，呈顿跃步态。随病情进展，舞蹈样动作逐渐减少，继而表现为肌强直、运动减少、动作缓慢等。智能改变主要是由认知功能障碍逐渐衰退演变为痴呆。儿童和青少年则运动症状不典型，称为Westphal变异型，主要表现为进行性肌强直和运动减少，而舞蹈-手足徐动样症状不明显。

【辅助检查】

1. 影像学检查　头部CT显示尾状核萎缩变小，脑室扩大，侧脑室尾状核区形成特征性的“蝴蝶征”。PET检查显示尾状核葡萄糖代谢明显下降，这种代谢异常可先于CT和MRI所示的尾状核萎缩。

2. 脑电图　呈弥漫性异常。

3. 基因检查　可发现该病的携带者，对不典型患者的确诊有重要意义。

【诊断】

根据阳性家族史，特征性舞蹈样动作、行为和人格改变及痴呆进行诊断。慢性进行性舞蹈样动作最具有诊断意义。基因检测和影像学检查可辅助诊断。

【鉴别诊断】

1. 小舞蹈病　常见于5～15岁发病，女性较多，有风湿病史，亚急性起病，具有典型的舞蹈样动作和肌张力降低，病程具有自限性，经治疗效果较好。

2. 肝豆状核变性　根据遗传方式，粗大震颤、肌强直、肌张力增高，化验检查血清铜及铜蓝蛋白、尿酮水平异常，角膜K-F环（Kayser-Fleisher ring）及头部MRI特征性改变可以鉴别。

【西医治疗】

目前尚无有效的治疗。对舞蹈症状可选用降低多巴胺功能的药物：① DA受体阻滞剂。氟哌啶醇2～4 mg，每日2～3次；氯丙嗪25～50 mg，每日2～3次；奋乃静2～4 mg，每日2～3次；以及哌咪嗪等，均应从小剂量开始，逐渐增加剂量，用药过程中应注意锥体外系副作用。② 耗竭中枢DA储藏的药物。利血平0.1～0.25 mg，每日3次；以及丁苯那嗪等。本病发病后的生存期为10～20年，平均为15年。

肝豆状核变性

【西医学定义】

肝豆状核变性是一种常染色体隐性遗传的铜代谢障碍性疾病。临床上表现为进行性加重的锥体外系症状、肝硬化、精神症状、肾功能损害及K-F环。

【病理生理】

该遗传病的致病基因位于13q14-21区，该区编码的铜转运ATP酶异常导致90%以上的患者血清铜蓝蛋白与铜结合存在异常。铜蓝蛋白的合成障碍是本病最基本的遗传缺陷，致病因子造成铜蓝蛋白合成障碍和胆道铜排泄障碍，线粒体铜沉积导致自由基和氧化损伤，同时血清中过多的游离铜大量沉积于肝脏内，造成小叶性肝硬化。当肝细胞溶酶体无法容纳时，通过血液向各个器官散布和沉积。基底节的神经元及其正常酶的转运对无机铜的毒性特别敏感，损害以壳核最明显，其次是苍白球和尾状核；大脑皮质和小脑齿状核对铜的沉积也产生症状；铜对肾脏近端小管的损伤可引起氨基酸、蛋白质以及钙和磷酸盐的流失；铜在眼角膜弹力层的沉积产生K-F环。

【临床表现】

本病通常发生于儿童期或青少年期，少数延至成年期。发病年龄多在5～35岁，20岁以前发病者较多，男性稍高于女性。病情缓慢发展，可有阶段性缓解或加重，亦有进展迅速者。

1. 神经及精神症状　以椎体外系损害为突出表现，表现为肢体舞蹈样及手足徐动样动作，肌张力障碍为主，并有面部怪容、张口流涎、吞咽困难、构音障碍、运动迟缓、震颤、肌强直等。震颤可以表现为静止或姿势性的，但不像帕金森病的震颤那样缓慢而有节律性。病变进展出现小脑损害导致共济失调和语言障碍等。本病的精神症状表现为注意力及记忆力减退、智能障碍、反应迟钝、情绪不稳，常伴有强笑、傻笑，也可伴有冲动行为或人格改变。

2. 肝脏异常　肝脏受累时一部分病例发生急性、亚急性或慢性肝炎，大部分病例肝脏损害症状隐匿、进展较缓慢，就诊时才发现肝硬化或脾大，甚至腹水。重症肝损害时可呕血，发生急性肝衰竭，死亡率高。脾大可引起溶血性贫血和血小板减少。

3. 角膜K－F环　K－F环是本病最重要的体征，95%～98%患者有K－F环。位于角膜与巩膜交界处，角膜内表面呈绿褐色或暗棕色，宽约1.3 mm，是铜在后弹力膜沉积而形成的。K－F环的存在对本病的诊断意义很大。

4. 其他　大部分患者有皮肤色素沉着，尤以面部及双小腿伸侧明显。肾功能损害者可造成肾小管重吸收障碍，出现肾性糖尿、多种氨基酸尿、磷酸盐尿、高钙尿、蛋白尿等。少数患者可发生肾小管性酸中毒，并可产生骨质疏松、骨和软骨变性等。

【辅助检查】

1. 血清铜蓝蛋白降低及尿铜增加　血清铜蓝蛋白正常值为200～500 mg/L，<80 mg/L是诊断本病的强烈证据。尿铜排泄量≥100 μg/24 h，检测血清铜蓝蛋白及尿铜是本病诊断的重要依据。

2. 血、尿常规　患者有肝硬化伴脾功能亢进时，其血常规可出现血小板、白细胞和红细胞减少；尿常规镜下可见血尿、微量蛋白尿等。

3. 肝肾功能　患者可出现不同程度的肝功能异常，如血清总蛋白降低、球蛋白增高，晚期发生肝硬化。以肾功能损害为主者可出现尿素氮、肌酐增高及蛋白尿等。

4. 影像学检查　头颅CT或MRI可显示双侧豆状核区低密度灶，还可有不同程度的脑沟增宽、脑室扩大等。

5. 基因诊断　基因诊断较症状前诊断及杂合子检出显示其优越性。方法有限制性片段长度多态性分析、微卫星标记分析、半巢式PCR－酶切分析、荧光PCR法等。

【诊断】

根据青少年起病、典型的锥体外系症状、肝病体征、角膜K－F环、阳性家族史等可做出诊断。如有双侧豆状核区对称性影像改变，血清铜蓝蛋白显著降低和尿铜排出量增高则更支持本病诊断。

【鉴别诊断】

小舞蹈病　常见于5～15岁发病，女性较多，有风湿病史，亚急性起病，具有典型的舞蹈样动作和肌张力降低，病程具有自限性，经治疗效果较好。

【西医治疗】

本病的治疗可分为减少铜摄入和增加铜排泄两个方面。

1. 药物治疗

(1) D－青霉胺(D－Penicillamine PCA)是本病的首选药物，成人量为每日750～1 000 mg，儿童为每日20 mg/kg，分3～4次口服，需长期甚或终生用药。当患者首次使用时应做青霉胺皮试，阴性者才能使用。本病需长期甚至终生服药，应注意补充足量维生素B_6。副作用有恶心、过敏反应、重症肌无力、关节病、天疱疮，少数可引起白细胞减少和再生障碍性贫血、视神经炎、狼疮综合征、剥脱性皮炎、肾病综合征等较严重的毒副作用。

(2) 二巯基丙环酸(DMPS)，5 mg/kg溶于5%葡萄糖注射液500 ml中缓慢静脉滴注，每日1次，6日为1个疗程，2个疗程之间休息1～2日，连续注射6～10个疗程。不良反应主要是食欲减退及轻度恶心、呕吐。可用于轻、中、重度肝损害和神经精神症状的肝豆状核病患者。

(3) 三乙烯-羟化四甲胺(TETA)药物作用与D-青霉胺相似，是用于不能耐受青霉胺治疗时的主要药物，副作用小，但药源困难，价格贵。每次400～800 mg，每日3次，餐前服用。

另外，本病患者当避免进食含铜量高的食物，如坚果类、巧克力、豌豆、蚕豆、玉米、香菇、贝壳类、螺类和蜜糖、各种动物肝和血等。此外，高氨基酸、高蛋白饮食能促进尿铜的排泄。

2. 对症治疗　有震颤和肌强直时可服用苯海索，对粗大震颤者首选氯硝西泮。肌张力障碍可用苯海索、复方左旋多巴制剂、多巴胺受体激动剂，还可服用氯硝西泮等。对于精神症状明显者可服用奋乃静、利培酮、奥氮平等，抑郁者可用抗抑郁药。

特发性震颤

【西医学定义】

特发性震颤(essential tremor, ET)又称家族性震颤，是以震颤为唯一表现的具有家族倾向的运动障碍性疾病，1/3以上患者有阳性家族史，呈常染色体显性遗传。

【病理生理】

病理变化和发病机制均尚不明确，目前已发现两个致病基因位点，定位于3q13(FET1)和2p22-25(ETM或ET2)。有研究提示小脑功能对特发性震颤的产生具有重要作用。

【临床表现】

起病隐袭，疾病缓慢进展，但亦可长期缓解，多见40岁以上，也可青少年期发病。震颤是唯一的临床症状，主要表现为姿势性震颤和动作性加重，往往见于一侧手或双手，头面部也常累及，腿部较少受累。部分患者饮酒后症状可暂时减轻，机制不明。

【诊断】

出现可见的和持续性的上肢姿势性震颤，对称或不对称，伴或不伴动作性震颤，或出现头部震颤；排除与震颤相关的全身性和其他神经系统疾病；病程半年以上，可考虑本病诊断。

【鉴别诊断】

帕金森病　同有震颤症状，但本病表现为静止性震颤，除震颤外，还有肌强直、动作缓慢、姿势步态异常等特征症状，多巴丝肼治疗有效，不难鉴别。

【西医治疗】

治疗常用普萘洛尔，每日40～120 mg，每日2次，口服。在特定情境震颤明显者，可预先临时应用。扑米酮亦有效，一般100～150 mg，每日3次。两种药物均需从小剂量开始，逐渐增量，需注意副作用和禁忌证。少数症状严重、一侧为主，且对药物治疗反应不佳的患者可行丘脑损毁术或丘脑电刺激术。

痉挛性斜颈

【西医学定义】

痉挛性斜颈是因颈部肌肉的痉挛或强直性收缩引起头部向一方强直性转动，颈部的肌张力障碍导致头部和颈部的姿势不正常，也称为颈内肌张力障碍或颈肌张力异常。

【病理生理】

本病的病因不明，罕见家族性，也可继发于风湿热、多发性硬化、神经梅毒、疟疾、一氧化碳中毒、脑炎等疾病。

【临床表现】

典型的临床表现是头部快速的转动和静止时头部间断性或持续性偏斜。成年起病的痉挛性斜颈通常起病缓慢，开始头不自主的转向一侧，经数日或数月后转动的频率和幅度逐渐增加，并叠加阵挛样跳动式痉挛。颈部深浅肌肉均可受累，因受累的肌群不同，临床表现不同。但以胸锁乳突肌、斜方肌及颈夹肌的异常收缩最易表现出来。一些患者在症状明显前先表现为不自主的点头和摇头，也称“yes-yes”或“no-no”类似震颤样的动作。大约有1/3痉挛性斜颈的患者合并有头和手部震颤。20%的患者除痉挛性斜颈外，还在面部、臂部和手部出现肌张力障碍。急性痉挛性斜颈可以突然发病，典型者常见于药物反应，如氟哌啶醇、盐酸甲氧氯普胺等所致，停止用药或给予抗胆碱能药或镇静药物后会逐渐恢复正常。

【诊断】

依据特征性的头颈部姿势和异常痉挛即可

诊断。

【鉴别诊断】

1. 先天性斜颈　本病发病年龄早，可因胸锁乳突肌血肿后纤维化，颈椎的先天性缺如或融合，颈肌肌炎、颈淋巴结炎等引起。

2. 特发性震颤　本病呈姿势性震颤，静止时消失，疲劳、情绪紧张时加重，无肌强直或运动异常，饮酒后或β肾上腺素能受体阻滞剂普萘洛尔治疗有效。

【西医治疗】

抗胆碱能药物有一定的作用，苯海索每日增加 2～2.5 mg，直至剂量为每日 30 mg，部分患者取得疗效。苯海索还可与卡马西平、氟哌啶醇等药物合用。部分患者试用左旋多巴有效。药物效果欠佳时可局部注射 A 型肉毒杆菌毒素。

肝性脑病

【西医学定义】

在急性或慢性肝功能不全时，或门腔静脉分流术后，或广泛的门腔静脉侧支循环建立后，来自肠道的毒性代谢产物避免经过肝脏的解毒作用，而直接进入体循环，导致中枢神经系统的功能障碍。

【病理生理】

肝性脑病是一种复杂的代谢性疾病。目前能测出的毒性物质有氨、脂肪酸、硫醇类、生物原单胺类、色氨酸等，而这些毒性物质导致临床症状发生的机制尚不完全明确。肝性脑病的组织学特点是广泛的原浆型星型胶质细胞的增生和肥大，散在于大脑皮质深层豆状核、丘脑、黑质、红核、齿状核和脑桥核群等部位。病程较久者可见大脑皮质变薄，神经细胞变性或消失，深部有片状坏死，小脑纹状体也可有细胞变性。此外，脊髓侧索和前索有时也出现脱髓鞘性损伤。

【临床表现】

肝性脑病的主要症状是意识障碍，精神症状和不自主运动。早期症状有情绪不稳，表情淡漠，沉默少言，有时欣快多话，行为不检，以上症状持续几日或几周，以后逐渐出现意识浑浊，定向能力减退，双臂伸出时可见手腕部急速细微的震颤，称为扑翼样震颤。有时还可出现肌张力增高、扮鬼脸、步态失调、舞蹈徐动症等，此时如未能及时处理，可逐渐转入昏迷状态。患者的呼气中常有特异的肝臭气味。

【辅助检查】

1. 脑电图　在神经系统症状出现前早期脑电图检查可正常，或仅有节律失调等非特异性改变。当患者出现昏睡时脑电图即显示大量波幅不等的慢波，频率也随意识状态的恶化逐渐变慢，常双侧对称出现。

2. 生化检查　血液生化提示血氨升高；脑脊液生化检查中游离氨和谷氨酰胺浓度也常增高；另外还有肝功能异常及尿素氮升高、血钾下降等。

【诊断】

主要根据以往的肝病史、逐渐发生的意识障碍、精神症状以及常见的扑翼样震颤和其他不自主运动做出诊断。如血氨升高，脑电图提示慢波则更为典型。

【鉴别诊断】

扑翼样震颤在高碳酸性脑病、酸中毒、尿毒症等情况下也可出现，而非肝性脑病的特异体征，临床注意区分，可根据原发疾病的症状不同而鉴别。

【西医治疗】

饮食方面注意减少蛋白质的摄入；为减少肠道细菌对蛋白质的分解作用，可口服新霉素 1～1.5 g，每日 4 次；半乳糖苷果糖配置成糖浆口服，可使肠道内酸度增高，不利于氨和单胺类的吸收；用氯化钠注射液或弱酸性溶液灌肠，内服 50%硫酸镁导泻，可清除肠道内的毒性物质；常用降低血氨的药物有谷氨酸钠、钾盐和精氨酸，加入葡萄糖注射液中滴注，每日 1 次，对门脉分流术后和高蛋白饮食所致者有一定疗效。重症患者可采用全身性灌流疗法。

尿毒性脑病

【西医学定义】

各种急慢性肾脏疾病引起肾功能不全，代谢产物潴留，水、电解质和酸碱平衡严重失调时所出现的神经系统损害。

【病理生理】

肾功能衰竭所致的神经系统损害，起因于肾单位的正常功能丧失，包括肾小球的滤过率下降，肾小管的再吸收率降低，不能进行正常的浓缩和加工，以致体内代谢产物如尿素、尿酸、肌酐等蓄积；水、电解质平衡失调；产生代谢性酸中毒；内分泌功能改变；血脑屏障通透性改变等。由此可直接影响脑代谢，或通过全身体液的变化影响神经系统的正常功能。显微镜下见脑组织广泛的灶性和血管周围坏死，伴有胶质结节形成和大脑半球的脱髓鞘改变。周围神经也可有节段性脱髓鞘改变。

【临床表现】

尿毒症的表现常以胃肠道症状开始，早期有厌食、腹胀，以后出现恶心呕吐、消化道出血等现象，脑部的症状都在胃肠症状以后才出现，早期有精神不振、淡漠、易疲劳、头晕、头痛、注意力不集中、思维能力下降等，晚期逐渐出现意识不清、嗜睡、烦躁、幻觉、肌肉痉挛或震颤，以及全身性抽搐。此外，患者还有深大呼吸、皮肤干燥、全身瘙痒、贫血等全身症状。

【辅助检查】

1. 脑电图　广泛中至高波幅慢波。

2. 生化　肾功能异常，尿素氮升高，肌酐升高，血浆清除率下降，pH 降低，电解质异常等。

【诊断】

根据肾脏病史、逐渐发生的意识障碍、精神症状以及常见的扑翼样震颤可做出诊断。如肾功能异常，脑电图提示慢波则更为典型。

【鉴别诊断】

高血压脑病　此病多发生于恶性高血压患者，血压往往很高，多超过 200/120 mmHg，伴有剧烈头痛、视力障碍、意识错乱、昏迷等，多有严重的视网膜变化和视盘水肿。也可出现局灶性或全身性抽搐及神经系统局灶性体征，脑脊液压力偏高，蛋白量升高，但肾功能并不太差，所有的症状都是由脑中小动脉痉挛所致。

【西医治疗】

主要处理原发的肾脏疾病，纠正水、电解质紊乱和酸碱平衡失调。透析疗法是目前最有效的治疗方法，但透析本身又可引起神经系统并发症。关于神经症状的处理，主要取决于原发疾病尿毒症的疗效。抽搐患者使用大量抗痉药也不易奏效，因为苯妥英钠等药物在血浆蛋白低下时药效大为减弱。其他的神经症状也多以对症治疗为主。

第三节　病例分析

案 1

双上肢不自主抖动 4 年，加重半个月(特发性震颤)。

［患者一般情况］姓名：贾某；性别：男性；年龄：45 岁；民族：壮族；婚姻状况：已婚；身高 168 cm，体重 64 kg。出生地：广西横县；职业：工程师。入院时间：2016－5－23；发病节气：小满；病史陈述者：患者本人。

［主诉］双上肢不自主抖动 4 年，加重半个月。

［现病史］患者于 4 年前开始无明显诱因下出现双手不自主抖动现象，仅于精神紧张及持物时容易出现，症状轻微，不影响日常工作及生活，未重视，未系统诊治。近半个月来患者工作压力较大，精神高度紧张，上述肢体不自主抖动症状逐渐加重，尤其在精神紧张、情绪激动及握笔、持物时明显，常表现为持物不稳、写字、系鞋带及扣纽扣困难，尤其在双手接近目标物时肢体抖动更为明显，双手活动欠灵活，安静状态、情绪良好及睡眠时肢体抖动症状消失，饮酒后亦能减轻，已严重影响目前的工作及生活，曾在当地中医院门诊就诊，行头颅 CT、甲状腺功能检查未见异常，考虑“焦虑状态”，予对症处理后(具体诊治情况不详)病情无改善。遂于今日来诊要求进一步诊治。门诊拟诊为“震颤查因”收住院。病后，患者精神尚可，担忧害怕，无肢体僵硬、动作缓慢、姿势步态异常、静止性震颤，无头晕、头痛、恶心呕吐，无多饮、多尿、多食、怕热多汗，无腹痛、腹泻、

心慌、胸闷，无眼突、颈粗、性格改变，无抽搐、肢体麻木、乏力、意识不清，无饮水呛咳、言语不利、大小便失禁等不适，纳可，寐欠佳，时有多梦、失眠，口干口苦，大便干结，平均每 2 d 一行，小便调，近期体重无明显改变。

［既往史］平素体健，无“高血压、糖尿病、心脏病、甲亢、帕金森病、肝炎、结核”等特殊疾病史，无长期特殊用药史，无药物及食物过敏史。

［个人史］无吸烟、饮酒嗜好，平常交际应酬比较多，平均每周 2～3 次，应酬时常饮酒，但基本不喝醉。

［家族史］父亲及哥哥亦有类似病史，表现为紧张、持物时的头、手不自主抖动，安静时消失。

［入院查体］T 36.8℃，P 75 次/分，R 20 次/分，BP 123/85 mmHg。神清，精神可，发育正常，营养中等，形体适中。舌质红，苔黄，脉弦。内科查体无异常。神经系统查体：神志清楚，言语清晰流利，情绪焦虑，担忧害怕，问答查体合作。右利手。记忆力、计算力及定向力等高级皮质功能检查均正常。视力、视野粗测正常。双侧眼球活动自如，无复视及眼震。双侧瞳孔等大等圆，直径约 3.0 mm，对光反射灵敏。双侧角膜反射灵敏，无面部感觉障碍，张口下颌居中，下颌反射未引出。双侧额纹、鼻唇沟对称，示齿口角不偏。听力粗测正常，Rinnie 试验阴性，Weber 试验居中。双侧软腭上抬有力，悬雍垂居中，咽反射存在。双侧转头耸肩有力、对称。伸舌居中，无舌肌萎缩及舌肌震颤。四肢肌力 5 级，肌张力正常，有意向性及姿势性震颤，双手平举及指鼻过程中均可见较明显的震颤，安静休息时消失。双侧指鼻尚准，跟膝胫试验稳准，龙贝格征阴性。深浅感觉无异常。双侧腱反射对称存在，病理反射未引出。颈软，无抵抗，脑膜刺激征阴性。自主神经系统检查未见异常。

［辅助检查］入院后查血常规、尿常规、大便常规、C 反应蛋白、心脏联合标志物测定、凝血功能、血生化、空腹血糖、餐后 2 h 血糖、糖化血红蛋白测定、肿瘤标志物测定、红细胞沉降率、甲状腺功能等均未见明显异常。胸部 CT、心电图、脑电图、肌电图、头颅 MRI 等检查均正常。焦虑抑郁量表评定示轻度抑郁、中度焦虑。

【病例分析】

1. 病情特点　① 患者中年男性，隐匿起病，病情逐渐加重，为慢性病程。② 主要表现为姿势性、动作性的震颤，仅累及双上肢，于精神紧张、情绪激动及握笔、持物时明显，尤其在双手接近目标物时震颤更为明显，安静状态、情绪良好及睡眠时消失，饮酒后减轻，不伴肢体僵硬、动作缓慢、姿势步态异常、静止性震颤，无“三多一少”高代谢综合征，无心慌、胸闷、眼突、颈粗、性格改变等。情绪、睡眠障碍。③ 家族史，有阳性家族史。④ 入院查体。生命体征正常。有意向性及姿势性震颤，双手平举及指鼻过程中均可见较明显的震颤，安静休息时消失。余无其他神经系统阳性定位体征。⑤ 辅助检查。焦虑抑郁量表评定示轻度抑郁、中度焦虑。心电图、脑电图、肌电图及头颅 MRI、甲状腺功能、糖尿病相关检查均未见异常。

2. 诊断　中医诊断：颤震，风阳内动。西医诊断：① 特发性震颤。② 焦虑抑郁状态。

中医辨病分析：患者因“双上肢不自主抖动 4 年，加重半个月”入院，故本病当属中医学之“颤震”范畴。兼见心情紧张时颤动加重，舌质红，舌苔黄，脉弦，故证属“风阳内动”。患者久病肾亏，使肝肾阴虚，精血俱耗，以致水不涵木，风阳内动，筋脉失养，发为本病。肝属厥阴风木之脏，藏血主筋，体阴而用阳，肝郁化火生风，风阳侵扰筋脉，则肢体颤抖；肝主条达情志，郁怒伤肝，阴不潜阳，肝阳上亢，故心情紧张时颤动加重；舌质红，苔黄，脉弦皆风阳内动之征。病位在脑，病性属本虚标实。

（1）西医定位、定性诊断：特发性震颤。

1）定位诊断：根据患者肢体震颤为不自主、不随意性，不伴肌力、肌张力、智能的改变，无言语、感觉功能及锥体束损害表现，故考虑定位于锥体外系。

2）定性诊断：患者中年男性，隐匿起病，病情逐渐加重，为慢性病程。主要表现为局限于双手的不自主震颤，于精神紧张、情绪激动及握笔、持物时明显，尤其在双手接近目标物时震颤更为明显，安静状态、情绪良好及睡眠时消失，饮酒后减轻，不伴肢体僵硬、动作缓慢、姿势步态异常、静止性震颤，无“三多一少”高代谢综合征，无心慌、胸闷、眼突、颈粗、性格改变等。有情绪、睡眠障碍。有阳性家族史。神经系统查体除有双上肢意向性、姿势性震颤以外，无其他阳性定位体征。故定性诊断首先考虑为特发性震颤。

（2）中医鉴别诊断

1）瘛疭：即抽搐，多见于急性热病或某些疾病急性发作，发作过程较短，其证手足屈伸牵引，常伴发热、神昏，两目窜视。颤震为一慢性疾病，以头、手颤动、振摇为主要表现，手足颤抖动作幅度小、频率快，而无肢体抽搐牵引，一般无发热、神昏及其他神志改变症状。结合患者病史可以鉴别。

2）脑萎：可发生肢体颤动、头摇等症，但多有智能减退、人格障碍、失语、肢体失用、痴呆等症状，头部CT检查有脑萎缩。

（3）西医鉴别诊断

1）帕金森病：该病患者病程长，病情发展缓慢，肢体震颤始终局限于双上肢，未向其他肢体发展，无静止性震颤及肌张力的改变，无动作缓慢、姿势步态异常及面具脸等表现，故排除。

2）甲亢性震颤：患者既往无甲亢病史，无甲亢的“三多一少”高代谢综合征表现，无心悸、胸闷、眼突、颈粗等甲亢体征，甲状腺功能检查无异常，故排除。

3）癔症性震颤：病前有精神因素，震颤的形式、幅度及速度多变，注意力集中时加重，并有癔症的其他表现。针对该病，本病例支持点为患者存在焦虑抑郁情绪，且震颤亦跟情绪不良有关；不支持点为患者震颤的形式、幅度及速度通常比较固定，无癔症性抽搐、瘫痪等癔症的其他表现，无暗示性及表演性质，可鉴别。

3. 治疗方案

（1）中医治疗

治法：育阴潜阳。

方药：六味地黄丸合天麻钩藤饮加减。生地黄24 g，山茱萸10 g，山药12 g，泽泻10 g，牡丹皮15 g，茯苓10 g，天麻10 g，钩藤15 g，生石决明15 g，栀子10 g，黄芩10 g，川牛膝15 g，杜仲10 g，益母草15 g，桑寄生15 g，夜交藤15 g，朱茯神15 g。

每日1剂，水煎400 ml，分早、晚2次饭后温服。

针灸取穴：百会，神庭，风池（双），支沟（双），阳陵泉（双），三阴交（双），太溪（双），太冲（双）。

毫针针刺，中等刺激，留针30 min，每日1次。

（2）西医治疗

1）给予普萘洛尔治疗：初始量为10 mg每日2次口服，逐渐增加至20 mg每日3次口服。注意监测脉搏、心率，如心率＜55次/分，需减量应用，如心率明显减慢，可考虑停药或换药。

2）抗焦虑抑郁、调节情绪治疗：草酸艾司西酞普兰从5 mg每日1次开始服用，逐渐增加剂量至20 mg每日1次口服调节情绪。心电图提示QT间期延长者禁用。

3）经颅磁刺激术。

4）如严重震颤、内科治疗无效者，可考虑行立体定向丘脑毁损术或电刺激术。

4. 住院治疗经过及其转归 入院后给予患者普萘洛尔从10 mg每日2次开始口服，逐渐加量至20 mg每日3次服用，无明显不良反应；草酸艾司西酞普兰从5 mg每日1次开始口服，逐渐加量至20 mg每日1次调节情绪，并配合中医中药活血化瘀通络、针灸、经颅磁刺激等综合治疗。治疗10 d后患者病情明显好转、情绪改善出院。现以普萘洛尔10 mg每日3次、草酸艾司西酞普兰15 mg每日1次口服控制病情。门诊定期随诊。

案2

进行性四肢抖动、行动迟缓3年，加重半个月（帕金森病）。

［患者一般情况］姓名：陈某；性别：女性；年龄：65岁；民族：汉族；婚姻状况：已婚；身高165 cm，体重59 kg。出生地：广西藤县；职业：教师。入院时间：2017－3－9；发病节气：惊蛰；病史陈述者：患者本人。

［主诉］进行性四肢抖动、行动迟缓3年，加重半个月。

［现病史］患者于3年前无明显诱因出现右上肢不自主抖动，约半年后逐渐出现右下肢抖动，于静止时出现，持物后明显，情绪激动及精神紧张后加重，未介意，未进一步诊治。1年后，患者出现右侧肢体僵硬，行动迟缓、笨拙，生活自理能力下降。近1年来，患者左侧上下肢亦出现不自主抖动伴肢体僵硬，感四肢乏力，行动迟缓症状较前加重，系鞋带、扣纽扣、穿衣困难，起步困难，行走时呈小碎步向前冲，伴言语含糊不清、吞咽困难，面部表情缺乏，常感颈肩酸痛伴头晕、头痛、心慌、胸闷，生活难自理，无视物模糊、视物旋转、恶心呕吐，无饮水呛咳、肢体麻木、抽搐，无眼突、颈粗、性格改变，无意识不清、大小便失禁等，曾于当地医院门诊就诊，诊断为“帕金森病”，给予“益脉康片2片每日3次、金刚烷胺片0.1 g每日3次、苯海索2 mg每日3次”口服抗震颤麻痹治疗，症状较前好转，近半个月来患者自行停药，上述症状再次加重，行走困难，今来院就诊要求进一步诊治，门诊查头颅CT提示脑萎缩，遂拟诊为“帕金森病”收入科。病后，患者精神尚可，纳寐可，时有口干口苦，大便少、干结，平均每3 d一行，小便调，近期体重无明显改变。

［既往史］有“慢性胃炎”病史，无“高血压、糖尿病、心脏病、甲亢、肝炎、结核”等特殊疾病史，无重大手术、颅脑外伤及脑炎病史，无煤气及药物中毒史，无输血史，无药物及食物过敏史。无特殊服药史。

［个人史］无特殊。

［家族史］无特殊。

［入院查体］T 36.2℃，P 70次/分，R 20次/分，BP 100/60 mmHg。神清，精神可，发育正常，营养中等，形体适中。舌质淡红，舌苔薄白，脉弦细。一般内科查体无异常。神经系统查体：神志清楚，轻度构音障碍，面具脸，行动迟缓，行走时起步困难，慌张步态，右手协同动作减少，转弯困难，问答查体合作。右利手。记忆力、计算力及定向力等高级皮质功能检查均正常。视力、视野粗测正常。双侧眼球活动自如，无复视及眼震。双侧瞳孔等大等圆，直径约3.0 mm，对光反射灵敏。双侧角膜反射灵敏，无面部感觉障碍，张口下颌居中，下颌反射未引出。双侧额纹、鼻唇沟对称，示齿口角不偏。听力粗测正常，Rinnie试验阴性，Weber试验居中。双侧软腭上抬有力，悬雍垂居中，咽反射存在。双侧转头耸肩有力、对称。伸舌居中，无舌肌萎缩及舌肌震颤。四肢肌张力呈齿轮样增高，右侧为甚，双上肢肌力5级，双下肢肌力4级，四肢腱反射（+++），生理反射存在，病理反射未引出，深浅感觉无异常。四肢可见静止性震颤，以右侧肢体为著，双侧指鼻试验、跟膝胫试验稳准，轮替动作缓慢，龙贝格征阴性。颈软，无抵抗，脑膜刺激征阴性。便秘，平均每3 d一行，汗液分泌增多。

［辅助检查］入院后查血常规、尿常规、大便常规、C反应蛋白、心脏联合标志物测定、凝血功能、血生化、空腹血糖、餐后2 h血糖、糖化血红蛋白测定、肿瘤标志物测定、红细胞沉降率、甲状腺功能等均无明显异常。头颅MRI+SWI检查提示老年性脑萎缩。颈椎MRI示颈椎病。胸部CT、心电图、脑电图均正常。

【病例分析】

1. 病情特点　① 患者老年女性，隐匿起病，病情逐渐进展加重，为慢性病程。② 主要表现为单侧不对称起病，呈“N”字形发展（从一侧肢体逐渐波及另一侧肢体）的肢体震颤及肢体僵硬，伴行动迟缓，姿势步态的异常，面部表情缺乏，构音障碍，肢体震颤为静止性震颤，持物后明显，便秘，汗液分泌增多。服用抗帕金森病药物治疗有效。③ 个人史、家族史，无特殊。④ 入院查体。生命体征正常。构音障碍，面具脸，行动迟缓，行走时起步困难，慌张步态，右手协同动作减少，转弯困难。四肢肌张力呈齿轮样增高，双侧不对称，双下肢肌力4级，四肢可见静止性震颤，以右侧肢体为著，轮替动作缓慢。余无其他神经系统阳性定位体征。⑤ 辅助检查，头颅MRI+SWI检查提示老年性脑萎缩，颈椎MRI示颈椎病。

2. 诊断　中医诊断：颤震，髓海不足。西医诊断：① 帕金森病。② 脑萎缩。③ 颈椎病。

中医辨病分析：患者因“进行性四肢抖动、行动迟缓3年,加重半个月”入院,故本病当属中医学之“颤震”范畴。舌质淡红,舌苔薄白,脉弦细,故证属“髓海不足”。患者年迈肾亏精少,暗耗肾精,肾精不足,则髓海失充,神机失养,筋脉肢体失主而发为本病。肾精虚,肝阴亦虚,肝肾之阴不足则风阳升动,故见肢颤。舌质淡红,苔薄白,脉弦细皆肝肾亏虚之象。病位在脑,病性属虚。

(1) 西医定位、定性诊断:帕金森病。

1) 定位诊断:根据患者以震颤伴少动僵直、行动缓慢为主要病情特点;体征上存在面具脸、四肢肌张力增高、肢体震颤、构音障碍、行动迟缓及姿势步态异常。不伴智能改变,无言语、感觉功能及锥体束损害表现,此为锥体外系受损的主要表现:肌张力增高,运动减少,故考虑定位于锥体外系。

2) 定性诊断:患者老年女性,隐匿起病,病情逐渐加重。主要表现为单侧不对称起病,呈“N”字形发展(从一侧肢体逐渐波及另一侧肢体)的肢体震颤及肢体僵硬,伴行动迟缓,姿势步态的异常,面部表情缺乏,构音障碍,肢体震颤为静止性震颤,持物后明显,便秘,汗液分泌增多。服用抗帕金森病药物治疗有效。头颅MRI检查仅提示脑萎缩。根据以上病情特点,故考虑定性诊断为帕金森病。

(2) 中医鉴别诊断

1) 瘛疭:即抽搐,多见于急性热病或某些疾病急性发作,发作过程较短,其证手足屈伸牵引,常伴发热、神昏,两目窜视。颤震为一慢性疾病,以头、手颤动、振摇为主要表现,手足颤抖动作幅度小、频率快,而无肢体抽搐牵引,一般无发热、神昏及其他神志改变症状。结合患者病史可以鉴别。

2) 脑萎:可发生肢体颤动、头摇等症,但多有智能减退、人格障碍、失语、肢体失用、痴呆等症状,头部CT检查有脑萎缩。

(3) 西医鉴别诊断

1) 特发性震颤:特发性震颤患者通常有家族史,起病年龄轻,震颤为姿势性或动作性,多有点头或晃头,无肌强直和少动。而该病患者老年起病,震颤为静止性震颤,有少动、肌强直、动作缓慢等特点,据此可排除。

2) 与继发性帕金森病相鉴别:① 脑血管性震颤麻痹综合征,多发生在腔隙性梗死或急性卒中之后,有高血压、动脉硬化表现以及锥体束征、假性球麻痹等,颅脑CT检查有助诊断。② 脑炎后震颤麻痹综合征,病前有脑炎史,可见于任何年龄,常见动眼危象(发作性双眼向上的不自主眼肌痉挛),皮脂溢出,流涎增多。③ 药源性震颤麻痹综合征,有长期服用吩噻嗪类等抗精神病药或萝芙木类降压药等病史,停药后症状消失。④ 中毒性震颤麻痹综合征,主要依据中毒诊断,如病前有一氧化碳中毒等病史。该病患者无上述病情特点,故排除。

3) 帕金森叠加综合征:如皮质基底节变性(CBD),主要表现为单侧起病,双侧始终不对称性的症状体征,与该病类似。但CBD多伴有频率不规则的粗大震颤,且存在有失语、失用等大脑皮质受损的表现,多巴反应差,该患者无上述临床特点,故可排除。

4) 脑梗死:患者早期为单侧肢体受累时容易与脑梗死相混淆。但脑梗死一般为急性或亚急性起病,其肌张力增高呈“折刀样”,与锥体外系的“铅管样”“齿轮样”增高不同,常伴有锥体束受损的症状体征。影像学检查特别是头颅MRI检查可见相应部位的缺血梗死灶,与该病例患者不符,故排除。

3. 治疗方案

(1) 中医治疗

治法:填精益髓。

方药:龟鹿二仙膏加减。鹿角10 g,龟甲20 g,党参15 g,枸杞子15 g,制何首乌15 g,天麻10 g,钩藤15 g。

每日1剂,水煎400 ml,分早、晚2次饭后温服。

针灸取穴:百会,风池(双),颈百劳(双),肩井(双),尺泽(双),阳陵泉(双),三阴交(双),支沟(双),太冲(双),悬钟(双),太溪(双),天枢(双)。

毫针针刺,中等刺激,留针30 min,每日1次。

(2) 西医治疗

1) 内科治疗：① 左旋多巴制剂。患者年龄≥65岁，首选左旋多巴制剂，如多巴丝肼片(美多巴)、卡左双多巴(息宁控释片)。于餐前1 h服。注意防治消化道症状、心血管系统症状及运动波动、睡眠障碍、精神症状等。② 多巴胺受体激动剂。吡贝地尔缓释片(泰舒达)50 mg睡前1次服用，1周后加量至50 mg每日早晨1次、50 mg睡前1次。或可用普拉克索片，初始剂量为每日0.375 mg，分3次服用，每隔5～7 d增加0.375 mg，达到满意疗效时可以此剂量维持治疗，最大剂量为每日4.5 mg。③ 金刚烷胺片：0.1 g每日2～3次(最后1次应尽量于下午4点前服)。④ 经颅磁刺激术。⑤ 康复治疗。

2) 外科治疗：① 立体定向手术，首选DBS。手术不能根治帕金森病，而且手术后仍需服用抗帕金森病药物，因此应严格掌握适应证，包括对左旋多巴反应性好，伴症状波动的帕金森病患者治疗效果较好；药物治疗曾经一度控制病情，但是药物疗效下降出现异动症，或无法耐受药物副作用的患者；病程相对较短，估计手术难度较小的患者；年龄不超过70岁。伴严重精神症状、重度痴呆，或晚期PD患者，一般状态差，不能耐受手术或手术禁忌证患者不适合DBS治疗。② 局部脑组织移植，近年来发展干细胞移植治疗帕金森病，尚处于研究阶段。

4. 住院治疗经过及其转归　入院后给予患者多巴丝肼0.125 g每日3次；吡贝地尔缓释片以50 mg睡前1次开始服用，逐渐加量至50 mg每日早晨1次、50 mg睡前1次口服；盐酸金刚烷胺片0.1 g每日2次口服抗帕金森病治疗。配合中医中药活血化瘀通络、针灸、经颅磁刺激、康复等综合治疗。治疗14 d后患者病情明显好转、震颤及肢体僵硬症状改善，行动较前迅速，生活基本自理。现以多巴丝肼0.125 g每日3次；吡贝地尔缓释片50 mg每日早晨1次、50 mg睡前1次；盐酸金刚烷胺片0.1 g每日2次口服控制病情，门诊定期随诊。

案3

双上肢不自主颤抖1年，四肢乏力、行动迟缓2个月(肝豆状核变性)。

[患者一般情况] 姓名：杨某；性别：女性；年龄：20岁；民族：汉族；婚姻状况：已婚；身高156 cm，体重50 kg。出生地：广西平果县；职业：工人，从事显示屏检验工作。入院时间：2015-3-24；发病节气：春分；病史陈述者：患者本人。

[主诉] 双上肢不自主颤抖1年，四肢乏力、行动迟缓2个月。

[现病史] 患者于1年前无明显诱因出现双上肢不自主颤抖，于静止时可出现，随意运动后颤抖增强，休息时减轻，当时未介意，未进一步诊治。2个月前患者感双下肢酸胀乏力、行走不便，在家自行贴敷药膏，症状未见明显缓解，逐渐出现双上肢乏力，患者出现持物及行走困难，写字不能，伴四肢麻木、僵硬、行动迟缓，行走时呈小碎步，身体向前，双手自然摆动动作减少，转弯困难。无头晕、目眩、视物模糊、复视，无头痛、恶心呕吐，无畏寒发热、咳嗽咳痰，无言语不利、饮水呛咳、吞咽困难，无眼突、颈粗、性格改变，无腹胀、腹痛、厌油腻，无抽搐、意识不清、大小便失禁等。曾于当地人民医院就诊，行头颅CT、MRI示“双侧基底节区异常信号”，脑电图示轻度异常，脑脊液检查未见异常，拟诊为“帕金森综合征”，给予多巴丝肼0.125 g每日3次口服抗帕金森治疗，病情无明显改善，遂于今日转院要求进一步诊治，门诊拟诊为“帕金森综合征”收入科。病后，患者精神尚可，纳寐可，时有口干口苦，大便干结难解，平均每3～5 d一行，小便调，近期体重无明显改变。

[既往史] 5年前曾患有“急性甲型肝炎”，经药物治疗已治愈。无“高血压、糖尿病、心脏病、甲亢、结核”等特殊疾病史，无重大手术、颅脑外伤及脑炎病史，无煤气及药物中毒史，无输血史，无药物及食物过敏史。无特殊服药史。

[个人史] 无特殊。

[家族史] 无特殊。

[入院查体] T 36.4℃，P 75次/分，R 20次/分，BP 110/60 mmHg。神清，精神可，发育正常，营养中等，形体适中。舌质红，舌苔黄，脉弦。一般内科查体无异常。神经系统查体：神志清楚，

言语清晰流利，面部表情缺乏，行动迟缓，慌张步态，双手协同动作减少，转弯困难，问答查体合作。右利手。记忆力、计算力及定向力等高级皮质功能检查均正常。视力、视野粗测正常。双侧眼球活动自如，无复视及眼震。双侧瞳孔等大等圆，直径约 3.0 mm，对光反射灵敏。双眼角膜边缘可见黄棕色色素沉着(K-F 环)。双侧角膜反射灵敏，无面部感觉障碍，张口下颌居中，下颌反射未引出。双侧额纹、鼻唇沟对称，示齿口角不偏。听力粗测正常，Rinnie 试验阴性，Weber 试验居中。双侧软腭上抬有力，悬雍垂居中，咽反射存在。双侧转头耸肩有力、对称。伸舌居中，无舌肌萎缩及舌肌震颤。四肢肌张力呈齿轮样增高、肌力 5－级，四肢腱反射(＋＋＋)，生理反射存在，病理反射未引出，深浅感觉无异常。四肢可见静止性震颤，双侧指鼻试验、跟膝胫试验稳准，轮替动作缓慢，龙贝格征阴性。颈软，无抵抗，脑膜刺激征阴性。便秘，平均每 3～5 d 一行，汗液分泌正常。

［辅助检查］入院后查血常规、尿常规、大便常规、C 反应蛋白、心脏联合标志物测定、凝血功能、肾功能、电解质、空腹血糖、餐后 2 h 血糖、糖化血红蛋白测定、肿瘤标志物测定、红细胞沉降率、甲状腺功能、风湿四项、风湿七项等均无明显异常。抗中性粒细胞胞质抗体测定阴性，甲型肝炎、乙型肝炎、丙型肝炎抗体测定均阴性。肝功能示谷丙转氨酶 59 U/L↑，γ-谷氨酰转移酶 62 U/L↑，总蛋白 55 g/L↓，白蛋白 32 g/ L↓，球蛋白 44 g/L↑，余未见异常。头颅 MRI＋DWI 检查提示脑萎缩、双侧基底节区对称性异常信号(图 17-2)。肝脏 B 超示肝实质回声增粗，脾脏稍增大。神经传导速度测定、胸部 CT、心电图均正常。至眼科行专科检查，裂隙灯下可见双侧角膜 K-F 环征(＋)，眼底检查未见异常。(自治区职业病防治医院)血清铜 0.39 μg/L↓，血清铜蓝蛋白 0.12 g/L↓，尿铜 283 μg/L↑。

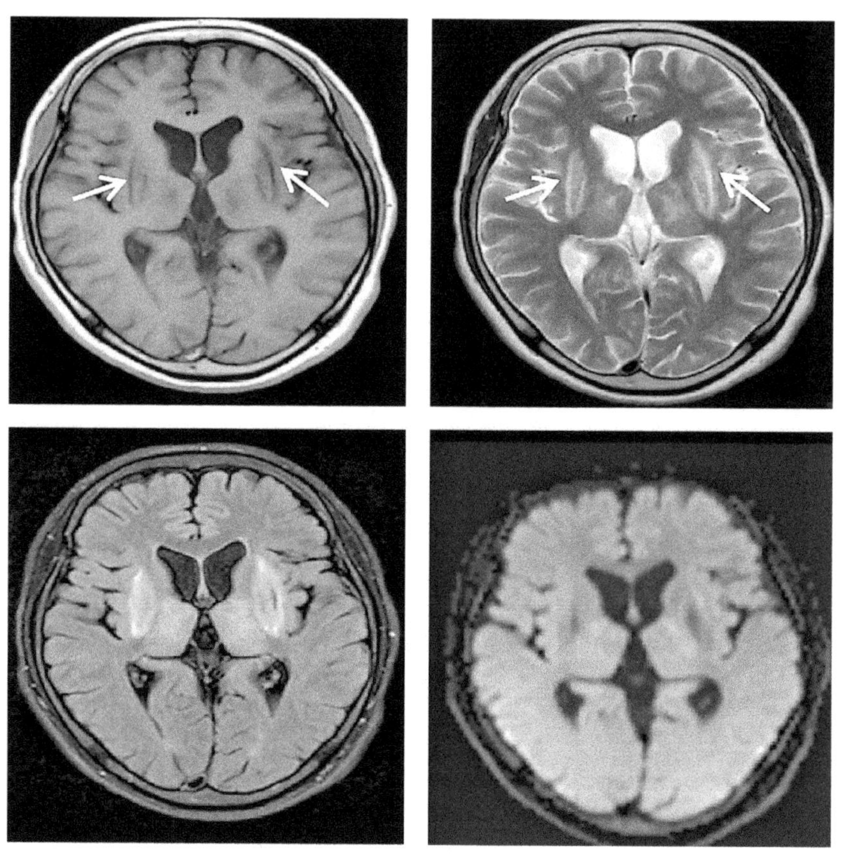

图 17-2　头颅 MRI

A. T1 加权；B. T2 加权；C. Flair 像；D. DWI，双侧基底节区可见长 T1、长 T2 对称性异常信号，Flair 像双侧基底节区异常信号灶呈高信号，DWI 成像上未见明显弥散受限

【病例分析】

1. 病情特点 ① 患者20岁青年女性，隐匿起病，病情逐渐加重。② 主要表现为肢体震颤及肢体僵硬，伴行动迟缓，姿势步态的异常，面部表情缺乏，肢体震颤为静止性、意向性震颤，便秘。③ 既往史，5年前曾患有“急性甲型肝炎”，经药物治疗已治愈。④ 个人史、家族史，无特殊。⑤ 入院查体。生命体征正常。面部表情缺乏，行动迟缓，慌张步态，双手协同动作减少，转弯困难。双眼角膜K-F环征(+)。四肢肌张力呈齿轮样增高、肌力5一级，四肢腱反射(+++)。四肢可见静止性震颤，轮替动作缓慢。余无其他神经系统阳性定位体征。⑥ 辅助检查。肝功能示谷丙转氨酶59 U/L↑，γ-谷氨酰转移酶62 U/L↑，总蛋白55 g/L↓，白蛋白32 g/L↓，球蛋白44 g/L↑，余未见异常。头颅MRI+DWI检查提示脑萎缩，双侧基底节区对称性异常信号。肝脏B超示肝实质回声增粗，脾脏稍增大。至眼科行裂隙灯检查可见双侧角膜K-F环征(+)。(自治区职业病防治医院)血清铜0.39 μg/L↓，血清铜蓝蛋白0.12 g/L↓，尿铜283 μg/L↑。

2. 诊断 中医诊断：颤震，风阳内动。西医诊断：① 肝豆状核变性。② 脑萎缩。

中医辨病分析：患者因“双上肢不自主颤抖1年，四肢乏力、行动迟缓2个月”入院，故本病当属中医学之“颤震”范畴。兼见口干口苦，舌质红，舌苔黄，脉弦，故证属“风阳内动”。患者久病肾亏，使肝肾阴虚，精血俱耗，以致水不涵木，风阳内动，筋脉失养，发为本病。舌质红，苔黄，脉弦或数皆为风阳内动之征。病位在脑，病性属本虚标实。

(1) 西医定位、定性诊断：肝豆状核变性。

1) 定位诊断：根据患者以震颤伴少动僵直、行动缓慢为主要病情特点；体征上存在面部表情缺乏、四肢肌张力高、肢体震颤、行动迟缓及姿势步态异常。锥体外系受损的主要表现为肌张力增高，运动减少，结合头颅MRI检查可见双侧基底节区异常信号灶，故首先考虑定位于锥体外系。

2) 定性诊断：患者青年女性，隐匿起病，病情逐渐加重。主要表现为肢体震颤及肢体僵硬，伴行动迟缓，姿势步态异常，面部表情缺乏，肢体震颤为静止性、意向性震颤，便秘，既往有“肝炎”病史。入院后查肝功能损害，有角膜K-F环征，血清铜、铜蓝蛋白均减低，尿铜明显增高，头颅MRI检查提示双侧基底节区对称性异常信号灶、脑萎缩。肝脏B超示肝实质回声增粗，脾大。根据以上病情特点，故考虑定性诊断为肝豆状核变性。

(2) 中医鉴别诊断

1) 瘛疭：即抽搐，多见于急性热病或某些疾病急性发作，发作过程较短，其证手足屈伸牵引，常伴发热、神昏，两目窜视。颤震为一慢性疾病，以头、手颤动、振摇为主要表现，手足颤抖动作幅度小、频率快，而无肢体抽搐牵引，一般无发热、神昏及其他神志改变症状。结合患者病史可以鉴别。

2) 脑萎：可发生肢体颤动、头摇等症，但多有智能减退、人格障碍、失语、肢体失用、痴呆等症状，头部CT检查有脑萎缩。

(3) 西医鉴别诊断

1) 与其他继发性帕金森病相鉴别：① 脑血管性震颤麻痹综合征，多发生在腔隙性梗死或急性卒中之后，好发于老年人，有高血压、动脉硬化表现以及锥体束征、假性球麻痹等，颅脑CT、MRI检查有助诊断，该患者发病年龄较轻，无锥体束征，且结合头颅MRI检查可排除。② 脑炎后震颤麻痹综合征，病前有脑炎史，见于任何年龄，常见动眼危象(发作性双眼向上的不自主眼肌痉挛)，皮脂溢出，流涎增多。③ 药源性震颤麻痹综合征，有长期服用吩噻嗪类等抗精神病药或萝芙木类降压药等病史，停药后症状消失。④ 中毒性震颤麻痹综合征，主要依据中毒诊断，如病前有一氧化碳中毒等病史。该病患者无上述病情特点，故排除。

2) 帕金森叠加综合征：患者以双侧对称性起病，伴有少动僵直、行动迟缓，抗帕金森病药物治疗效果欠佳，需与进行性核上性麻痹相鉴别，但患者无垂直性眼动障碍，无后仰跌倒等表现，且头颅MRI未见中脑“蜂鸟征”中脑萎缩征象，故排除。

3. 治疗方案

(1) 中医治疗

治法：育阴潜阳。

方药：六味地黄丸合天麻钩藤饮加减。生地黄 24 g,山茱萸 10 g,山药 12 g,泽泻 10 g,牡丹皮 15 g,茯苓 10 g,天麻 10 g,钩藤 15 g,生石决明 15 g,栀子 10 g,黄芩 10 g,川牛膝 15 g,杜仲 10 g,益母草 15 g,桑寄生 15 g,夜交藤 15 g,朱茯神 15 g。

每日 1 剂,水煎 400 ml,分早、晚 2 次饭后温服。

针灸取穴：百会,神庭,曲池(双),支沟(双),阳陵泉(双),三阴交(双),太溪(双),太冲(双),行间(双),关元,天枢(双),腹结(双)。

毫针针刺,中等刺激,留针 30 min,每日 1 次。

(2) 西医治疗

1) 一般治疗：低铜饮食,避免食用含铜多的食物,如豆类、玉米、坚果类,软体动物如乌贼、鱿鱼,贝类,螺类,羊肉,动物的肝、血,巧克力、可可等。有些食物有助于促进铜的排泄,如菠菜、萝卜、白菜、高蛋白、低脂高糖饮食。盛装东西的容器禁用铜制品。

2) 一线驱铜治疗：首选青霉胺治疗。自小剂量开始,逐渐增加剂量。成人每日 1 000～2 000 mg,分 2～4 次饭前半小时及睡前服用,用药前需做青霉素皮试,阴性者方可使用。待症状明显缓解后改为维持量,成人为每日 750～1000 mg,终身服用。注意防治消化道、血液系统、免疫系统相关方面副作用。

3) 减少铜的吸收：① 锌剂,如硫酸锌、葡萄糖酸锌。硫酸锌成人剂量一般为 100～300 mg 每日 3 次,葡萄糖酸锌剂量为 560 mg,每日 3 次口服。② 硫化钾,20～40 mg 每日 3 次口服。

4) 对症支持治疗：震颤、强直明显者可用苯海索、左旋多巴或吡贝地尔缓释片;肝功能损害者可加用护肝药。

4. 住院治疗经过及其转归　入院后给予患者青霉胺片(每片 125 mg)驱铜(500 mg 每日 3 次)、硫酸锌片 100 mg 每日 3 次减少铜在体内的吸收,对症予盐酸苯海索片 2 mg 每日 3 次、吡贝地尔缓释片 50 mg 睡前 1 次开始服用,逐渐加量至 50 mg 每日早晨 1 次、50 mg 睡前 1 次口服抗震颤麻痹治疗;护肝治疗;并配合中医中药活血化瘀通络、针灸等综合治疗。治疗 20 d 后患者病情明显好转,震颤及肢体僵硬症状改善,行动较前迅速,生活基本自理。3 个月后返院复诊,复查肝功能正常,血清铜 1.0 μg/L ↓,血清铜蓝蛋白 0.18 g/L ↓,尿铜 383 μg/L ↑。现以青霉胺片 250 mg 每日 3 次、硫酸锌片 100 mg 每日 3 次、盐酸苯海索片 2 mg 每日 3 次、吡贝地尔缓释片 50 mg 每日 2 次口服控制病情,嘱低铜饮食,避免用铜制品盛装食物,门诊定期随诊。

案 4

面部、肢体不自主舞蹈样动作 1 周(小舞蹈病)。

[患者一般情况] 姓名：颜某;性别：女性;年龄：14 岁;民族：汉族;婚姻状况：未婚;身高 158 cm,体重 50 kg。出生地：广西南宁市;职业：学生。入院时间：2016 - 4 - 21;发病节气：谷雨;病史陈述者：患者家属。

[主诉] 面部、肢体不自主舞蹈样动作 1 周。

[现病史] 近 1 周来老师上课时发现患者注意力不集中,容易开小差,有时还无故发笑,并出现肢体的舞蹈样动作,不能自控,面部常有扮鬼脸动作,如出现不自主噘嘴、挤眉弄眼、伸舌等异常行为,病初,老师以为该患者课堂纪律差,经批评指正后成效不显著。上述舞蹈样动作于患者精神紧张时加重,安静时减轻,睡眠时消失,患者记忆力下降,未诉头晕、头痛、恶心呕吐,无肢体乏力、麻木、抽搐,无畏寒发热、咳嗽咳痰,无心慌、胸闷、呼吸困难,无言语不利、饮水呛咳、意识不清,无幻觉、情绪低落、躁动不安等。家属视病情严重,遂将患者带来医院就诊,门诊查头颅 CT 未见异常,遂拟诊为“肌张力障碍”收入科。病后,患者精神尚可,纳寐可,二便调,近期体重无明显改变。

[既往史] 患者于发病前 3 个月有咽痛、发热史,经予抗生素治疗后已治愈。无“甲亢、风湿性

心脏病、关节炎、肝炎、结核”等特殊疾病史，无重大手术、外伤、脑炎病史，无药物及食物过敏史。无特殊服药史。

［个人史］无特殊。

［家族史］无特殊。

［入院查体］T 36.3℃，P 71 次/分，R 20 次/分，BP 110/60 mmHg。神清，精神可，发育正常，营养中等，形体适中。舌体胖大，有齿痕，舌质红，苔黄，脉弦滑，一般内科查体无异常。神经系统查体：神志清楚，言语清晰流利，问答查体欠合作。右利手。记忆力、计算力下降，反应稍迟钝，注意力难集中，定向力检查正常。无幻觉、激惹现象。视力粗测正常，视野检查不配合。双侧眼球活动自如，无复视及眼震。双侧瞳孔等大等圆，直径约 3.0 mm，对光反射灵敏。双侧角膜反射灵敏，无面部感觉障碍，张口下颌居中，下颌反射未引出。双侧额纹、鼻唇沟对称，示齿口角不偏。听力粗测正常，Rinnie 试验、Weber 试验不配合检查。双侧软腭上抬有力，悬雍垂居中，咽反射存在。双侧转头耸肩有力、对称。伸舌居中，无舌肌萎缩及舌肌震颤。四肢肌力 5 级，四肢肌张力减低，腱反射(+)，生理反射存在，病理反射未引出，深浅感觉无异常。面部表情多动，有不自主噘嘴、挤眉弄眼、伸舌等扮鬼脸动作，双上肢表现为快速、不规则、无目的、不自主的舞蹈样动作，在精神紧张时加重，安静状态下减轻。双侧指鼻试验、跟膝胫试验、龙贝格征不配合检查。颈软，无抵抗，脑膜刺激征阴性。

［辅助检查］入院后查血常规、尿常规、大便常规、心脏联合标志物测定、凝血功能、血生化、空腹血糖、糖化血红蛋白测定、甲状腺功能、脑脊液等检查均无明显异常。C 反应蛋白 20 mg/L↑、红细胞沉降率 60 mm/h↑、抗 A 型溶血性链球菌“O”(ASO) 550 U↑。头颅 MRI、胸部 CT、心电图、脑电图均正常。

【病例分析】

1. 病情特点 ① 患者青少年儿童，急性起病，发病前 3 个月有咽痛、发热史，经予抗生素治疗后已治愈。② 主要表现为颜面部不自主噘嘴、挤眉弄眼、伸舌等扮鬼脸动作，肢体不自主舞蹈样动作，精神紧张时加重，安静状态下减轻。伴注意力不集中、无故发笑、记忆力减退。③ 个人史、家族史，无特殊。④ 入院查体。生命体征正常。高级皮质功能减退。四肢肌张力减低、腱反射减弱。余无其他神经系统阳性定位体征。⑤ 辅助检查。C 反应蛋白 20 mg/L↑，红细胞沉降率 60 mm/h↑，抗 A 型溶血性链球菌“O” 550 U↑。头颅 MRI、脑电图、脑脊液检查无异常。

2. 诊断 中医诊断：颤震，痰热动风。西医诊断：小舞蹈病。

中医辨病分析：患者因“面部、肢体不自主舞蹈样动作 1 周”入院，故本病当属中医学之“颤震”范畴。舌体胖大，有齿痕，舌质红，苔黄，脉弦滑，故证属“痰热动风”。患者肺脾肾亏虚，而致痰浊内生，又由五志过极，肝热化火，痰热互结，风火交盛，而致颤震。苔黄，脉弦滑数皆为痰热之象。病位在脑，病性属实。

(1) 西医定位、定性诊断：小舞蹈病。

1) 定位诊断：根据患者以颜面部扮鬼脸、肢体不自主舞蹈样动作为主要病情特点，四肢肌张力减低、腱反射减弱，锥体外系受损的主要为肌张力减低，运动增多，故考虑定位于锥体外系。患者伴随出现反应迟钝，记忆力、计算力减退，无故发笑等神经、精神行为异常，考虑定位于大脑皮质。

2) 定性诊断：患者为 14 岁青少年儿童，急性起病，发病前 3 个月有咽痛、发热史。主要表现为颜面部不自主噘嘴、挤眉弄眼、伸舌等扮鬼脸动作，肢体不自主舞蹈样动作，精神紧张时加重，安静状态下减轻。伴注意力不集中、无故发笑、记忆力减退。体征上存在四肢肌张力减低、腱反射减弱，高级皮质功能减退。化验结果提示 ASO 明显增高，C 反应蛋白增高，红细胞沉降率增快，根据以上病情特点，故考虑定性诊断为小舞蹈病。

(2) 中医鉴别诊断

1) 瘛疭：即抽搐，多见于急性热病或某些疾病急性发作，发作过程较短，其证手足屈伸牵引，常伴发热、神昏，两目窜视。颤震为一慢性疾病，以头、手颤动、振摇为主要表现，手足颤抖动作幅度小、频率快，而无肢体抽搐牵引，一般无发热、神昏及其他神志改变症状。结合患者病史可以鉴别。

2）脑萎：可发生肢体颤动、头摇等症，但多有智能减退、人格障碍、失语、肢体失用、痴呆等症状，头部CT检查有脑萎缩。

（3）西医鉴别诊断

1）习惯性痉挛：儿童习惯性痉挛通常表现为同一肌群快速的、刻板的、重复的、局限性的不自主动作，不伴有肌张力减低、共济失调和精神障碍，发病前后无风湿热表现及证据，该患者体征上存在肌张力减低、精神障碍，发病前有咽痛病史，故排除。

2）抽动秽语综合征：常见于儿童，表现为快速、刻板、反复、无目的性多发性肌肉抽动，咽喉部肌肉受累还可发出怪声，说脏话。该患者发病特点与此病不相符，故排除。

3）亨廷顿舞蹈病：多在中年起病，除舞蹈症状外常伴有痴呆及阳性家族史等，病情随病程逐渐加重。影像学检查具有特征性的尾状核萎缩征象，据此可鉴别。

4）肝豆状核变性：青少年起病，无风湿热表现，伴有肝功能异常、帕金森样症状体征、角膜K-F环，血清铜、铜蓝蛋白减低，尿铜明显增加，头颅MRI可见双侧基底节区对称性异常信号灶等特点。该患者无上述病情特点，故排除。

3. 治疗方案

（1）中医治疗

治法：清热化痰，平肝息风。

方药：导痰汤加减。半夏10 g，陈皮6 g，茯苓15 g，炙甘草6 g，胆南星10 g，枳实10 g，地龙10 g。

每日1剂，水煎400 ml，分早、晚2次饭后温服。

针灸取穴：百会，四神聪，风池（双），曲池（双），合谷（双），丰隆（双），阴陵泉（双），太冲（双）。

毫针针刺，中等刺激，头部腧穴留针30 min，肢体腧穴不留针，每日1次。

（2）西医治疗

1）病因治疗：青霉素80万U肌内注射，每日2次，1～2周为1个疗程，此后用苄星青霉素120万U肌内注射，每月1次，维持5年，以防风湿热复发。对于有明显风湿热的患者，尚需给予糖皮质激素、阿司匹林等。

2）对症治疗：① 一般治疗，卧床休息，给予营养支持治疗，避免强光、强声刺激。② 不自主舞蹈样动作处理，可给予氟哌啶醇片，初始量为0.5 mg每日2～3次，逐渐增加剂量至舞蹈样症状控制，维持数月。

4. 住院治疗经过及其转归　入院后给予患者安静、卧床休息，予青霉素80万U每日2次，肌内注射抗风湿热治疗，并给予氟哌啶醇片初始剂量0.5 mg每日2次、氯硝西泮片1 mg睡前1次口服减轻舞蹈样动作，氟哌啶醇片服药剂量逐渐增加至1 mg每日3次口服。配合中医中药活血化瘀通络、针灸等综合治疗。治疗2周后患者不自主舞蹈样动作明显减轻、缓解，复查C反应蛋白8 mg/L、红细胞沉降率25 mm/h↑、ASO 250 U↑，病情好转出院。嘱出院后用苄星青霉素120万U肌内注射，每月1次，维持5年，以防风湿热复发。门诊定期随诊。

第十八章
痹　　病

第一节　中医学概述

【中医概念】

痹病是指由于经络痹阻、气血运行不畅，导致肢体关节发生疼痛、酸楚、麻木、重着以及活动障碍为主要表现的一类临床病证。

【中医源流】

痹的病名，最早见于《黄帝内经》。《素问》设有“痹论”专篇，提出病因以风、寒、湿邪为主。《素问·痹论》指出：“所谓痹者，各以其时，重感于风寒湿之气也。”并根据邪气的偏盛进行分类，曰：“风寒湿三气杂至，合而为痹，其风气胜者为行痹，寒气胜者为痛痹，湿气胜者为着痹也。”此外，还依据感邪的季节和病位不同，又将痹分为皮痹、肌痹、脉痹、筋痹、骨痹五体痹。日久不愈，病邪深入，内传于五脏六腑，又可引起心痹、肺痹、脾痹、肝痹和肾痹五脏痹。汉代张仲景在《金匮要略》有湿痹、历节之名，创制了桂枝附子汤、甘草附子汤、桂枝芍药知母汤、乌头汤、防己黄芪汤、麻杏薏甘汤等常用方剂。隋代《诸病源候论·风湿痹候》强调本病是由于体虚感邪所致，云：“由血气虚，则受风湿，而成此病。”唐代的《千金方》和《外台秘要》另立“白虎病”之名，收集了独活寄生汤、犀角汤等治痹方剂，并有针灸、酒药、膏摩等方法，从而丰富了治痹措施。宋代《太平圣惠方》《圣济总录》等书，也都既论痹病、历节病，又论白虎病，并在风寒湿痹之外，另立热痹一门，在用药上，多善用虫类药物以治疗经络内的风痰死血。元代李东垣、朱丹溪，另立“痛风”一名。李东垣《兰室秘藏》认为“痛风”的病因主要是血虚，而朱丹溪《丹溪心法》则认为有血虚、血热、风、湿、痰、瘀之异。朱丹溪在治疗上拟痛风通用方，又分上、下肢选择用药，对后世影响很大。明代秦景明《症因脉治·痹病论》不仅对风寒湿痹，而且对热痹之病因、症状、治疗均予以论述，完善了痹病的诊治内容。明代李中梓《医宗必读·痹》在采用祛风、除湿、散寒的常规治法外，提倡行痹参以补血，痛痹参以补火，着痹参以补脾补气之法。叶天士针对痹久不愈，有“久病入络”之说，倡用活血化瘀法及重用虫类药，搜剔宣通络脉。

【病因病机】

痹病的发生是由于风、寒、湿、热之邪，侵袭肢体经络，引起气血运行不畅，经络痹阻所致，或痰浊瘀血，阻于经隧，深入关节筋脉，皆可发病。同时痹病的发生与体质因素、气候条件、生活环境等都有密切关系。

1. 外邪侵袭　感受风寒湿热之邪，其中以风邪为主，常夹杂他邪伤人，如风寒、风湿、风热，或风寒湿、风湿热等多邪杂感。由于居处、劳动环境寒冷潮湿，如坐卧湿地、涉水冒雨，或长期水下作业，或出入于冷库，或阴雨潮湿季节，感受寒湿之邪，痹阻经络，气血运行不畅而发病。若外感风热，与湿相并，或风寒湿痹，郁久化热，亦可痹阻经络、关节为患。

2. *正气不足* 劳累过度，耗伤正气，卫外不固，或劳后汗出当风，或汗后用冷水淋浴，外邪乘虚入侵。或素体虚弱，平时缺少体育锻炼，或病后、产后气血不足，腠理空虚，外邪乘虚而入。正如《济生方・痹》所云："皆因体虚，腠理空疏，受风寒湿气而成痹也。"

痹病的发生由于正气不足，腠理不密，卫外不固，复感外邪所致。若阳气不足，则风寒湿邪易于侵袭，表现为风寒湿痹；若阳气偏盛，阴血不足，内有蕴热，热与风湿相搏，或寒郁化热，则表现为风湿热痹。

风寒湿热之邪痹阻经络，若迁延日久，势必影响气血津液的运行输布，血滞为瘀，津停成痰，痰浊瘀血阻痹经络，出现皮肤瘀斑、关节周围结节、屈伸不利。痰瘀交结与外邪相合深入骨骱，出现关节肿大、强硬、变形、功能障碍，病情更加缠绵难愈。

【中医诊断】

(1) 以肢体关节、肌肉疼痛、屈伸不利为主证，或疼痛游走不定，甚则关节剧痛、肿大、强硬、变形。

(2) 日久不愈，复感外邪，内舍于心，出现心悸、气短等症。

(3) 痹病常与劳累以及季节、气候的寒冷、潮湿等天气变化有关。

【鉴别诊断】

痿病 痹病和痿病虽都属肢体疾病，但两者在病因病机和临床表现上都有不同。痿病由于精血亏虚，肌肉筋脉失养所致，表现为肢体软弱无力，肌肉瘦削，行动艰难，甚则瘫软于床，但肢体关节多无疼痛；而痹病由于风寒湿热之邪，痹阻经络，气血运行不畅所致，出现肢体关节疼痛、酸楚、麻木、重着、屈伸不利，甚则肿大灼热。其鉴别要点在于肢体关节有无疼痛。在临床上可加以鉴别。

【辨证论治】

1. *辨邪气偏盛* 风寒湿热为病各有偏盛，当据其主症，辨别邪气的偏盛。如肢体关节疼痛，呈游走不定者，为风胜；疼痛剧烈，遇冷加剧，得热痛减者，为寒胜；疼痛重着，痛有定处，肌肤麻木不仁者，为湿胜；关节红肿灼热，疼痛剧烈者，为热胜；病程较长，关节肿大，僵硬变形者，为痰瘀交结。

2. *辨别虚实* 一般初期发病突然，病程短，痛势较剧者，多属实；反复发作，病程较长，痛势较缓者，多属虚，或虚实夹杂。本病的后期，病情复杂，常常虚实夹杂，正虚邪实，当明辨虚实，分清主次。

【治则与治疗】

治疗上以祛邪活络、缓急止痛为原则。对于风胜者散风时，应佐以养血之品，即所谓"治风先治血，血行风自灭"；寒胜者在散寒时，须结合助阳之品，使其阳气充足，则寒散痹通而病愈；湿胜者，在渗湿化浊时，佐以健脾益气之品，使其"脾旺能胜湿，气足无顽麻"；热胜者，以清泄郁热为主，佐以活血通络，亦须谨防过用苦寒伤阳滞湿之弊。久痹正虚者，当加入益气养血、补益肝肾之品。

1. 风寒湿痹

(1) 行痹

[主症] 肢体关节、肌肉疼痛、酸楚，游走不定，屈伸不利，可涉及多个关节。

[兼次症] 发病初期可有发热、恶风等表证。

[舌脉] 舌苔薄白，脉浮或浮缓。

[分析] 风寒湿邪侵袭人体，留滞经络，气血运行不畅，不通则痛，故见肢体关节、肌肉疼痛、酸楚；风邪偏盛，风性善行而数变，故疼痛游走不定，可涉及多个关节；风湿相搏，经络失和，故关节屈伸不利；风邪束表，营卫失和，故见恶风、发热；舌苔薄白、脉浮为邪气外侵之象。

[治法] 祛风通络，散寒除湿。

[方药] 防风汤加减。方中用防风、麻黄祛风散寒；秦艽、葛根、当归、肉桂活血通络，祛风湿，并有"治风先治血，血行风自灭"之意；赤茯苓淡渗健脾渗湿；杏仁宣肺达邪；生姜、大枣、甘草和中调营；反佐黄芩防止前药辛温过甚，化火伤耗阴血。若痹痛以肩、肘等上肢关节为主者，可加羌活、威灵仙、姜黄、海桐皮等祛风通络止痛；以膝、踝等下肢关节为主者，酌加独活、牛膝、木防己、萆薢通经活络，祛风止痛；腰背酸痛甚者，加

杜仲、桑寄生、续断、补骨脂、巴戟天补肾壮腰；若见关节肿大，苔薄黄，邪有化热之象者，宜寒热并用，选用桂枝芍药知母汤加减。

（2）痛痹

［主症］肢体关节疼痛，痛势较剧，痛有定处，遇寒则痛甚，得热则痛缓。

［兼次症］关节屈伸不利，局部皮色不红，触之不热，皮肤或有寒冷感。

［舌脉］舌质淡，舌苔薄白，脉弦紧，或沉迟而弦。

［分析］感受风寒湿邪，因寒邪偏胜，寒主收引，其性凝滞，气血痹阻不通，故见肢体关节疼痛，痛势较剧，痛有定处；遇寒则血愈凝涩，故痛增甚；得热则寒散，气血运行较为流畅，故其痛减；风寒湿邪留着肌肉、关节，则关节屈伸不利；寒为阴邪，故局部皮肤不红，触之不热，或皮肤有寒冷感；舌质淡，苔薄白为寒象，脉弦紧为属寒主痛之征，脉沉迟而弦为寒胜之象。

［治法］温经散寒，祛风除湿。

［方药］乌头汤加减。方中以川乌、麻黄温经散寒，除湿止痛；芍药、甘草缓急止痛，养血柔筋；黄芪益气固表，并能利血通痹。应用时可酌加羌活、独活、秦艽、威灵仙等祛风除湿以提高疗效。若寒邪重者，加草乌、桂枝以散寒止痛；疼痛重者，加乌梢蛇、蜂房、土鳖虫等通络定痛。

（3）着痹

［主症］肢体关节、肌肉酸楚、重着、疼痛。

［兼次症］肢体关节肿胀，痛有定处，活动不利，肌肤麻木不仁，阴雨天病情加重。

［舌脉］舌质淡红，舌苔白腻，脉濡缓。

［分析］感受风寒湿邪而以湿邪偏盛，因湿性黏滞重浊，湿注经络，留滞肌肉、关节，气血运行受阻，不通则痛，故见肢体关节肿胀，重着酸痛，痛有定处，活动不利；肌肤络脉为湿浊阻滞，营血运行不畅，而见肌肤麻木不仁；阴雨天湿盛，故病情加重。苔白腻，脉濡缓为湿邪偏盛之象。

［治法］除湿通络，祛风散寒。

［方药］薏苡仁汤加减。方中用薏苡仁、苍术健脾除湿，脾强可以胜湿；羌活、独活、防风祛风胜湿；川乌、麻黄、桂枝温经散寒通络；当归、川芎养血散风；生姜、甘草健脾和中。若下肢酸重或肿胀者，可加萆薢、木防己、牛膝、蚕砂利湿通络；若肌肤麻木不仁者，加海桐皮、豨莶草、桑枝祛风通络；若湿邪郁而化热，症见下肢关节红肿，局部灼热者，可加黄柏、苍术以清热化湿。

对于风寒湿偏盛不明显者，可用蠲痹汤作为风寒湿痹通用的基础方进行治疗。方中以羌活、独活、海风藤、秦艽、桂枝祛风除湿散寒；当归、川芎、乳香、木香、桑枝、甘草活血通络止痛。风盛加防风、白芷；寒盛加附子、川乌、细辛；湿盛加木防己、薏苡仁、萆薢，根据偏盛情况随症加减。

2. 风湿热痹

［主症］肢体关节疼痛，局部红肿灼热，痛不可触，得冷稍舒。

［兼次症］可有皮下结节或红斑，常伴发热、恶风、汗出、口渴、烦躁不安等全身症状。

［舌脉］舌质红，舌苔黄或黄腻，脉滑数。

［分析］感受风湿热邪，或风寒湿邪郁而化热，壅滞经络，流注肢节，气血郁滞不通，则肢体关节疼痛；湿热壅盛，热为阳邪，故局部红肿灼热，痛不可触，得冷稍舒；热迫血妄行，则皮肤出现红斑；痰瘀互结，则可见皮下结节；风湿热邪袭表，营卫失和，故见恶风、发热、汗出；湿热久郁，热盛伤津，故口渴；邪热上扰心神，则见烦躁不安；舌质红、苔黄腻、脉滑数皆为湿热之象。

［治法］清热通络，祛风除湿。

［方药］白虎桂枝汤加减。方中石膏、知母清热除烦；桂枝疏风通络；甘草、粳米养胃生津。可加忍冬藤、连翘、黄柏清热解毒，除湿通络；海桐皮、姜黄、威灵仙、防己、络石藤活血通络，祛风除湿。若本病初期发热恶风、咽喉疼痛、咳嗽者，亦可用麻杏石甘汤加金银花、连翘、黄芩、牛蒡子、秦艽等疏风清热活络；若皮肤有红斑者，加牡丹皮、生地黄、赤芍药以清热凉血；湿热下注，出现下肢肿胀、小便热赤、舌苔黄腻、脉濡数者，可用宣痹汤；热痹化火伤津，症见关节红肿，疼痛剧烈，入夜尤甚，壮热烦渴，舌质红少津，脉弦数者，治宜清热解毒，凉血止痛，可用犀角散，酌加生地黄、玄参、麦冬养阴凉血，加木防己、姜黄、秦艽、海桐皮清热除湿，通络止痛。

3. 痰瘀痹阻

［主症］关节肿大、僵硬、变形、刺痛，屈伸不利。

［兼次症］关节肌肤紫黯、肿胀，按之较硬，肢体顽麻或重着，或有硬节、瘀斑。

［舌脉］舌质紫暗或有瘀斑，舌苔白腻，脉弦涩。

［分析］痹病日久，邪痹经络，气血津液运行不畅，致痰浊瘀血互结，留滞经络、关节、肌肉，瘀阻于络，故见关节肿胀刺痛；痰浊滞留于肌肤，则见硬节或瘀斑；邪气深入筋骨，故见关节僵硬、变形，屈伸不利；痰浊瘀血阻滞，经脉肌肤失去气血荣养，故肢体顽麻或重着；舌质紫黯或有瘀斑，苔白腻，脉弦涩，为痰阻血瘀之象。

［治法］化痰祛瘀，搜风通络。

［方药］双合汤加减。方中以当归、白芍药、川芎、地黄养血活血；桃仁、红花活血祛瘀，通络止痛；陈皮、半夏、茯苓、白芥子、竹沥、生姜汁健脾化痰；甘草调和药性。若痰瘀交结，疼痛不已者，加穿山甲、地龙、乌梢蛇、全蝎、白花蛇搜剔络道；痰浊滞留，皮下有结节者，加胆南星、天竺黄以化痰；脊柱强硬、变形者，可加金毛狗脊、鹿角胶、补骨脂补肾强壮筋骨；有痰瘀化热之象者，加连翘、黄柏、牡丹皮以清热。

4. 久痹正虚

［主症］痹痛日久不愈，时轻时重，肌肉瘦削，腰膝酸软。

［兼次症］关节屈伸不利，或畏寒肢冷，阳痿，遗精；或骨蒸劳热，自汗盗汗，心烦口干。

［舌脉］舌质淡红，舌苔薄白或少津；脉沉细弱或细数。

［分析］久痹伤正，肝肾不足，气血亏虚，余邪未尽，风寒湿邪痹阻经络，气血运行不利，故痹痛日久不愈，关节屈伸不利，肌肉瘦削；腰为肾之府，肝肾不足，故腰膝酸软。偏于阳虚者，阳虚则寒，故畏寒肢冷，阳痿，遗精；偏于阴虚者，阴虚则内热，故骨蒸劳热，自汗盗汗，心烦口干。舌脉所见，亦为正虚之象。

［治法］培补肝肾，通络止痛。

［方药］独活寄生汤加减。方中以独活、秦艽、防风祛风除湿；杜仲、牛膝、桑寄生补益肝肾，祛风除湿；当归、地黄、白芍药养血活血；党参、茯苓、甘草益气；川芎、桂心温通血脉祛风。若肾阳虚甚，腰膝酸软，畏寒肢冷者，可加附子、肉苁蓉、淫羊藿等温肾助阳；肾阴虚甚，耳鸣腰酸，低热，或午后潮热，可加女贞子、墨旱莲、桑椹子、何首乌等滋补肾阴；久痹痰瘀互结，关节强直变形者，加白芥子、南星、穿山甲、地龙、乌梢蛇化痰祛瘀，搜风通络；若痹病久治不愈，迁延日久，致气血两虚，气短乏力，面舌少华，易于汗出，舌淡，脉细弱者，治当益气养血，和营通络，可用黄芪桂枝五物汤。

痹病日久，内舍于心，症见心悸，气短，动则尤甚，面色少华，舌质淡，脉虚数或结代者，治宜益气养心，温阳复脉，用炙甘草汤加减治疗。

【针灸治疗】

1. 基本治疗

［主穴］阿是穴，局部经络。

［配穴］行痹者，配膈俞、血海；痛痹者，配肾俞、关元；着痹者，配阴陵泉、足三里；热痹者，配大椎、曲池。另可根据部位循经配穴。

［操作］毫针刺，泻法或平补平泻。痛痹、着痹可加灸法。大椎、曲池可点刺出血。局部穴位可加拔罐法。

2. 其他治疗

(1) 拔罐法：用皮肤针重叩背脊两侧和关节病痛部位，使出血少许，加拔火罐。

(2) 电针法：选取上述穴位，针刺得气后加脉冲电刺激，以患者能耐受为度，先用连续波 5 min，后改疏密波。每日或隔日刺。

(3) 穴位注射法：用当归注射液或威灵仙注射液，在病痛部位取穴，每穴注射 0.5～1 ml，注意勿注入关节腔。每隔 1～3 d 注射 1 次。

第二节　西医学概述

痹病以肢体关节发生疼痛、酸楚、麻木、重着以及活动障碍为主症，与神经系统、运动系统、免疫系统、循环系统密切相关。神经系统中部分周围神经疾病、脊髓疾病、脱髓鞘疾病、肌肉疾病及自主神经疾病可参照诊治。

单神经病

【西医学定义】

单神经病（mononeuropathy）是指单一的神经病损产生与该神经分布相一致的临床症状。神经痛与受损神经分布区有关，表现为发作性疼痛，可分为原发性和继发性两类。原发性神经痛即受损神经分布区发作性的疼痛，其神经传导功能通常正常，无病理形态学改变；而继发性或症状性神经痛则多为各种病因的神经病的早期症状，其起病之初可无明显的感觉及运动功能缺失症状，需要认真地查找病因，注意脊椎和神经通路上毗邻组织的病变。

【病理生理】

单神经病可因全身性或局部性原因引起。全身性原因可为代谢性疾病和中毒，在这种情况下，神经对局部压迫更为敏感，受压后更易出现神经损害。局部性原因主要有急性创伤、缺血、机械性卡压、高温、电击和射线损伤等。

周围神经卡压综合征是指周围神经经过某些解剖上的特定部位受到卡压，如经过肌肉的腱性起点、穿过肌肉、绕过骨性隆起，或经过骨纤维鞘管及异常纤维束带处，因这些部位较硬韧，神经在这些部位反复摩擦造成局部水肿等炎症反应，引起血液循环障碍，发生髓鞘脱失，造成不同程度的感觉及运动功能障碍。

【临床表现】

由于单神经病及神经痛涉及面较广，不同的神经损伤可有不同的临床症状与体征，具体在相应的神经损伤中进行讨论，下面介绍几种常见的单神经病及神经痛。

1. 桡神经麻痹

（1）运动障碍：临床典型症状是垂腕，损伤部位不同，表现各异。若高位损伤，表现上肢各伸肌完全瘫痪，肘关节、腕关节、掌指关节皆不能伸直，前臂于伸直时不能旋后，手通常处于旋前位；并因肱桡肌瘫痪而使前臂在半旋前位不能屈曲肘关节；垂腕使腕关节不能固定而致握力减退，并有伸指和伸拇肌瘫痪。

（2）感觉障碍：限于手背的拇指和第1、第2掌骨间隙的极小区域。

（3）后期可见骨间肌、鱼际肌萎缩。

2. 正中神经麻痹

（1）运动障碍：表现为握力和前臂旋前功能丧失。上臂受损时，正中神经支配的肌肉完全麻痹，前臂旋前完全不能，屈腕力弱，拇指、示指、中指不能屈曲，握拳无力；拇指、示指也不能过伸，拇指不能对掌和外展，大鱼际肌萎缩，状如猿手；因手指功能受到严重损害，持物困难，手指大部分感觉丧失，表现为手的伤残很重。损伤位于前臂中1/3或下1/3时，旋前圆肌、腕屈肌、指屈肌功能仍可保存，运动障碍仅限于拇指外展、屈曲和对掌。

（2）感觉障碍：感觉障碍区主要在桡侧手掌及拇指、示指、中指的掌面，环指的桡侧一半和示指、中指末节的背面，正中神经富于交感神经纤维，故损伤后易发生灼性神经痛。

（3）腕管综合征：表现为桡侧三指的感觉障碍及麻木、疼痛和鱼际肌瘫痪。多见于中年女性，右侧多见。劳动后加剧，休息后减轻。

3. 尺神经麻痹

（1）运动障碍：尺神经损伤的典型表现是手部小肌肉运动功能丧失，影响手指的精细动作。尺侧腕屈肌麻痹而桡侧腕屈肌有拮抗作用，使手向桡侧偏斜；拇收肌麻痹而拇展肌有拮抗作用，使拇指处于外展状态；由于伸肌过度收缩，使手指的基底节过伸，末节屈曲，小鱼际平坦，骨间肌萎缩凹陷，手指分开，合拢受限，小指动作丧失，呈外展位，各指精细动作丧失，第四至第五指不能伸直呈屈曲位，状如爪形手；尺神经在前臂中1/3和下1/3受损时，仅见手部小肌肉麻痹。

（2）感觉障碍：感觉障碍在手背尺侧一半、小鱼际、小指和环指尺侧一半。尺神经、正中神经、肌皮神经和肱动脉的起始段彼此紧密地连在一起，构成血管神经束，常合并受伤。

（3）肘管综合征：疼痛位于肘内侧，亦可放射至环指、小指或上臂内侧，疼痛性质为酸痛或刺痛。感觉症状先表现为环指、小指的刺痛、烧灼感，随后有感觉减退，最终发展到感觉丧失。运动症状有手部活动不灵活，抓捏无力，手内在肌及小鱼际肌萎缩，形成爪形手。

4. *胫神经损害* 足和足趾不能跖屈、足尖行走困难，足内翻力弱；感觉障碍主要在足底。

5. *腓总神经损害* 足和足趾不能背屈，足下垂，步行时举足高，足尖先落地，呈跨阈步态；不能用足跟行走。感觉障碍在小腿前外侧和足背。

6. *枕神经痛* 枕神经痛以一侧较多见，起源于枕部，可向头顶（枕大神经）、乳突部（枕小神经）或外耳（耳大神经）放射，呈持续性钝痛，可有阵发性加剧，也可呈间歇性发作，头颈部活动、咳嗽和喷嚏时可加剧，在枕外隆凸下常有压痛；枕神经分布区可有感觉过敏或减退。

7. *臂丛神经痛* 肩部及上肢不同程度的疼痛呈持续性或有阵发性加剧；夜间及活动肢体时疼痛明显；臂丛范围内有感觉障碍、肌萎缩和自主神经功能障碍、腱反射减弱等。

8. *肋间神经痛*

(1) 受累一侧的上胸段后根一支或几支肋间神经分布区的疼痛，由后向前，即从胸椎旁相应的肋间经腋中线至胸骨线呈半环形的剧烈放射性疼痛；若累及下胸段的肋间神经则由背部向腹部呈带状分布区疼痛；感染性胸神经根炎、胸段脊膜炎可累及双侧。疼痛性质多为烧灼样或针刺样痛，呈持续性或阵发性，常可因运动、喷嚏、咳嗽或深呼吸加剧，有时放射至肩部及腹部。

(2) 检查时可发现相应皮肤区有感觉减退或过敏，相应肋骨下线有压痛。HSV 病毒性肋间神经炎可在相应的肋间皮肤上出现带状疱疹。由胸髓或胸椎病变引起的继发性肋间神经痛还可出现相应的体征，如下肢运动感觉障碍及膀胱、直肠功能障碍等。

9. *坐骨神经痛*

(1) 沿坐骨神经径路的典型放射性疼痛为其特点，病变多为单侧性。疼痛位于下背部、臀部，并向股后部、小腿后外侧、足外侧放射，呈持续性钝痛，并有阵发性加剧，为刀割或烧灼样痛，夜间常加重。

(2) 行走、活动或牵拉坐骨神经可诱发或加重疼痛，患者常采取减痛姿势，如患肢微屈并卧向健侧，在仰卧起立时患侧膝关节弯曲，坐下时先是健侧臀部着力，站立时脊柱向患侧方侧凸。

(3) 沿坐骨神经的压痛局限于 L_4～L_5 棘突旁、骶髂点、臀点、股后点、腓肠肌点、踝点等。坐骨神经牵拉试验如直腿抬高试验（Lasegue 征）、交叉性直腿抬高试验等可引发的疼痛为牵引痛；还可发现轻微体征，如患侧臀肌松弛、小腿萎缩、小腿及足背外侧感觉减退、踝反射减弱或消失等。压颈静脉试验（压迫两侧颈静脉至头内感发胀）亦可激发或加剧下肢疼痛。干性坐骨神经痛的压痛以臀部以下的坐骨神经径路明显，一般无腰椎棘突及横突压痛，压颈静脉及颌胸试验阴性。

10. *股外侧皮神经病* 常呈慢性病程，大腿外侧面感觉异常，如蚁走感、烧灼感或麻木针刺感等；检查时或出现局部感觉过敏、感觉缺失或疼痛。

【辅助检查】

可根据不同的神经损伤选做有关的神经电生理、X 线或 CT、MRI 等检查以明确病因及判断预后。

【诊断】

临床表现为单支神经支配区域的临床症状，如乏力等运动障碍，或疼痛、麻木等感觉异常；体格检查有相应单支神经的周围性运动，或感觉等病损的临床体征；辅助检查可见相应单支神经的解剖，或神经电生理的异常。

【西医治疗】

1. *治疗原则* 单神经病的治疗因病因而异。神经外伤所致者应视外伤的程度和性质选择治疗，如神经断伤应需神经缝合，如有瘢痕等压迫时应行神经松解术，皮质类固醇对神经外伤的恢复可有帮助。急性起病的压迫性神经病有感觉刺激性症状，但无运动障碍及麻痹性体征，电生理检查无轴突变性表现者可采用保守治疗。

2. *一般治疗* 保持良好心态，避免忧思恼怒等精神刺激，起居规律，根据单神经疾病诊断，相应地进行局部调护。

3. *具体治疗* 由于单神经病及神经痛涉及

面较广，下面介绍几种常见的单神经病及神经痛。

（1）桡神经麻痹：治疗可采用多种B族维生素，桡神经有良好的再生能力，治疗后功能可恢复，预后良好。

（2）正中神经麻痹：轻症采用局部夹板固定制动为主，配合非甾体类消炎止痛药物，腕管内注射泼尼松龙可有效缓解症状，严重者需手术离断腕横韧带解除正中神经压迫。

（3）尺神经麻痹：主要包括关节制动、应用非甾体消炎药及手术减压。

（4）胫神经损害与腓总神经麻痹：两者急性期均可用肾上腺皮质激素，如泼尼松每次10 mg，每日3次；地塞米松5～10 mg，静脉滴注或局部封闭，每日1次；神经营养药可用B族维生素、神经生长因子等。垂足内翻严重者可行局部封闭，用2%普鲁卡因5～10 ml加士的宁1 mg，在腓骨小头前侧阳陵泉封闭；也可用加兰他敏2.5 mg封闭，以促使肌力恢复；也可采用针灸、理疗及药物离子透入等。腓神经麻痹产生内翻垂足，可带小腿矫形器或穿矫正鞋；完全麻痹保守治疗无效者可行手术矫正。

（5）枕神经痛：除针对病因外，可用止痛剂、局部封闭和理疗等对症治疗。

（6）臂丛神经痛：颈椎病引起的臂神经痛以保守治疗为主。头颈部位置应予纠正，平时避免颈部过伸过屈，头位固定在一个位置的时间不宜太久，平卧时枕头不宜过厚，其位置应垫及部分肩部，以免颈部过屈。药物可先试用消炎止痛剂如布洛芬50 mg，合并肌肉松弛剂如艾司唑仑1 mg，每日3～4次。也可用2%普鲁卡因及泼尼松龙各0.5～1 ml痛点局部封闭治疗。颈痛或强迫头位和肩部痛可试用理疗，用颈托支架或吊带牵引，以减少颈部活动或有帮助。

（7）肋间神经痛：① 病因治疗，如切除肿瘤、抗感染治疗等；常见为带状疱疹病毒，可选用无环鸟苷静脉滴注，或α-干扰素肌内注射等。② 对症治疗，可用止痛剂和镇静剂，B族维生素和血管扩张剂地巴唑、烟酸和山莨菪碱等。③ 胸椎旁神经根封闭、胸椎旁交感神经节封闭和肋间神经封闭等。

（8）坐骨神经痛：本病首先应针对病因治疗。腰椎间盘突出和急性期应卧硬板床休息，使用止痛剂，对严重病例可静脉滴注地塞米松每日10～15 mg，7～10 d；一般口服泼尼松10 mg，每日3～4次，10～14 d为1个疗程；也可用1%～2%普鲁卡因或加泼尼松龙各1 ml椎旁封闭。腰椎间盘突出经保守治疗大多可缓解；疗效不佳时可用骨盆牵引或泼尼松龙硬脊膜外注射；个别无效或慢性复发病例可考虑手术治疗。

（9）股外侧皮神经病：治疗糖尿病、动脉硬化、感染和中毒等全身性疾病，肥胖者减肥后症状可减轻或消失。可用维生素B_1 100 mg加山莨菪碱10 mg，或2%普鲁卡因5～10 ml，在腹股沟下5～10 cm该神经穿过阔筋膜部位行浸润封闭，可有较好效果。疼痛严重者可给予口服止痛剂、镇静剂及抗痫药卡马西平、苯妥英钠，或神经营养药如B族维生素。疼痛严重、保守治疗无效者可考虑手术治疗，切开使该神经受压的阔筋膜或腹股沟韧带。

多发性神经病

【西医学定义】

多发性神经病以往称为末梢神经炎，任何年龄均可发生，无性别差异。临床以急性、亚急性、慢性或复发性起病，以肢体远端对称性运动、感觉、自主神经障碍为主要表现，主要表现为四肢远端对称性感觉障碍、下运动神经元瘫痪和自主神经障碍的临床综合征。其主要病理改变是周围神经的节段性脱髓鞘。

【病理生理】

引起本病的病因都是全身性的，目前主要考虑以下几点。

1. 代谢障碍与营养缺乏　糖尿病、尿毒症、血卟啉病、淀粉样变性等疾病由于代谢产物在体内的异常蓄积或神经滋养血管受损均可引起神经功能障碍；妊娠、慢性胃肠道疾病或胃肠切除术后，长期酗酒、营养不良等均可因维持神经功能所需的营养物质缺乏而致病。

2. 遗传性疾病　HMSN、遗传性共济失调多发性神经病(Refsum 病)、遗传性淀粉样变性神经病、异染色性脑白质营养不良等。

3. 各类毒物中毒

(1) 药物:呋喃唑酮、呋喃西林、异烟肼、乙胺丁醇、甲硝唑、氯霉素、链霉素、胺碘酮、甲硫咪唑、丙米嗪、长春新碱、顺铂等。

(2) 生物毒素:白喉、伤寒、钩端螺旋体病、布氏杆菌病等。

(3) 工业毒物:丙烯酰胺、四氯化碳、三氯乙烯、正己烷、有机磷和有机氯农药等。

(4) 重金属:铅、汞、铂、镝等。

【临床表现】

其临床表现因病因而不同,分急性、亚急性和慢性经过,但多数经过数周至数月的进展过程,病情发展由肢体远端向近端,缓解则由近端向远端。可见复发的病例。神经损害的共同特点是肢体远端对称性分布的感觉、运动和自主神经障碍,可发生于任何年龄。

1. 感觉障碍　表现为肢体远端对称性各种感觉缺失,呈手套袜子形分布,也可有感觉异常、感觉过度和疼痛等刺激症状。

2. 运动障碍　为肢体远端下运动神经元性瘫痪,表现为肌无力、肌萎缩和肌束颤动等,远端重于近端;下肢肌萎缩以胫前肌、腓骨肌,上肢以骨间肌、蚓状肌、大小鱼际肌为明显;可有手、足下垂和跨阈步态,晚期因肌肉挛缩而出现畸形。

3. 四肢腱反射减弱或消失　为疾病早期的表现,以踝反射明显,并较膝反射减弱出现早。

4. 自主神经障碍　可有肢体远端皮肤发凉,多汗或无汗,指(趾)甲松脆,皮肤菲薄、干燥或脱屑,竖毛障碍,高血压及直立性低血压等,膀胱传入神经病变可出现无张力性膀胱,也可有阳痿、腹泻等。

【辅助检查】

在腰椎穿刺检查中,患者脑脊液可正常或表现为蛋白质含量轻度增高。肌电图和神经传导速度测定有助于神经源性损害与肌源性损害的鉴别,也有利于轴突病变与节段性脱髓鞘病变的鉴别,轴突病变为波幅降低,而脱髓鞘病变则是神经传导速度变慢。神经组织活检可为确定神经病损的性质和程度提供较准确的证据。

【诊断】

根据四肢远端对称性运动、感觉和自主神经功能障碍可做出诊断,但应进一步寻找病因。细分为以下几点:① 肢体呈对称性末梢型感觉障碍。② 表现为下运动神经元性瘫痪体征和自主神经障碍。③ 神经传导速度测定可提供亚临床型病例的早期诊断,以及鉴别轴突与节段性脱髓鞘变性较准确的证据,纯感觉或纯运动性的轴突性多发性神经病提示为神经元病。

【鉴别诊断】

1. 药物性多发性神经病　以呋喃类药如呋喃妥因和异烟肼最常见,有感染病史并应用相关药物史,症状常出现于用药后 1～2 周内,为感觉、运动及自主神经功能合并受损,尤以疼痛和自主神经功能障碍最明显。

2. 中毒性多发性神经病　有重金属或化学品接触史,尤在一群体或工厂中群集性发病时,应考虑中毒的可能,砷中毒可从患者尿、头发、指甲等测定砷含量以确诊。

3. 糖尿病性多发性神经病　有糖尿病病史,发生率与年龄和病程有关,表现为感觉性、运动性、自主神经性或混合性,以混合性最多见,但感觉障碍通常较运动为重;如主要损害小感觉神经纤维则以疼痛为主,夜间尤甚;损及大感觉纤维引起感觉性共济失调,并可因反复的轻微外伤、感染和血供不足而发生无痛性溃疡和神经原性骨关节病;也有的病例以自主神经损害表现突出。

4. 尿毒症性多发性神经病　有尿毒症病史,典型症状与远端性轴突病相同,初期多表现为感觉障碍,下肢较上肢早且严重,透析后可好转。

5. 恶性肿瘤性多发性神经病　有恶性肿瘤病史,对周围神经的损害多为局部压迫或浸润,多发性神经病也可见于副肿瘤综合征和 POEMS 综合征(表现多发性神经病、脏器肿大、内分泌病变、M 蛋白及皮肤损害)。

6. 营养缺乏性多发性神经病　多见于慢性酒精中毒、慢性胃肠道疾病、妊娠和手术后等。

7. 感染性多发性神经病　有相关感染性疾

病病史，如吉兰-巴雷综合征、疫苗接种后、白喉、麻风等。麻风性多发性神经病潜伏期长，起病缓慢，特点是周围神经增粗而常可触及，肢体营养障碍较明显，可发生大疱、溃烂和指骨坏死。白喉性多发性神经病多为感觉运动性，常起病于白喉病后 8～12 周，多可于数日或数周内恢复。

8. *遗传性多发神经病* 有家族史，呈慢性进行性发展，起病隐袭。

【西医治疗】

1. *治疗原则* 主要为针对病因治疗，如重金属和化学品中毒应立即脱离中毒环境，急性中毒需大量补液，促进利尿、排汗和通便，尽快排出毒物。中毒性多发性神经病应积极采取措施阻断毒物继续进入人体，加速排出和使用解毒剂；药物引起者应立即停药，如病情需要继续服用异烟肼者可加服较大剂量维生素 B_6；营养缺乏及代谢障碍性多发性神经病者应积极治疗原发病，如糖尿病性应严格控制血糖，尿毒症性可采用血液透析和肾移植治疗，肿瘤并发的可行肿瘤切除以缓解症状等。

2. *一般治疗* 急性期应卧床休息，特别是累及心肌者，如维生素 B_1 缺乏和白喉性多发性神经病。行健康宣教，嘱患者保持良好心态，避免忧思恼怒等精神刺激。

3. *药物治疗* 病因不同，治疗措施各有不同，但各种原因引起的均可用神经营养剂治疗，如维生素 B_1 100 mg、维生素 B_{12} 500 μg 肌内注射，每日 1 次；疼痛明显者可对症治疗，如各种止痛剂，严重者可用卡马西平或苯妥英钠；重症病例可并用辅酶 A、ATP 及神经生长因子等；而具体治疗措施则在相应的神经损伤中进行讨论。

多发性肌炎

【西医学定义】

多发性肌炎是一组以多数的骨骼肌间质性炎性改变和肌纤维变性为特征的综合征。本病于任何年龄均可发生，发病呈双峰型，在儿童 5～14 岁和成人 45～60 岁各出现一个高峰。局限于肌肉者称为多发性肌炎，累及皮肤则称为皮肌炎（dermatomyositis，DM）。多发性肌炎、皮肌炎和包涵体肌炎（inclusion body myositis，IBM）构成三大炎性肌病。多发性肌炎单独出现，也可是系统性疾病的部分表现。我国多发性肌炎/皮肌炎并不少见，美国发病率为 5/1 000 000，女性多见，男女之比为 1∶2。

【病理生理】

目前病因尚不明确，有研究认为本病属于细胞免疫失调的自身免疫病，推测与病毒感染有关。个别患者有家族史，表明本病与遗传因素有一定关系。主要病理改变表现为骨骼肌纤维的广泛破坏和细胞反应，活检均可见肌纤维变性或炎症细胞浸润。皮肌炎不同于多发性肌炎单纤维坏死的特征，表现为束周肌纤维萎缩的特征，炎症细胞浸润主要在肌束膜的结缔组织，而多发性肌炎的炎症细胞散在于整个肌肉并集中于肌纤维膜和肌内膜。

【临床表现】

多亚急性起病。可发于任何年龄，以 30～60 岁为多，少数在 15 岁前后发病；女性比男性多一倍。

1. *多发性肌炎* 常用 Walton & Adams 方法进行分类，可分为四型。Ⅰ型只有肌肉症状，几乎不伴有其他症状；Ⅱ型还伴有轻度的胶原病症状；Ⅲ型有明显的皮肤症状、胶原病症状，有轻度的肌肉症状；Ⅳ型伴有恶性肿瘤，也伴有皮肤症状，发病前后可伴发胃癌等恶性肿瘤。特征为呈亚急性至慢性进展对称性近端肌无力。病前可伴有低热或感染，首发症状多为在数周至数月内逐渐出现的肩胛带、骨盆带及四肢近端无力，常有肌肉及关节疼痛和压痛；颈肌无力者抬头困难；咽喉肌无力者有构音障碍和吞咽困难；呼吸肌受累者可出现胸闷和呼吸困难，心肌受累者较少见，眼外肌一般不受累。无感觉障碍，腱反射迟钝，无病理反射。有些老年患者尤其是慢性进展者可有明显的纤维化和肌萎缩，这类患者的疗效较差。

2. *皮肌炎* 肌无力的表现与多发性肌炎相似，皮炎可在肌炎前后或同时出现。早期为红色充血性皮疹，以后变为棕褐色，后期出现脱屑、色素沉着和硬结。病变以皮肤为重，特征性改变是面部蝶形紫色斑疹，可见眶周、颧部、口角、颈部、前胸、肢体外侧、指节伸侧和指甲周围的红斑与水肿，以上睑部淡紫色的红斑和水肿最为常见。

3. 合并症　约 1/3 的多发性肌炎或皮肌炎患者可合并红斑狼疮、类风湿关节炎、风湿热、干燥综合征和硬皮病或混合性结缔组织病等，约 15％的患者可并发恶性肿瘤如肺癌等；40 岁以上发生肌炎，尤其是皮肌炎者须高度警惕潜在恶性肿瘤，应积极寻找原发病灶，短时不能发现病灶者应定期随访，有时需数月至数年才能发现病灶。

【辅助检查】

1. 实验室检查　急性期可见血白细胞增多，约半数患者的红细胞沉降率加快；大多数多发性肌炎和皮肌炎患者 CK、LDH、AST 和 ALT 等血清肌酶活性显著增高，其增高程度与病变的严重程度相关；24 h 尿肌酸增加，部分患者肌肉急性坏死时可见肌红蛋白尿。约 1/3 的多发性肌炎患者存在抗细胞胞质 tRNA 合成抗体（anti－JO1）。合并抗核抗体（ANA）阳性提示合并有系统性红斑狼疮或结缔组织病。

2. 肌电图　有助于诊断，但约 10％可正常。可见自发性纤颤电位和正相尖波，以肌原性损害为主，少数患者可同时存在肌原性与神经源性损害。

3. MRI　受累肌肉及其周围组织表现为高信号。

4. 肌活检　在光镜下可见淋巴细胞和巨噬细胞浸润，细胞核内移，空泡形成，肌纤维大小不等，血管内皮细胞增生及肌纤维纤维化等。需注意的是由于多发性肌炎病损呈斑块样分布，有时一次肌肉活检不能发现异常情况。

【诊断】

根据病变主要侵犯骨骼肌，以四肢近端肌力减弱为主，常伴颈部肌肉无力，无感觉障碍，结合 CK 等血清肌酶活性明显增高、肌活检的结果及肌电图的肌原性损害，一般即可做出诊断。

【鉴别诊断】

本病可根据临床症状和理化检查表现来诊断，但在一些非典型病例应该与肌营养不良、吉兰-巴雷综合征等疾病鉴别，还应注意是否合并其他结缔组织病，对 40 岁以上患者应除外并发恶性肿瘤。

【西医治疗】

1. 一般治疗　肾上腺皮质激素（地塞米松、泼尼松）、氢化可的松、甲基氢化泼尼松等对大多数多发性肌炎有效，一般主张早期以大剂量冲击，中剂量巩固治疗，时间不少于 3 个月，小剂量维持时间不应短于 2 年，为本病首选药。对于伴有溃疡病、高血压和糖尿病，不能应用肾上腺皮质激素的患者，以及经正规激素治疗 3 个月，肌无力和肌痛仍无改善者，均应改用或加用免疫抑制剂（环磷酰胺、硫唑嘌呤或甲氨喋呤），对合并恶性肿瘤者尤为合适。大剂量人免疫球蛋白以及血浆交换治疗对本病有治疗作用，但会给患者带来较大的经济负担。长期大量应用激素、免疫抑制剂等，需注意药物的毒副作用，加强对症、支持治疗尤为重要，对合并感染者，建议应尽早使用足量、足疗程有效抗生素。支持疗法及对症治疗包括注意休息、高维生素及高蛋白饮食、适当的体育锻炼等。重症卧床者应给予肢体被动活动，以防止关节挛缩及废用性肌萎缩。恢复期应加强康复治疗。

2. 药物治疗

（1）泼尼松每日 1 mg/kg，分 3～4 次口服。可根据肌力改善情况及血清 CK 变化调整用量，治疗有效者先出现 CK 降低，无效者 CK 继续升高。一旦病情好转应逐渐减量，剂量可降至每日 20 mg，或改为隔日 40 mg 以降低副作用的发生。当疗程达到 6～12 个月或更长时，应服用维持量每日 7.5～20 mg，直至最后完全停药。

（2）甲基强的松龙：急性或重症患者可首选，500～1000 mg 在 2 h 内静脉滴注，每日 1 次，连用 3～5 d，然后减量或改为口服维持。

（3）免疫球蛋白是一种安全有效的方法，可减少或替代免疫抑制剂的用量，用法为每日 0.4 g/kg，静脉滴注，连用 5 d，每月 1 次。

（4）免疫抑制剂：硫唑嘌呤每日 150～300 mg，口服。氨甲蝶呤的剂量为每周 7.5 mg，分 3 次服用。

压迫性脊髓病

【西医学定义】

压迫性脊髓病即脊髓压迫症（compressive myelopathy），是由多种病因导致的脊髓或椎管内占位性病变造成脊髓、脊神经根及其供应血管的压迫综合征。随病变发展出现不同的脊髓损害和椎管阻塞，其主要临床表现为出现脊髓受累平面以下运动、感觉、括约肌功能及皮肤营养障碍。

【病理生理】

任何原因引起椎管狭窄或椎管内占位均可导致脊髓压迫症。其症状的产生主要为机械压迫、血供障碍及脊髓肿瘤浸润破坏所引起。机械压迫是指神经根或脊髓受病变的直接压迫，或病变将脊髓推移，使其受压于椎管对侧的骨壁上，出现神经根痛或脊髓半切或横贯性损害的体征。此外，脊髓受压后静脉回流障碍，以致受压水平以下静脉瘀血，使脊髓肿大而加重脊髓的受压。脊髓髓内肿瘤几乎均属浸润型生长的胶质瘤，故极易破坏髓内结构而出现症状。病理检查所见可因急、慢性压迫而略有不同，急性压迫肉眼下可见脊髓显著水肿、体积增大、静脉充血，镜下可见神经细胞的溶解、破坏。慢性压迫因脊髓有一定代偿能力，或建立起侧支循环，或因局部骨质吸收，椎管扩大而减少对脊髓的压迫，故脊髓可无明显水肿及肿大，但脊髓可被压向对侧呈凹陷变形，有些病例可发生蛛网膜粘连。镜下可见神经细胞和神经纤维均有不同程度的变性及髓鞘脱失。压迫时间愈长，其破坏程度愈明显。

1. 肿瘤　占脊髓压迫症的1/3，可分为两类：一类起源于脊髓本身及附属结构，如脊髓内胶质瘤、脊膜瘤、神经根鞘膜瘤等；另一类为起源于脊椎或其他脏器转移至脊髓的肿瘤，其常见部位为肺、胃肠道、肾脏等。

2. 炎症　主要为脊柱邻近组织炎症的直接蔓延、其他部位细菌感染的血行播散在椎管形成急性脓肿或慢性真性肉芽肿。此外，非特异性感染形成蛛网膜囊肿，以及一些特异性感染如结核、真菌、寄生虫等。

3. 脊椎外伤　如脊柱损伤可造成椎体、椎板及椎弓骨折、脱位，中央型椎间盘脱出及椎管内血肿等原因造成脊髓压迫。

4. 脊柱退行性病变　如椎间盘脱出症、后纵韧带钙化和黄韧带钙化等。

5. 其他先天性畸形　如脊髓血管畸形、椎管狭窄、环枕畸形、颈脊髓膨出等。

【临床表现】

1. 急性脊髓压迫症　病情进展迅速，脊髓功能可于数小时至数日内完全丧失，多出现脊髓休克、各种感觉及反射消失、二便潴留等。

2. 慢性脊髓压迫症　呈缓慢进展，根据临床表现通常分为三期：一期是根性神经痛期，神经根痛及脊膜刺激症状；二期是脊髓部分受压期，表现为脊髓半切综合征；三期是完全受压期，出现脊髓完全横贯性损害。三期的表现并非绝对孤立，常可相互重叠。慢性脊髓压迫症的主要症状和体征如下。

（1）运动障碍：一侧或双侧锥体束受压引起病变以下同侧或双侧肢体痉挛性瘫痪，表现为肌张力增高、腱反射亢进及病理征阳性。初期双下肢呈伸直样痉挛性瘫，晚期多呈屈曲样痉挛性瘫。脊髓前角及前根受压可引起病变节段支配肌肉弛缓性瘫痪，伴有肌束颤动和肌萎缩。

（2）感觉障碍：脊髓丘脑束受损产生对侧较病变水平低2～3个节段以下的躯体痛、温觉减退或缺失。由于脊髓各节段感觉传导纤维在髓内有一定的排列顺序，故髓内、髓外病变感觉障碍的水平及发生次序不同。髓内病变早期为病变节段支配区分离性感觉障碍，累及脊髓丘脑束时感觉障碍自病变节段向下发展，鞍区（S_3～S_5）感觉保留至最后才受累，称为“马鞍回避”。髓外病变感觉障碍常自下肢远端开始向上发展至受压节段。后索受压可产生病变水平以下同侧深感觉缺失。晚期出现脊髓横贯性损害，病变水平以下各种感觉缺失。

（3）神经根症状：表现为根痛或局限性运动障碍。病变刺激引起后根分布区自发性疼痛，如烧灼、电击、刀割或撕裂样，咳嗽、排便和用力等增加腹腔压力动作可触发或加剧疼痛，体位改变可使症状减轻或加重，有时可表现为相应节段的“束带感”，神经根症状可随病情进展由一侧性、间歇性转变为两侧性、持续性。检查可发现感觉过敏带，后期为节段性感觉障碍。脊髓腹侧病变使前根受压，早期出现运动神经根刺激症状，表现为所支配肌群肌束颤动，以后出现肌无力或肌萎缩。根性症状对于判定病变水平很有价值。

（4）反射异常：受压节段因后根、前根或前角受累而出现病变节段腱反射减弱或消失，锥体束受损则损害水平以下同侧腱反射亢进、病理反射阳性、腹壁反射和提睾反射消失。脊髓休克时各种反射均引不出来。

（5）自主神经症状：髓内病变较早出现括约肌功能障碍，病变在圆锥以上早期出现尿潴留和便秘，晚期出现反射性膀胱；马尾、圆锥病变出现尿便失禁。病变水平以下因血管运动和泌汗功能障碍，可见少汗、无汗、皮肤干燥及脱屑。

（6）脊膜刺激症状：多由硬膜外病变引起，表现为脊柱局部自发痛、叩击痛，活动受限，如颈部抵抗和直腿抬高试验阳性等。

【辅助检查】

1. 脑脊液检查　脑脊液常规、生化检查和动力学变化对判定脊髓压迫症及程度很有价值。如压迫性病变造成脊髓蛛网膜下腔完全阻塞时，在阻塞水平以下测压力很低甚至测不出；部分性阻塞或未阻塞者，压力正常甚至增高。椎管严重梗阻时 CSF 蛋白质含量明显增高而细胞数正常，即蛋白细胞分离；蛋白质含量超过 10 g/L 时 CSF 呈黄色，流出后可自动凝结，称为 Froin 征。一般梗阻越完全、时间越长、梗阻平面越低，蛋白质含量越高。在梗阻平面以下行腰椎穿刺放 CSF 并做压颈试验时，可能造成占位病灶移位而使压迫症状加重，表现为腰椎穿刺后根痛、肢体力弱和尿潴留明显加重，应予注意。怀疑硬脊膜外脓肿时，切忌在脊柱压痛部位及其附近进行腰椎穿刺，以防将病原菌带入蛛网膜下腔，造成化脓性感染。

2. 影像学检查

（1）脊柱 X 线片：可发现脊柱骨折、脱位、错位、结核、骨质增生及椎管狭窄，肿瘤可出现椎弓根间距增宽、椎弓根变形、椎间孔扩大、椎体后缘凹陷或骨质破坏等。

（2）脊髓造影：可显示脊髓梗阻界面，椎管完全梗阻时，上行造影只显示压迫性病变的下界，下行造影显示病变的上界。

（3）CT 及 MRI：能清晰显示脊髓压迫的影像，尤其是 MRI 能清晰显示解剖层次、椎管内软组织病变轮廓，可提供脊髓病变部位、上下缘界线及性质等有价值的信息。

【诊断】

依据病史及临床检验结果，结合辅助检查有关资料加以综合分析。其过程需经过如下步骤。

1. 判定脊髓受压的节段　主要根据神经损害的节段，感觉障碍的平面，肢体瘫痪的类型，反射的变化等予以判断分析。

2. 判断脊髓损害是否为压迫性　脊髓压迫症的一般特征是病程呈进行性进展，其总的趋势是逐渐加重。

3. 判断髓内或髓外受压　临床症状出现的顺序可做鉴别的参考，但最终需由脊髓造影、CT 或 MRI 判断检查来确定。

（1）硬膜内髓外病变：起病缓慢，病程长，早期常有根痛，感觉减退与运动障碍多自肢体下部开始，向心发展，常伴有脊髓半切表现，无感觉分离，受压节段的肌萎缩少见，括约肌功能障碍较晚出现，椎管腔阻塞较早出现。脑脊液蛋白质含量明显增高，脊椎 X 线片改变较明显，脊髓碘剂造影显示阻塞面光滑，常呈深杯口状，脊髓明显移位。

（2）硬膜外病变：起病较慢，病程较长，如为转移性肿瘤，病程较短，可有根痛，感觉缺失与运动障碍多自肢体下部开始，向心发展，无感觉分离。受压节段的肌萎缩不甚明显，括约肌功能障碍较晚出现，较早出现椎管腔梗阻，脑脊液蛋白质增多，脊椎 X 线片改变，椎体破坏。脊髓碘剂造影，梗阻面呈锯齿状，多为不完全梗阻，脊髓轻度移位。

（3）髓内病变：起病较快，病程相对较短。可有自发性疼痛，部位不定。感觉减失与运动障碍自病灶开始，离心发展，可有感觉分离。受压节段的肌萎缩较广泛且明显。早期出现括约肌功能障碍。椎管腔阻塞较晚出现，程度较轻，脑脊液蛋白质增高较轻。少见脊柱X线片改变，脊髓碘剂造影显示脊髓呈梭形膨大，阻塞不完全。

4. 判断脊髓压迫的性质　一般髓内或髓外硬膜下压迫常见于肿瘤。髓外硬膜外压迫常见于椎间盘突出。转移性肿瘤起病较快，根痛时显，邻近脊柱骨质常有破坏。外伤后脊髓压迫，发病后症状、体征进展迅速，应考虑血肿。硬膜外脓肿常有发热、发病快等特征。

【鉴别诊断】

1. 急性脊髓炎　可出现脊髓横贯性损害，在损害平面以下有运动、感觉及自主神经功能障碍，易与急性脊髓压迫症相混。但急性脊髓炎病前常有呼吸道或消化道感染史，腰椎穿刺脑脊液白细胞及蛋白质均可升高，CT、MRI可资鉴别。

2. 脊髓空洞症　发生在颈髓可出现一侧上肢肌萎缩、运动及感觉障碍，双下肢腱反射亢进等，易与颈髓压迫症相混淆，但该病多呈分离性感觉障碍，脑脊液检查正常，MRI可明确诊断。

3. 代谢性或营养性脊髓病　前者起病缓慢，需与慢性脊髓压迫相鉴别。亚急性联合变性出现脊髓后索、侧索及周围神经损害体征，常有维生素 B_{12} 缺乏的病史和诱因，血清中维生素 B_{12} 水平低、有恶心贫血者可确定诊断。

【西医治疗】

尽快去除病因，解除脊髓压迫，可行手术治疗者应及早进行，最好在6 h内减压，手术效果与神经组织受压时间、范围、程度及病变性质关系密切。如切除椎管内占位性病变，椎板减压术等，恶性肿瘤或转移瘤可酌情手术、放射治疗或化学治疗。脊柱结核应配合充分的抗结核药，其他炎症所致脊髓压迫者当先使用抗生素。有明显椎旁脓肿及椎体广泛破坏者，应及早切开引流。肢体疼痛明显者可予对症止痛治疗，可用卡马西平片、布洛芬缓释胶囊、加巴喷丁胶囊、科洛曲片等。

脊髓血管病

【西医学定义】

脊髓血管病(vascular diseases of the spinal cord)远较脑血管病少见，但因脊髓内结构紧密，较小的血管损害就可造成严重的后果。包括缺血性、出血性及血管畸形三大类。

【病理生理】

(1) 脊髓对缺血的耐受力较强，轻度间歇性供血不足不会造成脊髓明显损害，完全缺血15 min以上方可造成脊髓不可逆损伤。脊髓前动脉血栓形成最常见于颈胸段，该段是血供的薄弱区；脊髓后动脉左、右各一，故其血栓形成非常少见。脊髓梗死可导致神经细胞变性、坏死，灰白质软化、组织疏松和血管周围淋巴细胞浸润；晚期血栓机化，被纤维组织取代，并有血管再通。心肌梗死、心脏停搏、主动脉破裂、主动脉造影、胸腔和脊柱手术等引起的严重低血压，以及动脉粥样硬化、梅毒性动脉炎、肿瘤、蛛网膜粘连均可导致缺血性脊髓病。

(2) 脊髓内出血常侵及数个节段，中央灰质者居多；脊髓外出血形成血肿或血液进入蛛网膜下腔，出血灶周围组织水肿、瘀血及继发神经变性。外伤是椎管内出血最主要的原因，自发性出血多见于脊髓动静脉畸形、血管瘤、血液病、抗凝治疗和肿瘤等。

(3) 脊髓血管畸形可发生于脊髓的任何节段，是由扩张迂曲的异常血管形成网状血管团及其上下方的供养动脉和引流静脉组成。脊髓血管疾病常作为其他疾病的并发症，易被原发病所掩盖。脊髓血管畸形是先天性血管发育异常，以病变压迫、盗血、血栓形成以及出血等导致脊髓功能受损，1/4～1/3患者可合并皮肤血管瘤、颅内血管畸形和脊髓空洞症等。

【临床表现】

1. 缺血性脊髓血管病

(1) 脊髓短暂性缺血发作(spinal TIA)：类似短暂性脑缺血发作短暂、突然，持续时间不超过24 h，恢复完全，不遗留任何后遗症。表现为间歇性跛行或发作性下肢远端无力，典型表现为行走一段距离后单侧或双侧下肢沉重、无力甚至瘫痪，休息或使用血管扩张剂后缓解；或仅有自发性下肢远端发作性无力，反复发作，可自行缓解，间歇期症状消失，非行走诱发的则为非典型间歇性跛行。

(2) 脊髓梗死：呈卒中样起病，脊髓症状常在数分钟或数小时达到高峰。因发生闭塞的供血动脉不同而临床表现各异：① 脊髓前动脉综合征，以中胸段或下胸段多见，首发症状常为突然出现病损水平相应部位的根性痛或弥漫性疼痛，短时间内发生弛缓性瘫痪，脊髓休克期过后转变为病变水平以下痉挛性瘫痪；感觉障碍为传导束型，痛、温觉缺失而深感觉保留，尿便障碍较明显。② 脊髓后动脉综合征，脊髓后动脉极少闭塞，即使发生也因有良好的侧支循环而症状较轻，且恢复较快；表现为急性根痛，病变水平以下深感觉缺失和感觉性共济失调，痛、温觉和肌力保存，括约肌功能常不受影响。③ 中央动脉综合征，病变水平相应节段的下运动神经元性瘫痪、肌张力减低、肌萎缩，多无感觉障碍和锥体束损害。

2. *椎管内出血* 硬膜外、硬膜下和脊髓内出血均可骤然出现剧烈的背痛、截瘫、括约肌功能障碍、病变水平以下感觉缺失等急性横贯性脊髓损害表现。硬膜下血肿比硬膜外血肿少见得多。脊髓蛛网膜下腔出血表现为急骤的颈背痛、脑膜刺激征和截瘫等；如为脊髓表面血管破裂所致则可能只有背痛而无脊髓受压表现。

3. *脊髓血管畸形* 绝大多数为脊髓动静脉畸形，又称脊髓动静脉瘘，病变多见于胸腰段，其次为中胸段，颈段少见。起病年龄多在45岁前，约半数在14岁前发病，男女之比为3∶1。起病和病程进展往往依据病变部位、年龄分布和病理变化有所不同。缓慢起病者多见，亦可为间歇性病程，有症状缓解期；突然发病者系由畸形血管破裂所致，多以急性疼痛为首发症状，表现为不同程度的截瘫，根性或传导束性分布的感觉障碍，如脊髓半侧受累可表现为脊髓半切综合征。括约肌功能障碍，早期为尿便困难，晚期则失禁；也有少数患者表现为单纯脊髓蛛网膜下腔出血。部分动静脉畸形症状的周期性加剧与妊娠有关。

【辅助检查】

1. *脑脊液检查* 脊髓梗死椎管无梗阻，CSF清亮，蛋白质增高。脊髓蛛网膜下腔出血时CSF呈血性；椎管梗阻时CSF蛋白质含量增高，压力低。

2. *脊髓CT和MRI* 可显示脊髓局部增粗、出血、梗死，增强后可以发现血管畸形。

3. *选择性脊髓动脉造影* 可确定血肿部位，显示脊髓表面血管畸形的位置和范围，但不能区别病变类型。选择性脊髓动脉造影对确诊脊髓血管畸形最有价值，可明确显示畸形血管的大小、范围、类型及与脊髓的关系，有助于治疗方法的选择。

【诊断】

脊髓血管病的临床表现较复杂，缺乏特异性检查手段，特别是缺血性病变的诊断有一定难度。常依据动脉硬化、外伤、血压波动等，配合脊髓影像学和脑脊液检查明确诊断。缺血者与血压波动有密切关系，出血者多有外伤史。

【鉴别诊断】

(1) 脊髓间歇性跛行应与血管性间歇性跛行鉴别，后者皮温低、足背动脉搏动减弱或消失，超声多普勒检查有助于鉴别。

(2) 急性脊髓炎可表现为急起的横贯性脊髓损害，但病前多有前驱感染史或接种史，起病不如血管病快，无急性疼痛或根性痛首发症状，CSF细胞数可明显增加，预后相对较好。

【西医治疗】

1. *治疗原则* 及早明确诊断，分清缺血、出血或血管畸形，并行相应治疗，预防并发症发生。

2. *一般治疗* 缺血性脊髓血管病的治疗原则与缺血性脑血管病相似，可应用血管扩张剂及促进神经功能恢复的药物，低血压者应予纠正血压，疼痛明显者可给予镇静止痛剂。硬膜外或硬膜下血肿应紧急手术以清除血肿，解除对脊髓的压迫；其他类型椎管内出血应针对病因治疗，并使用脱水剂、止血剂等。脊髓血管畸形可根据情况行血管结扎、切除或介入栓塞。截瘫患者应加强护理，防止合并症如褥疮和尿路感染。急性期过后或病情稳定后应尽早开始肢体的功能训练及康复治疗。

3. *药物治疗*

(1) 脊髓梗死：抗血小板聚集及他汀类降脂

治疗；阿司匹林肠溶片 0.1，口服，每日 1 次；阿托伐他汀钙片 20 mg，口服，每日 1 次。脊髓梗死早期出现根性疼痛，可对症予止痛剂，卡马西平片、曲马多等可应用。脊髓梗死若是由突然的全身血流动力学障碍（如低血压、上消化道大出血、心搏骤停等）引起，可予羟乙基淀粉 500 ml，静脉滴注，每 12～24 h 1 次，扩容改善侧支循环治疗。

(2) 脊髓出血：可予甘露醇脱水以减轻脊髓水肿，20％甘露醇注射液 125 ml，静脉滴注，每 6～12 h 1 次。

脊髓亚急性联合变性

【西医学定义】

脊髓亚急性联合变性（subacute combined degeneration of the spinal cord，SCD）是由维生素 B_{12} 缺乏导致的神经系统变性疾病，临床表现为双下肢深感觉丧失、感觉性共济失调、锥体束征、末梢型感觉异常。主要病变部位在脊髓侧索和后索，严重时可累及周围神经、视神经和大脑白质，脊髓病变时几乎所有白质均可受累。

【病理生理】

任何原因导致维生素 B_{12} 缺乏均可引起本病。维生素 B_{12} 是 DNA 和 RNA 合成必需的辅酶，也是维持髓鞘结构和功能所必需的辅酶，缺乏则影响中枢神经系统的甲基化，造成髓鞘脱失、轴突变性而致病。病变常累及脊髓后索及锥体束，可不同程度地累及脑与脊髓白质，视神经和周围神经也可受累。大体可见大脑轻度萎缩，脊髓切面显示白质脱髓鞘改变；镜下髓鞘肿胀、空泡形成及轴突变性。起初病变为散在分布，以后融合成海绵状坏死灶，伴有不同程度胶质细胞增生。周围神经亦常见髓鞘脱失和轴突变性。因维生素 B_{12} 还参与血红蛋白的合成，故本病常伴有恶性贫血。

【临床表现】

本病多于中年以上起病，男女无明显差异，呈亚急性或慢性临床经过，病情渐进性发展。多数患者在神经症状出现之前有贫血表现，如疲乏无力、倦怠、腹泻和舌炎等，部分患者神经症状先于贫血。最早症状为足趾和手指末端出现麻木、刺痛和烧灼感等，为持续性及对称性，可有手套、袜套样感觉减退；随后出现双下肢无力、发硬及动作笨拙，行走不稳，踩棉花感，可见步态蹒跚、基底增宽、深感觉障碍、龙贝格征等。有些患者屈颈时可出现一阵阵由脊背向下肢放射的针刺感（Lhermitte 征）。患者可出现双下肢不完全痉挛性瘫，检查可见下肢肌张力增高、腱反射亢进、病理征阳性；周围神经病变较重则出现肌张力减低、腱反射减弱，但病理征常为阳性。晚期可出现括约肌功能障碍。还可见精神症状如易激惹、幻觉、精神错乱、抑郁、类偏执狂倾向、认知功能减退，甚至痴呆，少数可见视神经萎缩及中心暗点，提示大脑白质与视神经广泛受累。很少波及其他脑神经。

【辅助检查】

1. *血液和骨髓检查* 周围血常规及骨髓涂片检查显示为巨细胞低色素性贫血；注射维生素 B_{12} 每日 100 μg，10 d 后网织红细胞增多有助于诊断。

2. *血清维生素 B_{12} 测定* Schilling 试验（口服放射性核素 ^{57} 钴标记维生素 B_{12}，测定其在尿、粪中的排泄含量）可发现维生素 B_{12} 吸收障碍，血清维生素 B_{12} 含量降低。

3. *脑脊液检查* 脑脊液检查多正常，椎管通畅，少数可有蛋白质轻度增高。

4. *胃液分析* 注射组织胺做胃液分析可发现有抗组胺性胃酸缺乏，但胃液缺乏不是必有的，少许患者胃液中仍有游离胃酸。

5. *MRI 检查* 可见脊髓后索和侧索长 T2 信号，经治疗后可恢复。

【诊断】

中年以后发病，急性或慢性发病，且逐渐进展，病程长，脊髓后索、锥体束及周围神经受损的神经系统症状与体征，合并贫血，结合上述辅助检查，维生素 B_{12} 治疗后神经症状改善往往可确诊。

【鉴别诊断】

1. *周围神经病* 多种原因引起的周围神经病，除外对称性四肢远端感觉障碍，也可表现为脊髓长传导束损害表现，但多不伴有贫血及维生

素 B_{12} 缺乏表现，两者可相鉴别。

2. *脊髓压迫症* 颈椎病变引起的椎管狭窄也可出现类似症状，但不如本病对称，周围神经症状不明显，且进展相对缓慢，脊髓造影及脊髓MRI可明确诊断。

3. *多发性硬化* 起病较急，中枢神经白质内有两个以上病灶损害的客观体征，病程多表现为复发-缓解，复发后又有新的症状，不伴有对称性周围神经损害表现，脑脊液及诱发电位可鉴别。

4. *脊髓痨* 脊髓后索损害突出时需与本病鉴别。但脊髓痨常有阿-罗瞳孔，临床仅有后索及后根受损症状，无椎体束征，体格检查腱反射减弱或消失，肌张力明显降低，并常有闪电样痛，血清及脑脊液瓦氏反应阳性等可资鉴别。

【西医治疗】

1. *一般治疗* 给予营养丰富，特别是富含B族维生素的食物；贫血患者可用铁剂，如硫酸亚铁每次0.3～0.6 g口服，每日3次，或10%枸橼酸铁铵溶液，每次10 ml口服，每日3次；胃液中缺乏游离胃酸者可服用胃蛋白酶合剂或饭前服稀盐酸合剂10 ml，每日3次；控制腹泻可选用适当抗生素及双八面体蒙脱石（思密达）等；痛性感觉异常可用苯妥英钠和卡马西平，肢体肌张力增高和痉挛可用乙哌立松、巴氯芬等。

2. *维生素 B_{12} 治疗* 应及时给予大剂量维生素 B_{12} 或甲钴胺治疗，因维生素 B_{12} 缺乏的病因多不能解除，患者应终身服药；维持治疗剂量大于每日100 μg不会起到更大的效应，因多余量的维生素 B_{12} 从尿中排出；维生素 B_{12} 缺乏机制多由于内因子缺乏等吸收障碍，因此有时不能以口服制剂代替肌内注射给药。

脊髓空洞症

【西医学定义】

脊髓空洞症是一种病因不明的慢性进行性脊髓变性疾病。发病率为(25～34)/10万，病理为脊髓空洞形成和胶质增生，可累及多个脊髓节段，好发于颈、胸髓，若累及延髓时称延髓空洞症(syringobulbia)，可单独发生或并发。其典型临床特征为节段分离性感觉障碍，节段性肌肉萎缩，关节异常及营养障碍等。

【病理生理】

确切病因及发病机制未明，目前主要认为与先天发育异常导致脊髓中心变性、机械因素致脊髓中央管逐渐扩大、脊髓血液循环障碍致脊髓缺血、坏死、软化形成空洞和脊髓积水等有关。脊髓空洞症可能不是单一病因引起，故不能用某一种学说来完全解释其发生发展。

脊髓外形呈梭形膨大或萎缩变细。基本病理改变是空洞形成和胶质增生，空洞壁不规则，由环形排列的胶质细胞及纤维组成；空洞内有清亮液体填充，成分与CSF相似，也可为黄色液体，蛋白质含量增高。空洞最常见于脊髓颈段，可向脑干或胸髓扩展，腰髓较少受累。大多数病变首先侵犯灰质前联合，然后对称或不对称地向后角或前角发展，最后扩展到该水平的绝大部分。如空洞形成已久，周围胶质增生及肥大星形细胞形成1～2 mm厚的致密囊壁；空洞周围有时可见异常血管，管壁呈透明变性。延髓空洞通常呈纵裂状，多为单侧，有些可伸入脑桥，空洞可阻断内侧丘系交叉纤维，累及舌下神经核、迷走神经核。

【临床表现】

本病一般好发于20～30岁，偶可于儿童期或成年以后发生，男性多于女性，比例为3∶1。起病和进展均缓慢，因空洞常始于中央管背侧灰质后角底部，早期症状为相应支配区自发性疼痛，继而痛、温觉减退或缺失，深感觉相对保存，即所谓节段性分离性感觉障碍，患者常在损伤后发现无痛觉而就诊。痛、温觉缺失范围可逐渐扩大至双上肢及胸背部，呈短上衣样分布。晚期当空洞扩展至后柱和脊髓丘脑束，出现空洞水平以下传导束型各种感觉障碍。本病常见：① 神经原性关节病和皮肤营养障碍。关节痛觉缺失可引起关节磨损、萎缩和畸形，关节肿大，活动度增加，运动时有摩擦音而无痛觉，即Charcot关节。皮肤营养障碍可见皮肤增厚、过度角化，痛觉消失区的表皮烫伤、割伤可造成顽固性溃疡及瘢痕形成，甚至指、趾节末端无痛性坏死、脱落，称为Morvan征。晚期可有神经原性膀胱和尿便失禁。② 前角细胞受累，相应节段肌萎缩、肌束颤动、肌张力减低和腱反射减弱，颈膨大区空洞双手肌萎缩明显。空洞水平以下出现锥体束征，病变侵及侧柱交感神经中枢（C_8～T_2侧角），出现同侧 Horner 综合征。

另外，延髓空洞症很少单独发生，常为脊髓空洞的延伸，多不对称，故症状和体征多为单侧性。三叉神经脊束或核受累出现面部痛、温觉减退或缺失，呈洋葱皮样分布，从外侧向鼻唇部发展；病灶累及疑核使吞咽困难、呛咳、悬雍垂偏斜；舌下神经核受累则伸舌偏向患侧、同侧舌肌萎缩及肌束颤动；累及面神经核出现周围性面瘫；前庭小脑通路受累出现小脑性眩晕、眼震和步态不稳。脊髓空洞症常合并脊柱侧弯或后突畸形、隐性脊柱裂、颈枕区畸形、小脑扁桃体下迹、颈肋和弓形足等先天畸形。

【辅助检查】

1. 脑脊液　多无异常，空洞较大时偶可致脊髓腔部分梗阻、CSF 蛋白质增高。

2. 影像学检查　MRI 是确诊本病的首选方法，多平面分节段获得全椎管轮廓，特别是可从纵断面上清楚地显示空洞的位置、大小、范围，以及是否合并 Arnold－Chiari 畸形等，以鉴别其为原发性或继发性，选择手术适应证和手术方案。X 线检查可发现 Charcot 关节、颈枕区畸形、脊柱畸形等。脊髓 CT 延迟扫描（DMCT）是将水溶性造影剂注入蛛网膜下腔后，延迟一定时间如注射后 6 h、12 h、18 h 和 24 h 再行脊髓 CT 检查，可显示出高密度的空洞影像。

【诊断】

临床表现为节段性分离性感觉障碍、肌无力及萎缩，皮肤、关节营养障碍等是诊断本病的依据，脊柱后凸及侧凸，发病年龄及病程长，以及有否脊柱外伤、脊髓出血、脊髓炎史等均可作为诊断参考。通过 CT 延迟扫描和 MRI 检查确定病变部位大小及某些病因。

【鉴别诊断】

1. 肌萎缩侧索硬化　出现双上肢肌萎缩，腱反射亢进，下肢病理反射阳性，但该病仅限于累及运动神经元，无感觉障碍。

2. 脊髓及脑干肿瘤　两者表现均呈缓慢进展，临床容易相混淆，MRI 检查在前者可以表现为占位性病变，在后者表现出清晰的空洞，故可资鉴别。

3. 颈椎病　以根痛为主要表现，感觉障碍呈神经根型或传导束型，肌肉萎缩轻，一般无营养障碍，颈椎 MRI 及 CT 检查可协助诊断。

4. 运动神经元病　虽可引起肌萎缩、肌束颤动、椎体束征及延髓麻痹，但无感觉障碍，可鉴别。

【西医治疗】

本病尚无特效疗法，空洞症和髓质胶质瘤伴发空洞不能肯定者视脊髓肿胀情况、病变边缘清晰与否决定治疗方案，可从以下几方面考虑。

1. 对症治疗　疼痛患者给予止痛治疗，如给予卡马西平片、科洛曲片等；痛觉消失者应防止烫伤或冻伤；有脊柱和肢体畸形者，由专科医师施以矫形等处理。

2. 放射治疗　对脊髓病变部位进行照射，可缓解疼痛，可试用深部 X 线疗法或放射性同位素^{131}碘治疗。

3. 手术治疗　目前进行探讨中的手术方式有以下几种。

（1）后颅窝减压术：广泛后颅窝及上颈椎减压术，分离双侧小脑扁桃体解除正中孔闭塞，取肌肉小球堵塞中央管上口，保留正中孔通畅。

（2）空洞引流术：凡空洞症诊断明确，空洞长度在 4 cm 以上者，可考虑手术切开引流，于空洞横径最宽平面，行一个半椎板式全椎板切除，与后根进入脊髓切口，置 T 型管外流。

（3）脊髓空洞切开及空洞蛛网膜下腔引流术。

雷诺病

【西医学定义】

雷诺病是因血管自主神经功能紊乱而引起肢体末端小动脉异常痉挛的一类疾病。多因局部受寒及情绪激动而诱发本病的发生，主要表现为阵发性四肢末端（手指为主）对称性间歇性潮红、发绀、发白并伴疼痛。

【病理生理】

本病可能与血管的收缩舒张功能异常有关，

如血管交感神经张力增高引起肢端血管发生痉挛；或因组胺缺乏引起舒张血管张力下降，导致肢端血管发生异常痉挛。在指、趾的动脉壁中早期一般并无病理发现。后期可见肢端末梢分支动脉管腔直径缩小、动脉内膜增生、中层纤维化等改变。

【临床表现】

本病常于10～20岁缓慢起病，多发生于女性，出现阵发性四肢末端（手指为主）对称性间歇性潮红、发绀、发白，并伴疼痛以及感觉障碍。大多数患者仅累及手指，不到一半的患者可同时累及足趾，仅累及足趾的病例较少见。某些病例还可以累及鼻尖、外耳、面颊、口唇及胸部等，主要诱因为寒冷、情绪紧张。体格检查除发现有指或趾肤温下降之外，有时可以出现手部多汗，其余未见异常。临床病程可具体分为以下三期。

1. *缺血期* 当周围环境温度下降或者情绪激动的时候，双手手指或者足趾、鼻尖、外耳苍白、僵硬，肢体末端温度下降，同时伴有冷汗、蚁行感、麻木或疼痛，发作频率和每次发作时间不等，持续数分钟至数小时。

2. *缺氧期* 肢体末端局部继续处于缺血期，同有感觉障碍和皮肤温度下降，肢端呈青紫状，界限明确，且伴疼痛。可持续数小时至数日，然后消退，或转入充血期。

3. *充血期* 此期肢体末端动脉充血，肤温上升，指或者趾颜色先转潮红，后可恢复正常。部分病例不一定按照三期的顺序发展，可以先出现青紫而无苍白，或者苍白后即转为潮红，再或者苍白或者青紫之后即恢复正常。经过反复发作至晚期可见指尖溃疡或坏疽，肌肉及骨质出现轻度萎缩。

【辅助检查】

1. *激发试验* ① 握拳试验：患者双手握拳1.5 min后，呈弯曲状态放松手指，部分可表现发作时的颜色改变。② 冷水试验：指（趾）放入4℃水中，75%可诱发肤色的改变。

2. *血管造影* 可提示肢端血管显影差，指、趾血管腔见直径缩小。红细胞沉降率应作为常规检查，如异常则为继发性雷诺现象。

【诊断标准】

依据发作由寒冷或者情绪激动诱发；双侧肢体末端受累及；多见于女性，好发年龄在10～20多岁；一般无坏疽，即使有也局限于指尖皮肤；无其他血管痉挛疾病的证据；病史超过2年可做出诊断。

【鉴别诊断】

1. *血栓闭塞性动脉炎* 病程较长，不对称地发生于下肢，大多数为男性患者，女性患者极少，扪及足背动脉搏动微弱或消失可资鉴别。

2. *硬皮病* 晚期可并发雷诺现象，此时硬皮病的皮肤和皮下组织改变已特别明显，常见于上臂、面部、颈部及胸部皮肤；而雷诺病常先有皮肤色泽改变，数年之后，才产生皮肤硬皮样变化。

3. *冻疮* 表现为局部红肿或青紫，局限于外露部，有热感或痛痒感，寒冷季节以后逐渐痊愈。

4. *遗传性冷指症* 常见于暴露于寒冷后，有几个手指呈苍白、发绀及麻木，很少发生病情进展，症状可改善或完全消失。

【西医治疗】

1. *一般治疗* 保持患部的温度，同时注意防寒保暖，预防发作，防止受凉，要戒烟，避免情绪激动。

2. *药物治疗*

（1）钙离子拮抗剂：可使血管扩张及增加血流量，为治疗的首选药物种类。① 硝苯地平，治疗效果比较理想，为目前的首选药物之一。每次口服20 mg，每日3次。不良反应有面部发红、发热、头痛、踝部浮肿、心动过速等。若患者不能耐受此药的不良反应，可以换成氨氯地平或者伊拉地平。② 维拉帕米每次40～90 mg，每日3次，口服，连用2周；尼莫地平每次40 mg，每日3次，口服，连用2周。不良反应偶可发生恶心、轻度头痛及关节痛、皮肤瘙痒及荨麻疹；心动过缓（50次/分以下），偶尔发展成二或三度房室传导阻滞及心脏停搏；可能使预激或L-G-L综合征伴心房颤动或心房扑动者旁路传导加速，以致心率加快；心力衰竭；低血压；下肢水肿；头晕或眩晕，偶可致肢冷痛、麻木及烧灼感；偶可致血催乳素浓度增高或溢乳。

(2) 扩血管药物：此类药物长期以来作为主要治疗用药，但是对病情较重的患者疗效极差。① 草酸萘呋胺，5-羟色胺受体拮抗剂，具有较轻的周围血管扩张作用，可缩短发作时间及缓解疼痛。每次 0.2 g，口服，每日 3 次。② 烟酸肌醇酯，可缩短每次发作持续的时间和减少发作次数，但是疗效要在 3 个月之后才明显。每次 0.4 g，口服，每日 1 次。③ 妥拉苏林每次 25～50 mg，每日 3 次，口服，或 25～100 mg 肌内注射，每日 1 次。④ 甲基多巴可用于痉挛明显或者踝部水肿，从少剂量开始使用，成人每次 0.25 g，口服，每日 2～3 次，最高不超过每日 2 g。

(3) 前列腺素：前列环素(PGI_2)和前列地尔(PGE_2)具有较强的血管扩张和抗血小板凝聚作用，对难治性雷诺病有较好的疗效。缺点是需要静脉用药，并且药效不稳定，应用有受限。此药为治疗的次选。PGI_2 类药如伊洛前列素，每分钟 0.5～2 μg/kg，静脉滴注持续 6 h，每日 1 次，3～5 d 为 1 个疗程；大多数患者疗效可持续 6 周或者半年，其比硝苯地平疗效好，但是目前仍需长期实验进行研究。

(4) B 族维生素：营养肢体末端神经，促进改善末梢循环。① 维生素 B_1，改善精神状况，维持神经组织、肌肉、心脏活动的正常等。口服，成人，每次 1～2 片，每日 3 次。② 维生素 B_{12}，能使神经髓鞘脂类的合成及维持有髓神经纤维功能完整。每日口服 25～100 μg(1～4 片)或隔日 50～200 μg(2～8 片)，分次服用或遵医嘱。

3. *外科治疗* 可采用交感神经切除术，适用于病情严重、保守治疗无效的患者。应用长效普鲁卡因阻滞对下肢雷诺病效果明显。若条件允许者，可配合理疗，冷、热水交替治疗，光疗，直流电按摩等，辅助缓解症状。

红斑性肢痛症

【西医学定义】

红斑性肢痛症(erythromelalgia)是以肢端皮肤温度阵发性升高，伴皮肤潮红、肿胀、剧烈灼热痛为主要临床表现的一种疾病。环境温度上升可诱发或者加重疼痛，温度降低可减轻疼痛症状。

【病理生理】

可分为原发性和继发性两种类型。原发性红斑肢痛症可在任何年龄发病；继发性红斑肢痛症多见于血液系统疾病，如红细胞增多症、血小板增多症等，自身免疫病，如风湿性关节炎、系统性红斑狼疮等。另外，也可以出现在糖尿病、多发性硬化、脊髓疾病、AIDS 等。

本病发病机制尚不清楚。目前有研究提示，肢端处的微循环调节出现障碍，毛细血管前括约肌持续收缩，动静脉短路血管开放，局部灌注量上升，同时营养通路血管内灌注不足，引起局部组织缺血缺氧，最终形成患处组织高灌溉和缺血缺氧同时存在，引起剧烈痛、皮肤温度升高和肿胀，组织代谢产物是血管扩张继续增强，进一步加重症状。近年来朱学骏等学者证明该病的致病基因为存在于第 2 号染色体长臂的 *SCN9A*，该基因主要表达于外周神经系统，与疼痛的感受可能有关，该基因缺陷可导致红斑肢痛症。此外还可能与周围性自主神经功能障碍致末梢血管运动功能失调有关。

【临床表现】

本病好发于中青年。病变以肢端，尤以双足为最常见的部位，临床主要特征是足前部、足趾的阵发性红、肿、热、痛，疼痛性质为针刺样、烧灼样痛，以夜间发作为多、为重。体格检查可发现患肢皮肤红、肿、热、多汗，轻压可使红色暂时消退，患肢足背动脉搏动基本正常。运动、感觉及神经反射无异常。晚期少数患者可出现营养障碍，表现为肢端皮肤与指甲变厚或溃破，甚至坏疽。在遇热、久立、行走或双足下垂时均可诱发和加重疼痛，为此患者不愿戴手套或穿袜。若将双足置于被外，在寒冷时或将患肢抬高或休息则可使疼痛缓解。

【辅助检查】

血液生化检测，如凝血时间测定、血浆纤维蛋白等，但无明显特异性。可行四肢血管多普勒超声检测来了解患肢血流状况。

【诊断标准】

主要依据肢端阵发性红、肿、热、痛；无局部感染；环境温度升高加重疼痛，冷敷后疼痛减轻等临床症状诊断。同时需除外糖尿病周围神经病、雷诺病以及血栓闭塞性脉管炎。红斑肢痛症有时是血液系统疾病，如红细胞增多症、血小板增多症等的首发症状，应积极排除可能的继发性红斑肢体痛。

【鉴别诊断】

1. 血栓闭塞性动脉炎　病程较长，不对称地发生于下肢，分为局部缺血期、营养障碍期、坏疽期3期，出现间歇性跛行。大多数为男性患者，女性患者极少，扪及足背动脉搏动微弱或消失可鉴别。

2. 雷诺病　多见于青年女性，男性较少见。是由于交感神经功能紊乱引起的血管收缩造成局部缺血，寒冷和情绪激动是诱因。主要临床表现为肢体末端苍白、发绀、潮红，局部肤温降低。治疗原则是保暖，使用血管扩张剂或者交感神经封闭。

3. 小腿红斑病　寒冷为诱因，以小腿为主，无明显疼痛。

4. 其他　肢端阵发性红、肿、热、痛有时会出现于使用麦角类多巴胺激动剂治疗帕金森病时，需加以排除。

【西医治疗】

1. 一般治疗　急性期应卧床休息，抬高患肢，将肢体置于冷水中或局部冷敷以减轻疼痛。急性期后应避免任何可引起血管扩张的局部刺激。发作间期需要药物治疗。

2. 药物治疗

(1) 阿司匹林肠溶片：每次口服300 mg，每日1次。该药品为解热镇痛类非处方药，用于普通感冒或流行性感冒引起的发热，也用于缓解轻至中度疼痛如头痛、关节痛、偏头痛、牙痛、肌肉痛、神经痛、痛经。较常见的不良反应有恶心、呕吐、上腹部不适或疼痛等胃肠道反应；较少见或罕见的有胃肠道出血或溃疡，表现为血性或柏油样便，胃部剧痛或呕吐血性或咖啡样物，多见于大剂量服药患者；支气管痉挛性过敏反应，表现为呼吸困难或哮喘；皮肤过敏反应，表现为皮疹、荨麻疹、皮肤瘙痒等；血尿、眩晕和肝脏损害。

(2) β受体阻滞剂：盐酸普萘洛尔片，每日口服每次20～40 mg，每日3次。

(3) 二甲麦角新碱(methysergide)，可每次口服2 mg，每日3次。

(4) 肾上腺皮质激素短期(约1个月)冲击治疗：甲泼尼龙1 g，加入5%葡萄糖注射液或0.9%氯化钠注射液250 ml中，静脉滴注，每日1次，连续3日，然后每日100 mg泼尼松口服，3～4周内递减至维持量，必要时可2周后重复1个疗程。

(5) 前列腺素：可以通过松弛毛细血管前括约肌、改善营养通路内的血液循环缓解症状。如米索前列醇片，每次口服400 μg，每日2次。

(6) 氯硝西泮片：初始量第1日为0.75～1 mg，分2～3次服用，以后逐渐增加；维持量，每日4～8 mg，分2～3次服用。

3. 封闭疗法　可选择踝上做环状封闭，或者骶部硬膜外封闭(骶管麻醉)或进行腰交感神经节阻滞。

4. 物理疗法　可有超声波或者超短波治疗：有消炎消肿的作用；会引起神经纤维可逆性的变性，刺激生物大分子物质的合成和释放，从而调节自主神经系统。

副肿瘤性感觉神经元病

【西医学定义】

副肿瘤性感觉神经元病(paraneoplastic sensory neuronopathy)多见于小细胞肺癌、淋巴癌等患者。主要病理改变在脊髓后根神经节内，神经细胞脱失、变性，淋巴细胞及单核细胞浸润，继发于后索变性。

【临床症状】

肢体远端疼痛、麻木或感觉异常为首发症状，一侧或双侧不对称，向对侧、肢体近端、躯干发展。起病数日或数周后达高峰，此时四肢对称性各种感觉均减退或丧失，深感觉障碍明显，下肢更甚，表现为严重感觉性共济失调、假性手足徐动样运动，最后发展为无法行走而丧失生活自理能力。此外，肌力相对保留为其特点，若出现肌无力、肌萎缩则提示脊髓前角受累。

【辅助检查】

脑脊液可见蛋白质含量增高，也可见少许淋巴细胞。肌电图运动传导速度基本正常，也无神经电位，但感觉神经电位波幅明显降低或消失、传导速度也严重减慢或检测不出。小细胞肺癌患者血清与脑脊液中可测出抗- Hu 抗体。

【诊断】

临床中不明原因的四肢末端疼痛、感觉性共济失调而运动功能相对完好、维生素治疗无效及感觉传导速度减慢时可考虑本病。病变相关部位的骨关节 X 线和 CT 等影像学检查常有助于本病的诊断，并可了解骨关节疾病的病变部位和损伤程度。实验室检查如抗溶血性链球菌"O"、红细胞沉降率、C 反应蛋白、黏蛋白、血清免疫球蛋白、类风湿因子、血清抗核抗体、血清蛋白电泳、血尿酸盐以及关节镜等检查，有助于西医相关疾病的诊断与鉴别诊断。

【鉴别诊断】

1. 坐骨神经痛　疼痛主要限于坐骨神经分布区，大腿后部、小腿后外侧和足部，疼痛剧烈的患者可呈特有的姿势；腰部屈曲、屈膝、脚尖着地。腰骶椎、骶髂关节 X 线，脊柱 MRI 有助于诊断。

2. 雷诺病　主要临床表现为阵发性四肢末端（手指为主）对称性间歇性潮红、发绀、发白并伴疼痛，多见于女性，好发年龄在 10 至 20 多岁，血管造影可提示肢端血管显影差，指、趾血管腔见直径缩小有助于鉴别。

3. 风湿性关节炎、类风湿关节炎、风湿热　三者都可表现为关节疼痛，都能侵犯心脏出现心肌炎、心瓣膜炎。但风湿性关节炎侵犯大关节为主，发病前 1～4 周有溶血性链球菌感染史，可伴雷诺症。而类风湿关节炎侵犯小关节为主，受累关节晨僵、疼痛、压痛、肿胀及活动受限，初呈游走性，以后固定，类风湿因子阳性、手部有典型的类风湿关节炎的放射学改变可以鉴别。风湿热可在咽部培养出 A 组 R 溶血性链球菌，伴舞蹈症，需排除其他结缔组织和免疫疾病。

【西医治疗】

早期应用血浆交换疗法或静脉内免疫蛋白治疗可使症状短期缓解。早期切除原发肿瘤可延缓本病病程。

脊髓蛛网膜炎

脊髓蛛网膜炎也称粘连性脊蛛网膜炎，发病年龄在 30～60 岁，男性多于女性，病变以胸腰段多见。它是蛛网膜的一种慢性炎症过程，在某种病因的作用下，使蛛网膜逐渐增厚，引起脊髓和神经根的损害，或形成囊肿阻塞髓腔，或影响脊髓血液循环最后导致功能障碍。感染、脊髓外伤、邻近组织病变或异物刺激以及非特异性感染等常可导致本病的发生。

本病多为慢性起病，缓慢进展，也有急性或亚急性起病。因受累部位不同，可有单发或多发的神经根痛，感觉障碍多呈神经根型、节段型或斑块状不规则分布，两侧不对称。运动障碍为不对称的截瘫、单瘫或四肢瘫。局限型症状较轻，弥漫型则较重，囊肿型脊髓蛛网膜炎与脊髓肿瘤的临床表现相似。本病病程可有缓解或加剧。

脑脊液白细胞计数正常或稍多，蛋白质中度增高，糖和氯化物多数正常。椎管造影病变部位呈斑点状或片状不规则分布，MRI 检查可见小的蛛网膜囊肿。根据病史、临床表现、辅助检查可做出诊断。治疗上囊肿型可行囊肿摘除术，但弥漫型或脑脊液细胞增多明显者，不宜手术，可选用肾上腺皮质激素、血管扩张药、B 族维生素等药物治疗。治疗原发病如抗感染或抗结核治疗等。

第三节　病例分析

案 1

腰痛伴右下肢麻痛 3 d（坐骨神经痛）。

［患者一般情况］姓名：覃某；性别：男性；年龄：60 岁；民族：汉族；婚姻状况：已婚；身高 168 cm，体重 65 kg。出生地：广西贺州；职业：退休职工。入院时间：2016 - 2 - 20；发病节气：雨水；病史陈述者：患者本人。

［主诉］腰痛伴右下肢麻痛 3 d。

［现病史］患者于 3 d 前提重物后突感腰部胀痛不适伴右下肢麻木、疼痛，疼痛似闪电样，自腰部向右臀部、右大腿外侧、右小腿及足部传导，后仰及向右侧侧腰时症状尤为明显，腰部活动受限，行走困难，跛行，卧床休息后腰腿痛症状稍有缓解，无头晕、视物旋转，无头痛、恶心、呕吐，无心悸、胸闷、呼吸困难，无畏寒发热、咳嗽咳痰，无肢体抽搐、乏力，无意识不清、大小便障碍等，曾在家自服消炎止痛药及外擦跌打损伤酒，症状未见明显改善，现为求进一步诊治来诊，门诊拟“右侧坐骨神经痛”收住院。自起病以来，患者精神尚可，纳可，因腰腿痛致夜寐差，大小便正常，体重无明显改变。

［既往史］有“颈椎病”“腰椎间盘突出症”病史。无“高血压、糖尿病、心脏病、肝炎、结核”等特殊疾病史，无药物及食物过敏史。

［个人史］个人史无特殊。

［家族史］家族中无肿瘤及类似疾病史。

［入院查体］T 36.4℃，P 70 次/分，R 20 次/分，BP 110/74 mmHg。神清，精神一般，急性痛苦面容，发育正常，营养中等，形体适中。舌淡，舌苔薄白，脉弦紧。心肺腹查体无异常。脊柱生理曲度存在，各颈椎无压痛及叩击痛，L_4/L_5、L_5/S_1 椎间盘及右侧椎旁压痛明显，并有向右下肢传导的放射痛，右侧坐骨神经行径压痛，右侧直腿抬高试验(＋)，后仰及向右侧侧腰活动受限，骨盆分离试验及“4”字征、屈髋旋转试验均阴性，双下肢无水肿。神经系统查体：神志清楚，言语清晰流利，问答查体合作。右利手。记忆力、计算力及定向力等高级皮质功能检查均正常。视力、视野粗测正常。双侧眼球活动自如，无复视及眼震。双侧瞳孔等大等圆，直径约 3.0 mm，对光反射灵敏。双侧角膜反射灵敏，无面部感觉障碍，张口下颌居中，下颌反射未引出。双侧额纹、鼻唇沟对称，示齿口角不偏。听力粗测正常，Rinnie 试验阴性，Weber 试验居中。双侧软腭上抬有力，悬雍垂居中，咽反射存在。双侧转头耸肩有力、对称。伸舌居中，无舌肌萎缩及舌肌震颤。四肢肌力 5 级，肌张力正常，四肢共济运动协调。右臀部、右下肢外侧皮肤痛触觉稍减退，余深浅感觉无异常。双侧腱反射对称存在，病理反射未引出。颈软，无抵抗，脑膜刺激征阴性。

［辅助检查］入院后查血常规、尿常规、大便常规、C 反应蛋白、血生化、红细胞沉降率、肿瘤标志物测定等相关抽血化验均未见明显异常。胸部 CT、心电图、头颅 MRI 等检查均正常。腰椎 MRI＋CT 示 L_4/L_5、L_5/S_1 椎间盘向右后方突出，右侧坐骨神经受压。

【病例分析】

1. 病情特点　① 患者老年男性，急性起病，病程短。发病前有负重史。② 主要表现为负重后突然出现的腰痛伴右下肢麻木疼痛现象，腰部活动受限，行走困难，跛行。卧床休息后腰腿痛症状稍有缓解。③ 既往有“腰椎间盘突出症”病史。④ 入院查体，BP 110/74 mmHg。主要的阳性体征：L_4/L_5、L_5/S_1 椎间盘及右侧椎旁压痛明显，并有向右下肢传导的放射痛，右侧坐骨神经行径压痛，右侧直腿抬高试验(＋)，后仰及向右侧侧腰活动受限，右臀部、右下肢外侧皮肤痛触觉稍减退。⑤ 辅助检查，腰椎 MRI＋CT 示 L_4/L_5、L_5/S_1 椎间盘向右后方突出，右侧坐骨神经受压。

2. 诊断　中医诊断：痹病，痛痹。西医诊断：① 右侧坐骨神经痛。② 腰椎间盘突出症。

中医辨病分析：患者因“腰痛伴右下肢麻痛 3 d”入院，病属中医学之“痹病”范畴，舌淡，舌苔薄白，脉弦紧，或沉迟而弦，故证属“痛痹”。患者劳累过度，耗伤正气，卫外不固，腠理空虚，外邪乘虚而入，感受风寒湿邪，因寒邪偏胜，寒主收引，其性凝滞，气血痹阻不通，故见腰痛及右下肢麻痛；舌淡，苔薄白为寒象，脉弦紧为属寒主痛之征，脉沉迟而弦为寒胜之象。病位在经脉，累及肌肉、筋骨、关节，病性属实或本虚标实。

(1) 西医定位、定性诊断：右侧坐骨神经痛。

1) 定位诊断：根据患者存在腰腿痛症状，主要的阳性体征为 L_4/L_5、L_5/S_1 椎间盘及右侧椎旁压痛明显，并有向右下肢传导的放射痛，右侧坐骨神经行径压痛，右侧直腿抬高试验(＋)，后仰及向右侧侧腰活动受限，右臀部、右下肢外侧皮肤痛触觉稍减退。结合腰椎 MRI、CT 检查结果，考虑存在右侧坐骨神经受压现象，故定位于右侧坐骨神经。

2）定性诊断：患者老年男性，急性起病，病程短。发病前有负重史。主要表现为负重后突然出现的腰痛伴右下肢麻木疼痛现象，腰部活动受限，行走困难，跛行。卧床休息后腰腿痛症状稍有缓解。既往有“腰椎间盘突出症”病史。主要的阳性体征为 L_4/L_5、L_5/S_1 椎间盘及右侧椎旁压痛明显，并有向右下肢传导的放射痛，右侧坐骨神经行径压痛，右侧直腿抬高试验（+），后仰及向右侧侧腰活动受限，右臀部、右下肢外侧皮肤痛触觉稍减退。结合其腰椎 MRI、CT 检查结果，L_4/L_5、L_5/S_1 椎间盘向右后方突出，右侧坐骨神经受压。故可明确诊断为右侧坐骨神经痛，病因考虑与腰椎间盘突出压迫有关。

（2）中医鉴别诊断

痿病：痹病以肢体关节疼痛为特征；痿病肢体痿弱无力，肢体关节一般无疼痛，据此可鉴别。

（3）西医鉴别诊断

1）急性腰肌损伤：通常有外伤史，腰部局部疼痛明显，无放射痛，压痛点在腰部两侧。该患者发病前无明确外伤史，且疼痛部位不局限，有向下肢的放射痛，故可排除。

2）腰肌劳损、髋关节炎：也有下背部、臀部及下肢疼痛，但疼痛、压痛局限不扩散，无感觉障碍、肌力减退等，踝反射一般正常。可行 X 线平片或 MRI 检查鉴别。该患者无前驱感染史，存在腰痛向下肢的放射痛，同时伴有感觉障碍，与本病不符，可排除。

3. 治疗方案

（1）中医治疗

治法：温经散寒，祛风除湿。

方药：乌头汤加减。川乌 6 g，麻黄 9 g，黄芪 9 g，芍药 9 g，甘草 9 g。

每日 1 剂，水煎 400 ml，分早、晚 2 次饭后温服。

针灸取穴：腰夹脊，肾俞（双），腰阳关，秩边（右），环跳（右），风市（右），阳陵泉（右），委中（双），承山（右），足临泣（右），后溪（左），悬钟（右）。

毫针针刺，中等刺激，留针 30 min，每日 1 次。

（2）西医治疗

1）一般治疗：① 保持乐观情绪，消除紧张、焦虑、抑郁和恐惧的心理；戒烟酒；按时作息，劳逸结合，避免负重。② 卧床休息，睡硬木板床，取仰卧位或俯卧位，参与力所能及的劳动和体育活动。③ 理疗，如局部热疗、腰椎牵引、局部封闭神经阻滞等。

2）药物治疗：① 营养神经，维生素 B_1、维生素 B_{12}。② 镇痛、镇静，急性期给予非甾体类消炎止痛药或阿片类药物及神经止痛药对症处理。③ 在无禁忌的前提下，可短期小剂量的应用糖皮质激素治疗。

3）外科手术治疗：如内科保守治疗无效，患者症状明显，可考虑行外科手术治疗。

4. 住院治疗经过及其转归 入院后给予患者卧床休息，予活血化瘀通络、奥卡西平联合非甾体类消炎止痛药一起镇痛、镇静处理，予维生素 B_1、维生素 B_{12}营养神经，小剂量糖皮质激素每日 10 mg 脱水、减轻神经根水肿，辅以中医中药、针灸、腰椎牵引等综合康复治疗，3 周后患者病情基本控制，腰腿痛症状明显缓解，行走好转，病情改善出院。门诊定期随诊。

案 2

双足麻木、疼痛 3 个月，双手麻木 1 个月（糖尿病性周围神经病）。

［患者一般情况］姓名：廖某；性别：男性；年龄：61 岁；民族：汉族；婚姻状况：已婚；身高 168 cm，体重 80 kg。出生地：广西南宁；职业：退休。入院时间：2015－8－30；发病节气：处暑；病史陈述者：患者。

［主诉］双下肢麻木、疼痛逐渐加重 3 个月，双手麻木 1 个月。

［现病史］患者于 3 个月前无明显诱因出现右足大踇趾疼痛、麻木，灼热感，继而出现右侧足趾、右足、左足麻木、烧灼样疼痛不适，呈持续性，夜间明显，洗澡时无法感知水的冷热。此后，患

者逐渐出现双膝关节以下双下肢麻木、疼痛，有时呈针刺样疼痛，有时为灼热感，行走不稳，如踩棉花样感觉。近1个月，患者亦出现双手指末端麻木、刺痛感，症状持续不能缓解。现为求进一步诊治来院就诊，门诊拟诊为“四肢麻痛查因”收住院。病后，患者精神可，无头晕、视物旋转，无头痛、恶心呕吐，无畏寒发热、咳嗽咳痰、腹痛、腹泻，无肌肉红肿、萎缩、肉跳，无抽搐、意识不清，无言语不利、饮水呛咳、吞咽困难，无心慌、胸闷、呼吸困难，无大小便障碍等，纳寐可，腹泻与便秘交替，体重无明显减轻。

［既往史］有“糖尿病”史6年，间断口服“盐酸二甲双胍缓释片、阿卡波糖片”降糖，血糖控制情况不详；有“高血压”病史5年，血压最高达180/100 mmHg，规律服用“促福达片”控制血压，血压控制在130/80 mmHg左右。无“冠心病、肝炎、结核”特殊疾病史，无药物及食物过敏史。

［个人史］无特殊。

［家族史］无特殊。

［入院查体］T 36.4℃，P 68次/分，R 20次/分，BP 138/90 mmHg。神清，精神可，发育正常，营养中等，向心性肥胖。舌质淡，舌苔薄白，脉弦紧，内科查体无异常。神经系统查体：神志清楚，言语清晰流利，问答查体合作。右利手。记忆力、计算力及定向力等高级皮质功能检查均正常。视力、视野粗测正常。眼球活动自如，无复视及眼震。双侧瞳孔等大等圆，直径约3.0 mm，对光反射灵敏。双侧角膜反射灵敏，无面部感觉障碍，张口下颌居中，下颌反射未引出。双侧额纹、鼻唇沟对称，双眼闭目有力，示齿口角不偏。听力粗测正常，Rinnie试验阴性，Weber试验居中。双侧软腭上抬有力，悬雍垂居中，双侧咽反射对称存在。双侧转头耸肩正常、对称。伸舌居中，无舌肌萎缩及舌肌震颤。四肢肌肉无萎缩，双上肢肌力5级，双下肢肌力5级，双足趾背屈、趾屈肌力4级，四肢肌张力正常。无不自主运动。双侧指鼻试验、跟膝胫试验稳准，龙贝格征阴性。双膝关节以下、双手皮肤针刺觉及音叉震动觉减弱，余深浅感觉无异常。浅反射存在，双侧肱二头肌、肱三头肌、桡骨膜反射、膝反射减弱，双侧跟腱反射消失。踝阵挛、髌阵挛未引出。病理征阴性。颈软，无抵抗，脑膜刺激征阴性。四肢末端皮肤干燥、菲薄，余自主神经系统检查无异常。

［辅助检查］入院后行肌电图示四肢周围神经源性损害（运动、感觉神经有髓鞘脱失和轴索变性）。糖化血红蛋白测定7.5%↑，空腹血糖7.5 mmol/L↑，餐后2 h血糖15.1 mmol/L↑。尿糖定性（++），尿蛋白（+−）。血三酰甘油2.8 mmol/L↑，高密度脂蛋白胆固醇0.6 mmol/L↓，余血常规、大便常规、肝肾功能、电解质及肿瘤标志物测定、心脏联合标志物检测、甲状腺功能、贫血三项等相关化验检查均未见明显异常。颈部血管彩超示双侧颈动脉附壁斑块形成。余胸片、心电图、头颅MRI检查均无明显异常。

【病例分析】

1. 病情特点　① 患者老年男性，慢性起病，进行性加重，病程3个月。② 主要表现为进行性四肢麻木、疼痛3个月，行走不稳，如踩棉花样感觉。腹泻与便秘交替。③ 既往史，有“糖尿病”“高血压病”病史，血糖控制欠佳。④ 主要阳性体征，双足趾背屈、趾屈肌力4级，双膝关节以下、双手皮肤针刺觉及音叉震动觉减弱，四肢腱反射减弱至消失。四肢末端皮肤干燥、菲薄。病理征阴性。⑤ 辅助检查。肌电图示四肢呈周围神经源性损害。糖化血红蛋白测定7.5%↑，空腹血糖7.5 mmol/L↑，餐后2 h血糖15.1 mmol/L↑。尿糖定性（++），尿蛋白（+−）。血三酰甘油2.8 mmol/L↑，高密度脂蛋白胆固醇0.6 mmol/L↓。颈部血管彩超示双侧颈动脉附壁斑块形成。

2. 诊断　中医诊断：痹病，痛痹。西医诊断：① 糖尿病性周围神经病。② 代谢综合征（糖尿病、高血压病、高甘油三酯血症、向心性肥胖）。③ 双侧颈动脉附壁斑块形成。

中医辨病分析：患者因“双足麻木、疼痛3个月，双手麻木1个月”入院，病属中医学之“痹病”范畴。舌质淡，苔薄白，脉弦紧，故证属“痛痹”。患者劳累过度，耗伤正气，卫外不固，腠理空虚，外邪乘虚而入，加之不慎感受风寒湿邪，因寒邪偏胜，寒主收引，其性凝滞，气血痹阻不通，故见肢体麻木疼痛。舌质淡，苔薄白为寒象，脉弦紧为属寒主痛之征。病位在经脉，累及肌肉、筋骨、关节，病性属实或本虚标实。

（1）西医定位、定性诊断：糖尿病性周围神经病。

1）定位诊断：患者四肢末端麻木、疼痛伴乏力，腹泻与便秘交替，体征上存在双足趾背屈、趾屈肌力减弱，四肢腱反射减弱、消失，四肢末端深浅感觉减退，四肢末端皮肤干燥、菲薄，病理征阴性，考虑周围神经运动、感觉及自主神经纤维受损，结合肌电图检查四肢周围神经源性损害，故综合考虑定位于周围神经。

2）定性诊断：患者老年男性，慢性起病，进行性加重，病程 3 个月。有"糖尿病"病史，血糖控制欠佳。主要表现为进行性四肢末端麻木、疼痛 3 个月，行走不稳，如踩棉花样感觉。腹泻与便秘交替。体征上存在双足趾背屈、趾屈肌力减弱，四肢腱反射减弱、消失，四肢末端深浅感觉减退，四肢末端皮肤干燥、菲薄，病理征阴性。肌电图检查提示四肢周围神经源性损害，故定性诊断考虑为糖尿病性周围神经病。

（2）中医鉴别诊断

痿病：痹病以肢体关节疼痛为特征；痿病肢体痿弱无力，肢体关节一般无疼痛，据此可鉴别。

（3）西医鉴别诊断

1）脊髓亚急性联合变性：此病为维生素 B_{12} 缺乏引起的脊髓后索、侧索及周围神经病变。患者多有胃病和营养障碍史。呈慢性或亚急性起病，主要表现为双下肢无力、笨拙、步态不稳，踩棉花感；足趾、手指末梢麻木、刺痛感。可出现双下肢不完全性痉挛性瘫，如周围神经病变较重，可出现肌张力减低、腱反射减弱，但病理征常为阳性。血清维生素 B_{12} 含量降低。血常规和骨髓涂片检查显示大细胞性贫血，血液网织红细胞数减少。本病患者有慢性周围神经病变的表现，注意与此病相鉴别，但患者无胃病和营养障碍史，无锥体束征，维生素 B_{12} 测定未见异常，此为不支持点。

2）中毒性周围神经病：有应用异烟肼、呋喃类等药物的历史或毒物接触史，该患者无相关毒物接触史，故排除。

3. *治疗方案*

（1）中医治疗

治法：温经散寒，祛风除湿。

方药：乌头汤加减。川乌 6 g，麻黄 9 g，黄芪 9 g，芍药 9 g，甘草 9 g。

每日 1 剂，水煎 400 ml，分早、晚 2 次饭后温服。

针灸取穴：内关（双），合谷（双），足三里（双），三阴交（双），太冲（双），中脘，下脘，气海，关元，天枢（双），大横（双）。

毫针针刺，中等刺激，留针 30 min，每日 1 次。

（2）西医治疗

1）病因治疗：控制血糖，糖尿病饮食的制订；低盐低脂糖尿病饮食，可请营养科会诊指导饮食的调控；监测血糖，了解其空腹及三餐前后血糖、睡前血糖情况，给予胰岛素皮下注射降糖。

2）控制血压：应用降压药，将血压控制在 130/80 mmHg 左右。

3）调脂稳斑、抗动脉硬化：他汀类药物的应用。

4）抗血小板聚集、预防卒中：阿司匹林肠溶片 100 mg 每日 1 次口服。

5）神经保护、营养神经治疗：B 族维生素（维生素 B_1、甲钴胺肌内注射，每日 1 次）、补充辅酶 A、ATP 及给予神经生长因子促进神经修复等。

6）神经康复治疗。

7）对症支持治疗：首选加巴喷丁胶囊 0.3 g 每日 3 次口服，改善神经病理性感觉障碍，如疼痛；若患者疼痛明显，适当给予非甾体类消炎止痛药对症处理；加强足部护理，感觉缺失的患者应注意保护患足，以防发生糖尿病足或烧伤等不良事件。

4. *住院治疗经过及其转归*　入院后给予患者维生素 B_1、甲钴胺肌内注射，神经生长因子促进神经修复，并给予加巴喷丁胶囊 0.3 g 每日 3 次口服缓解神经病理性疼痛，予请营养科会诊指导糖尿病饮食，予胰岛素皮下注射降糖，控制血压、调脂稳斑、抗血小板聚集治疗，辅以中药活血化瘀通络、神经康复训练、理疗、针灸及对症支持治疗改善神经功能。经上述积极治疗 18 d 后，患者四肢末端麻木、疼痛症状较前减轻，双足背屈、趾屈肌力恢复至正常，深浅感觉较前增强，血压、血糖控制良好，空腹血糖控制在 6～8 mmol/L，餐后 2 h 血糖控制在 8～10 mmol/L，睡前血糖控制在 6～8 mmol/L，血压波动在(120～140)/(80～90)mmHg。病情好转、稳定出院。予维生素 B_1 片、甲钴胺片，加巴喷丁胶囊，苯磺酸氨氯地平片 5 mg，每日 1 次，阿司匹林肠溶片 100 mg 每日 1 次，阿托伐他汀钙片 20 mg 每晚 1 次，赖脯胰岛素早 12 U、午 10 U、晚 10 U，甘精胰岛素 8 U 睡前皮下注射降糖带药出院。嘱门诊定期随诊，低盐低脂糖尿病饮食，监测血压、血糖，防治低血糖反应，适当锻炼，运动减肥。

案 3

右眼视矇 1 年余，全身麻痛 8 个月，加重伴左眼视矇 1 周(视神经脊髓炎)。

［患者一般情况］姓名：黎某；性别：女性；年龄：46 岁；民族：汉族；婚姻状况：已婚；身高 160 cm，体重 55 kg。出生地：广西南宁；职业：工人。入院时间：2017 - 2 - 23；发病节气：雨水；病史陈述者：患者。

［主诉］右眼视矇 1 年余，全身麻痛 8 个月，加重伴左眼视矇 1 周。

［现病史］患者于 1 年多前无明显诱因出现右眼视力下降，视物模糊，观察半月余后发现视力未改善，呈进行性下降，遂到广西壮族自治区人民医院就诊，诊断为“右侧视乳头炎”，经处理后视力稍有改善(具体药物不详)，但未完全恢复。1 个月后患者突然出现右眼失明，伴眼眶轻微胀痛，无头晕头痛，无肢体麻木、乏力，无言语不利，无抽搐等不适，遂至本院门诊就诊，予中药治疗(具体方药不详)，右眼视力较前改善，但仍有视物模糊。8 个月前无明显诱因下患者出现四肢及胸腹部麻痛感，感觉减退，以左侧肢体为甚，有时有“蚁爬感”，自觉双下肢发凉、冰冷感，腰以下束带感，休息后未见明显好转，无肢体活动不利，无肢体抽搐，遂再次到广西壮族自治区人民医院住院治疗，予行颈椎、胸椎 MRI 平扫＋增强示平 C_4～C_7 椎体层面、T_3～T_4 椎体层面相应脊髓内见多发纵行条片状异常信号影，相应脊髓稍肿胀，考虑炎性脱髓鞘病变？颈椎退行性变：C_3/C_4～C_7/T_1 椎间盘膨出，C_4～C_5、C_5～C_6 黄韧带稍增厚，C_4～C_7 椎体骨质增生。行腰椎穿刺取脑脊液化验检查；至眼科检查提示右侧视神经萎缩，诊断为“视神经脊髓炎”，予营养神经、激素冲击等对症支持治疗后病情好转出院。1 周前患者上述症状再发加重，并出现左眼视物模糊，四肢及胸腹部麻木、疼痛明显，腰以下束带感明显，双下肢关节发凉，为求进一步系统诊治，遂至本院门诊就诊，门诊拟“视神经脊髓炎”收入科内。患者自发病以来，精神尚可，无头晕头痛，无言语不利、饮水呛咳、吞咽困难，无胸闷胸痛、呼吸困难，无昏仆抽搐，无腹痛腹泻，无恶寒发热、咳嗽咳痰，纳寐尚可，小便调，大便 3 d 解 1 次。近期体重未见明显减轻。

［既往史］平素体健，无“高血压、糖尿病、心脏病、胃病、肝炎、结核”等特殊疾病史，无药物及食物过敏史。

［个人史］无特殊。

［家族史］无特殊。

［入院查体］T 36.4℃，P 78 次/分，R 20 次/分，BP 125/77 mmHg。神清，精神可，发育正常，营养中等，形体正常。舌质淡，苔薄白，脉浮。C_2/C_3、C_3/C_4、C_4/C_5、C_5/C_6 棘突及椎旁压痛、叩痛，余脊柱四肢无畸形。余内科查体无异常。神经系统查体：神志清楚，言语清晰流利，问答查体合作。右利手。步态不稳。记忆力、计算力及定向力等高级皮质功能检查均正常。粗测双眼视力下降，右侧视力较左侧差，视野粗测正常，双眼视乳头苍白。双侧眼球活动自如，无复视及眼震。双侧瞳孔不等大，右侧瞳孔直径约 4 mm，对光反射迟钝，左侧瞳孔直径约 3 mm，对光反射灵敏，双侧角膜反射灵敏，无面部感觉障碍，张口下颌居中，下颌反射未引出。双眼闭合有力，双侧额纹、鼻唇沟对称，示齿口角不偏。听力粗测正

常，Rinnie 试验阴性，Weber 试验居中。双侧软腭上抬有力，悬雍垂居中，双侧咽反射对称存在。双侧转头耸肩有力。伸舌居中，无舌肌萎缩及舌肌震颤。四肢肌肉无萎缩，左侧肌力 4 级，右侧肌力 5 级，双上肢肌张力正常，双下肢肌张力稍高。无不自主运动。双侧指鼻试验、跟膝胫试验稳准，龙贝格征阴性。自 T_3 平面以下痛触觉及音叉震动觉减退，关节位置觉未见异常。双侧腹壁反射消失，四肢腱反射（＋＋＋），髌阵挛、踝阵挛未引出。双侧巴宾斯基征（＋）。颈稍抵抗，莱尔米特征（＋），凯尔尼格征和布鲁津斯基征阴性。Lasegue 征、臂丛牵拉试验阴性。自主神经系统：皮肤黏膜色泽、温度、毛发分布，指甲形态，汗液分布正常，小便调，大便 3 d 解 1 次。

［辅助检查］入院后完善相关检查。头颅＋颈＋胸＋腰髓 MRI＋增强扫描示 C_3～T_1 椎体水平脊髓内异常信号灶，考虑脊髓炎改变（图 18－1）；颈椎退行性变，C_3/C_4、C_4/C_5、C_5/C_6 椎间盘突出，颈椎骨质增生，C_5/C_6 水平黄韧带增厚；腰椎退行性变，L_2/L_3、L_3/L_4、L_4/L_5 椎间盘变性，L_4/L_5 椎间盘突出，L_4/L_5 椎间盘后缘纤维环撕裂，腰椎骨质增生；胸椎骨质增生；颅脑 MR 平扫、DWI 及增强未见明显异常。脑脊液压力 150 mmH_2O，脑脊液常规，无色透明，红细胞计数 0，白细胞计数 20×10^6/L↑；潘氏试验（＋）；脑脊液蛋白质 586 mg/L↑；余糖、氯化物、腺苷脱氢酶均正常。OB 阴性。脑脊液病原学检查无异常。肌电图＋诱发电位示双侧正中神经损害（可支持双侧腕管综合征，右侧重度，左侧轻度）。BAEP 双侧大致正常，双侧主观听阈（L 50dB，R 53dB）。VEP 双侧 P100 波形可引出，左侧分化欠佳，右侧 P100 潜伏期延长。双上肢 SEP 正常，双下肢 SEP 中枢性损害。眼科会诊结果：双眼视神经萎缩。余血常规、尿便常规、肝肾功能、电解质及甲状腺功能、糖化血红蛋白测定、凝血功能、肿瘤五项、感染四项、风湿免疫相关化验检查、胸片、心电图、腹部 B 超、心脏彩超等均未见明显异常。

【病例分析】

1. 病情特点　① 患者中年女性，急性起病，病情逐渐进展加重，病程 1 年余。② 以右眼视力下降起病，逐渐出现左眼视力下降，四肢及胸腹部感觉异常，腰以下束带感，大便障碍。③ 个人史、家族史，无特殊。④ 主要阳性体征，步态不稳，双眼视力下降，双眼视乳头苍白。右侧瞳孔直径约 4 mm，对光反射迟钝，左侧瞳孔直径约 3 mm，对光反射灵敏。T_3 平面以下深浅感觉减退，双下肢肌张力增高，四肢腱反射活跃，双侧巴宾斯基征（＋）。颈抵抗，C_2/C_3、C_3/C_4、C_4/C_5、C_5/C_6 棘突及椎旁压痛、叩痛，莱尔米特征（＋）。⑤ 辅助检查。脊髓 MRI＋增强扫描示 C_3～T_1 椎体水平脊髓内异常信号灶，考虑脊髓炎改变；颈、胸、腰椎退行性变。脑脊液白细胞数↑；蛋白质↑；OB 阴性。肌电图＋诱发电位示双侧正中神经损害。VEP 双侧 P100 波形可引出，左侧分化欠佳，右侧 P100 潜伏期延长。双下肢 SEP 中枢性损害。眼科会诊结果：双眼视神经萎缩。

2. 诊断　中医诊断：痹病，行痹。西医诊断：① 视神经脊髓炎。② 颈椎、胸椎、腰椎退行性变。

中医辨病分析：患者因“右眼视矇 1 年余，全身麻痛 8 个月，加重伴左眼视矇 1 周”入院，病属中医学之“痹病”范畴。苔薄白，脉浮，故证属“行痹”。患者劳累过度，耗伤正气，卫外不固，腠理空虚，外邪乘虚而入，侵袭人体，留滞经络，气血运行不畅，不通则痛，故见全身麻痛；苔薄白，脉浮为邪气外侵之象。病位在经脉，累及肌肉、筋骨、关节，病性属实或本虚标实。

（1）西医定位、定性诊断：视神经脊髓炎。

1）定位诊断：依据患者双眼视力下降，双眼视乳头苍白，结合 VEP 及眼科会诊结果双侧视神经萎缩，考虑定位于双侧视神经；左侧肌力下降，双下肢肌张力增高，双侧腹壁反射消失，四肢腱反射活跃，双下肢病理征（＋），考虑双侧皮质脊髓束受损；T_3 平面以下深浅感觉减退，考虑双侧脊髓丘脑束及脊髓后索损害，纵向定位于 T_1 椎体水平。脊髓 MRI 检查提示 C_3～T_1 椎体水平脊髓内异常信号灶，故综合定位于颈胸段脊髓，横向定位于髓内病变。

2）定性诊断：患者中年女性，急性起病，病

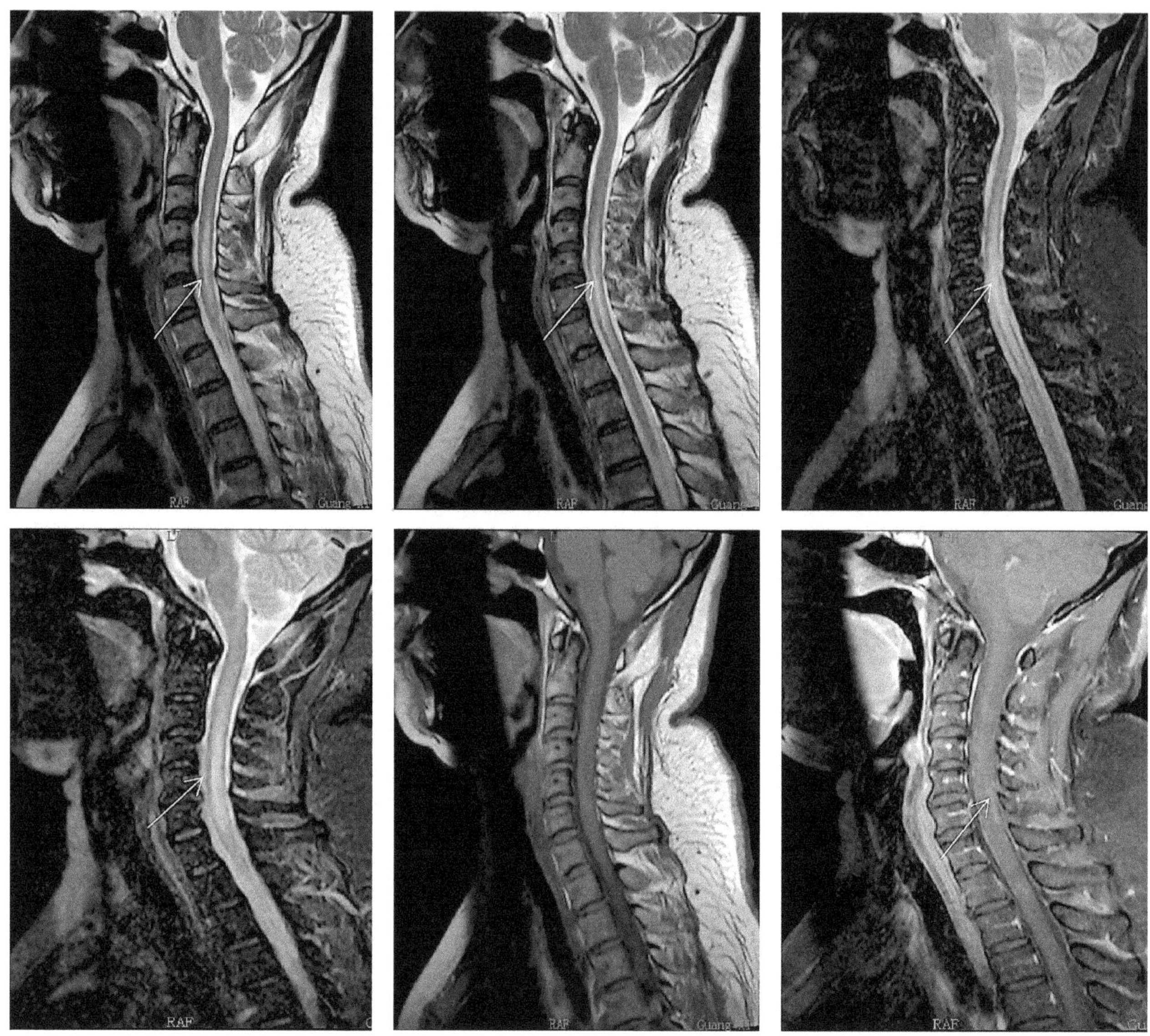

图 18-1　脊髓 MRI 示 C_3～T_1 椎体水平脊髓内长 T2 信号，增强扫描有斑片状强化，考虑脊髓炎改变

情逐渐进展加重，病程 1 年余。以右眼视力下降起病，逐渐出现左眼视力下降，四肢及胸腹部感觉异常，腰以下束带感，大便障碍。体征上存在步态不稳，双眼视力下降，双眼视乳头苍白。双下肢上运动神经元性损害，有感觉障碍平面，T2 平面以下深浅感觉减退。颈抵抗，莱尔米特征（+）。结合其肌电图、脊髓 MRI 及脑脊液、眼科会诊等检查、检验结果，在外院应用激素治疗有效等病情特点，诊断“视神经脊髓炎”明确。

（2）中医鉴别诊断

痿病：痹病以肢体关节疼痛为特征；痿病肢体痿弱无力，肢体关节一般无疼痛，据此可鉴别。

（3）西医鉴别诊断

1）脊髓压迫症：脊髓肿瘤一般发病慢，逐渐发展成横贯性脊髓损害症状，常有神经根性疼痛史，椎管有梗阻。硬脊膜外脓肿起病急，但常有局部化脓性感染灶、全身中毒症状较明显，脓肿所在部位有疼痛和叩压痛，瘫痪平面常迅速上升，椎管有梗阻。可行脊髓造影、磁共振等检查加以明确。该患者起病较急，无明显神经根痛症状，无椎管梗阻表现，结合脊髓 MRI 增强检查结果，可排除脊髓压迫症。

2）多发性硬化：通常以缓解、复发交替为显著的临床特点，具有空间和时间的多发性，可出现视神经和脊髓的病变，但脊髓病灶多小于一个节段，脑脊液 OB 多为(+)。而本病例患者脊髓病灶从 C_3 至 T_1，累及多个节段，且脑脊液 OB 阴性，不支持。

3) 急性脊髓炎：通常起病急，多为完全横贯性脊髓损害，无视神经受损表现，常遗留病残，病程中无缓解复发。而本病患者脊髓损害并非完全横贯性，伴视神经受损表现，病程中有缓解复发特点，故排除。

3. 治疗方案

(1) 中医治疗

治法：祛风通络，散寒除湿。

方药：防风汤加减。防风 15 g，秦艽 9 g，麻黄 9 g，杏仁 15 g，葛根 10 g，赤茯苓 15 g，当归 10 g，肉桂 10 g，黄芩 9 g，生姜 6 g，大枣 6 g，甘草 6 g。

每日 1 剂，水煎 400 ml，分早、晚 2 次饭后温服。

针灸取穴：颈夹脊，睛明(双)，膻中，中脘，腹结(双)，带脉(双)，曲池(双)，外关(双)，足三里(双)，丰隆(双)，风市(双)，太冲(双)。

毫针针刺，中等刺激，留针 30 min，每日 1 次。

(2) 西医治疗

1) 糖皮质激素治疗：甲泼尼龙冲击治疗，予甲泼尼龙琥珀酸钠每日 1 000 mg 开始冲击，连用 3 d 后依次减半(500 mg，240 mg，120 mg)，每个剂量维持 3 d，逐渐减量至每日 120 mg，后改为醋酸泼尼松片每日 60 mg 口服，根据患者病情，每周减量，平均每 5～7 d 减量 1～2 片。激素治疗过程中注意抑酸、护胃、补钾、补钙，预防激素不良反应。监测血糖、血压，维持水、电解质平衡。

2) 营养神经、神经细胞保护治疗：予 B 族维生素营养神经，并给予神经生长因子促进神经修复。

3) 静脉注射免疫球蛋白：成人常用量为 0.4 g/(kg・d)静脉点滴连用 5 d，清除血中免疫复合物，与激素合用可维持更长时间的疗效。

4) 血浆置换治疗：临床试验表明，约半数糖皮质激素治疗无效的患者经过血浆置换治疗可以改善症状。

5) 免疫抑制剂治疗：如糖皮质激素疗效不佳，可加用免疫抑制剂如硫唑嘌呤片或甲氨蝶呤等预防 NMO 复发。

6) 神经康复治疗：神经及肢体功能康复锻炼。

7) 对症支持治疗：双下肢痉挛性瘫痪，可给予盐酸替扎尼定片或巴氯芬片、乙哌立松片降低肌张力、抗肌痉挛治疗；奥卡西平片 0.3 g 每日 2 次改善神经病理性感觉障碍；如患者存在大便障碍，可予以相应药物润肠通便，保持大便通畅。

8) 心理疏导及情绪调节等治疗。

4. 住院治疗经过及其转归　入院后给予患者甲泼尼龙琥珀酸钠每日 1 000 mg 开始冲击，连用 3 d 后依次减半(500 mg，240 mg，120 mg)，每个剂量维持 3 d，逐渐减量至每日 120 mg，后改为醋酸泼尼松片每日 60 mg 口服；同时予免疫球蛋白静脉注射治疗(每日约 22 g，约 8 瓶)清除血中免疫复合物；患者不同意行血浆置换。予维生素 B_1、甲钴胺肌内注射联合神经生长因子促进神经修复；予巴氯芬片 5 mg 每日 3 次口服降低肢体张力；奥拉西坦营养神经肌肉；奥卡西平片 0.3 g 每日 2 次改善神经病理性感觉障碍；辅以中药活血化瘀通络、润肠通便，神经康复训练(肢体功能锻炼)、理疗、针灸及对症支持治疗改善神经功能；患者情绪焦虑，担心疾病预后，予草酸艾司西酞普兰 10 mg 每日 1 次口服调节情绪治疗。经治疗 21 d，患者四肢及胸腹部感觉异常症状较前减轻、缓解，腰以下束带感减轻，行走明显好转，步态较前平稳，情绪改善，双下肢肌张力较前减低，四肢肌力恢复至正常，感觉平面下降至 T_6 水平，但患者双眼视力改善尚不明显，经征求患者签字同意，予加用硫唑嘌呤片 50 mg 每日 2 次口服抑制免疫、预防疾病再发。住院 25 d，患者要求出院，予醋酸泼尼松片、维生素 B_1、甲钴胺片、草酸艾司西酞普兰、奥卡西平片、硫唑嘌呤片等带药出院。嘱门诊定期随诊，加强肢体功能锻炼，预防感染。定期复查血常规，肝肾功能，电解质，头颅、脊髓 MRI 及肌电图。

第十九章 口　僻

第一节　中医学概述

【中医概念】

口僻，民间俗称“吊线风”“歪嘴风”，是由于正气不足，络脉空虚，卫外不固，风邪乘虚入脉络，气血痹阻而发生。急者目不合，热则筋纵，目不开，颊筋有寒，则急引颊移口；有热则筋弛纵缓不胜收。亦名口歪（㖞）、口㖞僻、口眼㖞斜等。

【中医源流】

口僻病名，早在《黄帝内经》中有“卒口僻”“僻”等记载，《灵枢·经筋》：“卒口僻，急者，目不合。”张仲景在《金匮要略》中有“㖞僻”的记载。由于古人多以症状作为病症名称，又加上记载描述不详，因此很难分辨所记载的“㖞僻”“僻”等是中风病之口眼㖞斜，还是现在所指之口僻。但是明代楼英在《医学纲目·口眼斜》中记载：“凡半身不遂者，必口眼斜，亦有无半身不遂而斜者。”阐述了两者的区别。其病因如《诸病源候论·偏风口㖞候》云：“偏风口，是体虚受风，风入于颊口之筋也。”“风邪入于足阳明手阳明之经，遇寒则筋急引颊，故使口僻。”《扁鹊心书·神方》谓：“贼风入耳，口眼㖞斜。”《类证治裁·中风论治》云：“口眼歪斜，血液衰涸，不能荣润筋脉。”《目经大成·八十一证》云：“说谓湿淫所胜偏于左，风淫所胜偏于右，皆有微理，务宜参详。”治法参《金匮要略》附方《古今录验》之续命汤，以及《备急千金要方》之小续命汤等方，虽非专为口僻而设，但能示人以法。持此意以衡后世治疗口僻之名方。

【病因病机】

历代医家多把口僻归入风门之中。“风邪”说是古代医家对该病病因病机的共识，认为风邪客脉或者气血不足、体虚受风可导致本病。

从受病经络角度分析病机，本病主要是太阳、阳明、少阳经受病。足太阳起于目之上，足阳明起于目之下，手足阳明经环于口之上下，足厥阴肝经分支从目系分出下行于颊里，环绕口唇。临床出现的口眼㖞斜症状以及迎风流泪、闭目露睛、口角流涎等均与上述经络及经气运行失常有关。其中足阳明胃经在头面走行最长，范围最大，太阳外中于风邪，阳明经者受之，导致阳明经气血瘀滞、筋脉弛缓，甚至面肌痿废失用，形成口僻的特有症状。患者在发病前后出现耳际疼痛，甚至外耳道、耳郭部有疱疹，主要为足少阳经所循部位的症状。足少阳经起于目锐眦，上行头角，下至耳后，入缺盆，有一支经络从耳后入耳中，出走耳前至眼外角；另有一支脉从眼角下走大迎穴。耳际疼痛及疱疹主要与足少阳经经气运行失常有关。《灵枢·百病始生》云：“……虚邪之中人也，始于皮肤，皮肤缓则腠理开，开则邪从毛发入，入则抵深……留而不去，则传舍于络脉……留而不去，传舍于经……留而不去，传舍于俞……”口僻以经络受邪，循面部侵袭，造成气血壅滞而不通则痛，进而经筋失养，纵缓不收为病理机制。

从证候特征角度分析病机，口僻外由感受风

邪兼寒、热、湿等六淫邪气致病，尤其外风致病的特点突出，风寒、风热、湿浊痹阻面络，以致经气流行失常，气血不和，经筋失于滋养。其中感受风寒者多由睡卧当风，或迎风而处，感受孔隙所来之风寒，侵袭经络而发病；咽痛发热后出现口眼喎斜、耳际疼痛、耳郭疱疹等，系因外感风热，侵袭足少阳经所致，湿热毒邪瘀积，则生疱疹。内因方面，情志不畅，肝失疏泄，肝胆郁热，或心中烦热，内热郁蒸于表，复感外邪，内外相合，阻滞经络；或因烦劳过度、经气不足、卫外失固、自汗表虚，风邪乘虚而入，阻于经脉为病。其病位在经络筋脉，主要涉及手足阳明、太阳和足少阳经。

【中医诊断】

口僻急性起病，症状于数小时或 1～3 d 内达到高峰。任何年龄均可发病，男性多于女性。诱因有汗出当风、夜卧受凉、乘车时面部受风、长时间直吹空调及疲劳等。除口眼喎斜，颜面部症状还有面部肿胀或麻木、迎风流泪、闭目露睛、泪液外溢、畏光、耳周疼痛、耳部疱疹或眼睑疱疹、鼓腮漏气、口角流涎、口周疼痛或麻木、口中不知食味等。其中颜面肿胀、疼痛、麻木，耳周疼痛、疱疹，迎风流泪，闭目露睛，鼓腮漏气，口角流涎症状较常见，且持续时间较长。口僻损害以一侧为主，也有双侧面肌突然同时瘫痪，此时口眼喎斜症状不突出，而颜面的其他症状明显，如肿胀或麻木、闭目无力、口周麻木等。

【鉴别诊断】

中风　口僻不同年龄均可患病，而中风好发于中老年群体。中风之口眼喎斜者多伴有半身不遂或偏身麻木等，而口僻并无偏瘫等伴随症状，但多伴有鼓腮漏气、耳后疼痛、口角流涎等症状。中风之口眼喎斜多发生在猝然昏倒、不省人事之后，而口僻没有神志昏迷等表现。

【辨证论治】

1. 风寒阻络　以一侧面肿无际、迎风流泪、面肌酸痛、口淡无味，兼风寒表证为特征。风寒之邪侵袭人体之肌表经络，正气不虚，邪气未传入脏腑，或未入里化热，故此时所见舌象可为正常舌象，即淡红舌，薄白苔。

2. 风热阻络　以耳内或耳后疼痛，或有畏光、听觉过敏、咽痛，兼风热表证为特征。风热之邪侵袭，则在临床上可见到淡红舌，薄黄苔。

3. 肝胆湿热　以患侧颜面或耳区胀痛、疼痛较剧，常伴耳内疼痛，或外耳道疱疹为特征，兼见舌红或舌边尖红、苔黄腻、脉弦数或濡数，同时可见口苦、纳差、大便不爽、情绪急躁。

4. 气虚血瘀　常继发于产后或病后体虚，除有口眼歪斜证候外，兼有口中无味、口角流涎、体瘦自汗、头昏气短、面白少华、神疲乏力，舌质暗淡，脉细弱。

另外，在口僻病程中，偶可见阴伤的证候表现，可伴见其中或独立存在，阴伤以泪液外溢、畏光、舌红少苔为特征。

【治则与治疗】

口僻病位证素居第 1 位的均是经络，提示在临床治疗上应以疏经通络为主。病性证素位居前三的依次是风、寒、热，提示在临床治疗上应施以祛风、散寒或清热之法。

1. 风寒阻络

［主症］突然口眼歪斜，眼睑闭合不全，口角流涎。

［兼次症］恶风寒、发热、肢体拘急、关节酸痛等症。

［舌脉］苔薄白，脉浮紧。

［分析］风寒袭络，肺气被遏，寒性凝固，寒则筋急，脉络阻遏，气血运行不畅，面部失于温煦而发口僻，恶风寒，发热，肢体拘急、关节酸痛。苔薄白，脉浮紧均为风寒在表之象。

［治法］祛风散寒，温经通络。

［方药］牵正散合防风汤加减。方中防风、荆芥、羌活、白芷温经散寒，祛除表邪；白附子、全蝎、白僵蚕构成牵正散，祛风化痰，通络；川芎行血，甘草调和诸药。表寒重者可加麻黄；若兼痰湿，可加胆南星、白芥子、桑枝等。

2. 风热阻络

［主症］起病骤然，口眼歪斜，头痛面热或发热恶风。

［兼次症］以耳内或耳后疼痛，心烦口苦，口干咽痛，大便干，小便黄。

［舌脉］舌尖红，苔薄黄，脉浮数。

［分析］感受风热之邪，壅滞经络，流注面部，气血郁滞不通，则口眼歪斜，耳后疼痛；热为阳邪，故有面热；风热在表，营卫不和，则发热恶风；心烦口苦，口干咽痛，大便干，小便黄，舌尖红，苔薄黄，脉浮数均为风热之候。

［治法］疏风清热，活血通络。

［方药］牵正散合大秦艽汤加减。方中重用秦艽祛风通络；羌活、独活、防风、白芷、细辛等辛散之品祛风散邪；熟地黄、当归、白芍药、川芎养血活血；生地黄、石膏、黄芩清热；甘草调和药性；牵正散祛风化痰通络。表邪重者可加金银花、连翘；兼有血瘀者可加桃仁、红花。

3. 肝胆湿热

［主症］口眼歪斜，患侧颜面胀痛较剧，外耳道疱疹。

［兼次症］口苦，纳差，大便不爽，情绪急躁。

［舌脉］舌红或舌边尖红，苔黄腻，脉弦数。

［分析］肝经连目系，入巅顶，胆经起于目内眦，布耳前后入耳中。肝胆之火上炎则经脉所部支出遭殃，经脉郁阻不通发为口僻；胆经湿热则耳痛，疱疹；口苦、纳差、大便不爽、情绪急躁是为肝胆湿热常见证候。

［治法］清热利湿，通络止痛。

［方药］龙胆泻肝汤合牵正散。龙胆草大苦大寒，泻肝胆实火，又能利湿；黄芩、栀子燥湿清热；木通、泽泻、车前子导致热从水道而去，使邪有出路；当归、生地黄护阴；牵正散祛风化痰通络。

4. 气虚血瘀

［主症］病久迁延不愈，口眼歪斜，口角流涎，面部拘紧或时有抽动。

［兼次症］面色淡白，神疲乏力，纳差食少，便溏。

［舌脉］舌暗淡少苔，脉细弱。

［分析］久病失治，病邪入血入络，闭阻经脉，失于濡养，故见口眼歪斜，口角流涎；风胜则动，故面部拘紧或时有抽动；面色淡白，神疲乏力，纳差食少，便溏为气虚之象；舌暗淡少苔，脉细弱提示气虚血瘀。

［治法］补气活血化瘀。

［方药］补阳还五汤合牵正散。方中黄芩益气活血；当归、川芎、红花养血活血通络、白芍药养血柔筋止痉；牵正散搜风通络止痉。阳虚者可加桂枝、细辛；脾虚者加茯苓、白术、砂仁。

【针灸治疗】

本病病位多表浅，早期针灸治疗手法宜轻，患侧选穴宜少，多选用远端穴位。

1. 基本治疗

［主穴］合谷，攒竹，四白，阳白，太阳，颊车，承浆，地仓，翳风。

［配穴］风寒证者，配风池；风热证者，配曲池；恢复期，配足三里；人中沟歪斜者，配水沟；鼻唇沟浅者，配迎香。

［操作］面部腧穴均行平补平泻法，恢复期可加灸。在急性期，面部穴位手法不宜过重，针刺不宜过深，取穴不宜过多，肢体远端的腧穴行泻法且手法宜重；在恢复期，肢体远端的足三里施行补法，合谷行平补平泻法，余穴均用泻法。

2. 其他治疗

(1) 电针法：选上述两穴为一组，每次选 1～2 组，接通电针仪，采用疏密波，强度以患者面部肌肉微见跳动而能耐受为度。适用于口僻的中、后期。

(2) 拔罐法：用三棱针点刺阳白、颊车、地仓、颧髎，闪罐，每周 2 次，适用于恢复期。

(3) 穴位贴敷法：用白附子研细末，加少许冰片做面饼，贴敷穴位，每日 1 次。

第二节　西医学概述

面神经麻痹

【西医学定义】

面神经麻痹系指面神经管内段面神经的一种急性非特异性炎症导致的周围性面瘫。面神经麻痹又称为 Bell 麻痹。

【病理生理】

面神经麻痹的发病机制未完全阐明。由于

骨性面神经管仅能容纳面神经通过，面神经一旦发生炎性水肿，必然导致面神经受压。风寒、病毒感染(如带状疱疹)和自主神经功能不稳等，可引起局部神经营养血管痉挛，导致神经缺血水肿。早期病理改变为神经水肿和脱髓鞘，严重者可出现轴索变性。目前主要有两种学说。

1. 脱髓鞘学说 其认为Bell麻痹主要由病毒引起。病毒在体内如何损伤面神经目前尚不完全清楚。

2. 嵌压学说 有学者认为，面神经麻痹是由于炎症引起了面神经炎，使面神经管内的面神经充血肿胀。由于面神经管是一种骨性的管道，肿胀的面神经在固定的空间内受到面神经管的挤压，引起面神经嵌压性损伤。

获病后的早期变化：神经水肿、血管受压、小静脉充血，偶有小灶性、新鲜的神经内出血。神经纤维髓鞘崩溃、部分轴突消失，神经束或神经内血管周围有淋巴细胞浸润。中、后期变化：严重的Wallerian变性，轴突浆呈泡沫状，轴突浆消失，在面神经主干内血管周围可以看到淋巴细胞广泛性浸润；神经变细、萎缩，周围结缔组织增生。

【临床表现】

(1) 任何年龄均可发病，男性略多，通常急性发病，约60%的患者有病毒感染的前驱症状，一侧面部表情肌瘫痪；面神经麻痹早期的症状和体征还包括面部麻木、疼痛、味觉障碍、听觉过敏(听觉不良)，溢泪和流泪减少。约50%的患者出现耳颞部、面部、乳突、颈或舌麻木或疼痛，疼痛一般位于耳后，但有时放射到面部、咽部或上肢。这些症状通常为一侧性，但也可以为对称性。

(2) 大部分患者(90%)患侧镫骨肌反射减弱或消失，由于耳蜗神经节的抑制，神经纤维受累，所以听觉过敏(听觉不良，声音恐怖)，甚至出现在有完整的镫骨肌反射的患者，表示蜗神经耳蜗支功能障碍。

(3) 发病后头10 d，在40%患者的鼓膜可以看到鼓索充血。

(4) 典型的膝神经节疱疹综合征(Ramsay Hunt综合征)，包括面神经麻痹、耳部疼痛及典型的耳部疱疹三联征。Djupesland、Degre及Stien提出Ramsay Hunt综合征为多发性神经病变：

1) 面神经麻痹，耳痛、耳郭及外耳道疱疹。口咽症状，味觉障碍或味觉缺失、咽炎、口腔水疱及溃疡。

2) 眼症状：流泪减少、结膜炎、溢泪，瞳孔收缩、眼色素层炎、视觉障碍及上睑下垂。

3) 听力/前庭症状：音响恐怖及听觉过敏，感音神经性听力丧失，耳鸣，眩晕及眼球震颤。

4) 中枢、颈部及远端症状：发热及不适。伴有面部或身体疱疹，三叉神经感觉异常；局部淋巴结病；患侧面部无汗症；脑炎；交感神经节受累，包括霍纳综合征；颈段感觉受损；肢体运动受累。

【辅助检查】

肌电图 肌电图为本病最具指导意义的辅助检查，通过波幅测定可判断预后情况。发病3周内患者肌肉动作电位波幅下降为健侧的30%以上，可能在2个月内恢复；下降为健侧的10%～30%。在2～8个月恢复；下降为健侧的10%以下，预后较差，需6个月至1年。

【诊断标准】

具有突然起病，患侧眼裂大、眼睑不能闭合，流泪，额纹消失，不能皱眉，患侧鼻唇沟变浅或平坦、口角低并向健侧牵引；伴或不伴味觉障碍、听觉障碍、泪液减少、唾液减少等症状。排除其他疾患后即可诊断。

【鉴别诊断】

1. 中枢性面瘫 系对侧皮质-脑桥束受损所致，因上组面肌未受累，故仅表现为病变对侧下组面肌的瘫痪，并常伴有该侧的偏瘫。

2. 由其他原因引起的周围性面瘫

(1) 急性感染性多发性神经根神经炎(脑神经型)：可出现周围性面瘫，但病变常为双侧，多数伴有其他脑神经损害。脑脊液可有蛋白(增高)细胞(正常或轻度高)分离现象。

(2) 脑桥病变：因面神经运动核位于脑桥，其纤维绕过展神经核。故脑桥病损除周围性面瘫外，常伴有脑桥内部邻近结构的损害，如同侧外直肌麻痹、面部感觉障碍和对侧肢体瘫痪等。

(3) 小脑脑桥角损害：多同时损害同侧第5和第8对脑神经以及小脑和延髓。故除周围性面瘫外，还可有同侧面部感觉障碍、耳鸣、耳聋、眩晕、眼球震颤、肢体共济失调及对侧肢体瘫痪等表现。

(4) 面神经管邻近部位的病变：如中耳炎、乳突炎、中耳乳突部手术及颅骨骨折等，除周围性面瘫外，可有其他相应的体征和病史。

(5) 茎乳孔以外的病变：因面神经出茎乳孔后穿过腮腺支配面部表情肌，故腮腺炎症、肿瘤、颌颈部及腮腺区手术均可引起周围性面瘫。但除面瘫外，常有相应疾病的病史及特征性临床表现，无听觉过敏及味觉障碍等。

【西医治疗】

1. 急性期　以改善局部循环，消除炎症、水肿为主。

(1) 激素治疗：泼尼松(20～40 mg)或地塞米松(1.5～4.5 mg)口服，每日1次，连续10～14 d后逐渐减量，应加服钾盐。

(2) 改善微循环、减轻水肿：羟乙基淀粉(706代血浆)或右旋糖酐40(低分子右旋糖酐)250～500 ml，静滴1次。

(3) 神经营养代谢药：维生素 B_1(10～20 mg)口服，每日3次，维生素 B_{12}(100～500 μg)、胞磷胆碱(胞二磷胆碱)(250 mg)肌内注射，每日1次，也可用人类重组神经生长因子100～1 000 BU，经注射用水或氯化钠注射液1～2 ml稀释后肌内注射，每日1次，20次为1个疗程。

(4) 理疗：茎乳孔附近的超短波透热疗法或红外线照射等。

(5) 防止暴露性角、结膜炎，可戴眼罩、点眼药水等。

2. 恢复期　以促进神经功能恢复为主。

(1) 神经功能促进剂：可继续使用维生素 B_1、维生素 B_{12}、胞磷胆碱和地巴唑等。

(2) 体疗与理疗：患者可自行按摩瘫痪的面肌，每次10 min，每日3～4次，待面肌自主运动开始恢复后，可对镜练习瘫痪面肌的随意运动。理疗可采用直流电碘离子茎乳孔处导入，以促进炎症消散。

(3) 手术治疗：对茎乳孔处疼痛明显者，可行茎乳孔或面神经管减压术，以减轻神经的受压。对神经功能恢复差，肌电图检查呈完全失神经性改变者，可考虑面神经粘连分离术或吻合术，可取得一定疗效。有必要采用手术治疗缓解自发出现或神经损伤部分修复后的面肌抽搐。在确定痉挛部位时，可注射乙醇或部分切除神经干或神经的某一分支。这些手术偶尔可永久缓解痉挛，但当神经再生时，痉挛通常复发。

第三节　病例分析

案

左眼闭合不全、口角右歪2 d(特发性面神经麻痹)。

[患者一般情况] 姓名：颜某；性别：男性；年龄：36岁；民族：汉族；婚姻状况：已婚；身高168 cm，体重64 kg。出生地：广西柳州；职业：公司职员。入院时间：2016－4－10；发病节气：清明；病史陈述者：患者本人。

[主诉] 左眼闭合不全、口角右歪2 d。

[现病史] 患者于2 d前上午吹风受凉后感左眼干涩不适，继而出现左眼闭合不全、口角右歪，刷牙时发现左侧口角漏水，进食早餐时饭粒易滞留于左侧齿颊处，左侧颜面部紧绷不适，无头晕头痛、恶心呕吐，无畏寒发热、左耳疱疹、左耳流脓，无耳鸣、耳痛、听力下降、重听，无味觉减退、口干舌燥，无畏光、流泪，无肢体乏力、抽搐、神志不清等。今为求进一步诊治来院，门诊拟"左侧面神经炎"收住院。病后，患者精神尚可，纳寐可，二便调，近期体重无明显改变。

[既往史] 平素体健，无"高血压、糖尿病、心脏病、肝炎、结核"等特殊疾病史，无药物及食物过敏史。

[个人史] 无特殊。

[家族史] 无特殊。

［入院查体］T 36.3℃，P 88 次/分，R 20 次/分，BP 130/80 mmHg。神清，精神尚可，发育正常，营养中等，形体适中。舌质淡红，苔薄白，脉浮紧。内科查体无异常。神经系统查体：神志清楚，言语清晰流利，问答查体合作。右利手。记忆力、计算力及定向力等高级皮质功能检查均正常。视力、视野粗测正常。双侧眼球活动自如，无复视及眼震。双侧瞳孔等大等圆，直径约 3.0 mm，对光反射灵敏。双侧角膜反射灵敏，无面部感觉障碍，张口下颌居中，下颌反射未引出。左侧额纹消失、鼻唇沟变浅，示齿口角向右侧偏斜，左眼闭合不全，露白约 4.0 mm，鼓腮漏气、吹口哨不能。听力粗测正常，Rinnie 试验阴性，Weber 试验居中。双侧软腭上抬有力，悬雍垂居中，咽反射存在。双侧转头耸肩有力、对称。伸舌居中，无舌肌萎缩及舌肌震颤。四肢肌力 5 级，肌张力正常，四肢共济运动协调。深浅感觉无异常。双侧腱反射对称存在，病理反射未引出。颈软，无抵抗，脑膜刺激征阴性。

［辅助检查］入院后查血常规、尿常规、大便常规、C 反应蛋白、血生化、红细胞沉降率、肿瘤标志物测定、糖化血红蛋白测定、空腹及餐后 2 h 血糖等相关抽血化验均未见明显异常。胸部 CT、心电图、头颅 MRI 等检查均正常。住院期间完善双侧面神经传导速度测定示潜伏期，右侧额肌 3.5 ms，右侧三角肌 3.5 ms，右侧口轮匝肌 3.7 ms，左侧额肌 3.3 ms↓，左侧三角肌 3.1 ms↓，左侧口轮匝肌 2.9 ms↓；波幅，右侧额肌 1.8 mv，右侧三角肌 10 mv，右侧口轮匝肌 3.5 mv，左侧额肌 1.0 mv↓，左侧三角肌 7 mv↓，左侧口轮匝肌 2.0 mv↓。提示左侧面神经损伤。

【病例分析】

1. 病情特点　① 患者青年男性，急性起病，病程短。病前有吹风受凉史。② 主要表现为左眼闭合不全、口角右歪 2 d。刷牙时左侧口角漏水，进食早餐时饭粒易滞留于左侧齿颊处，左侧颜面部紧绷不适。③ 既往史、个人史及家族史无特殊。④ 入院查体，BP 130/80 mmHg。主要的阳性体征：左侧额纹消失、鼻唇沟变浅，示齿口角向右侧偏斜，左眼闭合不全，露白约 4.0 mm，鼓腮漏气、吹口哨不能。病理征阴性。⑤ 辅助检查，头颅 MRI 检查正常，神经传导速度测定示左侧面神经损伤。

2. 诊断　中医诊断：口僻，风寒袭络。西医诊断：左侧特发性面神经麻痹。

中医辨病分析：患者因“左眼闭合不全、口角右歪 2 d”入院，病属中医学之“口僻”范畴，症见突然口眼㖞斜、眼睑闭合不全，舌质淡红，苔薄白，脉浮紧。故证属“风寒袭络”。风寒袭络，肺气被遏，寒性凝固，寒则筋急，络脉阻遏，气血运行不畅，面部失于温煦濡养而口僻；舌质淡红，苔薄白，脉浮紧均为风寒客于肌表之象。病位在肌肉经络，病性属实。

（1）西医定位、定性诊断：左侧特发性面神经麻痹。

1）定位诊断：根据患者左眼闭合不全、口角右歪，体征上存在左侧额纹消失、鼻唇沟变浅、口角右歪，左眼闭合不全，鼓腮漏气、吹口哨不能，为周围性面神经麻痹的表现，考虑左侧面神经核下性损害。故定位于左侧面神经。

2）定性诊断：患者青年男性，急性起病，病程短。主要表现为左眼闭合不全、口角右歪 2 d。刷牙时左侧口角漏水，进食早餐时饭粒易滞留于左侧齿颊处，左侧颜面部紧绷不适。无锥体束损害的症状体征。患者病前有吹风受凉史，故左侧面神经麻痹考虑为病毒感染后非特异性炎症所致，故定性诊断为左侧特发性面神经麻痹或面神经炎。

（2）中医鉴别诊断

口僻与中风相鉴别：前者以口眼㖞斜，口角流涎，言语不清为主症，常伴外感表证或耳背疼痛，多由正气不足，风邪中经络，气血痹阻所致；而中风以半身不遂、口舌歪斜、言语謇涩或不语、偏身麻木为主症，除了出现口舌㖞斜以外，还可同时伴有半身不遂，言语謇涩或不语、偏身麻木等症，而该患者仅有口眼㖞斜，无半身不遂、偏身麻木或言语謇涩等，且为外感风寒所致，据此可鉴别。

（3）西医鉴别诊断

中枢性面瘫：中枢性面瘫通常为病灶对侧下

半部面肌的瘫痪，不伴额纹及眼裂的改变，且常常伴有同侧舌肌的瘫痪及肢体瘫痪，可有病理征，头颅 CT 或 MRI 检查可发现异常病灶。而该患者主要表现为左侧额纹、眼裂、鼻唇沟的改变，不伴伸舌及肌力、肌张力的改变，无锥体束征，头颅 MRI 检查未见异常，故排除。

3. 治疗方案

(1) 中医治疗

治法：疏风散寒，温经通络。

方药：牵正散加减。白附子 6 g，全蝎 6 g，僵蚕 9 g，羌活 9 g，防风 9 g，桂枝 6 g，细辛 3 g，川芎 6 g，当归 10 g，炙甘草 6 g。

针灸取穴：阳白(左)，颧髎(左)，下关(左)，地仓(左)，颊车(左)，攒竹(左)，翳风(左)，合谷(双)，足三里(双)，太冲(双)。

毫针针刺，急性期面部弱刺激、远端强刺激，恢复期均中等刺激，留针 30 min，翳风、颊车加灸，每日 1 次。

(2) 西医治疗

1) 急性期治疗：减轻面神经炎症水肿，改善局部血液循环，防治并发症为主。① 激素治疗，起病 2 周内多主张用肾上腺皮质激素治疗。如地塞米松每日 5～10 mg，或泼尼松每日 30～60 mg，晨 1 次顿服，连用 7～10 d，以后逐渐减量。应加服钾盐预防低钾血症。② 神经营养代谢药，补充 B 族维生素如口服维生素 B_1、维生素 B_{12}或肌内注射维生素 B_1、甲钴胺等。③ 抗病毒治疗，可用阿昔洛韦 5 mg/(kg · d)，每日 3 次，口服，连用 7～10 d。④ 改善微循环、活血化瘀治疗，如地巴唑等。⑤ 理疗，茎乳孔附近的超短波透热疗法或红外线照射、局部热敷治疗等。⑥ 保护角膜、结膜，预防感染，可用抗生素眼药水或眼膏点眼，戴眼罩等方法。

2) 恢复期治疗：病后第 3 周至 2 年内以促进神经功能恢复为主，继续予 B 族维生素治疗，同时采用针灸、按摩、碘离子透入等治疗方法。

4. 住院治疗经过及其转归　入院后给予患者地塞米松磷酸钠注射液每日 10 mg 静滴减轻面神经水肿，7 d 后改为泼尼松片每日 30 mg 一次性顿服，阿昔洛韦片 0.1 g 每日 3 次口服抗病毒连用 7 d，并予补充 B 族维生素：维生素 B_1、维生素 B_{12}，口服地巴唑片改善微循环，预防角膜、结膜感染，辅以中医中药、针灸等综合治疗，2 周后患者左眼已基本闭合完全，左侧额纹出现，鼻唇沟较前加深，口角歪斜程度减轻，但未恢复至正常，患者症状好转出院。出院后嘱患者注意防寒保暖，预防感冒，加强对瘫痪侧面肌的功能锻炼，口服醋酸泼尼松片予逐渐减量至停服，继续以维生素 B_1 片、甲钴胺片口服维持治疗，如有条件，可继续行瘫痪侧面肌的中频脉冲电治疗或针灸治疗至面瘫恢复完全。门诊定期随诊。出院 3 个月后患者返院复诊，左侧面瘫症状已完全消失，治愈。

www.ingramcontent.com/pod-product-compliance
Ingram Content Group UK Ltd.
Pitfield, Milton Keynes, MK11 3LW, UK
UKHW061134310726
14090UKWH00038B/1438